Annie Berner-Hürbin

Hippokrates und die Heilenergie

Annie Berner-Hürbin

Hippokrates und die Heilenergie

*Alte und neue Modelle
für eine holistische Therapeutik*

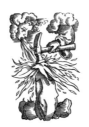

Schwabe & Co. AG · Verlag · Basel

1997

© 1997 by Schwabe & Co. AG, Basel
Printed in Switzerland
ISBN 3-7965-1038-8

Inhaltsübersicht

Einführung 9

1.   *Anliegen dieser Studie* 13

2.   *Grundlagen und Voraussetzungen* 19
2.1   Biographisches von Hippokrates aus seiner Zeit 19
2.2   Heutiger Zugang zur hippokratischen Tradition 22
2.3   Heilen zwischen Korpuskeltheorien und Feldtheorien 32
      2.3.1   Die somatische Medizin 32
      2.3.2   Die psychosomatische Medizin 33
      2.3.3   Die Modelle der Naturwissenschaften 40
      2.3.3.1 Das holodynamische Modell 41
      2.3.3.2 Das Energiemodell 46
      2.3.4   Modelle der Psychologie und Bewusstseins-
               forschung 50

3.   *Die philosophischen Wurzeln der hippokratischen Tradition* ... 55
3.1   Vorsokratische Modelle 55
      3.1.1   Einführung 55
      3.1.2   Die Entstehungsmodelle der «Physis» 61
      3.1.2.1 Das Grundmodell 61
      3.1.2.2 Das Polaritätenmodell 62
      3.1.2.3 Das Energiephasenmodell 63
      3.1.2.4 Das Materialisierungs- und Sublimierungsmodell .. 65
      3.1.3   Die energetische Wahrnehmung (coenästhetische
               Wahrnehmung nach SPITZ) 69
      3.1.4   Die Pneumalehre 74
      3.1.5   Die Diätlehre des Pythagoras 76
3.2   Die Beziehung Philosophie–Heilkunst 79
      3.2.1   Das sokratisch-platonische Ideal der Heilkunst 82
3.3   Frauen in der Heilkunst 90

4.   *Die hippokratische Heilkunst* 99
4.1   Der Wandel in der Heilkunst von der Philosophie zur Medi-
      zin 99

4.2   Den Körper über die «Psyche» heilen und der Verlust
        des Subtilenergetischen   105
4.3   Die Diätlehre («Diätetik»)   114
        4.3.1   Relativierung der Diätetik aus moderner medizini-
                  scher Sicht   119
        4.3.2   Das Vernetztsein und die subtilen Energiegesetze ..   127
        4.3.2.1   Das Gesetz von «Feuer» und «Wasser» (Yang-Yin) .   130
        4.3.2.2   Das Gesetz der Schwingung: Alles fliesst   130
        4.3.2.3   Das Gesetz der Erhaltung der Energie   132
        4.3.2.4   Das Gesetz von Ursache und Wirkung   134
        4.3.2.5   Das Gesetz der Polarität   136
        4.3.2.6   Das Gesetz der Mischung und die Krasenlehre   145
        4.3.2.7   Das Gesetz der Entsprechung   150
        4.3.3   Die Prozessphasenlehre   151
        4.3.3.1   Die Elementarenergien und die Horen   153
        4.3.4   Die subtile Entwicklungslehre   162
4.4.   Die hippokratische Diagnostik, Prognostik und Therapie   172
        4.4.1   Die diagnostischen Leitkriterien   176
        4.4.1.1   «Wasser-Feuer», das griechische Yin-Yang   176
        4.4.1.2   Fülle-Leere (das energetische Potential)   188
        4.4.1.3   Wärme-Kälte als Prozessdynamik   201
        4.4.1.4   Oberfläche-Inneres oder das psycho-somatische
                  Schichtenmodell   204
        4.4.2   Die Mantik, das subtile holistische Wahrnehmen
                  und Andeuten   213
        4.4.2.1   Die gnome oder Facies hippocratica   224
        4.4.2.2   Die Prodiagnose oder spezielle Präventivdiagnose .   237
        4.4.2.3   Die Betastungsdiagnostik   256
        4.4.2.4   Der Tempelschlaf   265
4.5   Die Säftelehre   272
        4.5.1   Allgemeines   272
        4.5.2   Das «Blut» (gr. haima)   276
        4.5.3   Die «Galle» (gr. cholé)   280
        4.5.4   Der «Schleim» (gr. phlegma)   285
        4.5.5   Die drei «Säftephasen» als Umlaufprozesse   288
        4.5.6   Von der «Dreisäftelehre» zur «Viersäftelehre»   293
4.6   Die Temperamentenlehre («Viersäftelehre»)   298
        4.6.1   Allgemeines   298
        4.6.2   Konstituierende Modelle der Temperamentenlehre   305

4.6.3   Die Entwicklung der melancholischen Konstitution
         im Griechentum 309
4.6.4   Die Beziehung Trauer–Wut, «schwarze Galle»–
         «gelbe Galle» 324
4.6.5   Genie und Wahnsinn oder *manía* auf verschiedenen
         Bewusstseinsstufen 332
4.6.6   Das quantifizierende Melancholie-Modell
         bei Aristoteles 338
4.6.7   Zur Wort- und Begriffsgeschichte von *manía-melan-
         cholía* 344
4.6.8   Die Entwicklung der Temperamentenlehre bis in die
         Neuzeit 348
4.6.9   Das Triebmodell von Leopold SZONDI 356
4.7 Der hippokratische Eid 372
     4.7.1   Allgemeines 372
     4.7.2   Der *Eid* als kultisches Dokument 373
     4.7.3   Der *Eid*-Text als Initiationsritual (Energiefeld-
              meditation) 387
     4.7.3.1 Erster Vers 388
     4.7.3.2 Zweiter Vers 392
     4.7.3.3 Dritter Vers 400
     4.7.3.4 Vierter Vers 405
     4.7.3.5 Fünfter Vers 410
     4.7.3.6 Sechster Vers 416
     4.7.3.7 Siebter Vers 421
     4.7.3.8 Achter Vers 424
     4.7.3.9 Neunter Vers 429

5.   *Thesen für eine holistische Heilkunde* 435

Worte des Dankes 439

Anmerkungen 441

Literatur 503

Verzeichnis der Abbildungen 519

Sachregister 521

Einführung

Auf dem Gebiet der Psychotherapie fielen mir immer wieder faszinierende Konzepte, Erfahrungsmöglichkeiten und Techniken auf, jedoch auch vielfach die Animositäten unter den verschiedenen Richtungen, von den Schulen bis zu den therapeutischen Prinzipien; so distanzieren sich etwa Verfechter der kathartischen Methoden von Kämpferinnen für ressourcenorientiertes Vorgehen. Es gibt keine umfassenden Modelle, in denen das psychische Geschehen gesamthaft formuliert werden könnte, wo neue Erfahrungen Platz hätten und wo auch subtilste Reifeprozesse einen Namen fänden. Der Wirksamkeitsnachweis der Psychotherapie wird zu einem brisanten Problem. Wie kann die grosse Diversität jedoch ohne differenzierte Konzepte, die auch einen gemeinsamen Raster zur Verfügung haben, verglichen und evaluiert werden?

Ferner ist bekannt, dass über Methoden und Schulen hinweg die Heilungsquoten etwa konstant sind. Das, was heilend wirkt, scheint stark im Zwischenmenschlichen zu liegen. Dies wiederum öffnet Helfern ohne genügende Ausbildung Tür und Tor, irgendwelche Erfahrungen mit irgendwelchen Heilsversprechungen anzubieten. Bei vielen Menschen scheint dies einer Sehnsucht zu entsprechen und lässt sie z. T. auch abhängig werden. Offenbar suchen sie phantastische, wohltuende Erfahrungen, etwas, das nicht genau benannt wird, das ihr Leben grundlegend zu verändern vermag.

Auch in der Medizin gibt es neben den hochspezialisierten und gut bekannten Vorgehensweisen eine Grauzone, wo Ärztinnen und Ärzte keine Sprache haben für Phänomene, die sie beobachten, wo sie z. T. Dinge tun, die wirken, ohne dass man weiss warum. Eigenartigerweise entwickelt sich die psychiatrische Nomenklatur vom nosologisch Kausalen zum Symptomorientierten hin (DSM-IV, ICD-10), was die herkömmlichen Orientierungsschemata auseinanderfallen lässt. Des weiteren suchen viele Menschen ihr Heil in der Komplementärmedizin. Wenn diese nicht nützt, kommen die Hilfesuchenden wieder zurück zur Schulmedizin, vielleicht zu spät bei Krebserkrankungen. Man weiss nicht, nach welchen Kriterien man beim einen und anderen vorgehen soll. Auch sind Ärzte und Ärztinnen, die sowohl somatisch wie auch mit anderen therapeutischen Ebenen arbeiten möchten, von den Konzepten her wenig unterstützt.

Die Fachfrau wie der Laie ist verunsichert: Es besteht letztlich ein Defizit an dynamischen, interpersonellen Theorien und Prozessmodellen, die das subtile Geschehen und Spannungsfeld zwischen Menschen ausleuchten und Grundlage für einen Dialog zwischen somatischer Medizin und anderen Heilverfahren sein könnten. Diese Phänomene müssten eine Sprache erhalten, die wir verstehen, die unserem Bewusstseinsstand angemessen ist, sich mit unserem Wesen und Lebenssinn befasst und uns bis ins Innerste zu berühren vermag.

Auf der Suche nach Heilwissen, in dem noch andere Ebenen von Menschsein zum Zuge kämen, habe ich begonnen, die Schriften der hippokratischen Tradition zu untersuchen, mit der Ahnung, dass sie alte Weisheitslehren enthalten, die uns vielleicht den Schlüssel zum Verständnis unserer aktuellen Nöte liefern könnten. Ich habe mich dem antiken Griechentum zugewendet, weil es unsere Kultur wesentlich geprägt hat, aber auch, weil ich die altgriechische Sprache – im Gegensatz zu asiatischen – besser verstehe.

Im Rahmen der Wendezeitliteratur, besonders aber von Naturwissenschaftlern des «neuen Bewusstseins», wird unser rationales, individualistisches Welt- und Menschenbild relativiert, eine bezogene Seinsweise, eine andere Dimension von Menschsein wird aufgezeigt. Meist werden dabei Verbindungen zu asiatischem Traditionsgut deutlich gemacht. Was wir vielfach nicht mehr wissen, ist, dass auch unsere europäische Kultur aus einer bezogenen Welterfahrung stammt. Im antiken Griechenland können die entsprechenden Weisheitslehren ebenfalls entdeckt werden. Wir tragen sie eingefaltet in unserer westlichen Zivilisation mit, in unseren religiösen Traditionen, in der Philosophie und auch in der Heilkunde. In der hippokratischen Schriftensammlung (*Corpus hippocraticum*) schlummert eine Fülle therapeutischen Wissens, das heute aktiviert und zeitgemäss übersetzt werden sollte.

Das subtile Wissen wurde in den alten Kulturen allgemein nur an Initiierte, an Menschen mit einer bestimmten energetischen Vorerfahrung und der Bereitschaft, daran lebenslänglich zu arbeiten, weitergegeben. Dies bedeutet heute, dass die entsprechenden alten Texte wohl wörtlich, nicht aber in ihrem subtil-energetischen Gehalt ohne Dekodierungsarbeit verstanden werden können. Ich musste mich deswegen auf einen mich beflügelnden, aber auch mühsamen Weg machen, auf dem ich oft zunächst nichts verstand und erst allmählich im Text einen Sinn entdeckte: zum Beispiel, wo in der Diagnostik von Himmelsschichten, Sonne, Mond und Sternen gesprochen wird, was bei wörtlicher Interpretation nichts Klares ergab, bis mir schliesslich die Auraschichten des Menschen aus dem Bild aufgingen. Ähnliches gilt auch für unverstandene Begriffe wie Säftelehre, Tempelschlaf usw.

Der Leser, die Leserin dieser Studie wird entsprechend auch gefordert, gewohnheitsmässige Denk- und Interpretationskategorien zu verlassen, um die alte energetische Erfahrungsweise nachvollziehen zu können. Eine Voraussetzung und Einstiegsmöglichkeit scheint mir einerseits die eigene Energieerfahrung zu sein, andererseits mindestens die Bereitschaft, Erfahrungen und Beschreibungen anderer ernst zu nehmen und zu überdenken. Dies wird heute erleichtert, da von vielen Bereichen her eine bewusstseinsmässige Öffnung und ein Interesse für solches Erleben offenbar wird (vgl. Literatur).

Ein Freund verglich das Lesen dieser Studie mit dem Bild eines Maya-Tempels, von dem man seit langer Zeit weiss, dass er unter Moos und Gestrüpp vorhanden ist, und an den man sich nun herantastet…

In Umsetzung der altgriechischen Medizin als holistischem Erfahrungsgebiet habe ich versucht, aktuelle Strömungen der Heilkunde, besonders aber der Psychotherapie, mit dem entsprechenden alten Wissen zu verbinden. Ich erhoffe mir daraus eine gegenseitige Aktualisierung und mehr Anschaulichkeit. Es geht mir wesentlich darum, die Heilkunde in den interdisziplinären Bezügen zu sehen, um uns Heilressourcen und unbekannte Erfahrungsweisen von Menschsein zu erschliessen. Deswegen werden immer wieder auch transkulturelle Parallelen relevant. Zum Belegen meiner Thesen benütze ich, gemäss meiner auch sprachwissenschaftlichen Ausbildung, sprachliches, also geisteswissenschaftliches «Material», da Sprache die Welt des Menschen sehr schön abbildet. Philologisch gesehen bin ich – ausser beim *Eid* – nicht von einer umfassenden Darstellung der einzelnen hippokratischen Texte ausgegangen, sondern von medizinisch bekannten, auch transkulturell relevanten Theorien und Modellen wie der Säftelehre oder der Temperamentenlehre, auf die hin ich die Texte untersucht habe.

Die Studie ist wie folgt aufgebaut:

1. **Teil:** Ich versuche, das griechische holistische Heilen unseren heutigen Erfahrungen aus verschiedenen Fachgebieten dort anzunähern, wo sie gemeinsame Berührungspunkte und kompatible Modelle aufweisen.

2. **Teil:** Die hippokratischen Modelle wurzeln wesentlich in der vorsokratischen Philosophie und werden aus dieser Perspektive verständlicher. Die vorbestehende philosophische Tradition wird zunächst aus ihrer geschichtlichen Entwicklung verstanden. Dabei werden Zusammenhänge mit den Weltentstehungsmodellen (Kosmogonien) der asiatischen Weisheitstraditionen offensichtlich. Wichtig ist auch die Tradition um Sokrates mit ihrer besser bekannten Weisheitslehre (BERNER, 1989), die jedoch sehr viele Gemeinsamkeiten mit der hippokratischen, ihr zeitgenössischen Tradition aufweist.

3. Teil: Der zentrale Teil der Studie stellt Modelle einer energetischen Heilkunde dar, die von der somatischen zu unterscheiden ist. *Die Schwerpunkte sind: die alte Diätetik als Wissenschaft von den Umwelteinflüssen, die Energiegesetze des Heilens, die subtile Diagnostik, die Säftelehre als Prozessphasenlehre und die bis auf den heutigen Tag erhaltene Temperamentenlehre als umfassende Typologie.* Dieser Teil enthält besonders viele Verbindungen zu aktuellem psychologisch-therapeutischem Wissen. Es sollen hier auch neue differenzierte und integrative Konzepte der Psyche behandelt werden. Dieser Teil endet mit dem Szondianischen Triebmodell, das m.E. in umfassender Weise die hippokratischen Modelle abbildet und anhand dessen ich Zugang zu den antiken Heilmodellen fand.

4. Teil: Der Kulminationspunkt der Studie liegt in der vorliegenden Interpretation *des hippokratischen Eides als Initiationsritual.* Der hippokratische Eid, dessen eingehendes Nachvollziehen an den Leser, an die Leserin hohe Anforderungen stellt, wird gleichsam in den vorhergehenden Kapiteln vorbereitet. Er stellt m.E. die dichte, mehrfachdeterminierte Integrationsform des gesamten hippokratischen Wissens und der Weisheitslehre dar, in ihren verschiedenen Ebenen und in ihrer Vollendung im Kult. Das Verständnis setzt wohl eine gewisse Energie- und Ritualerfahrung voraus.

Im hippokratischen *Eid* liegt für mich eine Botschaft aus unseren kulturellen Wurzeln und an unsere heutige Kultur: Die Vollendung heilenden Wirkens führt in die Spiritualität. Er kann uns Entwicklungsmöglichkeiten für die Therapeutik auf subtilste Weise aufzeigen.

Damit die modernen Aspekte besser von den antiken unterschieden werden können, werden die modernen Teile ab dem 3. Kapitel mit einem grauen Rasterton unterlegt. Ferner erscheinen wichtige Erkenntnisse eingerahmt.

Akzente werden bei den adaptierten griechischen Wörtern nur gesetzt, wenn sie häufig vorkommen, wenn der Akzent im Deutschen ungewohnt ist, oder bei ihrem Ersterscheinen im Text.

1. Anliegen dieser Studie

Auf Kos, der Insel des Hippokrates, besuche ich das Asklepieion, die Ausgrabungsstätte eines der drei grossen Heilzentren des antiken Griechenland. Die Asklepieien waren berühmt wegen des dort stattfindenden Heilkults und des heilenden «Tempelschlafs». Der Tempelbezirk, umgeben vom heiligen Hain, liegt in einer einzigartig lieblichen Gegend, am Fusse eines Hügels. Er wurde in diesem Jahrhundert wiederentdeckt und freigelegt, einerseits aufgrund der Quellen, die auf das Heiligtum hinweisen, andererseits gab die Marienkirche zuoberst auf der alten Tempelbasis einen Hinweis auf Hygieia, die höchste weibliche Heilkraft, die im alten Heiligtum neben dem männlichen Heilgott Asklepios in gleichwertiger Weise verehrt und erfahren wurde.

Man gelangt zum Asklepieion über den alten Prozessionsweg, der von Zypressen, dem heiligen Baum des heilenden Apollon, eingerahmt ist (1). Hippokrates selbst soll diesen Weg auch immer wieder gegangen sein (2). Steht man am Eingangstor des Heiligtums, so fasziniert die Tempelanlage mit den drei imposanten Terrassen, die gleichsam den Ritualablauf architektonisch fassbar werden lassen: *Reinigung* (Bäderanlage), *Opferung* (Opferaltar) und *Vollendung* (höchstgelegener Weihe-Tempel; vgl. *Eid*, 4.7). Eine breite Freitreppe weist auf den langen Weg des Menschen zum Ziel des Heilwerdens hin. Oben, von der Tempelbasis aus, ist die Aussicht einmalig schön und wohltuend: eine unversehrte Landschaft, Olivenbäume, Zitrusfrüchte, Agaven, Zypressen, Ginster, dann das Meer, Inseln, die Landzunge, wo ehemals die andere «Ärzteschule» von Halikarnassos blühte (heute Bodrum, Türkei). Wirklich eine therapeutische Landschaft, die geradezu eine Konkretisierung liefert zur hippokratischen Schrift *Über die Lüfte, die Wasser und die Orte* und einen die Schwingungen eines besonderen Klimas fühlen lässt (3).

Hier wurde geheilt nach der Verpflichtung aus dem Kernsatz des hippokratischen *Eides*:

«Heilig und rein will ich mein Leben und meine Kunst ausrichten und bewahren» (4).

Das «heilig und rein» entstammt einer homerischen Hymne an Apollon, den Lichtvollen. Und an das Licht in diesem Tempelbereich erinnern wiederum die letzten Worte Sokrates' vor seinem Sterben, womit er seinen Freunden auftrug, doch ja dem Asklepios einen Hahn als Lichtopfer darzubringen, wie es eben in diesem Asklepieion morgens bei Erscheinen des ersten Lichtes getan wurde (5).

An diesem traditionsreichen Ort treffe ich zwei Frauen, eine Ärztin und eine Theologin, die sehr beeindruckt sind von der abendlichen Stimmung in der Tempelanlage. Die Theologin sagt, hier möchte sie ihr Kloster errichten, während die Ärztin lieber ein Spital sähe. Wir kommen miteinander ins Gespräch über das alte Heilen und merken dann, dass hier beides Platz hätte und auch früher Platz hatte: Liegt es doch in der Geschichte der Menschheit noch gar nicht so weit zurück, dass Religion, Psychologie, Philosophie und auch Heilkunde zu einem harmonischen Ganzen verwoben waren (6). Ich sage dann, dass es verschiedene Ebenen des Heilens gebe, dass die alte Welt wohl mehr Ebenen gekannt habe als die heutige und dass es mir darum ginge, diese verschiedenen Ebenen wieder zu finden. Dazu müssten vielleicht auch die drei Disziplinen, denen wir angehörten, wieder zusammenfinden.

Diese Begebenheit soll mein Anliegen darstellen, das ich hier zu Papier bringe. Als *hippokratisches Erbe* wurde in unserer abendländischen Tradition *eine* Heilebene, die somatische, sehr weit vorangetrieben. Im Zusammenhang mit der Entwicklung der Naturwissenschaften und der Technik haben wir ein menschheitsgeschichtlich noch nie dagewesenes Wissen und eine Kompetenz um Organe, Organsysteme und deren Funktionen bis auf die Ebene der Moleküle und Atome. Unsere Lebenserwartung ist denn auch, verglichen mit derjenigen der alten Griechen, um mehr als das Doppelte gestiegen. Und wohl niemand möchte bei einer Lungen- oder Blinddarmentzündung oder bei einer Staroperation die Hilfeleistungen der somatischen Medizin missen. Und doch wenden sich heute mehr und mehr Menschen *komplementären* Heilpraktiken zu, scheinen dort etwas zu suchen, was die somatische Medizin nicht zu bieten hat.

In der alten Heilkunde dagegen lag die hauptsächliche Wirksamkeit auf anderen Ebenen als der somatischen, über die sie noch nicht verfügte. Ich nenne sie «Medizin» in Anführungszeichen, sofern nicht ein Adjektiv wie antik oder hippokratisch beigefügt wird, um ein vorschnelles Identifizieren mit unserem heutigen Begriff zu vermeiden; dasselbe gilt für die Begriffe «Arzt» und «Therapeut» – ursprünglich Lehnwörter aus dem Griechischen – wofür ich gelegentlich auch «Arzt-Therapeut» setze (7). Ich spreche dagegen nicht von «Heilern», weil der hippokratische «Bund» sich nicht nur um Erfahrung, sondern auch um höchstes Wissen bemühte und sich stark absetzte von Menschen, die ohne fundierte theoretische Voraussetzungen heilten. Für die Hippokratiker war eine lebenslange Ausbildung, Fortbildung und Supervision unabdingbar.

Die griechischen Ärzte erfuhren und wussten viel über das Energiefeld des Menschen, griechisch «Psyche» genannt (8). Dieses Wissen und Erfahren ist uns in unserer abendländischen Kultur zum grössten Teil abhanden gekommen. Es lässt sich auch nicht mit Parametern der Schulmedizin, auch nicht der universitären Psychologie, die ihre Modelle wesentlich aus der Medizin bezieht, noch der Schultheologie einfangen. *Es geht um die energetische Seinsweise des Menschen mit eigenen, nicht materiellen Gesetzmässigkeiten.* Viele Menschen spüren heute, dass zum Beispiel die asiatischen Kulturen an solchem Wissen und solchen Erfahrungen, mit entsprechenden Formen und Symbolen, noch teilhaben und suchen denn auch Hilfe in diesen Traditionen. Auch Ärzte, Pharmazeutinnen (*ich verwende jeweils abwechselnd die weibliche Form*) und Therapeuten halten Ausschau, ob sie in den alten Heilsystemen und Praktiken wichtige Heilrezepte wiederfinden könnten. Ich denke hier z. B. an Akupunktur und Akupressur (Druckmassage), an Kinesiologie, Atemtherapien, Yoga, Shiatsu, Fussreflexzonenmassage, Hakomi, Kräutermedizin, Diätetik und wie sie alle heissen. Sie scheinen heute wie Pilze aus dem Boden zu schiessen und ein therapeutisches Vakuum zu füllen. Letztlich entsprechen sie wohl einer Sehnsucht nach ganzheitlichem Heilwerden. Die Psychosomatik ihrerseits versucht mit dem Wort «bio-psycho-sozial», alte mehrschichtige Heilmodelle wieder zusammenzubringen, die früher zusammengehörten (ENGEL). Ein ähnliches Anliegen hören wir aus einer Studie der Theologen ROHR und EBERT, die ebenfalls ein altes mehrschichtiges Modell der Psyche und ihrer Phasen, das *Enneagramm*, beschreiben (9): Die Verbindung

«von Psychologie, Spiritualität und Theologie mag jene stören, die auf eine «methodisch saubere» Trennung dieser scheinbar so unterschiedlichen Zugänge zur Wirklichkeit insistieren. Die Traditionen östlicher und westlicher Weisheit und Seelenführung (und damit sind auch die griechischen Meister und Meisterinnen gemeint),... haben dagegen immer die Zusammengehörigkeit seelisch-charakterlicher und religiös-spiritueller Reifung betont. In diesen Traditionen wäre das undenkbar, was bei uns gang und gäbe ist: Menschen, die analytisch versiert und psychologisch «integriert» sind, aber spirituell verkümmern, oder religiöse Menschen, deren Charaktermängel und psychische Instabilität mit Händen zu greifen sind.»

Letztlich geschieht ganzheitliches Heilen und Heilwerden wohl in der zwischenmenschlichen Begegnung, im Berührtwerden von der Tiefendimension des «Du» (10), in einem sehr subtilen Energieaustausch. Diese spezielle Beziehungsfähigkeit ging mir im klassischen Griechentum auf, in seiner einzigartigen Subtilität und in seinem Anspruch auf Wahrheit und Wahrhaftigkeit.

An der Wiege unserer Kultur und Heilkunde, im Griechenland des 5. Jahrhunderts v. Chr., finden wir in der Tradition um Hippokrates neben der beginnenden somatischen Medizin viele wichtige Quellen einer *alten, subtil-energetischen Heilkunde und Weisheitslehre,* die sich noch längere Zeit in die römische und christliche Ära hin erhalten konnte und dann über Byzanz von der arabischen Medizin aufgenommen wurde. Sie fand über Spanien wieder Zugang zu Europa, zeigte sich deutlich bei der weisen Frau und Ärztin *Hildegard von Bingen* und brachte vielleicht in *Paracelsus* einen letzten grossen Vertreter hervor. Dieses alte Wissen ist also mehr und mehr in der christlichen, abendländischen Tradition verlorengegangen und auch bekämpft worden, worauf z. B. die Schleifung des Asklepiostempels und die Errichtung einer christlichen Kirche in Kos hinweisen. Dieses alte Wissen brauchen wir heute wieder für eine ganzheitliche Lebensweise, *jedoch in einer Sprache und in Formen, die unserer kulturellen und bewusstseinsmässigen Entwicklung entsprechen.*

In jener griechischen Tradition des Masses und der guten Mischung der Energien in und um den Menschen bedeutete *Gesundheit* umfassende Harmonie, *Krankheit* Disharmonie. Wie die Gesellschaft kultisch verankert, war auch die Heilkunde noch verwurzelt im *kultischen Heilen* und letztlich im *Heiligen,* in der *Spiritualität* (11).

Die alte Heilkunde war *Gesundheitslehre, nicht Pathologie,* und orientierte sich am höchsten, göttlichen Gesundheitsideal *Hygieia.* Das Konzept der *Gesundheitsbildung* erhält heute neue Bedeutung in der psychosozialen Medizin, z. B. als *Salutogenese* (11).

Ich führe hier Ansätze und Modelle der energetischen Dimension des Menschen weiter, die ich in *Eros – die subtile Energie* (Basel 1989) dargelegt habe. Die vorliegende Studie soll jedoch von letzterer unabhängig gelesen und verstanden werden können. Für Leser, die die Zusammenhänge vertiefen möchten, steht ein ausführlicher Anmerkungsteil mit Querverweisen zur Verfügung.

Ziel dieser Studie wird also sein, unsere abendländische älteste Heilkunde nach Modellen und Praktiken subtil-energetischen Therapierens zu erforschen. Der somatisch-medizinische Ansatz wird nur am Rande, und nur insofern er zur Erklärung des Energetischen wichtig ist, berücksichtigt. Die somatischen Errungenschaften der hippokratischen Medizin sind schon ausgiebig gewürdigt worden (vgl. LICHTENTHAELER). Die Zeit scheint gekommen, wo subtiles Wissen und Erleben viele Menschen unserer Kultur wieder zu interessieren und faszinieren beginnt.

Wie allgemein in den alten Weisheitstraditionen üblich, glaube ich, dass die subtileren Inhalte der hippokratischen Medizin geheimes Wissen enthalten und kodiert sind (75; 363, 2.T.). Auch Geheimlehren aus anderen Kulturen werden heute entschlüsselt und zugänglich gemacht (12). Sie werden aber bei uns nur fruchtbar übernommen, wenn wir dies mit Respekt vor den

Traditionen, die sie entwickelt haben, tun: Schnelles «Konsumieren» von Wissen und Techniken, beispielsweise ein «Vermarkten» des Enneagramms oder uralter Yoga-Übungen, die früher während vieler Jahre von einem Menschen aufbauend geübt werden mussten, als «Fitness-Programme» und «Schnellbleichen» bringen uns nichts. Dies zieht altes Wissen auf eine niedere Energieebene, wo es bald «verpufft» und durch Neues, stärker «Einfahrendes» ersetzt werden muss. Zum Schutz vor solchem Umgang wurde dieses Wissen als Initiatenwissen geschützt.

Zwecks besserem Verständnis und Anschaulichkeit der griechischen Heilkunde werden wir immer wieder Vergleiche machen mit alten ausser-europäischen Heilsystemen, insbesondere demjenigen der chinesischen Medizin und des indischen Ayurveda (13). Die alten Heilkunden sind in wesentlichen Zügen vergleichbar. Die sie Ausübenden haben alle «*den Körper über die Seele geheilt*» (KARDOS-ENDERLIN; vgl. BOYESEN), und ihre Modelle der «Psyche» sind in Form und Inhalt einander frappant ähnlich (14). Ich schliesse daraus auf transkulturelle Gesetzmässigkeiten (vgl. 2.3.3) und *benütze deshalb den transkulturellen Vergleich als wissenschaftlichen Parameter zur Stützung der Hypothesen in der subtil-energetischen Forschung* (15).

Beschäftigen wir uns hier mit der hippokratischen Heiltradition, ist zu bedenken, dass wir in eine hochdifferenzierte Welt der Energien eintreten, an der wir zwar anthropologisch Anteil haben, die wir uns jedoch erst erarbeiten müssen durch das nötige *Wissen*, aber auch durch die nötige *subtile Selbsterfahrung*: beides gehört zusammen.

Es scheint mir heute notwendig, dass Psychologie, Psychotherapie und weitere betroffene Gebiete wie Pädagogik, Philosophie, Psychiatrie, Medizin, Pharmazie, Theologie usw. sich diese differenzierten Modelle und dieses bereichernde Wissen aneignen können. Es war ja das Anliegen der hippokratischen Tradition, mit Wissen, subtilster Bereitschaft und Integrität dem Menschen auf seinen verschiedenen Entwicklungsebenen zu begegnen. Entsprechend bedeutet die Wurzel von Therapie (gr. *therapeuo*) u.a. «verehren». Auch für unsere Zeit gilt die alte hippokratische Warnung, zu unterscheiden zwischen Ärzten und Therapeuten mit Begabung und Wissen und aller Art «Zauberer, Sühnepriester, am Geld Interessierter und Schwindler» (16), die auf abenteuerliche, unwissende und spektakuläre Weise mit magischen Kräften «jonglieren», den Leuten Geld aus der Tasche holen und oft Schlimmes anstellen.

Es ist für mich als Psychologin und Philologin eine faszinierende Aufgabe, dieses alte Wissen und Können in unserer abendländischen Tradition wiederzufinden und für unsere heutige Kultur zu übersetzen. In der alten griechischen Medizin, in der Tradition um Hippokrates, sind umfassende Modelle subtilen Heilens kodiert enthalten. Sie lassen viele heutige psychologisch-psychotherapeutische Ansätze besser verstehen und *könnten in der brisanten Diskussion um Wirksamkeit und Evaluation der Psychotherapie relevant werden* (GRAWE et al.; MERTENS). Es liessen sich der «*Psyche*» angemessene energetische und *nicht naturwissenschaftliche* Parameter ableiten. Unterschiedliche Verfahren – wie lerntheoretisch bzw. psychoanalytisch fundierte – müssten je nach ebenenspezifischen Parametern auf Wirksamkeit und Therapieindikation hin untersucht werden. *Sämtliche* verschiedenen Therapeutiken liessen sich jedoch innerhalb eines *holistischen, hierarchisch organisierten Persönlichkeitsmodells* verstehen.

Mein Anliegen ist der Brückenschlag zu heutigen, konventionellen Modellen der Psychotherapie, der Sozial- und Verhaltenswissenschaften, aber auch zu spirituellen Praktiken. Die alten Modelle müssten – wenn sie anthropologisch relevant sind – mittels Persönlichkeitstests, interkultureller Forschung, psychodynamischer Modelle, Prozessforschung und phänomenologischen Studiums überprüfbar und vergleichbar werden.

18

2. Grundlagen und Voraussetzungen

2.1 Biographisches von Hippokrates aus seiner Zeit

Im 5. vorchristlichen Jahrhundert erreichte die griechische Kultur einen Höhepunkt, den wir heute immer noch als klassisch empfinden. In diesem Jahrhundert entstand die athenische Demokratie, aber auch die Tragödie, die Komödie, die Geschichtsschreibung, entstanden die grossen Philosophenschulen, die uns hier speziell beschäftigen werden; es entstanden ferner die klassischen Bauten der Akropolis und die Statuen des Phidias (17). Für das geistige Klima jener Epoche, für die Vielfalt und für die Vollendung ihrer Schöpfungen, die für lange Zeit wegweisend sein sollten, stehen berühmte Namen wie diejenigen des Staatsmannes Perikles, der Philosophen Sokrates, Platon, Demokrit, Aristoteles, der Bildhauer Phidias und Polyklet, der Dichter Äschylus, Sophokles, Euripides, Aristophanes, der Geschichtsschreiber Herodot und Thukydides.

Diese Namen stehen für verschiedene Aspekte, die die damalige Epoche auszeichneten:

- Der Mensch mit seinen Ängsten und Nöten, aber auch in seiner Entwicklung zum «Schönen und Guten» hin, wurde zum zentralen Thema und holistisch zum «Mass aller Dinge».
- Die Welt des Geistes wurde erforscht auf der Suche nach einer immer umfassenderen Wahrheitsfindung.
- Bewegungsfreiheit, Aufbruch zu Neuem auf allen Ebenen und Kontakte zu anderen Kulturen waren wichtig (Philosophen, die sich in Ägypten initiieren liessen).
- Nebeneinander und Toleranz verschiedener Weltanschauungen und religiöser Traditionen prägten das geistige Klima.
- Eine Entwicklung vom mythischen Bewusstseinszustand zum mentalen und eine Integration zu einem hochdifferenzierten Modell der Bewusstseinsebenen und der Lebensprozesse fanden statt (vgl. 3.1).

Die Antike hatte natürlich auch ihre dunklen Seiten wie Sklaverei, Unterdrückung der Frau, welche jedoch nicht Gegenstand dieser Untersuchung sind.

Auch in der Heilkunde zeichnete sich mit Hippokrates (geb. 460 auf Kos, gest. um 380 in Thessalien, Abb. 1) ein entscheidender Durchbruch ab. Die Wirkung seiner Persönlichkeit gab der Heilkunde eine bedeutende Aufwertung und einen Massstab, der beim römischen Autor Plinius (23–79 n. Chr.) folgendermassen beschrieben wird (18):

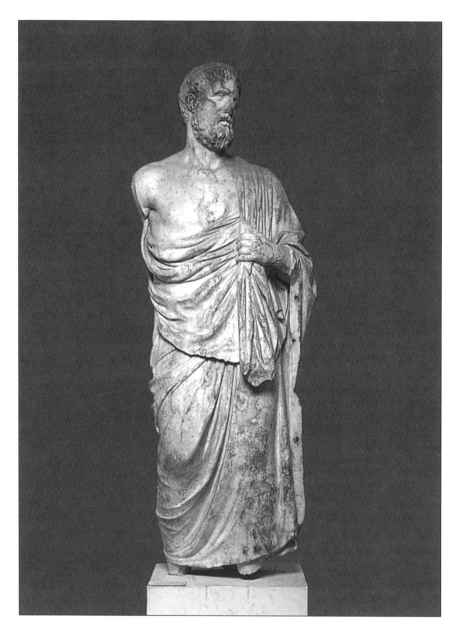

Abb. 1. Sog. «Hippokrates», Portraitstatue (2. Jh. v. Chr.), Museum Kos.

«Die folgende Geschichte der Medizin lag merkwürdigerweise in tiefstem Dunkel verborgen bis zum Peloponnesischen Krieg (als Hippokrates den Athenern während der Pest beigestanden haben soll). Dann hat Hippokrates sie wieder ans Licht zurückgeholt.»

Hippokrates gehörte zur Familie und Tradition der Asklepiaden, die ihren Ursprung auf Asklepios (19) zurückführten und seit Generationen im Heilberuf tätig waren. Auf Kos studierte Hippokrates, neben der üblichen Ausbildung bei seinem Vater Herakleides, die Krankengeschichten und Heilungsberichte, die im Asklepieion aufbewahrt wurden (20). Später soll er sich auch an den Asklepieien von Knidos und Ephesos (Kleinasien) mit den Texten des Philosophen Heraklit (500 v. Chr.) vertraut gemacht haben. Als Lehrer wirkten ferner der «Gymnastiklehrer» und «Diätetiker» Herodikos von Selymbria (4.1), die Philosophen Gorgias, Prodikos und sein Freund Demokrit, mit dem er einen regen und befruchtenden Austausch pflegte. In einem Brief von Demokrit an Hippokrates ist das fundamentale therapeutische Modell überliefert, das auch Sokrates und Platon voraussetzten und das heute wieder eine prinzipielle Bedeutung erlangen müsste (21):

«Die Philosophie ist die Schwester der Medizin. Die Philosophie befreit die Psyche von ihren Missstimmungen, und die Medizin befreit den Leib von seinen Störungen.»

In diesem Satz scheint mir die Bedeutung von Hippokrates für die nachmalige Entwicklung der *somatischen Medizin* enthalten zu sein. Ferner lässt sich bereits die allmähliche Trennung des mehr körperorientierten Heilens von der *Philosophie* als alter Weisheits- und Heiltradition *(philosophia perennis*, WILBER), die wesentliche Aspekte der heutigen *Psychologie, Philosophie und Spiritualität* umfasste, heraushören. Dies beschreibt dann der römische Enzyklopädist Celsus folgendermassen (22):

«Denn dieser Mann, durch seine Kunst wie durch die Gabe des Wortes gleich ausgezeichnet, trennte die Heilkunst von den philosophischen Studien.»

Als noch junger Mann soll Hippokrates seine Heimat Kos verlassen und zunächst in Thessalien gewirkt haben. Seine wachsende Berühmtheit brachte ihm weitere Einladungen. So soll er den Athenern während der Pest im Peloponnesischen Krieg beigestanden haben. Er führte ein bewegtes Leben als «Wanderarzt», wie es für die antiken Ärzte charakteristisch war (23). Den Lebensabend verbrachte er wieder in Thessalien, wo er um 380 v. Chr. oder noch später in Larissa verstarb.

Hippokrates war nicht nur ein charismatischer Arzt und Therapeut, er war dazu noch imstande, sein Wissen in Wort und Schrift zu fassen und so als Lehrer zu übermitteln. Vom *Corpus hippocraticum*, der hippokratischen Schriftensammlung, geht wohl nur ein kleinerer Teil auf Hippokrates direkt zurück. Nicht einmal die Herkunft des *Eides* ist eindeutig gesichert (24). Die

Resonanz jedoch gerade des *Eides* in verschiedenen Kulturen und Sprachen bis auf die heutige Zeit lässt die Subtilität und das Ethos grosser Ärzte und Therapeuten erkennen, wie dies von Hippokrates beispielhaft überliefert wird. Er wird denn auch von den Zeitgenossen Sokrates und Platon mehrmals als Urbild des Arztes erwähnt. Platon und Aristoteles sind übrigens die einzigen Gewährsleute betreffend Authentizität von Hippokrates und seiner Tradition (25). Schon vor 410 v. Chr. soll Hippokrates auf dem Gebiet der Heilkunde für weite Kreise in Athen die höchste Autorität gewesen sein (26). Zu Lebzeiten wurde er für seine Verdienste von der Stadt Athen geehrt, auf Staatskosten in die Mysterien von Eleusis eingeweiht und an den Panathenäen, den grossen religiösen Festlichkeiten Athens, mit dem goldenen Kranze geehrt.

Ferner wurde «den Söhnen von Kos» der freie Zutritt zum Gymnasium gewährt. Bald schon wurde Hippokrates, wie andere grosse Heiler, als «Heros» auf Altären verehrt (19). Aus diesen Zusammenhängen müssen wohl Bemerkungen in hippokratischen Texten wie «der Arzt-Philosoph ist göttergleich» gedeutet werden (44, 2.T.; vgl. KERENYI).

2.2 Heutiger Zugang zur hippokratischen Tradition

Zunächst ist zu erwähnen, dass von den *hippokratischen Schriften* bis heute keine deutsche integrale, wissenschaftlich-kritische Textausgabe vorliegt (27).

Weiter erscheint uns die damalige Heilkunde in den zur Verfügung stehenden Übersetzungen vielfach eigenartig und fremd: Es wird von Säften gesprochen (Schleim, Galle, Blut), die wir bestens zu kennen meinen, deren Eigenschaften aber zum Beispiel mit «Mischung» und «Kochung» verändert werden. Es erscheint der Begriff der «Arterien», die aber auch Luft und Lebenskraft führen. Viele Vorstellungen wie diejenige, wonach sich die Knaben im rechten, «wärmeren» Teil des Uterus schneller entwickeln als die Mädchen im linken, «kälteren», muten heute sehr befremdlich an (28).

Wie sollen wir damit umgehen? Ärztinnen und Philologen, die sich mit den hippokratischen Schriften beschäftigen, zeigen vor allem zwei Haltungen:

– *idealisierende Identifikation,* gemessen an der Verehrung von damals,
– *Kritik,* gemessen an unserem heutigen Wissen.

– *Die idealisierende Identifikation* versucht in grosser Bewunderung das, was die alten Ärzte noch nicht wussten, zu übersehen und nur das Verbindende oder das, was man zu verstehen glaubt, herauszustreichen. Dies gilt sowohl für Textzitate, in denen die Begriffe vielfach nicht in historisch-kritischer Art verwendet werden, wie auch für archäologische Interpretationen. Wir können in diesem Sinne in einer modernen Beschreibung vom Asklepieion in Kos lesen (29):

«In diesem Bau war sehr wahrscheinlich die medizinische Fakultät untergebracht, das Anatomie-Museum und das Museum der Pathologie mit Abbildungen und Beschreibungen von Krankheitsgeschichten. Einige von diesen Zimmern waren sicher für die Untersuchungen bestimmt, für die Behandlung der Kranken…»

In der Idealisierung erkennen wir das Bedürfnis, eine starke, legendenhafte Persönlichkeit weiterhin zu verehren. Diese Verehrung erfolgt nur noch auf der *Beziehungsebene,* nicht mehr auf der *Sachebene* (30).

– Die *kritische Haltung* dagegen misst den Stand damaligen medizinischen Wissens und Therapierens an unserem heutigen Standard. Dabei werden die griechischen Termini im Sinne unserer heutigen Definitionen verwendet (31):

«Angesichts der Bedeutung der *Säftelehre* ist die hippokratische *Krankheitslehre,* wenn man von den *chirurgischen* Schriften absieht, weitgehend eine *Humoralpathologie* (= Säftepathologie) … ein Übermass an *Galle* ist schädlich, ebenso ein Zuviel an *Schleim* oder *Blut…*»

Das Fazit ist dann niederschmetternd: Die «Säftelehre» wird als «abstruse Physiologie» bezeichnet (32). Man stellt ferner eine «fast totale Unwissenheit in Anatomie und vor allem Physiologie» der antiken Ärzte fest (33). Es ist auch klar, dass «Blutkreislauf und Atmung … die ganze Antike hindurch ein ungelöstes Problem geblieben» sind (34). Ferner wird bemerkt, dass die Griechen keine Ahnung von der Infektionsübertragung im heutigen Sinne hatten, sondern allenfalls das symbolische Bild der Büchse der Pandora mit den ausschwärmenden Übeln kannten (35).

Dies alles stimmt. Was machen wir damit, und was bleibt von der alten Heilkunde übrig?

Gehen wir mit einer *Haltung der Neugier* an die alten Texte heran, offen für Neues, Unerwartetes, dann können wir staunen über die uns verborgene Weisheit der alten Griechen (36). Gelingt es, unseren heutigen Standpunkt und unsere vorgefassten Denkmodelle zu verlassen, geht uns auf, dass wir in unserer Kultur mit nur *einem* möglichen Heilmodell und *einer* Heilebene im Menschen zu arbeiten gewohnt sind, der *somatischen.* Es gibt aber noch andere Erfahrensweisen von Menschsein und von Heilen, *energetische,* und in diesem Bereich hatten die alten Kulturen mit ihren Heilsystemen umfassendes Wissen und Kompetenz, die uns heute fehlen. Auch wenn in hippokratischer Zeit die Medizin sich von der Philosophie, der Wissenschaft um die Psyche, zu trennen begann und dem Körper im Heilprozess allmählich mehr Bedeutung zumass, so arbeiteten die hippokratischen Ärzte weiterhin mit *Energiefeldmodellen und Prozessmodellen,* den Modellen, wie sie in den Weisheitstraditionen der Philosophie ausgearbeitet worden waren. Die wissenschaftliche Kompetenz der hippokratischen Ärzte-Therapeuten bestand im Unterschied zu den Scharlatanen gerade darin, dass sie die hochkomplexen Energielehren von Grund auf kannten und sie in Diagnose und Therapie mit äusserster Sorgfalt anwandten (37). So stellte Hippokrates folgende drei fundamentale Forderungen an den Arzt (38):

– *Kenntnis des Leibes* (Körper und Seele) in bezug auf die Energien (39),
– *Kenntnis der Umwelteinflüsse* als umfassende energetische «Diätetik», d. h. Ausbalancierung der Energieprozesse auf allen Ebenen (40),
– *exakte Beobachtung der Symptome,* zunächst der Gesichtsausstrahlung (gr. *gnome,* 41), dann aber auch anderer Zeichen und des Verlaufs.

Die anderen Heildimensionen des Menschen werden zwar von heutigen Forschern der alten Medizin teilweise wahrgenommen. So bezeichnen sie die beiden Sichtweisen etwa als «biologisches» und «mythisches» Denken oder als «physiologisches», «physisches» und «moralisches» Modell (42). Eine rudimentäre Unterscheidung im Vorgehen bezüglich Körper versus Psyche finden wir noch in römischer Zeit, wo das Heilbringende im Körper *remedium* (vgl. frz. *remède*) genannt wird, das Heilbringende für die Psyche dagegen *solacium* (42). Aus dieser rudimentären Unterscheidung zweier Ebenen wird heute der griechischen Kultur der Vorwurf der Leib-Seele-Spaltung gemacht, an der wir leiden. Die griechische Antike hatte jedoch für die Eingeweihten noch viel differenziertere Modelle, mit eindeutigen diagnostischen und therapeutischen Kriterien. Ausserdem kann in einem holistischen Welt- und Menschenverständnis in unserem Sinne nicht von Spaltung gesprochen werden.

Diese Studie versteht sich als wissenschaftstheoretische Auseinandersetzung mit verschiedenen Heilmodellen und Ebenen des Heilens, im Sinne des alten Holismus (95), und nicht als Dualismus.

Die Verschiedenheit der Heilmodelle zeigt sich an vielen medizinischen Begriffen, die heute handfestes *Organdenken der somatischen Medizin* bezeichnen, ursprünglich jedoch aus energetischen Heilmodellen stammen, wie z. B. die «Porenlehre» des Empedokles zeigt (43):

24

«alle sichtbaren Körper seien von unsichtbaren, ganz feinen, nach Weite und Form verschiedenen «Poren» durchzogen; ausserdem gingen von allen sichtbaren Stoffen unsichtbare «Ausflüsse» aus, die in die «Poren» anderer Stoffe einzudringen vermögen, wenn sie ihnen nach Grösse und Gestalt entsprächen.»

Wir können davon ausgehen, dass die alten Begriffe holistischen Konzepten entsprachen, je *alle Ebenen des Heilens* umfassend, wie heute noch etwa *Trauma*. Meist haben sie jedoch einen Weg der Materialisierung hinter sich, mindestens aber der Fixierung auf einer Ebene. Verfolgen wir diesen Reduktionsprozess zurück, hilft dies, die alten Heilmodelle und Denkweisen zu rekonstruieren:

Aether:	subtilste Elementarenergie(-stufe), Lichtäther, Himmel (390, 2.T.; 369, 3.T.); heute = Narkosegas.
Anabolismus (gr. *anabolé*):	Aufhebung von Schmerzen, eigentlich Hinauswerfen von Negativem, auch Tumoren (44); heute = Aufbauphase.
Aorta:	Energiequelle, aus der die Psyche Nahrung bezieht (45; vgl. auch Arterie, *phlebs* als «Kanäle»); heute = Hauptschlagader.
Arterie (vgl. *phlebs*):	Luftröhre, Lungengefäss, «Kanal» für Blut und *pneuma* (also auch Energiekanal, 4.5.2; 46); heute = Schlagader.
Arzt (gr. *archi-iatrós* v. *iatrós/iatér*):	Heilender auf verschiedenen Ebenen, musste die Energielehren und Gesetze kennen (182, 2.T.); heute = Heilender des *soma* (vgl. dagegen Psychiater).
Cholé (vgl. *phlegma, haima*):	«Galle» als Energieprinzip, Temperamente Choleriker-Melancholiker (4.5.3; 4.6); heute: Cholera = schwere Infektionskrankheit; Koller = ausbrechende oder stille Wut.
Chymós:	«Saft» als Energieprinzip (ngr. = Saft); die Lehre davon war die «Al-chimie» (4.5.1); Chymus = Speisebrei in Magen/Dünndarm. Chymosin = Labferment.
Diagnose/Prognose:	Wahrnehmen und Beurteilen aufgrund von Hellsichtigkeit (4.4.2). *Prodiagnose* als subtile Präventivdiagnose (47); heute = Krankheitserkennung im Sinne der schulmedizinischen Nosologie.
Diät/Diätetik (gr. *díaita*):	umfassende Lebensführung und Lebenshaltung als Ausbalancierung aller energetischen Einflüsse der Umwelt (vgl. «Zen»; 4.3); heute = (richtige) Ernährung, Schonkost.
Diastole-Systole:	Zusammenziehen und Ausdehnen (des Energiefeldes infolge Kummers bzw. Freude, 46, 50); heute = Zusammenziehen und Ausdehnen des Herzmuskels.

Elemente (gr. *stoicheia*, 99, 3.T.):	Grundprinzipien, Energiephasen der Weltentstehung; heute = Grundbausteine der Materie.
Energien (gr. *dynameis*, später *energeiai*):	holistisches Spektrum von den physikalischen bis zu den subtilen Energien (48; 2.3.3.2); heute = physikalische Energien.
Ethos (vgl. *tropos*):	Charakter, Tiefenstruktur der «Säftemischung» (284, 2.T.); Ethik = Sittenlehre. Ethologie = Verhaltens- und Antriebsforschung.
Haima (vgl. *cholé, phlegma*):	vom konkreten Blut zum «Herzblut», Fliessprinzip als Energiephase (4.5.2); Hämatologie = Lehre vom Blut und seinen Krankheiten. Hämatom = Blutgeschwulst, Bluterguss. Hämatin = eisenhaltiger Bestandteil des roten Blutfarbstoffes.
Hormon (gr. *hormao*, antreiben):	Elan, Antrieb (152, 3.T.); heute = Drüsenstoff, körpereigener Wirkstoff.
Hygieia:	weibliches höchstes Heilideal und Heilprinzip, Kraft der Diätetik (Komplement zu Asklepios; 49); heute = Hygiene, Sauberkeit.
Kardía:	Herz, Zentrum des energetischen Heilens (mit gr. *etor*, 96); heute = Mageneingang. Kardiologie = Lehre vom Herzorgan und den Herzkrankheiten.
Katarrh:	Herunterfliessen von Flüssigkeiten und Energie (46); heute = Schleimhautentzündung mit Schleimabsonderung.
Katharsis:	Purgieren, Aderlass, aber auch «Reinigung» von Miasma auf den psychischen Ebenen (46); heute = psychische «Reinigung».
Meiose:	energetisches Leerwerden (vgl. Systole), im Gegensatz zum Vollwerden der Psyche (50); heute = Reduktionsteilung der Zellkerne.
Metabolismus (gr. *metabolé*):	Phasenwechsel der Grundenergien und Stimmungsänderungen (4.6; 51); heute = Stoffwechsel: chemische Umsetzung der ins Blut aufgenommenen Nährstoffe, ihre Verbrennung in den Körperzellen und die Ausscheidung der unbrauchbaren Stoffe.
Meteora:	Vorgänge auf den hohen Ebenen, Göttliches, Spiritualität (46, 138); heute Meteorismus = Blähungen.
Metastase:	Energieentmischung oder Energiemangel an bestimmtem Ort (64, 3.T.); heute = Krebsableger.
Neuron:	Muskel – Sehne – Spannkraft (46); heute = Nervenzelle.
Nosos (gr. *noseo*):	= Ungleichgewicht, Fehlentwicklung (negatives Energieprinzip, 51); Nosologie = Krankheitslehre.
Onkos:	Masse, Menge (auch Energie): das, was in den «Poren» fliesst (von «aufblasen», 22, 2.T.); Onkologie = Lehre von den Geschwülsten.

Pepsis (gr. *pesso/pepsis*):	«Kochungsprozess» (Energieumwandlung) auf verschiedenen Ebenen (46; 4.7.3.4); Peptide heute = Eiweissbestandteile (Aminosäurekomplexe). Pepsin = Ferment des Magensaftes.
Pharmakon:	Heilmittel und Gift, ev. «homöopathische» Prinzipien beinhaltend (vgl. 132, 2.T.; 4.7.3.4). (*Pharmakos* war ein Entsühnungsobjekt, Austreibungsopfer, «Sûndenbock», 4.7.3.4; 52); heute = Arzneimittel, Gift, vorwiegend nach chemischen Prinzipien.
Phlebs (auch gr. *phlebion*; vgl. Arterie):	«Kanal», für Blut und Lebenskraft (vgl. 4.5.2; 46); Phlebotomie = Aderlass ursprünglich mit kathartischer, auch energetischer Funktion. Phlebologe = Venenspezialist. Phlebitis = Venenentzündung.
Phlegma (vgl. *cholé, haima*):	Schleim und «Schleim» als Energieprinzip und Energiephase (53). Vgl. Phlegmatiker, phlegmatisch. Aber Phlegmone = diffuse Gewebsinfektion.
Physiognomie (vgl. *physio-gnomon, gnome*, lat. *facies*, 54):	holistische Gesichtsdiagnostik; heute = Ausdruck des Charakters in den Gesichtszügen (vgl. «Facies hippocratica» als bestimmter Gesichtsausdruck bei spezifischen Krankheiten (4.4.2.1).
Physis:	das, was sich über die verschiedenen Entwicklungsstufen entfaltet, von den energetischen bis zu den materiellen (ähnlich wie «Genesis», 54; 3.1.2); heute = Natur, körperliche Erscheinung.
Phren:	Zwerchfell, Solarplexusbereich und für den Einfall starker Gefühle wichtiges Energiezentrum (146, 3.T.), oft mit Geist, Bewusstsein, Verstand, Herz, Wille, Gesinnung übersetzt. Heute in Schizophrenie, phrenetisch, frenetisch und in Phrenologie als Charakterdeutung aus der Körperform.
Plethora:	energetische Überfülle (4.4.1.2); heute = materielle Überfülle.
Pneuma:	Atem und Lebenskraft, Pneumalehre (Pneumatik) als umfassende Energielehre (4.5.2); Pneumothorax = Luft zwischen Lunge und Brustwand.
Pore:	feiner Kanal, Durchgang (durch alle, auch die energetischen Ebenen, 43; 45; 22; 23, 2.T.); heute = feine Hautöffnung.
Prophylaxe (gr. *prophylasso*, 46):	Gewahrsein, Wachsamkeit, um im Gleichgewicht zu bleiben; heute = vorbeugende Massnahmen.
Rheuma:	allgemeines Fliessen, besonders auch von Schmerzen und Schadstoffen (55, vgl. frz. *rhume*); heute = entzündliche und degenerative Krankheiten des Bewegungsapparates.
Soma:	Körper und Seele, «Person» (56, hier mit «Leib» übersetzt, wenn holistisch gebraucht); heute = Körper, vgl. somatische Medizin.

Sympathie (Antipathie):	holistisches Resonanzprinzip, über das alles miteinander in Verbindung treten konnte (96, auch «Symphonie»); heute = Zuneigung, Wohlgefallen (bzw. Gegenteil).
Systole	siehe *Diastole.*
Temperatur (gr. *krasis*, lat. *temperamentum*):	Mischung aller Art körperlicher, psychischer, geistiger Komponenten im Sinne eines harmonischen Zustandes; besonders von «warm» und «kalt», vgl. Temperamentenlehre (4.3.2.6; 4.6); heute = Wärmegrad, Wärmezustand.
Therapie:	Behandlung im Sinne von pflegen, sorgsam dienen, Aufmerksamkeit erweisen, verehren, heilen (4.7.3.8).
Thymós:	Energiehauptkanal (57); Thymus = Immunorgan.

Versuchen wir nun, hippokratische Texte bis hin zum Phänomen «Heilkult» zu verstehen, müssen wir zuerst von *unserem Menschenbild* sowie im speziellen *von der organmedizinischen Denkweise und Nomenklatur Abstand nehmen.* Ähnliches gilt auch für das Lesen philosophischer Texte (58) und letztlich allgemein für einen einfühlsamen und adäquaten Zugang zu jeder anderen Epoche. Das alte Griechentum hat unsere Kultur wesentlich geprägt mit Denkweisen, Bildern und Mythen und mit Lehnwörtern in allen Wissenschaften, speziell Medizin, Psychologie und Philosophie. *Letztere wurden in unserer Kultur assimiliert, aber zugleich verändert. Sie wurden als wissenschaftliche Begriffe «Gefässe» des Rationalen und reflektieren so unseren heutigen Bewusstseinsstand und nicht mehr denjenigen der Ausgangssprache!*

Der antike Mensch sah sich viel weniger als gleichbleibende, sichtbare Einheit, als Individuum, sondern vielmehr als ein Wesen, das in vielerlei Beziehungen mit seiner Umwelt vernetzt war: gleichsam als ein *Fliesssystem*, das mit anderen Fliesssystemen höherer und niederer Ordnung im Austausch war. Dies nannten die alten Griechen «in Sympathie sein». Ein anderes Bild, das sie brauchten, ist der Mensch als *Mikrokosmos im Makrokosmos*. Für ein solches Welterleben und Wahrnehmen war die «Psyche», das Energiefeld, viel zentraler als der Körper. Man kann in diesem Sinne auch schön verfolgen, wie in der ältesten Literaturstufe (Homer, um 800 v.Chr.) Körperbezeichnungen, vor allem Oberbegriffe wie «Gesicht», erst allmählich auftraten (59). Der damalige Mensch erfuhr sich und die Mitmenschen weniger als abgegrenzte *Monade*, deren Organe bestimmten somatischen Gesetzmässigkeiten gehorchten, als vielmehr als ein pulsierendes Energiefeld, das alles wahrnahm, was Energie ausstrahlte, vor allem Augen, Stimme, Herz, Glieder in Bewegung. Dies weckte sein Interesse und erhielt einen Namen. Auch die Organe wurden in diesem fliessenden Sinne wahr-

28

genommen, wenn etwa vom «Schmelzen des Fleisches» gesprochen wurde (60). Der Körper wurde also wesentlich über die Körperenergien und deren Fliessen wahrgenommen, über die *Tiefenwahrnehmung* (3.1.3), die energetische Wahrnehmungsart, über die die Mitglieder einer Gemeinschaft miteinander verbunden waren und für Freude, Schmerz und andere Gefühle durchlässig waren (61).

Der Arzt Carl-Hermann HEMPEN zeigt, wie in der chinesischen Medizin die Organbezeichnungen eben nicht Organe in unserem Sinne meinen, sondern vielmehr *Funktionsverbände*, die nach dem Sympathieprinzip miteinander in fliessendem Austausch sind.

> In allen alten Heilkunden sind «Organbezeichnungen» nicht in unserem Sinne zu verstehen, denn die somatische Ebene des Heilens ging der Menschheit erst viel später auf, mit dem Fortschritt von Technik und Naturwissenschaften.

Bei obigem Wortkatalog nehme ich somit an, dass die Begriffe in ganzheitlicher Weise auf den verschiedenen Ebenen verwendet wurden: So konnte «Katharsis» höchst subtile energetische Reinigung bedeuten, zugleich aber auch Purgieren im somatischen Sinn; anderseits mussten auch somatischkathartische Methoden eine Wirkung auf den Energieebenen auslösen. Es wird vom *logos spermatikos* gesprochen (62), von «Poren», durch die die «Psyche» zirkuliert (46). Weil alles mit allem verbunden und alles in allem abgebildet ist, schwingen immer alle Ebenen mit und sind in den Begriffen mitenthalten, letztlich auch die somatische Ebene. Krankheitssymptome wurden als *semeia* (Anzeichen, Vorzeichen), später *symbola* bezeichnet, als Verweise auf das Ganze (63). Das Ganze ist jedoch nicht nur, was der Mensch ist, sondern ebenso, was er war und sein wird, was in ihm angelegt ist und was er als Schicksalsmöglichkeiten leben kann. Dies wurde mit *physis* bezeichnet (3.1.2). In heutigen Abhandlungen über die alte Heilkunde werden wohl verschiedene Ebenen erkannt, sie werden jedoch in einem exklusiven Verhältnis des «entweder – oder», entweder «physisch» oder «logisch», statt in der energetischen Art des «sowohl – als auch» behandelt (42). Bereits die frühchristliche Ritualistik scheint Hinweise zu enthalten, wonach der Verlust der holistischen Wahrnehmungsweise im Gange war (63).

> Wir bilden automatisch psychische Phänomene mit somatischen Modellen ab, den einzigen, die uns zur Verfügung stehen (64). In der hippokratischen Heilkunde war es gerade umgekehrt: Man empfand die Welt als fliessendes Holon (*panta rhei*), hatte nur

Fliessmodelle und bildete mit ihnen auch somatische Phänomene
ab: So ist die «Säftelehre» eine Energielehre. Die beiden Vorgehensweisen sind einander diametral entgegengesetzt!

In den alten Heilkunden erscheinen andere Ebenen des Heilens, die sich auf
das Energiefeld beziehen. Der Mensch musste höchst sensibel gewesen
sein, Schwingungen aller Art wahrzunehmen, wie diejenigen des Ortes, die
Qualität der Gewässer, der Winde, des Klimas, der Tageszeiten (Horen),
der Jahreszeiten, der Himmelsrichtungen usw. (vgl. die Grundlagen der alten Diätetik, 4.3). Die Menschen jener Zeit scheinen in einem fliessenden
Austausch mit der gesamten Innen- und Aussenwelt gelebt zu haben, in einer sehr subtilen Homöostase. Ein solcher Zustand, der auch «gute Mischung» der Energien hiess (gr. *eu-krasía*), machte die primäre *ökologische
Nische*, «Heimat», aus (65). Verschiebungen in diesem sehr labilen Umwelt-
gleichgewicht mussten möglichst vermieden oder früh erkannt werden und
dann bezüglich Mitmenschen, Nahrungsmitteln, Lebensrhythmus, Pflanzen, Tieren usw. geprüft und ins Lot gebracht werden. Das Ungleichgewicht, die Störung sollten möglichst früh ausgeglichen werden und nicht bis
zur Fixierung im Körper (Somatisierung) gelangen, da auf der Körperebene
die alte Medizin nicht viel vermochte (66). Aus heutiger Sicht hatte die alte
Heilkunde ihren Schwerpunkt in der *Vorbeugung* (Prophylaxe), und die
«Diätetik» war entsprechend der wichtigste Zweig der hippokratischen Medizin (67).

Aber auch die Ebene der Politik war denselben Gesetzen und Prozessphasen unterworfen wie der einzelne. Der «Staat» war ein Organismus
auf höherer Ebene und wurde nach denselben Prinzipien studiert und behandelt wie der einzelne. So wird Gesundheit etwa definiert als *demokrati-
sche* Ausgeglichenheit im Kräftespiel, Ungleichgewicht jedoch als *Mon-
archie* einer Kraft (67).

Dies klingt heute wieder sehr aktuell, arbeitet man beispielsweise in der
Unternehmensberatung mit denselben Konzepten und Prozessmodellen wie
im kleinen Bereich der *Einzeltherapie* (68). Ebendiesen Ansatz sehe ich bereits in den platonischen Reflexionen über den Staat, wo die individuelle
Ebene einerseits und diejenige der grösseren Gemeinschaft andererseits
sehr klar ausgearbeitet und zueinander in enger Beziehung gesehen werden: Sie stellen ein Abbild der mikro-makrokosmischen Entsprechung dar.

Wir werden den hochdifferenzierten Modellen der Psyche nachgehen,
welche die hippokratische Medizin kannte. Wie bereits angedeutet, besteht
die grosse Schwierigkeit unseres Forschens darin, dass wir dieses Wissen
nicht in unserer rationalen Sprache vorfinden, sondern dass es sich um Be-

reiche handelt, die allgemein in den alten Kulturen als *Geheimwissen für In-itiierte nur verschlüsselt weitergegeben wurden.*

Unsere Arbeit wird jedoch erleichtert dadurch, dass in den alten Weis-heitstraditionen, zu denen auch die hippokratische Heiltradition gehörte, *transkulturell frappante Parallelen zu erkennen sind* (69):

«Auffallend sind nicht nur gewisse Ähnlichkeiten des Ayurveda mit der alt-chinesischen Physiologie, sondern auch seine physiologischen Vorstellungen, die mit denen der westli-chen Antike nahezu identisch sind: fünf Hauptorgane, denen fünf Elemente und in kom-plizierter Weise das ganze Universum entsprach, dazu die Säfte- und Kraftkanäle. Auch die Ähnlichkeit der Drei-Säfte-Lehre des Ayurveda mit dem antiken Modell des Hippo-krates, der von Schleim, Galle und Blut als wichtiger Basis für Gesundheit und Krankheit spricht, ist verblüffend.»

Es ist folglich nicht zu übersehen, dass alte Heilmodelle, wie etwa die «*Säfte-lehre*», weit zurück bis in die Hochkulturen des Alten Orients, bis nach «*Iran, Indien und Babylonien*» zurückverfolgt werden können (70). Auch die *ägyptische Heilkunde* hatte im 7. und 6. Jh. (v.Chr.) einen bedeutenden Einfluss auf die griechische Medizin; sie soll aber bald durch die griechische überflügelt worden sein (70). Menschen wie Pythagoras, die lange Zeit in Ägypten lebten, brachten z.B. diätetisches Heilwissen nach Griechenland mit. Es konnten sogar wörtliche Übernahmen aus der ägyptischen in die griechische medizinische Literatur festgestellt werden (196).

Wo dies zum Verständnis beiträgt, werden wir uns mit *transkulturellen Vergleichen* behelfen, wie zum Beispiel der indischen, *ayurvedischen Heil-kunde, die heute noch fortlebt.* Die indische Heilkunde teilt mit der griechi-schen den indoeuropäischen Ursprung. «Ayurveda» bedeutet «Weisheit vom Leben» und dürfte der griechischen «Philosophie» als «Liebe zur Weis-heit» sinnverwandt sein. Aus der Philosophie stammt die griechische wis-senschaftliche Heilkunde und blieb mit ihr eng verbunden (71). Es ist nun interessant, was ein Experte des Ayurveda bezüglich Geheimhaltung medi-zinischen Wissens sagt (72):

«Die Tantriker ... pflegten ihre Lehren geheim zu halten. Der Grund war aber nicht ein Streben nach «Monopolisierung», sondern der, dass man nur wirkliche Berufene zum Ärzte-Stand zulassen und damit Missbrauch verhüten wollte. Man arbeitete nämlich hier mit gewissen Erkenntnissen z.T. «magischer» Art, von denen man einen Missbrauch für möglich hielt. *Daher sind diejenigen Teile der tantrischen Medizin, die in den Ayurveda übernommen wurden, oft in verschlüsselter Form dargestellt. Der Studierende muss ausge-wählt und erst initiiert werden, um solche Darstellungen richtig zu verstehen.*»

Und der Mediziner Hempen stellt Ähnliches für die *alte chinesische Medizin* fest (73):

«das Wissen um die Gesunderhaltung des Körpers und die zur Heilung von Krankheiten erforderlichen Massnahmen blieben ... eine Angelegenheit der Familien; es wurde als Geheimwissen vom Vater auf den Sohn oder vom Meister auf die Schüler vererbt und kaum der Öffentlichkeit zugänglich gemacht.»

Es bestehen Hinweise, dass der Ayurveda und offenbar auch die tantrische Medizin Indiens Gemeinsamkeiten mit der griechischen Heilkunde haben. In Indien lebt sogar ein alter griechischer Medizinzweig als «*Yunani*»-Medizin (= ionische Medizin) fort (74).

Auch im hippokratischen *Eid* finden wir eindeutige Hinweise auf Geheimhaltung und Geheimbund, aber auch sonst im hippokratischen Schrifttum wird Initiation und der daraus entwickelte Zustand des *homo sacer* ausdrücklich geboten (75):

«Die heiligen Zusammenhänge (Dinge) jedoch offenbaren sich nur heiligen Menschen; und es ist nicht erlaubt, sie den Nichteingeweihten zu vermitteln, solange diese nicht in die Mysterien der «Heilkunst» (der Asklepiaden) eingeweiht worden sind.»

Auch aus Platons *Phaidros* entnehmen wir, dass das Wissen in der Heilkunst vom Vater an die Kinder weitergegeben wurde, dass jedoch die Wissensübertragung nicht über Bücher geht (240).

Diese transkulturellen Parallelen können nur teilweise durch Kontakte der entsprechenden Völker erklärt werden. Zum anderen Teil nehme ich das überräumliche und überzeitliche Wirken *morphischer Resonanz* an (2.3.3.2).

Die Zuhilfenahme *transkultureller Konkordanzen* (Entsprechungen) wird in dieser Studie, neben *Modellen der modernen Naturwissenschaften und Konzepten und Erfahrungen aus der modernen Psychologie und Psychotherapie*, eine wichtige Methode sein, diese alten mythisch-energetischen Texte für unser rationales Bewusstsein verständlich zu machen (15). *Ich verbinde damit die diachrone mit der synchronen Betrachtungsweise.*

2.3 Heilen zwischen Korpuskeltheorien und Feldtheorien

2.3.1 Die somatische Medizin

Wir leben in einer anderen Welt und mit einem anderen Menschenbild als die Menschen der Antike. Unsere Kultur hat sich immer mehr der materiellen Ebene zugewandt und hat das entdeckt, wovon jene nur Ahnungen hatten, die Welt der Atome. In der alten Welt hatte das Wort *atomos* die Suche nach den letzten unteilbaren Einheiten und «Elementen» bedeutet (76). Die Kernphysik zeigt auf – mit einer Bedeutungsverschiebung des Begriffes –, dass auch die Elementarteilchen wieder in subatomare Welten münden.

Die somatische Medizin hat sich diese Entdeckungen zunutze gemacht, kann tief in die Materie und deren Bausteine hineinwirken und hat eine nie dagewesene *Wirksamkeit auf der Körperebene des Therapierens* erreicht. Diese Ebene hat ihre spezifischen Indikationen, Arbeits- und Denkweisen, deren Resultate durch Experimente nach Parametern unserer Wissenschaftlichkeit *messbar und wiederholbar* sind. Sie können in diesem Sinne in gleicher Weise auf verschiedene Menschen angewandt werden. Die Ebene somatischen Heilens hat auch ihre Grenzen, nämlich dort, wo von den Energiefeldern her vorgegangen werden müsste.

> Zur Erstellung einer holistischen Differentialdiagnose braucht es neben den umfassenden somatischen ebenso umfassende Konzepte der Psyche sowie der Übergangsgesetzmässigkeiten zwischen Psyche und Soma. Die Vertreter beider Sichtweisen müssten von der anderen Disziplin grundlegende Kenntnisse haben.

2.3.2 Die psychosomatische Medizin

Die psychosomatische Medizin, die seit den 60er Jahren ihren Aufschwung genommen hat, gründet auf der Beobachtung, dass zahlreiche Phänomene des Heilens nicht den Gesetzmässigkeiten der somatischen Medizin gehorchen, sondern erst in einer psychischen Sicht Sinn und Deutung finden. So ist diese Disziplin aus dem befruchtenden Kontakt mit den Entdeckungen und Entwicklungen der Psychoanalyse und der Psychotherapie entstanden. Es gibt jedoch immer noch kein einheitliches, anthropologisches Modell, nach dem die psychosomatische Medizin als ganze verstanden und interpretiert werden könnte.

Im folgenden stelle ich einige psychosomatische Konzepte in historischer Reihenfolge dar (77):
– Nach dem *Konversionsmodell* (FREUD) wird die psychosomatische Symptomatik als symbolhafter Ausdruck sowie auch als Selbstheilungsversuch (BECK) eines neurotischen, also psychogenen, Konfliktes verstanden. Derselbe kann jedoch nicht auf der psychischen Ebene mittels psychischem Symptom dargestellt werden. Nach dem Psychiater und Psychoanalytiker Alexander MITSCHERLICH ist die *einfache Verdrängung* ins Unbewusste für die Angstbewältigung ungenügend, so dass mittels somatischer Konversion gleichsam eine *doppelte Verdrängung* erfolgt. Die amerikanischen Psychiater NEMIAH und SIFNEOS formulierten ferner mit dem Begriff der *Alexithymie* (78) die weitgehende Unfähigkeit des psychosomatisch Leidenden zum affektiven Begreifen und Ausdrücken seiner Not. Im Konversionsmodell, das sehr gut in einem weiter ausdifferenzierten, mehrschichtigen Modell der Person Anwendung finden könnte, sind Diagnostik und Therapie psychoanalytisch orientiert.

33

– Im Modell des *vegetativen Überschiessens* von ALEXANDER und den Stressforschern SELYE, CANNON und F. VESTER wird die Symptomatik als Störung des Umlaufes zwischen Kränkung, Belastung oder Verletzung einerseits und Reaktion oder Protest andererseits gesehen. Ist die Verletzung zu stark bzw. die Reaktion dagegen zu schwach oder konfliktuell, entstehen Symptome wie Müdigkeit, Schwäche, Durchfall, Schwindel, tiefer Blutdruck bis zum Kollaps. Diese Symptome werden als *parasympathische Symptome* bezeichnet; sie werden im Tierreich mit dem Totstellreflex zusammengebracht. Ist die Reaktionsweise dagegen überschiessend, entstehen Zittern, Herzklopfen, Erhöhung von Blutdruck, Zucker, Cholesterin, Adrenalin und Cortisol, ferner Schlaflosigkeit, Schweissausbrüche usw., die dem *sympathischen Symptomenkreis* zugeordnet werden. Hier wird ein Rudiment der Kampf- oder Fluchtreaktion beim Tier gesehen. Diagnostik und Therapie sind nach diesem Modell kombiniert verhaltenstherapeutisch und pharmakologisch. Es sind jedoch Symptomenreihen, die in einem energetischen Modell der Psyche mit *Energieverlust (Leere) und Energiefülle*, den Leitkriterien energetischen Therapierens, zusammengebracht werden können (79) und die auf energetische Übungen (z. B. Atmen und Meditation) ansprechen (80). Es wird auch deutlich, dass das vegetative Nervensystem eine wichtige Übergangsposition zwischen «Psyche» und «Soma» einnimmt (vgl. «Nervenheilkunde»).

– Das *bio-psycho-soziale Modell* von George L. ENGEL brachte der Psychosomatik und Medizin die Erkenntnis, dass von den drei im Namen genannten Ebenen keine vernachlässigt werden darf, weil jede Veränderung oder Intervention auf der einen Ebene eine Dynamik oder Kräfteverschiebung auch auf den anderen Niveaus auslöst. Ähnlich lassen auch die *Achsen des DSM* (Manual zur psychiatrischen Diagnostik) ein Schichtenmodell erkennen. Diese Modelle stützen sich wiederum auf demjenigen der *Bedürfnispyramide* des Psychologen A. MASLOW ab und könnten durch die Ansätze der alten «Diätetik» wiederum verfeinert werden.

– Schliesslich ist der Ansatz u. a. des Medizinsoziologen A. ANTONOVSKY interessant. Er zeigt auf, dass die psychosomatische Medizin – wie übrigens alle Spezialgebiete der Medizin überhaupt sowie auch ein guter Teil der Psychologie – sich an der Pathologie und an der *Pathogenese* orientiert, also an Ungleichgewichtssituationen. Er schlägt eine Neuorientierung vor im Sinne einer Homöostase im Gesunden und einer Ausrichtung auf die gesunden Potentiale hin. Er nennt dies «*Salutogenese*». Damit formuliert er das fundamentale Heilprinzip der alten Medizin, von dem wir sehen werden, dass es von den Hippokratikern «*Hygieia*» genannt wurde (vgl. 3.3; 11).

Besonders in der hausärztlichen Allgemeinpraxis ergeben sich in verschiedener Hinsicht Befunde und Hinweise, die nicht mehr somatischen, sondern energetischen Gesetzmässigkeiten entsprechen (81):

A. *Anamnese und Diagnostik:* Die Klagen und Beschreibungen entsprechen nicht somatischen Gegebenheiten, sondern subtil-energetischen, fliessenden Modellen.
B. *Therapieform:* Hier sind andere Methoden indiziert, die von den Somatikern oft als unbewiesen eingestuft werden.
C. *Therapieziel:* Die Heilung liegt nicht im möglichst baldigen Wegtherapieren von Beschwerden, sondern im Erlangen eines neuen Gleichgewichtes, einer neuen Befindlichkeit oder Lebensqualität.

Diese drei Punkte sollen nun an Beispielen aus der Praxis beleuchtet und reflektiert werden.

A. Anamnese und Diagnostik

In der *Anamnese* werden häufig folgende Klagen gehört:

1. «Ich spüre den Vollmond, den Föhn, die Bise, den Nebel, den Schnee, die Feuchtigkeit, die Zugluft …»
2. «Ich muss mich für jede Kleinigkeit wahnsinnig konzentrieren, zusammenreissen, bin vergesslich, traurig, nehme alles Unglück auf mich – auch noch 6 Monate nach der Narkose arbeitet mein Kopf nicht normal …; fühle mich schwach und flau im Bauch.»
3. «Meine ganze linke, hintere oder untere Hälfte ist lahm, steif, kalt, schwach, schmerzhaft, verkrampft – ich bin wie mitten entzweigeschnitten …»
4. «Ich spüre Leere oder 'Watte' im Kopf, ein Würgen oder einen 'Kloss' im Hals, Atemnot oder Druck auf der Brust, wie ein Kribbeln im Herzen (z.T. bei Herzphobikern), in meinem Bauch wandert etwas wie ein Klumpen oder Gewicht herum – ich spüre ein Elektrisieren oder Brennen in meinen Händen, Fingern, 'Schmetterlinge im Bauch' …»
5. «Meine Haut ist wie lahm, dick, tot, unrein, habe Ausschläge, unreines Blut …»

Aus somatischer Sicht werden diese als *funktionelle Beschwerden* bezeichnet und als wenig relevant bagatellisiert. Mit dem Modell des Energiekörpers bzw. mit Feldmodellen können obige Klagen folgendermassen als Missempfindungen systematisiert werden:

1. Missempfindungen als atmosphärische Wahrnehmungen, als erhöhte Sensibilität auf Umweltreize im Sinne der alten Diätetik (82).
2. Missempfindungen als Energieverluste, als Abfliessen z.B. von Konzentrationsenergie durch Denkzwänge, Trauer usw.: altes diagnostisches Leitkriterium der «Energieleere» (79). Narkosen scheinen in diesem Sinne nachhaltig auf die Energiefelder wirken

zu können (Indikation z. B. zu Regionalanästhesie). – Der Abfluss von Vitalenergie bei Diarrhoe kann auch etwa als Schwächegefühl im Abdomen erfahren werden.

3. Missempfindungen des inneren Zusammenhangs und der Integrität im Sinne von Blockierungen in den Energiefeldern. Das «hälftige» Empfinden richtet sich nicht nach anatomischen und physiologischen Gesetzmässigkeiten (z. B. Nervenchiasma wird nicht berücksichtigt), sondern nach energetischen, wie sie auch aus der «Hysteriesymptomatik» bekannt sind (83). Es geht hier um die alten Fliess- und Polaritätsprinzipien, z. B. «wie oben so unten» (84).

4. Missempfindungen gewisser «Funktionsbereiche» (85; vgl. *globus hystericus*), die über die Anatomie-Physiologie hinausgehen und mit dem subtil-energetischen Modell der Energiezentren (Chakren) bzw. dem Ansatz der «energetischen Fülle und Leere» als altem diagnostischem Leitkriterium besser erklärt und angegangen werden können (79). Gerade der Herzbereich enthält nicht nur das lebenswichtige Organ, sondern auch ein emotional hochbesetztes Energiezentrum. Wird unter verschiedenartigem emotionalem Stress oder plötzlichem Stressabfall dieses «Zentrum» geöffnet und erstmals der Energiefluss wahrgenommen, löst dies häufig Herzphobien aus. Sie sollten, von den Kardiologen erkannt, als Energiephänomene behandelt und allenfalls zur Psychotherapie überwiesen werden.

5. Missempfindungen im Kontakt mit der Umgebung als ungenügende bzw. zu starke Abgrenzung («Diätetik», 82).

Aus der *Diagnostik* fallen ferner folgende Klagen und Befunde auf, die nicht den somatischen Gesetzmässigkeiten entsprechen:

– Störungen der rhythmischen Funktionen (Atmung, Stuhlgang, Wach-Schlaf-Rhythmus, Menstruationsunregelmässigkeit, Arbeit und Erholung), die als Energieprozesse mit grösserem oder kleinerem Rhythmus betrachtet werden können (4.3.3),
– Schwindelgefühl trotz normaler Lagerungs- und Provokationstests, lageabhängige Kopfschmerzen,
– Klagen über schlechte Zirkulation bei normaler arterieller, kapillärer und venöser Zirkulation,
– Gefühl kalter Hände und Füsse bei normaler oder gar erhöhter Hauttemperatur (vgl. alte Prozessqualitäten von «Kälte» und «Wärme», 86),
– Blähungen bei objektiv normaler Darmtätigkeit und ohne Zunahme des Bauchumfanges,
– selektive Nahrungsmittelunverträglichkeiten, nicht objektivierbare Allergien,
– Einschlaf-, Stuhlgang- und andere Rituale,
– Umherfahren von Schmerzen oder Temperaturempfindungen,
– diverse Phobien auf verschiedenen Ebenen (Umwelt, Persönlichkeitsgrenze, innere Bereiche und Organe) mit unterschiedlichen Schweregraden von Unwohlsein in bestimmter Umgebung bis zum Verfolgungswahn, von Ängsten des Nichtausscheidenkönnens von Giften bis zu Vergiftungsideen von aussen her,
– Gefühl des schlechten Arbeitens lebenswichtiger Organe wie Leber, Niere, Herz, Kopf, Drüsen bei jeweils einwandfreier Funktionsdiagnostik,
– Freiheit von Beschwerden ausgerechnet am Tage des Arztbesuches, nicht kontinuierliche Beschwerden.

Viele solche Störungen lassen sich mit Prinzipien der hippokratischen Medizin in Zusammenhang bringen. Dieselben werden in den entsprechenden

36

Kapiteln abgehandelt. Sie könnten heute in umfassenden Modellen theoretisch aufgearbeitet werden und so zu einem differenzierten diagnostischen Instrumentarium modernen Therapierens werden. Hier ist noch viel Arbeit zu leisten, um die psychosomatischen Untersuchungsmethoden von der ausschliesslich somatischen Ebene zu lösen. Für die psychischen Ebenen wird nämlich oft nur in «Grobkategorien» wie «Stress», «Depression», «Angst» gedacht und eingeteilt. Wir haben uns in unserer Kultur wesentlich auf der materiellen Ebene installiert, und dies zeigt sich – im Gegensatz zur holistischen Seinsweise des Menschen im Altertum – seinerseits in einer gewissen «Sprachlosigkeit» (vgl. Alexithymie, 78) auch der psychologischen Untersuchungsparameter: Sie sind viel zu wenig differenziert und für dynamische Phänomene nicht adäquat! Unsere Hilflosigkeit im psychosomatischen Ansatz wurde von der Psychologin Marie-Louise VON FRANZ folgendermassen formuliert (87):

«Wir wissen, dass ein Zusammenhang besteht (zwischen psychogenen Erkrankungen, psychogenen Heilungen und Körpervorgängen), aber wir können die Details und Gesetzmässigkeiten desselben noch nicht exakter kausal beschreiben.»

Der Engpass der Psychosomatik liegt wahrscheinlich in den Übergangsbereichen und Gesetzmässigkeiten zwischen Soma und Psyche. Hier wird uns das alte Modell der *Temperamentenlehre* aufzeigen, wie die damalige Heilkunde fliessende, sehr differenzierte Übergangszustände innerhalb eines Systems von drei Parameterreihen *Energiephasen, Umlaufdynamik, Prozessintensität* kannte: Es handelt sich um das *älteste psychosomatische Typenmodell* (88).

B. Andere Therapieformen

In der Psychosomatik sind auffallenderweise oft andere Therapieformen angezeigt als in der somatischen Medizin. Weniger adäquat oder aber mit mehr Nebenwirkungen behaftet sind Therapieformen wie Chirurgie, Radiotherapie, Chemotherapie, somatische Pharmakotherapie (peroral, intravenös, intramuskulär), die die antike Heilkunde als tiefer eindringend empfunden hätte. Die *Eindringtiefe* einer Methode ist nämlich ein altes diagnostisch-therapeutisches Kriterium (89). Wirksamer dagegen sind *oberflächliche* Behandlungsarten wie Massagen, Wickel, Bäder, Tees, individuell zubereitete Präparate, Pflanzenextrakte, Verdünnungen (Homöopathie), Duftstoffe, Reizungen bestimmter Körperstellen, Elektrotherapie. Wichtig scheint auch das wiederholte, kurmässige Anwenden, die Mitbeteiligung des Betroffenen und die spezielle Beziehung zwischen Betroffenem und Therapeuten («Droge Arzt», BALINT). Es sind dies alles alte Heilmethoden, die mit dem *Fliessen von Energien* zu tun haben und «oberflächlich» angewandt werden, wie es der Vorgehensweise «diätetischer» Methoden entspricht (82). Dazu kommen Entspannungsübungen, Atemübungen und besonders Meditation, die ebenfalls aus den alten energetischen Therapeutiken stammen und womöglich signifikante Veränderungen von somatischen Parametern wie Herz- und Atemfrequenz, Blutdruck, Auftreten von Alphawellen im EEG (Elektroenzephalogramm) sowie eine Verringerung des Sauerstoffverbrauchs bewirken (90). Auch psychotherapeutisches Arbeiten auf den mentalen Ebenen kann hilfreich sein. Verwirrend und «unwissenschaftlich» für den Somatiker mag erscheinen, dass verschiedene Methoden für ähnliche Leiden mit gleichem Erfolg eingesetzt werden können. *Möglicherweise setzt die Methode, im richtigen Moment angewandt, erst den Stimulus, der von der betroffenen Person dann in heilbringende Impulse durch alle Persönlichkeitsebenen hindurch umgesetzt werden kann.*

C. Therapieziel: Heilwerden statt Restitutio ad integrum (Symptomfreiheit)

Während für den somatisch vorgehenden Arzt das optimale Resultat in der Wiederherstellung des alten Zustandes und dem Wegtherapieren von Symptomen besteht, eigentlich in einem *Kampf gegen das Negative und einer Ausrichtung auf die Vergangenheit,* sind für die psychosomatisch ausgerichtete Ärztin andere Kriterien wichtig: Die Kenntnis und Akzeptation einer grundsätzlich anderen, für den Betroffenen jedoch ebenso drängenden «Physiologie», nämlich einer subtil-energetischen. Dies ist oft von grosser Bedeutung, wenn nicht endlos Diagnostik und Therapie betrieben werden, sondern vielmehr der Patient eine seiner Empfindungsebene gemässe Betreuung erfahren soll. Therapieziel kann dann eine verbesserte Selbstwahrnehmung oder Durchlässigkeit sein, eine bessere Abgrenzung oder ein Gefühl integralen Wahrnehmens, Hilfe zum Annehmen des eigenen Lebenskonzeptes (Schicksal) – was auch den Umgang mit dem Leiden beinhaltet –, aber auch Läuterung, Reifung, «Neukalibrierung» der Werte und letztlich Finden eines neuen Lebenssinnes. *Es wird sich dabei um prozesshaftes Vorgehen handeln, mit bestimmten Phasen, die aber in die Zukunft weisen.* Der Mensch wird auf einem Weg begleitet, der durch viele Prüfungen erschwert erscheint, der aber zu mehr Subtilität, Gelassenheit und Weisheit führen kann. Die psychosomatischen Beschwerden lassen sich als Symptome der Verhaftung, Blockierung, gar Regression verstehen. Im Gegensatz zur somatischen Medizin sollen sie nicht wegtherapiert werden, da sie eine Hinweisfunktion haben (gr. *symbola, semeia,* 41). Im Moment, wo ihre Funktion erfüllt ist, verschwinden sie von selbst, oder aber man lernt, mit ihnen zu leben. Der Therapeut erlebt sich weniger als Macher denn als Beistand in einem Engpass zu neuer Freiheit und höherer geistiger Entwicklung. Der Unterschied in der Heilausrichtung wurde wie bereits erwähnt in der antiken «Medizin» mit *«solacium», Heilwerden in den Energiefeldern gegenüber «remedium», Heilen im Körper bezeichnet* (42).

Eine mehrdimensionale Therapieausrichtung, die noch anderen als nur den somatischen Ebenen Rechnung trägt, eröffnete sich dem Immunologen und Ayurveda-Arzt CHOPRA aufgrund seiner Beobachtungen von Spontanheilungen bei Krebs: Es wurden dann etwa folgende Kriterien wichtig, die eine mögliche Verschiebung in der diagnostisch-therapeutischen Vorgehensweise nahelegen (91):

– es müssen nicht alle Krebszellen verschwinden,
– das Wachstum ist unterdurchschnittlich langsam,
– der Patient erlebt keinen körperlichen Zerfall,
– es bilden sich keine Metastasen.

Zusammenfassung

Die systematische Durchsicht der psychosomatischen Medizin und die Verfeinerung ihrer Modelle nach subtil-energetischen Gesetzmässigkeiten ist eine grosse Aufgabe der Zukunft: Es ginge dabei um ein theoretisches Aufarbeiten von Zugängen, die bis anhin in die *Komplementärmedizin* abgeschoben wurden (77). Auf die Dringlichkeit ebenenspezifischer Konzepte weisen viele Beobachtungen über jahrelanges Nichterkennen und Verschleppen psychosomatischer Störungen. Dabei müssten umfassende energetische Modelle mit den somatischen in einen Dialog kommen:

Psycho-somatik könnte verstanden werden als integrales Wissen und Umgehenkönnen, sowohl nach somatischen Gesetzmässigkeiten wie auch nach energetischen, mit speziellen Übergangskonzepten der Übertragung von Energie in die materiellen Bereiche und materieller Phänomene in die psychischen Felder. Rhythmen und Organimpulse müssten hier eine hervorragende verbindende Bedeutung erhalten (Herzrhythmus, Atemrhythmus, vgl. 4.4.2.3). Dies erscheint mir als die dringendste Aufgabe ganzheitlichen Heilens, von dem heute so viel gesprochen wird.

Menschheitsgeschichtlich sind die Voraussetzungen dafür erst jetzt gegeben: Früher war ein umfassendes energetisches Wissen und eine damit verbundene Erfahrung da, aber auf der somatischen Ebene waren die ganz anderen Gesetzmässigkeiten noch unerforscht. Heute haben wir umfassendes somatisches Wissen und Kompetenz. Wenn wir dies mit dem hohen Wissen und der Kompetenz der alten «Heilkunden» verbinden, erfüllen wir die Erwartungen, die im Namen *Psychosomatik* liegen.

> Es wäre jedoch eine Überforderung, dieses umfassende Wissen und die therapeutische Kompetenz von einem einzigen Menschen zu erwarten. Vielmehr ist hier gute Zusammenarbeit – z. B. in Praxisgemeinschaften – zwischen somatisch und energetisch orientierten Ärztinnen und Therapeuten gefordert, welche holistische Modelle kennen, ihre eigenen Grenzen akzeptieren und einander vertrauen.

2.3.3 Die Modelle der Naturwissenschaften

Der Bewusstseinsweg und die Neuorientierung der Heilkunde von einem statischen Krankheitsverständnis zu einer dynamischen Sicht von Ungleichgewichtszuständen, die sich kontinuierlich ereignen und nach anderen Gesetzmässigkeiten ablaufen, wurden vorgebahnt durch die neueren Entdeckungen und Konzepte der Naturwissenschaften. Moderne Naturwissenschaftler haben nämlich gelernt, mit verschiedenen Modellen und Denkansätzen umzugehen, je nachdem, ob ein Ereignis aus einer materiellen, statischen oder aber aus einer energetischen, dynamischen Perspektive heraus beobachtet wird: Es wird deshalb grundsätzlich zwischen *Korpuskeltheorien* und *Feldtheorien* unterschieden: Nach der Korpuskeltheorie wird das Licht als Bewegung feinster *Stoffteilchen* angesehen (NEWTON), es kann jedoch nach der Feldtheorie auch als *Welle* betrachtet werden. Dieses neue Denken in den Naturwissenschaften bedeutet Relativierung der Materie oder *Überführbarkeit der Materie in Energie (Relativitätstheorie)*.

> Wenn nun in den unendlich kleinen Dimensionen (molekular, atomar, subatomar) und in den unendlich grossen astrophysikalischen solche Umwandlungsphänomene von Materie zu Energie stattfinden, dürfen wir annehmen, dass sie sich auch auf der Ebene der menschlichen Person ereignen.

Mit dem EINSTEIN-Schüler David BOHM meine ich, dass es *im Humanbereich und besonders für die Heilkunde unabdingbar wird, neben den «Korpuskelmodellen», den Modellen der somatischen Medizin also, auch Energiefeldmodelle zu entwickeln oder wiederzuentdecken.* Feldmodelle, ähnlich wie sie die *Quantenphysik* hervorgebracht hat, ermöglichen es erst, psychi-

40

sche Phänomene differenzierter und umfassender einzufangen. Solche Modelle haben in anderer Sprache und in holistischer, mehrdimensionaler Verwendung in der alten Welt bereits bestanden.

Naturwissenschaftler seit Albert EINSTEIN haben unserer Kultur aufgezeigt, dass die materielle Sichtweise und die damit verbundenen Newtonschen Gesetzmässigkeiten Grenzen haben und dass das Wahrnehmen der anderen Dimension mit einem *veränderten Bewusstseinszustand* oder mit einer *anderen Bewusstseinsebene* einhergeht (3.1.3). In solchen Übergangszuständen zwischen Materie, Energie und Bewusstsein entdecken heutige Forscher wieder alte Zusammenhänge. Dem Physiker HEISENBERG ging in einer Schau Platons Weltentwurf als Vorformung der modernen Physik auf (92). EINSTEIN berichtet von Momenten (93),

«wo man sich von seiner eigenen Identifizierung mit der menschlichen Begrenzung befreit fühlt ... In solchen Momenten kommt es einem so vor, als stünde man irgendwo auf einem kleinen Planeten und schaute voll Ehrfurcht auf die kalte und doch zutiefst bewegende Schönheit des Ewigen, des Unergründlichen. Leben und Tod zerfliessen in eines, und es gibt weder Evolution noch Schicksal, nur das Sein.»

Forscher, die in die kleinsten subatomaren wie auch in die grössten astrophysikalischen Dimensionen vorstiessen, mussten die materielle Dimension mit ihren Gesetzmässigkeiten transzendieren lernen. Sie stiessen vor zu Phänomenen, die nicht mehr unseren Koordinaten von *Raum und Zeit* unterzuordnen sind. Und sie fanden Zusammenhänge und Gesetzmässigkeiten, wie sie in den alten Weisheitslehren bekannt waren und gelehrt wurden (94):

2.3.3.1 Das holodynamische Modell

Die Griechen hatten für die umfassenden Wechselwirkungen des Mikrokosmos im Makrokosmos den Begriff des «Ganzen», des «*Holon*». Das Wechselspiel der Energien kann man sich als eine unermessliche, vieldimensionale Schwingung vorstellen: Dieses Geschehen wird heute mit dem Bild des *Hologramms* oder der *Holodynamik* auch begrifflich wieder ans griechische Modell angenähert (95).

Ein Hologramm ist ein dreidimensionales Bild, das Muster von Energiewellen enthält, die sich überschneiden, überlagern und interferieren. Diese Überlagerung lässt ein sogenanntes «*Interferenzmuster*» entstehen. Das Verfahren wird vor allem in der Photographie verwendet und erscheint z. B. auf Kreditkarten. In diesem Muster ist die vollständige Information des gesamten Wechselspiels der Energien gespeichert. Das Interessanteste am Hologramm ist, dass jeder seiner Teile, gleichgültig, wie klein er ist, in sich alle Informationen des ganzen Wechselspiels gespeichert trägt. *So enthält der Mikrokosmos die vollständige Information der makrokosmischen Bewegung* (96).

Solche Zusammenhänge kannte die Antike, z. B. auch als *Pars pro toto* (ein Teil steht für das Ganze). Aristoteles definiert das «Holon» folgendermassen (97):

> «Das Holon ist mehr als die Summe seiner Teile;
> das Holon ist nicht aus Teilen zusammengesetzt,
> es werden nur Teile in ihm unterschieden,
> in deren jedem das Holon ist und wirkt.»

Das photographische Hologramm ist ein Verfahren, wonach Objekte, Bilder nicht direkt, sondern über ein Lichtbrechungsmuster, ein Energiemuster gespeichert werden. Es liegt nun nahe anzunehmen, dass der antike Kosmos, das «Holon» mit seinen umfassenden Energiemustern, die interferieren, ebenfalls nach dieser holographischen Analogie verstanden werden kann.

Die Hippokratiker haben sich in modern anmutender Weise gefragt, was holistisch passiert, wenn ein Teil im menschlichen Körper beschädigt wird (97):

> «Nimmt jemand den kleinsten Teil des Leibes und will ihn beschädigen, wird der ganze Leib das Leiden spüren, wie auch immer dieses wäre, dadurch dass nämlich das Kleinste im Körper alles hat, durchaus so viel, wie das Grösste.»

Auch heutige Forscher beschäftigen sich mit Teilen, die aus Hologrammspeichern gelöst werden und dabei die ganze Information – jedoch in reduzierter Dichte – enthalten. Diese Tatsache wurde vom Neurochirurgen Karl PRIBRAM mit Beobachtungen aus der Neuroanatomie und Neurophysiologie in Verbindung gebracht, und daraus entstand die Hologramm-Analogie (98):

> «Entfernt man einen Teil des Gehirngewebes oder beschädigt man einen Teil des Gehirns, dann löscht man dadurch nicht eine bestimmte Erinnerung oder eine ganze Gruppe von Erinnerungen aus. ... (es) geht niemals eine einzelne Gedächtnisspur einer besonderen Erfahrung verloren, während alles andere Erinnerbare erhalten bleibt. ... Gedächtnis muss also auf die eine oder andere Weise verteilt werden – der erfahrene, durch die Sinne vermittelte Input wird über einen Bereich des Gehirns verteilt, der breit genug ist, um das Gedächtnis, die Erinnerung dieser Erfahrung, gegenüber einer Beschädigung des Gehirns resistent zu machen.»

PRIBRAM spricht hier von Information, die gleichsam *eingefaltet* (vgl. BOHM, 3.1.2.1) über das ganze Gehirn verteilt wird. Im Prinzip ist Information dann natürlich nicht nur über das Gehirn, sondern über unseren ganzen Körper wahrnehmbar, der als Ganzes Teil des Ganzen ist, sowohl des ganzen energetischen Mikrokosmos wie auch des ganzen Makrokosmos. Beispiele holographischer Körpermodelle sind die *Fussreflexzonen*, die *Aurikulotherapie* (das Ohr wird holistisch für den ganzen Körper verwendet) und die *Irisdiagnostik*. Bei diesen Ansätzen müsste es sich um ein holographisches, oder besser *holodynamisches*, fliessendes Erfassen und Vorgehen handeln und nicht um eine statische Zuordnung von Sektoren zu Organen (Materialisierung, 98). Auch in der vorliegenden Arbeit *widerspiegelt sich holistisches Welterfahren*, indem bestimmte Phänomene in ihren verschiedenen Vernetzungen und nicht bloss in einer einzigen, linearen Darstellung abgehandelt werden können.

Nach der holographischen Analogie ist Information nicht lokal, sondern über Raum und Zeit hinaus vorhanden und kann nach bestimmten Gesetzmässigkeiten abgerufen werden. PRIBRAM formuliert dies folgendermassen (98):

«Was der Organismus ist (mit den ihn bildenden Organen), ist nicht mehr scharf von dem unterscheidbar, was ausserhalb der Begrenzung durch die Haut liegt. … die Wahrnehmungen eines Organismus (können) nicht ohne das Verständnis der Natur des physikalischen Universums verstanden werden … und … die Natur des physikalischen Universums nicht ohne Verständnis des beobachtenden Wahrnehmungsvorgangs …»

Diese heutigen Aussagen eines Neurochirurgen, der in einem Übergangsbereich zwischen Soma und Psyche forscht, erinnern ihrerseits an Sokrates' Gedanken bezüglich des hippokratischen Heilverständnisses (99):

«Und glaubst du, die Natur der Psyche richtig begreifen zu können ohne des Ganzen Natur? Und Phaidros antwortet: Wenn man dem Asklepiaden Hippokrates glauben soll, auch nicht einmal die des Körpers ohne ein solches Verfahren.»

Wenn Information überräumlich und überzeitlich, also *synchron* vorhanden ist, sind Phänomene der «*Synchronizität*» nicht aussergewöhnliche Vorgänge: Mit diesem Begriff beschreibt C. G. JUNG ein «sinnvolles zeitliches Zusammentreffen» eines inneren mit einem äusseren Ereignis, ohne dass diese zwei Ereignisse kausal voneinander abhängig wären (100; Beispiel von JUNG:)

«Wenn ich … in einem Geschäft ein blaues Kleid bestelle und man mir irrtümlich ein schwarzes schickt, gerade an dem Tage, an dem ein naher Verwandter stirbt, so berührt mich das als 'sinnvoller' Zufall».

Synchronizitäten können holodynamisch als subtile Interferenzmuster verstanden werden. Sie sind prinzipiell unablässig am Sich-Ereignen für denjenigen Menschen, der in der subtilen Dimension «lesen» kann, der seine *Tiefenwahrnehmung* daraufhin zu öffnen und zu entfalten bereit ist (vgl. 3.1). Auch die Synchronizitäten sind bereits ein Forschungsgebiet von modernen

Physikern wie PEAT geworden, der in ihnen das Aufleuchten der eingefalteten «impliziten Ordnung» sieht.

Die Wahrnehmungserfahrung der Synchronizitäten kannten auch die alten Griechen und benannten sie mit dem Begriff «kairós». Die Wörterbuchdefinitionen aus der Antike zeigen das Überschneiden des zeitlichen und räumlichen Aspektes sowie das Interferieren zu einem *kritischen Wahrnehmungsmuster* (101):

«kairós: rechtes Mass, richtiges Verhältnis, rechter Ort, günstige Stelle, rechter Zeitpunkt, günstiger Augenblick, passende (rechte) Zeit, günstige Gelegenheit, Zeitumstände, entscheidender (kritischer) Augenblick, (gefährliche) Lage, (schlimme) Zeiten, Verhältnisse, Nutzen, Vorteil.»

Dieser synchrone Moment war für die hippokratischen Ärzte diagnostisch und therapeutisch wesentlich: Therapeut und Patient mussten miteinander gleichsam subtile Interferenzmuster bilden, aus denen der Therapeut das Heilkonzept herauslesen konnte (vgl. hellsichtige Diagnostik, 4.4). Er durfte nur heilen, wenn der Heilprozess den günstigen «kairós» beinhaltete, und dieser war ganz präzise zu erfassen (4.3.2.4). Dagegen durfte nicht geheilt werden, wenn der Patient nicht mehr zu retten war. Die umfassenden Konstellationen und Gesetzmässigkeiten, in die der Lebensweg des Menschen eingebettet ist, benannten die Griechen mit Wörtern, die wir mit *«Schicksal»* übersetzen (101).

In diese Zusammenhänge gehört auch der alte Begriff der *«Entelechie»*. Aristoteles bemerkt dazu ausdrücklich, dass *energeia* auf *entelecheia* hin bezogen sei (102). Aus heutiger Sicht wird dies folgendermassen auf die Heilprozesse angewandt (WHITMONT, 102):

«Entelechie wirkt wie ein Vektor ... Es handelt sich um ein holographisches Prinzip, das jede Teilaktivität so umdirigiert, dass das Ganze wiederhergestellt wird. Immer wenn bestehende Formen oder Einzelteile gestört oder zerstört werden, werden durch die Entelechie Energien mobilisiert mit dem Ziel, die Form so weit wie möglich wiederherzustellen ... *Entelechie ist also einer der Faktoren, möglicherweise der Hauptfaktor des Heilungsprozesses.*»

Ferner werden wir noch eingehend besprechen, wie die Wahrnehmung holodynamischer Prozesse mit einer spezifischen Wahrnehmungsebene, mit der *Tiefenwahrnehmung,* korreliert (3.1.3) und dass die Phänomene unserer sinnlichen Wahrnehmung nur einen Ausschnitt, ein begrenztes Wahrnehmungsspektrum umfassen. Begriffe wie «Bewusstsein», «subtile Materie», «Materie-Energie» (alle BOHM), «Wellen», «Schwingungen», «Gefühle» sind in einem erweiterten Wahrnehmungsmodell Metaphern, die auf gleiche Erfahrungen hinweisen können.

> Was wir als «Wirklichkeit» bezeichnen, kann als explizite Ordnung betrachtet werden, die in einer potentiell umfassenderen, impliziten Ordnung enthalten ist, aus der sie in kontinuierlicher Bewegung hervorgeht (103; vgl. Konstruktivismus).

Aus dieser holodynamischen Perspektive ist selbst die objektale Welt mit ihren als stabil imponierenden Eigenschaften aus Wechselwirkungen zwischen den Objekten mit dem Umfeld zu verstehen. Daraus ist ein *kybernetischer, systemischer Forschungszugang* entstanden (HEISENBERG). Das holodynamische Welterfahren ist die Grundlage zum Verständnis der alten griechischen Texte. BOHM fasst dies folgendermassen zusammen (103):

«In der nichtmanifesten Ordnung ist alles eins. Da gibt es keine Trennung in Raum und Zeit. Das gilt für die gewöhnliche Materie und sogar noch mehr für die subtile Materie, die Bewusstsein ist. Wenn wir vom Ganzen getrennt sind, dann deswegen, weil wir weitgehend an der manifesten Welt als der grundlegenden Wirklichkeit festhalten, und das Wesentliche der materiellen Welt besteht ja darin, separate Einheiten wirklich zu haben, die dann natürlich wechselseitig aufeinander einwirken und so weiter. In der nichtmanifesten Wirklichkeit durchdringt sich alles gegenseitig, hängt alles miteinander zusammen. Deshalb sagen wir auch, das Bewusstsein der Menschheit ganz in der Tiefe ist eins. Das ist, sagen wir, eine Gewissheit, weil selbst die Materie im leeren Raum eins ist. Wir sehen das deshalb nicht, weil wir uns selbst dafür blind machen.»

Wir können in dieser holodynamischen Ausdrucksweise die Sprache von Wissenschaftlern heraushören, die sich sehr der «ganzheitlichen Weltsicht der Mystiker und Weisen» nähern (103). PRIBRAM meint denn, *mystische Erfahrungen* seien nicht seltsamer als viele andere Naturphänomene, etwa die selektive Freigabe aus der DNS (Erbsubstanz), die zuerst ein Organ und dann ein anderes entstehen lässt (103):

«Erleben wir eine aussersinnliche Wahrnehmung oder paranormale Phänomene – oder auch nukleare Phänomene in der Physik –, dann bedeutet das nichts weiter, als dass wir in dem betreffenden Augenblick etwas aus einer anderen Dimension herauslesen; auf die uns vertraute Weise können wir das nicht verstehen.»

BOHM nimmt an, dass es grosse Anstrengungen braucht, unser gewohnheitsmässiges Denken und die damit verbundenen Hindernisse zu überwinden – ich ergänze – und die damit verbundene Wahrnehmungsart, die Bewusstseinsebene und hier im besonderen die Interpretationsart alter Texte. Diese Anstrengungsarbeit sieht BOHM aber als Schritt hin zu einer *höheren Bewusstseinsebene* (vgl. 3.1). Und es könnte dieser Schritt sein, den unsere Kultur tun muss, um zu überleben.

2.3.3.2 Das Energiemodell

Moderne Naturwissenschaftler erkannten also, dass die Materie in Energie und Geschwindigkeit überführbar ist und dass die Welt der Energien ganz spezifischen, nicht-materiellen Gesetzmässigkeiten gehorcht, eben energetischen. Und diese energetische Dimension mit ihrem Grundprinzip des «alles fliesst» (gr. *panta rhei*, 104) kannte die Alte Welt sehr gut. Beim Philosophen Heraklit (um 500 v. Chr.) lassen sich übrigens bereits Ansätze zu einer *Relativitätstheorie* erkennen, hervorgegangen nicht aus dem Experiment, sondern aus einer Schau in Zuständen veränderten Bewusstseins (105).

Das Wort «*Energie*» kann verschiedene Arten von Energie bezeichnen: elektrische, magnetische, Röntgenstrahlung, Lichtenergie, atomare Energie ... Wie die subtile Energie, die als subtile Pulsationen wahrgenommen werden kann, einzuordnen ist, muss wohl noch weiter erforscht werden (106). Gewisse Autoren sprechen von «*subatomaren Energien*», andere wie Bohm von «Materie-Energie», von «Bewusstsein». Jedenfalls entsprechen die *subtilen Energien im Menschen nicht mehr den Gesetzen der Thermodynamik*, dem Gesetz der konstanten Energiesumme, welches typischerweise nur für geschlossene Systeme gilt (96). Einstein wusste, dass auch sein Forschen nicht mehr den Gesetzen der Thermodynamik entsprach. Bei der subtilen Energie handelt es sich jedenfalls um *offene Systemprozesse*, in welchen der Mensch immer teilhat am grösseren Ganzen. Subtile Energieprozesse lassen sich mit Modellen aus der *Quantenphysik* gut darstellen (vgl. Fuchs).

Auf der Grundlage subtiler Energiephänomene haben die alten Heilkundigen Chinas und Indiens, aber auch die Hippokratiker, den Heilprozess verstanden. Sie haben den Kosmos als vielschichtiges Energiefeld erfahren, mit dem der Mensch über sein Energiefeld (gr. *psyché*) in dauernder Verbindung war: Dieses energetische Verbundensein nannten die Griechen Mikrokosmos im Makrokosmos.

Sie wussten, dass subtile Bewegung, der vitale Energiefluss, Leben bedeutet und auch, dass die subtilen Energien in Harmonie sein müssen, damit auch der Körper und der materielle Bereich sich in einem geordneten Zustand befinden. Sie verstanden es ferner, die Energien z. B. durch Atemübungen aufzubauen und zu subtilisieren. Während sie nichts von der Atemphysiologie verstanden, wussten sie um die subtilen Energien, die mit dem Atmen zusammenhängen. Das Atemphänomen geht im Energiefeld in subtile

Energie über, ist also wohl das wichtigste *Übergangsphänomen von der materiellen Ebene zur Energiefeldebene.* Dies soll mit einem Beispiel aus der Physik veranschaulicht werden: Die Atemenergie lässt sich ebensowenig im Energiekörperfeld lokalisieren, wie ein Elektron gemäss Quantenphysik sich nicht entlang fester Umlaufbahnen bewegt; diese bezeichnen lediglich die Zonen höchster Auftretenswahrscheinlichkeit. Wir können im Prinzip durch unser gesamtes subtiles Energiefeld atmen, wobei es «Zonen höherer Dichte» gibt, die *Energiezentren.* Mit einer entspannten Atmung können wir unser Energiefeld als Schwingungsphänomen wahrnehmen (107, MINDELL). Für diese subtile Atemenergie, durch die der Mensch sich an den ganzen Kosmos anzuschliessen vermag, gebrauchten die alten Griechen das mehrdimensionale Wort «*pneuma*», das Atem/Lebenskraft und Wind bedeutete. Es ist mit dem ind. «prana», dem chin. «chi», und dem hebräischen «ruah» gleichzusetzen (96; 4.5.2). Als subtile Energiebezeichnung gebrauchten die Griechen die Wörter *dynamis* (Platon, Hippokrates, 213; vgl. Dynamik) und *energeia* (Aristoteles). Alle diese Wörter haben ihre holistische Anwendbarkeit und ihren subtilen Gehalt bei uns verloren (vgl. gr. *pneuma* – dt. Pneu!).

Die Energiegesetze, ob es sich nun um manifeste und aus der Physik gut bekannte Energien oder um subtile handelt, scheinen sich zu entsprechen und können mit denselben Modellen abgebildet werden (4.3.2).

Felder organisieren die Energien, die unter ihren Einfluss kommen. Energie selbst ist formlos und konvertibel und erhält erst im *Energiefeld* Struktur. Auch für das Verständnis der subtilen Energieprozesse ist das Modell des Energiefeldes sehr wichtig und wird bereichert durch das Modell des Quantenfeldes: z.B. mit den Zonen «höherer Dichte» (Energiezentren), mit dem verstärkenden Potential der Gruppe im Sinne eines «kumulativen Effektes des Feldgeschehens» (108). Der Biologe Rupert SHELDRAKE hat in Anlehnung an die physikalischen Felder seine Theorie der *morphischen Felder und das Prinzip der morphischen Resonanz* entwickelt, die jegliche Formveränderung und Evolution auf allen Ebenen des Seins steuern. Entgegen SHELDRAKE, der diese Felder als nicht-energetisch definiert, nehme ich sie als *subtil-energetisch* an (96) und werde den Begriff in diesem Sinne verwenden. Mit der *morphischen Resonanz* lässt sich eine Verbindung zu den griechischen Begriffen der «*Harmonie*» und «*Symphonie*» machen (3.1.5).

Eine ganze Reihe Naturwissenschaftler sind mit ihren Modellen zur Psychotherapie gekommen, wie BRENNAN, HINZE, WILBER, MINDELL. Letzterer hat viel über das menschliche Energiefeld geforscht, das er «*Traum-körper*» nennt. *Diesen stellt er als gasförmige, schwingende, vibrierende oder feldähnliche Qualität dar* (109). Um den Traumkörper zu verstehen, müsse man das Feld erfahren, zu dem der Körper gehöre: Dies bedeutet, dass wir zum Erforschen dieser energetischen Phänomene uns in die Phänomene hineinbegeben und mitschwingen müssen und so Teil des zu Untersuchenden werden. Entsprechend entwickelte der Physiker HEISENBERG einen systemisch-kybernetischen Forschungsansatz: Der Untersuchende ist nicht mehr neutral, sondern immer im zu Untersuchenden mitenthalten und beeinflusst dieses (Unbestimmtheitsprinzip). Aufgrund einer solchen Sichtweise sind Feldwahrnehmung und Energiewahrnehmung oft nicht zu unterscheiden und werden auch in den antiken und modernen Darstellungen nicht konsequent durchgeführt (110; 4.4.2.2).

MINDELL beschreibt das menschliche Energiefeld folgendermassen (111):

> «In Träumen, Meditationen und Drogenerfahrungen erscheint der Traumkörper häufig als eine Ausser-Körper-Feldintensität, als eine Gesamtgestalt, die sich mit relativ vagen Extremitäten in einer Art magnetischem Feld bewegt. Ist die Aufmerksamkeit im normalen Bewusstsein dem realen Körper gewidmet, dann erscheint der Traumkörper als ganzheitliche Empfindung wie Hunger, Lust, Müdigkeit und Freude.»

Dieses Energiefeld kann auch im musikalischen Erleben erfahren werden. Je nach Schwingung (der Musik und des Künstlers) kann der Mithörer unter Umständen verschiedene Energiemuster erleben, wie sie in Energietherapien ebenfalls beschrieben werden (vgl. SILLS). Auch das höchst präzise Synchronisieren der Einsätze, z. B. zweier gleichzeitig spielender Pianisten, lässt sich als Energiefeldphänomen besser verstehen.

Seit den ältesten griechischen Epen *(Ilias)* erscheint dieses Energiefeld als *psyché*. Diese «Psyche» wurde vor allem beim Atmen etwa als kühles Wehen (gr. *psychó*) erlebt. Auch heute sind immer noch Atemübungen ein wesentlicher Zugang zu solchen Erfahrungen (Meditation, Yoga, autogenes Training, Atemtherapien). Die Griechen wussten, dass der Mensch auch Energiefeld ist, «Gefäss» für die Energien, und dass dieses Energiefeld beim Tode den Körper verlässt und dieser dann keine Vitalenergien mehr aufnehmen kann (96).

Um subtile psychische Prozesse zu verstehen und darzustellen, brauchen wir heute wieder *Fliessmodelle, Feldtheorien, deren zugrundeliegendes Prinzip als Fluss zwischen zwei Polen verstanden werden kann. Jede Polarität ist eine Spannung, die Bewegung auslöst* (112). Die Polaritäten beruhen auf Verhältnissen: Ein Pol oder Gegensatz ist quantitativ stärker als der andere und bestimmt dadurch die Dynamik, oder aber er ist qualitativ völlig entgegengesetzt. Die Polaritätsbeziehungen wurden im Griechischen mit polaren *Prozessqualitäten* («heiss»-«kalt», «feucht»-«trocken», «bitter»-«süss») bezeichnet, die es in Harmonie zu bringen galt, um in Wohlbefinden zu sein (vgl. 4.3.2.5; Abb. 2).

Der subtil-energetische menschliche Entwicklungsprozess kann als Ausbalancierung der Polaritäten in einen guten «Mittelwert» (gr. *meson*) verstanden werden. Das *Polaritätsprinzip* manifestiert sich auf allen Ebenen menschlichen Seins in einem Kosmos von unermesslichen, vieldimensionalen Schwingungen. Die alte Heilkunde war dementsprechend eine hochkomplexe, hierarchische *Polaritätenlehre.* Die Polaritätenlehren Asiens haben heutige Therapeuten wieder zur Konzeption einer Polaritätenlehre, eines *«Polarity Process»* gebracht (SILLS, STONE). In Griechenland, aber auch in Indien und China, generieren sich die «Urpolaritäten» Yin und Yang, die alle Ebenen des Kosmos durchdringen, aus einem *vitalen Urprinzip, dem neutralen Einen* (113).

Zu diesen *Feldtheorien,* beruhend auf *Polaritätenmodellen,* gehört wesentlich auch die Konzeption von *Energiephasen* (4.3.2; 4.5; 4.6). Energieschwingungen, wie z. B. eine elektromagnetische Sinusschwingung, verlaufen vom Nullpunkt über eine Wellenform wieder zum Nullpunkt, und immer so weiter. *Auch die subtilen Schwingungen werden als Pulsationen von unterschiedlicher Länge erfahren.* Man nimmt heute an, dass die alten Völker über die Tiefenwahrnehmung fähig waren, auch sehr lange Schwingungen wahrzunehmen und zu registrieren (114). So wurde bei den Griechen z. B. das Menschenleben als eine Schwingung angesehen, oder auch das Jahr, die Woche (4.3.3). Bei diesen langen Schwingungen war es wohl leichter, qualitativ unterschiedliche Energiephasen wahrzunehmen. Die subtile Energie wurde also in phasisch wechselnden Qualitäten oder als *Prozessablauf* erfahren («Elementenlehre», «Säftelehre»). Danach gestaltete sich das gesamte Leben nach Prozessphasen, die, waren sie gut durchlaufen, in die nächste Phase mündeten. *Sehr alte Prozessphasenmodelle sind das hippokratische sowie das Enneagramm* (RISO). Solche Konzepte werden heute neuerdings in Therapie und Beratung gewinnbringend eingesetzt.

Energiefeldmodelle funktionieren nach ganz anderen Gesetzmässigkeiten als somatische Modelle.

> Wir müssen heute also ganz klar unterscheiden lernen zwischen somatischen Heilmodellen und energetischen Heilmodellen, zwischen somatischen Therapieindikationen und energetischen Therapieindikationen.

Beispielsweise sind bei Organläsionen somatische Vorgehensweisen im Vordergrund, energetische höchstens stützend, bei Depressionen dagegen sind primär energetische Zugänge angezeigt, z. B. Atemübungen, Visualisierungsübungen; somatische, chemische dagegen wirken stützend. Damit haben wir nun erst eine grobe Unterscheidung gemacht: Wie wir im Somatischen gewohnt sind, die Leiden von verschiedenen Zugängen her zu beeinflussen, wie physikalische Therapie, Diät, Medikamente, Operationen, Chemo- und Radiotherapie, muss auch das Energiefeld in seinen verschiedenen Schwingungsebenen erfasst und dementsprechend therapeutisch angegangen werden. So scheinen nämlich die verschiedenen Therapieschulen je verschiedenen Bewusstseinszuständen, bestimmten Energieniveaus zu entsprechen (SZONDI, 115; WILBER, 117), und es braucht *spezifische Indikationen* für Verhaltenstherapie, Pressurmassage (Akupressur), Atem- und Visualisierungsübungen, kathartische Methoden (Psychoanalyse), Polaritätenausbalancierung in Denk- und Fühlmustern, spirituelle Übungen ... Der Psychotherapeut Peter GILGEN meint in diesem Sinne (116):

«Es wäre deshalb naheliegend, dass die Heilkunde der Zukunft diese Energieebenen des Menschen klar unterscheiden wird, um die effektivsten Heilmethoden einsetzen zu können. Dies bedeutet auch einen Übergang vom intuitiven Heilen und Ahnen zum Wissen oder zur «Wissenschaft» energetischen und natürlichen Heilens. ... damit die Ergebnisse dieser Forschung einst eine Medizin bilden, die so spezifisch, wie es heute die Schulmedizin im materiellen, physischen Leib versteht, mit den verschiedenen Energiekörpern (Schwingungsebenen) und -zentren des Menschen umzugehen lernt.»

2.3.4 Modelle der Psychologie und Bewusstseinsforschung

Die verschiedenen Organisationsebenen der Psyche lassen sich mittels verschiedener Zugänge, durch die sie in Resonanz kommen, «öffnen». Ich denke zunächst an bildende Künste und Musik, wo verschiedene Stile im Menschen verschiedene Schwingungsebenen oder -zustände hervorrufen, die wir als unterschiedliche Gefühlsreaktionen wahrnehmen. Die vollendeten Schöpfungen eines J. S. Bach oder eines W. A. Mozart sind bereits bekannt für ihre spezifische, harmonisierende Wirkung auf die Befindlichkeit des Menschen: Die EEG-Wellen entsprechen denjenigen bei Meditation. Auch in zwischenmenschlichen Begegnungen, wo etwa «von der gleichen Chemie» gesprochen wird, ist das Einander-Finden auf der gleichen Schwingungsebene gemeint, das sehr beglückende Empfindungen entstehen lässt. Das Vorhandensein verschiedener Ebenen erfahre ich auch, wenn ich meine Aufmerksamkeitsenergie auf ein neues Gebiet «fokussieren» muss und es mir schwer fällt, den Einstieg zu finden.

Ebenen der Psyche sowie auch *Phasen* der psychischen Entwicklung entdeckte Sigmund FREUD wieder und eröffnete damit die Erforschung des *Unbewussten* oder – wie wir jetzt sagen könnten – *der kosmischen Dimension des Menschen*. Als Pionier seiner Zeit versuchte er, sein faszinierendes energetisches Neuland mit denjenigen Konzepten und Modellen zu erfassen, die ihm als Neurologen und Psychiater zur Verfügung standen, denjenigen der Neurologie und Neurophysiologie. In seinem Schaffen kann das unermüdliche Suchen nach einem umfassenden Modell gesehen werden: Seine Triebtheorien musste er immer wieder überarbeiten und ändern, seine «Urpolaritäten» (Lebenstrieb versus Todestrieb) ebenso, seine metapsychologischen Standpunkte wechselten kaleidoskopisch, da ihm kein Fliessmodell zur Verfügung stand.

Spezifische Konzepte für die «Energetik des Unbewussten» (Psyche) hat C. G. JUNG in Zusammenarbeit mit dem Atomphysiker PAULI entwickelt. Er hat für die überräumlichen und überzeitlichen Aspekte morphischer Felder und Energien den griechischen Begriff des *«archetypon»* wiederbelebt, diesen jedoch hinsichtlich der spirituellen Ebenen reduziert (vgl. WILBER, 1994). JUNG hat ferner die subtile Welt mit Modellen der asiatischen Weisheitstraditionen verbunden (*Geheimnis der Goldenen Blüte*) und hat Entwicklungswege zu den spirituellen Erfahrungen des «Selbst» gesucht. Man kann ihn als auf einer anderen Ebene als FREUD beheimatet sehen. Durch ein differenziertes Energiefeldmodell mit verschiedenen Ebenen liessen sich die *Forschungsansätze dieser beiden westlichen Pioniere der Tiefenpsychologie jedoch wiederum verbinden*. In der Folge wurden Energiekonzepte und Prozessmodelle von verschiedenen Ebenen her als psychotherapeutische Richtungen weiterentwickelt. Zugänge wie derjenige der «Bioenergetik» wurden erschlossen.

In der Kommunikationsforschung wird ebenfalls mit verschiedenen Ebenen gearbeitet: Paul WATZLAWICK und die Palo-Alto-Gruppe unterscheiden in der Kommunikation eine *Sachebene* von einer *Beziehungsebene*. Sie arbeiteten im *Konstruktivismus* das Konzept verschiedener Wirklichkeiten, in denen wir leben, aus (vgl. *Die erfundene Wirklichkeit*). Die mit diesen Forschern zusammenhängende Schizophrenieforschung entdeckte in den 60er Jahren den *«double-bind»* (Doppelbindung, BATESON), eine Kommunikationsart, bei der von verschiedenen Ebenen her einander widersprechende und Verwirrung stiftende Botschaften gesendet werden.

Interessant sind die Forschungsarbeiten von Stanislav GROF bezüglich Zuständen veränderten Bewusstseins: Er entdeckte eine Abfolge von ganz bestimmten Phasen, die auch experimentell ausgelöst werden können und gleichsam einen anthropologischen Stufenweg darstellen (vgl. *Topographie des Unbewussten*; 4.6.6). Zentral für diese Studie ist der integrale Ansatz des

Bewusstseinsforschers und ehemaligen Biochemikers Ken WILBER und sein Modell des *Spektrums des Bewusstseins*. Er bringt die Analogie des Physikers, der die Auffächerung des weissen Lichtes in einen Regenbogen durch ein Prisma beschreibt. Nur sind in diesem Falle wir selber das Prisma. Mit seinem Modell lassen sich z. B. die verschiedenen therapeutischen Schulen auf verschiedenen Bewusstseinsebenen ansiedeln. Dabei werden Fragen nach der *richtigen Methode* zu einem *Scheinproblem*. *Es wird vielmehr ein mehrschichtiges Diagnostik- und Therapiespektrum, das auch die spirituellen Ebenen umfasst, postuliert* (117):

«Es gibt heute einen wahren Dschungel psychotherapeutischer Techniken, Methoden, Schulen, Philosophien und Disziplinen, und eines der grössten Probleme – für den Therapeuten ebenso wie für den Laien – besteht darin, eine Art Ordnung, eine innere Logik, einen roten Faden in diesem ungeheuren Komplex verschiedener und einander scheinbar widersprechender psychologischer Systeme zu finden. Wenn wir das *Bewusstseinsspektrum als Modell* nehmen, könnte diese verborgene Ordnung demonstrierbar werden, denn mit diesem Modell wird es möglich, nicht nur die Hauptschulen westlicher Psychotherapie zu einem Ganzen zu integrieren, sondern ebenso die sogenannten östlichen und westlichen Bewusstseinsschulen.»

WILBER sieht hier zwei mögliche Zugänge (die übrigens auch für diese Lektüre Voraussetzung sind): Wir können uns auf den Weg machen, diese Bewusstseinsebenen *selbst zu erleben*. Oder aber wir müssten Experimente und Zusammenhänge, die *andere Forscher* erleben und beschreiben, *ernst nehmen*.

Die ersten Stätten westlicher Bewusstseinsforschung waren die griechischen Philosophenschulen. Das Modell des Bewusstseinsspektrums – dessen höchste Erfahrungen die meisten Menschen unserer heutigen Kultur wohl nicht mehr kennen – öffnet den Weg zu den alten griechischen Bewusstseinserfahrungen.

Prozessphasenmodelle brauchte die Psychiaterin E. KÜBLER-ROSS u.a. in ihren Beobachtungen an der Trauerarbeit (ähnlich auch RICHTER, BOLWBY, KAST). Ein Prozessphasenmodell der Beziehungsabläufe kann auch im *Kollusionsmodell* des Psychiaters Jürg WILLI herausgelesen werden (118), in Anlehnung an die psychogenetischen Entwicklungsphasen der Psychoanalyse.

Bedeutsam wird die Optik prozesshaften Geschehens und Vorgehens in der *prozessorientierten Psychologie* (POP, MINDELL). Ferner hat es die psychoanalytische *Prozessforschung* zu ihrem Anliegen gemacht, für den therapeutischen Prozess kompatible Parameter zu erarbeiten (SCHNEIDER/ BARWINSKI/FÄH).

52

Energien, Prozessabläufe, Intensität und Polaritäten in einem umfassenden Modell zusammengebracht hat der Psychiater Leopold SZONDI. Er hat damit verblüffende Resonanzen zum ältesten Typenmodell Europas, der hippokratischen Temperamentenlehre, gefunden (119).

Die *Querverbindungen zwischen antiker und moderner Therapeutik* werden im folgenden immer wieder gezogen und sollen uns helfen, altes Wissen in unsere heutige Sprache und in heutige Formen zu übersetzen, und wo es bereits vorhanden ist, es in den grösseren Zusammenhängen zu sehen. Dieses holistische Vorgehen versteht sich als *interdisziplinär*, in stärkerer Betonung der *Integration* als der *Diversifizierung*. Dies hat jedoch eine gewisse Redundanz zur Folge.

> Beiträge aus der Gegenwart werden von jetzt an auf eingefärbtem Hintergrund erscheinen.

3. Die philosophischen Wurzeln der hippokratischen Tradition

Dass die menschliche Person letztlich ein Mysterium bleibt, das auch mit den besten Modellen nur angedeutet, aber nicht ausgedeutet werden kann, zeigt folgender Aphorismus von Heraklit zu Beginn der abendländischen «psychologischen Forschung» (120):

«Der Psyche Grenzen findest du nicht, auch wenn du alle Strassen durchwanderst, so tief-gründig ist ihr Wesen.»

Wir werden im folgenden philosophische Traditionen kennenlernen, die in die hippokratische Tradition eingeflossen sind oder zu ihr eine enge Beziehung haben. Es sind dies *vorsokratische* und *sokratisch-platonische* Modelle. Die ersteren sind auch vorhippokratisch.

3. 1 Vorsokratische Modelle

3.1.1 Einführung

Im 7. und 6. Jh. v. Chr. zeichnet sich in der europäischen Geistesgeschichte ein Wendepunkt ab, der wesentlich von den ionischen Städten des griechischen Ostens ausgeht und das alte *mythische In-der-Welt-Sein* ablöste. Moderne Forscher wie SNELL, DIETZ, GEBSER sprechen von jenem epochalen Wandel etwa als von einer *Mutation vom mythischen zum mentalen Bewusstsein*, die sich seit Anfang des 6. Jahrhunderts in Griechenland durchsetzte (121). Die Persönlichkeiten, die das neue Welt- und Menschenbild in Alt-Griechenland prägten, werden als *Vorsokratiker* oder als *ionische Naturphilosophen* bezeichnet. Ihre Werke sind allesamt verloren, dagegen existiert «ein chaotischer Haufe» von Fragmenten ihrer Lehren bei den verschiedensten späteren Autoren (122). Erst Aristoteles (4. Jh.) liess das gesamte Wissen der Alten bis zu seiner Zeit systematisch sammeln. Die phantastische Pionierarbeit Griechenlands für Europa, die uns vor allem an den Werken der klassischen Zeit bewusst wird (123), wird folgendermassen umrissen (124):

«um 500 v. Chr. vollzog sich in Griechenland, was seit etwa 1250 n. Chr. durch den europäischen Menschen nachgeholt wurde, wobei aber für ihn die Absprungbasis durch drei grosse Leistungen, die alle den (zur mentalen Struktur gehörenden) perspektivischen Ansatzpunkt bereits enthielten, verbreitet war: durch die griechische Wissenslehre, die jüdische Heilslehre und die römische Rechts- und Staatslehre.»

Die Weisheitslehre der griechischen Philosophenschulen hat grosse Ähnlichkeit mit den Weisheitslehren anderer Völker, z.B. der jüdischen oder den asiatischen (125). Sie ist ebenfalls im mythisch-mystischen Bewusstsein eingebettet. *In Griechenland konnte die Mystik jedoch durch die mentale Bewusstseinsstufe hindurch erhalten und sogar weiterentwickelt werden* und hat dabei eine für das Abendland spezifische integrative Form hervorgebracht, die wir als *antike Philosophie* kennen. Meines Erachtens zeichnet sich in dieser philosophischen Entwicklung *das Erreichen einer höheren Bewusstseinsebene und Reflexion ab,* immer aber auf dem Hintergrund des alten mystisch-energetischen Welterlebens. Dies zeigt sich beispielhaft am Spruch *«gnothi s'auton»* – *«erkenne dich selbst»*, der am Apollon-Tempel zu Delphi, dem grössten *Orakelheiligtum* Altgriechenlands, eingemeisselt war: Mantik wurde offensichtlich mit Reflexion und Introspektion verbunden.

> Mit jener Fähigkeit, verschiedene Bewusstseinsebenen abwechselnd zu erleben, zwischen Progression und Regression zu pendeln, damit tun wir uns heute schwer. Das Hin und Her in verschiedenen Bewusstseinsebenen, zwischen «freischwebender Aufmerksamkeit» und analytischem Deuten, ist ein wesentliches Instrument der Psychoanalyse (96).

Dies war wohl einfacher in einer Epoche, wo der Mensch sich und die Welt in ständigem Wandel erlebte. Dieses wechselnde Erleben nenne ich *prozesshaft* und werde es als «Prozessphasenlehre» umfassend darstellen (4.3.3). Das Nebeneinander verschiedener Bewusstseinsebenen scheint jedoch ein labiler Zustand zu sein, hat wohl auch in Griechenland nur einige Jahrhunderte gedauert und fiel mit dem Untergang der Antike wieder in sich zusammen. Sowohl die hippokratische *Heiltradition* wie auch die *sokratisch-platonische Philosophie* gingen vorerst dem Abendland verloren, gelangten über Byzanz in die arabische Kultur, bildeten dort die *Hauptpfeiler der arabischen Medizin* (266, 3.T.) und kamen erst viel später über Spanien wieder nach Europa zurück.

> Auch wir befinden uns in einem Bewusstseinswandel, der oft mit dem Ausdruck «Wendezeit» (CAPRA) bezeichnet wird. Heute scheint das rationale Bewusstsein auf dem Rückzug, und die Suche

> nach einer «Wiederverzauberung der Welt» (BERMAN) breitet sich aus. Ob uns die Integration der verschiedenen Bewusstseinszustände gelingt, wie einst der griechischen Antike, ist heute die grosse Frage.

Anders gesagt treffen wir im klassischen Griechenland wohl als einmalige kulturelle Leistung eine harmonische Verbindung von *links- und rechtshemisphärischem Bewusstsein,* im Gegensatz beispielsweise zu den mystischen Weisheitstraditionen Asiens (126): Die griechischen Philosophen waren zugleich *praktizierende Mystiker* nach alter Tradition als auch *Wissenschaftler* im neuen Bewusstsein. Als letztere sind sie in die abendländische Tradition eingegangen als *Ärzte, Astronomen* (127), *Naturwissenschaftler, Philosophen, Physiker, Psychologen.* Allerdings sind diese «Berufsbezeichnungen» nicht *historisch-kritisch* überprüft worden (128); nur eine solche Prüfung erbrächte den Unterschied zwischen einem antiken und einem modernen Arzt, Philosophen, Psychologen usw.

Von modernen Textinterpreten wird erwähnt, dass es nicht erstaune, wenn der Arzt und Philosoph Empedokles auch Physiker genannt werde als einer, der sich mit der «Physis» beschäftige. Wir seien jedoch befremdet, wenn er auch als Mystiker erscheine (129). Es geht hier offensichtlich um einen Vorbehalt, der von unserem heutigen Weltbild her gemacht wird. Von Pythagoras sind den meisten Menschen nur die mathematischen Entdeckungen geläufig. Dass er auch Vorsteher eines Mysterienbundes und ein Weisheitslehrer war (EDELSTEIN; VAN DER WAERDEN), ist vorwiegend unbekannt. Ähnliches gilt auch für Thales von Milet (Thaleskreis). Auch von Sokrates und Platon hat nur der rational-philosophische Aspekt überlebt. Von Philosophinnen gar wie den Meisterinnen des Sokrates, von Diotima, der «weisen Frau von Mantineia», sowie von Aspasia von Milet (sokratische Rhetorik) weiss unsere Kultur überhaupt nichts mehr (3.3). Die einzige Frau vor Sokrates, deren Fragmente bis zu uns gelangt sind, ist die frühgriechische Dichterin Sappho von Lesbos, ebenfalls Vorsteherin eines subtilen Ritualbundes (*thiasos*; 96). Ihre Anliegen wurden, wie diejenigen Platons, in ihrer Subtilität viel zu wenig verstanden, und ihre Namen werden immer noch missverständlich gebraucht (vgl. Bedeutung von «platonisch», «lesbisch»; BERNER 1989). Ebenso ist uns Hippokrates nur von der somatischen Seite her bekannt. Und doch gilt für alle diese Weisen ein Satz des Vorsokratikers Anaxagoras, den wir u. a. in den hippokratischen Schriften wiederfinden (130):

«Die Menschen verstehen es nicht, das Unsichtbare aus dem Sichtbaren zu erschliessen ...»

Nun zum Begriff der «Physis», mit der sich die ersten Philosophen eingehend beschäftigten und worüber wir auch noch eine Schrift der hippokratischen Tradition haben (*Peri physeos*, dem Schwiegersohn des Hippokrates, Polybos, zugeschrieben): Nach der historisch-kritischen Überprüfung, wie sie KELBER und ähnlich auch BURKERT vornahmen (131), darf gr. *physis* nicht mehr mit unserem eindimensionalen Begriff Physis = «Natur», «materielle Erscheinung» gleichgesetzt werden (vgl. engl. *physician* – Arzt). Dies gilt auch für den «Physiker», für «Physiologie» sowie für die sog. «physiologischen und ätiologischen Theorien» der Hippokratiker (132). Gr. *physis* ist aus dem Verb *phyo* abgeleitet (erzeugen, wachsen lassen, hervorbringen) und Ausdruck eines kontinuierlichen Werdens und Vergehens. «Physis» bedeutete damals, ähnlich wie «Genesis», das Werden des ganzen unsichtbaren und sichtbaren Kosmos aus dem Urgrund (gr. *arché*) über verschiedene Generierungsebenen bis hin zur sichtbaren Welt (3.1.2). Von Heraklit wird ein Fragment überliefert, wonach die *physis* gleichsam gerne im Versteckten wirke (133). Vom ältesten Philosophen Thales (etwa 624–546) wird ferner folgendes überliefert (133):

«Denn woraus alle Dinge bestehen, und woraus sie als Erstem ... entstehen und worein sie als Letztes ... vergehen, indem das «Wesen» ... zwar bestehen bleibt, aber in seinen Zuständen wechselt, das erklären sie (d. h. die ältesten Philosophen) für das Element und den Urgrund (*arché*) der Dinge, und daher glauben sie, dass weder etwas ... entstehe noch ... vergehe, in der Meinung, dass diese «*physis*» immer erhalten bleibt ...»

Unsere heutigen Schwierigkeiten im Übersetzen solcher Texte zeigen sich nochmals beispielhaft in diesem Zitat, wo *physis* mit «Substanz» wiedergegeben wird. Wenn gleichzeitig aber auch gr. *ousia* (Wesen) mit «Substanz» übersetzt wird, erscheint der *Generierungsweg* der alten Kosmogonien (Weltentstehungslehren) nicht mehr verstanden. Gr. *physis* meinte wohl vielmehr ein *Formprinzip*, das sowohl Geistiges, Psychisches wie auch die Materie gestaltet und *generiert*.

Das Formprinzip «Physis» wäre mit demjenigen der «morphischen Felder» von SHELDRAKE vereinbar (2.3.3.2). Unabhängig von den antiken Quellen wählte er ursprünglich für seine Wiederentdeckung der «Physis» die Bezeichnung «*morpho-genetisch*», also «form-bildende Felder». Nach seiner Hypothese übermitteln sich Formveränderung, Differenzierung und Evolution auf eine Art und Weise, die mit keinem bisher bekannten physikalischen Modell beschreibbar ist. *Er versteht diese Formgebung als überräumlichen und überzeitlichen kontinuierlichen Prozess* (134):

«Die Hypothese der formbildenden Verursachung besagt, dass bei der Entwicklung und Aufrechterhaltung von Formen auf allen Ebenen der Komplexität morphische Felder eine kausale Rolle spielen. Das hier gewählte Wort 'Form' schliesst dabei nicht nur die sichtbare Oberfläche der Begrenzung eines Systems ein, sondern ebenso seine innere Struktur.» ... «Die morphischen Felder behaupten eine neue Kategorie von formgebenden Feldern, von der Ebene der Atome aufwärts, über Moleküle, Kristalle, Pflanzen, Tiere, bis hin zu Instinkten und erlerntem Verhalten.»

Das Faszinierende an dieser Hypothese ist ihre hierarchische Struktur, durch welche sie sich beliebig auf immer umfassendere Ebenen anwenden lässt, wie dies auch im griechischen Begriff «Physis» enthalten ist. SHELDRAKE erklärt alles materielle, aber auch alles seelische und geistige Werden aus virtuellen, morphischen Feldern als simultanen und kontinuierlichen Prozess. Die Frage nach dem Entstehen der morphischen Felder führt nach ihm wie bei den Griechen in die «Metaphysik» (135). Erst ein solches Modell könne letztlich die Entstehung der Formen befriedigend erhellen. Zum Beispiel gebe es bis jetzt keine ausreichende Erklärung für die Tatsache, dass die DNS, die Erbsubstanz, in allen Körperzellen mit den gleichen Informationen vorhanden ist und dennoch in den Muskeln Muskelzellen und nicht etwa Leberzellen entstehen lässt. Ferner lasse sich sonst nicht erklären, warum Zellen, die ausserhalb des Organismus in der Retorte kultiviert werden, sich chaotisch vermehren, während sie sich innerhalb des Organismus nach bestimmten Strukturprinzipien ausrichten.

Das Wirken morphischer Felder kann übrigens auch anhand der Sprachentwicklung und des Sprachvergleichs sehr schön aufgezeigt werden.

Auch BOHM spricht von «formgebender Ursache» und meint, dieser Begriff sei wichtig für die Sichtweise der «ungeteilten Ganzheit in fliessender Bewegung», wie sie in den Entwicklungen der Physik, vor allem in der Relativitätstheorie und in der Quantentheorie, heute verlangt werde (136).

Welches sind nun die Voraussetzungen dafür, dass ein Organismus mit dem ihm formgebenden morphischen Feld in Verbindung kommt? Die Wahrnehmung in den morphischen Feldern beruht auf dem Prinzip der «*morphischen Resonanz*». Dies bedeutet, dass das zu Formende mit seinem Formprinzip in eine gleiche Schwingung kommt. Die Anziehung auf dcm Prinzip der Gleichheit ist übrigens schon seit Homer belegt (137). *Dieser Resonanzbegriff wird im folgenden sehr hilfreich sein, lässt er sich doch mit dem griechischen Be-*

> griff der «Harmonie» (z. T. auch «Symphonie») verbinden (3.1.5).
> Man könnte sogar folgern, dass SHELDRAKES Modell in Resonanz zu
> morphischen Feldern entstanden wäre, die bereits die griechischen
> Modelle generierten (96). Wir haben hier somit ein modernes Mo-
> dell, das gut mit der altgriechischen Kosmogonie übereinstimmt.

Auf diesem Hintergrund erscheint zum Beispiel der Traktat des Aristoteles-Schülers Theophrast «*Über die Physiker*» mehrschichtiger, da holistischer (138). Die darin enthaltenen Themen befassen sich mit den Urprinzipien des Werdens, dem Göttlichen, dem Kosmos, mit den über der Erde sich befindenden Ebenen, auch mit der Entstehung der Erde aus dem Urgrunde, mit «Psychologie» und «Physiologie». Er setzt die Entstehung des Makrokosmos derjenigen des menschlichen Mikrokosmos gleich und beschreibt die Ebenen der Formgebung (Physis – Metaphysik).

> Die griechischen «Physiker» sind modernen Physikern wie BOHM,
> CAPRA, CHARON und HEISENBERG sowie Biologen wie SHELDRAKE
> verwandt in ihrem Anliegen, *verschiedene Dimensionen hierar-
> chisch zu erfassen* und in ein holistisches Welt- und Menschenbild zu
> integrieren.
>
> Dieses holistische Bewusstsein der modernen Naturwissen-
> schaftler könnte beispielhaft werden für alle Wissenschaftszweige,
> aber auch für Kunst, Kultur, Handwerk – kurz für alle Seiten
> menschlichen Erlebens und Ausdrucks, denn in ihnen allen sind die
> subtilen Ebenen als Entwicklungsweg wiederzuentdecken.

Fragen wir uns heute, in welcher Situation die Vorsokratiker forschten, müssen wir zunächst feststellen, dass für sie *Materie und Energie noch nicht geschieden* waren. Alle Gesetzmässigkeiten hatten eine energetische Dimension. Des weiteren ist ihr Vorgehen ein bezogenes Forschen, indem der Forscher zugleich im zu Erforschenden enthalten ist (vgl. HEISENBERG, *Unbestimmtheitsprinzip*). Wir haben hier einen Bezug zu modernen *systemischen Forschungsmodellen*. Die Naturphilosophen beobachteten beispielsweise die Phänomene einer subtilen «Energetik» nicht bloss «von aussen», sondern sie fühlten sich wohl zugleich mitten in diesem Fliessen: Der Forscher war selbst Teil der vielschichtigen und unendlichen Rhythmen des Makrokosmos, eingebettet in das ewige Sich-Mischen und Sich-Trennen, wo nichts verlorenging und alles seine Gesetzmässigkeit hatte (4.3.2).

Die so erfahrenen und reflektierten Zusammenhänge bildeten auch die Grundlage der hippokratischen Heilkunde (139):

«Der Anfang der Heilkunst besteht für mich im Einsetzen der ewigen Dinge; denn es ist nicht möglich, das Entstehen (*physis*) der Krankheiten zu erkennen, was ja gerade der Forschungsgegenstand dieser Kunst ist, wenn man *die «physis» nicht kennt im ungeteilten Zustande gemäss der «arché», aus der sie sich entfaltet.*»

3.1.2 Die Entstehungsmodelle der «Physis»

Ich versuche nun, die aus den vorsokratischen Kosmogonien immer wiederkehrenden Modelle in eine hierarchische Folge zu bringen. Sie werden, wo therapeutisch besonders relevant, in den hippokratischen Kapiteln noch eingehender besprochen.

3.1.2.1 Das Grundmodell

Als «Anfang», «Urgrund», «Urprinzip», «Element» allen Werdens wird der griechische Ausdruck *arché* fassbar. Die Frage nach der *arché* erscheint als *die* Grundfrage der Vorsokratiker – zumindest in der Darstellung des Aristoteles. Diese *arché* ist zugleich unbewegt, sich ewig gleichbleibend und ewig bewegt (140). Sie ist das «Ein und Alles», gr. «*hen kai pan*», aus dem der Kosmos entsteht. Sie ist vor allem Seienden, vor aller Form, unveränderlich und ohne Polaritätsbeziehungen, jedoch alles Werden enthaltend, das Potential für alle Formen von Polaritätsbeziehungen (141).

> Es lässt sich hier an die eingefaltete, implizite Ordnung von BOHM denken, aus der sich die entfaltete, explizite Ordnung generiert (142). Der entfaltete Bereich ist derjenige der messbaren, berührbaren Welt, der Welt, die den Sinnen zugänglich ist. Diese sichtbare Welt entsteht aus dem eingefalteten Bereich als dem Bereich der subtilsten Beziehungen, der feinsten Energiebewegungen, die alles als Ganzes zusammenhalten (143).

Bei Heraklit heisst das Urprinzip, aus dem alles entsteht, «Feuer», «Weltbrand» oder aber «Logos» (1. Fragment, 144):

«Diesen 'Logos', der doch ewig ist, begreifen die Menschen nicht, weder bevor sie davon gehört noch sobald sie davon gehört haben. Denn obgleich alles nach diesem 'Logos' wird, machen sie den Eindruck, als ob sie nichts davon ahnten, wenn sie sich an solchen Worten und Werken versuchen, wie ich sie verkünde, indem ich jedes nach seiner 'Physis' auseinanderlege und klarmache, wie es sich damit verhält. Die andern Menschen aber wissen ebensowenig, was sie im Wachen tun, wie sie sich erinnern, was sie im Schlafe tun.»

Dass Heraklit auch als Mystiker galt, kann daraus ersehen werden, dass er im heiligen Bezirk von Ephesos lebte. Seine Schriften wurden im Artemision aufbewahrt und gehörten somit zum Mysterienwissen des Artemisheiligtums. 500 Jahre später soll der Evangelist Johannes im gleichen heiligen Bezirk gelebt haben (Gedenkkirche, 144). Der Anfang seines *Evangeliums* hat unübersehbare Parallelen zur Kosmogonie Heraklits. Diese Verse erhalten ihre Tiefenbedeutung wohl erst beim meditativen Rezitieren (145):

«Im Anfang (*arché*) war der 'Logos', und der 'Logos' war bei Gott, und der 'Logos' war Gott. Dieser war im Anfang (*arché*) bei Gott. Alle Dinge sind durch denselben geworden, und ohne den 'Logos' ist auch nicht eines geworden, das geworden ist. In ihm war Leben, und das Leben war das Licht für die Menschen. Und das Licht scheint in der Finsternis, und die Finsternis 'nimmt es nicht an'.»

3.1.2.2 Das Polaritätenmodell (vgl. 4.3.2.5)

Mit dem Gegensatzpaar *Licht versus Finsternis* sind wir bereits in der Ordnung der Polaritäten, der *Polaritätenlehre*: Alles Werden und Vergehen aus dem Urgrund (*arché*) erfolgt durch *Trennung in Gegensatzpaare*, durch Polaritäten. Parmenides (5. Jh. v. Chr.) sagt über das Wesen der vergänglichen Schöpfung in seinem *Lehrgedicht*, das an die *Genesis* erinnert (146):

«Alles ist voll zugleich von Licht und lichtloser Nacht.»

Aus einem Fragment von Heraklit vernehmen wir entsprechend (147):

«Alles Werden erfolge in Form von *Polarität* und alle Dinge seien in stetem Wandel begriffen ... und die Welt entstehe aus dem Feuer und löse sich wieder in Feuer auf, in bestimmten Perioden, in stetigem Wechsel in alle Ewigkeit. Das aber geschehe gemäss dem *Schicksal.*»

Das Wortfeld des «*Schicksals*» steht mit diesem Werden, der «Physis», in Zusammenhang und hat auch in der alten Heilkunde einen wichtigen Platz (148): Es gilt, innerhalb der Möglichkeiten des Schicksals zu wirken.

Diese Zusammenhänge wurden durch den Psychiater Leopold SZONDI mit seiner *Schicksalsanalyse* wieder aktiviert.

Das Modell des Entstehens alles Gewordenen aus der Mischung der Polaritäten, der «*Krasis*», finden wir, wie gesagt, bei den Vorsokratikern, aber auch später im hippokratischen Text, in knapper, formelhafter Sprache (149):

«Und alles verhält sich so: Entstehen und Vergehen beruhen auf demselben Prinzip, Zunehmen und Abnehmen beruhen auf demselben Prinzip, Entstehen und sich Mischen beruhen auf demselben Prinzip, Vergehen und sich Trennen beruhen auf demselben Prinzip;

jedes bleibt sich gleich in seinem Bezogensein auf das Allumfassende und das Allumfassende in seinem Bezogensein zu jedem einzelnen; aber nichts vom Allumfassenden ist dasselbe (ist sich gleich). Denn das Gesetz des Werdens ist dem entgegengesetzt (denn das Werden entsteht aus der Polarität).»

Als Urpolarität zeichnen sich in hippokratischer Zeit *Wasser* und *Feuer* ab, als europäische Entsprechung zu *Yin* und *Yang* (4.3.2.1). Sie kann bereits in vorsokratischer Zeit gefunden werden (150). Es lässt sich daraus ein einfaches Entstehungsmodell schematisieren. Da der «Urgrund» (*arché*) aus der Versenkung und einer inneren Schau stammt, werden von den verschiedenen Naturphilosophen dann verschiedene Namen gebraucht (151): Je nach subtiler Wahrnehmung erscheinen in den Texten «Logos», «Göttliches», «Sein», «Licht», «Feuer», «Klang», Zahlensymbol (152). Wir könnten dies schematisch folgendermassen darstellen:

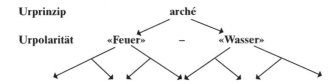

Die weitere Differenzierung des Kosmos durch Polaritäten wird unten dargestellt (153).

Solche Modelle sind in verblüffend ähnlicher Konzeption aus der indischen und aus der chinesischen Weisheitstradition bekannt (154).

3.1.2.3 Das Energiephasenmodell (vgl. 4.3.3)

«Feuer» und «Wasser» stehen noch in einem weiteren Zusammenhang: in der Reihe «Erde»-«Wasser»-«Feuer»-«Luft» und z.T. «Äther» als konstituierende «Elemente» des Kosmos. Adäquater ist hier von «*Elementarenergie-Phasen*» *im Weltentstehungsprozess* oder – mit der chinesischen Medizin – von «Wandlungsphasen» zu sprechen: Dieses «Feuer» und «Wasser» usw. sind nämlich nicht «Substanzen», «Elemente», «stofflich», wie sie immer wieder genannt und gedeutet werden. Den alten Griechen kann denn gerade nicht «Materialismus» vorgeworfen werden (155)! Es handelt sich vielmehr um *Energieprinzipien*, die in *Perioden* ablaufen und dem sich wandelnden Bewusstseinsstrom vergleichbar sind (4.3.3). Sie verändern den Kosmos von Periode zu Periode und von Ebene zu Ebene qualitativ (155):

«Es lebt das Feuer der Erde Tod und die Luft lebt des Feuers Tod, das Wasser lebt der Luft Tod, die Erde den des Wassers.»

Den Elementarphasen sind die *Prozessqualitäten* zugeordnet: «warm–kalt», «feucht–trocken», «bitter–süss» (156; 4.3.2.5). Das fünf-phasische Modell mit «Äther» lässt Parallelen zu den asiatischen Modellen, z. B. den chinesischen fünf «Elementar- oder Wandlungsphasen», erahnen. Die dabei beobachtbaren Unterschiede sind Hinweise auf die *Energieprinzipien* und sprechen gegen eine stoffliche Interpretation (157). Im griechischen Raum haben sich schliesslich vierphasische Modelle durchgesetzt (vier «Säfte», vier Temperamente, vier Jahreszeiten; 4.5.6). Die Elementarphasen werden seit Empedokles gr. *stoicheia* (Grundprinzipien, Grundstoffe, vgl. Stöchiometrie) genannt. Auch hier geht es nicht um die Elemente unserer heutigen Chemie, sondern um solche einer subtil verstandenen *Alchimie* (266, 3.T. vgl. ALLEAU).

Den Elementarphasen und Elementen gemeinsam scheint allerdings die Reduktion von Mischungen auf reine Prinzipien. Die Elementarphasen («Feuer», «Wasser» usw.) bilden mit den Prozessqualitäten («warm–kalt» usw.) ein umfassendes energetisches Modell, das auch noch der hippokratischen *Temperamentenlehre* zugrunde liegt.

Das Energiephasenmodell lässt sich wie folgt schematisieren:

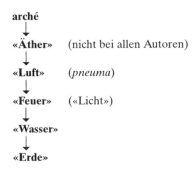

Bei einzelnen Vorsokratikern wie Thales von Milet ist das «Wasser» die primär formende Elementarphase. Heraklit sieht den Ausgangspunkt im «Feuer», andere wie Empedokles in der «Luft» (vgl. *Genesis*). Dies ist kein Widerspruch, sondern ein Beispiel systemischen *Prozesserlebens*, derart dass die Energiephasen einander laufend ablösen. Wie diese Männer versuchten, zu den letzten Wirklichkeiten vorzudringen, wird ersichtlich, wenn Empedokles die «Elementarphasen», ähnlich wie Demokrit seine *atoma somata,* auf kleinste Einheiten, «Splitter» reduziert (158). Damit stösst er auf die Formprinzipien der nächst höheren Hierarchieebene, wie dies auch SHELDRAKE beschreibt. Ähnlich ist in der hebräischen Weisheitslehre, der Kabbala, das Bild von *Gefässen* geläufig, *die Energien generieren.* Diese formieren sich ihrerseits wieder zu Gefässen für die Energien der nächsten Ebene.

Es ist auffallend, wie die Naturphilosophen Bilder hatten, die unseren Atomtheorien ähnlich sind.

Für den allmählichen Verlust der subtilen Energien erwähnenswert scheint mir, dass Paulus im *Kolosserbrief* vor den Weisheitslehren (*philosophiai*) warnt und dabei die Elementarenergien (*stoicheia*) eigens erwähnt (145).

3.1.2.4 Das Materialisierungs- und Sublimierungsmodell (vgl. 4.3.4)

Das Entstehen und Vergehen verläuft nach einem «*Weg nach unten*» (Materialisierung) und einem «*Weg nach oben*» (Subtilisierung), und zwar nach einem periodischen oder phasischen Wechsel der Zustände. Der «Weg nach unten» gehorcht dem Prinzip der *Entmischung,* der «Weg nach oben» demjenigen der *Mischung,* gr. *krasis* (4.3.2.6; 156):

> «Von den entgegengesetzten (Kräften, Polaritäten) würden diejenigen, die zur Entstehung der Dinge führen, Kampf und Streit genannt, dagegen die zum Weltbrand (Urfeuer) führenden Eintracht und Friede, und der Wechsel (von beiden) *'der Weg auf und ab',* und die Welt entstehe demzufolge. Denn das Feuer wird, sich verdichtend, feucht...»

> Der «Weg nach unten» kann als das grosse Yang, das expansive Feuerprinzip, das Urmännliche, Väterliche, das Differenzierungsprinzip, das Analysierende, als die zentrifugale Phase gesehen werden; der «Weg nach oben» dagegen als das grosse Yin, das empfangende Wasserpinzip, das Urweibliche, Mütterliche, das Verbindende, das Synthetisierende, die zentripetale Phase (4.4.1.1).

Der «Weg nach unten» und der «Weg nach oben» sind nach Heraklit dasselbe, insofern sie die beiden Phasen der grossen kosmischen Pulsation bilden. Diese Bewegung entwickelt sich durch Intensität und Qualität zu immer «dichteren» Formen, bis schliesslich zu den materiellen und fliesst zurück durch immer subtilere Prozesse bis in die Einheit, das Urprinzip. Anhand der Schritte «nach unten», durch die die Energien stufenweise dichter und «materieller» werden, entfaltet sich der Kosmos (vgl. Ovids *Metamorphosen*).

Die «Energiephasen» sind in Resonanz mit bestimmten Energiefeldern des Menschen, d. h. *das Generierungsprinzip des subtilen Makrokosmos entspricht dem Generierungsprinzip der subtilen Energiefelder im Menschen.* In hippokratischer Zeit wird dann für den Mikrokosmos, die menschliche Ebene, vorwiegend mit der «*Säftelehre*» operiert. Diese erklärt einerseits die spezifische Konstitution des Menschen (Typologie, Temperament), aber andererseits ist sie auch der Auslöser der momentanen Stimmungen des Menschen, also auch dynamisch zu verstehen.

Nach Heraklit ist die «Psyche» (Energiefeld, Seele) in ihrem Tiefsten *arché*, Urgrund (159). Sie kehrt nach dem Tode wieder in die «Allseele», dem ihr Verwandten, zurück. Sie entsteht aus dem «Feuer» («Licht»), inkarniert sich durch die verschiedenen Phasen des «Weges nach unten» und kehrt über verschiedene Subtilisierungsstufen des «Weges nach oben» wieder zum «Feuer»/«Licht» zurück. Dadurch überwindet die «Psyche» die «Urpolarität» von Licht vs Finsternis, Leben vs Tod (160). Sehen wir in obiger Stelle aus dem *Johannes-Evangelium* (145) den ersten Schritt der Differenzierung zu Licht vs Finsternis, erkennen wir hier den gegenläufigen, letzten Schritt der Überwindung dieser Polarität (161):

«Der Mensch zündet sich selber in der Nacht ein Licht an, wenn er gestorben ist und doch lebt.»

Die Lehre von der «Psyche» (Seele) als Energiekörper ist bereits in den homerischen Epen fassbar (96). Sie wird im Sterbedialog des Sokrates (*Phaidon*) als differenzierte Seelenlehre eindrücklich formuliert und scheint zur Weisheitslehre der griechischen Mysterienbünde, auch des hippokratischen, zu gehören. Parmenides (500 v. Chr.) beschreibt in seinem *Lehrdialog* den Entwicklungsweg der «Psyche» mit dem Bilde des «Seelenwagens» (162), der «weitab vom Pfade der Menschen» von göttlichen Mächten durch «Äthers Höhen» zum Licht geleitet wird. Dies stellt einen Initiationsvorgang dar, wodurch der Mensch (= Myste) zu höchster Schau und höchstem Wissen gelangt. Dieses Motiv finden wir auch bei Pythagoras (163) und später bei Platon (*Phaidros*). Es sind dies Hinweise auf übergreifende Zusammenhänge zwischen den mystischen Weisheitstraditionen. HINZE seinerseits weist auf die grossen Parallelen des *Lehrgedichtes* des Parmenides zum indischen Kundalini-Yoga hin (164).

Der «Weg nach unten», in die Materie, basiert auf dem Prinzip der Differenzierung der Dinge durch Trennung, durch «Kampf» und «Streit». In diesen Zusammenhang gehört wohl der Satz von Heraklit: Der Krieg sei der *Vater* aller Dinge. Heute müsste dringend auch nach der *Mutter*, nach dem Verbindenden, gesucht werden. Denn dieses gegenläufige Prinzip ist in gleicher Weise wichtig und unabdingbar: Der «Weg nach oben», der Weg der guten Mischung, der «Mitte» (Parmenides), der Weg des Überwindens der Gegensätze zur Einheit basiert auf Liebe, Harmonie (Resonanz), Friede. *Und dieses weibliche Prinzip machte nichts weniger als das Mysterium des subtilen Entwicklungsweges aus* (165).

Sappho, die «schöne Dichterin», tönt wohl diese Zusammenhänge (das weibliche und das männliche Prinzip) folgendermassen an (166):

«Lieber ihr bestrickendes Schreiten säh ich
und das helle Leuchten auf ihrem Antlitz
als der Lyder Wagen und in der Rüstung
kämpfendes Fussvolk.»

Das weibliche Entwicklungsprinzip ist uns weitgehend verlorengegangen.

Dieses Materialisierungs- und Sublimierungsmodell lässt sich wie folgt darstellen:

«Weg nach unten»	«Weg nach oben»
Logos, Spiritualität	Logos, Sublimierung
Polaritäten, Kampf, Streit	Überwindung der Polaritäten
Entmischung	Liebe, Harmonie, Mischung
Entstehung der Dinge, Materialisierung	Dinge

Ich zitiere aus einem Fragment von Empedokles, wo diese Prinzipien von Mischung und Entmischung deutlich beschrieben sind (167):

«Offen tobt dieser Streit durch die Masse der sterblichen Glieder hin: bald kommen sämtliche Glieder, die leibliche Gestalt erlangt haben, durch die Macht der *Liebe* in Eins zusammen, auf der Höhe des blühenden Lebens; bald aber, wieder entzweit durch böse Mächte des *Streites*, irren sie einzeln, ein jedes für sich, am Gestade des Lebens umher.»

Der Weltprozess scheint so zu verlaufen, dass von den extremen Polaritäten «unten», ausgehend von der materiellen Ebene, dieselben nach oben durch Liebe und Harmonie mehr und mehr überwunden werden, bis sie sich auflösen.

Bezogen auf unsere Zeit denke ich z. B. an eine langdauernde Zweierbeziehung, wo die Gegensätzlichkeiten mehr und mehr ausgeglichen werden, wo die Gegensätze plötzlich als auf einer anderen Ebene erfahren werden. Letztlich könnte jeder therapeutische Weg nach dem Prinzip der Ausbalancierung und Harmonisierung der Energien verstanden werden.

Das Überwinden der Polaritäten bedeutet das Erreichen einer höheren Organisationsebene, gleichsam als psychisches «Quantenphänomen», oder aber den Tod (168).

Auch in der Hegelschen *Dialektik* erkennen wir das Polaritätenmodell als *These-Antithese* und *Synthese*. Nur müsste diesem Prozess wieder die ursprüngliche Allgemeingültigkeit zurückgegeben werden, die er in der Antike hatte. *Das dialogische Entwicklungsmodell beinhaltete nämlich alle Hierarchieebenen,* besonders die subtilen. Es lässt sich bei Platon für die Erosprozesse schematisieren (als «*eros – anteros* und *himeros*»; 169).

Als dialektisches Entwicklungsmodell auf der sprachlichen Ebene ist uns vor allem der *Dialog* bekannt. Die griechischen Weisheitstraditionen und Philosophenschulen haben insbesondere die *Dialogform* gepflegt (Lehrdialog). Wir kennen sie als «*sokratisches Vorgehen*», als ein dialektisches Frage- und Antwortspiel auf dem Wege des Erkennens. Dieses subtile Vorgehen, das die Psychoanalyse ähnlich wiedergefunden hat, soll jedoch von Sokrates' Meisterin und Philosophin *Aspasia von Milet,* der Frau des Perikles, entwickelt worden sein (170). Sie soll in Athen in einem Kreis von bekannten Persönlichkeiten der damaligen Zeit, Männern und Frauen, gelehrt haben.

Das Materialisierungs- und Sublimierungsmodell liegt den subtilen Weisheitslehren und Mysterienbünden zugrunde und wird z. B. im obengenannten Bild des «Seelenwagens» angedeutet. Bei Heraklit ist der Weltprozess zunächst als «*Weg auf und ab*» (156) und weiter als *Phasenlehre* im Sinne der Elementarphasen erkennbar. Er ist als kontinuierlich laufendes Werden und Vergehen folgendermassen überliefert (Weltentstehung ist nicht abgeschlossen! 145; 171):

«Denn das Feuer wird, sich verdichtend, feucht und, sich weiter verdichtend, zu Wasser. Das Wasser aber wandelt sich, wenn es fest wird zu Erde. Und das sei der 'Weg abwärts'. Und wiederum löse sich die Erde auf, aus der (dann) das Wasser wird und daraus das Übrige. ... Das aber ist der 'Weg aufwärts'.»

Zusammenfassend finden wir bei Heraklit das oben erwähnte Paradoxon, dass *der Weg auf und ab ein und derselbe sei* (172): Ich deute dies als Bild für das grosse Pulsieren der Energie in einer *zentrifugalen und einer zentripetalen Phase*. Der ganze Kosmos nimmt an solchen Phasen des Auf und Ab teil, und auch des «Menschen Seele» (173; GOETHE). Durch sein Atmen partizipiert er an diesen kosmischen Rhythmen und vermag meditativ den Weltentstehungsprozess kontinuierlich nachzuvollziehen (3.1.4). Ferner kann davon das alte subtile Energiegesetz abgeleitet werden: *Wie oben so unten,* was bedeutet, dass in der spirituellen Dimension dieselben Gesetzmässig-keiten herrschen wie in der materiellen Welt (4.3.2.7). *Dieser Isomorphis-mus aller Dimensionen war wohl das Haupthindernis für die alten Kulturen, die Welt der Materie in ihren ganz anderen Newtonschen Gesetzmässigkeiten zu entdecken. Es kann für jene Zeit also mit ähnlichen Schwierigkeiten be-züglich der materiellen Dimension gerechnet werden, wie wir sie heute bezüg-lich der subtil-energetischen empfinden.*

> Wir sind so sehr in unserer handfesten Welt und ihren Gesetzmäs-sigkeiten verhaftet, dass wir die subtile Dimension gar nicht erwar-ten. Und wir sind so sehr an die Informationen unserer *sinnlichen Wahrnehmung* gewöhnt, dass wir die Ebene der *subtilen Wahrneh-mung* kaum mehr kennen. Diese subtile Wahrnehmung erfordert eine eingehende Besprechung.

3.1.3 Die energetische Wahrnehmung
(*coenästhetische Wahrnehmung nach* SPITZ)

Die Griechen nahmen an, dass der Mensch zwei Wahrnehmungssysteme besitzt, eine *Tiefenwahrnehmung* und eine *Sinneswahrnehmung*. Noch bei Platon wird die Tiefenwahrnehmung, die Wahrnehmung der «Psyche», hö-her gewertet (174). Im *hippokratischen Eid* erscheint sie als *diagnostisches Potential* des Therapeuten im höchsten Bewusstseinszustand (*krisis*, 4.7).

> Die direkte subtile Wahrnehmungsfähigkeit der «Psyche» wird im Laufe unseres Heranwachsens (Ontogenese) mehr und mehr ver-schüttet, wenn die Erzieher selbst die Tiefenwahrnehmung bereits ausser Funktion gesetzt haben und beim Kind entsprechende Sig-nale nicht mehr registrieren. Seit den 40er Jahren hat der Säuglings-forscher René SPITZ das ältere Wahrnehmungssystem wiederent-deckt, das beim Säugling ganz zentral ist. Er nannte es *coenästheti-sche Organisation,* ich nenne es einfacher: *Tiefenwahrnehmung.* Diese ist nicht identisch mit der in der Medizin gut bekannten Tie-fensibilität! SPITZ hat versucht, die Wahrnehmungsweise maxi-maler Durchlässigkeit, wie sie uns allen als Säuglingen eigen ist, wis-senschaftlich zu erfassen, und entdeckte (175)
>
> «... dass ein grosser Teil der betreffenden 'Bahnungen' einem 'Empfindungssy-stem' angehört, das sich vom Wahrnehmungssystem, das in einem späteren Alter wirksam wird und das uns vertraut ist, grundlegend unterscheidet. ... (ich) habe das bei der Geburt vorhandene die *coenästhetische Organisation* genannt. Hier ist die Empfindung extensiv ... und manifestiert sich in Form von Affekten.»

> Es handelt sich nach SPITZ um einen «ausserordentlich subtilen und unfassbaren Austausch» zwischen Mutter und Säugling, der unaufhörlich stattfindet, ohne dass die Mutter notwendigerweise etwas davon merkt, und der die kindliche Psyche formt, was wieder auf die Mutter zurückwirkt. Auch andere Forscher machten entsprechende Beobachtungen, wie ein Beispiel aus Uganda zeigt: Hier würden Säuglinge nicht gewickelt, weil ihre Mütter «wüssten», wann sie mit ihnen zwecks Kotentleerung in die Büsche gehen müssen (176). SPITZ beschreibt dann folgende Signale als wichtig für die subtile Tiefenwahrnehmung (177):
>
> «Gleichgewicht, Spannungen (der Muskulatur und andere), Körperhaltung, Temperatur, Vibration, Haut- und Körperkontakt, Rhythmus, Tempo, Dauer, Tonhöhe, Klangfarbe, Resonanz, Schall…»

Ein Beispiel solch rhythmischen Wahrnehmens, das für die *Wahrnehmungspsychologie* bedeutsam werden könnte, beschreibt der Astronom H. VON BARAVALLE.

Er nimmt an, dass die alten Völker nicht nur die Gestirne, sondern auch die *Bahnen der Gestirne wahrnahmen*, also z. B. wussten, wo ein Planet ein Jahr später stehen würde (178):

> «Wir besitzen heute … keine direkte Wahrnehmungsfähigkeit für rhythmische Vorgänge, die sich in so langsamer Periode vollziehen. Dass eine solche in früheren Jahrtausenden auch nicht bestanden haben sollte, wäre eine unbegründete Annahme. Wir beobachten in verschiedenen Gebieten eine Veränderung menschlicher Fähigkeiten. Sie zeigen die Tendenz, sich immer mehr den *raschen Vorgängen* zuzuwenden. Die astronomischen Verhältnisse zeichnen sich aber gerade dadurch aus, dass sie durch Langsamkeit unter der Schwelle dessen liegen, wovon wir heute noch direkte Eindrücke empfangen.»

Auch SPITZ meint, bei urtümlichen Gesellschaften hätten viele Menschen als Erwachsene die primäre Sensibilität noch zur Verfügung (177). Sie können sich ihrer bedienen oder mindestens darauf regredieren. Es werden dort auch Hilfsmittel verwendet, um leichter in diese Wahrnehmungsbereiche zu gelangen, wie *Reizentzug, bewusstseinsverändernde Substanzen, Rhythmus, Klang, Atemtechniken* usw. (BERNER 1989). Es sind dies *«Verstärker», die die alten Kulturen rituell einsetzten.* SPITZ stellt weiter fest (177):

> «Ähnliche Bedingungen herrschen wahrscheinlich im hypnotischen Trancezustand, vielleicht bei manchen Mystikern und sicherlich bei gewissen Psychotikern.»
>
> Dieses subtile Wahrnehmungs- und Ausstrahlungssystem sollte wiederentdeckt, aufgewertet und entwickelt werden. Es könnte ein

Erklärungsansatz für den *affektiven Rapport* in einer gelungenen Kommunikationssituation sein (vgl. Neurolinguistisches Programmieren, BANDLER/GRINDER). Das Sich-Einpendeln auf diesen primären Wahrnehmungszustand dürfte wohl auch die Voraussetzung therapeutischer Wirksamkeit sein (vgl. freischwebende Aufmerksamkeit, FREUD). Mit diesem Modell lassen sich ferner *Zustände veränderten Bewusstseins von der Trance bis zur Psychose* besser verstehen. In der aktuellen *Hypnoseforschung* werden Übergänge zwischen verschiedenen Bewusstseinszuständen nachgewiesen. Danach habe der Mensch in regelmässigen Abständen, d. h. ca. alle 90–120 Minuten, eine etwa 20minütige *hypnoide Phase*, gleichsam eine Ausruh- und Regenerierungsphase (ROSSI). ERICKSON sprach von «common every day trance» und stellte fest, dass Patienten dann auf natürliche Weise sehr rezeptiv, besonders offen für Suggestionen und – ich ergänze – allgemein für *Energieübertragungen* sind. Bereits CHARCOT, Neurologe und Psychiater, und sein Schüler JANET stellten Rhythmen von hypnoiden Momenten fest («abaissement du niveau mental»). Auch JUNG hatte Rhythmen bei den emotionalen Komplexen und bei kreativen Phasen festgestellt (ROSSI). Gerade für die Hypnoseforschung wären m. E. Energiefeldmodelle unerlässlich, da es sich offensichtlich um ein Wiederfinden der bezogenen Wahrnehmungsorganisation handelt (179)!

Wir wissen, dass für die Vorsokratiker und auch für die Hippokratiker *Mysterien, Hellsichtigkeit, Weissagung* (Mantik, Orakel) eine grosse Bedeutung hatten (4.4.2; 4.7). Solche Phänomene lassen sich heute rational oder auf der Basis der sinnlichen Wahrnehmung nicht einordnen. Mit dem Konzept der Tiefenwahrnehmung können wir besser verstehen, dass Heraklit, Parmenides und die alten «Physiker» die Sinneswahrnehmung für unzuverlässig hielten und das erkennende Wahrnehmen in den subtilen Prozessen suchten (180).

In heutigen therapeutischen Zugängen wie z. B. der *Akupressur* (= Druckmassage) werden verschiedene Arten berührenden Wahrnehmens unterschieden: ein oberflächliches, taktiles Berühren oder aber ein Sich-Einlassen auf das Energiefeld mit entsprechenden Phänomenen der Tiefenwahrnehmung. Durch die zweite Art können das Fliessen der Energien sowie subtile Rhythmen (*kraniosakrale Methode*, UPLEDGER, 4.4.2.3) wiederentdeckt werden. *Die Tiefenwahrnehmung kann mit und ohne Körperberührung erfolgen,*

> d. h. gewisse Therapeuten brauchen den Körper als Medium der Energiefeldwahrnehmung, andere können Energiefeldebenen direkt und über das bezogene Atmen wahrnehmen.

Die subtile Tiefenwahrnehmung ist uns nicht einfach gegeben und soll auch nicht «aus dem Bauch heraus» eingesetzt werden, sondern sie muss erst zu hoher Differenziertheit entwickelt werden:

Im hippokratischen *Eid* erscheint sie als *krisis*, die den höchsten Bewusstseinszuständen entspricht und in welcher der hippokratische Therapeut heilen musste (181).

Für die ionischen Naturphilosophen ist die *innere Schau* von grösster Bedeutung, während die naturwissenschaftliche Wahrnehmung, Beobachtung und das Experiment noch auf die unterste Stufe in der Rangordnung der Erkenntnisquellen verwiesen werden: *«Theorie» heisst denn im ursprünglichen Wortsinn die schauende Erkenntnis* einer Welt, deren Aufbau und Funktion von der Vielzahl der Sinneseindrücke nur verschleiert wird. KRUG erklärt dies folgendermassen (182):

«Heraklit und Empedokles lehnten ... die Beobachtung als unzuverlässig geradeheraus ab. Ganz unverständlich ist diese Haltung nicht. Es fehlte bis auf weiteres an den Voraussetzungen, die eine subjektive Sinneswahrnehmung in eine objektive verwandeln konnten. Das heisst, mechanische Hilfsmittel beim Sehen, Hören und Fühlen, oder exakte Messgeräte für Zeit- und Raummasse waren unbekannt.»

Zu ergänzen ist hier, dass diese Philosophen in ihrem schauenden Erkennen einen primären Zugang zur Welt hatten, der erst sekundär durch den Verstand durchformt wurde (vgl. Induktion – Deduktion). Die Ärztin Jackie PIGEAUD spricht von «synthetischem Gedächtnis» (183).

In diesem schauenden Erkennen wollten jene Philosophen bis an die Grenze gehen, nach Heraklit bis an die kleinsten «Elemente» der «Elementarphasen» (4.3.3.1), nach Demokrit bis an die *atoma somata*, die nicht mehr teilbaren, «letzten Dinge» (96). Sie wollten gleichsam dem «Weg aufwärts» oder der zentripetalen Pulsation nachgehen bis zum Punkt des einen Urgrundes. Während heutige Naturwissenschaftler im Durchdringen der Materie schliesslich in die subatomaren und astrophysikalischen Dimensionen und damit wieder in die energetischen Bereiche vorstossen, sind die alten Griechen den umgekehrten Weg gegangen: In ihrem Vordringen bis an die Grenzen der «Physis» oder der Weltentstehungsprinzipien sind ihnen Gesetzmässigkeiten der materiellen Welt aufgegangen, die mit der Relativitätstheorie, der Quantenmechanik und der Kernphysik erstaunliche Parallelen aufweisen (HEISENBERG, 92). Ihre Vorstellung, dass die Erde rund sein könnte, entsprang wohl ebenfalls einer Schau.

72

Den «Weg nach oben» finden wir erstaunlicherweise bei modernen Forschern wieder, speziell in der *Chaosforschung* (PEAT). Anschaulich wird dies beim Mathematiker MANDELBROT, der einer zunächst endlichen Küstenlinie nachsinniert und sie durch eine Art «Versenkung» in immer kleinere Einheiten bis ins Unendliche auflöst. In diesem Chaos der Unendlichkeit entdeckt er eine implizite Ordnung (gr. *kosmos*), die Schönheit der «Fraktale».

Er vollzieht damit einen alten Prozess nach, den die Griechen als Urpolarität von *Chaos vs Kosmos* (Finsternis vs Licht) kannten. Eine solche Auflösung ins Infinitesimale finden wir auch in griechischen Paradoxien wie der vorsokratischen von Achilles und der Schildkröte (Zenon):

«Kann Achilles, der schnellste griechische Läufer, je eine Schildkröte einholen, die etwas vor ihm losgelaufen ist?»

Mit unserer Alltagslogik ist das Problem schnell zu lösen: Achilles überholt die Schildkröte mit einem grossen Schritt. In der Mathematik finden wir die Lösung mit einer Grenzwertberechnung (Limes). Nicht so bei den griechischen Philosophen, die das Problem ins Infinitesimale ausdehnen: Achilles kann die Schildkröte nicht erreichen, weil sie ihn immer nur bis zur Schildkröte gehen lassen; dort angelangt, ist die Schildkröte ihm bereits ein unendlich klein werdendes Stücklein Weges voraus. Und dieser Denkprozess wird ad infinitum weitergeführt (Aporie). Bei letzterem Vorgang wird die alltägliche Erfahrungsrealität zugunsten einer anderen Wirklichkeit unterlaufen.

Mit dem Problem verschiedener Wirklichkeiten oder «der erfundenen Wirklichkeit» beschäftigt sich der *Konstruktivismus* (WATZLAWICK, GLASERSFELD, SIMON). Den *therapeutischen Nutzen des Perspektivenwechsels* haben Hypnotherapeuten seit Milton H. ERICKSON wiederentdeckt.

Dieser Einstieg in eine *andere Wahrnehmungs- und Bewusstseinsebene* bei der Achilles-Paradoxie wie bei der Küstenauflösung wird durch die *Veränderung der Optik* erreicht: Der Dimensionswechsel vom *Sehen zum Schauen* scheint mit dem Phänomen des optischen Nicht-Fixierens verbunden zu sein. Dies kann nach aussen hin durch Auflösung des Raumes erfolgen, oder nach innen, wo durch Abwesenheit der äusseren optischen Reize nicht mehr fixiert wird. Solche Techniken sind von der *Hypnoseinduktion* her bekannt: Annähern eines Bleistiftes vor die Augen, wodurch dieser verschwimmt. Ähnlich können auch andere Sinneswahrnehmungen, etwa durch Erhöhung der Lautstärke oder des Rhythmus, die normale akustische Wahrnehmung in die subtile Tiefenwahrnehmung transzendieren helfen: z.B. beim *«holotropen Atmen»*, wenn mit Atemtechniken und lauter Musik in die Tiefenwahrnehmung vorgedrungen wird (statt mit Drogen, GROF). Die Sinneswahrnehmung kann so in die Tiefenwahrnehmung überführt werden.

Ähnliches kennen wir aus den asiatischen Weisheitstraditionen, wo ein Meister einem Schüler einen sog. *«Koan»*, ein Rätsel oder eine Paradoxie, aufgibt, der nur aus dem bezogenen Bewusstseinszustand heraus gelöst werden kann (vgl. Platon, 184). Mit solchen Paradoxien lassen sich «Fenster» in eine andere Wahrnehmungs- und Bewusstseinsdimension öffnen, lässt sich gleichsam ein psychischer «Quantensprung» auslösen. Damit hängt offenbar die «kurze und lakonische Ausdrucksweise» in den Sprüchen der alten griechischen Philosophen zusammen, wie das «Erkenne dich selbst» (185).

Dieses subtile Wahrnehmen wurde in den alten Kulturen vornehmlich induziert und getragen durch eine meditative Atemtechnik, die zur *Pneumalehre* oder *Pneumatik* ausgebaut wurde.

3.1.4 Die Pneumalehre

Die kosmische Energie oder Vitalenergie, gr. *pneuma*, setzt, wie die physikalische Energie, ein Energiefeld voraus, um fliessen zu können. Im Griechischen wird dieses Energiefeld *psyché* genannt und wird erfahren durch das Atmen (*psychó / pneo – pneuma*). Dargestellt werden diese Bezüge mit transkulturellen Symbolen (BERNER, 1989):

– das Energiefeld als Lebensbaum,
– die Energie als Schlange.

In den alten Kulturen, die noch ausgeprägt bezogen lebten (186), zeigt sich die holistische Verbindung sehr schön im selben Wort für das Atmen (Mikrokosmos) und den Wind (Makrokosmos), im Griechischen mit *pneuma* bezeichnet. Es lassen sich hier unübersehbare transkulturelle Parallelen zu aussereuropäischen Kulturen und Weisheitslehren ziehen (vgl. ind. *pranà*, chin. *chi*, hebr. *ruah*). *Die grosse Bedeutung des Atemphänomens als Lebensenergieträger wurde in den griechischen Weisheitslehren zu einer Pneumalehre und einer Art «Atemtherapie» (187), die wir bei Anaximenes (588–524) und bei Empedokles (494–430) finden. Sie wird heute als «Atemphy-*

siologie» fehlgedeutet (188) und muss ohne Kenntnis der alten Zusammenhänge Kopfschütteln auslösen.

> Die Pneumatik ist grundsätzlich eine Energielehre, gehört in die Tradition der alten energetischen Entwicklungslehren und hat nichts mit unserem Wissen um den Atemstoffwechsel, die Atemphysiologie, zu tun, der in der Antike noch nicht bekannt war (4.5.2).

Das «Pneuma» wird bei Platon als unabdingbare Nahrung für die «Psyche» aufgefasst, so wie auch der Körper ernährt werden muss. In der hippokratischen «Diätetik» «wohnt das Pneuma allen Lebewesen ein». Funktionsbereiche, durch die kein «Pneuma» hindurchgeht, werden empfindungslos und schliesslich krank (189).

> Über das bezogene Atmen können wir uns auch heute noch in einem überpersönlichen Verbundensein wahrnehmen: Entsprechend wird z. B. bei therapeutischen Gruppen erlebt, wie die Gruppe bei einer hohen Kohärenz im gleichen Rhythmus zu atmen beginnt. Ferner konnte die positive Wirkung von Atemtechniken auf *Herzfrequenz, Atemfrequenz, Blutdruck, Hormonwerte* nachgewiesen werden (CHOPRA 90).

Dementsprechend verstehe ich Heraklit so, dass das uns umgebende «Pneuma» uns zur Verbindung mit der Allvernunft (gr. *holon!*) führen kann (190). Wenn wir bezogen und meditativ atmen, können wir uns an den Kosmos anschliessen und damit Stufe um Stufe auch an die Schwingungen der göttlichen Vernunftsphäre. So werden wir wahrnehmungs- und erkennungsfähig, und zwar im Schlafen unbewusst, im Wachen dagegen mit Bewusstsein. Die Fähigkeit, Pneuma-Zustände höchster Spiritualität wahrzunehmen, gehörte zum Entwicklungsweg der Ritualbünde. Diese höchsten Bewusstseinszustände wurden noch im Frühchristentum mit *pneuma hagion*, «heiliger Geist» (191), bezeichnet. Da dieses atmende Wahrnehmen und Erkennen ein gemeinsamer Prozess ist, muss die Wahrheit in der Gemeinschaft ausgetauscht und ergründet werden (190). Dies ist wohl der Prozess, den wir aus den *sokratischen Dialogen* kennen.

Entsprechend interpretiert der Altphilologe DIEHLS Heraklits Fragment *«ich erforschte mich selbst»* derart, dass sich ihm das Wesen der Welt enthüllte, als er in die Tiefen seines eigenen Wesens hinabstieg (192). In demselben Fragment sieht Th. JENNY-KAPPERS die typische Erfahrung eines «Mysten» und auch das ganze Programm der herakliteischen Lehre. Sie bringt es in Zusammenhang mit den ephesischen Einweihungsmysterien (193).

Der Prozess, durch den sich Menschen in ihre Tiefenschichten versenken, wird als «seelisches Grunderlebnis von der Einheit aller Dinge» umschrieben (194). In diesem Sinn und Geist lehrte Empedokles folgendes (195):

«zweierlei will ich dir sagen, bald wächst ein Einziges aus Mehrerem zusammen, bald wieder spaltet es sich aus Einem zu Mehreren, zu Feuer, Wasser, Erde und der Luft unendlicher Höhe, und gesondert von ihnen der verderbliche Streit, gleich stark auf allen Seiten, und die Liebe unter ihnen, gleich an Länge und Breite. Dies schaue du mit dem Geist (und sitze nicht da mit staunenden Augen) ...»

3.1.5 Die Diätlehre des Pythagoras

Von den vorsokratischen Philosophen ist speziell Pythagoras von Samos (582 – 497) zu erwähnen, der mit seiner *«Diätetik»* als Vorläufer dieses wichtigsten Zweiges der hippokratischen Medizin gelten muss (196). Pythagoras hatte 20 Jahre in Ägypten verbracht, wo die «Diätetik» von den Priesterärzten gepflegt wurde. Es wird überliefert, dass er in die Mysterien eingeweiht wurde und diätetisches Wissen der höchsten initiatischen Entwicklungsmöglichkeiten des Menschen von dort mitbrachte (197). Die Heilkunde Unteritaliens und Westgriechenlands stand im Zusammenhang mit der pythagoreischen Lehre und brachte Philosophen-Ärzte wie Alkmaion von Kroton hervor (198). Die Pythagoreer waren Mitglieder eines Mysterienbundes, in den auch Frauen integriert waren. Was von ihrer Diätetik erhalten ist, ist vermutlich der Teil dieser Lebensweise, der *nicht geheim* war und der somit nach aussen gelangen durfte.

Gr. *díaita* wird mit *Lebensführung* übersetzt und umfasst alles, was zur «Harmonisierung» der Lebensgestaltung beiträgt. Das Ziel diätetischer Lebenshaltung lag im Ausbalancieren der Energieverhältnisse auf allen Ebenen. Dies bezog sich auf Ernährung, Berücksichtigung der Tages- und Jahreszeiten, des Lebensalters, des Geschlechtes, Vernetzung in der Umwelt, Erziehung, Ethik, Sexualität, Hygiene und «Ertüchtigung» (Gymnastik, d. h. eine Art Yoga). So regelten die Pythagoreer ihren Tagesablauf mit z. T. noch erhaltenen Vorschriften, die einer harmonischen Lebensführung im Dienste des «Weges aufwärts» dienten: Speisen sollten nicht blähend sein (z. B. keine Bohnen, 196), nicht belastend, nicht zu scharf, zu heiss, zu trocken, zu süss (198) im Sinne der «Polaritätenlehre» (4.3.2.5). Als Kleidung trugen sie keine Tierhäute, in Tempeln und bei der Bestattung auch keine Wolle (196). Sexualität wurde mit Mass empfohlen, möglichst nicht vor dem 20. Lebensjahr, Wach- und Schlafgewohnheiten wurden berücksichtigt, und Leibesübungen waren ausgerichtet auf ein Einpendeln in der sog. «Mitte» (gr. *meson*), ein Polaritätenprinzip, das bei Platon und den Hippokratikern ebenfalls wichtig ist (4.6.8). So lebte diese Gemeinschaft mit einer umfassenden Regelung des täglichen Lebens, eben der *diaita* dem Wortsinn nach. Kam ein Mensch ins Ungleichgewicht in diesem subtilen Kräftespiel, was wir mit «Krankheit» bezeichnen, musste er zunächst seine Lebensweise überprüfen und neu ausrichten. Es durfte nur geheilt werden, wenn jemand zur Veränderung seiner Gewohnheiten bereit war, also Motivation und Verantwortungsbereitschaft zeigte. Für den Ernstfall war die Zuhilfenahme von «Medikamenten» erlaubt, das «Schneiden und Brennen» jedoch, die Standardmittel der uneingeweihten Ärzte, waren verpönt (übrigens nicht nur bei den Pythagoreern, vgl. 6. Eidvers; 199).

Bei obiger Beschreibung der Diätregeln fehlen nun als wesentlicher Bestandteil die spirituellen Übungen und Praktiken, die zur Lebensführung eines *Mysterienbundes* gehören. Diese Lücke, die wir auch in den Schriften der Hippokratiker feststellen, erklärt sich dadurch, dass die «Mitglieder sich zu Verschwiegenheit verpflichteten», so dass «nur Bruchstücke der pythagoreischen Lehre bekannt werden» konnten (200). Und diese Bruchstücke beziehen sich in den alten Mysterienbünden lediglich auf den äusseren, materiellen Bereich, *was uns nicht dazu verleiten soll zu glauben, sie hätten nur diese Ebene gelebt!*

Es muss eine *pythagoreische Ritualpraxis* bestanden haben, denn es gab auch ein Initiatendokument, die «Heilige Rede» (*hieros logos*), auf die sich die Initiaten verpflichteten und die die *pythagoreische Eidesformel* enthält (333, 3.T.). Dieses Dokument hat Gemeinsamkeiten mit der hippokratischen Tradition und dem *hippokratischen Eid* (201).

Wir wissen von den Vorsokratikern, dass der «Weg aufwärts» auf der *Überwindung der Gegensätzlichkeiten durch gutes Mischen der Energien* beruhte. Von den Pythagoreern ist speziell das Einspielen des menschlichen Mikrokosmos in die Harmonieprinzipien des Makrokosmos bekannt, der eigentliche Sinn holistisch verstandener Diätetik (vgl. Horen). So erfuhren sie kosmische Resonanzen z. B. zwischen planetaren Schwingungen und den Zahlenverhältnissen der musikalischen Harmonien. Diese Zusammenhänge wurden mit dem poetischen Bild der *«Sphärenharmonie»* bezeichnet (202). Von den «Sphären» oder Energiefeldern des Planetarsystems wurde eine Verbindung zu den «sich drehenden Kreisen», den Energiezentren im menschlichen Energiefeldsystem gemacht (mit diesen Feldphänomenen werden wir uns in der hippokratischen Diagnostik befassen: 4.4.2.2; 203).

> Der Naturwissenschaftler und Psychotherapeut Marcel HINZE hat in einer Studie diese hochkomplexen makrokosmischen (planeta-ren) Zahlenverhältnisse als alte ägyptische Weisheitstradition mit den östlichen Energiefeldmodellen verglichen und gegenseitig «ve-rifiziert». Danach entsprächen die Schwingungen der verschiede-nen Energiefelder im Menschen ebenfalls und ganz genau diesen mathematischen Zahlenverhältnissen (204).

In diesen Zusammenhängen muss die Suche der Pythagoreer nach subtil-sten Harmonien gesehen und so auch die «Diätetik» als ein kontinuierliches Einstimmen, gleichsam eines Musikinstrumentes, verstanden werden. Die *siebensaitige Lyra* war ein Symbol für Makro- und Mikrokosmos. Höchste Erkenntnisfähigkeit erforderte «Reinheit, Harmonie und Symphonie des Seienden» (434, 3.T.) auf allen Ebenen. Von hier führen Parallelen zum *«Reinheitsideal»* des *hippokratischen Eides* (201). Subtilste reinigende und harmonisierende Wirkung lag im Erleben von Musik, die nach Platon von allen Künsten am tiefsten in die Seele eindringe, d.h. in prä- und averbale Bereiche. Er überliefert ferner, dass die Pythagoreer die Psyche über die Musik reinigten und in Harmonie brachten und den Körper über die Diäte-tik (205). *Pythagoras soll Mischungen diatonischer, chromatischer und en-harmonischer Melodien eingesetzt haben, wodurch er Affekte umzukehren und ins Gegenteil zu verwandeln vermochte* (Umpolung; 205). Dabei wur-den Tonarten, Rhythmen und neben der Stimme Instrumente gewählt (Lyra, Kithara), die den *konstitutionellen Bedürfnissen* entsprachen. Gegen Depressionen empfahl Hippokrates als wichtigstes Therapeutikum Musik von Saiteninstrumenten. Auch in Platons *Symposion* und in der hippokrati-schen *Diätetik* erscheint die «Harmonielehre» als wesentliche Technik des Heilens (434, 3. T.). Durch subtiles Harmonisieren wurde die Psyche mehr und mehr zum Guten und Schönen, zur Vollendung hingeführt (206). Die Griechen kannten folglich eine *hochentwickelte Musikerziehung und -ther-apie*, die heute wieder ausgearbeitet werden müsste.

> Auch heutige Menschen erleben in der Musik *Rührung und Schauer,* die bei Achtsamkeit unterschiedliche, spezifische Energie-muster erkennen lassen. Die Wirkung von Barockmusik, besonders diejenige Johann Sebastian Bachs, soll der Meditation entspre-chende EEG-Bilder zeigen. Ton- und Musiktherapeuten entdek-

ken wieder, dass auch das Singen der verschiedenen Vokale spezifische «*Vokalräume*» öffnet, die mit den Energiefeldern in Korrelation sind (MIDDENDORF, 3.2.1).

In dem Sinne sind auch alten Ritualwörtern mit Vokalfolgen ganz spezifische Harmonisierungrozesse der Psyche zuzuordnen (vgl. z. B. 5. *Eid*-Vers-
anfang: «a – o – e – ai – o – i – o …», 4.7, oder hebr. «hallelu-i-ja»).

Dass die Pythagoreer bereits ein Modell phasischer Energieabläufe und
eine damit verbundene menschliche Typologie kannten, wird vermutet
(207): Das «*Enneagramm*» (Prozessmodell und 9-phasische Typologie, vgl.
4.6.1) ist ein heute wiederentdecktes altes Einteilungssystem, das auf Zahlenrelationen und Vorstellungen von Planetarumläufen beruht (208). Und
Zahlenrelationen waren für die Pythagoreer allgemein bedeutsam, evtl.
auch für die «Elementarphasen» (vgl. Tetraktys, 4.5.6). Ein entsprechendes
Phasenmodell der Energieabläufe sowie auch die damit verbundene Typologie werden wir in der hippokratischen Tradition ebenfalls finden (4.6).

Die pythagoreische Lehre wurde Grundlage vieler späterer Diätlehren,
die den gesamten Lebenswandel zu erfassen suchten (209). Die hippokratische Diätetik, die bei Platon als neuer Medizinzweig der Asklepiaden bezeichnet wird (210), dürfte entsprechend von der älteren Diätetik der Pythagoreer beeinflusst sein, wie denn auch sonst Parallelen der hippokratischen zur pythagoreischen Tradition erwähnt werden. Für die Entwicklung
der Heilkunde hat die pythagoreische Lehre ferner Verdienste um *Hygiene,
Psychosomatik, Musiktherapie* und *Ethik* (211).

3.2 Die Beziehung Philosophie–Heilkunst

Einleitend stehe die These, dass *die alte Heilkunst stärker mit der damaligen
Philosophie verbunden* war als mit dem, was wir heute unter *Naturwissen-
schaften* verstehen. Dies ist ein Tatbestand, der in der Sekundärliteratur im-
mer wieder übersehen wird und der in der Folge belegt werden soll. Die
Komplexität der alten Philosophien zeigt folgendes indische Schema:
Abb. 2.

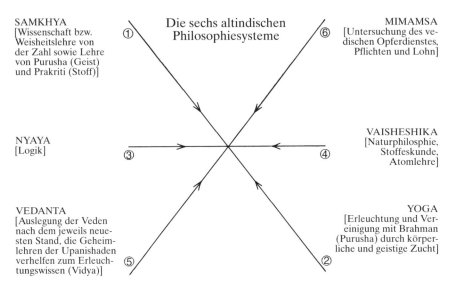

Abb. 2. Die sechs altindischen Philosophiesysteme.

In unserem heutigen Verständnis hat die Medizin als wissenschaftliche Disziplin eine eindeutige und anerkannte Stellung: Sie hat ihren Gegenstand der Forschung und des Therapierens, hat ihre somatisch verifizierbaren Konzepte und ihre experimentell nachweisbare Wirksamkeit.

Die alte Medizin hatte keine so klar abgegrenzte Identität. Da der antike Arzt laut Hippokrates in vielen Fällen nicht mehr zu heilen vermochte (d. h. wenn das Leiden in den Organbereichen fortgeschritten war), *musste er den Körper über die Seele heilen* (212). Daher ist die alte Heilkunst aus dem Umfeld der alten Weisheitstraditionen und ihrem Wissen um die «Psyche» zu verstehen. Ihre Wirksamkeit lag vor allem im hochentwickelten Heilpotential des «Arzt-Therapeuten», und dieses war eine hohe Form der *Eroskraft* (213). Somit war die Ausbildung des Heilkundigen an den Entwicklungsweg innerhalb einer Weisheitstradition gebunden, wie z. B. der *Asklepiaden* oder der *Ouliaden*, eines anderen Ärztebundes (214). Im 5. Jh. v. Chr. kamen «Schulen» auf, die Wissen vermittelten. Bekannt sind die «Philosophenschulen», aber auch die Wissensvermittlung des Hippokrates wurde bei Platon bereits als Beispiel einer *«Ärzteschule»* erwähnt (350, 3.T.).

Daneben gab es, wie überall in den frühen Hochkulturen, die *magische Medizin und Kathartik*, die noch wesentlich mit «Besprechungen» und «schamanistischen» Zauberpraktiken vorgingen (vgl. ROHDE). Gegen solche ungebildeten Heiler grenzten sich die Hippokratiker klar und vehement ab und leiteten dabei die wissenschaftliche Heilkunde ein (215):

«Wer bei Berichten über Ärzteschulen der Antike an Universitäten, Akademien oder Fachschulen im modernen Sinn denkt, ist einem zwar weitverbreiteten, aber falschen Analogieschluss erlegen. Wir dürfen nicht vergessen, dass die frühgriechischen Ärzte keine «Akademiker», sondern bis zur Zeit des Hippokrates «Handwerker» waren. *Die Medizin entwickelte sich … erst im Laufe des 5. Jahrhunderts zu einer Kunst und Wissenschaft.*»

Man ist sich heute weitgehend einig, dass Hippokrates, indem er die Heilkunde als erster zur wissenschaftlichen *techne*, zur «Heilkunst» erhoben hat, dafür die *wissenschaftlichen Denk- und Vorgehensweisen* seiner Zeit brauchte, nämlich diejenigen der *Philosophie* (216):

«Eine methodisch bewusste Kunst ist die Heilkunde der Griechen erst unter der Einwirkung der ionischen Naturphilosophie geworden.»

Die Verwandtschaft vieler Vorstellungen der Hippokratiker mit denjenigen der vorsokratischen Philosophie ist augenfällig (217). CAPELLE weist darauf hin, dass Hippokrates vermutlich noch direkten Zugang zu den Schriften gewisser vorsokratischer Philosophen gehabt hat (218):

«Denn sicherlich geht seine literarische Kenntnis noch über die Schriften des Alkmaion und des Diogenes von Apollonia hinaus. Ich glaube auch, in … der Schrift 'Von der heiligen Krankheit' eine gewisse Einwirkung des Herakleitos (Heraklit) zu erkennen. Vielleicht hat er sogar die Schrift des grossen Anaximandros noch gehabt.»

Und wenn er diese Schriften nicht selbst gelesen hat, hat er sie wohl mindestens als allgemeines philosophisches Wissen von seinen Meistern übermittelt bekommen, vermutlich sowohl verbal als auch mit entsprechenden Energieübungen und Ritualistik (219), denn der energetische Versenkungs- und Erfahrungsweg gehörte wesentlich zur transkulturellen Weitergabe der alten Weisheitslehren (220).

Der römische Enzyklopädist Celsus sieht nach KRUG einen entscheidenden Impuls für die ältere, noch weitgehend magische Heilkunde darin (221),

«dass *die Philosophie die Medizin ergriff* und damit zu einem Gegenstand der Wissenschaft machte, mit dem sich dann auch wieder bedeutende Männer auseinandersetzen konnten. Für Celsus, der seine 'Medizin' auf den Leistungen von Einzelpersönlichkeiten aufbaut, gibt es vor Hippokrates somit statt der grossen Ärzte grosse Philosophen, die die Grundlagen der Medizin schufen.»

Viele bekannte damalige Ärzte wie Empedokles, Alkmaion und auch «der Asklepiade Hippokrates» (Platon, 99) gehörten Philosophenschulen an. Umgekehrt hatten *viele Philosophen umfassende Kenntnisse der Heilkunde*, so z. B. Pythagoras, Demokrit, Sokrates, Aristoteles. Die meisten zeitgenössischen Querverweise zur hippokratischen Tradition stammen aus den Werken Platons. In diesem Sinne meint der Altphilologe Pohlenz (222):

«Platon und Aristoteles sind die einzigen Zeugen, auf die wir uns verlassen können, wenn wir über Hippokrates Authentisches feststellen wollen.»

Dem im platonischen Kreis geschulten Aristoteles (384–322) hat das gesamte medizinische Wissen seiner Zeit zur Verfügung gestanden, das er durch seinen Schüler Menon methodisch zusammenstellen liess (223). Auch die römischen Philosophen Cicero (106–43) und Seneca (4 v.–65 n. Chr.) hatten umfassendes Wissen in der Heilkunde. Auf die Verbindung von philosophischem mit therapeutischem Wissen weist auch der damalige Begriff des «Iatro-sophisten» (224). Und Galen (um 200 n. Chr.), der Arzt, der die Heilkunde kodifizierte, hat den geflügelten Ausspruch geprägt, wonach ein «guter Arzt ein guter Philosoph» sei (225). Noch aus einer byzantinischen heilkundlichen Tradition ist von einem Arzt die Rede, der wörtlich als «ein der Philosophie kundiger» Mann bezeichnet wird (11. Jh., 225).

3.2.1 Das sokratisch-platonische Ideal der Heilkunst

Über das, was damals unter «Heilkunst» zu verstehen war, vernehmen wir das Kompetenteste von Sokrates, dem Zeitgenossen des Hippokrates. In seinem Kreis wurde das Wesen der Heilkunst definiert und auch ihr aktueller Wandel erkannt. Die verweichlichende damalige Diätetik wurde am Ideal der alten, von Asklepios begründeten Heilkunst gemessen (264). Eine übertriebene «Gymnastik» konzentriere ferner den Menschen zu stark auf das Somatische und halte ihn von der philosophischen Entwicklung ab.

Mit dem Begriff *techne*, meist als «Kunst» übersetzt (52, 2.T.), wird der Weg des Heilkundigen zum Weg eines «Künstlers» und damit vergleichbar mit anderen «Künsten», wie «Bildhauerei», «Musik» (226). Oder es wird der Vergleich gemacht, dass die Heilkunst den Leib erforsche und diesen durch Arznei und Diätetik stärke, ganz ähnlich wie die Redekunst (Rhetorik) die Psyche nähre, durch Übermittlung der Weisheitslehre (227). *Nach meiner Leseart geht es letztlich um den Entwicklungsweg des Menschen zur Erfahrung des «Selbst», und dieser Weg kann über verschiedene Einstiegsgebiete gefunden werden.* Damit hebt sich die «Kunst» als Humanisierungsweg eindeutig vom profanen Lebenlassen und Tun ab, bei dem der Mensch allmählich abstumpft und seiner Potentiale verlustig geht. Der Begriff der *techne* (52, 2.T.) umfasst alle Ebenen der *inneren Entwicklung* und der *äusseren Kompetenz* (228). Heilkunst (*iatriké techne*) setzt also voraus, dass der Arzt-

Therapeut seine Energiepotentiale zu hoher Heilkraft entwickelt und sie ferner im heilenden Umgang mit den leidenden Menschen verfeinert. Das Heilen ist in dem Sinne eines der verschiedenen «Tore zur Glückseligkeit» (229). Denn die hochentwickelten Energiepotentiale manifestieren sich als *«Charismen»*, als höchste Fähigkeiten energetischen Wirkens, z. B. als Fähigkeit, ein Ritual zu vollziehen, als seherisch-diagnostische Fähigkeit, als dichterische oder allgemein musische Fähigkeit, als zwischenmenschliche Erotik oder eben als «Meisterschaft» in der Heilkunst. *Höchste Emanationen der Eros-Kraft sind alle gleichwertig* (4.6.5). Dies ist eine *spirituelle Perspektive*, die der abendländischen Kultur wesentlich verlorenging.

Wir werden nun einigen einschlägigen Erörterungen zur Heilkunst in den sokratischen Dialogen nachgehen. Demnach verstanden die Platoniker den Arzt als einen Menschen,

–   der in die Kunst der alten Weisheits- und Energielehre eingeführt und initiiert war (380, 3.T.),
–   der viel Erfahrung und auch Selbsterfahrung mit Disharmonien des Leibes mitbrachte,
–   der letztlich mit dem Potential seiner Seele auf den leidenden Leib einzuwirken vermochte (230):

«Ärzte wohl, sagte ich, könnten am vortrefflichsten werden, wenn sie von Jugend an, ausser dem, dass sie die *Kunst erlangen*, auch mit möglichst vielen *Leibern* von der schlechtesten Beschaffenheit Bekanntschaft gemacht, ja selbst an allen Krankheiten gelitten hätten und gar nicht von besonders gesundem Körperbau wären. Denn nicht mit dem Leibe, denke ich, besorgen sie den Leib, sonst dürfte freilich der ihrige auch niemals schlecht sein oder gewesen sein, sondern *mit der Seele den Leib*, welche nicht fähig ist, irgend etwas gut zu besorgen, wenn sie selbst schlecht ist oder gewesen ist.»

In diesem doppelten Sinne nennen die Platoniker Hippokrates *Arzt und Asklepiaden* (99). Dass er als Arzt erscheint, erstaunt uns nicht. An Hippokrates den Asklepiaden dagegen, *den Vorsteher des Bundes der Asklepiaden* (4.7), müssen wir uns mit unseren heutigen Vorstellungen vom ärztlichen Beruf wohl erst gewöhnen. Wir werden zunächst mit Platon diesen rituellen, energetischen Ausbildungsweg des alten «Arzt-Therapeuten» betrachten. Dabei kann eine tiefe Verwandtschaft der Platoniker mit den Asklepiaden festgestellt werden; denn, um die Gesetzmässigkeiten der *Psyche* zu kennen, bemühten sich beide Gemeinschaften, die Gesetzmässigkeiten des «Holons» zu verstehen. Und dies galt nach Hippokrates auch für diejenigen, die die Gesetzmässigkeiten des *Leibes* verstehen wollten, sich also auf dieser Ebene «spezialisierten» (231). Der Tatbestand gleicher Ausrichtung wird auch in der Sekundärliteratur immer wieder hervorgehoben, wie etwa dass «*eine weitgehende Übereinstimmung zwischen hippokratischer und platonischer Lehre besteht*» (232).

Platons Einfluss auf die hippokratische Tradition zu bezeugen, war ein grosses Anliegen des griechischen Arztes Galen von Pergamon (geb. 130 n. Chr.). Er wollte der auf die materielle Ebene abgesunkenen und zersplitterten Heilkunst neuen philosophischen Auftrieb geben, d. h. die ursprüngliche Verbindung wiederherstellen, was heute etwa als «Platonisierung des Hippokrates» bezeichnet wird (233). Bedeutsam scheint mir in diesem Zusammenhang, dass Platon und Hippokrates gemeinsam als Begründer der Medizin in die arabische Kultur eingegangen sind.

Die Gesetzmässigkeiten des «Holon», Abbild der «Psyche» und des Leibes, lernte man in der philosophischen Tradition durch Kontemplation–Meditation kennen, durch die Überlieferung, in der Diskussion der alten Weisheitslehren und durch das Ritual (234). Die Versenkungspraxis der Hippokratiker können wir dem *Eid* entnehmen, der eine stufenweise «Öffnung» oder Einstimmung auf die verschiedenen Ebenen der «Psyche» enthält (4.7). Die Weisheitslehre erkennen wir auch in den hippokratischen Schriften, wie der *Diätetik*, die mit dem «Holon» und der Kosmogonie beginnt. Auch in der chinesischen Medizin ist der ideale Arzt ein Weiser, der das Zusammenwirken aller Kräfte des Universums kennt (235). Das Ritual bildet den Rahmen des hippokratischen *Eides*. Dabei können wir grosse Konkordanzen mit dem platonischen Ritual erkennen, wie es das *Symposion* darstellt. Interessant ist, dass beiden Ritualen das *transkulturelle, siebenstufige Modell der Psyche* zugrunde liegt, das im Ritual aktiviert wurde (4.7, Abb. 23). Ausgehend von dieser spirituellen Perspektive des Heilwerdens bemühten sich die Hippokratiker jedoch auch sehr um den Körper und wurden zur «Ärzteschule», die Platoniker dagegen blieben eine «Philosophenschule».

Der «Arzt» und die Heilkunst im Symposion

Die wichtigste Passage, die die Verwandtschaft nicht nur der Denkmodelle, sondern auch gemeinsamer Praktiken bezeugt, finden wir ebenfalls in Platons *Symposion* (236): Hier wird Asklepios als «*Ahnvater*» *der von den Platonikern ausgeübten Energiepraxis* genannt. Der Arzt Eryximachos, einer der sieben «Redner», ist zugleich «Darsteller» der Energieebene, die vom ersten Energiezentrum bestimmt wird (Wurzelchakra; vgl. 4.7.3.6): Er definiert sowohl die Heilkunst als auch die von Asklepios begründete energetische Heilpraxis; er umreisst den Weg desjenigen, der diese Kunst erwirbt, und das Ziel dieser Kunst. Mit hochentwickelter Eros-Kraft soll dem anderen Menschen heilend begegnet werden. Die Heilkunst repräsentiert die «Pforte» zur Erfahrungswelt der «Psyche», deren verschiedene Ebenen durch das Ritual geöffnet und aktiviert werden (Weg abwärts und aufwärts). Das Ritual führte den Menschen zu den höchsten Seinszuständen und zur Ganzheit (vgl. 244). Es war eine hohe Form der Prophylaxe, des Heilwerdens, und damit immer auch Heilkult. *Der Heilkult war so Teil der Heilkunst.*

Im platonischen Ritual hat also der «Arzt-Therapeut» seinen festen Platz in der Energiepraxis und definiert die alte Heilkunst mit ihren Energiemodellen und therapeutischen Vorstellungen. Zum Teil sind sie uns bereits von den Vorsokratikern her bekannt. Das Leitprinzip dieser Heilkunst ist das Transkulturelle des «*Füllens und Leerens*» der Energien (4.4.1.2; Zitat 238). Der *beste «Arzt»* (= der Heilkundigste) ist zunächst ein guter subtiler «Diagnostiker» (*dia-gignosko*), der nach dem Wortsinn durch die verschiedenen Ebenen hindurch wahrzunehmen vermag, wo das Fliessen der Energie zu heftig oder überhaupt nicht stattfindet. Er kann eine ebenenspezifische Diagnose der Disharmonien stellen. Der *«Meister»* (*demiourgos*, 237) im Heilen ist ferner derjenige, der die *Polaritätenlehre* beherrscht, der die Polaritäten auszugleichen vermag. Er muss fähig sein, die Energie richtig zu «mischen» oder «umpolen» zu helfen, den schlechten in den guten Eros überzuführen; er muss fähig sein, «die Energie zu führen», wie es im Chinesischen heisst (237). Es geht dabei vor allem um die Dynamik zwischen den *Prozessqualitäten «kalt vs warm», «bitter vs süss», «feucht vs trocken»* (4.3.2.5). Asklepios, der Begründer dieser heilenden Energietechnik, hätte meisterhaft verstanden, die Polaritäten auszubalancieren und den guten Eros einzugiessen.

Folgen wir also dem Ritual und der Energielehre des *Symposions*, wirkt *die von Asklepios begründete Heilkunst von der ersten Energieebene*, die zum untersten Energiezentrum gehört (Wurzelchakra; 4.7.3.6). Nach den alten Energielehren ist hier nicht nur die Eintrittspforte zu den subtilen Energieebenen. Es ist dies m. E. der führende Bereich *der männlichen Kraft. Vorhippokratische Heilkunst dürfte also vorwiegend Energietherapie gewesen sein* (238):

«Denn die Heilkunst ist in der Hauptsache nichts anderes als die Kenntnis der Erosregungen des Leibes in bezug auf *Füllen und Leeren*, und wer in diesen Dingen den guten und schlechten Eros zu unterscheiden weiss, der ist derjenige mit den *höchsten Heilfähigkeiten* (der beste Arzt). Und (238) wer fähig ist, eine Änderung derart zu bewerkstelligen, dass der Leib *anstelle des einen Eros sich den anderen zu eigen macht* (Umpolung), und sich darauf versteht, dort, wo der gute Eros fehlt und doch da sein müsste, ihn entstehen zu lassen und den innewohnenden schlechten zu entfernen, der dürfte der (subtile) *Meister* sein ...

All dem verstand unser Ahnherr Asklepios, wie unsere Dichter sagen und ich es glaube, Eros einzuflössen und es im Hohen zu vereinen und begründete damit unsere Kunst.»

Ganz ähnlich steht in der hippokratischen Schrift *Von der heiligen Krankheit* (239):

«Man muss aber bei dieser Krankheit wie auch bei allen anderen die *Disharmonien* nicht fördern, sondern sich bemühen, sie zu vernichten, indem man gegen jede Disharmonie die ihr *«polarste Qualität»* anwendet und nicht, was ihr günstig und gewohnt ist. Denn durch das ihr Freundliche gedeiht und wächst sie, während sie von dem ihr *«Entgegengesetzten»* abstirbt und vergeht. Wer es aber versteht, unter den Menschen einen solchen Wandel hervorzubringen, und es vermag, den Leib des Menschen durch die von ihm verordnete Diät feucht und trocken, warm und kalt zu machen, der könnte wohl auch diese Krankheit heilen … »

Dass es dabei um eine hohe «Kunst» geht, die vom Vater auf den Sohn oder die Tochter (vgl. 3.3) oder vom Meister, der Meisterin auf die Adeptin oder den Schüler übertragen und erfahren werden muss und nicht aus Büchern erlernt werden kann, vernehmen wir aus dem sokratischen Dialog *Phaidros*. Es scheint mir bezeichnend, dass das «Wie» des Erlernens dieser «Kunst» nur angetönt bzw. ausgespart wird (Initiatenwissen)! Es geht wieder um den Arzt Eryximachos, der die traditionelle Heilkunst nach altem Prinzip von seinem Vater erlernt hat (240):

- «Sokrates: Sage mir also: Wenn jemand zu deinem Freund Eryximachos oder dessen Vater Akumenos käme, sagend: «Ich verstehe solche Dinge dem Leib beizubringen, dass ich ihn erhitze, wenn ich will, und auch abkühle, und dass ich ihn, wenn es mir gut dünkt, speien mache oder auch abführen, und noch vielerlei dergleichen, und weil ich dieses verstehe, behaupte ich ein Arzt zu sein, auch jeden andern dazu zu machen, dem ich nur diese Kenntnisse mitteile»; was, meinst du, werden sie erwidern, wenn sie dieses angehört?
- Phaidros: Was sonst, als ihn fragen, ob er auch noch verstände, wem und wann er dies alles antun müsse und in welchem Grade?
- Sokrates: Wenn er nun sagte, keineswegs, sondern ich verlange, wer jenes von mir lernt, müsse dieses, wonach du fragst, schon selbst verstehen.
- Phaidros: Dann, glaube ich, würde er sagen, der Mensch ist toll und glaubt, weil er in Büchern oder sonstwo einige Mittelchen gefunden hat, ein Arzt geworden zu sein, *obwohl er nichts von der Kunst versteht.»*

Weiter wird dann bezüglich Dichtung und Musik erörtert, was die «Kunst» vom Dilettantismus unterscheide. Es sind dies Gedanken, die heute gerade für den Bereich des Heilens und Therapierens sehr aktuell sind: *Kunst* wurde in jener Zeit mit einem *integrierten Menschen im Zustand voll entfalteter Energiepotentiale* verbunden, also mit einem Initiierten!

Ein weiterer wichtiger Bereich der Heilkunst nach Asklepios ist, laut dem Arzt im *Symposion*, die *Kunst der «Gymnastik»*, damals noch ein holistischer Übungsweg. Dies müsste heute etwa mit *Hatha-Yoga* übersetzt werden (vgl. *Lexikon der östlichen Weisheitslehren*), da wir dessen Prinzipien wiedererkennen: Es wird *«angespannt und nachgelassen, soweit es sich gebührt»* (241). Die Leibesübungen sind folglich auch den Gesetzen des Füllens und Leerens unterstellt und werden in der «Diätetik» eingesetzt (4.3). Sie werden unterstützt durch kräftige Nahrung. Diese Art des Yoga muss auf der psychischen Ebene ausgeglichen werden durch irgendeine «Kunst der Musen» (242). Beide müssen miteinander in der richtigen Mischung zusammenstimmen und je das Mutige und das Wissbegierige im Menschen entwickeln helfen. Ertüchtigt sich der Mensch nur auf der somatischen Ebene, reicht dies für seine volle Entfaltung nicht aus: er stumpft seelisch-geistig ab (243):

«Wer also Musik und «Yogakunst» am schönsten (= subtilsten) mischt und im reichlichsten Mass der Seele beibringt, den würden wir wohl am richtigsten für den vollkommen Musikalischen und Wohlgestimmten (d.i. Gesündesten) erklären, weit mehr als den, welcher die Saiten gut gegeneinander zu stimmen weiss.»

Yoga und «musischer Zugang» können dann weiter von der «Philosophie», von der Weisheitslehre und spirituellen Erfahrung durchdrungen werden. Wie für die anderen Künste ist dies auch in der Heilkunst der Weg des «Arzt-Therapeuten».

Wie wird dies in Praxis umgesetzt? Die «hohen» und «tiefen» Ebenen im Menschen werden durch «Musikharmonien», durch das «Schnelle» und «Langsame» und durch Techniken des «Rhythmus» in Einklang gebracht (238): Wir würden sagen, durch eine Art *Ton- bzw. Atemtherapie*. In dieser Übung und mit den Kenntnissen der Weisheitslehre kann der Mensch letztlich auf die Ebene der Spiritualität gelangen, eine Entwicklung, die höchstes Ziel und Vollendung bedeutet (244). Dazu bildet der hippokratische *Eid* dann eine Konkretisierung (4.7).

Heute wird sog. «Vokalraumarbeit» in der Atemtherapie eingesetzt (Middendorf; davon mehr bei Pythagoras, 3.1.5).

Der «Arzt-Therapeut» kann nun durch «Harmonie» und «Rhythmus» energetisch auf den anderen Menschen einwirken, gleichsam in der «Therapie» schöpferisch werden. Oder aber er kann die Entfaltung des anderen Menschen durch bewährte Übungen unterstützen. Dabei muss ein Meister, und nur ein solcher soll dies tun, zunächst volle Entfaltung seiner eigenen Heilpotentiale erlangen, um dann sorgsam die energetische Entwicklung des anderen Menschen zu begleiten (237). Vor allem ist im *Genitalbereich* (erstes

Energiezentrum, Wurzelchakra) wichtig, nicht der Zügellosigkeit und damit Suchttendenz der Sexualität zu verfallen. Denn es wird hier der subtile Erosweg entwickelt, der «doppelte Eros» (440, 3.T.; 96). Ferner tönt der «Arzt» aus dem *Symposion* auch den subtilen Umgang mit dem *«oralen Bereich»*, dem Bereich der Hygieia und «Diätetik» an, der ebenfalls in Sucht ausarten kann (245).

Diese beiden Bereiche bringen *die oralen und genitalen Süchte* hervor. Durch unsubtilen Umgang kann sich der Mensch im Somatischen fixieren. Dies ist ein Ansatz und ein Modell, das in der heutigen *Suchtdiskussion* weiterführen könnte. *Sucht lässt sich wesentlich von den Energiefeldern her verstehen* (68, 2.T.): Durch den Genuss von Stimulantien wie auch durch sexuelle Aktivität werden die subtilen Bereiche geöffnet. Dabei braucht der Mensch Anweisung, um die energetischen Erfahrungen geniessen und entwickeln zu können. Hat er keine Anleitung, ist er versucht, die subtilen Erfahrungen durch immer häufigeres Konsumieren zu erreichen und bleibt zunehmend auf der somatischen Ebene verhaftet. Die Qualität der subtilen Erfahrungen nimmt dabei ab. Interessant für diese Zusammenhänge sind Programme, in denen Drogensüchtige durch *Meditation* vom Suchtmittel wegkommen (GOTTWALD / HOWALD).

Weiter stützte sich die Heilkunst noch auf das Wissen um die *Erdenergie.* Diese lenkt die Entstehung der Formen der physischen Welt (246). Das griechische Wort *georgia* ist vermutlich kodiert: Die gängige Übersetzung «Landbau» ist holistisch nicht ausreichend (247). Die Erdenergien im Menschen lassen an «Erde» als elementare *Energiephase* – im Zusammenhang mit den Verdauungsvorgängen – denken (4.3.3).

Aber auch das Wissen um die *Jahreszeiten als Prozessphasen* gehört zur Heilkunst, wie auch eine ganzheitlich verstandene *Astronomie* (248). All diese energetischen Einflüsse im Menschen müssen miteinander in «Harmonie» gebracht werden und wurden in der hippokratischen Heilkunst unter «Diätetik» zusammengefasst (4.3).

Ferner gehört zur Heilkunst die *Seherkunst* als *subtile diagnostische Fähigkeit* (4.4.2). Damit führte der Meister die Energieentwicklung seines Schülers, denn durch dieses «prüfende Schauen» konnte er ihn bis in die spirituellen Erfahrungen begleiten und so heilend wirken (249).

Eros kann von verschiedenen Gebieten her zu höchster Vollendung und Glückseligkeit entwickelt werden. Und – gemäss dem «Arzt» im *Symposion*

– ist er auch *die stärkste Heilkraft* (213), die sich im Spirituellen vollendet. Die Heilkunst ist, wie gesagt, *eine* Einstiegsmöglichkeit, *eine* «Kunst» neben Musik und anderen Künsten, *ein* Weg zu vollem Menschsein.

Schichtenmodelle der «Psyche» bei Platon

Neben dem verschlüsselten Psychemodell des *Symposions* mit seinen *sieben Ebenen* (Abb. 23, 4.7) finden wir bei Platon auch das später von Galen überlieferte und mehrfach erwähnte Dreiermodell: *Körper – Psyche – Geist*. Es war auch in anderen alten Kulturen bekannt, wie z. B. in Ägypten (vgl. symbolische Ritualdarstellungen mit *drei* Blumen).

Auf der Ebene des *Körpers* und der körpernahen Energien ist es die Heilkunst, ferner «Gymnastik» und «Diätetik», die die Energien harmonisieren, auf der Ebene der *Psyche* eine der «Musenkünste» und auf der Ebene des *Geistes* die «Philosophie» und «Theosophie», die Versenkung in die höchste Schau des Seins (250).

Ein weiteres antikes Dreiermodell ist die Einteilung nach *«Hirn»*, *«Herz»* und *«Leber»*, das ebenfalls in den platonischen Texten erscheint. Hier ist es wiederum wichtig, die «Organbezeichnungen» nicht in unserem anatomisch-somatischen Sinne zu verstehen, wie dies in der Literatur getan wird (251), sondern vielmehr als *«Funktionsbereiche»* (252). Wir könnten auch etwa sagen, es sind *foci* im menschlichen Energiefeld, die mittels Organbereichen lokalisiert werden. Interessanterweise decken sie sich mit Zonen, die auch als *Energiezentren* bekannt sind (Abb. 22). So lässt sich dies heute etwa folgendermassen deuten (251):

– die vegetative Schwingungsebene hat ihr Zentrum im Bereich der «Leber»,
– die emotionale Schwingungsebene hat ihr Zentrum im Bereich des «Herzens»,
– die geistige Schwingungsebene hat ihr Zentrum im Bereich des «Gehirns».

Auch unser Ausspruch auf «Herz und Nieren prüfen» meint das Wahrnehmen dieser Funktionsbereiche (253).

Wie ich früher ausgeführt habe (96), sind die Energiezentren mit ihren ganz spezifischen Energiequalitäten hierarchisch organisiert. Wir kennen sie bereits von den Elementarenergiephasen und werden sie in der «Säftelehre» genauer untersuchen (254). Während wir bei den Hippokratikern das neuere «Viersäftesystem» vorfinden, steht bei Platon noch das ältere «Dreisäftesystem». Hier sind die Entsprechungen:

«Leber»   –   «Galle»,
«Herz»   –   «Blut»,
«Gehirn»   –   «Schleim» (255).

Die *Übereinstimmung zwischen Energiefeldern* (Funktionsbereichen, 256) *und Energien* (bzw. Energiequalitäten) ist ein Grundmodell der hippokratischen Tradition. Es erscheint auch im Einteilungsmodell der Krankheiten:

- nach Strukturen   (*apo schematon*),
- nach Energien   (*apo dynameon*; 257).

Wir sehen, wie differenziert und vielschichtig der Mensch in den platonischen Texten erfasst wurde. Dieses Wissen und Weltbild können wir auch für die Hippokratiker voraussetzen. Es ist dabei wichtig zu beachten, dass die verschiedenen Ebenen in subtilen Gleichgewichten aufeinander bezogen waren: ein holistischer, in ständigen Rhythmen sich verändernder Mikrokosmos (nicht Leib-Seele-Spaltung!). Die Heilkunst bestand darin, diese Rhythmen zu unterstützen, ohne ihnen Gewalt anzutun (182, 2.T.). Die «weise Frau Diotima» spricht darüber folgendermassen zu Sokrates (258):

« ... seine Stoffmasse ist in beständigem Wechsel, und doch bezeichnet man ihn als denselben, während er tatsächlich sich beständig erneuert und das Alte verliert, als da sind Haare, Fleisch, Knochen, Blut, kurz den ganzen Körper. Und das gilt nicht etwa bloss vom Körper, sondern auch von der Seele (*psyche*): Sinnesart, Charakter, Ansichten, Begierden, Gefühle der Lust, der Unlust, der Furcht – nichts von alledem bleibt bei dem Einzelnen sich gleich, sondern es findet ein beständiger Wechsel von Entstehen und Vergehen statt. ... dadurch, dass das Abgehende und Veraltende stets ein anderes Neues, von gleicher Art wie es selbst zurücklässt. Durch diese Einrichtung, Sokrates, hat das Sterbliche Anteil an der Unsterblichkeit, *der Körper nicht nur, sondern auch alles andere.*»

3.3 Frauen in der Heilkunst

Die «weise Frau Diotima» lässt nach den Frauen in der griechischen Heilkunde fragen. Denn in der nachmaligen abendländischen Medizin spielten Frauen sehr lange überhaupt keine Rolle oder waren vielmehr gar nicht zur Ausbildung zugelassen. Es scheint, dass bereits *in hippokratischer Zeit Weichen dazu gestellt* worden sind.

Die göttliche *Hygieia*, die die «Diätetik» als wichtigsten Zweig der hippokratischen Medizin beseelte, wurde in unserer Kultur zur *Hygiene* abgewertet. Das einst aus der spirituellen Sphäre wirkende Heilprinzip *«heilig und rein»,* wurde für viele Frauen unserer Kultur zum Ideal der Sauberkeit und des Reinmachens auf der sichtbaren Ebene (4.7.3.5). Und auch für diese Entwicklung scheint eine Wurzel bereits in der hippokratischen Tradition zu liegen.

In der ältesten griechischen Heiltradition hatte Asklepios auch «Töchter» (Assimilation verschiedener Kulte), und in der Ikonographie noch der hippokratischen Zeit ist *Hygieia das weibliche Komplement zu Asklepios*

und wurde entsprechend auf Altären und in Tempeln verehrt. Der hippokratische *Eid* beginnt mit der Anrufung zweier männlicher und zweier
weiblicher göttlicher Heilpotentiale. Die weiblichen erscheinen als *Hygieia*
und *Panakeia*; letzterer Name bedeutet «*All-Heilerin*». Von ihr stammt «Panazee», das Allheilmittel (259).

Heilende Frauen bei Homer

Das Wirken weiblicher Heilkräfte findet sich schon im ältesten europäischen Epos, der *Ilias* (260): Von Agamede, der blonden, heisst es,

> «welche so viele Heilkräuter kannte, wie die weite Erde hervorbringt.»

Kräuterkunde scheint speziell dem weiblichen Heilpotential zugeordnet
werden zu können (vgl. *Eid*) und hat in den «Kräuterfrauen» bis in die Neuzeit überlebt.

Die *Ilias* berichtet ferner wie beiläufig von Frauen, die die Heilkunst auch
rituell ausübten, wie im folgenden Beispiel, wo von der *schönflechtigen Hekamede* und der heiligen Gerste berichtet wird (261):

> «Diese rückte zuerst den wohlgeglätteten, schönen,
> Dunkelfüssigen Tisch vor die beiden, setzte die Schüssel
> Drauf aus Erz, mit Zwiebeln gefüllt, dem (Heil-)Tranke zur Würze,
> Gelblichen Honig dabei, und Mehl von *heiliger Gerste*,
> Auch den stattlichen Kelch...
> Hierin mengte die Frau (nicht Weib!) von Ansehn gleich einer Göttin,
> Pramnischen Wein für die Männer und rieb mit eherner Raspel
> Ziegenkäse darauf, mit weissem Mehl ihn bestreuend,
> Nötigte dann zum Trank...»

Hekamede ist in ihrem Tun einer Göttin gleich, d.h. sie erscheint in aussergewöhnlicher, exemplarischer Funktion, wie die Helden im Epos. Das formelhafte Beiwort «schönflechtig» (gr. *euplokamos*, 262) weist vielleicht
noch auf einen alten Ritualbrauch: im alten matriarchalen Kreta (Palast-
zeit) hatte die das Ritual vollziehende Priesterin ein rotes Band ins Haar
eingeflochten. Solche aussergewöhnlichen Menschen sollen in den «Lehr-
gesängen», den Epen, die menschlichen Entwicklunsgmöglichkeiten aufzeigen. Die «strahlende» Frau Hekamede nun bereitet rituell einen Heiltrank
für zwei verwundete Männer, die aus der Schlacht gerettet wurden. Wer
sind sie? Der eine ist der «Arzt» Machaon, Sohn des Asklepios, der immer
wieder im Epos erscheint und mit grossem Können Wunden behandelt und
Heilkräuter auflegt (263). Hier ist er nun selbst verwundet und mit ihm Eu-
rypylos, dank dessen Erwähnung wir die Stelle bei Platon wiedererkennen:

Hekamede bei Platon

Im *Staat* wird diese Stelle als Beispiel kommentiert, wie nach der alten Lehre des Asklepios vorgegangen wurde, im Gegensatz zur neumodischen «Verweichlichung» durch die «Diätetik» (264; 11, 2.T.). Besonders bemerkenswert ist hier Platons Umformung der zitierten Homerstelle, derart dass Hekamede nicht einmal mehr mit dem Namen erscheint (264):

> «Ich schliesse dies daraus, weil seine Söhne (des Asklepios) vor Troja die (!), welche dem verwundeten Eurypylos auf den pramnischen Wein viel Graupen (Mehl) aufgestreut und Käse darüber gerieben, was doch für blähend gehalten wird, zu trinken gab, nicht tadelten, noch den Patroklos, der es ihm verordnet hatte, schalten.»

Hier sind es nun die Söhne des Asklepios, die die namenlose dienende Frau nicht tadelten (265). Im Urtext dagegen bereitete die ärztlich-priesterlich wirkende Hekamede den verwundeten Männern den Mischtrank, und sie war es auch – und nicht Patroklos –, die ihn zu trinken verordnete. Denn die Heilhandlung durch Hekamede erfolgte, bevor Patroklos, der auf Geheiss des Achilles nach den Verwundeten schaute, den Raum überhaupt betrat.

Die platonische Umformung zeigt, wie die Erinnerung an Frauen in Funktionen, die das Patriarchat und hier der Männerbund mehr und mehr für sich beanspruchten – den ärztlich-priesterlich-therapeutischen Bereich –, gelöscht wurde. Ereignisse und Texte wurden *sexistisch adaptiert*, indem das Weibliche teils *nicht mehr wahrgenommen*, teils *offen entwertet* wurde. Entsprechend wird noch heute besagte Hekamede als «lockige Maid» und «Weib» (gr. *gyné*) übersetzt, obwohl sie im griechischen Text eindeutig mit «von Ansehn gleich einer Göttin» bezeichnet ist (261)! Entwertungsvorgänge, wie sie die feministische Theologie im christlichen Traditionsgut ebenfalls aufdeckte (BÜHRIG).

In der Geschichte der ionischen Heilkunde sind auch Ärztinnen bezeugt (266). Sie werden im Griechischen teils mit der männlichen Form *iatrós*, teils mit der weiblichen *iatreine* genannt (267). In Athen jedoch wurde den Ärztinnen das Recht zu «praktizieren» abgesprochen (268). Es war ihnen nur noch erlaubt, *pflegerischen Tätigkeiten* nachzugehen und als *Hebammen* zu wirken. Hebamme war übrigens auch die Mutter des Sokrates, was diesen wohl mitbestimmte, seine Kunst «Hebammenkunst», d. h. gr. *«Maieutik»* zu nennen (269).

Die Weisheitsbünde

Seit dem 6. Jahrhundert wurde in Griechenland die Weisheitslehre mehr und mehr in gleichgeschlechtlichen Gruppen und vorwiegend in Männer-

bünden gelebt und gelehrt (270). Es gab jedoch auch weibliche Ritualbünde, wie dies Platon erwähnt; der bekannteste ist wohl derjenige um die
Dichterin *Sappho*. Während z. B. noch in Sparta Frauen eine den Männern
gleichwertige Bildung geniessen konnten, war dies in Athen zur hippokratischen Zeit nicht mehr der Fall, und Menschen wie Platon nahmen keinen
Anstoss daran! Entsprechend ermöglichte das durch Hippokrates erwirkte
Privileg auch nur *«den Söhnen von Kos»* den freien Zutritt zum «Gymnasium» (271). Bei Platon werden allerdings noch «weise Frauen» genannt,
wie die «schöne Sappho», die früher wohl einen ähnlichen Weisheitsweg gegangen sein soll wie die Platoniker. Sokrates erwähnt im *Symposion* auch
seine Lehrerin *Diotima*, die ihn höchste Weisheit gelehrt und in höchste Erfahrungen initiiert hat. Sie ist jedoch physisch in diesem Männerritual nicht
anwesend. Ferner soll gerade das in der Nachwelt Sokrates zugeschriebene
«sokratische Vorgehen», wo der andere Mensch durch dialogisches Fragen
zur Einsicht geführt wird (Resonanzentwicklung), auf dessen Lehrerin und
Philosophin *Aspasia von Milet*, die als Hetäre überliefert ist (!), zurückgehen (170): wiederum *eine Frau, die als positive weibliche Identifikationsfigur
verlorenging, da ihr Wirken einem bedeutenden Manne zugeschrieben
wurde.*

*Die vorwiegend gleichgeschlechtliche Zusammensetzung der griechischen
Weisheitsbünde soll zum Schutze der subtilen Potentiale und deren Entwicklungsweg erfolgt sein* (FRÄNKEL, 96). Andere Kulturen, wie z. B. die ägyptische oder die indische, pflegten jedoch auch für Frauen und Männer *gemeinsame Wege.* Der Bund der Asklepiaden nun war ein reiner Männerbund.
Wir entnehmen dies sehr klar dem *Eid,* wo die Weitergabe des Traditionsgutes nur über die *«männliche Linie»* vom «Vater» auf den «Sohn» geht.

Ärztinnen in der pythagoreischen und ionischen Tradition

Aus anderen griechischen Medizintraditionen sind dagegen auch *Frauen
und Töchter* bezeugt, die in das familiäre Heilwissen eingeweiht wurden: Im
pythagoreischen Weisheitsbund waren Frauen integriert und übten hohe
Funktionen aus, wie z. B. die Frau des Pythagoras, Theano, die nach dessen
Tod den Bund leitete (272). Sie, wie auch ihre und Pythagoras' Töchter
Damo, Mya und Arignote – welcher sogar z. T. die *Heilige Rede* zugeschrieben wurde –, sollen sehr gute «Ärztinnen» gewesen sein und für einen «frühen psychosomatischen Ansatz» stehen. Mya soll den «Chor der Frauen von
Kroton angeführt» haben und beim Vortreten vor (272)

«die Altäre der Götter den übrigen vorangeschritten sein».

Pythagoras soll im Hera-Heiligtum zu Kroton in einer *Rede an die Frauen* von ihrem überlieferten Ansehen, ihrer Gerechtigkeit und ihrer Veranlagung zu tiefster Spiritualität gesprochen haben. Aus diesem Grund hätte jede Altersstufe der Frau den Namen einer weiblichen Gottheit erhalten (d. i. *Kore, Nymphe, Meter, Maia,* 272; vgl. vier Lebensphasen, 4.6).

Ferner durfte sich Antiochis, wohl die Tochter des Arztes Diodotos aus Lykien, wegen ihrer ärztlichen Kunst (*iatriké techne*) eine Ehrenstatue errichten lassen. Von Galen wird sie als Erfinderin eines Medikamentes gegen Milzschmerzen, Ischias und Rheumatismus genannt. Ferner ist aus Pergamon (Ionien), ebenfalls einem berühmten Asklepieion mit Heilkult, die Ärztin Pantheia bekannt, die auch in einer Familientradition stand. Aus dem 4. Jh. v. Chr. stammt ein Grabrelief aus Attika für eine Hebamme und Ärztin; auf die letztere Bezeichnung in der männlichen Form (*iatrós*) hat sie Anspruch, «denn sie hat niemandem Schmerz zugefügt» (273). Damit finden wir den alten Leitsatz wieder, in den auch die Hippokratiker eingebunden waren, nämlich *zu nützen oder wenigstens nicht zu schaden* (273).

Die Asklepiaden

Die Familientradition der Asklepiaden setzten zwei Söhne des Hippokrates fort, Drakon und Thessalos. Auch der Schwiegersohn Polybos wurde ein bekannter Arzt und ist vermutlich Autor eines bedeutenden Werkes der hippokratischen Tradition (274). Von dessen Frau, der Tochter des Hippokrates, hören wir jedoch nichts. Wie die Tradition sich die Frau des grossen Hippokrates vorstellte, geht aus einem nicht authentischen Brief hervor, den der abwesende Hippokrates an einen Freund geschrieben haben soll. Diese Quelle gibt das Bild einer typisch griechisch-antiken Ehefrau und dürfte für das Mann-Frau-Verhältnis jener Zeit aufschlussreich sein (275):

«Du wirst in meinem Haus wohnen unter ausgezeichneten Bedingungen; *mein 'Frauchen'* wird bei ihren Eltern wohnen während meiner Reise. Halte jedoch trotzdem ein Auge auf sie, damit sie vernünftig lebt und während der Abwesenheit ihres Mannes nicht in die Gefahr kommt, an andere Männer zu denken. Sie war immer zurückhaltend, und ihre Eltern sind anständige Leute … Aber eine Frau braucht immer jemanden, der sie führt; denn sie hat in ihrer Anlage etwas, das sich erregt und das, wenn es nicht täglich zurückgehalten wird, wie die Bäume einem verrückten Spriessen ausgesetzt ist. Was mich anbetrifft, betrachte ich einen Freund als einen wachsameren Wächter der Ehefrau als die Eltern …»

Andere antike Zeugnisse bestätigen, dass die *führende, wissenschaftliche Heilkunde, die fundiertes Wissen* weitergab, seit Hippokrates «*Männersache*» war. So erwähnt Celsus in seiner «Medizin» als entscheidenden Impuls der hippokratischen Zeit, dass die Philosophie die Medizin als wissenschaftliche Sparte aufnahm, mit der sich dann auch wieder *bedeutende Männer* auseinandersetzen konnten (276). Wissen und Wissensübermittlung wurde somit das Vorrecht der Männer, und gebildete, «weise Frauen» traten entsprechend seltener auf. Aus dem 2./1. Jh. v. Chr. bezeugt immerhin noch das Grabrelief einer Ärztin (*iatreine*) mit *Buchrolle in der Hand*, dass sie fundiertes Wissen hatte (277).

Ich nehme nun an, dass in dem Moment, wo die Heilkunde als spezifisches Wissensgebiet durch Hippokrates und die Asklepiaden öffentliche Anerkennung und Vorrang vor anderen «Ärzteschulen» bekam, *Heilkunst und Heilkundige im Umfeld eines männlichen Ritualbundes und einer Männergruppe verstanden wurden, also dem männlichen Heilpotential zugeschrieben wurden.*

> Der Ausschluss der Frauen aus dem Arztberuf und überhaupt aus den Wissenschaften sollte lange wegweisend bleiben für die abendländische Tradition und wird erst in neuster Zeit allmählich gelokkert (sogar Gynäkologinnen sind noch selten!).

Hippokrates war in Athen schon Ende des 5. Jh. v. Chr. eine Berühmtheit. Wohl im Zusammenhang mit diesem Vorbild hat Athen den Ärztinnen das Recht der Ausübung ihrer «Kunst» abgesprochen. Die Frauen und die Frauenwelt wurden aus den Vorstellungen selbständigen *Wissens und Heilens* ausgeschlossen und prägten die «femininen» Erwartungen *paramedizinischen Pflegens.* Diese Tendenz zum ärztlichen Vorrecht der Männer war bei den Hippokratikern gekoppelt mit einer *stärkeren Hinwendung zur somatischen Ebene,* welche ihrerseits dem *männlichen Energiepotential* nähersteht (278). Während im *Eid*-Ritual die weiblichen neben den männlichen Potentialen noch bis in die höchsten Bereiche in gleichwertiger, komplementärer Form entwickelt wurden (4.7.3.1), waren die Frauen leiblich im Ritual nicht anwesend, ihre Energien hier nicht spürbar.

Was kann man aus der nachfolgenden Entwicklung schliessen? Wie ich es ganz ähnlich für den Verlust der Spiritualität in der religiösen abendländischen Tradition aufgezeigt habe (279), geht den Männern durch Ausschluss oder Entwertung der weiblichen Kräfte auf den «unteren Ebenen» letztlich die *Auseinandersetzung und Kultivierung ihrer eigenen weiblichen Anteile* verloren. Die weiblichen Kräfte verschwinden schliesslich auch aus den spirituellen Ebenen – das Abendland hat keine Göttin mehr –, und damit lassen sich die männlichen Kräfte ebenfalls nicht mehr zur Vollendung bringen:

Asklepios und Hygieia wurden in hippokratischer Zeit als «Paar» verehrt – als *sotér* und *soteira* (280) – und bildeten oft eine Kultgemeinschaft
(Abb. 3).

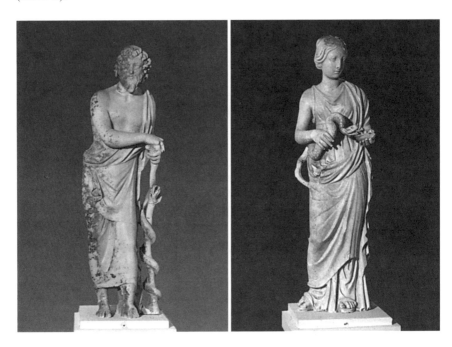

Abb. 3. Statuetten von «Asklepios» und «Hygieia» (röm. Zeit).

Die öffentlichen Ärzte in Athen brachten dem Asklepios und der Hygieia
zweimal im Jahr ein Opfer dar (280). Hygieias «Spezialität» erscheint als
eine *subtile energetische Diagnostik und damit verbundene «Diätetik»*, entsprechend auch auf den Bildwerken: Im Gegensatz zu Asklepios berührt sie
den Kranken nicht, sondern sie «schaut» ihn (*krisis*, 4.4.2). Ihr spezifisches
therapeutisches Vorgehen wird heute auf den Abbildungen nicht mehr verstanden und einfach als «passiv» (neben dem «aktiven» Asklepios) oder gar
als «Schatten» des Asklepios interpretiert (281). Sie wird auch etwa – wie
die göttliche Kraft Panakeia – als «Hilfsgöttin» bezeichnet (282). Dies beobachten wir in Interpretationen, wo im griechischen Kontext nichts vom
«Dienen» steht, wo sich also aufgrund nachmaliger Rollenerwartung ein se-
xistisches Muster einschleicht, wie in folgender modernen Textstelle (283):

«Im 'Eid' selbst erscheint der *göttliche* Stifter des Asklepiadengeschlechts (Asklepios) als
Sohn des Heilgottes Apollon und Vater der *dienenden* Heilgottheiten Hygieia und Panakeia.»

96

Gerade im *Eid,* der die rituelle höchste Aktualisierung der männlichen und weiblichen Heilpotentiale, also auch der Hygieia-Kraft, darstellt, kann von solchem «Dienen» keine Rede sein; ebensowenig in der hippokratischen *Diätetik,* wo der Lebensweg gleichsam auf Hygieia ausgerichtet ist (363, 2.T.). Wie denn Asklepios in der griechischen Tradition als *sotér* (Heiland) verehrt wurde, so war Hygieia ganz entsprechend das weibliche Komplement, die *soteira* (284). Für die weibliche Form haben wir bezeichnenderweise keine deutsche Entsprechung mehr: Denn während im Frühchristentum der neue, christliche «Heiler» in Konkurrenz zu Asklepios kam und folgerichtig dessen Attribute, z. B. «Heiland» übernahm, wurde nach jüdischem Vorbild keine weibliche Entsprechung mehr ergänzt. Zu jener Zeit könnte auch Hygieia bereits in ihren göttlichen Qualitäten reduziert worden sein, so dass wir im christlichen Traditionsgut bloss noch eine «Gottes*mutter*», eine «Gottes*gebärerin*» und letztlich eine *der höchsten männlichen Kraft dienende Frau* vorfinden. Sie bekam denn nie die höchsten spirituellen Qualitäten zugeschrieben, wurde also *nie offiziell zur göttlichen Kraft.* Maria löste zwar in den griechischen Kultstätten, wie in Kos, die göttliche Heilkraft Hygieia ab, aber göttliche Heilkraft war sie nicht mehr (4.2).

> Entsprechend gibt es in der christlichen Religion – nach frühchristlichen Ansätzen – erst im 20. Jahrhundert wieder «Priesterinnen».

> Die griechische Spiritualität dagegen erlebte das höchste Weibliche nicht als «Dienerin» des Männlichen, sondern als höchstes polares Komplement, das sich in der «heiligen Hochzeit» (gr. *hieros gamos*) oder in der *unio mystica* vollendet. So lehrte Diotima, die Meisterin und Priesterin, Sokrates (285).

In der Folge haben nicht nur die Religion, sondern auch die Nachfahren des Asklepios und damit die Medizin des Abendlandes *die spirituellen Ebenen und die weiblichen Energien eingebüsst.* Dies ist die Konsequenz aus den alten Polaritätslehren!

Die heutige Medizin führt zwar immer noch ein Symbol der Hippokratiker mit, das auf das Wesen ihrer Heilkunst und ihrer Verwurzelung in der subtilen Tradition hinweist, es ist jedoch unvollständig: Der *Äskulapstab* ist das alte *transkulturelle Symbol subtilen Heilens* (4.7). Der Stab, ursprünglich auch als Lebensbaum dargestellt, bedeutet das Energiefeld und die Schlange die Entwicklung der Kraft durch die verschiedenen Seinsebenen des Menschen. Als *Caduceus,* als *Doppelschlangenstab,* lässt sich dieses

Heilsymbol bis zu den alten Sumerern (2150 v. Chr., KARDOS-ENDERLIN) und Ägyptern zurückverfolgen. Bezeichnenderweise für die abendländische Entwicklung ist uns im Äskulapstab nur der Hinweis auf die *männliche Heilkraft* erhalten. Die *weibliche Kraft der Hygieia, die meist die querlaufende Schlange nährt*, bedeutete in Altgriechenland die unabdingbar mit der männlichen wirkende weibliche Polarität. Sie ging der Medizin verloren und zeigt sich noch in der *Pharmazie*, als Schlange um die Schale der Hygieia oder als zwei Schlangen, die sich um ein Mischgefäss (Ritualgefäss) ranken.

Die männliche vertikale Kraftlinie und die weibliche horizontale ergeben *zusammen* das alte *Lebenskreuzsymbol* und machen nur in ihrem energetischen Zusammenwirken Sinn (Polaritätenlehre).

Hygieia ist uns also beinahe verlorengegangen. Folglich haben wir von der griechischen Heilkunde nur die männlichen «Feuer»-Aspekte, den «Weg abwärts», den Weg der Differenzierung, der Individualisierung und Atomisierung weitergeführt (4.4.1.1). *Dies bedeutet den Verlust der Polaritätendynamik.* Der «Weg abwärts» ist zu einem «Untensein» und zu einer Fixierung in der Materie, im somatischen Heilen und in einer «männlich» dominierten Wissenschaftlichkeit geworden. Dieser Zustand sollte wieder mit dem «Weg aufwärts», mit «weiblicher» Steuerung, Entwicklung männlicher und weiblicher, «sanfterer» Heilpotentiale, in einer Integration der verschiedenen Heilebenen und im möglichen Überführen der Heilprozesse auf die spirituellen Ebenen, verbunden werden. Dies wäre harmoniefördernde, nährende, weiblich-mütterliche Wirkkraft (4.4.1.1, «Wasser»-Aspekte).

4. Die hippokratische Heilkunst

4.1 Der Wandel in der Heilkunst von der Philosophie zur Medizin

Im hippokratischen Umfeld muss sich also im 5. Jh. v. Chr. ein Wandel im Verständnis der Heilkunst angebahnt haben: Sie wurde mehr auf die Körperebene ausgerichtet, die «Diätetik» wurde ausgebaut, neue, *körperorientierte Techniken* wurden – neben den energetischen – angewandt und verselbständigten sich (vgl. «Gymnastik», 3.2.1). Der römische Enzyklopädist Celsus hat das Problem der Beziehung zwischen Heilkunst und Philosophie so dargestellt, dass bis zum 5. Jahrhundert die Philosophie das Primat hatte. Die Entwicklung der Heilkunst seit Homer skizziert er dann humoristisch folgendermassen (1):

«Nach den vorher aufgeführten übten keine berühmten Männer die Heilkunst aus, bis diese Dank der Zunahme wissenschaftlichen Strebens als Wissenschaft zu gelten begann. Wissenschaftliche Tätigkeit ist zwar bei allen Menschen besonders dem Geist ein Bedürfnis; sie ist aber zugleich dem Körper schädlich. *Zuerst galt die Heilkunde als ein Teil der Philosophie*, so dass also die Heilung der Krankheiten und die Betrachtung des Wesens aller Dinge von denselben Denkern ausgegangen ist – verständlicherweise, da ja vor allem diejenigen nach der Heilkunde suchen mussten, die ihre Körperkräfte durch das Nachdenken in der Abgeschiedenheit und durch Nachtwachen geschwächt hatten. Darum sind, wie wir erfahren, *viele Lehrer der Philosophie Heilkundige* gewesen, am berühmtesten unter ihnen Pythagoras, Empedokles und Demokrit. Dessen Schüler war, wie einige angenommen haben, *Hippokrates von Kos*, als erster von allen der Erwähnung würdig; denn dieser Mann, durch seine Kunst wie durch die Gabe des Wortes gleich ausgezeichnet, *trennte die Heilkunde von den philosophischen Studien.*»

Die alte Heilkunst

Den Wandel in der Heilkunde bemerkt auch Sokrates und gibt seinem Ärger darüber im *Staat* Ausdruck (2): Nach altem Heilverständnis, dem die Philosophenschulen nachlebten, war der gebildete Mensch wie erwähnt dazu berufen, sich selbst durch geeignete, am *Mass* orientierte Lebensführung mit kräftiger Kost und entsprechenden Übungen gesund zu halten (vgl. 265, 1.T.). Musik half, die «Psyche» in «Harmonie» zu bringen, und «Gymnastikübungen» glichen die Bedürfnisse des Leibes aus (vgl. Pythagoreer). Entstand dann trotzdem z. B. ein saisonbedingtes Ungleichgewicht im Kräftehaushalt, dann verordneten die Ärzte ein Brechmittel, um das Ungleichgewicht wegzuspeien, oder ein Abführmittel, um es abzuführen. Beide Techniken waren nach energetischen Vorstellungen des «*Ableitens*» auch auf der Körperebene konzipiert. Ferner kamen bei Verletzungen noch die alten Techniken des Brennens und Schneidens dazu (3). Nun war jedoch mit der «Diätetik» eine neue Strömung in der Heilkunde zu beobachten: Die Asklepiaden übten neuerdings auch diese «pflegende und erziehende Heilart» aus. Dadurch entstand jedoch die Gefahr, dass die Menschen in steter Sorge und Bemühungen um ihren Leib lebten und dauernd abhängig von Ärzten wurden (4.3). Ähnlich tadelt Sokrates im *Symposion* Energie-übungen (Yoga), die gleichsam nur als Gymnastikübungen absolviert würden oder um des Geldes willen.

> Ein Vergleich mit Tendenzen im Gesundheitswesen der Gegenwart liegt nahe! Verlagert man sein Hauptinteresse auf das körperliche Wohlergehen und sieht darin seinen Lebenssinn, wird man leicht zum *Chroniker oder Hypochonder* derart (4),

«dass man immer glaubt, krank zu sein und nie aufhört, Not zu haben mit dem Leibe».

Schwerwiegend ist nach Platon, dass so das eigentliche Lebensziel der Persönlichkeitsentwicklung und des dem Menschen «angewiesenen Lebenszyklus» verpasst werde (5).

> Hier sind z. B. Beobachtungen von Psychotherapeuten zu erwähnen, wonach Menschen mit psychosomatischen Beschwerden ihre Not affektiv und verbal kaum zu äussern vermögen (Alexithymie, 78, 1. T.). Dies könnte mit dem Modell verschiedener Ebenen erklärt werden: Diesen Menschen gelingt es ohne Hilfe schwerlich, die Somatisierungsebene zu verlassen.

Sokrates bringt dann das Beispiel des «Gymnastiklehrers» und «Diätetikers» Herodikos von Selymbria (Lehrer des Hippokrates), dessen Leben zu «einem schweren Sterben bis ins hohe Alter» geworden sei. Dies widerspreche jedoch den alten Lehren des Asklepios, solche durch und durch kranke Körper durch diätetische Verordnungen bald ein wenig zu «entleeren» und dann wieder ein wenig zu «begiessen» (4.4.1.2). Erkrankte ein Mensch, so musste er zunächst seine Lebensweise überprüfen und neu ausrichten. Die «neue» Tendenz der hippokratischen Zeit wird denn geradezu «Krankheitsfütterung» genannt (6). Die alten Asklepiaden dagegen seien der Meinung gewesen, dass sie ihre Kunst nicht auf Menschen anwenden dürften, die von Natur aus kränklich, uneinsichtig und unmässig seien, und andererseits nicht auf solche, die sich bereits in einem Prozess auf den Tod hin befanden (7). Interessant ist, dass unter den erwähnten Voraussetzungen nicht geheilt werden durfte, sollten Menschen auch viel Geld dafür anbieten (8)!

> Hier liegt ein grundlegender Unterschied zur Gegenwart, wo seit der Aufklärung und von der WHO verbrieft für jeden Menschen *das Recht auf Gesundheit* und vom Arzt die Heilpflicht gefordert wird.

Nicht so die alten Kulturen, die den Menschen als eingewoben in ein umfassendes Schicksal verstanden, in das der Arzt-Therapeut nicht eingreifen durfte (182). Dass Therapie ohne Motivation und letztlich ohne Annehmen des Krankheitsgeschehens in die eigene Verantwortung nicht viel bringt, wissen heutige Therapeuten und Therapeutinnen.

> Platon beschreibt den bedeutsamen Wandel in der Heilkunde von der Gesundheitslehre, die zur Philosophie gehörte, zur Krankheitslehre, die die Entwicklung zur neueren Medizin anbahnt, gleichsam von der Heilkunst zur Heilkunde (vgl. 2.3.1).

Die hippokratische Heilkunst

Die alte Heilkunst basierte auf energetischen Modellen, wo von «Harmonie» und Ungleichgewichtszuständen und nicht von Krankheiten gesprochen wurde (9). Der Mensch (der Oberschicht!) musste lernen, sich selbst auszubalancieren, selbstverantwortlich mit seinem Leben umzugehen. Mit der stärkeren Hinwendung zum Körper seit hippokratischer Zeit, mit der genauen Beobachtung von körperlichen Zeichen des Ungleichgewichts (*semeia*), die zu *Symptomen* wurden, von Krankheitsverläufen und schliesslich von *kranken Organen* begann das *Festhalten der Ärzte an der Somatisierung* als statischem Phänomen: Während energetische Ungleichgewichte gespürt und potentiell immer «umgepolt» werden können, produziert die somatische Ebene materielle Veränderungen, die in Krankheitsberichten festgehalten, im Experiment vergleichbar und quantifizierbar wurden. Diese Tendenz führte schliesslich zum *Krankheitsparadigma* und «*Morbusdenken*» (auch in der Psychiatrie!), wo der Leidende weniger Eigenverantwortung für seine Krankheit übernehmen muss (vgl. SCHARFETTER, 1991).

Während die koische Ärzteschule auch die «inneren Krankheiten» noch als *Allgemeinerkrankungen* betrachtete (10), soll die knidische Ärzteschule die Krankheiten bereits als an einem bestimmten Ort des Organismus zutage tretende *Lokalerkrankung* aufgefasst haben. Aus der späteren Entwicklung dieser beiden «Ärzteschulen» könnte dann abgeleitet werden, dass vielleicht eher die knidische Schule die Sichtweise der modernen, *organischen Medizin* einleitete (10). *Aber auch bei den Hippokratikern scheint damals der wichtige Wandel von der alten Gesundheitslehre zur Krankheitslehre erfolgt zu sein.* In den sokratischen Dialogen wird dieser Prozess mit Besorgnis beobachtet und nach energetischem Heilverständnis gedeutet (11):

«Und der Heilkunst zu bedürfen… nicht etwa weil man verwundet ist oder von solchen «Ungleichgewichten» befallen, wie die Jahreszeiten sie bringen, sondern aus Faulheit oder wegen einer Lebensweise wie die beschriebene, mit Feuchtigkeit und bösen Dünsten angefüllt wie ein Sumpf, die trefflichen Asklepiaden zu nötigen, dass sie Dünste und Flüsse zu Namen von Krankheiten machen müssen, dünkt dich das nicht schmählich?»

Auch Seuchen wie die Malaria wurden übrigens holistisch als «schlechte Dünste» erfahren (11).

> Die Hippokratiker mussten aus diesen «Dünsten» und «Flüssen» Krankheiten, nosologische Entitäten, benennen, d. h., es wird dabei direkt der Wandel von den Energieprozessen zu statischeren Krankheitsbegriffen fassbar:

Und es seien tatsächlich neue und unerhörte Krankheitsnamen entstanden, wie sie in der alten Lehre des Asklepios mit den vornehmlich temporären Ungleichgewichten fehlten.

> Auch in der Gegenwart werden, in Ermangelung energetischer Konzepte, ebenfalls Namen für schlecht definierte Prozesse geprägt, wie das «Chronic Fatigue-Syndrom», das «Paniksyndrom», die «Midlife Crisis», das «prämenstruelle Syndrom» (4.3.3.1) u. a. m.

Bereits bei Platon finden wir dazu eine modern klingende Feststellung, wonach beim Heilen *von der adäquaten Ebene ausgegangen werden müsse* (12): Viele Ärzte seien enttäuscht über ihre Behandlung, weil sie die Ursache der Krankheit im Körper suchten, während sie effektiv in der Seele gesucht werden müsste.

Folglich zeichnen sich nun *zwei unterschiedliche Heilzugänge* in der hippokratischen Tradition ab. Diese konnten damals wohl durch die aussergewöhnliche Integrationsleistung eines Hippokrates weiterhin holistisch gelebt werden. Einerseits war die hippokratische Tradition in der *Philosophie* verwurzelt und führte damit initiatisches Heilwissen der Asklepiaden weiter (*Eid*, 4.7). Andererseits bestehen viele Hinweise auf eine beginnende *naturwissenschaftliche Haltung mit einer Neugewichtung des Körpers*: Die sinnliche Wahrnehmung, das genaue Beobachten, das Experimentieren erhalten ihre Wichtigkeit. Diese Orientierung geht über die Heilvorstellungen der Philosophie hinaus und stellt einen *Aufbruch in der Heilkunde* dar. Das Wissen, das auf konkreter Körperbeobachtung beruhte, war nicht mehr geheim und findet sich ausgedehnt im hippokratischen Schrifttum. Dass die sichtbare Ebene aber damals immer noch in holistischer Verbindung mit allen anderen Ebenen der «Physis» gelebt und verstanden wurde und dass auch die hippokratische Medizin noch in energetischen Entwicklungsmodellen verankert war, wird heute zu wenig beachtet (13).

Die Schule des Alkmaion von Kroton

Ein Arzt und Philosoph des «neuen Bewusstseins» war z. B. Alkmaion von Kroton (um 500 v. Chr.). Er gehörte dem Schülerkreis von Pythagoras an. Sein Werk enthält noch die alte Energielehre, wonach Gesundheit in der «Harmonie» aller Kräfte besteht, Disharmonien dagegen in Entmischungsvorgängen (14). Den Aufbruch zeigen aber seine Forschungen zur Wahrnehmung und zu den Sinnesorganen an. Beim Studium des Auges ging er ungewohnte Wege, denn nach antiker Überlieferung wagte er es als erster, das Problem durch Sektion anzugehen. Menschensektion war damals verpönt; es bleibt allerdings unklar, ob die berühmte erste Sektion am Auge eines Tieres oder aber eines Menschen durchgeführt wurde. Sie erbrachte die Entdeckung der Nervenverbindung zwischen Auge und Gehirn und führte zu Überlegungen über den tatsächlichen Sitz der Wahrnehmungen in diesem Organ (15). Alkmaion verband jedoch noch immer seine somatischen Beobachtungen mit den bekannten Energiefeldmodellen und nahm an, dass das Sehen über die subtilen Energiekanäle erfolge (16):

«Das Auge, umschlossen von Wasser… und gefüllt mit Feuer, das ein Schlag entlocken könne, durch vorgelagerte Häutchen geschützt, nehme Wahrnehmungen auf und leite sie durch *lichtführende Kanäle* zum Gehirn weiter.»

Das Beschreiben *somatischer Sachverhalte kombiniert mit erklärenden Energiemodellen* – übrigens auch typisch für die hippokratische Medizin – hat heutige Ophthalmologen dazu geführt, Alkmaion jede empirische Kenntnis dieser Nerven abzusprechen, obwohl er eine Verbindung zwischen Auge und Gehirn angenommen hatte (17):

«Nach dieser Ansicht müsste man Alkmaion eine Intuition zuschreiben, die einer Verifizierung, ja sogar jeder Möglichkeit einer Verifizierung voraneilte.»

Einerseits fanden die antiken Forscher durch Intuition und «Schau» gewisse Zusammenhänge, gingen gleichsam *«deduktiv»* vor und bildeten ihre Hypothesen, die sie nachher durch Beobachtung gemäss der *«induktiven»* Methode «verifizierten» oder verwarfen. Ich nehme an, dass diese Menschen zwischen verschiedenen Bewusstseins- und Wahrnehmungszuständen, gleichsam zwischen links- und rechtshemisphärischem Vorgehen hin- und herpendelten, was uns den Nachvollzug ihres Forschens erschwert (3.1.1).

Anatomische Studien des Demokrit

Ein weiteres Beispiel für den Wandel im Forschen ist auch vom Philosophen Demokrit (460–370 v. Chr.), dem Lehrer von Hippokrates, überliefert, den dieser über seinen Büchern und über «gespaltenen Tieren» hat brüten sehen (KRUG). Auch er beschäftigte sich mit der Sinneswahrnehmung. Es bleibt unklar, inwieweit er anatomische Studien betrieb oder nach alter Tradition die Eingeweide auch noch «schaute».

Wie in der Philosophie lässt sich auch in der Heilkunde von einer «Wendezeit» sprechen. In hippokratischer Zeit nahm das Interesse am Stofflich-Materiellen zu, ebenso die Bedeutung genauer Beobachtung; ferner können bereits Ansätze wissenschaftlichen Experimentierens festgestellt werden. In diesem Zusammenhang erwähne ich die Erweiterung der alten transkulturellen *«Dreisäftelehre»* zur griechischen *«Viersäftelehre»* (18) und die damit verbundenen Diskussionen um die melancholische Konstitution, die «experimentell» abgestützt wurden (Weinexperimente, 4.6.6). Der Wandel auf die Körperebene hin vollzog sich jedoch langsam und in einem integrativen Sinne, unter Mitberücksichtigung der vielschichtigen «Physis» (2.2) und in Anwendung energetischer Erklärungsmodelle! Die Menschen empfanden selbstverständlich die Ebenen von Körper, Psyche und Geist holistisch; der «Weg aufwärts» wurde von den hippokratischen Ärzten und Therapeuten gelebt und ist uns in ihren Schriften hinterlassen (4.7).

Während im hippokratischen Schrifttum «die Philosophie noch als Schwester der Medizin» empfunden wurde (19), bahnte sich anscheinend bereits in jener Zeit die Entwicklung an, die zur *allmählichen Ausgliederung der «Philosophie», d. h. auch der Psychologie und der Spiritualität, aus dem Heilbereich* führte. Und diese Gefahr der Verselbständigung einer Heilebene mit ihren anthropologischen Folgen hat wohl Sokrates vorausgeahnt und angeprangert.

Die spätere Spaltung in den Heildisziplinen, an der wir immer noch leiden, könnte heute in einem ganzheitlichen Sinne aufgehoben

werden. Es geht dabei nicht um die Frage, ob die neuen Errungenschaften unserer Wissenschaften beim Heilen zum Zuge kommen
dürfen und sollen, sondern darum, dass dabei der Mensch in seinem
Lebensentwurf und Schicksal wieder als Ganzer wahrgenommen
wird.

4.2 Den Körper über die «Psyche» heilen und der Verlust des Subtilenergetischen

Wenn wir nun eine alte Heiltradition und ihre Modelle näher kennenlernen
wollen, tun wir dies letztlich, um dringend nötige Heilressourcen zu finden.
Dabei ist es gut, sich immer den grundsätzlich verschiedenen Standpunkt
vor Augen zu halten, auf den die alte Heilkunde ausgerichtet war. Für die
chinesische Medizin spricht Fritjof CAPRA von der wesentlich verschiedenen
Denkart, die den Begriffen und Praktiken dieser uralten Medizintradition
zugrunde liege und die uns fast vollkommen fremd sei (vgl. HEMPEN, Einführung). Dies gilt auch für die hippokratische Heilkunde.

Die Beziehung Seele-Körper soll an einem Heraklit zugeschriebenen
Gleichnis veranschaulicht werden (20):

«Wie eine Spinne in der Mitte ihres Netzes spürt, sobald eine Fliege einen der Fäden zer-
reisst, und darum schnell herzueilt, als wäre sie besorgt um den zerrissenen Faden, so wandert die Seele des Menschen, falls ein Körperteil verletzt ist, eilends dorthin, gleichsam
empört über die Verletzung des Körpers, mit dem sie fest und in einem bestimmten «Verhältnis» verbunden ist.»

Die schwierige Aufgabe, die die Antike nicht zu lösen vermochte
und die uns immer noch obliegt, ist dieses bestimmte Verhältnis zu
erforschen: das *Wie der Verbindung zwischen Körper und Seele.*

Konkret geht es hier darum, dass die Griechen auch *den Körper* – abgese-
hen von chirurgischen Eingriffen bei Brüchen, Verrenkungen und Wund-
versorgungen – noch vorwiegend *über die Seele heilten,* wie das allen alten
Heiltraditionen gemeinsam war (vgl. KARDOS-ENDERLIN). So wird z. B. in
der hippokratischen Schrift *Von der Heiligen Krankheit* die Epilepsie für ein
Leiden gehalten, von dem das Gehirn betroffen wird, die Therapie war jedoch eine energetische (21). Der wichtigste Zweig der hippokratischen Medizin war denn auch die holistische *Diätetik.*

Wohl setzte im 5. Jh. v. Chr. ein viel intensiveres Beobachten des Leibes
und damit auch statischer Gegebenheiten ein, aber auch das, was mit

soma bezeichnet wurde, scheint immer noch ganzheitlich empfundene Leiblichkeit gewesen zu sein. Dies offenbart sich besonders schön an den Statuen der damaligen Zeit: Im Gegensatz zu anderen alten Hochkulturen wie Indien und Ägypten, wo die Körperdarstellung als weniger realistisch imponiert, gelang es offenbar den damaligen griechischen Künstlern, das Mysterium der Menschwerdung den leibhaften Darstellungen einzuflössen. Noch heute können diese wunderbaren Statuen und Bildwerke uns in Resonanz bringen und tief berühren (vgl. Abb. 1, Hippokrates).

Asklepiades (ca. 250–150 v.Chr.), einer der namhaftesten alten Philosophenärzte, fasst das damalige Körper-Psyche-Verhältnis folgendermassen zusammen (22):

«Die Wahrheit des Körpers liegt nicht in den Organen. Sie liegt in den *unsichtbaren Prinzipien*, die den Leib durchwirken, nämlich den Kanälen (*poroi*) und den «Elementarenergien» (*onkoi*), die durch die Kanäle fliessen.»

Hier sind die heute somatisch gebrauchten Wörter noch in ihrer holistischen alten Bedeutung: «Poren» als «Kanäle» und das Grundwort für «Onkologie» als «Energien» (gr. *onkoi*: Wortstamm «aufblasen»). Im Text folgt der Hinweis, dass «Kanäle» und «Energien» mit den Sinnen nicht wahrnehmbar seien, nur über die subtile Wahrnehmung. Die freie Zirkulation dieser Energien bedeute «Gesundheit», die Blockierung des Energieflusses dagegen sei Ursache von «Krankheit» (3.2.2). In der «Diätetik» wird es als therapeutisch wichtig erachtet, dass die «Kanäle» der Seele nicht blockiert sind (23). Obige Beschreibung lässt an das chinesische Modell der Meridiane in ihrer Verbindung zu den Energiezentren denken (vgl. Motoyama).
Auch die Körperbegriffe gehören in die holistische Leiblichkeit und werden «fliessend» verwendet, oszillieren gleichsam in einer Bandbreite zwischen unserem statischen Organbegriff und der Organausstrahlung in die Ebenen der «Psyche». Dies erschwert uns, das Ausmass der Subtilität oder die gemeinte Ebene abzuschätzen.
Die ältesten griechischen Epen enthalten wenig Organbezeichnungen, z.B. keine Begriffe für «Körper» oder «Gesicht», sondern vielmehr Wahrnehmungen des Körpers anhand von *Bewegung, Lebendigkeit und Energieausstrahlung* (Snell, 24). Wohl hatte die hippokratische Medizin ein Modell «vier lebenswichtiger Organe – Hirn, Herz, Leber und Milz (25)», die jedoch, genau besehen, in «Sympathie» oder Resonanz mit den vier Energiephasen («Säften») erfahren wurden und einer älteren Einteilung in energetische Funktionsbereiche entsprechen (2.2; 3.2.1). Danach fliesst

- die Denkkraft im Hirnbereich,
- die Empfindungskraft im Herzbereich,

- die Fähigkeit zu Wachstum und Ernährung im Unterleib,
- die Zeugungskraft im Genitalbereich (26).

Das Anliegen der hippokratischen Medizin und auch noch dasjenige Galens war, die Gesunderhaltung als Ausbalancierung der Energien von der «Psyche» bis hin in den Körper dadurch anzustreben, dass die seelischen Strukturprinzipien genaustens erkannt, bezeichnet und definiert würden (27). Dieser theoretische Ansatz scheint nach Galens Kritik (27) bereits in der ausgehenden Antike konzeptuelle Schwierigkeiten gemacht zu haben, weil diese Strukturprinzipien teils «organhaft» (*schemata*), teils als «Funktionen» (*dynameis*) erscheinen, also Funktionen und Organe verwechselt wurden (28). Dies war im energetischen Weltbild einige Jahrhunderte zuvor jedoch keine Inkonsequenz oder Konfusion: Die alten Energielehren, wie z. B. auch die hebräische Kabbala, sind grundsätzlich *hierarchisch aufgebaut, verstanden als Dialektik zwischen «Gefässen» (z. B. schemata) und «Energien» (z. B. dynameis), wobei die Energien einer Ebene sich auf der nächst «unteren» Ebene zu «Gefässen» verdichten,* die ihrerseits wieder Energien aufnehmen und ausstrahlen (29).

Das alte holistische Körper-Psyche-Verständnis bringt bereits im energetischen Heilen ungeschulte antike, vor allem aber heutige Interpreten immer wieder dazu, von «Gliedern» der «Psyche» (30) oder von «Seelenorganen» zu sprechen, also wiederum organisch-somatische Vorstellungen auf die Psyche zu übertragen (31). Fast fünf Jahrhunderte nach Hippokrates präzisierte Galen, der Arzt, der die alte Medizin kodifizierte, diese Zusammenhänge nochmals ganz deutlich: Es bestehe keine strikte Übereinstimmung zwischen der Gesundheitserhaltung (oder dem Heilen) der «Psyche» und derjenigen des Körpers, da man grundsätzlich (30)

«nicht von 'Teilen' der Psyche sprechen dürfe, *sondern von Energien*».

Es bestand allerdings schon früher kein klar definierter konzeptueller Unterschied zwischen energetischem und somatischem Vorgehen. Am Anfang der hippokratischen *Diätetik* steht der bedeutsame Satz (32):

«Alles, sowohl die *psyche* des Menschen als auch der Körper in gleicher Weise wie die *psyche*, richtet sich durch und durch nach denselben Ordnungsprinzipien.»

In diesem Satz liegt für mich eine Antwort auf die schwierige Frage, warum in den alten Kulturen die materiellen, naturwissenschaftlichen Gesetzmässigkeiten, mit denen wir heute so vertraut sind, *nicht entdeckt werden konnten*. Warum blieb das alte Wissen letztlich auf die energetische Leiberfahrung beschränkt, und warum brachten uns die entscheidenden Entwicklungen von Naturwissenschaft und Technik den spektakulären Fortschritt in der Schulmedizin erst so spät, erst im 19. Jahrhundert? Hatten doch z. B. die alten Ägypter beim Pyramidenbau ein umfassendes Wissen und verblüffende Techniken entwickelt.

Es könnte sich um eine konzeptuelle Schwierigkeit gehandelt haben, im Sinne eines *Isomorphismus des Energetischen*: Es wurde gleiches Funktionieren auf den verschiedenen Energieebenen festgestellt, welches dann auch auf die organische Ebene übertragen wurde (4.3.1). Im Altertum waren die Menschen vermutlich so stark in die energetische Welt eingebunden und mit ihr verflochten und erlebten *holistisch* einen durchgehenden Kosmos, dass sie den entscheidenden «Quantensprung» in eine völlig andere Ebene nicht erwarteten und folglich auch nicht zu tun vermochten: *Das subtile Energiegesetz «wie oben so unten»* (d. h. auf den spirituellen Ebenen gelten die gleichen Gesetzmässigkeiten wie auf allen anderen) *gilt für die organische Ebene nicht mehr* (4.3.1; 33).

Den endgültigen Schritt in die Dimension der Materie zu tun, den «Weg nach unten» zu vollenden, gelang wohl erst nach Jahrhunderten des allmählichen Abbaus der energetischen Erfahrungswelt und des sich vorbereitenden Einstellens aufs Materielle, also eine Umorientierung auf eine andere Seinsebene. Es brauchte dazu ganz wesentlich die cartesianische Wende.

Die damaligen Hindernisse, die materielle Welt zu entdecken, sind vergleichbar mit unseren heutigen Schwierigkeiten, unser materielles Weltbild zu überschreiten und uns in die energetische Dimension vorzuwagen. Wer dies gerade auch im Bereich der Heilkunde tut, hat grosse Mühe, mit den verschiedenen Modellen und Ebenen diagnostisch und therapeutisch umzugehen, z. B. somatische Medizin zusammen mit Psychotherapie oder chinesischer Medizin zu betreiben. Wer dies nicht kann oder will, geht bereits holistisch vor, wenn er/sie Offenheit und Toleranz für die andere Heildimension aufbringt und gegebenenfalls, in Anerkennung der eigenen Begrenztheit, die Klienten überweist. Wir müssen uns der hohen Anforderungen bewusst sein, die wir an uns stellen, wenn wir den grundverschiedenen Heilebenen und dem dazugehörigen umfassenden Wissen und Können gerecht werden wollen.

Christentum und griechische Weisheitstradition

Dann stellt sich die Gegenfrage: Warum hat unsere Kultur das energetische Welt- und Menschenerleben verloren? Wiederum nicht abschliessend meine ich, dass ein wesentliches Moment das sich ausbreitende *Christentum* war, insbesondere seine Institutionalisierung als *Volks- und Staatsreligion.*

Das Christentum scheint aus einer *subtilen Weisheits- und Heilertradition* hervorgegangen zu sein, und zwar aus einem wohl den griechischen Ritualbünden verwandten Ritualbund kabbalistischer Prägung (34). Wir werden immer wieder die grossen Parallelen zwischen christlicher und griechischer Weisheits- und Heilertradition in Symbolik und Praxis aufzeigen. Diese Weisheitstraditionen waren jedoch nie im grossen Strome der Volks- und Tempelreligionen angesiedelt; sie lebten vielmehr *in kleinen Gemeinschaften* innerhalb der Volksreligionen, deren Mitglieder höhere Spiritualität suchten. Für die Staatsführung scheinen sie jedoch z.T. eine Bedrohung dargestellt zu haben, wenn verschiedene Meister und Meisterinnen der Gottlosigkeit angeklagt wurden (Sokrates, Aspasia v. Milet, Aristoteles, Jesus). Das Mysterienwissen wurde nur an Initiaten vermittelt, die die Verpflichtung einer bestimmten Lebensführung auf sich nahmen. Weisheitslehre und Kult wurden nach aussen «hermetisch» (35) abgeschlossen. Noch im 4. Jahrhundert wurde der frühchristliche Ritualvorsteher «*Mystagoge*» genannt (347, 3.T.). Spätestens als das Christentum zur römischen Staatsreligion aufrückte, war subtile Tradition für jedermann – und nicht bloss für diejenigen, die die spirituellen Voraussetzungen mitbrachten – zugänglich und sogar eine Verpflichtung. Es fanden keine entsprechende Selektion und keine Stufung von Initiationen mehr statt, vielmehr wurden gleichsam alle Staatsbürger missioniert, bekehrt und getauft (36). Wissen und rituelles Tun des Mysterienbundes waren nun an eine Person gebunden, den Priester, dessen Macht und spiritueller Vorsprung vor der Gemeinde zunahm. Dadurch wurde der tiefe Sinn der kultischen Handlungen nur von wenigen verstanden und erfahren und sank zu einem «*Hokuspokus*» ab (Verballhornung der Abendmahlsworte *hoc est corpus*).

Die Abendmahlskontroverse zwischen den christlichen Konfessionen ist ein typisches Beispiel des Nicht-mehr-Erfahrens und -Wissens um die subtilen Ebenen im Ritual und des rationalen Bewältigungsversuches, also ein Absinken auf die formelle, materielle Ebene (37).

Infolge seiner Ausbreitung in der griechischen Welt geriet das Christentum mit den subtilen und weniger subtilen Ritualbünden in Konkurrenz (z.B. Phalluskulte, Mänaden, Lykanthropen usw., 210, 3.T.). Letztere wollte es bekämpfen, hat aber vermutlich auch ihm wesensverwandte Heiltraditionen unterdrückt und sich dadurch teilweise seiner eigenen Wurzeln beraubt.

Eindrückliche Beispiele für eine subtile, einfühlsame im Gegensatz zu einer unsubtil-fanatischen Haltung früher Christen sehe ich in den Legenden um den Evangelisten Johannes bzw. um den Apostel Paulus (JENNY-KAPPERS, BRADFORD):

Die in Kleinasien gelegene antike Stadt *Ephesos* war mit ihrem *Artemision*, dem Mysterienheiligtum, das zu den sieben Weltwundern gerechnet wurde, ein Ort hoher *weiblicher Spiritualität*. Hier nahm die europäische Philosophie ihren Anfang mit Heraklit, der im heiligen Bezirk gelebt haben soll und dessen Aufzeichnungen im Heiligtum als Mysterienwissen aufbewahrt wurden. Nach Ephesos soll auch Johannes gekommen sein. Er soll bis zu seinem Tode ebenfalls im heiligen Bezirk gewohnt haben und seine «frohe Botschaft» (= Evangelium) offenbar im Bewusstsein um die Verwandtschaft mit den griechischen Weisheitstraditionen verfasst haben. Sein *Evangelium* beginnt eigentlich als griechische Kosmogonie in der Sprache der alten Mysterien (3.1.2.1). Johannes scheint in Ephesos als Weiser sehr geachtet worden zu sein. Seine Gedenkstätte weist noch heute auf den Namen *theologos* hin (144, 1.T.).

Auch Paulus kam an diesen traditionsreichen Ort, hat jedoch die Menschen zu missionieren versucht, was die subtilen Traditionen nie wollten (vgl. Mysteriengeheimnis, 4.7). Mit seinem Eifer und seiner ablehnenden Haltung dem Weiblichen gegenüber verletzte er offenbar die dortigen Menschen derart, dass sie etwa zwei Stunden in Sprechchören geschrien haben sollen: «Gross ist die Artemis der Epheser!» Mit knapper Not konnte er sein Leben retten, indem er sich nächtlich übers Meer davonmachte… (vgl. *Apostelgeschichte* 19).

Christentum und Heilkult

Gerade die Heiltradition um Asklepios und Hygieia scheint das Interesse der Christen geweckt zu haben. Wegen der geistigen Verwandtschaft hat sich der Asklepioskult länger als andere Kulte halten können: Epidauros und Pergamon verschwanden erst um 400 n. Chr. als Kultstätten des Asklepios (38). Zugleich wurden diese Kulte aber auch als eine Bedrohung empfunden, und ihre Symbole wurden als «heidnisch» bekämpft: Asklepios und Hygieia wurden durch Abbildungen von Christus und Maria, beide z. T. mit dem Fuss auf der Schlange, ersetzt (Abb. 4).

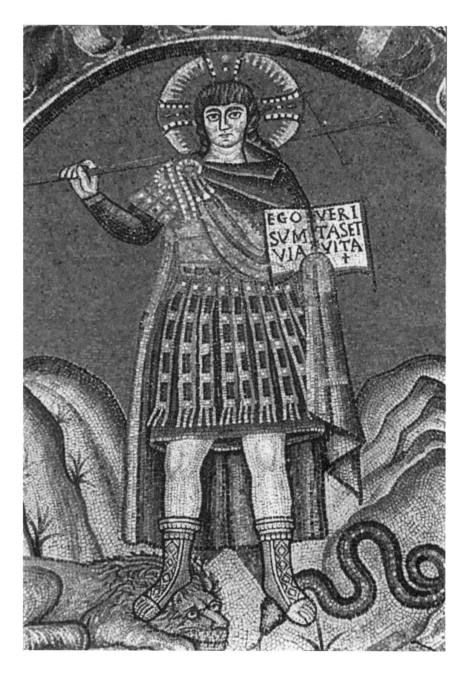

Abb. 4. «Christus der Krieger» (5.–6. Jh.), Ravenna.

Entsprechend lässt sich zeigen, wie in den frühen *Evangelien* das Wort «*agape*» für «Liebe» erscheint, und nicht etwa das platonische «*eros*» (Schlangenkraft!, 247). Es gab zwar auch eine christliche Johannestradition mit dem Symbol des Kelches, aus dem eine Schlange steigt (39). Im Hauptstrom der christlichen Tradition jedoch wurde das subtile Wissen um die Entwicklung dieser Heilkräfte sichtbar bekämpft, wodurch dem Abendland das Bewusstsein eines Entwicklungsweges des Menschen abhanden kam. KRUG schreibt folgendes (40):

> «Die Vertreter des Christentums standen der heidnisch geprägten Medizin oft ablehnend gegenüber. ... Den religiösen Aspekt der Heilkunst, den Heilkult, griff das Christentum bereitwillig auf, denn er kam der christlichen Heilsauffassung entgegen. Die alten Heilgötter wurden aber zuvor aufs heftigste bekämpft, wie die Zerstörungen der Heiligtümer zu erkennen geben.»

Daneben hat sich das Christentum Attribute des populären göttlichen Heilers Asklepios angeeignet. Wie Christus war schon Asklepios «Sohn Gottes» (von Apollon) und war mit einer lichtvollen Tradition verbunden (vgl. *Johannes-Evangelium*); auch um ihn wob sich eine Sage vom göttlichen Kind. Dank seiner Heilkraft war auch er nach seinem Tode heroisiert, dann vergöttlicht worden (19, 1.T.). Asklepios wurde durch Christus, der sein Attribut «Heiland» (gr. *sotér*) übernahm, abgelöst. Das Potential der mit Asklepios in einem Yin-Yang-Verhältnis stehenden göttlichen weiblichen Heilkraft Hygieia ging fast vollends verloren. Eine «*soteira*», eine «Heilandin», gab es nicht mehr: Die männlich-weibliche Polarität auf höchster, spiritueller Ebene war abhanden gekommen und damit auch die hohe Qualität spirituellen Heilwerdens (3.3). Bei den von den Christen bekämpften Gnostikern dagegen war Maria Magdalena die weibliche Kraft neben Jesus.

Die alte *spirituelle Tradition hat wohl am stärksten in den Klöstern* überlebt. Interessant ist die zeitliche Koinzidenz der Schliessung der platonischen Akademie und der benediktinischen Klostergründung bei Montecassino im Jahre 529 n. Chr. Durch die von Benedikt von Nursia geforderte «*Lectio der Codices*» wurden wohl nicht nur die antike Literatur und das Wissen, sondern auch eine *spirituelle Praxis in neuer Form* weitergeführt (40). Architektonisch gesehen hat auch die Säulenhalle im Kreuzgang überlebt (vgl. gr. *perípatos, stoá*). Benedikt begründete mit seinem Orden aber auch die Medizintradition, aus der die erste Medizinhochschule in Salerno entstand. Dort wurde bis ins 16. Jh. wenig praktische Medizin, kaum Wundbehandlung und schon gar keine Chirurgie gelehrt. Auch Klöster wie dasjenige des Athos führten das alte Heilwissen weiter (40).

Nicht nur die Medizin, sondern auch die christliche Religion kann als Erbin des alten griechischen Heilens angesehen werden, jedoch, wie die Medizin, mit vielen Verlusten an Subtilität.

Das energetische und holistische Welt- und Menschenbild scheint aber erst in der *Aufklärung* endgültig durch ein mechanistisch-rationales ersetzt worden zu sein. Mit welcher Vehemenz die Spaltung zwischen Geist und Materie, auch zwischen weiblichen und männlichen Kräften vorangetrieben wurde, kennen wir vom Philosophen René DESCARTES (1596–1650), der die Natur mit den Augen eines Mechanikers als ein gigantisches Räderwerk betrachten wollte und so z.B. in den Tieren nurmehr empfindungslose Automaten sah. Der englische Philosoph und Kronanwalt Francis BACON (1561–1626) meinte, gleichsam in einer makabren Zukunftsvision naturwissenschaftlichen Vorgehens (41):

«Mutter Natur müsse wie eine widerspenstige Zeugin vor das Tribunal der Wissenschaften zitiert und im Verhör, notfalls unter der Anwendung der Folter, zur Preisgabe ihrer Geheimnisse und Reichtümer gezwungen werden.»

Offenbar wurden gewaltige Kräfte mobilisiert, um der Ebene der Materie auf die Spur zu kommen und die Newtonsche Kosmologie zu entwickeln. Der Preis, der bezahlt wurde, war der Verlust der Welt der subtilen Energien in allen Lebensbereichen.

Menschheitsgeschichtlich sind wir wohl heute erstmals in der Lage, in umfassendem Sinne von «holistischem Welterleben» oder «ganzheitlichem Heilen» zu sprechen und entsprechend zu wirken. Wir haben die Instrumente, die Ebene der Materie zu erforschen, jedoch auch die Voraussetzungen, die Welt der Energien auf neue Art zu entdecken und in ein mehrdimensionales Welt- und Menschenbild zu integrieren.

Als ein Erbteil der hippokratischen Heilkunde hat sich die somatische Medizin entwickelt. Der andere Teil, die subtileren Ebenen des Heilens, ist jedoch verlorengegangen. Diese hochdifferenzierte Seelenheilkunde müsste heute mit der ebenfalls hochdifferenzierten Schulmedizin verbunden werden. Auch Psychiatrie und Psychologie sind stark im Materiellen verhaftet. Ich denke z.B. an ausschliesslich somatische Konzepte der Psychosentherapie oder an die sich wiederholenden *reduktionistischen Strömungen* der philosophischen Psychologie (42). Letztere imponieren gleichsam als *misslungene Falsifizierungsversuche der energetischen Dimension* und Wahrnehmung. Die subtile Weisheitslehre muss folglich mit adäquaten, d.h. energetischen wissenschaftlichen Konzepten begründet werden, um unserem heutigen Bewusstseinsstand zu entsprechen. Dies ist Psycho-logie im weiten, integrativen Sinn. Dieser Ansatz soll nicht dualistisch verstanden werden, also nicht als statische Abgrenzung von Körper vs Psyche: Es geht vielmehr um ein holistisches Bewusstsein, um Differenzierungsmöglichkeiten eines Spektrums von den körperlichen zu den psychischen und geistigen Ebenen, die jedoch als Ganzheit zusammenwirken (43). Die Psychologie müsste also vermehrt in einen interdisziplinären Dialog mit der Medizin, vor allem mit der Psychiatrie, aber auch mit der Philosophie und Theologie kommen, Gebiete, die alle einst zur Heilkunde gehörten. Erfreulicherweise bemühen sich einzelne Disziplinen darum, ein umfassendes Heilverständnis wiederzufinden.

Richtlinien dazu finden wir im hippokratischen Schrifttum, wo wir von der gegenseitigen Befruchtung der verschiedenen «Disziplinen» hören und vom Ideal des integrierten Menschen im Heilberuf. Ich versuche, das Zitat so zu übersetzen, dass es aus unserer Zeit heraus verstanden werden kann (es geht um die Haltung des Arztes, 44):

«Deswegen ist es nötig, *die Philosophie in die Medizin hineinzubringen und die Medizin in die Philosophie.* Der Arzt-Philosoph nämlich erreicht die höchsten Erfahrungen von Menschsein. Der Unterschied zwischen beiden ist jedoch nicht gross. Denn was bezüglich der Philosophie wichtig ist, ist alles auch für die Medizin wichtig, nämlich Desinteressiertheit am Geld, Rücksicht, Zurückhaltung, bescheidenes Auftreten, grosse Ausstrahlung, subtile Wahrnehmungsfähigkeit, Ruhe und Gelassenheit, Begegnungsfähigkeit, innere und äussere Reinheit, gute Art zu informieren, Erkennen des Möglichen und der Grenzen, Ablehnung des Negativen, Überwindung von Allmachtsglaube, Ausrichtung auf die Spiritualität.»

4.3 Die Diätlehre («Diätetik»)

Aus dem weiteren Umkreis des Hippokrates stammt die Schrift der *Diätetik* (Lebensführung, Lebenshaltung), in der eine umfassende Darlegung der Weisheitslehre und des Wissens der Hippokratiker enthalten ist. Gleichsam ein Auszug daraus findet sich in der kurzen Schrift über die *Gesunde Lebensführung* (45). Bereits Pythagoras verlangte für die Lebensführung in seinem Kreis, dass das ganze mögliche Wissen zu erwerben sei (3.1.5). Auch aus der hippokratischen *Diätetik* entnehmen wir, dass bei den Therapeuten-Ärzten eingehende Kenntnisse der alten Weisheitslehren vorausgesetzt wurden.

> Dies sei im Hinblick auf Menschen bemerkt, die sich heute ohne fundiertes Wissen und Ausbildung in den energetischen Bereichen profilieren wollen.

Am Anfang der Schrift wird das ganze Wissen um die Entwicklungsstadien der «Physis» vorausgesetzt (46), denn ohne dieses Wissen gebe es kein «Hindurcherkennen» (gr. *diagignoskein*). Und nur mittels der subtilen «Diagnose» sei eine wirksame Therapie möglich. Zusätzlich zu den Entwicklungsstadien im Menschen sei es wichtig zu erkennen, was aktuell in den Menschen *hineinfliesse* (Energieaufnahme) und was vom Menschen *wegfliesse* (Energieabgabe). *Grundsätzich muss die einströmende Energie mit den subtilen «Rezeptoren» im Energiefeld kompatibel und assimilierbar sein.* Die alte Diätetik sah ihre Aufgabe im Ausgleich und «Harmonisieren» der verschiedenen Energieflüsse, von den unsichtbaren Ebenen bis zur sichtbaren.

Im Konkreten handelte es sich um Nahrungsmittelvorschriften, Entleerungsvorgänge und Gymnastikübungen im weitesten Sinne (47). Diese diätetische Tradition hat über die römischen und mittelalterlichen *Regimina sanitatis* bis zu den «Gesundheitskatechismen» der Aufklärung geführt und schliesslich bis in unsere Zeit (48).

> Die nicht konkrete, subtilere Diätetik dagegen beinhaltet die Diagnostik nach den Energiegesetzen und die vielschichtigen Praktiken des Energieausgleichs, die eigentliche «Polaritätentherapie». Diese sind wie die übrige alte Weisheitslehre kodiert, können jedoch in den alten Texten wiedergefunden und in heutiger Sprache ausformuliert werden.

Die *Diätlehre* war der *Hauptpfeiler der hippokratischen Medizin* (49). Daneben bestand eine *Pharmakotherapie* mit Elementen der Naturheilkunde, offenbar auch einer Art «Homöopathie» (50), und als dritter Zweig die *Chirurgie* (49).

Die *Diätlehre ist für die moderne Psychotherapie eine noch unerkannte Fundgrube.* Die seit Homer belegte *Pharmakotherapie* hinterlässt kein eigenes Werk in der hippokratischen Tradition. Möglicherweise ist ein solches

verlorengegangen. Auf jeden Fall scheint der griechische Arzneimittelschatz nicht so gross und vielfältig gewesen zu sein wie der orientalische
(51). Die *chirurgischen Schriften* dagegen gehören aus heutiger medizini-
scher Sicht zu den besten der Sammlung und haben z. T. ihre Gültigkeit bis
heute behalten.

Die hippokratische Diätlehre ist zugleich *Theorie* (philosophische Tradition), *Erfahrung* (Empirie) und *Praxis*, was im gr. Fachausdruck «*techne*»
zusammengefasst wird (52). «*Diätetik*» *war eine Lebenshaltung, die wohl
dem buddhistischen* «*Zen*» *sehr nahekommt.* Im wesentlichen geht es um
«Mass» und «Harmonie» in der Lebensführung, und dies sind energetische
Prinzipien. Wie umfassend und breit angelegt die hippokratische Diätlehre
war, wird durch die folgenden Wissensgebiete illustriert, die aus der Schrift
Diätetik herausgelesen werden können. Neben den in der Literatur bekannten Gebieten, wie Heilkost, Physiotherapie, Bäder, Einreibungen, Heilgymnastik, werden durch adäquate Dekodierung noch weitere Bereiche
deutlich (52). Sie wurden jedoch in der alten Lehre nicht als abgegrenzte
Spezialitäten, sondern als ineinander übergehend verstanden:

- *Horenlehre* (Lebensalter, Jahresphasen, Tagesrhythmik, 4.3.3),
- *klimatologische* «*Elementenlehre*» (Winde, Gewässer, Orte, 4.3.3.1),
- *subtile Entwicklungslehre* (Physis, Weg nach unten, Weg nach oben, 4.3.4),
- *Ideenlehre* (4.3.4),
- *Energielehre* (Energiegesetze, 4.3.2),
- *Krasenlehre* (Mischungslehre, 4.3.2.6),
- *Prozessphasenlehre* (4.3.3),
- *Polaritätenlehre, Qualitätenlehre* (4.3.2.5),
- *Morphogenese und Hologramm* (53),
- *energetische Embryologie,*
- «*Harmonielehre*» (Tonübungen, 3.2.1),
- *Funktionsbereiche und Energiesysteme* (Energiefelder, Kanalsysteme),
- «*Operotropismus*» (Berufe bilden die Physis ab, vgl. SZONDI),
- *subtile Diagnostik* (Auralesen, Palpieren, 4.4.2),
- *Charaktertypologie* (4.6),
- *Nahrungsmittellehre* (4.3),
- *physikalische Therapie* wie Bäder, Massage, Sonne, Kälte,
- *kathartische Reinigungspraktiken* wie Erbrechen, Abführen, Einläufe,
- *Lebensrhythmen* wie Schlafen, Wachen, Essen, Sexualität (und Kultivierung des Le-
  bensstils),
- *körperliche und energetische Gymnastikübungen* (auch Yoga, Atemübungen).

Das griechische Ideal der Harmonie von Schönheit des Körpers, Entwicklung der Seele und Weisheit des Geistes erforderte eine Lebensführung, die
mit dem Begriff «*diaita*» bezeichnet wurde. Dies beinhaltete auch die «*Ästhetik*» *der Lebensformen (Rituale).* Anhand des vielschichtigen griechischen Begriffs «Diätetik» wird ersichtlich, wie in unserer Kultur die höhe-

ren Ebenen verlorengingen, so dass wir darunter nurmehr «Heilkost» verstehen (Materialisierung).

> Die griechische Diätetik beschäftigte sich mit der Vernetzung des Menschen im Kosmos und der «Harmonisierung» aller Kräfte zu einer gesunden Lebensführung. Ihr subtiles Resonanzspektrum ging weit über dasjenige der *Motivations-* und *Handlungspsychologie*, aber auch über dasjenige der *Systemtheorie* hinaus.

Die «Diätetik» hat hauptsächlich auf der Energiefeldebene gewirkt nach dem Prinzip: *Energie aufbauen – Energie abbauen* (Füllen – Leeren, 4.4.1.2). In hippokratischer Zeit nahm, wie bereits erwähnt, die Bedeutung der Körperebene zu. Nachdem um 500 v. Chr. Alkmaion von Kroton, ein Arzt aus der pythagoreischen Tradition (54), als Grund von Erkrankungen Fehler in der Ernährung und des körperlichen Verhaltens gefunden hatte, entwickelte sich die *körperbezogene Diätetik* in zwei Richtungen im Sinne von:

– *Vorschriften zur Nahrungsaufnahme* (Füllen) und *Ausscheidung* (Leeren; 55, vgl. chin. Medizin),
– *Heilgymnastik, Leibesübungen* (56). Langsame Übungen sind grundsätzlich *energieaufbauend*, schnelle Übungen *energieableitend*. Diese Unterscheidungen sind heute vom Yoga bis zur Physiotherapie von grosser Bedeutung (56).

Diese beiden Richtungen finden wir auch in der hippokratischen *Diätetik* (57). In der alten Heilkunde lagen die Wissenslücken und auch Lebensbedrohungen natürlich im Körperbereich. Hatte sich der Krankheitsprozess einmal auf dieser Ebene eingenistet, kam Hilfe für den Patienten meist zu spät (vgl. 280). Von ärztlicher Seite durfte dann oft nicht einmal mehr eingegriffen werden. *Es scheint, dass die Diätetik in dieses Vakuum eindrang, selbst materialisiert wurde und zunehmend die zu dürftige Pharmakotherapie ergänzen musste.* In diesem Sinne wird im hippokratischen Traktat *Von der Alten Heilkunst* gesagt, dass die Zubereitung der menschlichen Nahrung als *Vorstufe der Heilkunst* anzusehen sei, was transkulturell abgestützt werden kann (58). Die *Assimilation der Nahrung* scheint denn für die alten Kulturen analog der *Umwandlung der Energien* verstanden worden zu sein. Die diätetische Nahrungszubereitung erfolgte nach den Kriterien von *Kochen* (Feuer, Wasser), *Rösten-Backen* (Feuer), *Mischen* und *«Temperieren»* (4.3.2.6), welches wohl *holistisch angewandte Prinzipien* waren (58).

Die Nahrungs- und Gymnastikvorschriften nun waren für jedermann zugänglich, im Gegensatz zu den verschlüsselten, subtilen energietherapeutischen Ansätzen. Der schon erwähnten Kritik von Sokrates entnehmen wir, dass viele Menschen damals um die «Harmonisierung» ihres Leibes besorgt waren und dauernd «Not mit dem Leibe hatten» (59). Laut Sokrates und nach alten heilkundlichen Vorstellungen genügte es, dass ein gesunder Mensch mit Mass ass und trank und seine normalen Leibesübungen machte (60). Erkrankte er jedoch chronisch, änderten auch komplizierte diätetische Vorschriften nicht viel am Verlauf. Dann war es besser für ihn, sein Schicksal anzunehmen und sich auf sein Sterben vorzubereiten. Die übermässige Beachtung komplizierter Diätvorschriften verbunden mit einer dauernden Selbstbeobachtung kritisierte Sokrates als «Krankheitspflege» und «Krankheitserziehung» (61), der Umschreibung von *hypochondrischen Entwicklungen* (3.2.2).

> Es scheint der Beginn derjenigen Strömung zu sein, die unsere heutige Diätetik zur *ausschliesslichen Heilkostkunde* werden liess. Ähnliche Verschiebungen auf die somatische Ebene hin lassen sich auch in der indischen und chinesischen Heilkunde beobachten, wo z. B. im Ayurveda heute der Ausbalancierung von Nahrung ein sehr hoher Stellenwert zukommt.

Sokrates zeigte anhand eines homerischen Beispiels, wie sich die Ansichten über Nahrungsvorschriften gewandelt hatten (264, 1.T.). Das bereits erwähnte Beispiel mit dem Heiltrank (gr. *kykeon*, 261, 1.T.) – bestehend aus pramnischem Wein, Ziegenkäse mit Mehl bestreut, ferner gewürzt mit Zwiebeln, Honig und «Mehl von heiliger Gerste» (62) – wird nun im Hinblick auf die neuaufkommende «Diätetik» gedeutet: Nach Ansicht hippokratischer Diätetiker würde eine solche Zusammensetzung als schädlich, da blähend, beurteilt, was Sokrates als Verweichlichung seiner eigenen Zeit bezeichnete. Besagter Heiltrank war ein *ritueller Trank*, der auch in den eleusinischen Mysterien verabreicht wurde (vgl. «*Mehl von heiliger Gerste*»).

Interessanterweise figuriert dieser Heiltrank auch in der hippokratischen *Diätetik*, was auf *kultische Praktiken* der Hippokratiker hinweist (63; 4.4.2.4). Hier wurden aber zusätzlich noch detaillierte Angaben über die Wirkungen der einzelnen Ingredienzien in verschiedenen Zusammensetzungen des «*kykeon*» aufgelistet, was den *Beginn der wissenschaftlichen Analyse* bedeutet. So wurden übrigens alle Nahrungsmittel bezüglich ihrer Wirkweise charakterisiert. Die Beobachtung, dass Kuhmilch stopfender ist als beispielsweise Frauenmilch, gilt bis auf den heutigen Tag (64):

«Der 'kykeon', nur aus Gerstenmehl und Wasser zubereitet, kühlt und nährt; mit Wein wärmt er, nährt und stopft; mit Honig wärmt er weniger und nährt; aber er ist abführend, wenn der Honig nicht rein ist; im anderen Fall wirkt er stopfend. Mit Milch (65) sind alle 'kykeones' nahrhaft. Nur Kuhmilch wirkt stopfend, während Ziegenmilch abführender wirkt als Schafsmilch, aber weniger als diejenige einer Stute oder Eselin.»

Es kann für das heutige Verständnis wichtig sein, moderne und antike diätetische Konzepte zu vergleichen. Ich formuliere nun folgende Hypothese:

> Je materieller die damaligen Konzepte angewandt wurden, desto weniger können sie unser hochdifferenziertes Wissen um die somatische Ebene bereichern. Je spiritueller sie dagegen waren, desto mehr entsprechen sie einem Manko unserer heutigen Kultur.

4.3.1 Relativierung der Diätetik aus moderner medizinischer Sicht

Heute sind aus unserem Wissen um die somatische Ebene, insbesondere um Mikrobiologie, um Stoffwechsel, um Atem- und Herzkreislauf, Korrekturen und Ergänzungen anzubringen.

> Die alte Welt ging für die somatischen Bereiche aus heutiger Sicht vielfach grob und mit inadäquaten energetischen Analogien vor.

Als Beispiel stehe die Behandlung der Wassersucht des Herodikos von Selymbria, Lehrer des Hippokrates und Prototyp des Diätetikers bei Platon (66): Sie bestand in Abführen, Erbrechen, Auflegen von warmen Rindsblasen und Schlagen der Geschwulst mit gefüllten Schläuchen (67). Wir können hier energieableitende Techniken erkennen. Zusätzlich lässt sich das «homöopathische» Prinzip erkennen, Gleiches mit Gleichem zu behandeln, in diesem Fall Wassersucht mit wassergefüllten Schläuchen (zur «Homöopathie» vgl. 130).

> Aus heutiger Sicht ist es wichtig, in der antiken Diätetik ebenso wie in den modernen Diätlehren *somatische* und *energetische* Überlegungen auseinanderzuhalten.
>
> Die moderne Ernährungslehre enthält durchaus auch Prinzipien wie Ausgleich des Verbrauchs und Anpassung an die spezifische Lebenssituation. Dabei wird jedoch nur die *somatische Ebene* differenziert berücksichtigt: Erhielt der antike «Gymnasiast» beispielsweise eine vorwiegend energetisch ausgleichende Diätkost, zusätzlich Öl- oder Sandmassagen, Bäder und yogaähnliche Übungen, bekommt ein moderner Sportler Nahrung nach einem ernährungsphysiologischen Programm, entsprechend Aufbau, Energie-

speicherung, Leistungsphase und Erholungsphase, ferner Zufuhr von Vitaminen und Spurenelementen. Interessanterweise wird heute jedoch im Hochleistungssport ebenfalls mehr und mehr die *mentale Ebene* miteinbezogen.

Zusätzlich kennt die moderne Ernährungslehre Stoffwechselkrankheiten, Allergien und Enzymmangelkrankheiten, in der Antike unbekannte Gründe für Nahrungsmittelunverträglichkeit. Obwohl Allgemeinwissen, bringe ich folgende, mehr somatische Zusammenhänge zwecks *Differenzierung der Wirkebenen.*

Korrekturen durch die moderne Ernährungslehre

a) Die Konvertibilität: Da alle Nahrungsmittel bis zu ihren Grundbausteinen abgebaut werden (Aminosäuren, Fettsäuren, einfache Zucker), ist jede Nahrung im Prinzip durch jede andere ersetzbar, mit Ausnahme einer Mindestmenge von Eiweiss, Vitaminen und Spurenelementen. Dass dieses Prinzip jedoch nicht ganz linear läuft, zeigen Abmagerungsdiäten, wo z.B. durch «Trennkost», d.h. getrennte Aufnahme von Eiweissen und Kohlehydraten, bei gleichen Mengen eine geringere Verwertung, d.h. Gewichtsabnahme, erfolgt.

Eine andere Art von «trennendem» Vorgehen sehe ich in der anthroposophischen und chinesischen Diätetik, wo nach der Horenlehre die Kohlenhydrate jeden Tag bzw. jahreszeitlich gewechselt werden (4.3.3.1). Nach heutigen Erkenntnissen kann sich dies nur auf den Energiekörper auswirken.

b) Die Bilanz: Die Nahrungsaufnahme kann als Zufuhr von Kalorien und Wasser definiert werden, die mindestens die Verluste ausgleichen müssen. Während im Körper eine Überzufuhr von Kalorien zu Fettansatz führt, führt eine Überzufuhr von Wasser bei normaler Nierenfunktion bloss zu vermehrter Diurese (Harnproduktion). Zu viel Kalorien sind also letztlich gesundheitsschädigend, zu viel Wasser dagegen nicht. Es ist jedoch eindrücklich, dass *Kalorien* (lat. *calor* = Feuerprinzip) und *Wasser*, Yang und Yin (4.4.1.1), sowohl somatisch wie auch subtil-energetisch ein *Grundkonzept* bilden. Während «Feuer» und «Wasser» im Energiefeld als Urpolarität sich gegenseitig bedingen, handelt es sich im Somatischen um voneinander unabhängige Gleichgewichte. So wirken Heiltees auf der somatischen Ebene vorwiegend als Wasserzufuhr, auf der Energieebene jedoch mit den darin gelösten Essenzen.

c) Die Vitamine und Spurenelemente: In Unkenntnis der biologischen Zusammenhänge bekämpfte die vornaturwissenschaftliche Heilkunde mit ihrer Diätetik und Pharmakotherapie oft schwerwiegende Mangelkrankheiten wie Skorbut (Vitamin-C-Mangel) mit untauglichen Mitteln.

Heute sind diese Zusammenhänge gut bekannt und können nach dem *«Bausteinprinzip»* durch entsprechende Nahrungsmittel und Präparate gezielt prophylaktisch und therapeutisch angegangen werden: Es kann z.B. die Infektionsanfälligkeit bei Skorbut durch Früchte und Tabletten korrigiert werden, Blutarmut durch Eisen und Folsäure im Fleisch oder Tabletten, Vitamin-B12-Mangel besonders durch Leber und wiederum durch direkten Ersatz. Streng vegetarische Kost muss dies ausgleichen, denn letzterer Mangel kann für Schmerzen und sogar für Verwirrungszustände verantwortlich sein, also wieder auf die energetischen Ebenen wirken. Ferner ist heute die Kropfentstehung bei Jodmangel durch Essen von Fisch und durch jodiertes Salz, die Knochenverformung bei Vitamin-D-Mangel durch Fisch, vermehrtes Sonnenlicht und Einnahme von Vitamin-D-Tropfen für Kleinkinder korrigierbar. Dem Kalkabbau in den Knochen wird durch prophylaktische Aufnahme von calciumreichen Milchprodukten, auch durch Hormonverabreichung bei Frauen in der Menopause entgegengewirkt.

Das alte diätetische Prinzip hätte hier eine Störung im Gleichgewicht der «Aufbauelemente» im Knochen (vier Teile «Feuer», zwei Teile «Erde», ein Teil «Wasser», ein Teil «Luft») vermutet und eine entsprechende, weniger effiziente Diätvorschrift verordnet.

In der alten Diätetik hatten die Jahreszeiten und ihre rhythmische Abfolge eine wichtige Bedeutung, und entsprechend waren von den Energien her die Produkte «richtig», die die Jahreszeiten hervorbrachten.

Den saisonentsprechenden Früchten und Gemüsen könnte heutzutage wieder mehr Beachtung geschenkt werden und so der gleichförmige Konsum von Nahrungsmitteln aus aller Welt diätetisch etwas eingeschränkt werden, allerdings mit dem Wissen, in welchen heimischen Früchten und Gemüsen im Winter das Vitamin C zu finden ist!

d) Die Säuren: Jede Nahrungsmittelverbrennung hinterlässt organische Säuren, die durch Ansäuerung des Urins und Abatmen von

Kohlendioxyd ausgeglichen werden. Es gibt nun alternative Konzepte, die eine Reduktion der Fruchtsäuren in der Nahrung verlangen. In Anbetracht des sauren «Klimas» des Magens und der metabolischen Säureproduktion im Körper ist die Menge geschmacklich wahrnehmbarer Fruchtsäuren nur gering und eher für Geruch und Geschmack verantwortlich. *Geruch und Geschmack* haben einen Einfluss auf den *Appetit* und geben uns heute – im Gegensatz zu den Tieren – keine ausreichende Auskunft über unsere Bedürfnisse. Unsere Gelüste werden ferner durch die Nahrungsmittelindustrie gesteuert.

Geruch und Geschmack sind auch energetisch wirksam.

In der alten Heilkunde war die Geschmack-Skala «sauer-süss»… ebenfalls auf den Energieebenen bedeutsam (4.3.2.5).

e) Die Anzahl der Mahlzeiten und die Essenszeiten gehören weniger zur somatischen Physiologie als zur *Esskultur.* Sie haben eher *energetische, prozesshafte Bedeutung* im Sinne einer Struktur. Im *Suchtverhalten* werden die subtilen Rhythmen durchbrochen, in denen der Mensch gehalten ist. Süchte wie *Anorexie, Bulimie* sollten neben der Verhaltensebene vorwiegend von den subtilen Energieebenen her verstanden werden: So kann in der Therapie das Defizit nicht nur als Nahrungsmangel, sondern auch als energetisches Defizit erkannt werden (68); in einer *Familientherapie* wird mit Gewinn erarbeitet, wer im Familiensystem sich Energien beschaffen muss und auf welche Art.

Von vielen Menschen wird heute das *Fasten* nur von der somatischen Ebene her verstanden: zum Erreichen eines Idealgewichtes. Es kann aber auch als energetisch-spirituelle Erfahrung gelebt werden, indem, ähnlich wie bei der Meditation, die somatischen Bedürfnisse ausgeblendet werden und damit die Energieebenen besser gespürt werden.

Interessant ist, dass laut den hippokratischen Schriften das Volk bloss eine Mahlzeit täglich zu sich nahm. Entsprechendes ist noch in gewissen Fastenbräuchen wie dem mohammedanischen Ramadan üblich.

In der hippokratischen Diätetik wurde das *Erbrechen* in bestimmten Rhythmen zur *Ableitung von Energie* eingesetzt.

Auch bei *Bulimie* kann ein *Drang zur Ausstossung von Traumati-
schem* mitbestimmend sein und sollte therapeutisch berücksichtigt
werden, ebenso der damit verbundene *Verlust an Vitalenergie*!

f) Das Kochen erhöht die Ausbeute der Nahrung, indem durch das
Öffnen der Zellen dieselbe gleichsam «vorverdaut» wird; es zerstört
aber gewisse Eiweissstrukturen und Vitamine. Die Nahrungsaufnahme wird beschleunigt. Durch Reduktion des Ballaststoffanteils
wird jedoch die Darmtätigkeit vermindert, was heute z. T. wieder
diätetisch, durch Zugabe von Rohstoffen oder durch Laxantien
korrigiert wird. Kochen zerstört Bakterien und Viren, entgiftet hit-
zelabile Toxine (Pilzgifte, Botulismustoxin) und verbessert den Geschmack, z. B. bei Kartoffeln.

Das Kochen von Nahrungsmitteln und Heilmitteln war eine wichtige *diätetische Praxis*, wie dies der Name *Dekokt* (chinesische Medizin) bezeichnet.
Der «Kochungsprozess» als Umwandlungsprozess (gr. *pesso/pepsis*, vgl.
Peptide) war wiederum ein holistischer Begriff und umfasste auch die *energetischen Wandlungsprozesse*, speziell die «Galle»-Prozesse der Affektum-
wandlung (69). Auch in der Alchimie kam dem Erhitzen eine subtile Wand-
lungsqualität zu. Vermutlich gab es fliessende Übergänge von der rituellen
Zubereitung eines Heiltrankes in der Antike zu alchimistischen Praktiken
im Mittelalter (266, 3.T.).

g) Die Medikamente sind ursprünglich aus Nahrungsmitteln und
Heilpflanzen gewonnene, später chemisch hergestellte Substanzen,
die in Quantität und Qualität nach somatischen Kriterien verordnet
werden. Die moderne Heilmittelchemie schöpft z. T. immer noch
aus dem alten Arzneimittelschatz, indem Forscher altem Erfahrungswissen nachgehen. So können immer wieder pharmakologisch
wirksame Substanzen gefunden werden, wie z. B. das Blutdruckmit-
tel Reserpin aus der Pflanze Rauwolfia serpentina aus Indien.
Ebenso beruhen die Herzglykoside und Säurebinder gegen Magen-
geschwüre auf altem Erfahrungswissen. Im Gegensatz zum Ayurveda (und auch der Kräutermedizin), wo *«holistisch» die ganze
Pflanze* verwendet wird und möglicherweise so zusätzliche energetische Wirkungen hat, wird in der modernen Pharmakologie nur die
identifizierte, *somatisch wirkende Substanz* hergestellt. Gewisse Di-
ätverordnungen haben und hatten vorwiegend Medikamentencha-
rakter, wie z. B. der Mohn. Somit wirkte auch die alte Heilkunde

teilweise auf der somatischen Ebene, ohne deren Gesetze zu kennen.
Umgekehrt können wir sagen, dass alle Medikamente auch einen
gewissen energetischen Effekt haben, mindestens einen *Placebo-*
Effekt:

> Aus einem holistischen Heilverständnis heraus ist der Placebo-Ef-
> fekt als durchaus wirksam, jedoch nur auf den psychischen Ebenen,
> zu betrachten und kann subtil eingesetzt werden.

Auch die *klassische Homöopathie* mit ihren Potenzierungen scheint mit
energetischen Konzepten zu arbeiten, die aber auch *entsprechend formuliert*
werden müssten. Das homöopathische Paradox ist, dass im Laufe der Dilu-
tion von der Originalarznei kein einziges Molekül mehr vorhanden ist (gemäss Avogadro-Konstante): d. h., die toxische Wirkung nimmt ab, während
die energetische Wirkung sogar zunimmt, jedoch nur bei Verschüttelung!
Dies lässt an energetische Information und Wirkweise denken sowie an
hierarchisches Funktionieren (Potenzierungen), deren Zusammenhänge
bis heute theoretisch noch nicht geklärt sind (Dorsci; 130, 2.T.).

> *Folgerung zur Diätetik aus heutiger Sicht:* Wenn wir heute von alten
> Heilkunden wie der ayurvedischen und chinesischen hören, so re-
> duziert sich dies, mindestens für den Laien, meist auf eine materiell
> verstandene Diätetik. Allgemein wird das Gebiet der «Heilkost»
> durch ein breites Angebot teilweise sehr kontroverser Methoden
> bestimmt. *Wir erhoffen uns ganzheitliches Heilwerden, sehen viel-*
> *fach jedoch nur die schnell verfügbare materielle Ebene, gleichsam*
> *den «Spatz in der Hand».*

Die Diätetik der alten Heilkunden war jedoch im subtil-energetischen Menschenbild verankert, wo die Leiden durch energetische Ungleichgewichte
erklärt und so weit als möglich auf den subtilen Ebenen ausbalanciert werden mussten. Natürlich gab es auch im Altertum Scharlatane, die Unfug
trieben mit Nahrungs- und Kleidungsvorschriften, wie wir aus der hippokratischen Schrift *Von der Heiligen Krankheit* vernehmen (70).
    Die subtil-energetischen Heiltechniken gehörten seit je zum Initiaten-
wissen der alten Weisheitstraditionen. Man wusste, dass die entfesselten
Energien bei Missbrauch gefährlich werden konnten. Deshalb wurden die
höheren Techniken nur kodiert und andeutungsweise schriftlich weitergegeben. Von vedischen Gelehrten wird überliefert, sie hätten ihr gesamtes
Wissen auswendiggelernt, damit es nicht in die Hände der griechischen Er-

oberer falle (71). Auch die hebräische Weisheitstradition weist auf die mündliche Überlieferungsart, wie das Wort «Kabbala» «von Mund zu Ohr» bedeuten kann.

> Es ist folglich anzunehmen, dass die wirksameren Techniken der hippokratischen Diätetik bisher nicht zugänglich waren (130, 1.T.), so dass heutige Interpreten meist darüber hinweglesen.

Die Gefahr, dauernd in die Sorgen um die körperliche Gesundheit abzuglei-ten, kennen wir nicht nur aus der griechischen, sondern auch aus der hebrä-isch-christlichen Heilertradition. Wie Sokrates lehrt auch Jesus – in Ableh-nung der kultischen Speisevorschriften – die Ebenen auseinanderzuhalten und weniger materiell vorzugehen (72):

«Und er sprach zu ihnen: ... Merkt ihr nicht, dass alles, was von aussen in den Menschen (Körper) hineinkommt, ihn nicht verunreinigen kann? Denn es kommt nicht in sein Herz hinein, sondern in den Bauch, und kommt (wieder) heraus an seinen Ort – und damit er-klärte er alle Speisen für rein. Er sprach aber: Was aus dem Menschen herauskommt, das verunreinigt den Menschen. *Denn von innen, aus dem Herzen der Menschen kommen die negativen Gedanken ... und verunreinigen den Menschen.*»

> Auch für den modernen Menschen besteht die Gefahr, sich durch das hypochondrische, ängstliche Denken dauernd auf den Körper und dessen Wahrnehmung zu konzentrieren und zu fixieren. Wir können darin, sowie generell im negativen Denken und Fühlen, die Entwicklung einer negativen Resonanz erkennen. Der Mensch wird dadurch abgehalten, seine geistigen Energien kreativ einzuset-zen und seine eigentliche Humanisierungsaufgabe zu leben.

Nochmals Sokrates (73):

«Das schlimmste aber ist, dass sie (die übermässige Sorgfalt für den Körper) auch für jede Art des Lernens, des Beobachtens und des Überdenkens bei sich selbst höchst widerwär-tig ist, wenn einer sich doch immer vor Spannungen im Kopf und vor Schwindeln fürchtet und behauptet, dass ihm dergleichen aus dem Nachdenken entstehe; so dass, wo diese ist, sie auf alle Weise hindert in irgendeiner Vollkommenheit sich zu üben und zu bewähren.»

> Der Entwicklungsweg des Menschen hängt also mit *positivem Den-ken und Fühlen* und mit einer Nichtbeachtung von Negativem, Ängstlichem und Sorgenvollem zusammen. Dies könnte im Sinne der Psychoanalyse folgendermassen aufgefasst werden: Die von FREUD entdeckten neurotischen Phänomene Gegenbesetzung und

Verdrängung wären demnach nur Extremvarianten des subtilen Entwicklungsprinzips von positiver Gegenbesetzung, die mit Besetzungsabzug von Negativem gekoppelt ist (74; 4.3.2.5).

Konkret kann es heute nicht mehr darum gehen, durch immer ausgeklügeltere Diäten unsterblich zu werden. Das damalige diätetische Wissen ist durch moderne naturwissenschaftliche Erkenntnisse bekanntlich ganz enorm korrigiert und ergänzt worden. Die Ernährungsphysiologie hat aber auch wichtige alte Aspekte integriert (Ausgleich, Anpassung an Phasen, Meiden von Überschüssen), die Allgemeinwissen geworden sind. Heute sind wir im somatischen Bereich sehr effizient. Damit verbunden ist unsere, verglichen mit den alten Griechen, um mehr als das Doppelte gestiegene Lebenserwartung. *Dadurch würden wir eigentlich vieler Sorgen und Ängste um den Körper enthoben: Die Wirksamkeit der somatischen Medizin gibt uns mehr Freiheit, uns wirklich unserer psychischen Entwicklung zuzuwenden.* Gerade in unserer Welt des Stresses und der dauernden Mobilisierung letzter Energiereserven kann das Wiederfinden der subtilen Dimension Ressource und Ausgleich bedeuten. Wichtig scheint mir auch die alte Weisheit, *dass der Mensch an seinem Heilwerden selbst arbeiten muss und dass ihm dies letztlich kein anderer Mensch und kein Heilmittel abnehmen kann*; ja, dass ihn letztere Ausrichtung auf die Dauer unselbständig und abhängig macht. Er soll vielmehr lernen, seine Ressourcen an Vitalenergie zu nutzen, um sich selbst zu regenerieren. Wir brauchen dazu wohl Anleitungen, aber nicht eine dauernde «Batterie» ausserhalb von uns. Ein gesunder Lebensstil mit gesunder Ernährung und körperlichen Übungen sollte bereichert werden durch eine subtile Energiepraxis, die uns Stufe um Stufe zu mehr Lebensfülle und Menschlichkeit bringt. Dies ist die eigentliche Botschaft der alten Diätetik (vgl. 4.7). Und dies alles müsste heute wieder erarbeitet werden, wenn von *Psycho-Ökologie* gesprochen wird (WILLI, 1993).

Moderne Diätetik sollte also unbedingt die wichtigen Ebenen der Psyche und der Spiritualität wieder einbeziehen, anstatt sich nur auf der Nahrungsmittelebene zu bewegen. Jene sind m. E. viel effizienter als Heilkost und Gymnastikübungen. Wie könnte man sich sonst erklären, dass wir krasse Umstellungen in Ländern mit anderen Ernährungsgewohnheiten spielend vertragen? Es ist mir ferner noch niemand begegnet, der Depressionen nur mit Heilkost effizient beeinflussen konnte, wohl aber mit Formen von Meditation und mentalen Übungen. Bei schweren Prozessen können vorübergehend Antidepressiva nötig sein, deren Wirkweise in einem Energiefeldkonzept erforscht werden muss.

Im folgenden sollen wesentliche Aspekte der alten Energielehre dargestellt werden, wie sie aus den vier Büchern der *Diätetik* herausgelesen werden können: Die alten Modelle werden zunächst so gebündelt, dass sie heutigem Verständnis entgegenkommen. Es sind dies *Vernetztsein, Prozesserleben* und *Entwicklungsweg*. Das Vernetztsein und den Entwicklungsweg habe ich ausgedehnter a. a. O. abgehandelt (75), während die Prozessphasen einen wichtigen neuen Zugang zur energetischen Welt darstellen.

4.3.2 Das Vernetztsein und die subtilen Energiegesetze

Das energetische Welterleben ist eingewoben in verschiedene Hierarchieebenen des Werdens und Vergehens, des Sich-Verbindens und Sich-Trennens. Der Mensch wird als fliessendes Abbild des Holons verstanden, auf das er seinerseits wieder einwirkt (Hologramm). In diesem grossen Fliessen ist alles mit allem gleichsam in einem kosmischen *Stromnetz* verbunden.

Als Lebensgefühl ist Vernetztsein unserem Individualismus diametral entgegengesetzt. Unsere Abgrenzungstendenz scheint heute ein Maximum erreicht zu haben und wird durch viele Nöte offenbar, wie die Krise der Familie als tragender Gemeinschaft, das Auseinanderbrechen der Partnerbeziehungen (zunehmende Scheidungsraten), Gefühls- und Kommunikationsstörungen, «Verrohung, Gleichgültigkeit, Zerstörung der ökologischen Bezüge, ... Kriminalität» (PETZOLD), Süchte und «beziehungsverweigernde psychische Störungen» (WILLI) usw. In ihren Sehnsüchten versuchen viele Menschen, die Geborgenheit des alten Bezogenseins durch *Surrogate* (z. B. Drogen) wiederzufinden. Als eindrückliches Beispiel sehe ich auch die Tendenz, durch immer umfassendere Computer-Vernetzungssysteme die Defizite an echten Kommunikationsmöglichkeiten zu kompensieren. Holistisches Bewusstsein bedeutet dagegen, dass ich in meinem Denken, Fühlen und Tun immer auch auf das Holon einwirke und dass letztlich nichts, wie unscheinbar es auch sei, ohne Wirkung ist. In diesem Sinn schreibt SHELDRAKE vom umfassenden *Gedächtnis der Natur*, wonach alle morphischen Generierungsstufen im einzelnen Menschen mitschwingen. Oder BOHM meint, dass wir uns sehr anstrengen müssten, durch Entwicklung subtilerer Energiezustände das «Ganze des Bewusstseins der Menschheit» zu erreichen (76).

Lasse ich mich auf ein subtiles Vernetztsein ein, spüre ich den «Puls der Natur», nehme ich Orte, Tages- und Jahreszeiten achtsamer wahr, halte ich die Spannung geschlechtlicher und anderer Polaritäten besser aus. Dabei lerne ich vielleicht, meine Stimmungen auszubalancieren, möglichst Positives um mich zu verbreiten und den anderen Menschen sowie das Ökosystem mit meinem Verhalten zu achten. Mehr und mehr verstehe ich Zusammenhänge in meinem Schicksal, kann sie annehmen und fühle mich schliesslich der Kultur und Spiritualität der ganzen Menschheit und zu allen Zeiten verbunden ... Aus der Perspektive subtilen Bezogenseins erwächst Geborgenheit und Sinn, wohl eine dringend nötige Antwort auf die weltweit herrschende Resignation, auf Gefühle des «Geworfenseins» und der Sinnlosigkeit.

Da bezogenes Welterleben sich auf allen Ebenen und in allen Bereichen offenbart, hat es auch seine *spezifische Sprachform*. Wir sind gewohnt, in der Sprache, gemäss unserer Seinsweise, abgegrenzte, individuelle Einheiten zu finden. *Die Sprache des Bezogenseins dagegen muss Fliessen umsetzen können*, wie dies BOHM erkannte. Entgegen seinem Vorschlag ist diese Sprache jedoch nicht erst zu entdecken oder gar als Kunstsprache neu zu schaffen (*Rheomodus*; vgl. etwa die Sprache HEIDEGGERS); sie besteht seit langer Zeit in den *«mehrfachdeterminierten» Formen des Mythos, des Gleichnisses, des Märchens, des Epos, des Lehrdialogs, des Mantras und anderer Gebetsformen, des Liedes und letztlich der Poesie* mit ihren Metaphern und ihren spezifischen syntaktischen und stilistischen Möglichkeiten (77). Menschen, die in subtile Schwingungen kommen, werden – laut Platon – zu Dichtern oder setzen Sprache holistischer ein (vgl. Sprache der Verliebten, 77).

Unser heute gängiger Sprachstil dagegen ist sehr *funktional und linear*, imitiert gleichsam die Informationsübermittlung der wissenschaftlichen Kunstsprachen und der elektronischen Datenverarbeitung. Die Sprache der jungen Generation tendiert denn z. B. auf *ein* affirmatives (positives) Adjektiv, nämlich «geil» hin. Psychologen sprechen von einer horizontalen Organisation des Menschen und der Gruppe auf niederer Ebene (im Gegensatz dazu die mehrdimensionale, vertikale Ausrichtung, vgl. 4.3.4). Gelingt es uns, auch

> die subtileren Kommunikationsebenen wiederzufinden, erwächst
> uns mehr Geborgenheit in uns und im Leben.

Solche Überlegungen sind wichtig, wenn wir die Sprache der alten Wissens-
und Weisheitstexte verstehen möchten. So sind die Bücher der hippokratischen *Diätetik* in verschiedenen bildhaften und mythischen Sprachstilen gehalten (vgl. auch Platons *Symposion*, BERNER 1989). Im Gegensatz zu rationalen *digitalen* Darstellungen und Formeln, z. B. eines modernen Sachbu-
ches, werden subtil-energetische Phänomene zuerst in einer Schau erfahren
und dann meditativ, in *analoger*, bildhafter Sprache abgehandelt (4.4.2.1;
78). Die subtilen Gesetze sind eingebettet in das gesamte Wissen um die
Kosmogonie (Weltentstehung), um das Werden der «Physis» über verschiedene subtile Stufen bis in die materielle Welt. Die Übermittlungsart erinnert an die *Koans* der buddhistischen Weisen. In der *Diätetik* erscheint
mehrmals das Bild von zwei Menschen, die ein Stück Holz sägen: Der eine
zieht, der andere stösst, und beide tun sie dasselbe; indem sie vermindern,
vermehren sie (79)... Auf diese Weise wurde etwa die Beziehung zwischen
weiblichen und männlichen Kräften angetönt, wurde subtile Energielehre
betrieben. Da diese Texte *in Form und Inhalt stark übereinstimmen* (80), ist
anzunehmen, dass auch der je vorherrschende *Bewusstseinszustand* abgebildet ist (z. B. Ritualteile vs Lehrteile).

> Wo wir von *Kodierungen* sprechen, handelt es sich letztlich um eine
> Sprach- und Bilderebene, die wir aus Träumen kennen sowie auch
> aus der therapeutischen Situation. Es dürften gerade der therapeu-
> tisch geschulte Leser, die Leserin sein, die heute diese Sprache, die
> der eigenen täglichen Erfahrung entspricht, wieder verstehen und
> deuten können. Denn für solche Menschen wurden diese Texte ge-
> schrieben.

Bezogensein können wir heute besser verstehen und wahrnehmen, wenn
wir die verschiedenen *subtilen Energiegesetze* kennen und anwenden. Sie
werden im folgendem aus der kaleidoskopischen Vernetzung herausgelöst
und zwecks besserem Verständnis einzeln dargestellt. Im Griechischen sind
sie bis jetzt nicht bekannt infolge somatisch orientierter Übersetzung mit
«Zellen», «Elementen» usw. Sie lassen sich jedoch im Vergleich mit anderen
subtilen Traditionen wiedererkennen und neu übersetzen (81):

4.3.2.1 Das Gesetz von «Feuer» und «Wasser» (Yang-Yin; 4.4.1.1; 82)

Die Weisheitslehre der hippokratischen *Diätetik* beginnt mit dem Werden des Menschen aus dem «Urfliessen» der polaren Kräfte «Feuer» und «Wasser» (entsprechend chin. Yang-Yin): Sein ganzes Energiefeld und sein Leib werden von Energieströmen durchzogen, die von oben nach unten, vom Spirituellen zum Materiellen und umgekehrt fliessen (83). In der *Diätetik* steht folgendes (84):

«Es pulsiert im Menschen die Psyche, Dimension des menschlichen Leibes, die Mischung von Feuer und Wasser enthaltend.»

Die Prinzipien von «Feuer» und «Wasser» werden dann unter den *diagnostischen Leitkriterien* umfassend dargestellt (4.4.1.1).

4.3.2.2 Das Gesetz der Schwingung: Alles fliesst

Ist die Newtonsche Welt definiert durch die Materie und durch relativ statische Gesetze mit messbaren und reproduzierbaren Resultaten wie in der Festkörperphysik, so ist der energetische Kosmos bestimmt durch das Gesetz des Fliessens und der Schwingung: Nichts ist in Ruhe, alles ist in Schwingung, alles ist Energie, *alles fliesst* = griechisch *«panta rhei»* (85). Letzteres ist der bekannte Satz aus der Tradition um Heraklit, der über den «ewigen Fluss aller Dinge» nachgedacht hat. Von ihm ist auch der Aphorismus überliefert, wonach man nicht zweimal in denselben Fluss steige (86). Sein Ansatz des «Weges» lässt sich auch in der hippokratischen *Diätetik* erkennen (87):

«Alle Dinge, göttliche und menschliche, laufen nach oben und nach unten ab und verändern sich dabei.»

Damit Energie fliessen kann, muss es einen vollständigen Kreislauf der Energiebewegung von der Quelle und wieder zu ihr zurück geben. So fliesst zum Beispiel Energie vom elektrischen Stromerzeuger, um Licht und Wärme abzugeben, und wird dann durch den negativen Pol zur Quelle zurückgezogen. Die beiden Phasen können mit Expansion und Kontraktion verglichen werden (88). *Der subtile Strom der Lebenskraft und Vitalität im Menschen folgt demselben Prinzip wie die physikalisch messbaren, bekannten Energieformen.* Unsere Kultur ist auch hier in den physikalischen Formen und Konzepten des Energiespektrums steckengeblieben, obwohl wir noch den griechischen, ehemals holistischen Begriff *«energeia»* gebrauchen!

Von vielen Menschen wird heute das Fliessen in der Materie als Belebung neu erfahren und z. B. als *Wiederverzauberung der Welt* (BERMAN) oder als *Gedächtnis der Natur* (SHELDRAKE) beschrieben. Auch das «*Gaia*»-*Modell* gehört hierher.

In der hippokratischen *Diätetik* erscheint dieses Wissen folgendermassen (89):

«Denn diese (die Grundprinzipien) kommen niemals zum Stehen…, sondern ändern sich beständig in dieses oder jenes. Nach dem grossen Gesetz (*ananke*) entsteht deshalb Polares (Unähnliches) als dasjenige, das von ihnen sich absondert.»

Im letzten Satz wird darauf verwiesen, dass alles einerseits durch *Entmischung* und Differenzierung von sich Abstossendem entsteht (Weg nach unten; 90) und andererseits durch *Mischung* und Resonanz des sich Anziehenden (Weg nach oben; vgl. 4.3.2.6).

Das Fliessen der Energie, das Mischen und Entmischen, läuft bis zu einem Maximum und dann wieder bis zu einem Minimum, so dass ein Rhythmus oder eine *Welle* entsteht (91). Heraklit vergleicht dieses ewige Hin und Her mit dem Schwingen einer Bogen- oder einer Leiersaite (92). Für das Energiefeld wird auch die Rhythmik von Kontraktion und Expansion, *Systole* und *Diastole* gebraucht (vgl. Herzaktivität). Diese Wellenform oder dieses Gesetz der Schwingung ist wiederum im «Schlangenstab» bildlich dargestellt (Mehrfachdeterminiertheit der Bilder). Bei den Hippokratikern steht in diesem Sinne auch mehrmals das bereits oben erwähnte Beispiel des Sägens (93).

Die Erfahrung, dass die eine Bewegung die andere bedingt, wird in mythischer Sprache folgendermassen dargelegt: Das Hin ist dasselbe wie das Her; das Hin ist gleichzeitig das Her; der Weg nach unten ist gleichzeitig der Weg nach oben (94).

Nur in der materiell-zeitlichen Dimension ist es nicht mehr dasselbe, hier gibt es ein *zeitliches* und ein *räumliches Nach- und Nebeneinander*.

Haben wir nun in der Welt der Materie die Möglichkeit der Wiederholung von Experimenten, so bestehen für die energetische Welt andere Prämissen. Entsprechend wird von Naturwissenschaftlern wie HEISENBERG postuliert, dass der Experimentator im Experiment enthalten sei und dieses auch immer mitbeeinflusse, etwa «Haloversuchsleitereffekt» genannt. Für das subtil-energetische Wirken ist dies nicht nur ein mitzuberücksichtigender Nebeneffekt, sondern der *Haupteffekt*.

Ein Künstler musste in höchster energetischer Verfassung sein, um ein Werk hoher Ausstrahlung hervorzubringen; ebenso der hippokratische Arzt-Therapeut, wollte er den anderen Menschen in entsprechende Resonanz bringen (44, 182).

Wiederum gilt dies für alle Ebenen der «Physis», alles läuft nach diesen Rhythmen, sowohl im spirituellen Bereich wie im menschlichen (95): In Rhythmen wie Atmung, Herztätigkeit, Menstruation ist unser Körper eingebunden; weitere mehrdimensionale Rhythmen sind Wachen und Schlafen, Ana- und Katabolismus, sympathische und parasympathische Phasen, Aktivität und Erholung, Wachbewusstsein und hypnoide Phasen (3.1.3).

Rhythmus ist gerade für unsere Zeit sehr wichtig: Unser *Wohlbefinden* hängt mit dem Beachten der rhythmischen Phasen zusammen. Andererseits kann süchtiges Verhalten u. a. als Herausfallen aus den Rhythmen definiert werden. Es gibt eine Zeit des Gebens und eine Zeit des Nehmens. Dies hängt mit dem «Sich-Öffnen und -Schliessen» unseres Energiefeldes zusammen (vgl. Atmung). Viele Menschen verausgaben sich in bezug auf ihre Vitalenergien, sind erschöpft (= lat. *de-pressum*), und ihre subtile Energieorganisation ist gleichsam dauernd auf «Sendung» eingestellt: Wenn ich nur gebe, mich nur hinausverlege, nur einem bestimmten Gedanken, Gefühl oder auch Menschen nachhänge, verliere ich zu viel Energie. Die andere Phase des Sich-Schliessens, Sich-Zurücknehmens findet nicht statt. Dies gilt auch für Menschen in heilenden Berufen, die sich vielfach in einem sogenannten «Helfersyndrom» verausgaben (SCHMIDBAUER). Andererseits können Depressionen und auch psychotische Zustände mit diesem Konzept des Schliessens, d. h. auch sich Abgrenzens, gut angegangen werden. *Rhythmus heisst Disziplin, und subtile Disziplin müsste in einer Zeit grosser Suchtanfälligkeit speziell geübt werden.*

4.3.2.3 Das Gesetz der Erhaltung der Energie

Aus der Thermodynamik ist der Satz von der Erhaltung der Energie bekannt, der auch für das subtile Holon gilt: Keine Energie geht verloren. Nicht einmal ein Haar fällt vom Kopf, ohne dass es nicht im Holon aufgehoben wäre, wie die *Bibel* sagt (96). Nichts kann zum schon Bestehenden hinzugefügt werden nach dem in der hippokratischen *Diätetik* formulierten Gesetz (96). Alles läuft nach unsichtbaren Strukturen ab, wie sie heute in der Morphogenese wiederentdeckt werden. Somatisches Geborenwerden und Sterben werden auf dem energetischen Hintergrund relativiert. *Diese grossen Zusammenhänge helfen die grössere Gelassenheit erklären, mit der die alte Heilkunde Krankheit und Tod hinnahm.* Im *Diätetik*-Text haben wir ein Beispiel in meditativ-mythischer Sprache (97):

> «Leben ist jenseits (im Hades) wie diesseits. Und weder kann (etwas) Lebendiges sterben, wenn nicht gleichzeitig mit allem; wohin würde es denn sterben? Noch kann etwas Nicht-Seiendes entstehen; woher würde es denn entstehen? Vielmehr nimmt alles zu und ab bis zu einem möglichen Maximum und Minimum. ... Es verhält sich nämlich so: Entstehen und Vergehen ist dasselbe; sich Vereinigen und sich Trennen ist dasselbe; Zunehmen und Abnehmen ist dasselbe; Entstehen und Sich-Mischen ist dasselbe; Sterben (Abnehmen) und Sich-Trennen ist dasselbe; jedes bleibt sich gleich in bezug auf alles, und alles in bezug auf jedes, und keines von allem (Werdenden) ist dasselbe.»

Ginge alles immer nur hin und her, von oben nach unten und umgekehrt, so bliebe wohl alles ewig in den gleichen Zyklen. Zyklisches In-der-Welt-Sein wird für die älteste Menschheitsstufe angenommen (vgl. Fruchtbarkeitsreligionen). *Die Hochkulturen könnten dagegen so definiert werden, dass sie in ein Geschichtsbewusstsein hineinwuchsen und menschliche Entwicklung anstrebten.*

Die Möglichkeit dieser Entwicklung liegt im *Paradoxon, wonach Geben glückseliger macht als Nehmen* (98). Wir kennen diesen subtilen Energiesatz aus der christlichen Tradition. Er lässt sich jedoch auch in der hippokratischen *Diätetik* entdecken: Der Mensch pulsiert in den Rhythmen des Holons und partizipiert an der Fähigkeit, zu nehmen und zu geben (99):

«Und das Empfangende lässt weniger werden, das Gebende jedoch mehr.»

Aus der Sicht meiner therapeutischen Erfahrung liegt hier der springende Punkt: Wir leben in einer Zeit, wo Menschen sich vielfach als *ewig Zukurzgekommene* erleben. Sie möchten endlich einmal von der Welt verstanden und geliebt werden, möchten jedoch vor allem, dass *die anderen den ersten Schritt täten*. Die Psychotherapie hat mit ihren kathartischen Methoden den Weg freigelegt, die Traumen aufzuarbeiten. Dies ist aber oft nicht alles: Es braucht die korrigierende Erfahrung oder ein Umlernen auf positives Erleben hin (Ressourcenorientierung). Solange wir nach Gerechtigkeit schreien, uns zurückziehen und warten, lösen wir das Problem nicht. Schaffen wir den grossen Schritt, trotz allem auf andere zuzugehen, zu geben und zu lieben, kommen wir auf eine höhere Ebene. Wir treffen über die subtilen Resonanzen auf Menschen gleicher Wellenlänge, was Gefühle von Verstandenwerden und Geborgenheit auslöst. *Die subtile Gerechtigkeit liegt auf den Erfahrungen der*

> *höheren Ebene und nicht in der gerechten Verteilung irgendwelcher Güter* (was nicht heisst, dass man sich nicht auch um materielle Gerechtigkeit bemühen soll).

Dieses Entwicklungsprinzip ist in der *Diätetik* wie folgt dargestellt (4.3.4; 100):

«Und was zu grösserem (mehr) fortschreitet, mischt sich (mit grösserem), wandelt sich (und kommt) auf eine *höhere Ebene.*»

> In einer Kultur, gekennzeichnet durch den Durchsetzungsmodus des «Aug um Auge, Zahn um Zahn», ist eine Rückbesinnung auf das ganz andere *Gesetz der allumfassenden Liebe* notwendig. Dies war auch das Anliegen der grossen alten Heiltraditionen, des platonischen Eros oder der frühchristlichen Nächstenliebe als *bedingungsloser, nicht mehr materiell geäusserter Liebe.* Im Rahmen der dringend nötigen Entwicklung unserer Energiepotentiale spricht der Physiker BOHM von
>
> «Liebe im Sinne einer sehr intensiven Energie und nicht bloss ... als Gefühl» (247).

4.3.2.4 Das Gesetz von Ursache und Wirkung

Jede Ursache hat ihre Wirkung und jede Wirkung ihre Ursache; alles geschieht gesetzmässig. «Zufall» ist nur der Name für eine früher bekannte Gesetzmässigkeit, die mehr nach einem *«Zu-fallen»* wirkt. Wenn Information überall gleichzeitig, also *synchron*, vorhanden ist, sind Phänomene der *«Synchronizität»* nicht aussergewöhnliche Vorgänge (101, 1.T.). Sie sind prinzipiell, aber sehr subtil, unablässig am Sich-Ereignen für diejenigen, die sie wahrnehmen können und ihre Wahrnehmung darauf hin öffnen. Diese Erfahrungen nannten die Griechen *«kairós», d. i. der schicksalshafte Entfaltungsmoment,* wo das Eingefaltete sich manifestiert, wo Entwicklung möglich wird. Dieser Schicksalsmoment ist auch der Moment, wo die Hippokratiker sich der Heilmöglichkeiten gewahr wurden. Dieser Moment sei ganz präzise zu erfassen, heisst es im hippokratischen Aphorismus (430, 3.T.). Der Traktat *Parangeliai* (Vorschriften) beginnt gleichsam als *Koan* (101):

«Es gibt die Zeit (*chronos*), in der der *kairós* ist, und es gibt den *kairós*, in welchem (nur) wenig Zeit ist; die Heilung jedoch braucht Zeit und jedes Mal auch den *kairós*.»

134

Dieses Konzept subtiler Energetik und subtilen Heilens, der Moment ausserhalb der Zeit, die Erfüllung des Seins, wie wir auch sagen können, haben wir auch in den griechischen Bibelübersetzungen. In der Verdeutschung wird der Begriff meist mit «Zeit» wiedergegeben, wobei die energetische Dichte des Wortes verlorengeht (101):

«Der *kairós* ist erfüllt und das Reich Gottes ist nahe.»

Heute ist die Erforschung der subtilen Phänomene, die bereits C. G. JUNG mit «Synchronizitäten» bezeichnete, ein Anliegen von Physikern wie PEAT geworden. Sogar das Chaos scheint sich nach subtilen Gesetzmässigkeiten zu richten, wie wir in den *Fraktalen* sehen können.

In der Welt der Energien werden viele Ebenen der Ursächlichkeit angenommen. Die höheren beherrschen die niederen, wobei alles nach subtilen Gesetzmässigkeiten abläuft. Das Wesen der Energietherapie besteht darin, möglichst *von der höheren Ebene aus zu heilen* und damit mehr Ursache statt Wirkung auszulösen, *mehr Wandlung statt Symptombekämpfung*. Wesentlich ist in dieser holistischen Welt, dass auch ich mit meinem Denken, Fühlen und Tun ebenso auf das Holon Einfluss nehme wie das Holon auf mich. Indem ich meine gewohnten Reaktionsweisen, meine Stimmungen, Emotionen und Gedanken formen lerne, werde ich eher Spielerin als Figur im Schachspiel des Lebens. Die meisten Menschen kennen diese Zusammenhänge jedoch nicht und werden davongetragen. Wille und Wünsche der anderen können stärker sein als ihre eigenen Strebungen. Diejenigen Menschen jedoch, die sich dieses Wissen aneignen, können *durch Bewusstheit einen gewissen Einfluss auf ihr eigenes Schicksal nehmen* und damit, laut BOHM, auch auf das Bewusstsein der ganzen Menschheit.

In hippokratischer Sprache hören wir darüber (102):

«Sie (die Menschen) wissen nicht, was sie tun; was sie nicht tun, glauben sie zu wissen; *was sie sehen, erkennen sie nicht (!)*: aber alles geschieht ihnen dennoch gemäss dem spirituellen Gesetz (*theia ananke*), sowohl das, was sie wünschen, wie auch das, was sie nicht wünschen. Die Dinge vom Jenseits kommen ins Diesseits, die Dinge vom Diesseits gehen ins Jenseits, sich gegenseitig mischend, so dass jedes sein ihm bestimmtes Schicksal (*moira*) erfüllt, sowohl bis zum Maximum wie auch bis zum Minimum hin.»

Die Schicksalsanalyse SzonDis erklärt: Solange die Menschen die Zusammenhänge nicht kennen, läuft alles nach den Gesetzen des *Zwangsschicksals* (gr. *ananke*) ab. Ist es dem Menschen jedoch möglich, mehr Wissen und Erfahrung zu erwerben, wird er vom passiv Erleidenden zum aktiven Gestalter seines Lebens. Der tiefe Sinn der alten Diätetik wie der modernen Psychagogik ist, dass der Mensch seine Potentiale nutzen soll, um sein Zwangsschicksal in ein *Freiheitsschicksal* zu wandeln. Dies jedoch setzt eine persönliche Entscheidung voraus, sich mit der eigenen Konstitution und dem Erworbenen (Physis) auseinanderzusetzen und am eigenen Entwicklungsweg zu arbeiten. Auch Psychologen wie Alfred ADLER befassen sich mit den Schicksalsmöglichkeiten des Menschen und seinen *Lebensstilen*.

Als missverstandene Anleihe aus der indischen Weisheitstradition wird heute im Westen vielfach eine passiv erleidende Haltung dem sog. «*Karma*» zugeschrieben: «Da kann man halt nichts tun, das ist *Karma*» (103).

Nach griechischem Verständnis würde «Karma» dem Begriff «Physis» entsprechen, den morphischen Möglichkeiten, die sich stetig entfalten und auf die der Mensch *durch Bewusstheit und Einsatz Einfluss nehmen kann*, aber immer nur innerhalb der Bandbreite seiner Schicksalsmöglichkeiten. In der griechischen Tragödie wurde diese Thematik z. B. im «Fluch der Atriden» dargestellt.

Heute lässt sich hier an die von BOSZORMENYI-NAGY festgestellten *transgenerationellen Wiederholungsmuster* innerhalb von Familiensystemen denken. Für den einzelnen Menschen hat FREUD den sog. *Wiederholungszwang* der alten Muster beschrieben.

4.3.2.5 Das Gesetz der Polarität (vgl. 3.1.2.2)

Alles besteht aus zwei Polen, wie wir in der Hauptpolarität «Feuer und Wasser» bereits gesehen haben. *Polarität ist das morphische Differenzierungsprinzip* (Weltentstehungsmythen): Jeder Aspekt des Werdens entsteht durch Absetzung von seinem Gegenteil. Dieses Prinzip meint auch, dass Energie immer zwischen zwei Polen fliesst.

Das Polaritätsprinzip als Energieflussprinzip gilt also für alle Ebenen des Lebens und des Werdens. In der hippokratischen *Diätetik* wird es folgendermassen fassbar (104):

«und keines von allem (Werdenden) ist dasselbe. Denn das Gesetz für die *physis*... ist polar.»

Bewegung und auch Veränderung erfolgen immer innerhalb eines polaren Spannungsfeldes. Beispiele dafür sind die *Energiequalitäten* der alten Energiesysteme, die sich je polar auf einer Skala ansiedeln lassen: «kalt–warm», «feucht–trocken», «süss–bitter», «oben–unten» ... *Sie sind immer polar konzipiert und werden am besten als «Energiequalitäten» wiedergegeben, weil sie den Qualitäten unserer Sinneswahrnehmungen bis zu den Empfindungen, Stimmungen und Gefühlen entsprechen.*

Wird das Holon und auch der Mensch im Urrhythmus der Elementarenergie-phasen erfahren, nämlich durch «Luft» – «Feuer» – «Wasser» – «Erde», so generieren diese die «physis» durch Mischungen der ihnen zugeordneten Hauptenergiequalitäten:

«Luft»	–	«warm und feucht»,
«Feuer»	–	«warm und trocken»,
«Wasser»	–	«kalt und feucht»,
«Erde»	–	«kalt und trocken».

Die *Elementarphasen* laufen je auf einer Skala von *Energiequalitäten* ab. Stellen wir uns die Elementarphasen als vertikale Abfolge vor, so können die Energiequalitäten als horizontales Fliessen angenommen werden (105). Die Elementarphasen scheinen eher eine *«energetische Stofflichkeit»* (106), die Energiequalitäten dagegen *«Kontinuumcharakter»* zu haben (107).

Bei Aristoteles werden die Zusammenhänge folgendermassen erklärt (108):

«Da es vier Ureigenschaften gibt und diese sechs Verbindungen eingehen können, wobei aber die Gegensätze sich nicht paaren lassen (warm und kalt kann sich ja nicht am gleichen Gegenstand finden, ebensowenig trocken und feucht), so wird es ersichtlich nur vier Verbindungen geben, warm und trocken, warm und feucht, kalt und feucht, kalt und trocken, und dies lässt sich sehr sinnvoll verknüpfen mit den vier einfachen «Elementarenergien» unserer Erfahrung, «Feuer» und «Luft» und «Wasser» und «Erde». «Feuer» ist ja warm und trocken, «Luft» warm und feucht, «Wasser» kalt und feucht, «Erde» kalt und trocken.»

Energiephasen und Energiequalitäten sind jedoch früher schon belegt, bei den Pythagoreern, bei Alkmaion und Empedokles. Aus Unkenntnis der Energielehren werden sie heute vielfach als einander ausschliessend gedeutet. Es wird auch das fundamentale Polaritätendenken nicht verstanden (109):

«... Alkmaion (um 500 v. Chr.) hat im Sinne dieses Harmoniedenkens Gesundheit... als Gleichgewicht der Kräfte angesehen. Krankheit war für ihn dagegen... das Übergewicht eines bestimmten Substrats, von denen ihm 7 (sic!) bekannt waren: feucht, trocken, kalt, warm, bitter, sauer, süss. Etwa zur gleichen Zeit lehrte Empedokles (490–435)..., dass Entstehen und Vergehen auf Mischung und Entmischung von Urteilchen beruhe, die er in den vier Elementen Feuer, Wasser, Erde, Luft sah.»

Wir finden in obigem Text bei beiden Autoren das Konzept der Mischungslehre, wobei «Harmonie» ein Bild für «gute, wohltemperierte Mischung» war (4.3.2.6). Energiephasen und Hauptenergiequalitäten bilden dann zusammen die beiden *fundamentalen Parameterreihen des Temperamentenmodells* (110).

In den alten Texten werden am häufigsten die vier Qualitäten verwendet, die mit den Elementarenergien verbunden wurden (Hauptqualitäten). «Kalt und warm» wurde im Temperamentenmodell als *Messung der Prozessdynamik* wichtig (4.6.6) und ist uns bis heute auch in psychischer Qualität erhalten geblieben:

Es wird mir warm ums Herz – es läuft mir kalt den Rücken hinunter.

Die Qualitätensystematik scheint jedoch eine *Auffächerung ins Infinite* zu beinhalten (gr. *myria* – dt. Myriade; vgl. 227, 3.T.).

Entsprechendes finden wir in der chinesischen und tibetischen Medizin, wo auch «Geschmacksqualitäten» erscheinen («süss–bitter» – «sauer/scharf–salzig»).

Im Ayurveda werden ebenfalls entsprechende Qualitäten (111) beschrieben, worunter wiederum acht Gegensatzpaare als von «besonderer Bedeutung». Dieselben werden auch häufig im hippokratischen System erwähnt (112).

Auch im Griechischen bestimmen sie die Ebene der *Arzneien und Nahrungsmittel*. Gerade die Kochkunst scheint immer mit *Kontrasten und «Harmonien»* gespielt zu haben. Für die Wertigkeit der Energiequalitäten in der griechischen Heilkunde und wohl allgemein in der Alten Medizin ist bedeutsam, dass sie *weit über die Sinneswahrnehmung hinausgehen,* also holistisch verstanden werden. *Die sog. physikalischen Qualitäten haben nur sekundäre Wirksamkeit, die energetischen jedoch primäre, d.h., sie enthalten die «grosse (Heil-)Kraft»* (vgl. gr. *«megale dynamis»*, 113): In den griechischen Texten sind «bitter–süss» aus der Erospraxis seit Sappho belegbar (114), die «trockene Psyche als die klügste und vollkommenste» bei Heraklit (114), ferner «glatt–rauh» als diagnostische Wahrnehmung der «Erdschicht» im Menschen in der hippokratischen *Diätetik* (4.4.1.4).

Durchwandern wir diese polaren Skalen der Energiequalitäten, lösen sich viele *Paradoxa* auf: Extreme berühren sich, alle Wahrheiten sind nur halbe Wahrheiten, da alles zwei Seiten hat: *Figur und Hintergrund* bedingen sich gegenseitig. Bei einem Thermometer lässt sich nicht angeben, *wo Wärme aufhört und wo Kälte beginnt.* Die Energie kann auch schnell ins *Gegenteil* umschlagen, wenn von «himmelhoch jauchzend, zu Tode betrübt» gesprochen wird. Übrigens ist auch das *Enneagramm* derart konzipiert, dass jede Phase bzw. jeder Typus sich auf einer polaren Skala realisiert (vgl. NARANJO). Auch SZONDIS Polaritäten innerhalb der einzelnen Triebe lassen sich so verstehen.

Diese Polaritäten erklären den *«Gegensinn der Urworte»* in den alten Sprachen, die noch die polare «Skala» abbildeten, wie z. B. griechisch «*pharmakon*» als Heilmittel–Gift (115).

Wird der Gegensatz jedoch überwunden, findet Entwicklung statt und eine neue Polarität höherer Ebene konstelliert sich. These und Antithese liegen auf derselben Skala, in der Synthese werden sie überstiegen (116): Das Differenzierungsprinzip muss *in einer Dialektik mit dem Harmonieprinzip* gesehen werden (Differenzierung = Weg nach unten – Harmonisierung = Weg nach oben, vgl. 4.3.2.6).

Das Entwicklungsprinzip der Differenzierung bestimmt menschliche Organisationsformen. Das Sich-Absetzen in polaren Strukturen hat durch Spaltung politische Systeme, Länder und Nationen entstehen lassen, Religionen und Ideologien bestimmt, verschiedene Wissenschaften hervorgebracht. Im kleinen lassen sie sich nutzbringend für *Beziehungssysteme anwenden, die immer zu Polarisierung tendieren*, seien es Paare (MANIKA), auch homosexuelle, eineiige Zwillinge, Eltern-Kind-Beziehungen u. a. m. Dieses Polarisierungsprinzip verbessert zunächst das Funktonieren z. B. eines Paares. Wird es jedoch nicht durch das andere Prinzip der Harmonisierung korrigiert, ensteht die *Gefahr einer Rollenfixierung oder Kollusion* (117) und letztlich eines Auseinanderlebens.

Das andere Prinzip, die «Harmonisierung», lässt diese Systeme sich auf eine höhere Ebene hin entwickeln, es kann dann z. B. Versöhnung stattfinden, es werden Bündnisse geschlossen, *Ökumene* (gr. *oikos*, BERNER 1989), *Interdisziplinarität* entsteht usw. Durch gemeinsame Austausch- und energetische Verschmelzungsmöglichkeiten werden die Energien der verschiedenen Menschen aufeinander abgestimmt, «synchronisiert». Gemeinsames Tun, Erleben und Miteinandersein öffnet gleichsam die subtilen «Kanäle» zum anderen Menschen hin und lässt Resonanzen entstehen, was wir etwa mit *«Liebe»* bezeichnen und was bis zur Ekstase der *«unio mystica»* hin erfahren werden könnte.

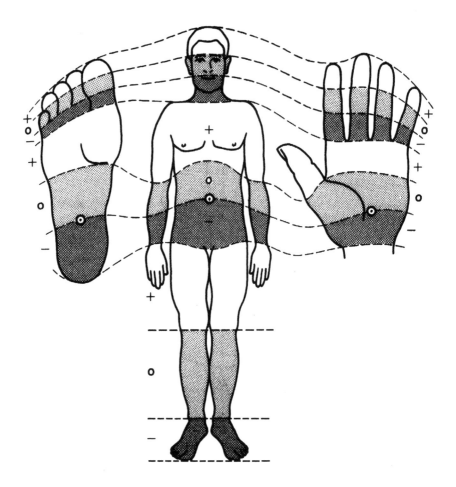

Abb. 5. Polaritätszonen. Die allgemeine Bewegung der expansiven und kontraktiven Energieschwingungen führt zu Zonen mit relativen Polaritätsbeziehungen.

Das Umgehen mit Polaritäten wird in aktuellen Behandlungsmethoden wieder genutzt, wo der Mensch in verschiedenen Polaritätsspannungen verstanden wird, wie in der Polarity-Therapie (268; Abb. 5, SILLS); in der Akupunktur und Akupressur (eigentlich Pressurmassage), z. B. als Dialektik von aussen vs innen, Energiefeld vs Körperorgane; in der Reflexzonen- und Aurikulotherapie (Behandlung des Ohres als Repräsentant der ganzen Person) durch die holistische Behandlung des ganzen Organismus in einem Teil (*pars pro toto*).

140

Schliesslich kann auch das Phänomen des *Widerstandes* in der Psychotherapie aus der Polaritätendynamik verstanden werden: Und effektiv zeigt auch die Interventionstechnik des sog. «Gehens mit dem Widerstand» des Therapeuten, dass Widerstand dann keinen Sinn mehr macht bzw. die Polaritätsspannung in sich zusammenfällt (Systemtherapien).

Energietherapie versucht grundsätzlich, blockierte Energie zwischen den Polen zum Fliessen zu bringen, niedere Qualität in höhere umzupolen, zuviel Energie abzuleiten und zuwenig Energie aufzubauen.

Sokrates sagt in diesem Sinne, Asklepios, oder der gute Energietherapeut, verstehe es, den schlechten Eros in den guten überzuführen (118). Auch in der hippokratischen Schrift *Von der heiligen Krankheit* wird erwähnt, dass der Therapeut von der hohen Ebene her heilen und umwandeln muss (4.3.2.7).

Heute sagen uns Physiker wie David BOHM, dass subtilere energetische Manifestationen die Kraft haben, weniger subtile zu transformieren.
Wichtig ist also das *Umpolen negativer in positive Qualitäten*. Durch Verweilen im Negativen steigen die Resonanzen, es öffnen sich gleichsam «Schleusen» des Negativen. Im Sprichwort heisst dieses Energieprinzip:

«Wenn man dem Teufel den kleinen Finger gibt, nimmt er die ganze Hand.»

Auch die «*selbsterfüllende Prophezeiung*» (self-fulfilling prophecy) kann im Sinne einer *negativen Resonanzentwicklung* verstanden werden (119). Das positive Umpolen nehmen wir intuitiv wahr, wenn jemand plötzlich «wie ein umgekehrter Handschuh» ist.

Energietherapie kann sowohl durch Berührung und Einwirkung vom Körper her auf das Energiefeld als auch durch nicht berührende Techniken geschehen. Sie ist seit der Antike so konzipiert. Mentales Umpolen besteht darin, Negatives durch bewusste Aufmerksamkeit auf Positives «gegenzubesetzen», d. h. dem Negativen keine Aufmerksamkeitsenergie mehr zu geben (120, 74) und sich im Positiven weiterzuentwickeln.

So werden beispielsweise in der *Diätetik* positive Energiephänomene umschrieben mit «strahlend», «rein», «heilig», die negativen dagegen nur angedeutet mit «gegensätzlich» (gr. *enantion*): Es wird *dem Negativen möglichst keine Aufmerksamkeits- und Besetzungsenergie* gegeben. Zum Entwicklungsweg des Menschen gehörte nämlich, *die subtilen Schwingungen umzupolen, Hass in Liebe zu verwandeln, Apathie in Vitalität.*

Ein eindrückliches Beispiel subtilen Umpolens zur «hohen Liebe» und zur dadurch transformierten Wahrnehmung und Verankerung im Positiven finden wir in der christlichen Tradition (121):

> «Die Liebe ist gewaltig (121), gütig ist die Liebe, sie rivalisiert nicht noch drängt sie sich auf, die Liebe prahlt nicht ..., sie freut sich über das Wahre; sie schützt alles, sie vertraut auf alles, sie (er)hofft alles, sie verwindet alles. Die Liebe vergeht niemals.»

Die Ritualbünde pflegten hier eine Praxis, die uns abhanden kam: Adepten hatten sich beispielsweise während zweier Jahre vorzubereiten und vor der Initiation im hohen Energieniveau zu bewähren. Dies bestand darin – negativ gesagt –, acht energetisch niedere Zustände überwunden zu haben, wie (122):

Hass, Zweifel, Angst, Scham, Verleumdung, Konformität, Arroganz und Statusbewusstsein.

Dieser Katalog negativer Tendenzen zeigt transkulturelle Entsprechungen in den subtilen Energietraditionen: Im alten psychischen Modell des *Enneagramms* sind neun «Fallen» oder «Leidenschaften» in frappanter Ähnlichkeit mit der scholastischen Tradition, aus der das christliche «Sündenregister» stammt, formuliert (123). Leider ist dies wiederum nur die eine, die negative Seite der Polaritäten. *Das positive Prinzip, auf das hin Entwicklung tendierte, ging verloren.* Gerade in der kirchlichen Tradition wurde die *permanente Auseinandersetzung mit dem Negativen zur Falle*: Energetische Entwicklung kann nicht im Bekämpfen des Negativen und im Nachjagen von Sünden und Sündenböcken bestehen (= materielles Eliminierungsprinzip!). Im Energiefeld ginge es um *kathartische Auflösung* von Negativem im Sinne eines «Lösens und Bindens» (ursprüngliche «Beichte») sowie um *Gegenbesetzung* durch Positives und um konsequentes, *übendes Entwickeln des Erosprinzips*. Wörter, die mit «Schuld», «Sünde» übersetzt werden, hiessen ursprünglich etwa «verborgene Vergangenheit», «innere Frucht mit schlechten Auswirkungen», «unbeabsichtigte Kränkungen», «enttäuschte Hoffnungen», «verwickelte Fäden» ... (DOUGLAS-KLOTZ). Die abendländische Konzeption von *Sünde, Schuld* entspricht also weder den energetischen Gegebenheiten von gr. *«miasma, hamartía» als Verdunkelungen und Blockierungen in den Energiefeldern* noch dem adäquaten energietherapeu-

tischen Umgang damit: Beichte setzt therapeutische Kompetenz im Auflösen von Traumen voraus.

«Sündenkataloge» hätten nie *per se* figurieren dürfen, sondern gehörten – mit den positiven «Tugendkatalogen» – in ein polares Spannungsfeld, wie dies frühchristlich noch fassbar wird. Die positive Ergänzung zur obgenannten Reihe lautet (124):

Liebe, Freude, Harmonie, Geduld, Freundlichkeit, Güte, Treue, Subtilität und Selbstbeherrschung.

Nur so macht das ganze Sinn, indem beide Reihen als Leitlinien subtiler Energiearbeit wirken, zwischen denen das berühmte griechische Mass gehalten werden soll. Aus den *Goldenen Versen* der pythagoreischen Tradition hören wir, dass das Mass «das Beste» und gleichsam die «Moral» der Griechen war und dass dieses Mass mit *Selbsterkenntnis und Übung* zusammenhing (125):

«Mass nenne ich, was später keinen Schmerz bringt.»

Der Humanisierungsweg des Menschen beinhaltet die dauernde Entscheidung zum «Guten und Schönen», wofür die Griechen den Begriff *«kalòs k'agathós»* prägten, ein Schlüsselwort des subtilen Entwicklungsweges (als klassisches Ideal bekannt). Der Weg dazu wurde mit dem Wort «Tugend» (*arete*) bezeichnet, was einer zunehmenden Verankerung in positiven Schwingungen gleichkommt.

Was können wir uns heute darunter vorstellen? WILBER berichtet im Zusammenhang mit der tödlichen Krebserkrankung seiner Frau über eine östliche Technik des Umpolens, die ihm und seiner Frau geholfen hat, Schmerz und Angst zu überwinden: In der sogenannten «Tonglen-Meditation» wird mit jedem Einatmen Schmerz und Leid z. B. eines anderen Menschen aufgenommen, im Herzen umgepolt und als Liebe, Frieden, Güte wieder ausgeatmet (126).

Umpolen vollendet sich, wo die Krankheitsfaktoren und auch das Sterben zu Entwicklungsfaktoren werden.

Aus tiefenpsychologischer Sicht denken wir bei der Erreichung dieses Ziels etwa an einen Willensakt des Ichs und an sekundäres Verdrängen. Es handelt sich jedoch um ein grundsätzlich anderes Phänomen, das in unseren westlichen Therapien zu wenig bekannt ist, da es aus den subtilen Energielehren stammt. Wo das alte Wissen in unserer Tradition verschwunden war, ging man dann allerdings oft mit Willen, Zwang und Unterdrückung vor (vgl. Sexualität). Zwei Aspekte sind hier relevant:

1. Energetisches Üben gehörte immer zum Humanisierungsprozess (DÜRCK-HEIM, 127). Der Schüler auf dem Entwicklungsweg machte täglich Übungen in Form von Energiearbeit, Atemarbeit, Kontemplation, Meditation, Musik, Lesen von Texten, Yoga... und weiteres mehr. Durch die Übung im Erfahren hoher Energiezustände wird es leichter, im Positiven zu verweilen und sich immer mehr auf Positives im Denken, Fühlen und Handeln zu konzentrieren, was zunehmendes Wohlbefinden bringt (vgl. 121).

Die energetische Übung könnte mit Gewinn in unsere moderne Therapeutik wieder eingebracht werden: Die Tiefenpsychologie erhöht nämlich mit der kathartischen Arbeit auch die Sensibilität des Menschen. Die neugefundenen korrigierenden Lebensmuster sind noch in einem labilen Zustand und die damit verbundene höhere Verletzbarkeit sollte z.B. durch Atempraxis, durch das Erfahren und Einüben energiereicherer Zustände ausgeglichen werden (4.4.1.2). Nach altem Prinzip liesse sich heute etwa sagen: Tiefentherapie braucht einen energetischen Übungsweg.

2. Das Erfahren der Ressourcen: Durch das Aufarbeiten der Traumen wird blockierte Energie frei, werden alte Wiederholungsmuster erkennbar. Diese Prozesse bedürfen jedoch einer genauen Indikation, da ein Mensch dadurch auch auf tiefere Energiezustände regredieren und sich dort fixieren kann (vgl. «Missbrauch des Missbrauchs»). Wird der therapeutische Schritt vom Trauma zu den Ressourcen nicht gemacht, dann wird das Potential positiver, korrigierender Erfahrungen nicht genutzt. Der therapeutische Prozess muss bekanntlich durch die Verletzungen hindurchführen und darf auf keinen Fall im negativen Muster steckenbleiben (vgl. Mysterienerfahrung: von der Dunkelheit zum Licht). Ansonsten würden z.B. die Abwehrmuster infolge erneuter negativer Erfahrung verstärkt, was sich als Widerstand zeigen kann (128).

Solches wird einer Form von Primärtherapie (PT) vorgeworfen, die die höher organisierten, energiereicheren Ebenen ausschaltet und so die Gefahr mit sich bringt, in der Regression zu enden (MILLER).
Im therapeutischen Prozess müssen selbstverständlich therapeutische Aspekte des jeweiligen Settings, wie z.B. Homöostase,

Übertragungsform usw., entsprechend berücksichtigt werden. Dies kann bedeuten, dass der Therapeut / die Therapeutin die umzuwandelnde negative Qualität verstärkt, damit die Klientin / der Klient in die Opposition gehen kann (vgl. systemische Familientherapie).

Wird ein therapeutischer Prozess nicht bis zum positiven Erleben geführt (vollendeter Prozessablauf, 4.3.3), kann sich ein Mensch in einem sehr niedrigen, hoffnungslosen Zustand fixieren; wird dagegen nur ressourcenorientiert gearbeitet, kann ein Trauma unter Umständen über Jahre latent wirksam bleiben und irgendwann wieder losbrechen!

Wir leben mehrheitlich auf einem niedrigen Energieniveau, beklagen uns und jammern, nörgeln auch sehr schnell und haben eine niedere Frustrationsschwelle. Im Zwischenmenschlichen bedeutet dies, dass wir einander gegenseitig Negatives übertragen und im Negativen fixieren (Verstärkereffekt). Das alte Wissen, dass das höhere Energieniveau das tiefere «hochzieht» (vgl. Bohm), ist ein wichtiger Beitrag der alten Polaritätenlehre an die moderne Psychologie.

Nach Sokrates durfte das griechische Theater, das neu aufgekommen und für das Volk obligatorisch war, nicht negative menschliche Situationen darstellen oder nur unter bestimmten, auf das Positive ausgerichteten Umständen, wegen der Gefahr der negativen Attraktion (vgl. dagegen heute: Gewalt in den Medien!).

4.3.2.6 Das Gesetz der Mischung und die Krasenlehre (vgl. 97)

«(Gemäss dem Schicksalsgesetz…) geht sicherlich nichts von allem zugrunde und entsteht nichts, was nicht schon vorher war; sondern (alles) verändert sich durch *Mischen und Trennen*… Wenn ich etwa von Werden und Vergehen spreche, lege ich es der Vielschichtigkeit wegen so aus; ich zeige (jedoch), dass dies ein sich Mischen und sich Trennen ist (97).»

Die Mischungslehre ist somit in einer Dialektik mit der Polaritätenlehre zu verstehen. Die Polaritätenlehre beruht auf der Differenzierung durch Polarität, auf der Abstossung des Ungleichen, dem «allopathischen» *Heilprinzip* (Weg nach unten, 129):

«Man muss aber bei dieser Krankheit (hl. Krankheit) wie auch bei allen anderen die Krankheiten nicht fördern, sondern sich bemühen, sie zu vernichten, indem man gegen jede Krankheit das ihr feindlichste Element anwendet und nicht, was ihr günstig und gewohnt ist…»

Mischung dagegen beruht auf Anziehung und Resonanz des Gleichen, auf dem «*homöopathischen*» *Heilprinzip* in der alten umfassenden Bedeutung (Weg nach oben, 129):

«Heilbar sind die meisten Krankheiten durch ganz dieselben Faktoren, wie die, aus denen sie entspringen. Denn das eine ist Nahrung für das eine, für anderes dagegen Vernichtung» (vgl. *similia similibus curentur*).

Beide Prinzipien sind fundamentale Energieprinzipien der hippokratischen Heilkunde. Sie werden in der *Heiligen Krankheit* nebeneinander erwähnt. Sie entsprechen dem *Lösen und Binden* der Alchimie (*solve et coagula*, 266, 3.T.) und der Beichttradition (4.4.1.2).

Der Arzt muss sie nach dem «kairós»(-Gesetz) anwenden und wissen, wann er dem einen Nahrung gibt, dem andern sie dagegen entzieht (129). Es ist nun nicht eindeutig – oder es war nur für die eingeweihten Ärzte eindeutig –, wie die Antike die beiden Heilprinzipien, das homöopathische und das allopathische, therapeutisch anwandte (129).

> Die Korrektur der energetischen Entgleisung scheint in leichteren Formen nach dem «homöopathischen» Prinzip und von der höheren Ebene her erfolgt zu sein (4.4.1.4), bei schwereren Ungleichgewichten (Epilepsie, 129, 1. Bsp.), vor allem schliesslich bei denjenigen der somatischen Ebene, wurde offenbar das «allopathische» Prinzip immer wichtiger (vgl. somatische Medizin).

Bei Depressionen wurde in den antiken Heilzentren z. B. die stimmungsaufhellende Wirkung der Komödien therapeutisch genutzt (vgl. 252 und heutige Spitalclowns).

In einem Fragment des Philosophen und Arztes Empedokles ist die «*Mischungslehre*» folgendermassen dargestellt (130):

«So griff Süsses nach Süssem, Bitteres stürmte auf Bitteres los, Saures auf Saures, Warmes ergoss (*epecheito*, 266, 3.T.) sich auf Warmes.»

Der Energiesatz «*Gleich und gleich gesellt sich gern*» gilt für sämtliche Energieebenen, wenn auch in der je geeigneten Anwendungsform; er ist seit Homer belegt, bei Platon auf Gesundheit und Krankheit bezogen und bei Empedokles folgendermassen zusammengefasst (131):

«Und ebenso ist alles, was zur Mischung mehr geeignet ist, einander verwandt und durch Liebe verbunden. Feindselig dagegen ist alles, was nach Ursprung, Mischung und ausgeprägten Gestalten weit voneinander verschieden ist, völlig ungewohnt, sich zu verbinden...»

Darin kann ein Anziehungsprinzip nach subtilen Resonanzen gesehen werden: *Meine Anlage und alles in mir Gewordene (Physis) sind in ständiger Ausstrahlung und Resonanz mit der Umwelt:*

«Wie man in den Wald hineinruft, so schallt es heraus.»

Das «homöopathische» Prinzip wurde als massgebend für Partnerwahlen, aber auch für Freundschaften, Beruf, Hobbies, für Krankheit und sogar für die Todesform von SZONDI postuliert (Genotropismus).

Ähnliches wurde von RUSHTON in seiner *Genetic Similarity-Theorie* (GST) aufgezeigt. Damit erweiterte er die sozio-biologische *«Kin Selection-Theorie»* (Theorie der Verwandtenselektion, vgl. BISCHOF) als Erklärung des nahverwandtschaftlichen Altruismus zur Theorie der genetischen Ähnlichkeit. Nach der GST würden genetisch ähnliche Menschen, sowohl Fremde als auch Verwandte, eine Tendenz haben, sich aufzusuchen und einander wechselseitig zu unterstützen und zu fördern (vgl. «Wahlverwandtschaften», griechische Ritualbünde, 96, 1.T.). Genetisch unähnliche Menschen würden entsprechend dazu tendieren, Antipathien auszubilden und einander die Unterstützung zu entziehen, was bis zur Benachteiligung in der Erziehung der einem Elternteil unähnlichen Kinder beobachtet werden kann (132). Die genetischen Ansätze erklären jedoch nicht genügend, wie diese komplexe Anziehung abläuft. Hier bieten sich nun subtil-energetische Modelle an: Das Erkennen dieser «Verwandten» würde dann nicht nur – wie angenommen – über die Sinneswahrnehmung erfolgen. Sie müsste vielmehr in holistischer Weise auch auf die subtilen Bereiche und damit auf die *subtil-energetische Wahrnehmungsorganisation* ausgedehnt werden. Demzufolge liessen sich auch die ausserordentlichen und ohne energetische Modelle verwirrenden Wahrnehmungsübereinstimmungen eineiiger, getrennt aufgewachsener Zwillinge als Extremform solcher Resonanzphänomene sehen (vgl. LYKKEN, 96, 1.T.).

WILLI (1975) nimmt an, dass sich Partner infolge eines gemeinsamen Grundthemas anziehen, das Faszination und Entwicklungspotential, aber auch Leiden zur Folge haben kann (Kollusion).

> Wird im anderen Menschen vor allem die Ergänzung, das Andere gesucht, spricht man von «Gegensätzen, die sich anziehen». Auch diese Anziehung scheint nach dem Gleichheitsprinzip zu erfolgen, aber eher derart, dass im Partner bewusst etwas gesucht wird, das man momentan nicht lebt (Komplement). Diese gegensätzliche Anziehung scheint denn eher bei jüngeren Paaren zu spielen (Weg nach unten), während reifere Menschen vermehrt «Wahlverwandten» begegnen und diese auch suchen (Weg nach oben).

Als «*Mischung*» werden meist zwei griechische Begriffe übersetzt: «*meixis*» und «*krasis*». Ich meine, dass die Griechen darin einen prinzipiellen Unterschied wahrnahmen, der nur auf dem Hintergrund der subtilen Energielehre nachvollziehbar ist: Mischungsprozesse (*meixis*) erfolgen kontinuierlich, wie z. B. zwischen «heissem Kopf» und «kalten Füssen». Dagegen scheint der Humanisierungs- und Subtilisierungsweg des Menschen, sein Heilwerden, nicht nur auf der willkürlichen Mischung, sondern auf der «*guten, wohltemperierten Mischung*» (gr. *eukrasía*, lat. *temperamentum*, 4.6) zu erfolgen. Dieses «Temperieren» scheint ursprünglich von der «Kälte-Wärme»-Skala (4.4.1.3) ausgegangen und dann verallgemeinert worden zu sein. Noch heute wissen wir etwa um den Unterschied zwischen «gemischten Gefühlen» und «guten Gefühlen». Entsprechend bestand beispielsweise ein Gebot der Pythagoreer und der subtilen Ritualbünde, sich mit Menschen ähnlicher Subtilität zusammenzutun, zwecks gegenseitiger Förderung zum «Schönen» hin.

Die Lehre des Energiemischens ist heute als «Krasenlehre» bekannt. Galen hat in seinem Kommentar über die hippokratische Krasenlehre und im Buch *Von den Krasen* (*peri kraseon*) die äusseren Kennzeichen jeder besonderen «Mischung» systematisch zusammengestellt (133). Während Mischungsprozesse und Trennungsprozesse also unablässig erfolgen (97), wird mit «Krase» (Verb: gr. *kerannymi*) das «*wohltemperierte*» Mischen, die Kunst subtilsten Fusionierens und Verschmelzens bezeichnet (230). *Erst durch das kontinuierliche Einstimmen, durch das Auffinden immer subtilerer Resonanzen, kommt das menschliche Entwicklungspotential zur Entfaltung* (vgl. Melancholiker, 4.6.6). Bei Platon wird angetönt, wie ein Meister der Heilkunde die Energien durch Umpolen des Negativen und durch Überwinden der Polaritäten ausbalanciert (266). Dies geschieht nach den Gesetzen der «Harmonielehre» (3.1.5). *Die Krasenlehre enthält folglich eine Stimmungslehre:* Durch das feine Einstimmen entstehen unsere «Stimmungen».

Neben diesen Krasen im Bereiche der Energiequalitäten, entstehen Krasen auf verschiedenen weiteren Ebenen. Die bekanntesten sind diejenigen innerhalb der *Elementarenergien*, die den Typus formen. Diese Krasen werden im Lateinischen mit *temperamenta* übersetzt. Die «Krase» der Elementarenergien bestimmte zunächst das Temperament und wurde schliesslich zum Temperament (4.6). Das phänomenologische Korrelat der Krasen sind *Stimmungen, Gefühle, Affekte, Mimik, Körperbewegungen, Gesprochenes, Bilder, Charaktereigenheiten usw.*

Im *Ritual* wurde das gute Einstimmen der Energien als Heilwerden symbolisch nachvollzogen, z. B. durch das Mischen von Wasser und Wein (Yin-Yang) zur guten «Mischung» der Lebenskräfte. Dieses rituelle heilende Mischen – im Mischgefäss gr. *kratér* – war so bedeutsam, dass es sich im neugriechischen Wort für «Wein», *krasí*, erhalten konnte (= «gute Mischung»; 133).

In der Psychotherapie wurde die Energiemischungslehre von SZONDI als «Triebmischung» formuliert. Diesem Konzept müsste wieder die Spannweite *von der Triebmischung zur Energiestimmung* integriert werden. Mischungsprozesse werden heute auf verschiedenen Ebenen wiederentdeckt und auch mit Berührungstechniken angewandt, wie z. B. in der «Polarity-Massage», der «Kraniosakral-Therapie» usw. Je nach Ebene der Noxe werden andere Techniken des «Mischens» verwendet, bis zum rein mentalen *Binden* (*coagula*). Auch wenn sie es nicht so formulierten, haben gute Therapeutinnen und Therapeuten schon immer nach diesem Prinzip gearbeitet.

Der Homöopath WHITMONT spricht in diesem Sinne von der Wirkung einer *«Simile-Begegnung»* im Drama (ähnlich könnte eine Begegnung mit einem wahlverwandten Menschen beschrieben werden; 134):

«Die Wirkung einer solchen Begegnung äussert sich in ehrfürchtigem Staunen, Aufgewühltheit und Erschütterung und bringt uns, wie Aristoteles sagt, zur Katharsis und damit zu einer Erweiterung und Transformation des Bewusstseins, die sich, je nach Einzelfall, auf drastische oder subtile Weise einstellt. Diese Konfrontation mit der *Essenz des dramatischen Musters* ist… ein Kernelement der Heilung.»

Das Prinzip der heilenden Begegnung kann in subtilster Weise unmittelbar durch die hohe Energiequalität eines charismatischen Menschen erfahren werden: Der Funke springt über, es entsteht gleichsam ein subtiles Interferenzmuster (2.3.3.1). Dies scheint das Phänomen zu sein, das bei Meistern

und Meisterinnen immer schon faszinierte und heilend wirkte. Die Kraft
der Worte eines Sokrates hat die Menschen zu Tränen gerührt (134). Durch
die Integrität ihrer Ausstrahlung wirken solche Menschen so nachhaltig auf
den anderen Menschen, dass sich diesem neue Perspektiven seines eigenen
Schicksalsweges eröffnen.

4.3.2.7 Das Gesetz der Entsprechung

Darin ist die Weisheit enthalten, *dass es zwischen den Gesetzen und Erscheinungsformen der verschiedenen Ebenen des Seins Entsprechungen gibt* (Isomorphismus). Meistens wird dies auf folgende Formeln gebracht: «Wie innen so aussen», «wie oben so unten» (135) oder letzteres gut bekannt als
«wie im Himmel, so auf Erden». Wie die Kenntnis der Geometrie den Menschen befähigt, weit entfernte Himmelskörper in ihren Bewegungen zu erkennen und zu berechnen, so befähigt die Kenntnis des Prinzips der Entsprechung den Menschen, vom Bekannten zum Unbekannten, oder, wie es
in der *Diätetik* heisst, vom Sichtbaren zum Unsichtbaren seine Schlüsse zu
ziehen (130, 1.T.). Speziell in der Diagnostik wurden die sichtbaren Entsprechungen zwischen der *Tätigkeit des Menschen*, seiner *Physiognomie*,
seiner *Körperform* und seinem *Charakter* als Reihe von Manifestationen
desselben Prinzips angesehen und behandelt. Bei den Hippokratikern ist
das subtile Gesetz «wie oben so unten» in der von Heraklit geprägten Form
des Weges nach oben und des Weges nach unten erhalten (87, 102):

«Alle Dinge, spirituelle und menschliche, laufen nach oben und nach unten ab und verändern sich dabei…» «Die Dinge vom Jenseits kommen ins Diesseits, die Dinge vom Diesseits gehen ins Jenseits, sich gegenseitig mischend, so dass jedes sein ihm bestimmtes
Schicksal (moira) erfüllt, sowohl bis zum Maximum wie auch bis zum Minimum hin.»

Das Gesetz der Entsprechung ist anwendbar über die verschiedenen ener-
getischen Ebenen, nicht aber auf derjenigen des Körpers und der Materie:
Wie wir heute wissen, war dies ein falscher Analogieschluss des antiken
Denkens, der in der Heilkunde *die physiologischen Gesetze verschleierte*.
  Für die alte Heilkunde gilt allgemein, wie bereits erwähnt: Je stärker sie
«materialisierte», d.h. die energetischen Konzepte auf den Körper an-
wandte, desto ineffizienter und weniger indiziert sind die Behandlungen im
Lichte der heutigen Medizin: Ich denke z.B. an die Einnahme von Urin und
Fäkalien in Verwechslung mit dem energetischen Gleichheitsprinzip (sog.
«Dreckapotheke»). Dabei wurde etwas Schlimmes mit etwas Schlimmem
ausgetrieben oder anders gesagt, der «Teufel mit dem Beelzebub». Dieses
Prinzip scheint (in subtiler Anwendung!) innerhalb des Energiefeldes zu
wirken, wenn von Ebene zu Ebene mit höheren Potenzen des gleichen Mit-

tels vorgegangen wird (Homöopathie). Es stimmt jedoch nicht mehr für die Ebene der Gesetze der Chemie und des allopathischen Heilens.

Aus heutiger Perspektive kann beispielsweise der holistische Begriff des «Mischens» folgendermassen differenziert werden (4.3.2.6):

Eine *chemische Verbindung* – und darauf basiert die somatische Pharmakotherapie – ist keine *physikalische Mischung* mehr, sondern verändert die Elemente in fundamentaler, nicht mehr rückgängig zu machender Weise: Die ursprünglichen Qualitäten sind nicht mehr erhalten. Diese chemisch-biologischen Gesetze der Materie kannte das Altertum nicht, und es hat hier auch, vom heutigen Standpunkt der somatischen Medizin aus, elementare Fehler gemacht. Dieselben müssten heute auch von komplementären Heilmethoden erkannt und berücksichtigt werden.

Eine *subtil-energetische Mischung* ist weder eine physikalische Mischung, noch eine chemische Verbindung, sondern eine Fusion, «Bindung» oder «Legierung» nach «homöopathischen» Gesetzmässigkeiten, wo die ursprüngliche Information erhalten bleibt (232).

Das Gesetz der Entsprechung klingt in modernen Formulierungen wie der TZI (Themenzentrierte Interaktion) etwa folgendermassen (LÖHNER/ STANDHARDT, 135):

«Menschliche Erfahrungen, Verhalten und Kommunikation unterliegen interaktionellen und universellen Gesetzen. Geschehnisse sind keine isolierten Begebenheiten, sondern bedingen einander in Vergangenheit, Gegenwart und Zukunft.»

Damit schliessen wir die Darstellung der grundlegenden Gesetze subtilen Vernetztseins ab und wenden uns einem weiteren essentiellen Aspekt energetischen Welterlebens zu, dem Prozesserleben.

4.3.3 Die Prozessphasenlehre

Unsere westliche Denkart ist wesentlich eine statische geworden. Unser Recht, die Erkenntnisse und Glaubenssätze unserer Wissenschaften, unsere religiösen Dogmen, unsere Fachsprachen machen Erscheinungen gleichsam photographisch zu Individuen und Tatsachen mit gleichbleibenden Eigenschaften. Die Naturwissenschaften zeigen uns jedoch seit einiger Zeit auf, dass dieser Ansatz unzulässig wird im Bereich hoher Geschwindigkeiten, z. B. der Atomteilchen. Die älteren Atomtheorien haben sich mehr für die Eigenschaften von Teilchen interessiert, die neueren mehr für die Auftretenswahrscheinlichkeit und die freiwerdenden Energien. Gewisse Quantentheoretiker haben denn ein völlig neues Element eingeführt, die subjektive Welle, genannt *Psi*. Von Psi wird angenommen, sie stelle nicht das untersuchte physikalische Objekt dar, sondern die Informationen, die man in jedem einzelnen Augenblick über dieses «Objekt» erhalten kann (247).

Das statische Vorgehen muss als *reduktionistisch* betrachtet werden: ein Teil der Wirklichkeit, die Dynamik, wird vernachlässigt zugunsten anderer Grössen wie Masse, Raum und Zeit.

In der somatischen Heilkunde mag dieses statische Vorgehen adäquat sein, in der energetischen Heilkunde dagegen zeitigt es schwerwiegende Folgen: Wird z. B. eine Trauerreaktion als Krankheitsentität angesehen und behandelt und nicht als Durchgangsphase, z. B. einer Trauerarbeit, geht das darin enthaltene Entwicklungspotential verloren.

Nehmen wir uns selbst als Einheit wahr, die in einem gleichbleibenden Zustand von Leistungsfähigkeit und Genussfähigkeit sein sollte, tendieren wir auf sofortiges «Wegmachen» jeglicher konträrer Empfindungen der Unlust: Unsere Gefühle und Bedürfnisse wie Müdigkeit, Appetit, Lust, erotisches und sexuelles Verlangen drängen unlustvoll zur *zeit- und situationsunabhängigen Befriedigung ohne Aufschub.* Auch Heilvorstellungen gehen nach diesem Muster, indem Fieber, Durchfall, Kopfweh und andere Schmerzen sofort wegzutherapieren sind. Wir sind es vielfach nicht mehr gewohnt, in Prozessen zu leben, wo alles seine Zeit hat, wo eine Phase vollendet sein muss, so dass die nächste gut durchlaufen werden kann und *Entwicklung* stattfindet. Wir erkaufen dieses Verhalten mit einem Strukturverlust, mit einem Verlust auch an Geborgenheit und letztlich mit einer *Tendenz zu Sucht.* Letztere, ein Kennzeichen unserer Gesellschaft, manifestiert sich vielfach im Stillen, in einem fortwährenden Herausfallen aus sinngebenden Abläufen. Es ist interessant, wie bei Süchten und auch Psychosen die Lebensrhythmen wie Wachen, Schlafen, Essen, Sexualität aufgelöst werden (vgl.

ROSSI). Erst in neuster Zeit werden wir übrigens neben den *oralen*, bekannten auch auf die *sexuellen Süchte* aufmerksam, die in der patriarchalen Gesellschaftsstruktur lange gar nicht als solche wahrgenommen wurden (HOYNDORF, 136). Eine Einteilung der Süchte in eher *weibliche, orale* und *männliche genitale* kann m. E. gut mit dem Modell des subtilen Energiekörpers und der je männlichen bzw. weiblichen *Leitzone* in den entsprechenden Bereichen erklärt werden (136). Die momentan viel diskutierten *sexuellen Übergriffe im psychotherapeutischen und medizinischen Umfeld* müssten auch unter dem Gesichtspunkt der sexuellen Sucht betrachtet werden!

Die manifeste Sucht interpretiere ich als Sichtbarwerden eines latenten gesellschaftlichen Fehlverhaltens. Eine gewohnheitsmässige Verpflegung aus dem Kühlschrank zu jeder Tages- und Nachtzeit kann nicht mehr die Stimmung und die Energien auslösen wie gemeinsames Essen, das Ritualcharakter hat.

Nach Aristoteles definierte sich das Grundwort von Ökologie (gr. *oikos*) als Gemeinschaft derjenigen, die Nahrung und Kult miteinander teilen (247). Essen und Feiern sind wesentliche Gestaltungsmöglichkeiten, an denen Menschen wachsen können.

4.3.3.1 Die Elementarenergien und die Horen

Unter dem vorsokratischen Traditionsgut wurden die Weltentstehungsmodelle dargestellt: Das Werden des Kosmos kann als *Abfolge der Elementarenergien oder Energiephasen «Luft» – «Feuer» – «Wasser» – «Erde»* verstanden werden (3.1.2.3; 137). Sie sind so konzipiert, dass sie in einem zunehmenden Verdichtungsprozess sich von «Luft» bis hin zu «Erde» kondensieren und umgekehrt von «Erde» bis hin zu «Luft» subtilisieren (Weg nach unten – Weg nach oben). Es handelt sich dabei um die *Grundkonstituenten der energetischen Welt*, die als Prozesseinheiten verstanden wurden und die deshalb mit *«Elementarphasen»* und nicht mit «Elementen» übersetzt werden sollten, wie in folgendem Beispiel aus der chinesischen Medizin (138):

«Ein gewöhnlicher Arzt, der den Ursprung der Medizin nicht kennt und nicht Bescheid weiss mit den *Elementarenergien und dem Pneuma*, verschwendet nutzlos seine Zeit ohne Kenntnis der medizinischen Veränderungen. Er klammert sich an Rezepte und schadet nur den kranken Menschen.»

Die Elementarenergien laufen auch in der indischen und chinesischen Philosophie über viele nichtmanifeste geistig-psychische Stufen (vgl. gr. *ideai*), bis sie sich in der materiellen Welt manifestieren. Von gewissen Philosophen wird die Vollendung in der «Äther»-Phase als subtilster Qualität gesehen. Sie wurde im Mittelalter als *quinta essentia*, Quintessenz der alchimistischen Prozesse, bezeichnet (139).

Auch in der hippokratischen *Diätetik* konstituieren die Elementarphasen und ihre Rhythmen den Kosmos. Diese Phasen lassen sich *in immer kleinere Prozesseinheiten auffächern*: Das ganze menschliche Leben kann in diesen vier Phasen erlebt werden, das einzelne Jahr ebenfalls und auch jeder Tag usw. Diese Prozesse können ins Infinitesimale fortgeführt werden: Jedes Ereignis kann als Phasenfolge verstanden werden, ein Trauerprozess, eine Partnerschaft, ein Streit, eine Begegnung, eine Tätigkeit…

> Die Grunderfahrung des Lebens und auch des Heilens ist nicht der unveränderte Zustand, der Status quo ante, sondern sind die wechselnden Energiephasen.

Warum bezeichneten die alten Völker die Erfahrung der Prozessphasen mit stofflichen Begriffen oder mit dem, was für uns Stoffe (aus chemischen Mischungen und Verbindungen) geworden sind? Hier kommt wieder die grundlegend andere Art des Erlebens zutage: Alle alten Völker hatten eine sogenannte «Elementenlehre». Diese «Elementarerfahrungen» (*stoicheia*) nahmen sie holistisch wahr, also von den Stoffen weniger die Stofflichkeit als ihre *energetische Emanation und Verwandlungspotenz*: Von der «Erde» das Feste, aber auch das Generierende, vom «Feuer» das Umwandlungsprinzip, von der «Luft» das schwingende und vom «Wasser» das nährende Prinzip usw. Sie erlebten etwa das Flüssige als das Universelle, das noch nicht Festgelegte, Unbestimmte, aber Bestimmbare im Sinne des «sensiblen Chaos» (NOVALIS, 140). *In dem Sinne waren die Menschen der Antike noch nicht in die Ebene der Materie vorgedrungen, auf der wir uns heute bewegen, sondern erst auf diejenige der materiellen Energieausstrahlung oder etwa des Aggregatszustandes.* Im Zusammenhang damit steht ihre Unkenntnis der materiellen Zusammenhänge, insbesondere auch derjenigen des menschlichen Körpers. Wir heutige Menschen erleben primär nicht mehr prozesshaft oder phasisch und müssen uns solches Erfahren mühsam erarbeiten, z. B. im Einfühlen in die *Trauerphasen*, wie dies Elisabeth KÜBLER-ROSS u. a. getan hat (141).

Die Abläufe der Elementarphasen bestimmen den Mikrokosmos wie auch den *Makrokosmos*. Die makrokosmische Erfahrung von «Luft» – «Wasser»

– «Erde» finden wir im hippokratischen Traktat *Von den Winden, Gewässern, Orten* (142). Hier, in Anwendung der *Diätetik*, ist die Systematik gleichsam geographisch konkretisiert. Der hippokratische Arzt musste die Beschaffenheit und Lage des Ortes, des Wassers und der Winde, ferner das Klima, die Jahreszeiten, die Himmelsrichtungen usw. in seine Diagnose miteinbeziehen. Die Wirkung der «Luftphase» wird z. B. folgendermassen beschrieben (143):

«Feuchte, lockere Konstitution und alle Krankheiten (oder Ungleichgewichte), die auf Feuchtigkeit und Auflösung beruhen, werden… den Südwinden (zugeschrieben), alle Krankheiten, die auf Härte des Organismus beruhen, und die entsprechenden Konstitutionen, werden auch hier dem Nordwind zugeschrieben.»

Erkennen wir also in obiger hippokratischer Schrift den Raster der Elementarphasen wieder, wird uns das holistische Verwobensein in diese Prozessphasen deutlich. *Die Prozessphasen bilden sich auch im Menschen ab und erscheinen dann als «Säfte»* (vgl. 4.5). *Diese machen in ihrem Vorherrschen und in ihrer Mischung das je einzelne Temperament aus* (lat. *temperamentum*, 4.3.2.6). Bekanntlich sucht der Mensch auf allen Ebenen immer wieder das ihm Verwandte. «Diätetik», das «Harmonisieren» der energetischen Ungleichgewichte, wird etwa folgendermassen angewandt: ein «feuriger» Mensch («gelbe Galle») muss in der «Feuer»-Jahreszeit (Sommer) eher auf Kühlung achten als ein «Wasser»-Temperament. Der melancholische Konstitutionstyp («schwarze Galle») müsste nach alter Diätetik im Herbst spezielle energieausgleichende Vorkehrungen treffen, da er sonst in eine saisonbedingte melancholische «Leere» käme (4.4.1.2).

> Die Wirkung der Ortsenergien lassen sich mit heutigen Vorlieben für bestimmte Gegenden zusammenbringen: gewisse Menschen zieht es in die Berge, andere ans Meer, wieder andere in den Norden oder aber deutlich in den Süden. Bekannt ist ferner die grössere Leichtigkeit beim Erlernen einer Fremdsprache im entsprechenden Sprachgebiet (Resonanzen auch der Menschen) oder der bessere Geschmack des Weines am Ort seiner Produktion.

Solche Phänomene wurden in der Antike in den Lebensstil (= gr. *díaita*) miteinbezogen und waren nicht der Werbung der Reisebüros überlassen! Wir müssen annehmen, dass die alten Völker hier stärker *Bedürfnisse* anstatt einfach Vorlieben gespürt haben: So dürften sie an verschiedenen Orten auch unterschiedliche Schwingungsqualitäten empfunden haben. Dies kommt in der Tatsache zum Ausdruck, dass Tempelorte immer Orte hoher Erdschwingung sind. Die Geobiologin Blanche MERZ ist in ihrem Forschen diesen Phänomenen mit hochsensiblen Messgeräten nachgegangen und konnte folgendes zeigen: Tempelstandorte verschiedener Kulturen zeigen geophysikalisch identische, hohe Schwingungszahlen. Die höchste Schwingungszahl liess sich jeweils in der Cella (Allerheiligstes) messen und stimmt wiederum mit derjenigen des höchsten Energiezentrums im Menschen überein (Scheitelzentrum). Ferner entspricht

«die Strahlung in den einzelnen Abschnitten des Tempels genau derjenigen der einzelnen Körperbereiche» des Menschen (144).

Der Tempel ist also gleichsam Abbild des Menschen mit seinen Schwingungsebenen.

Für Orte des Heilens, Tempel und später Kirchen – die byzantinischen Kirchen sind genau auf den Sonnenstand des Namenstages ihres Heiligen ausgerichtet (144) –, wurde die Himmelsrichtung Ost-West gesucht. Auch die Lage des Wassers war bedeutsam, da das Wasser zum Heilen verwendet wurde: Kos, der Ort des wichtigen Heilkultes der Asklepiaden, liegt denn auch in bezug auf die Gesundheit optimal am Nordostzipfel der Insel.

Die Horen: Der Tag wurde dem Sonnenlauf entsprechend in vier unterschiedlichen Phasen erlebt, in denen wir wiederum den Elementarphasenraster erkennen: *Morgen – Mittag – Abend – Nacht.*

Zusätzlich wurde der Tag noch differenzierter als Wechsel von *sieben kosmischen Energiephasen* eingeteilt, als *Planetarphasen*, die Tag und Nacht in laufender Folge gliederten. Die *ursprünglich energetisch wahrgenommene* Einteilung wurde zur *Grundlage unserer Zeitmessung*, nun jedoch linear und digital: gr. *hora* wurde zur «Stunde» (lateinisch-romanisch), während die ursprünglichen Horen unterschiedlich lang waren. Das Stundengebet in den Klöstern verweist noch auf altes zyklisches Erfahren.

Jeder Wochentag begann mit einer anderen Hore, welche dem Tag schliesslich den Namen gab. So haben die Horen in unseren Wochentagen überlebt: Sonntag – (beginnt mit der) *Sonnen*hore, Montag – *Mond*hore, Dienstag – *Mars*hore (vgl. roman. Sprachen), Mittwoch – *Merkur*hore (vgl. roman. Sprachen), Donnerstag – gr. *Zeus* / lat. *Jupiter*hore (vgl. roman. Sprachen), Freitag – *Venus*hore (vgl. roman. Sprachen), Samstag – *Saturn*hore (vgl. englisch). Diese Einflüsse wurden ebenfalls im Lebensstil berücksichtigt: Eine erotische Begegnung wurde z. B. nicht auf den Dienstag (Kriegsgott), sondern eher auf den Freitag (Liebesgöttin) angesetzt. Der ganze Tag erhielt nämlich durch die erste Tageshore seine besondere Qualität (145). Die subtile Weisheit der Horen kann beispielsweise noch aus dem *Karwochenablauf im Markus-Evangelium* herausgelesen werden (145).

Auch der *Lebenslauf* des Menschen wurde als Phasenprozess (vier Phasen in hippokratischer Zeit) erlebt. Für ein sinnvolles Leben war es wichtig, phasengerecht zu leben. Dies wäre heute zu bedenken, beispielsweise vor einer Frischzellenbehandlung, vor einem «Face-lifting» oder vor einer künstlichen Befruchtung von Frauen im hohen Alter.

Wichtige Phasen waren die *Jahreszeiten,* die «Horen des Jahres» (vgl. gr. Bezeichnung für «Spätsommer», «Herbst», 75, 3.T.). Ferner konnten im Jahresablauf wiederum die *Planetarrhythmen* wahrgenommen werden. Diese Phasen sind die Grundlage der *Astrologie und ihrer Typenlehre.* Der Einfluss der Gestirne wie übrigens auch die Elementarphasen und die «Säftelehre» sind ältestes Kulturwissen (babylonisch; 146). All diese phasischen Einflüsse sind in der hippokratischen *Diätetik* belegt und mussten entsprechend beim Heilen berücksichtigt werden (146). Heute noch wird in der chinesischen Medizin der Puls je nach Jahreszeiten verschieden diagnostiziert.

Das Wissen um diese Phasen wird in der *Homöopathie* genutzt (vgl. DORSCI). Ein gewisser Einfluss der Mondphasen hat sich im Monatszyklus der Frau erhalten. Auch werden in der Geburtshilfe bei Vollmond mehr Geburten registriert. Auch Somnambulismus (Nachtwandeln) wird durch Vollmond beeinflusst. Allgemein erhalten phasische Abläufe, die den ganzen Menschen betreffen, wieder Bedeutung in der modernen Medizin: Tagesrhythmen sind hinsichtlich der Hormone, beim Blutdruck, bei der Hautregeneration (147) und auch bei den Hirnstromableitungen wichtig. Selbst in der Medikamentenverabreichung muss die Tageszeit mitberücksichtigt werden, was Gegenstand der Chronopharmakologie ist. Allgemein wird von vielen Therapeutinnen und Ärzten eine unübersehbare Häufung von depressiven Verstimmungen im Herbst festgestellt, wie dies bereits in der alten griechischen Zuordnung von Melancholiephase («schwarze Galle») zu Herbstphase enthalten war (4.6).

Eine Studie bezüglich der «Wetterfühligkeit» von Kindern zeigt folgendes (148):

«Mit Hilfe eines patentierten Messgerätes, das die interdiurnen (Tagesablauf) Änderungen von Temperatur und Luftdruck registriert, kann die Biotropie in Übereinstimmung mit bewährten biometereologischen Klassifikationsschemata erfasst und in fünf Stufen (sehr günstig, günstig… – sehr ungünstig) unterteilt werden. Die täglich ermittelten Biotropiewerte wurden mit psychosomatischen Beschwerden neun- bis zehnjähriger Grundschüler (Buben und Mädchen) über sieben Monate korreliert. Es konnte der Nachweis erbracht werden, dass bei biotropen Lagen die Frequenz der Irritationen signifikant zunimmt. Dabei reagierte das männliche Kollektiv seltener oder auch weniger stark auf biotrope Reize als das weibliche.»

Frauen scheinen allgemein stärker auf Phasen zu reagieren. In der Gynäkologie ist u. a. das prämenstruelle Syndrom (PMS) bekannt. Ob dies nun ein Syndrom, also ein Symptomenkomplex sein soll oder die normale prämenstruelle Phase, die die Frau in Eigenverantwortung z. B. durch Energiearbeit ausgleichen kann, scheint von der Betrachtungsebene abzuhängen: Vom somatischen Verständnis her wird es als Syndrom eingestuft, vom energetischen her als Phase!

Das Wiederentdecken subtiler Zusammenhänge und Rhythmen bringt eine grössere Subtilität in unsere Beziehung zum Ökosystem und zum Mitmenschen. Es gibt auch heute Menschen, denen ein spezifisches phasenhaftes Erinnern eignet: Letztes Jahr um diese Zeit…, am letzten Dienstag…, gestern um diese Zeit…, worin wir die alte Wahrnehmung der «Horen» erkennen. Problematisch sind hier Berufe, die ständig diese subtile Rhythmik unterbrechen, wie z. B. Nachtarbeit oder Fliegerei: Diese Umstellungen werden nicht von allen Menschen verkraftet oder energetisch kompensiert und haben z. T. Störungen des Wach-Schlafrhythmus zur Folge (*jet-lag* bei Reisen, vgl. ROSSI).

Schon in der Antike bestand neben der *Geborgenheit*, die dieses phasische Eingebundensein vermittelte, auch die *Gefahr*, dass sich die Menschen übermässig nach diesen Phasen orientierten und dauernd Ungleichgewichte ängstlich und hypochondrisch zu korrigieren versuchten (4.1).

Der Mensch kann von energetischen Zwängen abhängig werden, indem er letztlich das subtile Fliessen in eine statische Gewissheit, in etwas Greifbares und Manipulierbares zurückführen möchte. Gutes Umgehen mit diesem prozesshaften Vernetztsein soll nicht statisch angewandt werden, auch nicht als angstmachende Prognose, nicht als Prädestination und selbsterfüllende Prophezeihung. *Alle diese subtilen Rhythmen, auch die Biorhythmen, sind Kräfte, Vektoren und primär wertneutral.* Es liegt am Menschen und seiner Stellungnahme, welche Richtung er ihnen zu geben vermag.

Es dürfte also keinesfalls darum gehen, ängstlich seinen Biorhythmen oder biotropen Schwankungen und deren Gefahren auszuweichen, sondern sich vielmehr ihnen anzupassen und die immer vorhandenen positiven Möglichkeiten zu entwickeln. Und wenn

einmal ein Tief kommt, gilt die alte Weisheit, dass man Energie umpolen kann!

Das Energiephasensystem wurde bestimmten Funktionsbereichen
des Leibes zugeordnet, die in spezieller Resonanz mit diesen Ener-
giephasen empfunden wurden (255, 1.T.). Dadurch entstanden die
«Körpersäftephasen» für den menschlichen Bereich (4.5). Auf der
Ebene der Persönlichkeitstypologie wurden die Phasen dann zum
Vorwiegen je eines Temperamentes (4.6); sie können sich also zu
Charakterstrukturen verdichten und sich weiter zu Körperformen,
zur Konstitutionslehre materialisieren (149).

Es lassen sich folgende hippokratische Entsprechungsreihen ableiten:

Elementarenergien	Säfte	Temperamente
(«Äther»)		(Weiser)
«Luft»	«Blut»	Sanguiniker (lat.)
«Feuer»	«gelbe Galle»	Choleriker
«Wasser»	«Schleim»	Phlegmatiker
«Erde»	«schwarze Galle»	Melancholiker

In den alten Texten finden wir zwar keine Tabellen; Energielehre wurde in
mythisch-meditativer Sprache und in Bildern betrieben. In folgendem rituellen (?) Text der hippokratischen *Diätetik* wird alte «Anthropologie»,
Menschwerdung durch die Elementarenergien und deren phasischem Ablauf dargestellt. Menschwerdungsmythen sind ein Nachvollzug der Schöpfung des Holons. Wir kennen einen solchen Mythos aus der jüdischen subtilen Weisheitstradition, wo der Mensch als Ebenbild Gottes geschaffen wird;
bei Platon finden wir eine ähnliche mikro-makrokosmische Beschreibung
wie in der folgenden *Diätetik*-Stelle (150):

«Mit einem Wort hat das *Feuer* – entsprechend seiner Art – alles im Leib so angeordnet
und so eine *Nachbildung des «Holons»* gemacht, das Kleine entsprechend dem Grossen
und das Grosse entsprechend dem Kleinen. Es hat den grössten Hohlraum, die Bauchhöhle, zum Reservoir für das trockene und feuchte *Wasser* werden lassen, damit es allen
gebe und von allen nehme, (gleichsam) als Kraft des Meeres, nährend für das Nützliche
und das Unnütze vernichtend. Um diese Bauchhöhle hat es eine Vereinigung von kaltem
und feuchtem Wasser angeordnet und einen Kanal für kalte und warme *Luft,* eine *Nachbildung der Erde*, die alles transformiert, was in sie hineinkommt. Und indem es das eine
aufbrauchte, das andere vermehrte, machte es eine Versprühung von *subtilem Wasser* und

ätherischem Feuer, unsichtbar und sichtbar, eine Ausscheidung aus dem Vorhandenen, durch welche jedes Ding ins Sichtbare kommen wird zu seiner schicksalsmässigen Zeit… Das *heisseste und stärkste Feuer*, das über allem herrscht, (es durchwirkt) und es belebt, alles gemäss der *physis* werden lässt, dem Auge und dem Tasten unerreichbar, in diesem ist die *psyche*, der Geist, die Einsicht, das Wachsen, das Vergehen, die Bewegung, die Veränderung, das Schlafen, das Wachsein. Und es (das Feuer) lenkt alles durch alles hindurch, das Diesseitige wie das Jenseitige, und ruht nie.»

Diesem zunächst schwer verständlichen Text entnehme ich folgendes über die Elementarenergien: «*Feuer*» *treibt an, beseelt und vitalisiert* alles Werden in seiner holistischen Potenz. Von ihm werden die grundlegendsten Prozesse angetrieben, «Ausfalten» und «Einfalten», Wachsen und Vergehen und auch Transformation, der «Funke» des Geistes, der Einsicht und des Mentalen. «*Wasser*» seinerseits ist das *nährende Prinzip* im Harazentrum des Menschen (Bauchbereich). Alles ist hier noch undifferenziert und braucht die «Feuerkraft» zur Gestaltung. Der «Wasserbereich» ist gleichsam der Nährboden des Ganzen. «Feuer» und «Wasser» werden unten umfassend dargestellt (Yin-Yang). Der «*Luftphase*» eignet vor allem die Qualität des *Fliessens* und des Verteilens der Energien. Ungleichgewichte entstehen einerseits durch *Blockierung* des Flusses oder andererseits durch *Leerlaufen* (vgl. «Füllen-Leeren», 4.4.1.2). Die Atemenergie (ind. *prana*) wird speziell in der «Pneumalehre» besprochen (3.1.4). Die «*Erdphase*», die dichteste Energiephase, ist für *Assimilation und Ausscheidung* verantwortlich und zwar auf allen Ebenen (holistischer Metabolismus). Auch sie hat Anteile am Unsichtbaren wie am Sichtbaren und steuert alles bis zu den Materialisierungsprozessen (Fortsetzung des Textes in 4.4.2).

Die Anwendung dieser subtilen Elementarphasenlehre sollte sich auf die Bereiche des *Energiefeldes* beschränken. Wie ungeeignet und geradezu grotesk dieser Ansatz auf der *somatischen Ebene* war, sei noch an der Sterbelegende des grossen Philosophen Heraklit gezeigt: Mit 60 Jahren litt er an Wassersucht und hatte sich, zwecks Heilung durch die «Erdphase», in welche die «Wasserphase» hätte überführt werden sollen, tief in Rinderdung eingraben lassen…, ohne Erfolg!

Es gilt, die richtige Heilebene zu finden!

Heutzutage müsste das Prozesshafte für jegliches energetische Heilen, speziell aber in der Psychotherapie, stärker berücksichtigt werden. Hier sind bereits einige Zugänge prozesshaften Beobachtens wiederentdeckt worden. Seit der Antike sind besonders die Phasen des *Trauerprozesses* paradigmatisch geworden. Sie wurden durch

FREUD und im besonderen auch durch die Psychiaterin Elisabeth KÜBLER-ROSS neu systematisiert.

In hippokratischer Zeit führte das phasische Verständnis der depressiven Verstimmungen (Melancholie) zu genauerem Beobachten und Verstehen des Menschen und seiner psychischen Prozesse. Daraus ist einerseits die Differenzierung der «Säftephasen» («Galle» 4.5) und andererseits das vierphasige Temperamentenmodell erwachsen.

Selbst *Psychosen* können als *phasische Energieprozesse* verstanden werden und sollten möglichst beim ersten Schub entsprechend behandelt werden. Eine phasische Sicht kann auch in der psychotherapeutischen Arbeit allgemein eingenommen werden, wo die Gefühlsabläufe immer wieder in Wellen aufflammen und sich wieder legen, wenn sie durchgearbeitet sind. Wartet man eine Weile, fluten die Gefühlsphasen erneut wieder auf und müssen zum Abschluss gebracht werden (vgl. *Hakomi-Methode,* KURTZ). Die Erfahrung des Prozesshaften ist heute so stark, dass verschiedene therapeutische Richtungen, wie die «*prozessorientierte Psychotherapie*» (MINDELL) oder auch die *Prozessforschung* ihren Namen danach ausrichten (SCHNEIDER/BARWINSKI/FÄH). Aber auch Therapieformen wie *Paartherapien* (WILLI, 151) haben das Paargeschehen als Prozessphasen konzipiert. Die Paarstörung wird als Fixierung nach dem Modell der psychoanalytischen Entwicklungsphasen verstanden (narzisstische Kollusion, orale ... usw.). Auch die Paartherapie kann dann als Prozess betrachtet werden, wo die Paardynamik in eine neue Phase geführt wird. Letztlich lässt sich somit jede Paarbeziehung im Grossen wie im Kleinen, z.B. im einzelnen Konflikt, nach dem Prozessmodell angehen: Was braucht ein Paar in dieser spezifischen Lebensphase der Beziehung oder aber in der Anfangsphase einer Krise? Dies heisst, dass auch unsere Lebensentwürfe nach solchen sich wiederholenden grossen und kleinen Phasenabläufen verstanden werden können. Darin liegt ein Entwicklungspotential, das wir nützen sollten.

In der *Unternehmensberatung* werden mit Phasenmodellen strukturelle und personelle Konflikte effizienter erfasst. Die Gruppe wird fähig, einen phasenspezifischen Lernschritt zu tun, anstatt dass Leute entlassen werden (152).

Prozessmodelle sind also vor allem in psychischen Bereichen gefragt, lassen sich aber auch mit der somatischen Medizin kombinieren: Wann ist der richtige Zeitpunkt für eine bestimmte Operation, für die Umstellung eines Diabetikers auf die Spritze, für eine Hormontherapie, für die Entzugsbehandlung eines Süchtigen usw.?

4.3.4 Die subtile Entwicklungslehre (vgl. 3.1.2.4)

Das ewige Fliessen der Energien und die kontinuierlich sich ablösenden Prozessphasen müssen für den Menschen nicht immer auf gleicher Ebene laufen: Die Energiepotentiale des Menschen lassen sich entwickeln (4.3.2.2). Denn jede Phase birgt in sich ein Wandlungspotential. Ein altes, holistisches Bild solcher «Meta-morphose» finden wir in *Ei – Raupe –Puppe – Schmetterling*. Darauf wies auch das gr. Wort *«psyche»*, das «Seele» und auch «Schmetterling» bedeutete.

Die Fähigkeit zur seelischen Entwicklung wurde in der Antike als *Humanisierungsaufgabe* erkannt (Platon). Anders als bei der Sublimierung, z. B. in der kirchlichen Tradition, die vielfach beim willensmässigen Überspringen der «tieferen», auch triebhaften Ebenen steckenblieb, ging es in vielen alten Mysterienbünden um eine progressive Subtilisierung der Energiequalitäten auf allen Ebenen, um einen «Weg».

Auch diesen Aspekt der alten Weisheitslehren, die Energieentwicklung als geformten «Weg», haben wir in unserer Kultur verloren (vgl. transkulturelle Wegsymbolik). Wo die Tiefenpsychologie in die subtile Dimension vorgedrungen ist, hat sie seit ihren Anfängen dieses Defizit ausgedrückt. FREUD wusste um die Kraft im Menschen, die umgewandelt werden kann, ebenso um die *Verwandtschaft seiner «Libido» mit dem platonischen «Eros»*. Ich habe a.a.O. jedoch gezeigt, dass sein Forschen – gemessen an den alten Entwicklungslehren – im ersten, dem genitalen Energiezentrum fokussiert blieb und dass er eine Entwicklung nur innerhalb der sexuellen Qualität verstanden hat (Vorwurf des Pansexualismus). Über die Sublimierung hat er folgendermassen geschrieben (153):

«Er (der Sexualtrieb) stellt der Kulturarbeit ausserordentlich grosse Kraftmengen zur Verfügung, und dies zwar infolge der bei ihm besonders ausgeprägten Eigentümlichkeit, sein Ziel verschieben zu können, ohne wesentlich an Intensität abzunehmen. Man nennt diese Fähigkeit, das ursprünglich sexuelle Ziel gegen ein anderes, nicht mehr sexuelles, aber psychisch mit ihm verwandtes, zu vertauschen, die Fähigkeit zur *Sublimierung*.»

FREUD hat die Sublimationstheorie jedoch nie ausgearbeitet, was eine der wesentlichen «Lücken im psychoanalytischen Denken» darstellt (LAPLANCHE/PONTALIS, 154). In seiner Sicht wurden die für die Kulturarbeit verwertbaren Energien im wesentlichen durch Unterdrückung der Sexualkraft gewonnen (155). *Der Begriff der Unterdrückung, den wir wie erwähnt auch aus der christlichen Tradition kennen, ist ein Fehlschluss infolge Unkenntnis des subtilen Entwicklungsweges!* Gerade in psychotherapeutischen und kirchlichen Abhängigkeitsbeziehungen erregt heute mehr und mehr offensichtlicher, aber auch verschleierter *Missbrauch* Aufsehen. Für mich ein starker Hinweis, dass die aktuellen Kommunikationsmodelle nicht genügen, sondern vielmehr nach neuen Perspektiven und persönlichen Reifungsmöglichkeiten für Menschen *in den helfenden Berufen* verlangen.

In den alten Weisheitstraditionen dagegen bemühten sich die Eingeweihten um die Entwicklung höchster, ekstatischer Seinszustände, die an Intensität weit über dem nur sexuellen Orgasmus liegen! Die hohen Energiezustände wurden erst durch vorgängige Energiearbeit auf allen Ebenen, d.h. auch ohne Ausschluss «niederer» Ebenen, erreicht.

JUNG erweiterte zwar den Libidobegriff auf höchste Bewusstseinzustände hin (vgl. *Geheimnis der Goldenen Blüte*), trennte sich damit aber von FREUD, was auf dem Hintergrund eines subtilen Energiefeldmodells nicht nötig wäre (247). Denn die beiden «Väter» der Tiefenpsychologie grenzten infolge persönlicher Blockierungen ihre Theorien ein, wie die Psychotherapeutin Ursula WIRTZ in ihren Recherchen eindrücklich aufzeigt (*Seelenmord*). Weder in der folgenden tiefenpsychologischen Literatur noch bei SZONDI, der sich um die Integration der «transrealen Seinsdimension» bemühte (156), finden wir konkrete, praxisanleitende Hinweise für einen Entwicklungsweg der menschlichen Energien bis in die spirituellen Bereiche. Erst der Psychologe DÜRCKHEIM entdeckte in der Meditation den «Königsweg» (157), um zu den subtilsten Bereichen und Tiefen des Menschseins hinzureifen. Er wusste, dass neben den Erfahrungsmöglichkeiten auch spezifische Modelle und spezifisches Wissen nötig sind (158):

> «Die Übung zu dieser Verfassung (der meditativen Versenkung) ist *wissen-schaftlich zu begründen und systematisch aufzubauen.*»

Der griechische subtile oder «doppelte Eros» wurde auch mit «Schlangen-kraft» bezeichnet (BERNER 1989). War diese Energie erweckt, wurde sie nämlich als in Windungen durch die verschiedenen Energiezentren flies-send erlebt (vgl. Schlangenstab, Abb. 23 und Buchumschlag). Die *«Verdop-pelung»* weist in Ergänzung zum sexuellen Erleben auf die subtilen Ent-wicklungsmöglichkeiten hin (159; vgl. hohes Tantra). Diese konnten das ganze Leben hindurch verfeinert werden. Dies war die eigentliche Aufgabe sinnvollen menschlichen Lebens.

Eine psychische Wegsymbolik kann bereits aus der homerischen *Odys-see* herausgelesen werden (160). Der subtile «Erosweg» wurde vor allem in den Lebens- und Mysterienbünden (gr. *thiasoi*), die wir heute als antike «Philosophenschulen» kennen, gelebt und gepflegt. Platon bezeugt von Py-thagoras (161):

> «Was dieser seine 'Philosophie' nannte, hatte im Wesentlichen ein praktisches Ziel. Weil er einen bestimmten Weg der Lebensführung wies, darum wurde Pythagoras so ausneh-mend verehrt.»

Die Lebensführung und Lebenshaltung, gr. *díaita*, ist in ihrer hohen Form also ein Weisheitsweg, der sich an der Praxis bewährte und der auf das «hohe Ziel» *(telos)* hin entworfen war (vgl. Zen): *Heil wurde der Mensch von der «Psyche», von der Seele her, indem er die ihm vom Schicksal gegebe-nen Entwicklungsschritte vollzog.* Dies wird in den alten Texten, auch im hippokratischen *Eid*, mit spezifischen Begriffen aus den Mysterientraditio-nen angedeutet. In der alten paulinischen Ausdrucksweise hiess dies:

> «Werde das, was du bist.»

Zusammenfassung der hippokratischen Entwicklungslehre in der Diätetik (162)

Dieser Text ist in mythischer Sprachform gehalten und sehr schwierig aus-zudeuten. Er wird von den Kommentatoren nicht holistisch verstanden und lediglich somatisch interpretiert: Das Folgende wird entsprechend mit der Kapiteleinteilung «Biologie» und «Embryologie» übertitelt; Energiemuster werden z. B. mit «Zellen» bezeichnet:

> Anlässlich seiner Menschwerdung wird der Mensch teilhaftig am Holon und seinen Ent-wicklungs- und Mischungsprinzipien, «Feuer» und «Wasser» (Yang-Yin). Die menschli-che «Physis», die morphische Anlage, ist von Anfang an vorhanden und entwickelt sich über Modalitäten des Ausstossens und des Aufnehmens von *trockenem Wasser und*

164

feuchtem Feuer» auf allen Ebenen (163). Der Entwicklungsprozess vermag sich auf der einen Ebene um das mehr zu intensivieren, als er an einem anderen Ort loslässt. Die Strukturen bleiben, energieärmere Muster ziehen sich auf eine geringere Ebene zurück. Was jedoch in der Entwicklung fortschreitet, verändert sich im Verschmelzen mit Ähnlichem und gelangt auf eine höhere Strukturebene (*me(i)zon taxis*, 164; 116). Das Fremde, nicht Übereinstimmende aber wird aus der ihm nicht zustehenden Ebene ausgestossen. Weiter hat jede «Psyche» einen *energiereicheren* und einen *energieärmeren* Zustand und durchwandert und durchatmet zwischen diesen Zuständen alle ihre Strukturen. Zunehmen und Abnehmen vollzieht sich nicht nach dem Prinzip von Addition und Wegnahme von Strukturen, sondern nach demjenigen von Ausdehnung (Diastole, Füllen) und Zusammenziehung (Systole, Leeren) der vorhandenen Strukturen. Nach diesem Prinzip durchwirkt die «Psyche» alle Ebenen und nimmt das auf, was ihr je zufällt. Was nicht hinpasst, vermag nicht auf dem ihm nicht zustehenden Ebenen zu verbleiben und irrt folglich planlos herum. Was sich mischen kann, erkennt sich gegenseitig infolge Resonanz. So zieht Passendes Passendes an (Weg nach oben), das Unpassende jedoch wird als verschieden wahrgenommen, bekämpft und führt zu Trennung (Weg nach unten; 164).

Mit der (subtilen) Nahrung des Menschen verhält es sich so, dass im Rhythmus und ohne Zwang ausgestossen und aufgenommen wird: Wird etwas mit Gewalt hineingezwungen, entwischt es wieder; wenn etwas ausserhalb der Synchronizitätsgesetze (*kairós*) erzwungen wird, geht alles fehl (163).

Alles bleibt eine bestimmte Zeit auf einer bestimmten Ebene (*taxis*), solange es dahin passt und genügend Nahrung erhält, um sich bis zum Maximum seiner Möglichkeiten zu entfalten (165). Sodann geht es auf eine höhere Ebene (grösseres Orbital, 116), und zwar Männliches und Weibliches in gleicher Weise (*tropos*). Alles wird gesetzmässig (*ananke*) aus dem nicht mehr Passenden vertrieben, wenn das Schicksal (*moira*) auf dieser bestimmten Ebene erfüllt ist.

Und noch weiter: Wenn die Ebene gewechselt wird, findet wiederum Mischung statt, gemäss dem Gesetz der richtigen Harmonie: Diese besteht aus drei Klängen (Symphonien), der *Quart*, der *Quint* und der *Oktav* (3.1.5). Die Entwicklung erfolgt auch hier nach den Prinzipien subtilen «Nährens» («Harmonielehre»). Gelingt es (auf diesen hohen Ebenen) jedoch nicht, sich nach diesen perfekten «Akkorden», wo das Hohe genau mit dem Tiefen übereinstimmt, zu entwickeln, ist der ganze Ton, der ganze Energieschritt verfehlt. Dann geht es von der höheren Ebene wieder auf ein tieferes Niveau zurück, bevor das Schicksal (*moira*) erfüllt wäre. Und dies geschieht so, weil die Menschen nicht erkennen, was sie tun (166).

Auf diese Weise entwickle sich die «Psyche» im Menschen und sonst in keinem anderen Lebewesen.

Textdeutung und Folgerung für die heutige Therapeutik

Die Entwicklung des Menschen erfolgt nach dem Prinzip der *männlichen und weiblichen Kräfte* (4.4.1.1) und nach den Gesetzmässigkeiten des *Füllens und Leerens* auf allen Ebenen des Seins. Seine virtuelle Anlage, seine «Physis», ist in ihren Strukturen seit Anbeginn da, vermehrt und vermindert sich also nicht. Was sich ändert, ist die *Qualität der energetischen Besetzung dieser Strukturen* (167). Wir finden hier bereits ein allgemeines *Besetzungs- und Gegenbesetzungskonzept:* Die Besetzungsenergie, die am einen Ort losgelassen wird, kann am anderen Ort investiert werden (168). Ferner werden einerseits verschiedene Ebenen oder verschieden hohe Energieniveaus (gr. *taxis*) unterschieden, also ein *hierarchischer Aspekt* (116). Sie lassen sich mit den *Ebenen des Bewusstseins* von WILBER verbinden. Transkulturell wird dafür die Treppen- oder Wegsymbolik verwendet (vgl. Tempelstufen; 169). Für diese Ebenen steht andererseits auch der Begriff des *Ortes*, wenn die *Ausdehnung* der den Niveaus entsprechenden Felder speziell gemeint ist (gr. *chora*). Innerhalb der Atomtheorien lässt sich an die Modelle der Orbitale und «Wolken» denken. Wir werden sie in den Auraschichten speziell besprechen (4.4.2.2). *Die Höhe des Energieniveaus und die Ausdehnung des Energiefeldes sind zwei korrelative Aspekte der Entwicklung:* Der Mensch soll sich auf energiereichere Ebenen hin entwickeln, wodurch seine subtile Ausstrahlung (Aura) grösser wird, mehr Raum einnimmt.

Jede «Psyche» pulsiert zwischen Phasen der Ausdehnung und Zusammenziehung (Diastole vs Systole). Sie braucht den nötigen «Raum» und auch die «Zeit», um dies durch geeignete Übungen zu tun. Nährend sind Speisen und das *«pneuma»*, die Atemarbeit (170). Durch das Atmen und besonders durch Atemarbeit werden die verschiedenen *Strukturebenen der Psyche durchwandert.* Dabei kann das dort Gespeicherte reaktiviert und auch bearbeitet werden (vgl. Atemtherapien). Im Loslassen (Geben) scheint sich die Psyche auszudehnen und zuzunehmen (99). Dies ist als Konzept im *Leerwerden* der verschiedenen subtilen Traditionen transkulturell niedergelegt (Buddhismus; *Bergpredigt*, 311, 3.T.). Es soll in einem entspannten, nährenden Rhythmus – nicht mit Zwang – nach den Gesetzen subtilen Erkennens und Anziehens *des Gleichen*, des Positiven stattfinden (131). Dieses Resonanzprinzip wirkt auf allen Ebenen der Physis und erinnert an SHELDRAKES Konzept des *Gedächtnisses der Natur*. Es wird anhand der Adjektive «übereinstimmend» (*homoiotropon – homöo- …*) und «nützlich» (*symphoron*) bezeichnet, wonach eben das *Übereinstimmende für die Entwicklung nützlich ist. Das, was für die Entwicklung nicht förderlich ist, muss ausgestossen, losgelassen werden.* Wird es nicht erkannt und ausgeschieden, irrt es planlos herum: wir sprechen etwa von «frei flottierenden Energien».

> *Für die heutige Therapeutik ist dieses Konzept besonders interessant: Ebenenspezifische Diagnostik soll ermöglichen, solche traumatischen, umherirrenden Muster aufzufinden und aufzulösen, wie in folgendem Beispiel:*
>
> Ein Patient hatte mit 18 Jahren eine Beinamputation infolge eines durch einen Elternteil verursachten Unfalls. Um das schwere Trauma zu überleben, musste

er sich in eine positive Haltung zwingen, er musste also die furchtbaren Schmerzen vor und nach der Amputation und die Trauer und Wut durch den schweren Verlust wegschieben. So gelang es ihm, ein normales Leben zu führen. Doch blieb ihm ein depressiver Grundton: nach ca. dreissig Jahren, als sein Kind sein Alter beim Unfall erreichte, drängte das Trauma mit irrationaler Trauer an die Oberfläche. Er kam in Psychotherapie. Als wir im Bereich des Traumas arbeiteten, stellte sich über längere Zeit ein Ohrensausen ein. Als nun der Mann die Intuition hatte, dass dies der Ton der Säge bei der Operation sein könnte, löste dies bei ihm Bilder der Operation aus, obwohl dieselbe in Vollnarkose erfolgt war. Seine Psyche hatte das Geschehen minutiös gespeichert: Die Bilder irrten gleichsam unerkannt in seiner Psyche herum und prägten seine Stimmungen, bis der Mann sie nach vielen Jahren erleben und auflösen konnte.

Aufgrund solcher Erfahrungen müsste angenommen werden, dass Narkose die Speicherungsprozesse auf den tieferen Bewusstseinsebenen nicht auslöscht: Dann müsste generell dem postoperativen Aufarbeiten möglicher Angst-, Wut- und Trauerreaktionen therapeutischer Platz eingeräumt werden, da sonst psychische Energie verschlissen wird.

Grundsätzlich handelt es sich um eine Phänomenologie, die als *PTBS* (Posttraumatische Belastungsstörung, DSM-III, HAEFLIGER, WILSON/RAPHAEL u.a.) bekannt wurde und energetisches Geschehen verdeutlicht: Es geht dabei um *schwerste Traumen, auch Erlebnisse von Todesnähe, die Todesängste auslösen und dabei die energetische Schutzhülle schädigen* (4.4.2). Dadurch können z.B. die Schuldgefühle des Täters vom Opfer übernommen werden (WIRTZ/ZÖBELI). Die Erfahrungen zeigen, dass schwere Traumen unbearbeitet ihre Wirkung behalten und den Menschen psychisch mehr und mehr erschöpfen. Während die Patienten jegliche Reaktivierung zu umgehen versuchen, also nicht darüber sprechen – und auch die alte therapeutische Haltung in zudeckenden Massnahmen bestand –, hat man heute die *Wichtigkeit subtilen Aufdeckens und Bearbeitens* erkannt. Nur durch eine feinfühlige Begleitung kann das Trauma schliesslich weniger aktiv werden. Nach alter Energetik heisst dies, dass die gespeicherte traumatische Energie wirksam bleibt und daher wenn immer möglich bearbeitet und losgelassen werden muss. Höchst interessant ist ferner, dass oft sogar die Kinder von Menschen mit PTBS dieselben Ängste über eigene Symptome mittragen (HARKNESS), sogar ohne dass die Traumen je angesprochen wurden (Vermeidungshaltung). Dies deute ich als *verbale bzw. nicht-verbale Energieübertragung im Sinne einer untauglichen (!)*

energetischen Ableitung im Familienumfeld. Solche Zusammenhänge wurden in Israel bei ehemaligen KZ-Überlebenden erkannt
und entsprechende Aufarbeitungsprogramme für die zweite Generation bereitgestellt.

Einen fatalen Versuch, negative innere Bilder abzuleiten, sehe
ich ferner in ihrer Darstellung in der Kunst oder in den Medien.
Vornehmlich im Film lassen sich Traumen leicht auf andere Menschen übertragen.

*Das therapeutische Erinnern, Wiedererleben und Benennen ist
ein Schritt, das Loslassen der ganz wesentliche zweite.* Er gelingt uns,
wenn wir Heilendes, die Ressource entdecken, die gleichsam die
Kehrseite der Verletzung bildet. Geschieht dieser zweite Schritt
nicht, kann das Trauma immer wieder auf verschiedenen «Neben-
kanälen» nach Darstellung und Katharsis drängen, denn weder «die
Zeit» noch «darüber wachsendes Gras» wirken letztlich auflösend
und heilend! Heute wird im Umfeld von Inzest-Traumen diesbezüglich bereits als von einer Form von *«Missbrauch des Missbrauchs»*
gesprochen.

Beobachtungen an PTBS weisen auf umfassende transgenerationelle Energieübertragungen – in der tiefenpsychologischen Forschung ist die transgenerationelle Übertragung von Über-Ich-Mu-
stern bekannt – und auf die Dringlichkeit der Traumabearbeitung
mit derjenigen Person oder auch demjenigen Volk, die schwere Noxen erlebten: Darin könnte ein wesentlicher Schritt zum Abbau
sonst eskalierender Gewaltmuster liegen, eine neue Perspektive für
Aggressionsforschung und für eine an den Wurzeln ansetzende
Friedensarbeit unter verfeindeten Völkern!

Für die menschliche Entwicklung ist vor allem das *Loslassen des Abge-
schlossenen, nicht mehr Entwicklungsfähigen, Vergangenen* wichtig, was erst
neue Verbindungen auf einer höheren Ebene ermöglicht. Die Hippokratiker sprechen geradezu von einem gesetzmässigen Vertreiben aus energieärmeren Verbindungen und Mustern zu höheren Zuständen hin. Dieses Vertreiben dürfte laut Darstellung *mit psychischem Schmerz und Gefühlen von
«in die Enge getrieben werden»* verbunden sein, auch etwa mit dem Erleben
einer *Wiederholung* (Wiederholungszwang).

Gerade heute muss neben der Ausrichtung auf Positives hin das Loslassen alter Beziehungsmuster therapeutisch speziell bearbeitet und geübt werden.

Das Pendeln zwischen *positivem Denken und Loslassen* zeigt WILBER sehr eindrücklich in der Darstellung des Sterbeprozesses seiner Frau (171).

Zurück zum griechischen Text: Die Entwicklung des «*pneuma*» musste auf den hohen Bewusstseinsebenen mit speziellen Techniken der «spirituellen Begleitung oder Therapie» unterstützt werden. Wichtig waren Klang- und Tonarbeit, Hymnen mit spezifischen Tonarten und Instrumenten sowie das Einsetzen von Duftessenzen wie z. B. Weihrauch und Myrrhe (heute noch in christlichen Ritualen gebräuchlich). Von einem bestimmten Energieniveau an sind offenbar alle Ebenen der Psyche fortwährend nach subtilen «Harmonien» auszuloten, damit das Niveau gehalten werden kann. Gelingt dies nicht vollständig, sei alles verfehlt: Das Energieniveau fällt in sich zusammen, es findet *Regression* statt.

Die Progression der psychischen und geistigen Entwicklung war folglich mit einer spezifischen *spirituellen Therapie* verbunden, die sich nach umfassenden Harmonien («Synchronisationen») ausrichtete.

Wir kennen diesen Ansatz speziell von der Tradition um Pythagoras, aber auch von Platon (172): Hier bestand die verschlüsselte «Harmonielehre» im Wesentlichen darin, das «Schnelle mit dem Langsamen» und das «Hohe mit dem Tiefen» in Einklang zu bringen (4.7.3.6): Der Heilprozess, der auf einer bestimmten Ebene einsetzte, musste schliesslich alle Ebenen «harmonisieren» (vgl. *Grounding-Konzept*). Solche Erfahrungen werden in den Heilberichten der alten Arzt-Therapeuten etwa als «Umkehr, neuer Mensch werden» geschildert (173). Ähnliches erscheint in der hippokratischen *Diätetik*, wo mit *Quart, Quint und Oktav* vermutlich ebenfalls verschlüsselte Energietechniken angedeutet werden (vgl. HINZE). Im griechischen Heilzentrum von Dodona wurde mit Gongklängen geheilt, wobei die verschiedenen Klänge mit der entsprechenden Ebene im Energiefeld des Menschen in Resonanz kamen und es in gleiche Schwingung brachten (CANACAKIS, 174). Es ist interessant, dass mathematisch-harmonikale Gesetzmässigkeiten auch im Tempelbau berücksichtigt wurden und so auf verschiedenen Ebenen «Harmonie» ausstrahlten.

Jeder Entwicklungsschritt ist mit einem *ganz spezifischen Zeitpunkt korreliert,* den die Griechen, wie erwähnt, *kairós* nannten (Interferenzmuster 2.3.3.1; 175). Verpasst die therapierende Person den guten Moment des Heilens und versucht vielmehr mit Gewalt und Zwang zu heilen, ist alles verloren (*furor sanandi*). Überhaupt ist gewaltsames Vorgehen im Bereich der Energien erfolglos. Es durfte deshalb nur innerhalb dieses richtigen Zeitpunktes geheilt werden und auch nur, wenn der Patient motiviert war (vgl. auch 4.7.3.6).

> Dies gilt für therapeutisches Vorgehen in den heilenden Berufen allgemein: Man soll dem anderen Menschen gemäss seiner Bereitschaft und Motivation begegnen: alles andere ist nutzlos, da keine Assimilation der Fremdenergie erfolgt (vgl. Formen von «aktivem Zuhören», 176). Ein in dieser Art arbeitender Psychotherapeut bestätigte mir, er erlebe oft Synchronizitäten, und diese zeigten ihm, dass er auf dem richtigen Weg sei.

Verpasst der Mensch im Leben die anstehenden Entwicklungsschritte, fällt er auf eine energieärmere Ebene zurück. Er hat dann das schicksalsmässig Mögliche nicht erreicht und bleibt gleichsam seinem Entwicklungsweg etwas schuldig. *Energetische Regression* geschieht, wenn die Menschen sich nicht bemühen, die Zusammenhänge des Schicksalsweges zu erkennen und differenziert umzusetzen. Das umfassende göttliche Gesetz (*theia ananke*) des Weges nach unten und nach oben und die kleineren Gesetzmässigkeiten (*ananke*) innerhalb und zwischen den Ebenen enthalten *diesen synchronen Moment der schicksalsmässigen Vollendung:* Es gilt, diese höchste Entfaltungsmöglichkeit zu erkennen und sie anzunehmen.

> Hierin scheint das alte Geheimnis menschlicher Entwicklung und Einbettung in das kosmische, göttliche Gesetz (= *religio*) zu liegen. Eine solche *religio* käme vor allem in sog. Schicksalsschlägen und «Prüfungen» zum Tragen (vgl. Sokrates' Tod im *Phaidon*), im Gegensatz zum einfacheren Bild eines anthropomorphen, gütigen Gottes, der im konkreten Falle dann doch nicht eingreift.

Menschliche Entwicklung und Reifung vollziehen sich wesentlich im Loslassen des Überfälligen, in letzter Konsequenz auch des biologischen Lebens. Entsprechend heisst es in der *Diätetik*: Entstehen und Sich-Mischen ist dasselbe – Sterben und Sich-Trennen ist dasselbe, aber auch Neuwerden und Vergehen ist dasselbe (177). *Die Fülle, das Maximum, muss wiederum zum Minimum hin phasisch durchlebt werden; ist ein Prozess vollendet, muss er wieder losgelassen werden usw.* Wer leben kann, kann auch loslassen, sterben und umgekehrt. Durch subtiles Erfassen der Zusammenhänge und Entwicklungsschritte wird der Mensch auf bewusste Art sein Schicksal erfüllen: Das *Zwangsschicksal* (178) lässt sich durch Bewusstsein und Weisheit in ein auf Vollendung hin angelegtes Freiheitsschicksal wenden (178). Heilwerden bestand in der Annahme und Überwindung des Schicksals zu grösserer Freiheit hin, wie dies auch die in hippokratischer Zeit aufkommende Tragödie aufzeigte. Dieses Freiheitsschicksal vollzieht sich zeitlebens, speziell wahrnehmbar an sog. «Prüfungen» (Weichenstellungen), und nützt die darin liegenden Kräfte als Ressourcen (etwa im Sinne von «reculer pour mieux sauter», 179; 4.3.2.4). Es kann dies aber auch bedeuten, den eigenen Tod zuzulassen, denn auch zum Sterben gibt es einen *kairós! Neuwerden und wieder Sterben und wieder Neuwerden usw. gehören zum Mysterium des menschlichen Entwicklungsweges* und zum phasischen Welterleben der alten Völker. Dieses Wissen wurde in den verschiedenen Kulturen etwa mit Prüfungen und Bewährungsproben, z. B. in den Märchen und Mythen dargestellt. Die Übergänge von einer Phase in die andere wurden auch rituell begleitet, da sie so wichtig waren (ELIADE).

In der christlichen Tradition sind es die *«Ostermysterien»*, die rituell den menschlichen Entwicklungsweg darstellen und einüben helfen (145). In den Westkirchen ist aber die *Vollendungsphase*, das Neuwerden, die Fülle (Ostern) teilweise verlorengegangen, indem gleichsam eine *Fixierung im Sterben* stattgefunden hat (Karfreitag, Kreuze als Symbole des Sterbens in den Kirchen). Im Gegensatz dazu bilden die Ostkirchen die Vollendung, den auferstandenen Christus, ab (Pantokrator).

Das Einüben des Loslassens ist letztlich ein Einüben des grossen Loslassens, des Sterbens, das in unserer Kultur vielen ebenso schwerfällt wie das Annehmen des vollen Lebens.

Diese Zusammenhänge hat KÜBLER-ROSS als «kleine Tode» bis hin zum grossen Tod beschrieben. Ferner hat SZONDI mit seiner Schicksalskonzeption diesen griechischen Ansatz auch begrifflich wieder aktiviert (gr. *ananke* – anankastisch, 178). C. G. JUNG hat den *kairós* erkannt, den im Griechischen so bedeutsamen Entwicklungsmoment der *Synchronizität*. Diese Zusammenhänge werden heute von Physikern wie PEAT in den Chaostheorien erforscht.

> Unsere Gesellschaft scheint sich bis in die Familienstruktur *horizontal* auszurichten. Sinnvolles Leben und auch Überleben dürfte ganz wesentlich mit dem Wiederfinden des *vertikalen* Entwicklungspotentials mit seinen Entwicklungsstufen zusammenhängen (wie z. B. der *Midlife-Crisis*).

Gemäss der diätetischen Entwicklungslehre wurden alle Lebewesen als beseelt angenommen.

In einem meist Heraklit zugeschriebenen Fragment steht (fr. 115):

«Die Seele (*psyche*) hat einen Logos, der sich selbst mehrt, der sich entwickelt.»

Dieselbe Vorstellung finden wir in der erwähnten *Diätetik*-Stelle (162): *Die menschliche «Psyche» könne sich entwickeln, jedoch nur im Menschen und sonst in keinem anderen.* Dieser Satz deutet auch sprachlich eine Ausgrenzungsformel an (*sonst in keinem anderen*), die wir wiederum im *Eid* finden (4.7.3.2; 180). Ich deute die Formel deshalb mehrschichtig, sowohl bezüglich Lebewesen als auch bezüglich Entwicklungswilligen innerhalb der Spezies Mensch.

Für die Darstellung der Entwicklung von einer Ebene auf die andere wird in der *Diätetik* eine aus Ritualen bekannte Redewendung benützt (181). *Der hippokratische Eid offenbart in einer subtilen Interpretation ein Ritual, das Stufe um Stufe, Energieniveau um Niveau, den subtilen Energiekörper aktiviert, wie es ebenfalls im Diätetiktext konzipiert ist.* Dies weist darauf hin, dass Entwicklung und Heilwerden des Menschen in den alten Hochkulturen in die *Ritualpraxis* eingebunden waren. Psychotherapie im alten Sinne war mit Ritualen verknüpft. Das Ritual als Aktualisierung des menschlichen Entwicklungsweges gipfelt im höchsten Verschmelzen männlich-weiblicher Potentiale (4.7).

4.4 Die hippokratische Diagnostik, Prognostik und Therapie

In der alten Heilkunde wurden Diagnostik und Therapie noch nicht klar getrennt, so dass sie hier, entgegen moderner Gepflogenheit, teilweise zusammen abgehandelt werden. *Diagnosis* (aus gr. *dia-gignoskein*) ist ein wesentlich energetischer Begriff und meint das Hindurcherkennen der Ungleichgewichte und später der Krankheiten durch alle Ebenen der «Physis» hindurch. In der energetischen Therapie entsteht eine starke Verbindung von Wahrnehmen und Ausstrahlen, z. B. von diagnostischem Betasten und gleichzeitigem Ausbalancieren der Energien (Abb. 6).

172

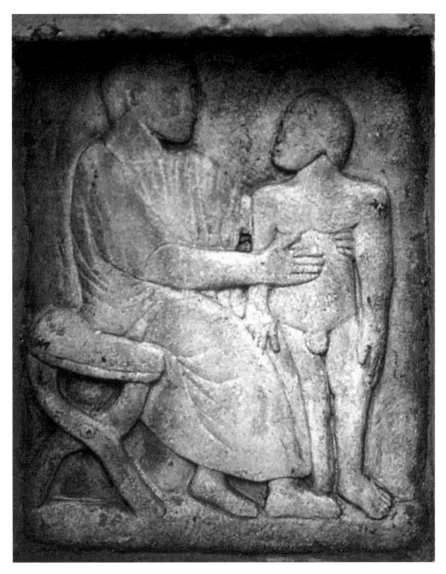

Abb. 6. Grabrelief eines Arztes (ca. 4. Jh. v. Chr.)

Ähnlich fliessende Übergänge finden wir auch heute noch im psychiatrisch-psychologischen Explorieren und Probedeuten oder aber in Massagetherapien mit diagnostizierendem Palpieren (Betasten) und gleichzeitigem Therapieren.

Die alte Diagnostik umfasste wesentlich auch die Prognose. Im hippokratischen *Prognostikon* (182) wird die Prognose als Grundlage einer Therapie überhaupt dargestellt. Im ersten Satz vernehmen wir, dass der beste Arzt derjenige ist, der die Prognose beherrscht. Und zwar wird er dies tun aufgrund seiner hellsichtigen Fähigkeiten, derart, dass er den *gegenwärtigen* Befund der Ungleichgewichte aus den ihm *vorausgegangenen* erfasst und weiter die *zukünftige* Entwicklung im voraus erkennt (299). Gelingt es ihm, die Zusammenhänge dem Patienten durch Vorhersage (Prognose) plausibel zu deuten, wird er das Vertrauen des Patienten gewinnen. Dies ist eine Voraussetzung der Therapie. In der *Diätetik* wird diese prognostische Fähigkeit noch durch eine spezielle Methode verbessert, die als «Prodiagnose» erscheint (4.4.2.2). Bei jeder Diagnose ist zuerst und prinzipiell zu erkennen, ob überhaupt geheilt werden kann und darf, in Anbetracht der Schicksalsmöglichkeiten des Patienten (182):

«Wenn die Natur (= *physis*) des Kranken widerstrebt, sind alle Bemühungen des Arztes vergeblich.»

Für die somatische Ebene sind uns aus der hippokratischen Heilkunde Beschreibungen von Symptomen und Therapieanweisungen gut bekannt. Ich werde daher nicht näher auf sie eingehen.

Nicht bekannt und daher hier relevant sind die *energetische Diagnostik, Prognostik und Therapie*. Letztere ist vielfach erst aus Andeutungen, aus der holistischen Anwendung der Begriffe, aus Konkordanzen zu anderen Werken der griechischen Weisheitslehre (z. B. *Symposion*) oder aus transkulturellen Vergleichen zu erschliessen. Eine interessante Textstelle aus dem hippokratischen Traktat *Parangeliai* (Vorschriften, 4.7.3) besagt, dass der Arzt über die subtilste Resonanz heilen soll, und zwar mittels der Pneumalehre (3.1.4), mittels Kälte-Wärme-Techniken (4.4.1.3), mittels der «Säfteenergien» (4.5) und der umfassenden Diätetik (4.3), und dass er bei energetischen Entgleisungen – falls das Leiden überhaupt angehbar ist (!) – zunächst von der «unter» den Symptomen liegenden Ebene her, d. h. «homöopathisch», vorgehen soll (4.4.1.4; 182):

«Denn Wohlbefinden des Menschen ist eine bestimmte Physis (des Arztes), die der Physis (des Patienten) nicht eine ihr unangemessene Bewegung verschafft, sondern eine sehr harmonische, indem sie durch und durch selbst gemeistert hat und umgehen kann mit dem *Pneuma*, mit dem *Erwärmen*, mit dem vollendeten Umgang mit den *Säften,* mit der *Diätetik* und dem Gesamt dieser Zugänge, falls nicht ein Geburts- oder konstitutionelles Defizit vorliegt; sollte jedoch ein Mangel entstehen, der zum Schwinden gebracht werden kann, so muss versucht werden, nach dem Gleichheitsprinzip von der darunterliegenden (Ebene) her vorzugehen, denn mit der Zeit wirkt sich eine Schwächung gegen die Physis aus.»

Für unser Verständnis der konkreten Vorgehensweisen hilfreich und interessant sind zusätzlich transkulturelle Vergleiche:

Aus der alten *sumerischen Heilkunde* referiert die Orientalistin Marguerite KARDOS-ENDERLIN folgende *Therapiephasen*, die teilweise in den hippokratischen Texten ihre Entsprechungen haben (183):

1. *reinigende Phase:* Katharsis auf allen Ebenen (183; 4.4.2.2; «heilig und rein», 4.7),
2. *aufbauende Phase:* Diäten, Einreibungen, Massagen (183; vgl. 4.4.2.2; 4.3),
3. *austreibende Phase:* Gebete, Anrufungen göttlicher Kräfte, Exorzismen (letztere nicht mehr bei den Hippokratikern, dagegen das Prinzip des «Heraustherapierens»; 4.4.2.2),
4. *dramatisierende Phase:* Mimodrama, Mythen und Mysterienspiele (vgl. Theaterpraxis in den Asklepieien, 4.3.2.5; heute: Psychodrama),
5. *Psychotherapie:* Traumarbeit, Vergebungsarbeit und Wiedererlangung der Fähigkeit zum Mitfühlen (vgl. Achilles 4.6.4; 4.4.2.2),
6. *Schutzphase:* Einsetzen von Schutzmöglichkeiten, z. B. Talismanen (vgl. «Einhüllpraxis» 387, 2.T.; 4.4.2.2; 4.7).

Ebenso lassen sich in der *Bergpredigt* m. E. psychisch-spirituelle Therapiephasen erkennen (311, 3.T.).

Auch im *Ayurveda* beginnt die Therapie mit Reinigungspraktiken (Kathartik, vgl. 393). Es sind vor allem das *«allopathische» und das «homöopathische» Prinzip* (132), die in verschiedenen Kombinationen angewandt werden, wobei «nichts im Bereich der Gedanken und Erfahrungen existiert, das nicht als Medizin, als therapeutisches Mittel verwendet werden kann» (184).

Vergleichsweise sind in der *chinesischen Diagnostik* drei Schritte wichtig: Erstens die Differenzierung der Störung nach den *diagnostischen Leitkriterien;* zweitens die *Bestimmung des Funktionsbereiches* (vgl. «Säftebereich», 4.5), in welchem sie sich ausbreitet; drittens die Eruierung eventueller *«krankheitsauslösender Faktoren»* (185; therapeutische Prinzipien vgl. 55).

Für die *hippokratische Diagnose, Prognose und Therapie* ist neben der subtilen Wahrnehmung auch das Wissen und Einordnenkönnen der Phänomene von Bedeutung. Wahrnehmung und Wahrnehmungskategorien müssen einander entsprechen. Voraussetzung ist also, die Gesetzmässigkeiten der «Physis», d. h. die gesamte Energielehre, zu kennen (3.1; 4.3). Im besonderen fusst auch die hippokratische Diagnostik, wie die chinesische, auf dem energetischen «Raster» der *diagnostischen Leitkriterien* und ferner auf verschiedenen *subtilen Wahrnehmungsfähigkeiten.* Ich werde sie unter folgenden Aspekten abhandeln:

- *diagnostische Leitkriterien,*
- *Mantik (hellsichtige Diagnostik und Prognostik),*
- *energetische Betastungsdiagnostik,*
- *Prodiagnose und «Tempelschlaf».*

4.4.1 Die diagnostischen Leitkriterien

In der chinesischen Medizin soll die Qualität einer Störung, die Richtung einer Entgleisung, bereits bei der ersten Beurteilung nach den *acht diagnostischen Leitkriterien* festgestellt werden (185). Ausgehend von dieser grundlegenden chinesischen Systematik suchte ich in der griechischen Heilkunde nach Entsprechungen und fand sie tatsächlich:

Auch in der griechischen Heilkunde sind diese Leikriterien für die Diagnostik von grundlegender Bedeutung. Sie scheinen jedoch altes Traditionsgut zu sein und lassen sich bereits früher entdecken (4.6.2, bei Empedokles). Während HEMPEN acht chinesische Leitkriterien nennt, spreche ich hier lieber von *vier Leitkriterienpaaren*: in ihrer fundamental polaren Definition werden sie nämlich als Einheit, als *Komplemente* verstanden (186). Die den chinesischen beigefügten lateinischen Entsprechungen dürften noch aus lateinischen Übersetzungen der hippokratischen Medizin stammen, gingen offenbar nie ganz verloren (mittelalterliche Medizin; 187):

Yin – «Wasser» (gr. *hydor*)	vs	Yang – «Feuer» (gr. *pyr*)
Leere (gr. *kénosis*, lat. *inanitas*)	vs	Fülle (gr. *plesmone*, lat. *repletio*)
Kälte (gr. *psychron*, lat. *algor*)	vs	Wärme (gr. *thermon*, lat. *calor*)
Inneres (gr. *ethos*, lat. *intima*)	vs	Oberfläche (gr. *tropos*, lat. *species*)

4.4.1.1 «Wasser-Feuer», das griechische Yin-Yang

Aus der chinesischen Philosophie und Medizin ist das Bewusstsein von Yin-Yang dank seiner archetypischen Bedeutung auch im Westen bekannt geworden. Wir verstehen darunter eine *subtile Dynamik zwischen «Weiblichem und Männlichem»*. In der indischen Weisheitstradition ist sie ebenfalls bekannt (188).

Beschreibungen aus der chinesischen Heilkunde sollen im folgenden unser Verständis vertiefen: Yin-Yang ist hier das wichtigste diagnostische Leitkriterienpaar und enthält, gleichsam als Oberbegriff und «Urpolarität», alle anderen. *Es ist üblich, als erstes eine Beurteilung des Patienten nach Yin-Yang vorzunehmen* (189). Der «Himmel», das Obenliegende, wird als Yang qualifiziert, während die «Erde», das Untenliegende, dem Yin zugehörig gilt (190). Yang ist «männlich», hell, warm, aktiv, expandierend, Tag. Das

Entgegengesetzte entspricht dem «Weiblichen», Dunklen, In-sich-Gekehr-ten, Ruhenden, Kühlen, der Nacht, dem Yin-Aspekt. Im Laufe der Zeit wurden alle Lebensbereiche mit Yin-Yang verbunden. So entspricht z. B. die rechte Seite des menschlichen Körpers Yang, die linke Yin. Auch der «Spin» der Energien wird nach «rechtsherum» und «linksherum» eingeteilt (191): Entsprechend werden z. B. Übungen (Chi Gong, Yoga) immer in beide Richtungen vollzogen.

Erstmals wird dieses Leitkriterienpaar schriftlich im 5. vorchristlichen Jahrhundert fassbar, und zwar in folgender Zuordnung (192):

«So erscheint das Wort Yin (entspr. gr. «Wasser») als Synonym für kaltes, trübes Wetter, für einen wolkenbedeckten Himmel, aber auch für das Innere, für eine dunkle und kühle Kammer.

Im Gegensatz dazu verbindet sich das Wort Yang (entspr. gr. «Feuer») mit der Vor-stellung eines Sonneneinfalls und der Wärme; es wird zur Charakterisierung der männli-chen Erscheinung oder auch eines sich heftig bewegenden Tänzers verwendet.»

Zur gleichen Zeit besteht in Griechenland ebenfalls eine entsprechende Sy-stematik von «Feuer» vs «Wasser» (193). Im Chinesischen, wo das Begriffs-paar Polaritäten beliebiger Natur umschreibt, verweist es nicht nur auf Pola-rität, sondern immer auch auf die harmonische Verbindung beider *Komple-mente* zu einer Einheit oder einem gegenseitigen Werden des einen im an-deren (vgl. Abb. 7). Historisch interessant scheint mir ferner, dass dieses Be-griffspaar im Chinesischen entstanden ist, als die soziale Ordnung noch nicht auf einem autoritären (patriarchalen) Ideal, sondern auf dem Grund-satz der gegenseitigen (phasischen) Ablösung basierte (194). Dabei kenn-zeichnet der Yin-Aspekt die weibliche Rolle, während der Yang-Aspekt dem männlichen Charakter entspricht. Wie in der Zeit des Yang (Frühjahr und Sommer) die Männer draussen auf dem Feld arbeiten und ihre Aktivi-tät dominiert, so dominieren in der Herbst- und Winterzeit (Yin) die weibli-chen Tätigkeiten von Hausverwalten und Versorgen der Familie. Es handelt sich bei diesem Begriffspaar *keinesfalls um Wertigkeiten und Abwertungen*, wie dies in der Folge in unserer Kultur sehr oft mit den weiblichen Aspekten geschehen ist, sondern vielmehr (195)

«um einen relativen Gegensatz rhythmischer Art zwischen zwei rivalisierenden Aspekten, die jedoch zusammengehören.»

Aus dem Griechischen ist diese fundamentale «Dynamik» bis heute *nicht bekannt* (196). Und doch lässt die Konzeption der griechischen Energielehr-en aus dem «Weg nach unten», dem männlichen Prinzip, wie auch aus «dem Weg nach oben», dem weiblichen Prinzip, Entsprechungen erwarten: sie sind denn tatsächlich als griechisch *Feuer* und *Wasser* seit vorsokratischer Zeit fassbar (3.1.2.2). *Auch die hippokratische Diätetik beginnt mit «Feuer» und «Wasser» als den «Urpolaritäten» der «Physis»* (197).

Warum sind gr. «Feuer-Wasser» als Yang-Yin nicht bereits früher in den philosophischen oder hippokratischen Schriften erkannt worden? Vermutlich wegen ihrer doppelten Bedeutung, die sie ebenfalls ins bekannte System der «Elementarphasen» einordnen lässt (4.3.3). Auch das Chinesische kennt die Systematik der «Elementarphasen», worunter ebenfalls «Feuer» (Yang zugeordnet) und «Wasser» (Yin zugeordnet, 198). Diese figurieren im Chinesischen jedoch auf einer anderen Hierarchieebene als die Urpolaritäten «Yin-Yang» und unterscheiden sich entsprechend auch begrifflich als einer anderen Systematik zugehörig (199).

In der chinesischen (und auch indischen) Konzeption scheint das Differenzierungsprinzip wirksam (3.1.2.4), während im Griechischen die Kontinuität der Begriffe über verschiedene Ebenen dem Gesetz der Entsprechung gefolgt wäre (4.3.2.7). In der griechischen Kosmogonie ist «Feuer» – «Wasser» die «Urpolarität», die sich weiter differenziert und in die Elementarphasen mündet (200). Wegen der Zugehörigkeit zu verschiedenen Hierarchieebenen erscheinen «Feuer» und «Wasser» im Griechischen allerdings viel häufiger als die anderen Elementarphasen «Luft» und «Erde».

Neben den grossen Entsprechungen existieren also auch transkulturelle Unterschiede in der Konzeption der alten Kosmogonien.

Die abendländische Entsprechung zu Yang-Yin erscheint in den hippokratischen Texten folgendermassen (201):

«Der Mensch, wie auch alle anderen Lebewesen, besteht aus zweien, *Feuer und Wasser*, die sich voneinander differenzieren bezüglich der *Energie*, die zueinander passen bezüglich ihrem Verhalten. Gemeinsam genügen sie allem anderen und sich selber, getrennt jedoch vermögen sie nichts, weder für sich selbst noch für irgend etwas Anderes. Jedes hat folgende spezifische Energie: *Das Feuer vermag alles durch alles hindurch zu bewegen, das Wasser vermag alles durch alles hindurch zu ernähren.* Abwechselnd ist jedes einmal vorherrschend und wird dann selbst wieder beherrscht, vom Maximum bis zum Minimum des Möglichen. Denn keines der beiden vermag gänzlich die Oberhand zu gewinnen, und zwar aus folgendem Grunde: Wenn das Feuer sich bis zur äussersten Grenze des Wassers vorwagt, mangelt es der Nahrung; es zieht sich bis dorthin zurück, wo es sich wieder ernähren kann. Das Wasser seinerseits, wenn es sich bis an die äusserste Grenze des Feuers vorwagt, mangelt es der Bewegung (*kinesis*). Es bleibt folglich dort stehen, und wenn es stehenbleibt, verliert es seine Vormacht und verbraucht sich als Nahrung für das hereinbrechende Feuer. *Dadurch kann folglich keines gänzlich die Vormacht haben*: Denn wenn früher jemals das eine vom anderen besiegt worden wäre, wäre nichts von dem, was nun ist, so wie es ist. Aber da die Dinge nun einmal so sind, wie sie sind, werden diese beiden immer so sein, und keines von beiden und auch nicht zusammen werden sie je versiegen. Das Feuer und das Wasser – wie ich bereits sagte – sind also ausreichend für alles und durch alles hindurch (durch alle Ebenen der Physis), in gleicher Weise, bis zum Minimum und bis zum Maximum (des Möglichen).»

Der Text beschreibt die «Urdynamik» (gr. *dynamis*) der Polaritäten, das synergistische Spiel des männlichen und weiblichen Prinzips auf allen Ebenen der «Physis». Man kann darin die sprachliche Gestaltung des im Westen bekannten chinesischen Yin-Yang-Symbols sehen (202; Abb. 7):

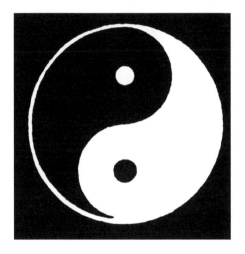

Abb. 7. «Fushi-Zeichen», symbolische Darstellung von Yin und Yang.

> Die Entsprechungen von griechisch «Wasser-Feuer» mit den asiatischen «Yin-Yang»-Urpolaritäten lassen dieses grundlegende Ordnungsprinzip transparenter werden und für die westliche Welt wieder fruchtbar machen.

Wie im Chinesischen werden diese komplementären Kräfte bis hin in die Ebene der Materie als räumliche oder zeitliche Prozesse erfahren. Sie könnten heute in ihrem Wirken z. B. auch mit demjenigen der «Lebensnerven» Sympathikus – Parasympathikus verglichen werden (203). Sie manifestieren sich jedoch auch als überräumliche und überzeitliche Prozesse. In ihnen sind die steuernden Triebfedern bis zur höchsten Gesundheit und Intelligenz (4.6). Sie sind die Elementarenergien, aus denen alle Polaritäten hervorgehen, aus denen alles entstanden ist, was entstanden ist, und ohne die nichts entstanden ist noch je entstehen würde (204): Der «Weg nach oben und nach unten» wird durch sie geformt (vgl. 3.1.2.4; 205):

«Alles, Spirituelles wie Menschliches, fliesst nach oben und nach unten und wandelt sich (dabei). Tag und Nacht gehen bis zum Maximum und Minimum, wie der Mond bis zum Maximum und Minimum geht, *zugänglich dem «Feuer» und dem «Wasser»;* ebenso geht auch die Sonne vom längsten zum kürzesten, (und ebenso ist) alles dasselbe und nicht dasselbe.»

Dazu ist der klassische Satz aus dem Chinesischen zu erwähnen. Er stammt aus dem einzigen erhaltenen Orakelbuch *I Ging* (206) (auch die hippokratische Diagnostik fusste in der Mantik, vgl. 4.4.2):

«Das Yin, das Yang, das ist das Tao (= der 'Weg').»

Interessant sind die (energetischen) Übersetzungsvarianten, die HEMPEN dazu vorschlägt:

–   einerseits Yin, andererseits Yang, das ist der «Weg»   (polar)
–   eine Zeit des Yin, eine Zeit des Yang, das ist der «Weg»   (phasisch)
–   erst das Yin, dann das Yang, das ist der «Weg»   (zeitlich)
–   auf der einen Seite das Yin, auf der anderen Seite das Yang…   (räumlich)

Alle diese Aspekte müssten zusammen gesehen werden. Da jedoch die raum-zeitlichen Koordinaten nur für einen schmalen Bereich der «Physis» gelten, können wir als griechische Variante, wo der «Weg nach unten» gleich dem «Weg nach oben» wird, noch hinzufügen:

–   Gleichzeitig «Wasser» und «Feuer», das ist der «Weg».

Die Mischungen von «Feuer» und «Wasser» und deren Rhythmus des Aufnehmens und Abgebens verhalten sich laut *Diätetik* folgendermassen (207):

«Wie wenn Menschen ein Stück Holz sägen, der eine zieht, der andere stösst; sie machen dasselbe, indem sie vermindern, vermehren sie…»

Aus dem umfassenden Zusammenspiel der beiden baut sich also alles auf und wieder ab. Alle Phänomene des Lebens sind daher «Feuer-Wasser» zugeordnet: Wir finden Entsprechungen z. B. in der *Diätetik* in der Abstimmung von *Nahrungsmitteln* mit *Körperübungen* (208) und innerhalb der Übungen wiederum zwischen denjenigen, *die Energie aufbauen* vs denjenigen, *die Energie abbauen*. In der Musik spielen sie als Rhythmus («Feuer») und Harmonie («Wasser») zusammen (434, 3.T.). Alles könnte in dieser Hinsicht ad infinitum in «Feuer»- und «Wasser»-Aspekte aufgefächert werden.

Dieses unendliche Generierungsmodell auf der Grundlage eines positiven und negativen Pols finden wir interessanterweise wieder in unseren Computersystemen, die auf dem Prinzip polarer, binärer Zahlensysteme alle Operationen vollbringen. Entsprechend hatten die Chinesen solche binären (lat. *bi-* = 2) Zahlensysteme bereits vor Jahrtausenden benutzt (209):

> «So wie jedoch im dualen Zahlensystem die Polarität von «0» und «1» (in der Computersprache würde man sagen, die Bits mit der Ladung «0» oder «1») beliebig aneinandergereiht werden können, so lässt sich dies auch mit den Begriffen Yin und Yang praktizieren.»
>
> Letztlich könnte man auch in der Computertechnik eine Simulierung des subtilen Kosmos und seiner unendlichen Vernetzung sehen, oder wie die Griechen sagten, alle «Techniken», die der Mensch entwickelt, sind «Nachbildungen» oder «Abbild» der «Physis» (210).

Im Grossen wie im Kleinen erscheint das «Feuer» als die gestaltende, treibende Urkraft, als der Urantrieb, als das «urmännliche» Prinzip. «Wasser» dagegen wird als «urweiblich» empfunden, als mütterliche Matrix, auch als Urhöhle und Mutterschoss (211). Noch im Zeitalter GOETHES und der Romantik beschäftigten sich die Menschen in ihrer Naturphilosophie mit dem Wasser als dem Urbild allen Fliessens und dem Träger lebendiger Gestaltung.

> Das Wasser als «Sinnesorgan der Natur» in seinen vielfältigen und subtilen Fähigkeiten einzufangen, ist in der heutigen Zeit SCHWENK in sehr eindrücklicher Weise gelungen. Auf die anthropologische Verwurzelung der beiden Urenergien «Feuer und Wasser» im Abendland weist auch ihr «Wiederentdecken» in der Physik im Unterscheiden energetischen Geschehens: als *kinetische Energie* («Feuer» determiniert durch gr. *«kinesis»* Bewegung/Antrieb) und *potentielle Energie* («Wasser», in der Urhöhle ruhend).

«Feuer»-«Wasser» in der Mann–Frau-Beziehung

«Wasser und Feuer» manifestieren sich besonders auch auf der Ebene von Frau und Mann als geschlechtliche Wesen (212). Wohl ist jeder Mensch durch beide Energien bestimmt. Die Frauen entwickeln sich jedoch stärker in Erfahrungsweisen, wo das Kalte, Feuchte und Weiche, das «Wasserprinzip» vorwiegt. Dies kann die Fähigeit bedeuten, sich anzupassen und sich bestimmen zu lassen, auf der konkretesten Ebene auch die Bereitschaft, Kinder auszutragen (213).

> Ist dieses «Wasserprinzip» jedoch nicht durch das «Feuerprinzip» in der Frau gesteuert, führt dies zu einer Anfälligkeit, sich nicht ab-

grenzen zu können, überall gefühlsmässig mitzuschwingen und dauernd bestimmt zu werden (traditionelles Rollenverständnis). Es lässt sich darin eine Fixierung in der «Öffnungsphase» des Energiefeldes sehen (gr. *diastole*).

Die Männer dagegen sind mehr dem «Feuerprinzip» verbunden und entwickeln sich in den Qualitäten des «Warmen, Trockenen, Scharfen» und auch Bestimmenden. Erfolgt dies nicht in der Auseinandersetzung mit dem «Wasserprinzip», fehlt vielfach die Fähigkeit, sich gefühlsmässig einzulassen und sich weiterzuentwickeln (traditionelles Rollenverständnis). Soziologen sprechen geradezu von einer «Entemotionalisierung» der männlichen (öffentlichen) Bereiche. Hier liesse sich demzufolge an eine Fixierung in der «Schliessphase» des Energiefeldes denken (gr. *systole*).

Im Einklang mit diesen Prinzipien, jedoch auch in Anbetracht der je verschiedenen Konstitution und Umwelt versuchte die alte Diätetik, die «gute Mischung» zu finden. Diese Prozesse werden in der hippokratischen *Diätetik* als gegenseitiges «Durchdringen» der Polaritäten bezeichnet, ein Begriff, der in den Wörterbüchern mit «Geschlechtsverkehr» wiedergegeben wird (214). Es handelt sich jedoch auch hier wieder um einen «holistischen» Begriff der Vereinigung der Polaritäten auf den verschiedenen Ebenen bis zu Verschmelzungsformen höchster Subtilität (215).

Diagnostisch-therapeutisch könnten heute «Wasser vs Feuer» auf das flexible und vielschichtige Zusammenspiel zwischen *Durchlässigkeit/Abgrenzung* (4.5.3) *vs Vitalität/Initiative* hinweisen: in jedem einzelnen Menschen, dann aber auch bei Paaren, in Familien und Gruppen.

Frau-Mann-Beziehungen lassen sich auf verschiedenen Ebenen gestalten, wobei die subtileren heute wiederzuentdecken sind und Anleitungen brauchten (geformte Wege): Möglichkeiten zu höheren Kommunikations- und Begegnungsformen zu finden scheint mir gerade in Langzeitpartnerschaften ein wichtiger Ausweg aus Langeweile und Enttäuschung zu sein. Die Paartherapeutin und Ärztin Ago BÜRKI-FILLENZ fasst häufige Schwierigkeiten bezüglich Partnerschaft folgendermassen zusammen (216):

«Die Ehe ist in eine Krise geraten, weil sich die Frau verändert hat. Der Mann ist verwirrt und versteht alles als persönliche Angriffe und als gegen ihn gerichtete Ablehnung. Die meisten dieser Frauen traten ihre Ehe im traditionellen Rollen-

182

verständnis an, wobei ihnen ihre zugewiesene Rolle anfangs auch gut gefiel. Mit den Jahren wurden sie jedoch zunehmend unzufrieden, depressiv oder aggressiv und wussten: *So* nicht mehr. Aber wie dann? Manche Ehen (und Partnerschaften) zerbrechen schliesslich an der Unmöglichkeit, die *bisherigen Grundmuster der Beziehung zu erneuern*, andere gewinnen eine neue Tiefe, wenn sich auch der Mann auf seine eigene Wandlung einlässt, so dass ein neues Gleichgewicht gefunden werden kann.»

Gefühle der Unzufriedenheit und Suche nach neuen Erfahrungen weisen vielfach auf das unbewusste Wahrnehmen der nichtentwickelten Erospotentiale der Seele und müssten auf der *richtigen Ebene* angegangen werden. Ein Wunsch nach sofortiger Trennung kann auf einer anderen Ebene auf eine dringend notwendige bessere *Abgrenzung* hinweisen und müsste *psychisch* und nicht unbedingt *real* gelebt werden. Neben dem Entwickeln der gemeinsamen Erospotentiale eines Paares, den *subtilen Koevolutionsprozessen, auch dem Gemeinschaftsgefühl* (vgl. WILLI, ADLER) ist andererseits die Arbeit an den eigenen Ressourcen und am je eigenen *individuellen Entwicklungsprozess* wichtig. Damit verbunden ist das Vertrauen, aus dem Urgrund der eigenen Entwicklungskräfte heraus leben zu können. Gelingt die Dialektik und Gratwanderung zwischen diesen beiden Polen, kann von *bezogener Individuation* gesprochen werden (217). In diese Zusammenhänge gehört auch das Postulat von *Autonomie und Interdependenz der Humanistischen Psychologie*, was als polare, sich ergänzende Energieprozesse verstanden werden kann.

Viele Menschen haben das Gefühl, endlich, z. B. durch eine Trennung, zu einer in vorigen Generationen nicht ausgetragenen Problematik stehen zu können: «Nicht immer heile Familie zu demonstrieren», zu Streit und Getrenntsein, auch Scheidung stehen zu dürfen. Dies ist wohl ein Nachholbedürfnis nach *echter Auseinandersetzung zwischen den Geschlechtern* und nach Ehrlichkeit nach aussen (Weg nach unten, Abgrenzung der Individuen). Vielfach tritt dann hier der Bruch der Beziehung ein (218), vielfach auch bleibt der Prozess auf halbem Wege stehen: Das andere, ebenfalls über Generationen anstehende Defizit einer *gleichwertigen Nähe zwischen Mann und Frau* müsste ebenfalls bearbeitet werden (Weg nach oben). Denn Partnerschaften zerfallen, wenn Phasen der Nähe, des Fusionierens, des Energieaustausches z. B. infolge steigender Vorwurfshaltungen nicht mehr erlebt und gesucht werden. Für die Entwicklung guter Nähe wäre heute das lange vernachlässigte *Wahrnehmen, Gewichten und Einbringen der weiblichen Eros-*

> *kräfte und Zärtlichkeitsformen als Korrektur und Ergänzung zur*
> *männlichen, patriarchalen Sexualität dringend nötig, und zwar für*
> *beide Geschlechter.*

Erwähnenswert für unsere Kultur scheint mir, dass sowohl im Chinesischen wie auch im Griechischen zwischen weiblichem und männlichem Prinzip eine *Gleichwertigkeit* existierte, wie wir sie etwa den Farben «Blau» und «Rot» entgegenbringen (219). Es ist also anzunehmen, dass die alten Weisheitstraditionen in ihren subtilsten Ausprägungen und in den Zeiten ihrer stärksten Ausstrahlung *diese Gleichwertigkeit als Entwicklungsprinzip* enthielten. Heisst es doch im hippokratischen Zitat: *Wenn eines die Oberhand gewinnt, kann sich auch das andere nicht mehr entwickeln.*

Die positive Gewichtung des Weiblichen zeigt sich im chinesischen Begriffspaar, wo das weibliche Yin voransteht und in dieser Wortfolge auch im Westen bekannt wurde. Im griechischen Gebrauch scheint die Folge «Feuer-Wasser», also Yang-Yin, für die niederen Ebenen bedeutsam (220). Der Antrieb durch das «Feuer» ist entscheidender Impuls und erscheint so auch in der subtilen Passage der *Diätetik* über die «Menschwerdung» (4.3.3.1; 221). Für die höchsten Verschmelzungsformen steht dagegen die *Umkehr «Wasser-Feuer»* auch in der griechischen Wortfolge, was kein Zufall sein dürfte (vgl. 234): Denn eine *Umkehr* der Werte, der Energieumläufe ist für die höheren Energieniveaus spezifisch und wiederum in verschiedenen subtilen Traditionen belegt (222): Entsprechend den transkulturellen Weisheitslehren und Praktiken, wie wir sie auch bei Platon finden, ist es *das weibliche Prinzip (Diotima), welches das männliche in die höchsten Zustände bringt* (vgl. hohes Tantra, BERNER 1989).

Von der hippokratischen Tradition vernehmen wir Entsprechendes (223): Hier sind es das *subtilste Wasser und das zarteste Feuer*, welche die gesündeste (bzw. *Hygieia* nächststehende) Konstitution bilden. Wie ist dies zu verstehen? Diese Mischungsformen führen uns in die Weisheits- und Mysterientradition, d.h. in das kodierte Wissen und dessen subtilste Erfahrungsgrundlage. Entsprechend werden auch die Entwicklungsmöglichkeiten höchster energetischer Komplementarität wie «subtilsten Wassers und zartesten Feuers» von heutiger Warte aus nicht verstanden, sogar als «somatische Typologie» übertitelt und als «obskur und falsch» kommentiert (224)! Nach altem Wissen enthält die eine Phase immer auch die andere mit, das «Feuer» «Feuchtes» vom «Wasser» und das «Wasser» «Trockenes» vom «Feuer» (vgl. Abb. 7): Höchste Intelligenz und Gedächtniskraft erwachsen dem Menschen auf dem Entwicklungsweg erst allmählich, aus einer Mischungspraxis von «feuchtestem Feuer und trockenstem Wasser», wie aus der Temperamentenlehre belegt (4.6; 225). Auch Aristoteles spricht von einer «gewissen» Mischung der Energien, die eben das Mysterium ausmache und den verletzbarsten Menschen zum begabtesten werden lasse (226). Interessanterweise konnte sich in der *Alchimie* das Wissen um die Überwindung der Dualität als «Vereinigung von trockenem Wasser und feuchtem Feuer» erhalten (ALLEAU)!

Ferner wird noch heute in der christlichen Osternachtsliturgie die Kerze mit dem Osterfeuer in das Taufwasser eingetaucht.

Subtilstes Mischen und Verschmelzen, das Mysterium zwischen Männlichem und Weiblichem, kann sprachlich nur angedeutet werden, z. B. in obiger Formel oder aber in der alten, transkulturellen *«Dreifaltigkeitsformel»*, und ist ferner als *«unio mystica»* oder *«heilige Hochzeit»* bekannt (227). Solches Erleben scheint höchster Gesundheit, d. h. höchster Hygieia-Kraft zu entsprechen (228): Die erwähnte Stelle vom «subtilsten Wasser und zartesten Feuer» zeigt Konkordanzen zum Mysterium bei Platon (229): Hier wird das subtilste Fusionieren mit dem Kodewort *«kalós»* umschrieben (362), in der *Diätetik* mit dem Superlativ *«kallistos»* (230). Und weiter lassen das *«subtilste Wasser und das zärtlichste Feuer»* – wie man im Wissen um die subtile Erospraxis nun übersetzen kann – durch ihre Verschmelzung höchste menschliche Entfaltung (gr. *genesis*, 231) und höchste «Fülle» entstehen (4.4.1.2). Diese höchste Krase – wohl die Vollendung des alchimistischen Prinzips *coagula* (binde!) – wird mit dem Bild der subtilsten Bronze*legierung* angedeutet (230). «Schmiedekunst» oder hippokratische «Metallurgie» kann nun als *«subtile Energiearbeit»* dekodiert werden (232). Auch darin findet sich eine Parallele zu Platon, wo der Schmiedegott Hephaistos mit seiner «Verschmelzungstechnik» die hohe Fusion vollbringt (232). Es sind auch dies wieder Hinweise auf die *Kunst des «Legierens»* als subtiler Mischungspraxis der Energien (*chymoi*), die als gr. «chym(e)ia» belegt ist. Die Araber haben sie als *Al-chimie* mit der griechischen Medizintradition übernommen (266, 3.T; vgl. «Legieren», 4.6.9).

> Die Alchimie – leider meist nur materiell verstanden – scheint die hippokratisch-griechische Energie-Mischungslehre zu enthalten und weiterzuführen.

Das Mysterium der Vollendung der Erosenergie wird bei Platon folgendermassen umschrieben (Diotima-Sokrates, 233):

185

«Ist doch das subtilste Lieben das wahrhaft Schöne (*kalón*) für den Menschen, und das Zärtliche und Vollendete und Glückseligste.»

In der hippokratischen *Diätetik* steht diesbezüglich (234):

«Denn beide vermögen höchstes Werden und Fülle zu empfangen; die weichste und zarteste Bronze empfängt die höchste Mischung und wird am «schönsten» (*kallistos*); und auf diese Weise verschmelzen das Feinste des Wassers und das Zärtlichste des Feuers.»

In diesem subtilsten, alchimistischen Mischen und Temperieren erscheint das *Mysterium der Hygieia* und ihrer heilmachenden «Diätetik»: Der therapeutische Akt fällt mit dem Heilsweg zusammen, Heilwerden vollendet sich durch die höchste Hygieia-Kraft (228). *Und darum ist es das weibliche Prinzip, das «Wasser», das in dieser Vollendungsphase voransteht und das männliche Prinzip, das «Feuer», in die zärtlichste Qualität und Phase geleitet.* So deute ich auch die Abbildungen, auf denen Hygieia die Schlange aus dem Mischgefäss (= *kratér*, vgl. *krasis*) füttert; oder aber wo sie beim Heilvorgang mit erhobener Hand neben Asklepios steht: Es meint dies nicht Passivität, wie immer wieder gedeutet, sondern zärtlichste heilmachende Weiblichkeit, subtilstes «Wasser», das die aktive männliche Heilkraft umgibt und sich mit ihr verbindet: Hygieia, die mit ihren Kräften in der guten Mischung die «Schlange» *nährt*, neben Asklepios, der die «Schlange» *führt*, oder europäisches Yin-Yang.

In unserem Jahrhundert haben Tiefenpsychologen diese polaren Energieprinzipien wieder entdeckt: C. G. JUNG hat sie als in jedem Menschen wirksam erfahren und sie mit *Animus-Anima* benannt. Zur Namengebung ist zu sagen, dass lat. *anima* eigentlich dem griechischen *psyche* entspricht, also das «Feld» bezeichnet, in dem diese Energien fliessen. JUNG postuliert, dass jeder Mensch – ob Frau oder Mann – unbewusst von seinem geschlechtsspezifischen Archetypus gesteuert wird, was zu ganz bestimmten, stereotypen Verhaltensmustern führt. Jeder Mensch trage jedoch auch den gegengeschlechtlichen Archetypus in sich und müsste diesen bewusst fördern, um «ganz» zu werden. Bedeutsam ist in dieser Konzeption, dass erstmals wieder das Wirken beider Prinzipien im einzelnen Menschen erkannt wurde, also bei der Frau auch die männliche Seite und beim Mann die weibliche Seite. Im Sinne der *griechischen Polarität «Feuer-Wasser» sollten beide Energiepotentiale in jedem Menschen auf allen Ebenen* (nicht nur den unbewussten, 235) *und immer neu fliessen*, zur Entwicklung des einen im anderen und des anderen im einen.

186

Bei SZONDI wurde diese Polarität ebenfalls wichtig und als *Dur-Moll*-Dynamik bezeichnet. Subtil ist hier die Namengebung, welche die Qualitätsunterschiede der männlichen zu den weiblichen Energien in musikalischen Verhältnissen beschreibt, wie dies auch den antiken Energielehren nahestand. Sein Psychemodell oder «Triebsystem» ist so konzipiert, dass es auf dieser Polarität aufbaut und jede Reaktionsweise in Dur bzw. Moll einteilt. Nach alter Energielehre ist jedoch jede Reaktionsweise in sich eine Moll-Dur-Mischung.

Was in der Psychologie trotz dieser «männlich-weiblichen» Einteilungen weitgehend fehlt, ist aber vor allem der *Entwicklungsweg*, der auf zwei Phasen aufbaut: Auf der Steuerung und Korrektur des einen durch das andere (Differenzierungsprinzip) und auf der Überwindung der Polaritäten durch Mischung (Harmonieprinzip). Die Tragik unseres Partnerschaftsideals sehe ich gerade in der überfordernden Sehnsucht nach totaler Harmonie (vgl. *unio mystica*) und im Fehlen des Know-how, was dann oft in grosser Ernüchterung endet (zu grosse Diskrepanz zwischen Ideal und Realität). Unsere kulturellen Leitbilder von Männlichkeit, wie die typischen Dur-Bilder von SZONDI, sind unentwickelte «harte» Bilder und diejenigen von Weiblichkeit entsprechend unentwickelte «passive» Bilder. Menschen, die dies korrigieren möchten, leben dann oft einfach das gegengeschlechtliche Leitbild, bekannt als «*Emanze*» oder als «*Softy*», was nicht Integration und gegenseitige Steuerung, sondern eher *Überkompensation* des vernachlässigten Komplementes bedeutet. Bei vielen Frauen entstehen Defizite durch Ausfall der Abgrenzungsfähigkeit, der Yang-Kraft, bei vielen Männern durch Brachliegen der Einfühlungsgabe und der Emotionalität. Wegweisend sind hier Menschen, die je beide Potentiale im Spannungsfeld zwischen Differenzierung und Abgrenzung (Weg nach unten) einerseits und Einfühlung und Subtilisierung (Weg nach oben) andererseits zu realisieren wagen. Welche Qualitäten und Ausrichtungen uns im Zwischenmenschlichen heute not tun, zeigt der Religionsphilosoph und Pädagoge Martin BUBER in seinem Anliegen des Werdens des Ichs am Du oder die Philosophin Elisabeth BADINTER mit «Ich bin Du».

4.4.1.2 Fülle-Leere (das energetische Potential)

Aus der *Diätetik* vernehmen wir folgendes bezüglich diesem Leitkriterienpaar (236):

«Jede Psyche pulsiert zwischen einem energiereicheren und einem energieärmeren Zustand und fliesst (dabei) durch ihre «Energieniveaus»: Dies geschieht... gemäss *Füllen und Leeren* des Vorhandenen, und dazu braucht sie Raum. Sie erreicht alles, wohin sie auch kommt und nimmt das, was anfällt an.»

Füllen und Leeren sind laufende Prozesse und werden wesentlich durch die Atmung (*pneuma*) und durch den damit verbundenen Energiefluss gesteuert. Diese Konzepte imponieren heute als «widerspruchsvolle Theorien», wenn sie nur somatisch, als «Überfüllung – Entleerung» gedeutet werden (237). Die alte Diagnostik dagegen geht von einem labilen Gleichgewichtszustand aus, vom Rhythmus des Füllens und Leerens, der auf allen Ebenen immer von einem Maximum zu einem Minimum läuft (238). Die «Diätetik» soll zu Gleichgewichten verhelfen, damit der Mensch (239)

«kein Übermass aufwiese, weder nach dem zu Vollen (*pleon*), noch nach dem zu Leeren (*elasson*) hin».

Das Ausbalancieren der Energien wird mittels Nahrungsvorschriften (*metron sitou*) und exakt abgestimmter Übungsmenge (*ponon arithmos symmetros*) erreicht (281):

Wäre ein Diätetiker immer anwesend und würde einen bestimmten Menschen beobachten, wenn er nackt seine Körperübungen macht, so könnte er über den energetischen Gleichgewichten zwischen Energieaufnahmen (Nahrung) und Energieabgabe (Übungen) wachen, ... ständig ausgleichen, um ihn gesund zu erhalten. Da dies jedoch nicht möglich ist, wird besagter Mensch irgendwann in ein energetisches Ungleichgewicht kommen, wenn auch erst minimal. Wird dies nicht ausgeglichen, schwingt sich das Ungleichgewicht immer mehr auf, und der Leib muss notwendigerweise (gr. *ananke*) unter der Gewalt erkranken. Denn die Leiden entstehen – gemäss *Diätetik* – nicht plötzlich; sie sammeln sich vielmehr aus einem kleinen Ungleichgewicht, wachsen an, bis sie sich schliesslich in Verdichtung offenbaren:

Der Mensch kann durch ein Übermass an Fülle und auch durch ein Übermass an Leere erkranken (240).

Wie definiert HEMPEN die Zusammenhänge von Fülle und Leere in der chinesischen Medizin (241)?

«In Verbindung mit den Begriffen «Geradläufigkeit» und «Schrägläufigkeit» wurde davon gesprochen, dass eine von aussen schädigend eingedrungene Energie bestimmte energetische Potentiale des Körpers binden, aufblähen und in bestimmten Bereichen virulent machen kann. Es entsteht dann der Eindruck, als existiere in dem Individuum ein Zuviel an energetischem Potential, obwohl es sich lediglich um «schräglaufende Fremdenergie» handelt, die die gesunden Körperfunktionen belastet. In einem solchen Falle sprechen wir von einer «energetischen Fülle», einer energetischen Redundanz (lat. *repletio*).

Andererseits können sowohl lang anhaltende Schädigungen, aber auch grundsätzlich konstitutionelle Schwächen dazu führen, dass bestimmte energetische Potentiale in einzelnen Funktionsbereichen aufgezehrt und vermindert werden (vgl. gr. *soma trychetai*). Hierdurch kommt es zu einem erheblichen Ungleichgewicht im gesamten energetischen Gefüge eines Individuums. Klinisch bezeichnet man solche Bilder als energetische Mangelzustände, als eine «Defizienz», eine Verminderung des energetischen Potentials (lat. *inanitas*).»

Hier sind beide Begriffe negativ konnotiert, während sie im Griechischen *wertneutral*, gleichsam als Vektoren konzipiert sind. Lediglich das *Übermass* (gr. *hyperbolé*) bestimmt dann, dass die Energie nicht mehr «rein» (*katharon, orthon* entspricht «geradläufig»), sondern das Gegenteil davon ist (*enantíon* entspricht «schrägläufig»). Auch hier ist wiederum wichtig zu sehen, dass die Energielehren ursprünglich Gesundheitslehren im Sinne von «Psychologie» und nicht «Psychopathologie» sind (242). Wir finden Konkordanzen in der Energielehre bei Platon derart, dass die Kenntnis der Energien bezüglich Fülle und Leere die Voraussetzung für die Heilkunst ist (266).

Die griechische Diagnostik geht vom gesunden Zustand aus, also von normaler Fülle und Leere, wie sie gleichsam mit jedem Atemzug erfahren werden. Sie weiss auch um die Zustände höchster Fülle und Vollendung, die ebenfalls mit «plesmone» (Fülle) bezeichnet werden (243). Diese Begriffe sind auch in der griechisch beeinflussten frühchristlichen Tradition und in der christlichen Theologie belegt (244).

Im folgenden soll das Leitkriterienpaar Fülle vs Leere zunächst also im ausgewogenen Zustand und dann als Ungleichgewicht dargestellt werden. Von einem wissenschaftlich-therapeutischen Verständnis her sind uns diese Begriffe abhanden gekommen. Wir erfahren diese Phänomene jedoch täglich und bilden sie in unserer Sprache immer wieder neu ab:

Fülle: Die gute Fülle ist ein energiereicher, kreativer bis ekstatischer Zustand, wo die einströmende Energie assimiliert und auf immer höhere Ebenen geleitet wird. Menschen werden dabei zu grossen Taten beflügelt: So ist vom Physiker HEISENBERG bekannt, dass er seine Entdeckungen immer in einem durch eine Begegnung ausgelösten Zustand von «Fülle» machte. In unserer Sprache wird dies etwa folgendermassen abgebildet:

– Der Funke springt über; den Funken hinüberbringen; das Herz wird warm; die Augen glänzen; man ist gut drauf; man ist high, hat power, könnte Bäume ausreissen, Berge versetzen, ist nicht mehr zu bremsen; wes das Herz voll ist, des geht der Mund über

(Luther); im Französischen wird von «instants de grâce», auch von «feu sacré» gesprochen usw. (245).

Aus den alten Energielehren, z. B. bei Platon, vernehmen wir, dass dies dem Erleben hoher Eroszustände entspricht: Ziel jener Menschen war, möglichst konstant im hohen Eros zu leben und damit die ganze Welt in dieser Qualität zu erleben (Resonanzphänomen; vgl. «im Zen»). Auch in der Weisheitslehre der Bibel ist die subtile Verheissung, das Leben in «Fülle» zu leben und aus der göttlichen «Fülle» zu empfangen (244). Und in der hippokratischen Energielehre sind die Zustände höchster Mischung und Fülle das Ziel des Heilsweges (246).

Entgegen unserer heutigen Erfahrung handelt es sich nicht um zufällig sich einstellende Ausnahmezustände, sondern um Befindlichkeiten, in die der Mensch auf dem Energieweg immer mehr hineinwächst. Leider nutzen wir nur einen kleinen Teil unseres vitalen Energiepotentials (247).

Überfülle: Im Gegensatz zu den Empfindungen der Fülle sind diejenigen der Überfülle unangenehm konnotiert:

–   Man könnte aus dem Häuschen fahren; man hat die Nase voll; die Decke fällt auf einen runter; man hat den Bauch voller Schmetterlinge; man kriegt Vögel oder Würmer; es ist zum Aus-der-Haut-Fahren, zum Davonlaufen; der Kragen platzt; man hat einen Kloss im Hals; man fühlt sich eingeengt, beobachtet; man fühlt sich von jemandem unter Druck gesetzt; ist fremdgesteuert… Beschwerden über Empfindungen von Geblähtsein…

Im Chinesischen wird von einer von aussen *schädigend eingedrungenen Fremdenergie*, in der Akupunktur von *Störfeldern* gesprochen (241). Störungen der «Geradläufigkeit» des Energieflusses werden folgendermassen erklärt (248):

«Einmal kann der Fluss des *chi* nicht mehr stabil und kohärent nach vorne gerichtet sein, sondern ein Teil seines energetischen Potentials wird abgespalten werden und sozusagen wie in einem Seitenarm dieses Flusses eine Eigendynamik entfalten. Dies dient dann nicht mehr der Kräftigung und Stabilität des Individuums, sondern hat einen schädigenden Einfluss. Da es sich dabei um einen nicht mehr gerade laufenden Fluss des *chi* handelt, spricht die chinesische Medizin von 'Schrägläufigkeit'.»

Die Chinesen schätzen das energetische Potential vorwiegend mittels *Zungenbeobachtung* und *Pulsdiagnostik* ab (248).

Bei den Hippokratikern wird *Zungendiagnostik* ebenfalls erwähnt (248).

190

In der *Diätetik* erfolgt die Diagnostik nach kodierten Verfahren, wie hellsichtige *Auradiagnostik, Puls- und Betastungsdiagnostik* sowie *Traumdiagnostik* (alle in 4.4.2). Bei den «schauenden» Verfahren erscheint das energetische Potential etwa als *reines Fliessen aus dem Äther*. Alles Schwärzliche, Unreine und Undurchsichtige dagegen sei nicht mehr (normale) Fülle-Leere, sondern gleichsam *«schräglaufende Fremdenergie»* (249).

> Auch wenn wir hellsichtige Wahrnehmung heute nicht mehr zur Verfügung haben, ist die darauf beruhende Beschreibung der Energiephänomene hochinteressant und kann uns zu klareren Modellen in den subtilen Bereichen verhelfen.

Was sagen nun die griechischen Texte über die diagnostizierbaren Phänomene? In der *Diätetik* wird über die Polarität der guten bzw. gegenteiligen Energie von aussen folgendermassen gelehrt (250):

- *Tagesrestträume* sind gut, wenn die Psyche das Tagesgeschehen verarbeiten kann und nicht beherrscht wird von (unguter) Fülle und Leere oder etwas Anderem, von aussen Hereinbrechendem. Sind die Träume jedoch in Opposition zum Tagesgeschehen und entsteht dadurch ein innerlicher Kampf, ist in der Psyche Verwirrung und Aufruhr entstanden. D.h., ein nicht assimilierbares «Infiltrat» von Fremdenergie hat stattgefunden. Es lässt sich nun nicht einfach sagen, man müsse diese Situation meiden; man sollte jedoch den Leib therapieren und das Infiltrat *ausstossen oder ableiten*: Ist die Noxe heftig, muss sie «ausgekotzt» werden, müssen heftige «Umläufe» bezüglich der Eintrittsstelle und bestimmte Körperübungen gemacht werden (vgl. Hatha-Yoga, 251). Ist die Noxe schwächer, kann auf das Erbrechen verzichtet werden, es wird mittels «Umläufen», Fasten, Tonübungen (Herausschreien?) und Gebeten therapiert. Auch verschiedene Dekokte und Tees werden erwähnt (gr. *ptisane*, frz. *tisane* = Kräutertee und gr. *chylós – cheo*, 251).

> Wir können hier an die Psychoanalyse und ihre Fokussierung der Traumarbeit denken (*via regia*), aber auch an die Weiterentwicklung zu Formen von Primärtherapie (LOWEN), Schreitherapien (CASRIEL, JANOV); ferner sind Zugänge wie Tontherapie (TOMATIS), therapeutische Rituale (CANACAKIS), aber auch ableitende Tees der chinesischen Medizin zu erwähnen. Nach der alten Therapeutik müssen sie mit genauen Indikationen eingesetzt werden.

Weitere Aspekte zum energetischen Potential werden unter den diagnostischen Verfahren referiert (4.4.2.2). Hier seien noch ein paar Grundprinzipien aus der Diätetik angeführt:

–   Energie, die planlos herumirre und nicht assimiliert werden könne (gemäss den Ge-
    setzen), zeige Verwirrung in der Psyche durch Kummer und Sorge an. Diese Energie
    müsse möglichst bald *umgepolt* werden, z.B. durch Miterleben von Lustspielen und
    Komödien während zweier bis dreier Tage (!), ansonsten Krankheit entstehen könne
    (252).
–   Reine, strahlende Energie, die sich von aussen auf das Energiefeld niedersetze, sei gut
    (vgl. «geradläufig»; «heilig und rein», 4.7.3.5), auch wenn sie in Überfülle da sei (253).
    Es gibt also kein Zuviel an positiver Energie!
–   Alles Dunkle, Unreine, Undurchsichtige zeige negative Fremdenergie an (249). Dies
    wurde auch mit *miasma*, Befleckung des Energiefeldes, bezeichnet. Solche Fremd-
    energie musste dann – je nach Schicht der Noxe – mittels verschiedener Übungen,
    z.B. schnellen Körperbewegungen, ferner auch einer Art von «Hyperventilation»,
    Erbrechen usw. wieder ausgestossen werden (254).

> Im wesentlichen wird gesagt, es dürfe nur «angemessenes, reines
> Pneuma» ins Energiefeld aufgenommen werden, denn nur dieses
> könne assimiliert werden. Alles Andere, Dunkle, Unreine sei nicht
> (normale) Fülle und Leere, sondern schädliche Zufuhr von aussen,
> «schräglaufende Fremdenergie». Und die müsse umgepolt oder
> ausgestossen, «hinaustherapiert» werden (gr. *ektherapeuthenai*,
> 254), weil sie sonst krank mache.

Soweit ich den Text verstehe, erscheinen folgende Unterscheidungen negativer Energie als diagnostisch und therapeutisch relevant (255; vgl. 4.4.2.2):

–   Entsteht Gegensätzliches in der Aussenschicht, muss dies möglichst schnell durch
    Reinigung (*katharsis*) aufgelöst, d.h. abgeleitet werden (387; 393).
–   Beginnt negative Energie in die Innenschichten zu «infiltrieren» (*apokrisis*), muss
    dringend umgepolt (*antispasis*) oder heraustherapiert werden (388; 389), ansonsten
    Traumen gespeichert werden.

> Das Konzept des Ableitens und schnellen Auflösens beginnender
> Störungen haben wir verloren (vgl. ent-schuldigen), während das
> Umpolen in den ressourcenorientierten und dasjenige des Heraus-
> therapierens in den analytischen (kathartischen!) Therapieformen
> weiterlebt, wenn auch in anderer Anwendung.

Erwähnenswert scheint mir ferner die Beobachtung, wonach «Fremdenergie» (d.h. Energie von aussen, wertneutral) sich gleichsam auf das Energiefeld niederlasse, *«aufsitze»*, was offenbar hellsichtige Wahrnehmung vor-
aussetzt. Dies führt im negativen Falle zum alten Konzept der *«Besessenheit»* (256).

192

Dieses Konzept müsste heute auf Brauchbarkeit überprüft werden. Energie-, d.h. Informationsfelder, sind in der Lage, in das psychische System eines anderen Menschen einzudringen und dieses zu stören. *Die Dynamik der Gedanken- und Emotionsinduktion nannte* JUNG *«psychische Infektion»* (257). Gerade die schweren Störungen, *Geisteskrankheiten* oder *Psychosen,* können besonders deutlich als Energiefeldgeschehen erfasst werden.

Eine Frau kam nach einem sog. «Heilseminar» in einen psychotischen Schub und musste psychiatrisch hospitalisiert werden. Im anschliessenden therapeutischen Prozess zeigt sich Folgendes: Es ging im «Heilseminar» um eine manipulative Technik, wonach die Patientin – aus einem ganz anderen Berufsfeld stammend – innert zwei Tagen hätte zur «Heilerin» ausgebildet werden sollen. Die Patientin – sie ist hochsuggestibel – wurde mit Unterwerfungsmethoden während zweier Tagen manipuliert. Die «Leiterin» hatte sich offenbar mit ihrem Energiefeld verbunden, derart, dass die Patientin laufend mit ihr in Verbindung stand und ihren Suggestionen ausgesetzt war. Auch nach dem «Seminar» blieb sie ihr verbunden und konnte sich nicht mehr aus deren Einflusssphäre befreien. Ihre persönliche Schutzschicht war durchbrochen, sie war durchlässig und rezeptiv für irgendwelche «schräglaufenden» Fremdenergieprozesse: In der Therapie wurde der negative Beziehungsprozess, besonders auch die verschiedenen Suggestionen, minutiös erinnert. Die Patientin musste sich in einzelnen Schritten von jenen negativen «Prozeduren» distanzieren: Ihr Ich machte gleichsam einen positiven Entscheidungs- und einen negativen Ausscheidungsprozess. Die Patientin kam dadurch wieder in ihr Gleichgewicht, konnte sich abgrenzen und war «geheilt», d.h. erlebte keine weiteren «Schübe» mehr. Die Patientin war auf diese Beeinflussung anfällig gewesen, da ein Abgrenzungsproblem aus der Kindheit bereits bestand.

In solchen Fällen, die leider nicht einmalig sind, lässt sich der krankmachende Prozess mit energetischen Modellen besser verstehen. Dies kann zu einer therapeutischen Indikation des «Ausstossens» der Fremdenergie führen, statt einfach zur Diagnose eines «hebephrenen Schubes». Ein solches energetisches Vorgehen ist besonders bei *erstmaligen Schüben* angezeigt, bevor das Ich des Patienten sich mit dem chronischen Krankheitsprozess abgefunden hat und nicht mehr kämpft (258).

Zu den (reaktiven) Belastungen durch negative Fremdenergie sind auch unverarbeitete Traumen und Haltungen der Eltern auf ihre Kinder zu rechnen (vgl. PTBS). Sie gehören zu den transgenerationell sich fortpflanzenden Familienthemen, müssten jedoch nicht einfach Familienschicksal bleiben.

Ein Mann hatte als Kind seine Mutter an der 13. Zangengeburt verloren und dieses (wiederholte) traumatische Erlebnis nicht verarbeiten können. In seinem

Weltbild figurierte der Vater nun als «Mörder» und die Mutter als «Heilige», und dieses gab er an seine Tochter weiter. Sie war später fähig, in ihrer Wut gegen Männer und in ihren Schwierigkeiten mit der Frauenrolle den ungelösten Konflikt des Vaters zu erkennen, ihn zu verarbeiten und zu einer neuen Liebesfähigkeit zu finden.

Fremdmanipulationen, suggestive Beeinflussungen und schwere Kränkungen aller Art bis zu psychotischen Prozessen können als energetische Induktion teilweise nach dem alten Prinzip der Überfülle diagnostiziert und therapiert werden.

Leere: Gute Leere, Leerwerden gehört zur alten Energiepraxis als Rückzug von den unaufhaltsam laufenden Besetzungen der Energiefelder durch Intrapsychisches und Aussenweltreize. Bereits im holistischen *Ausatmen* wurde befreiendes Loslassen empfunden und eingeübt (15, 3.T.). Leerwerden bedeutet dann etwa «Leichtigkeit des Seins», auch Freiwerden für neue, strahlende Energie (auch göttliche Energie genannt). Leerwerden ist von verschiedenen Weisheitstraditionen bekannt und wurde holistisch und mehrschichtig vollzogen: z. B. als Reinmachen der Muslime vor dem Betreten der Moschee, als Fasten oder als Einläufe eines Gandhi (259). Das spirituelle Leerwerden ist besonders vom Buddhismus her bekannt. Es lässt sich jedoch auch in anderen mystischen Traditionen entdecken, wie z. B. der hebräischen (vgl. *Bergpredigt,* 311, 3.T.). *Grundsätzlich bereitet die gute Leere die Fülle vor, bereitet das Leerwerden von Pneuma das Freiwerden für heiliges Pneuma vor.*

Leere als Energieverlust: Es geht hier um Phänomene des Energieverlustes oder der Erschöpfung der energetischen Potentiale, wie dies oben für die chinesische Medizin beschrieben wurde (241). Im Extremfall vermochte der Arzt-Therapeut die Vitalkraft bezüglich der *Lebensdauer* oder der *Todesnähe zu erspüren* (4.4.2.1).

Lange psychisch-emotionale «Durststrecken» können offenbar die vitalen Energiepotentiale schädigen, gleichsam wie bei einer Batterie, die nicht mehr aufgeladen werden kann (*Burnout-Syndrom,* siehe unten). Solche «Dünnhäutigkeit» kann konstitutionell vorgebahnt, aber auch Folge eines «schädigenden konsumierenden Prozesses» sein (260). Ist das hellsichtige Bild so, dass die (Grund-)Aura schwach wirkt, muss Energie aufgebaut werden (ressourcenorientiert); scheint die Energie schnell zu entfliehen, so entstehe die Gefahr, *wahnsinnig zu werden*, wenn nicht therapiert wird (261).

Ich denke hier an *agitierte depressive, auch präpsychotische Zustände*, die oft durch Schlafstörungen, Konzentrationsunfähigkeit, Getriebensein, Schutzlossein gegen überflutende Gefühle und Gedanken auffallen. Dazu gehören auch die sog. *Panikattacken*. Der Energieverlust imponiert gleichsam als *Verlust der energetischen Schutzhülle*. Mit solchen Konzepten können auch Drogensüchtige besser verstanden werden: Sie leben gleichsam auf *energieärmstem Niveau*, d. h. ohne energetische Schutzhülle, und sind von allen Seiten her überflutbar. Auch eine mögliche *Dauerschädigung der subtilen Organisation* ist hier zu diskutieren. In der Praxis ist es nach längerer Suchtphase äusserst schwierig, eine Schutzhülle, normale Belastbarkeit und psychische, auch zwischenmenschliche Flexibilität wiederaufzubauen.

Die Behinderung in der Arbeitsfähigkeit durch Defizite an Vitalenergie wurde neuerdings durch eine internationale Studie der WHO belegt (262):

«Schwere Depressionen oder Angstzustände wirken sich laut einer neuen Untersuchung mehr auf die Arbeitsfähigkeit und das tägliche Leben aus als chronische körperliche Leiden wie Arthritis, Zuckerkrankheit oder Rückenleiden.»

Ein Syndrom, das speziell Menschen aus den helfenden und erziehenden Berufen betrifft, ist das *Burnout-Syndrom* als psycho-physischer Erschöpfungszustand nach einer längeren Zeit der Verausgabung. Auf dem beruflichen Hintergrund des «Gebens» ohne genügende Regenerierung und Auftanken kann dieses Syndrom sehr gut als energetische Leere verstanden werden.

In der heutigen Sprache findet energetische Schädigung sowohl von «innen» als auch von «aussen» her ihren Ausdruck:

– von «innen»: das Herz fällt einem in die Hose; man ist abgelöscht, möchte im Boden versinken; man ist ausgebrannt oder ausgelaugt, hat ein Brett vor dem Kopf; man fällt fast vom Stengel; macht eine Bauchlandung…
– von «aussen»: jemanden leerlaufen lassen; jemanden im Schilf stehen lassen; man fühlt sich wie bestellt und nicht abgeholt; die Würmer werden einem aus der Nase gezogen; der Boden wird unter den Füssen weggezogen…

Die Hippokratiker sprechen bei energiearmen Zuständen vom Wahrnehmen einer zusammengepressten, schwachen «Aura» (262; 4.4.2.1). Hier sind ressourcenorientierte energieaufbauende Verfahren angezeigt (390).

Für das Ableiten einer beginnenden Schädigung, für das Umpolen und Her. austherapieren, für das Befreien/Loslassen (Fülle) und für das Aufbauen von Energie (Leere) sind heute neue Konzepte und spezifische Zugänge zu erarbeiten, je nach der Ebene und der Art der Noxe. Die aktuelle Kontroverse, ob kathartisches oder ressourcen- und lösungsorientiertes Therapieren richtiger sei, wird hinfällig bei differenzierter energetischer Diagnose und Indikation.

Das diagnostische Leitkriterienpaar des Füllens und Leerens ist in der hippokratischen *Diätetik* durch neun Fälle von krankhafter Fülle und sechs von Leere, durch die der Leib konsumiert wird, beschrieben (263). Die Leitkriterien wurden in der Therapie mit den Funktionsbereichen und «Säftephasen» derart kombiniert, dass den Funktionsbereichen je spezifische Ableitungsverfahren entsprachen: Bei Energieüberschuss im *«oberen» Funktionsbereich* wurde beispielsweise eine nahrungsmässige «Überfülle» produziert und nachher erbrochen, also holistisch «Energie abgelassen». *Erbrechen* gehörte zum «oberen» Funktionsbereich («Schleim»: 4.5.5; 63, 3.T.). Im *Mittelbereich* («Galle») wurde mit *Laxantien* vorgegangen und im *unteren Bereich* («Blut») mit *Einläufen* (264; 255, 1.T.). Dagegen wurden energieaufbauende Techniken wie Massagen für die krankmachende Leere empfohlen, zusätzlich spezifische Atem- und Leibesübungen (265). Aus unserer Sicht sind es somatisch grobe Methoden, was aber nötig schien, um schwere Traumen auszustossen. Wiederum ist zu wissen, dass nur die sichtbaren therapeutischen Verordnungen, nicht aber diejenigen der subtilen Therapie aufgezählt werden (265).

Erbrechen, Laxantien und Einläufe werden heute z.T. suchtartig von Patientinnen mit Bulimie und Anorexie praktiziert, was auch als energetische Ableitungsversuche verstanden werden könnte.

Das energetische Potential war im Griechischen so bedeutsam, dass Platon die Heilkunst in einer aufschlussreichen Stelle geradezu nach «Fülle und Leere» definieren lässt, und zwar durch einen «Arzt» (266; 4.4.1.3):

«Denn die Heilkunst ist in der Hauptsache nichts anderes als die Wissenschaft vom Fliessen des Eros im Leibe hinsichtlich *Fülle und Leere* (*plesmone/kenosis*), und wer darin den guten vom schlechten Eros zu unterscheiden und diagnostizieren weiss, der ist der beste Arzt (derjenige mit den stärksten Heilpotentialen). Und wer eine Änderung zu bewerkstelligen weiss in dem Sinne, dass der Leib sich anstelle des einen Eros den anderen zu eigen macht, und sich darauf versteht, dort, wo der gute Eros fehlt, und doch da sein müsste, ihn *einzupflanzen* und den innewohnenden schlechten Eros zu *entfernen*, der wäre der «subtile» Meister (266). Denn er muss imstande sein, das Feindlichste im Leibe einander befreundet zu machen und mit Eros zueinander zu erfüllen. Das Feindlichste aber ist das einander am meisten Entgegengesetzte (das Polarste, *ta enantiotata*), das Warme dem Kalten, das Bittere dem Süssen, das Trockene dem Feuchten und was dergleichen mehr ist. All dem verstand unser Ahnherr Asklepios… Eros und gute Mischung einzuflössen und *begründete damit unsere Kunst.*»

Die Parallelstelle in der hippokratischen Diätetik besagt, dass derjenige, der Diätetik auf die richtige Weise betreiben will, die «Physis» (Konstitution) des Menschen genauestens zu kennen hat (13). Ferner muss er sich bezüglich der Energien auskennen, die in fester und flüssiger Nahrung vorhanden sind sowie auch hinsichtlich der Veränderungsmöglichkeiten durch die Heilkunst (267):

«Denn er muss sich darauf verstehen, wie bei den Kräftigen der Physis die Energie abzuleiten ist und wie (dagegen) bei den Schwächlichen (Asthenikern!) Kraft aufzubauen ist mittels der Kunst, wann immer sich der richtige Moment (kairós) für beides einstellt (d. h. für Füllen und Leeren).»

Bei Platon (266) wird noch auf Techniken des Energieumpolens nach der Polaritätenlehre hingewiesen (4.4.2.3; 4.3.2.5). Diese therapeutischen Hinweise dürften von den damaligen Adressaten verstanden worden sein.

Damit auch der heutige Leser sich etwas Konkretes darunter vorstellen kann, lasse ich eine Beschreibung moderner Polaritäten-Therapie folgen (268):

«Polarity-Massage bedeutet Berührung (Druck) entgegengesetzter (polarer) Energiezentren im Körper, die dadurch wieder in ihr Gleichgewicht gebracht werden. Zwischen den beiden Polen des menschlichen Körpers (Leibes!) – der linken, negativ geladenen (Yin) und der rechten, positiv geladenen Seite (Yang) – fliesst eine feinstoffliche Form elektromagnetischer Energie, der vitale Strom des Lebens. Ist ein Organ erkrankt, wird an dieser Stelle die Energie blockiert. Die Aufgabe des Polarity-Therapeuten ist es, diese Stauungen zu lösen, damit die Energie wieder frei fliessen kann … Es ist eine Therapie, die sowohl unmittelbar mit dem Körper arbeitet als auch die feineren energetischen Prozesse berücksichtigt.»

Die therapeutischen Prinzipien gelten – wie gesagt – immer auch für die subtilen Ebenen und klingen z. B. im *Eid* sehr fein an. Füllen und Leeren wurden auch *mental* und *geistig* praktiziert. Für die höheren Ebenen muss es subtilere Formen der Katharsis und des Energieaufbauens gegeben haben, die ich bis jetzt hippokratisch nicht belegen kann. Dagegen weist der sog. *Einsetzungsbericht der Beichte* (Mt 18,18) auf eine ehemals subtile kathartische Praxis hin, auf einen Auftrag des «*Bindens und Lösens*» auf verschiedenen Ebenen (= alchimistisches Prinzip). Lösen als Befreien, als Auflösen von «Verdunkelungen» der Seele kann als «Leerwerden» erfahren werden (124). *Solches Leerwerden – holistisch noch am alten Nüchternheitsgebot ablesbar – ist in der christlichen Tradition eng mit dem Füllen guter Kräfte im Abendmahlsritual verbunden* (269): *Insofern war das Ritual der eigentliche Akt des Heilens*, wo die hohen Eroskräfte zum Fliessen kamen und auch sichtbar – als Wein und Wasser – gemischt und in Fülle empfangen wurden (4.5.2): So sollten sie symbolisch und prophylaktisch beim Menschen wirksam werden (vgl. Hygieia mit Mischkrug und Schlange).

Wo können die Konzepte Füllen vs Leeren heute angewandt werden?

Wichtig scheint mir zunächst für die *somatische Medizin, dass jegliches «Füllen» und «Leeren» im Körper auch einen symbolischenergetischen Wert hat.* Das Durchdringen der Haut, insbesondere bei Operationen, bringt «Fremdenergie» in den Leib oder lässt – neben dem Organverlust – auch gute Energien wegfliessen (z. B. bei einer Hysterektomie). Solche Eingriffe sollten auch auf den psychischen Ebenen verarbeitet werden. Da braucht es oft Zeit zur «*Trauerarbeit*», bis eine Patientin u. U. eine Gebärmutterentfernung in ihren Phantasien annehmen kann und zu einem medizinisch angezeigten Eingriff bereit ist. Es braucht auch Verständnis seitens der Behandelnden für rational nicht begründbare Bedenken. Der Heilprozess dürfte jedoch günstiger verlaufen, wenn Patienten für die notwendigen Schritte bereit sind.

Mit dem Konzept, dass Störungen nach den Kriterien von energetischem Mangel oder Überschuss und ausgehend von der Körperebene behandelt werden können, arbeiten neben der *Polarity-Therapie* (268) auch *Massageformen wie Shiatsu.* Dabei müssten diese Zugänge immer mit einem umfassenden Wissen der anderen Ebenen und Therapiemöglichkeiten einhergehen und setzen genaue Indikationen voraus. Zu bedenken ist, dass die alte Therapeutik wenn möglich nicht von der Symptomebene, sondern von der nächst «höheren» ausging (4.4.1.4). Für alle Behandlungen, die *Körperberührungen* umfassen, bis zur Physiotherapie, ist das *Energieübertragungskonzept* heute wichtige Voraussetzung. *Wird durch*

Körperberührung und Massage heilende Energie übertragen, kann entsprechend auch *Unheilvolles übertragen werden*: z.B. wenn der/die Behandelnde in schlechter Verfassung ist oder seine/ihre «blinden Flecken» nicht kennt (Gegenübertragung). Deshalb verpflichteten sich die Hippokratiker, nur aus dem höchsten Bewusstseinszustand heraus, «heilig und rein», einen anderen Menschen zu berühren (vgl. *Eid*, 4.7.3.5). Subtil arbeitende Therapeuten und Therapeutinnen wissen heute, dass z.B. Depressivität leicht auf sensitive Patienten übertragen werden kann.

Das Kriterium des Füllens-Leerens lässt sich mit Gewinn in der *Psychotherapie* einführen, wodurch subtiler, mit differenzierterer Indikation in den energetischen Feldern und daher wirksamer vorgegangen werden kann. Dazu sind heute Modelle verschiedener Bewusstseinsebenen, der damit verbundenen spezifischen Pathologien und auch der entsprechenden Therapieformen sehr hilfreich (WILBER 270; 4.4.1.4). Ferner ist seit den Anfängen der Psychoanalyse das *kathartische Konzept* therapierelevant: Danach bleibt negative Fremdenergie über Jahre als Programm gespeichert, wie z.B. ein Satz: «Aus dir wird nie etwas werden.» Solche Programme müssen im alten Sinne wieder ausgestossen werden, um ihre Wirkung zu verlieren. Die Notwendigkeit der Bearbeitung wird heute besonders deutlich bei schweren Traumen mit Speicherung von Todesangst (vgl. posttraumatische Belastungsstörung, PTBS, 4.3.4).

Für die *Pädagogik und Kindererziehung* ist wichtig zu beachten, dass Kinder energetisch sehr durchlässig sind, alles registrieren und speichern, auch wenn es von den Erwachsenen dementiert wird (double bind). Kränkungen und Ungerechtigkeiten sollten folglich möglichst schnell zurückgenommen werden, um nicht im Energiefeld gespeichert zu werden. Da kann z.B. ein Kind während mehrerer Stunden nicht einschlafen, weil es von seiner Mutter unbemerkt verletzt wurde. Die Mutter spricht mit dem Kind und entschuldigt sich. Und das Kind schläft innert Minuten ein, nachdem es mit seiner Verletzung, Wut und seinem Schmerz gehört wurde und diese dadurch ausstossen konnte. Was für Kinder gilt, gilt auch noch für Erwachsene: *Ent-schuldigen* kann heilend sein, indem negative Energie weggenommen wird und sich nicht in der Psyche einnistet: Der Mensch, der sich entschuldigt, ermöglicht dem anderen, die Verletzung und damit die negative Energie in der Beziehung *loszulassen*: Dies wird vielfach auch mit einem konkreten Zeichen oder Wort bestätigt (Handreichen, Absolution).

Es gibt graduelle Unterschiede bezüglich energetischer Beeinflussung und Verletzung von aussen: Scharlatane und Magier(innen) sind ein Problem, wogegen sich nicht nur die Hippokratiker entschieden abgrenzten (271). Denn Menschen, die andere energetisch abhängig machen, aussaugen und manipulieren, gab es immer (Vampirismus). In der gegenwärtigen Situation, wo die energetische Dimension mit grossem Nachholbedarf «als verlorener Kontinent» wiederentdeckt wird und wo eine nie dagewesene Vielzahl von Techniken zur «Öffnung» der subtilen Ebenen existiert, darf sich die Heilkunde vor diesen Phänomenen und Missbräuchen nicht mehr verschliessen. Nur einige Jahre zurück, als man Energiephänomene nicht beachtete, wurden vermutlich nur die Durchlässigsten oder Sensibelsten energetisch krank (272). Während damals noch viel mehr Menschen eine Psychotherapie aufsuchten, um sich zu «spüren», um ihre zu starke Abgrenzung aufzuheben und abgespaltene Bereiche der Psyche wieder «fliessen» zu lassen, gibt es heute mehr und mehr *Patienten, die zu durchlässig sind.* Sie zeigen *Symptome wie maximale Unkonzentriertheit, Depressionen, Zwangsgedanken bis zu Phobien und schwere Mangelzustände an Vitalenergie.* Sie versuchen z.T., sich mit Suchtmitteln und Tranquilizern abzuschirmen. Diese Symptome lassen sich nach hippokratischer Lehre in Phänomene des übermässigen «Abfliessens» und «Zufliessens» einteilen (273). Wir können uns heute vor einem vielfach schlechten Umgang mit unseren subtilen Energien nur bewahren, wenn wir Modelle und Möglichkeiten kennen, um gute Entwicklungen zu unterstützen und schlechte Prozesse zu heilen oder zu vermeiden.

Viele Entdeckungen der Tiefenpsychologie und der neueren Therapiemethoden könnten noch subtiler und differenzierter eingesetzt werden: durch ebenenspezifisches Erinnern und Ekphorieren (Herausbringen), etwa durch psychodramatisches, kunsttherapeutisches u.ä. Darstellen und Bearbeiten bis zum Loslassen der negativen *Energie oder des Traumas*; und weiter sollten dann die *blockierten Ressourcen wiedergefunden und gepflegt werden*, durch mentale Arbeit, aber auch durch verschiedene, genau indizierte Zugänge wie Massage-, Körper-, Ton-, Atem- und Visualisierungsübungen. Der therapeutische Prozess führt vom *Loslassen alter, überfälliger Muster* zu neuen *energiereicheren Lebensmöglichkeiten* (neue Fülle; vgl. DE SHAZER; vgl. Phasenlehre 4.5; 4.6).

Gespeicherte negative Energie, Traumen, Manipulationen und Beeinflussungen aller Art bis zur «Besessenheit» liessen sich also vermehrt mit energetischen Modellen diagnostizieren und therapieren.

Neben den schon länger bekannten kathartischen Methoden ist die Ressourcenorientierung in eine ganzheitliche Therapeutik und in jede Therapiesitzung zu integrieren (Salutogenese).

4.4.1.3 Wärme-Kälte als Prozessdynamik (vgl. 4.3.2.5)

HEMPEN berichtet über «die Dynamik einer Erkrankung» aus der chinesischen Diagnostik wie folgt (274):

«Mit diesem Kriterium soll festgestellt werden, ob bei einem Patienten die physiologischen Funktionen beschleunigt sind, die Dynamik also erhöht ist, oder ob es sich im Gegenteil um eine Verlangsamung, eine Verminderung, eine Retardierung der gesamten Funktionsdynamik handelt. Auf der einen Seite steht also die Steigerung sämtlicher Lebensfunktionen ähnlich wie bei einem Entzündungsprozess, auf der anderen Seite das gebremste Ablaufen der physiologischen Lebensäusserungen. Über dieses Phänomen der Erhöhung oder der Verminderung der Lebensdynamik geben die Bezugsgrössen «Wärme» (lat: *calor*) oder «Kälte» (lat: *algor*) Auskunft. Dabei entspricht, so wie auch in unserer alltäglichen Erfahrung, die Bezeichnung «Wärme» einer Erhöhung des dynamischen Geschehens, die Bezeichnung «Kälte» einer Retardierung der Funktionsabläufe.»

Für die alte griechische Diagnostik geht es hier nicht nur um die physiologischen Funktionen, sondern wesentlich auch um eine *energetische Dynamik* (holistische Betrachtungsweise). Stagniert diese energetische Dynamik – z. B. in einer Therapie beobachtbar –, wodurch ein Mensch psychisch in energiearme Prozesse gerät, kann er die Empfindung von *Frieren* haben: Die psychischen Prozesse haben sich dabei über das vegetative Nervensystem auf die Blutzufuhr in den Gefässen übertragen. Die hellsichtige Aurawahrnehmung würde etwa lauten: zusammengedrückte Aura und zuwenig Fliessen (4.4.2.2).

Dieses Leitkriterienpaar ist in der Mischungs- und Krasenlehre wichtig, als polare Energiequalitäten «warm–kalt» (4.3.2.5). Es erscheint in den hippokratischen Schriften sehr oft kombiniert mit der Polarität «feucht–trokken», hervorgehend aus «Feuer–Wasser» (275):

«Jedem von diesen beiden ist folgendes verbunden: dem Feuer das Warme und das Trockene, dem Wasser das Kalte und das Feuchte.»

Diese zunächst dem gesunden Funktionieren des Lebens entstammende Polarität wird ferner für die Beschreibung des Krankheitsgeschehens genutzt.

Die Fähigkeit, mit dem «Erwärmen» umzugehen, haben wir als wichtige Voraussetzung zur ärztlichen Tätigkeit kennengelernt (182). Gemäss dem hippokratischen Traktat *Von der heiligen Krankheit* wird auch die Epilepsie nach diesen Kriterien behandelt, was heute eigenartig anmutet, da vorwiegend somatisch vorgegangen wird (*Grand-Mal-Epilepsie!* 276). Der energetische Ansatz war damals der wissenschaftliche im Gegensatz zu Scharlatanerie (276):

«Wer es aber versteht, unter den Menschen einen solchen Wandel hervorzubringen, und es vermag, den Leib des Menschen durch die von ihm verordneten Diätvorschriften feucht und trocken, *warm und kalt zu machen*, der könnte wohl auch diese Krankheit heilen, wenn er die rechtzeitige Anwendung der erforderlichen Mittel erkennte, ohne Entsühnungen und Zauberkünste und allen anderen solchen Schwindel.»

Dazu gehört auch die bereits erwähnte Platon-Stelle (238, 1.T.), wonach sich die besten «Ärzte» und die subtilen Meister durch den gekonnten Umgang mit dem Füllen und Leeren (4.4.1.2), und damit engstens verbunden auch mit dem Umpolen, Mischen und «Temperieren», auszeichnen (4.3.2.6; 266):

«... der wäre der «subtile» Meister. Denn er muss imstande sein, das Feindlichste im Leibe einander befreundet zu machen und mit Eros zueinander zu erfüllen. Das Feindseligste aber ist das einander am meisten Entgegengesetzte (= das Polarste, *ta enantiotata*), *das Warme dem Kalten*, das Bittere dem Süssen, das Trockene dem Feuchten und was dergleichen mehr ist. All dem verstand unser Ahnherr Asklepios... Eros und gute Mischung einzuflössen und begründete damit unsere Kunst.»

Hier finden wir noch weitere polare Differenzierungen von Energiequalitäten: Der gute Meister und die gute Meisterin (266) verstehen es, nicht nur grob zwischen «kalt – warm» zu unterscheiden. Sie vermögen vielmehr unendlich feine Nuancen des energetischen Geschehens wahrzunehmen und umpolen zu helfen. Der gute Therapeut, die empathische Therapeutin zeichneten sich immer schon durch ein *hohes energetisches Differenzierungs- oder «Auflösungsvermögen»* aus. Soll dies jedoch an Schüler weitergegeben werden, ist zunächst eine Vereinfachung und Systematisierung gefragt: Dieses Bestreben lässt sich vermehrt in nachhippokratischer Zeit verfolgen, als sich das – heute immer noch sehr differenziert anmutende – *psycho-physische Persönlichkeitsmodell* durchsetzte: Dies war möglich durch Vereinfachung der polaren Qualitätenreihen zur Prozessdynamik «kalt– warm». *Die gleichsam unendlichen energetischen Diversifizierungen scheinen dabei auf die Hauptdynamik reduziert worden zu sein.* Als Wegbereiter für diese Vorgänge ist möglicherweise Philistion, der Arzt und Freund Platons, zu erwähnen, der den energetischen Grundphasen nur noch je eine Qualität zugeordnet haben soll: dem «Feuer» das «Warme», der «Luft» das «Kalte», dem «Wasser» das «Feuchte», der «Erde» das «Trockene» (277) (vgl. dagegen 4.3.2.5). Die Elementarphasen und die Energiequalitäten «kalt–warm» bildeten dann die beiden Parameterreihen dessen, was uns als *Temperamentenmodell* überliefert ist (4.6).

Diese vereinfachte Systematik hat bis heute überlebt und wird im Triebsystem von SZONDI als Messgrösse abgebildet (+/–; 4.6.9). «Kalt» und «warm» als psychische Wahrnehmungen sind immer noch sprachlich relevant im Sinne von:

Es wird einem heiss und kalt; heiss lieben; überhitzte Beziehung; die kalte Schulter zeigen; frigide und schwul (= schwül); auch «Erkältungen» für «virale Infekte» usw. (4.3.2.5).

Erwähnenswert ist hier, dass die Prozessdynamik «kalt–warm» damals so bedeutsam wurde, dass sie wissenschaftlich erforscht und im Experiment mittels bewusstseinsverändernder Substanz *quantifiziert* wurde (Wein, 4.6). Hier stossen wir unvermittelt auf den Beginn der *Experimentalpsychologie!*

Interessant ist ferner, dass die Prozessdynamik (Kälte-Wärme) im Chinesischen wesentlich mit der Pulstastung erhoben wird, wobei der Wärme eine Beschleunigung entspricht (278). Entsprechende Zusammenhänge sind auch in der hippokratischen *Diätetik* bezüglich der Lebensphasen des Menschen niedergelegt (sie werden unter der Betastungsdiagnostik abgehandelt, 4.4.2.3). Der «Energiehaushalt» der Psyche sei bei jungen und alten Menschen unterschiedlich (279):

«in denen, die jung sind bezüglich ihres Körpers (!) – infolge des *schnellen* (*tachys*) «Metabolismus» und Körperwachstums – verausgabt sich (die Psyche) für das Wachstum des Körpers, sich *verbrennend* und verflüchtigend. In den alten (Körpern) – infolge *langsamer* (*bradys*) Bewegung und *Kälte* des Leibes – verausgabt sie sich für den Körperabbau.»

Das *Altern* ist im diätetischen Konzept der Lebensphasen (Horen) enthalten, beschränkt sich jedoch auf die somatische Ebene. Die Psyche dagegen altert nicht im Sinne eines Abbaus: Sie vitalisiert den Körper, kann sich zeitlebens auf höhere Energieebenen hin entwickeln (164), den Lebenszyklus steuern und vollenden. Dies mag eine Erklärung sein für das häufige Auseinanderklaffen zwischen psychischer Befindlichkeit und somatischem Altern sowie auch für die Ausstrahlung weiser, älterer Menschen.

Wenden wir nun die Prozessdynamik auf das Lebensalter der Geschlechter an, lässt sich folgern, dass die «Feuer»-Konstitution, die männliche, offenbar «wärmer» und schneller lebt. Vielleicht liesse sich mit diesem Ansatz die durchschnittlich frühere Sterblichkeit der Männer erklären (eine andere Erklärung ist die somatische, wonach die Frauen im «Schutze ihrer Hormone» oder ihres zweiten X-Chromosoms länger leben). Das männliche Geschlecht läuft also Gefahr, sich in der «Feuerphase» und dem damit verbundenen Getriebensein zu konsumieren. Mit den Hippokratikern gesagt, müsste hier die «Wasserphase» die dringend nötige psychische Nahrung und den Ausgleich bringen.

4.4.1.4 Oberfläche-Inneres oder das psycho-somatische Schichtenmodell

Zur Einführung in diese energetische Krankheitskonzeption stehe zunächst die Episode vom legendären Arzt Bian Que aus den alten chinesischen Schriften (280):

«Einmal kam Bian Que auf seinen Reisen durch das Fürstentum Qi (!). Der Herzog Huan lud ihn als gelehrten Gast an den Hof. Als er dort eintraf, sagte er sogleich: «Eure Majestät ist krank. Die Krankheit ist erst in den Poren. Wird sie nicht behandelt, so dringt sie in die Tiefe.» Darauf der Fürst Huan: «Wir haben keine Krankheit.» Nachdem Bian Que hinausgegangen war, sagte der Herzog Huan zu seiner Umgebung: «Die Ärzte sind doch nur auf Gewinn aus! Sie wollen sich Verdienste erwerben, indem sie Leute behandeln, die gar nicht krank sind.» Fünf Tage später erschien Bian Que abermals zur Audienz: «Eure Majestät ist krank. Die Krankheit ist in den Leitbahnen. Wenn man die nicht behandelt, so fürchte ich, wird sie in die Tiefe dringen.» Darauf der Herzog Huan abermals: «Wir haben keine Krankheit.» Bian Que ging. Der Herzog war missmutig. Nach weiteren fünf Tagen erschien Bian Que wieder zur Audienz: «Eure Majestät ist erkrankt. Die Krankheit ist zwischen den Funktionskreisen der Därme und des Magens. Wird sie nicht behandelt, so dringt sie sicher noch tiefer.» Der Herzog antwortete nicht, und Bian Que ging hinaus. Der Herzog war missmutig. Abermals fünf Tage später erschien Bian Que nochmals zur Audienz, zog sich jedoch sofort wieder zurück, als er den Herzog Huan auch nur von weitem sah. Der Herzog Huan sandte einen Diener und liess nach dem Grund für dieses Verhalten fragen. Bian Que antwortete: «Als die Krankheit in den Poren sass, war sie durch Bäder und heisse Anwendungen zu erreichen. Als sie in den Leitbahnen sass, konnte man ihr mit Nadeln und spitzen Steinen beikommen. Als die Krankheit zwischen den Funktionskreisen der Därme und des Magens sass, konnte man sie mit Wein und Arzneien behandeln. Nun, da sie in Knochen und Mark sitzt, ist selbst der Verwalter des Schicksals gegen sie machtlos. Jetzt, wo die Krankheit in Mark und Knochen sitzt, hat es keinen Sinn mehr, mich zur Konsultation zu bitten.» Weitere fünf Tage später erkrankte der Herzog Huan an seinem Leibe. Er sandte einen Diener, um Bian Que rufen zu lassen. Doch der war inzwischen längst entflohen. Darauf starb der Herzog Huan.»

In den alten Heilkunden wurde die Krankheitsentwicklung als zunehmendes energetisches Ungleichgewicht erfahren, das sich im menschlichen Mikrokosmos zunächst in den subtilsten energetischen Schichten anzeigte und dann, wenn es nicht ausgeglichen wurde, den «Weg nach unten» oder nach

«innen» bis in die Somatisierung antrat. *Zum Teil werden «aussen/innen»,*
«oben/unten» konträr verwendet, da es räumliche, nicht energetische Orien-
tierungen sind. Einmal dort angelangt, gab es unwiderrufliche organische
Veränderungen. Das Ungleichgewicht und schliesslich die Krankheit, die in
den Leib eingedrungen war, mussten baldmöglichst herausgebracht werden
(182). Neben dem energetischen *Ausgleichen* ist das holistische Konzept des
Ableitens bedeutsam (vgl. 4.4.2.2). Eine (energetische) Vorstellung war,
Krankes durch die Ausscheidungsvorgänge *mitabzuleiten*: im Erbrochenen
(Emetika), im Harn (harntreibende Tees), im Kot (Purgieren), im Nasenschleim (Niesen), im Schweiss (Dampfbäder), im Blut (Aderlass, Schröpfen) und durch Atem- und mentale Techniken (281).

Auch in der hippokratischen *Diätetik* wird das allmähliche «Abgleiten»
in die krankmachenden Ungleichgewichte (239), die sich von Ebene zu
Ebene bis zur Verdichtung im Somatischen gleichsam «fortpflanzen», fassbar (281):

«Wenn einer (Diätetiker) da wäre und (laufend) einen Menschen beobachten könnte, der
nackt seine Körperübungen machte, könnte er sofort (die Ungleichgewichte) erkennen
und ihn gesund erhalten (*phylassein*), indem er Energien hier abführt, dort zuführt; aber
ohne anwesend zu sein, ist es unmöglich, Nahrungsmittel und Übungen genau zu ver-
schreiben … Entstände auch am Anfang nur ein ganz kleiner Mangel vom einen oder anderen … so wird schicksalsmässig nach langer Zeit (*chronos*) der Leib durch das Übermass bezwungen sein und erkrankt. … Denn die Krankheiten entstehen den Menschen
nicht plötzlich, sondern sie sammeln sich nach und nach, bis sie sich verdichten und manifest werden.»

Ich sehe hier den wissenschaftlichen Versuch, energetisch bis an die Grenzen der minimalsten Ungleichgewichte zu gehen, was *zwischen dem theore-*
tisch Denkbaren, dem praktisch Machbaren und dem ethisch Sinnvollen liegt
(vgl. Euthanasie-Diskussion). Das griechische Heilen erhielt hier Leitlinie
und zugleich Beschränkung durch den *Schicksalsbegriff* und denjenigen des
richtigen Momentes im Heilprozess (*theia ananke, kairós,* 4.3.4).

«Prophylaxe» (*phylassein*) war ursprünglich ein fliessender diagnostisch-
therapeutischer Begriff aus dem Umfeld energetischen Heilens.

In heutigen therapeutischen Zugängen wird er wiederentdeckt als
«Gewahrsein» oder «Hineinhorchen» (*sensory awareness, Gestalt-,*
Atemtherapien).

Auf der Linie des obigen Zitates liegt das moderne psychosomatische Konzept der *«funktionellen»* Beschwerden, die allenfalls
auch zu organischen Störungen auswachsen können: Unserem
Wort *«chronisch»* liegt ebenfalls das energetische Konzept zu-

grunde, wonach mit der Zeit (gr. *chronos*) die schädlichen Ungleichgewichte sich «verdichten», gleichsam materialisieren. Auch die psychiatrischen Begriffe *exogen vs endogen* – d. h. «in der Aussenschicht entstehend vs in der Tiefe entstehend» – gehören in diesen Zusammenhang (4.6.2).

Anhand der Eindringtiefe soll auch in der chinesischen Medizin das Leiden möglichst früh diagnostiziert werden (282):

«Eindringtiefe: Eine Krankheit kann einmal eine oberflächliche, flüchtige, leichte Störung sein, es kann sich aber auch um eine tiefe, anhaltende, chronische Erkrankung und Störung handeln. Die Eindringtiefe muss also erfasst werden, es soll bestimmt werden, ob die Affektion nur die «Oberfläche» (lat. *species*) oder bereits die Tiefe, das «Innere» (lat. *intima*), betroffen hat.»

Dass schon in alter Zeit auch eine schichtenspezifische Therapeutik bestand, kann aus der erwähnten chinesischen Geschichte folgendermassen abgeleitet werden (280):

– Poren (Aussenschicht, -hülle, vgl. 2.2)	– Bäder und heisse Anwendungen
– Leitbahnen (Akupunktur)	– Nadeln und spitze Steine
– Funktionsbereiche («Säfte»)	– Wein und Arzneien
– Knochen und Mark (somatische Ebene)	– keine Therapie mehr

Auch hier werden nur die sichtbaren Techniken aufgeführt. In der chinesischen Medizin waren die subtilen Energielehren nämlich ebenfalls Geheimwissen und werden erst in neuster Zeit allgemeiner zugänglich (283). *Zum Wissen um die verschiedenen Schichten des Menschen gehört dasjenige von deren Verbindung und Übergängen*: In der *Akupunktur* und in der mit ihr verwandten *Akupressur (Pressurmassage)* wird auf das Energiefeld eingewirkt, was auch psychische Prozesse auslöst. Durch den Energiefluss setzen nämlich Verbindungen zu den anderen Energieebenen ein, die genutzt und entsprechend psychotherapeutisch aufgefangen werden könnten. Folglich *sollten diese auf die Energiebahnen wirkenden Techniken vermehrt mit den subtileren Ebenen und Therapieformen* und nicht nur mit der somatischen Medizin verbunden werden. Mit andern Worten wäre es wünschenswert, dass Akupunkteure auch psychotherapeutisch ausgebildet wären bzw. dass Psychotherapeutinnen sich ebenfalls in Akupunktur ausbilden könnten (Akupunktur ist in verschiedenen westlichen Ländern den Ärzten vorbehalten).

Was sagen die griechischen Texte bezüglich Oberfläche und Tiefe? Die Strukturen der «Oberfläche» werden mit gr. *tropos* bezeichnet, diejenigen der «Tiefe» mit *ethos*. Theophrast (Schüler des Aristoteles) stellt die Zusammenhänge in bezug auf die *melancholische Energiephase* dar (284):

> «Denn oft steht es so um uns, dass wir traurig sind, ohne sagen zu können, worüber; dann wieder vergnügt, weshalb aber, ist nicht zu erklären. Solche Veränderungen... erfahren wir alle in einem geringen Masse. Denn allen ist etwas von dieser Möglichkeit beigemischt. Diejenigen Menschen aber, bei denen es in die *Tiefe* reicht (*eis bathos*), sind dann schon in ihrer *Persönlichkeit* (*ethos*) schärfer gezeichnet.»

In der Tiefe ensteht das, was die Persönlichkeit prägt, der *Charakter* (*ethos*). Es sind die Energiephasen («Säfte»), die je die Persönlichkeitsstruktur bestimmen. Jede Phase verdichtet sich zu einem Temperament und wirkt in diesem Sinne charakterbildend (gr. *ethopoios*, 285). In einer noch «tieferen» Ebene geht der Prozess der «Physis» weiter bis in die Materialisierung, d. h. in die Körperwerdung. Charakter – Physiognomie – Körperbewegungen – Körperbau sind untereinander verbundene Ebenen, die in der alten Diagnostik berücksichtigt wurden. In der Tiefenstruktur erfolgen also nach alter Energielehre durch «chronische» (gr. = wertneutral) langdauernde Prozesse die *Verdichtungen*, die zur Charakterformation und zur Körperbildung führen.

Zusammenhänge zwischen Charakter, psychiatrischen Krankheitsbildern und Körperbau haben in der Neuzeit KRETSCHMER und für die Physiognomie HUTER postuliert (4.6). Es handelt sich offenbar um Übergangsphänomene von den Energieebenen in die somatischen Bereiche, die – heute noch Grauzone der Psychosomatik – mit energetischen Konzepten erforscht werden müssten.

Mit «Oberfläche vs Tiefe» liegt ein erstes grobes Modell vor. Die hippokratischen Schriften enthalten jedoch noch viel komplexere Schichtenmodelle, nach denen diagnostiziert wurde. In der *Diätetik* findet sich folgendes *kodiertes Modell* (im Detail referiert 4.4.2ff.; vgl. auch 4.3.3.1: «Menschwerdungsmythos»):

«Himmel»	Astralschicht Solarschicht Lunarschicht	(hellsichtige Diagnostik, 4.4.2.1 / 4.4.2.2)
«Erde»	Baumsysteme Flusssysteme	(Oberflächenbetastung, Pulsdiagnostik, 4.4.2.3)
«Meer»	Wasserschicht	(Tiefenbetastung, erwähnt in 4.4.2.3)

Diese Schichten erfordern je besondere diagnostische und therapeutische Zugänge. *Jede Schicht konnte – neben den schichtspezifischen Informationen – immer auch holistisch für alle Schichten der Gesamtpersönlichkeit «sprechen».* So heisst es beispielsweise (286):

«Die Solarschicht, die Lunarschicht, den Himmel und die Astralschicht heilig und rein (vgl. *Eid*) zu sehen, nach (unserer) Art und Weise, ist gut; dies zeigt dem Leib Gesundheit an von allen darunterliegenden Ebenen (*hyparchonta*).»

Ich sehe in diesem häufig vorkommenden Begriff der «darunterliegenden Ebenen» (*hyparchonta*, auch *hypokeimena*, 182) einen von vielen Hinweisen auf ein therapeutisches, «*homöopathisches*» Vorgehen, das von der die Symptomenebene beeinflussenden «höheren» (bzw. «tieferen») Ebene ausginge. Als «*allopathisch*» (polar) dagegen könnte die direkte Symptombehandlung verstanden werden (vgl. 182, 129).

Beispiele zum «homöopathischen» Vorgehen finden wir dann einerseits in der Psychotherapie, wo die traumatische Erfahrung durch das Wiedererleben (des Gleichen) auf höherer Ebene aufgelöst wird. Allopathisches Vorgehen wäre dasjenige der somatischen Medizin, wo z. B. mit Chemotherapie Tumorzellen bekämpft werden.

Den Begriff «*hyparchonta*» verbinde ich ferner mit dem griechischen Konzept der *Archetypen,* das von JUNG – allerdings mit Einschränkungen – für die kollektive Ebene übernommen wurde (vgl. WILBER). Es könnte sich auch hier um die hierarchischen Strukturebenen der «Physis» handeln, wie sie von den «Ideen» Platons, der «*morphe*» des Aristoteles und den morphischen Feldern SHELDRAKES bekannt sind (287). WILBER fasst dies folgendermassen zusammen (288):

«Mystiker der ganzen Welt verstehen unter dem, was Platon und Augustinus «Archetypus» nannten, die ersten subtilen Formen, die erscheinen, wenn die Welt sich aus dem formlosen und unmanifestierten Geist manifestiert. Sie sind gleichsam die Muster, subtile, transzendente Formen, von denen alle weitere physische, biologische, mentale und so weiter Manifestation ausgeht oder aus denen die Welt sich dann erst kondensiert.»

Nach dem Konzept der diätetischen «Prodiagnostik» (4.4.2.2) können wir uns vorstellen, dass der antike Arzt-Therapeut Schicht um Schicht absuchte, einerseits auf die je schichtspezifischen Ungleichgewichte hin, andererseits auf Informationen die Gesamtperson betreffend. Erst die Kombination der verschiedenen Informationen zur Gesamtschau liess dann die präventive Diagnose und Therapie entstehen.

Die Konzeption von Schichten oder Energieebenen ist auch im somatopsychisch-geistigen *Entwicklungsmodell* der Hippokratiker enthalten (vgl. 4.3.4). Ebenso konnten diese Ebenen von den damaligen Experten diagnostisch aus der *Traumbildung* herausgelesen werden (289).

Spezifische Traumebenen wurden je von FREUD, JUNG und SZONDI wiederentdeckt, das Spektrum wäre jedoch zu erweitern. Vermutlich hätte jede Strukturebene ihre charakteristische (Bilder-) Sprache im Traum.

Die Hippokratiker übten also eine differenzierte schichtspezifische Diagnostik, auch weil sie auf hohe zwischenmenschlich-therapeutische Fähigkeiten angewiesen waren.

Heute wird Ähnliches mit hochsensiblen Apparaturen angestrebt (Radionics, TANSLEY): Mittels eines Radioästhesie-Verfahrens wird versucht, von den somatischen Strukturen über die psychisch-subtilen Felder eine ganzheitliche Diagnose zu stellen (290). *Es stellt sich hier die Frage, inwieweit die subtilen Bereiche über Apparaturen beeinflusst werden sollen und letztlich auch können:* Ist es richtig, dass Therapeuten einen Menschen nie sehen und über Distanz seine Ebenen ausbalancieren? Müssten hier nicht alte ethische Richtlinien des subtilen Heilens wieder eingeführt werden: die *Eigenverantwortung* des einzelnen Menschen für sein Heilwerden, die *Verarbeitung und Integration* durch das Bewusstwerden sowie eine *schicksalsmässige Perspektive?* Ohne die Einbettung in die grösseren Bezüge kann sich wohl leicht ein «Symptomshift» (Symptomverschiebung) einstellen.

Vorgehensweisen einer schichtweisen Diagnostik werden auf der somatischen Ebene apparativ angewandt wie im Computertomogramm (291).

Ferner ist die *bio-psycho-soziale Diagnostik* zu erwähnen, wo z.B. ein Magengeschwür (bio-) bei einem depressiv veranlagten (psycho-), schlecht integrierten Ausländer (-sozial) auf verschiedenen Ebenen angegangen wird. Im Unterschied zum alten Heilen allerdings, wo die psychischen Ebenen und die Umwelteinflüsse sehr differenziert wahrgenommen wurden, ist heute einseitig die somatische Ebene sehr gut erforscht.

Nach hippokratischer Konzeption läuft ein Prozess solange auf einer spezifischen Ebene ab, als er Nahrung zum Wachsen erhält (4.3.4). Ansonsten springt er auf eine «tiefere» Energieebene.

Besonders von Phobien und Zwangskrankheiten ist die Tendenz zur Ausbreitung bekannt (Generalisierung), auch das Überspringen auf andere Ebenen (Symptomshift). Von psychotischen und chronisch hirnorganischen Prozessen kennen wir das Sich-Einpendeln auf einer entwicklungsmässig niedereren Ebene. In der Psychotherapie sprechen wir von *Regression*. Andererseits kann ein Mensch mit körperlicher Behinderung sich mehr auf mentale und geistige Ebenen konzentrieren, im Sinne einer *Progression*.

Entwicklung von einer Strukturebene zu einer anderen zeigt sich besonders deutlich in Langzeittherapien, wenn bei «Erledigung» der Probleme auf der einen Ebene gleichsam ein «Sprung» in die nächst «höhere» erfolgt. Dies wird an der veränderten, subtileren Sprache, an den Bildern und auch an einer neuen emotionalen Qualität erkennbar. Entsprechend unterschied PARACELSUS noch *fünf Arten von Heilern* (292).

In der alten Heilkunde musste die Therapie von derjenigen Schicht ausgehen, wo das Ungleichgewicht entstanden war, und dann die weiteren Schichten, die in Mitleidenschaft gezogen wurden, erfassen, um schliesslich im subtilsten Vorgehen *die ganze Persönlichkeit zu integrieren* (*Eid*, 4.7).

Heute bräuchten wir ein *Schichtenmodell der Psyche*, das auch in den subtilen Bereichen differenzierte Indikationen zu stellen erlaubt. Versuche dieser Art sehe ich u.a. im Schichtmodell der

ehemaligen Physikerin und Psychotherapeutin Barbara Ann BREN-
NAN.

In diesem Sinne hat auch SZONDI sein Konzept der «Treppe der
seelischen Menschwerdung» verstanden, wonach alle tiefenpsychologischen Schulen je eine Entwicklungsebene darstellen. Die verschiedenen Ebenen zugehörigen Phänomene müssten in folgerich-
tiger Entwicklung bearbeitet werden. Dieses Verständnis war für
SZONDI ein gewichtiges Argument für die Integration der tiefenpsychologischen Schulen.

Ähnlich spricht auch PLASSMANN von den Ebenen des thera-
peutischen Prozesses, die sich zueinander wie die Stockwerke eines
Hauses verhalten, derart, dass die später errichteten die anderen als
Fundament brauchen (293).

WILBER schliesslich postuliert Grundstrukturen des Bewusstseins, innerhalb derer die westlichen und östlichen Psychologien in
einer ontogenetischen Entwicklungsreihe verstanden werden können, ihre eigene Pathologie und ihre therapeutische Methode haben (Abb. 8).

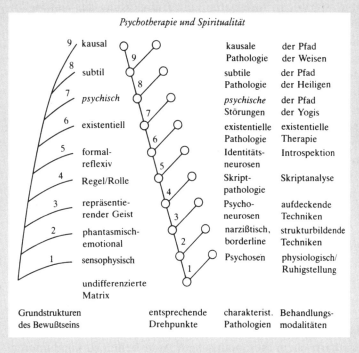

Abb. 8. Grundstrukturen des Bewusstseins. Korrelation von Strukturen, Drehpunkten, Psychopathologien und Behandlungen.

Ein differenziertes diagnostisch-therapeutisches Schichtenmodell liesse den Konkurrenzkampf der einzelnen Schulen und Richtungen und letztlich auch denjenigen zwischen somatischer und komplementärer Medizin überwinden, nicht in der Frage, welche Therapieform die beste sei, sondern welche in einem bestimmten Fall indiziert sei (vgl. PETZOLD). Für den einzelnen Therapeuten / die einzelne Therapeutin würde dies heissen, dass man natürlicherweise diejenige Ausbildungsrichtung und Heilebene wählt, die einen am Anfang am meisten anspricht bzw. therapeutisch weiterhilft (und nicht diejenige, die die eigenen Widerstände am besten aufrechterhält!). Mit fortschreitender Reife müsste sich das therapeutische Spektrum erweitern und verschieben.

Ganz wesentlich scheint mir, dass für den Westen auch die *geistigen* oder *transpersonalen Ebenen* wieder eine wissenschaftliche Begründung erhalten.

Einerseits erfahren wir heute oft diese Ebenen überhaupt nicht mehr, andererseits suchen wir sie sehnsüchtig und versuchen, durch einseitige spirituelle Ausrichtung die Entwicklung der materielleren Ebenen zu überspringen (wie sich dies schon früher in der kirchlichen Tradition ereignete, vgl. Pflichtzölibat). In der therapeutischen Praxis stelle ich öfters bei Menschen mit langer und früher Meditationserfahrung fest, dass lebensgeschichtliche Situationen die unerledigten Probleme auf den «niederen» Ebenen reaktivieren können: Es ereignen sich dann «Einbrüche» oder «Abstürze», so dass der Mensch nicht darum herumkommt, die tieferliegenden Probleme zu bearbeiten. Entsprechendes berichtet WILBER aus seiner eigenen spirituellen Erfahrung, die ihm zwar zu grösserer Stabilität und Gelassenheit verhalf, jedoch seine Neurose nicht heilte (1994).

Dies stimmt mit der alten hippokratischen Konzeption überein, wonach die negativen Energiemuster ebenenspezifisch bearbeitet werden müssen, damit der Entwicklungsschritt auf die nächste Ebene erfolgen kann.

Die Folgerung wäre, spirituelle Erfahrung gewinnbringend mit auch kathartischem therapeutischem Aufarbeiten zu kombinieren und kathartische Therapieformen mit (ressourcenorientierten) Energieübungen, z. B. mit Meditation, zu erweitern.

212

Eine holistische Therapeutik setzt also differenzierte, mehrschichtige Modelle voraus, in denen anthropologische, medizinische, pädagogische, psychiatrische, psychologische, psychotherapeutische, phänomenologische, spirituelle und theologische Erfahrungen und ebensolches Wissen, aber auch künstlerischer Ausdruck und Pflege des zwischenmenschlichen Eros (hohe Kommuni-
kationsformen) ihren Platz fänden (vgl. BERNER, 1989).

In der Antike wurde eine solche Ausrichtung des Heilens mit «Heilkunst»
bezeichnet. Ein höchst subtiles, vollendetes diagnostisch-therapeutisches
Schichtenmodell wird im hippokratischen *Eid* vorgestellt, zu dessen Verständnis hier konzeptuelle Vorarbeit geleistet wird (4.7).

4.4.2 Die Mantik, das subtile holistische Wahrnehmen und Andeuten

Mantik, die Kunst der Weissagung (gr. mantiké techne), war in den alten
Hochkulturen engstens mit der Heilkunst verbunden. Sie ist nur aus einem
Welterfahren verständlich, wo alles mit allem in Resonanz ist (Mikrokosmos – Makrokosmos). Wie oben dargelegt, basiert energetisches Wahrnehmen auf einem speziellen Wahrnehmungssystem, der Tiefenwahrnehmung
(3.1.3). Durch sie vermag der Mensch höchst subtile Energiephänomene
einzufangen und auszutauschen. Lässt er sich in seine eigenen Bewusst-
seinstiefen gleiten, kann er die verschiedenen Ebenen oder Schichten der
«Physis» wahrnehmen und gleichsam Stufe um Stufe durchwandern (294).
Durch sein Mitschwingen mit dem Umfeld wird es ihm auch möglich, sich
auf die Energieniveaus eines anderen Menschen «feineinzustellen» und die
Informationen z. B. diagnostisch-therapeutisch einzusetzen. Heutzutage
können wir dies am ehesten in der stufenweisen Versenkung in die Musik
nacherleben. Ansonsten funktionieren wir vorwiegend gemäss der Sinneswahrnehmung, erfahren und erforschen die Welt aus der *Distanz des Beobachters*. Daraus sind die traditionellen Wissenschaften entstanden und ihre
sog. objektiven Parameter des Quantifizierens und Wiederholens von Experimenten, die heute allmählich relativiert werden (HEISENBERG, 295). Der
Mensch früherer Zeiten dagegen war in seiner Welt mitenthalten und vi-
brierte als Teil des Ganzen mit. Auch der hippokratische Arzt-Therapeut
begab sich wohl mit seinem Patienten in die bezogene Wahrnehmung und
spürte so dessen Nöte mit.

Der Physiker und Psychotherapeut Arnold MINDELL beschreibt
entsprechende Erfahrungen als *«Traumkörper»* (= Energiekörper),
als *gasähnliche, schwingende, vibrierende oder feldähnliche Quali-*

> *tät.* Um den Energiekörper zu verstehen, müsse man das Feld erfahren, zu dem der Körper gehöre (296).

Dieses andere In-der-Welt-Sein lässt sich auch an der bezogenen Verwendung der alten Sprache nachvollziehen. Wir sprechen dann nicht mehr von einem Subjekt, das wahrnimmt, und von einem Objekt, das wahrgenommen wird. *In der alten Welt ist gleichsam der Wahrnehmende, der Akt des Wahrnehmens und das Wahrgenommene ein pulsierendes Ganzes. Solch holistische Energiefeldphänomene konnten im Griechischen mit übergeordneten, sog. «zirkulären» Begriffen bezeichnet werden* (zugleich Ursache und Wirkung, 247): Die Fähigkeit des Schauenden, der Akt des Schauens und das Geschaute wurden mit einem einzigen Wort *«gnome»* oder *«krisis»* bezeichnet (4.4.2.1). Entsprechend umfasste die alte Heilkunst den Leidenden, den ausgestrahlten Energiezustand (Leiden) und den Arzt-Therapeuten (297). Dies lässt sich nun folgendermassen zusammenfassen: Das bezogene diagnostische Wahrnehmen, die hippokratische *«krisis»*, und das heilende Ausstrahlen, die hippokratische *«dynamis»*, sind wesentlich getragen durch das Einatmen und das Ausatmen als therapeutischer Energie (genannt: *«kata dynamin kai krisin»*, 312). Im hippokratischen Schrifttum wird immer wieder das *Resonanzprinzip* unterstrichen, wonach *die Wahrnehmung dieselbe Strukturierung aufweist wie das Wahrgenommene.* Die Tiefenwahrnehmung ist in ständiger Resonanzschwingung mit den Generierungsstufen des Kosmos, mit den morphischen Feldern. Die Hippokratiker sagten (297):

> «Dieselben Vorgänge bestimmen die Mantik wie die menschliche Physis.»

Zur «Physis» gehören bekanntlich alles Gewordene und Werdende, alle Manifestationsweisen des Kosmos, so auch Tiere, Pflanzen, Mineralien. *Besser als ein vermutetes «trial and error»-Prinzip könnte das Resonanzprinzip erklären, wie die alten Kulturen, ohne physikalische und chemische Kenntnisse, auch somatisch wirksame Heilsubstanzen fanden,* so z.B. die Rauwolfia-Pflanze, heute bekannt durch den Wirkstoff *Reserpin,* die Chinarinde gegen Malaria (*Chinin*) oder die *Penicillin*wirkung durch Auflegen von schimmligem Brot usw. In der alten chinesischen Medizin wird derjenige, der die Grundlage zur Arzneimittellehre legte, folgendermassen beschrieben (298):

> «Er lehrte auch die Menschen, von welchen Brunnen sie trinken sollten, und kostete alle Pflanzen seines Reiches durch, um mit dem Geschmack die heilkräftigen und die giftigen herauszufinden.»

Dabei hatte er nach der Legende etwas wie einen «Glasmagen», wodurch er die Wirkung der Pflanzen in seinem Inneren beobachten konnte. Hier

214

scheint eine *aussergewöhnliche Wahrnehmungsart* angedeutet, die an Hell-sichtigkeit erinnert.

Das subtile diagnostische Wahrnehmen des zu Heilenden, mit dem genau entsprechenden Heilvorgehen, wäre *das griechische «homöopathische» Heilprinzip* (gr. *homoion*), später bekannt als *similia similibus curentur* (Gleiches kann durch Gleiches geheilt werden, 129).

Das Erkennen anderer Zustände und Zusammenhänge als den mit den Sinnen wahrnehmbaren spielte bei den alten Kulturen eine grosse Rolle (in niederen und höheren Formen; ROHDE). Seit mykenischer Zeit sind *Seher-Priester-Ärzte* bezeugt, unter denen Amphiaraos später als göttliche Heilkraft verehrt wurde, gleichsam ein Vorfahre des Asklepios (299; Abb. 15). *Weissagung, Kathartik* (Reinigungsriten von «Befleckungen») und *Heilung* gehörten seit alter Zeit zusammen (ROHDE; Platon, 325).

Heraklit meint, dass aufnahmefähige Menschen unter Einwirkung spiritueller Kräfte bezüglich gewisser Ereignisse vorgewarnt würden (300). Das Phänomen Mantik ist uns besonders eindrücklich in der Figur der *Kassandra* überliefert. Diese Fähigkeit war auch im Altertum ein *Charisma*, das nur wenigen eignete, wie wir aus der hippokratischen *Diätetik* vernehmen (301):

> «Die Menschen vermögen nicht das Unsichtbare aus dem Sichtbaren zu erkennen; denn sie wissen nicht, dass all ihre Tätigkeiten und Künste ebenfalls der menschlichen Physis entsprechen (*homoion*, 129).»

Das gesamte menschliche Tun gibt also Hinweise auf die Tiefenstruktur des Menschen und kann für die mantische Diagnostik genutzt werden. Im besonderen könnten dann die subtilen «Künste», wie die Diagnostik und die Heilkunst gemeint sein, die sich genaustens auf die Physis einstimmen mussten (dies wäre der verborgenere Sinn im obigen Zitat; 182).

SZONDI hat in ähnlicher Weise den Begriff *Operotropismus* eingeführt und für die Psychagogik fruchtbar gemacht (301): Für die psychische Gesundheit ist auch die Berufswahl und -ausübung gemäss der je spezifischen Anlage wichtig.

Die Gabe der Hellsichtigkeit hatte auch die pythische Priesterin im Apollon-Heiligtum zu Delphi, deren Weissagung damals sogar Staatsmänner wie Perikles oder Alexander der Grosse vor wichtigen Entscheiden einholten. Diese Priesterinnen weissagten in Trance (vgl. *theia manía*, 4.5.6), wobei der Orakelspruch dann noch von einem Priester gedeutet werden musste. Aus der delphischen Tradition wird folgende subtile Art hellsichtiger Umsetzung überliefert (302):

«Die Gottheit, der das Orakel in Delphi untersteht, verkündet nichts und verbirgt nichts, sondern sie *deutet nur an.*»

Subtile Wahrnehmung geht einher mit einer besonderen energetischen Sprachform, gleichsam einer Sprache der Tiefe: der *mythischen Sprache* (77; 303). In der griechischen Kultur ist sie als «*Orakelspruch» mit der Mantik engstens verknüpft.* Ich sehe im «orakelhaften», mehrdeutigen *Vorgehen die Sprachform der alten Diagnostik und Prognostik* (vgl. Tempelschlaf, 4.4.2.3). Sie wird bis heute von subtil vorgehenden Menschen therapeutisch eingesetzt.

Aus solchen Zusammenhängen lässt sich das Wesen der Mantik in *zwei Aspekten oder Phasen*, der *Hellsichtigkeit* oder allgemeiner *«Hellfühligkeit»* (Einatmen) und der *Prophetie oder Weissagung* (Ausatmen), verstehen. In der Heilkunde war die Mantik für Diagnostik (= Hindurcherkennen, 4.4) und Prognostik (= subtiles Andeuten des Zukünftigen) unabdingbar. Das *Prognostikon*, eine der authentischen Schriften von Hippokrates, beginnt mit der häufig anzutreffenden «*hellsichtigen» Formel* (vgl. unten; 304):

«Der beste Arzt scheint mir der zu sein, der sich auf Voraussicht versteht. Denn wenn er den *gegenwärtigen und den ihm vorhergegangenen und den künftigen Stand einer Krankheit* schon vorher erkennt und den Kranken vorhersagt und ihnen erklärt, was sie unterlassen haben, dann werden sie ihm vertrauen, weil er ihren Zustand besser als sie selber erkennt, so dass die Menschen es wagen, sich dem Arzt anzuvertrauen.»

Wir treffen Mantik bereits im ältesten griechischen Epos an, aber auch im späteren Griechentum, z.B. bei Heraklit, Pindar, Sokrates, in der Stoa und eben bei den Hippokratikern. Laut Platon machte Sokrates eine etymologische Verbindung zwischen *manía* (dem höchsten Bewusstseinszustand) und *mantiké*, in welchem höchsten Zustand diese Kunst erfolgen sollte (sie beschränkte sich nicht auf das Heilen; vgl. 4.6). Die Hippokratiker setzten die Mantik als hohe diagnostische Fähigkeit, eben als «Kunst» ein.

Das Phänomen Mantik soll nun von verschiedenen Blickpunkten her ausgeleuchtet werden.

In der Diagnostik ging es im besonderen darum, das Energiefeld eines anderen Menschen subtil wahrzunehmen. Dies kann, wie eben beschrieben, durch direkte Fusion der Energiefelder von Therapeut und Patient geschehen. Die Hippokratiker «schauten» als erstes das Gesicht des Patienten und lasen in seiner Aura (4.4.2.1). Es gab jedoch im Altertum auch Möglichkeiten indirekter «Schau», z.B. das Beobachten des Vogelflugs oder der Eingeweide von Tieren, die gleichsam als diagnostische «Linse» dienten. In der Heilkunde wurden dazu speziell *Urin* und *Exkremente*, wohl generell auch *Körperteile* als *pars pro toto* verwendet (4.4.2.1): Denn nach holistischem Verständnis bildet ja jeder Teil das Ganze, jeder Körperteil den ganzen Leib ab (vgl. Fussreflexzonenmassage).

Nun zur subtilen Wahrnehmungsart: Im ältesten griechischen Epos, der *Ilias*, eignete die Seherkunst, Gabe Apollons, dem besten Vogelschauer (305):

«Der erkennend wusste, *was ist, was sein wird oder zuvor war*.»

Hier ist die bereits erwähnte *Formel für Hellsichtigkeit* enthalten, die immer wieder in den hippokratischen Texten anzutreffen ist (306). Sie wird seit vorsokratischer Zeit auch zur Darstellung der Weltordnung (Kosmos) verwendet und wird in dieser Art in anderen Kulturen, z. B. der jüdisch-christlichen, angetroffen (307). Interessant ist ferner die Entsprechung mit dem Indischen, wo HINZE von einer bestimmten Stufe der subtilen Yoga-Entwicklung schreibt (307):

«Der Yogin vermag hier die Vergangenheit, Gegenwart und Zukunft zusammen zu schauen. Es heisst u. a., 'er sehe hier die *drei Zeiten*' ('*trikala darshi*').»

Auch Heraklit erwähnt, dass mit dieser Fähigkeit die *Zeitdimension* über-wunden wird, und führt dazu die weissagende Sibylle an, die mit ihrer Stimme «durch tausend Jahre» dringe (308). Die sichtbare Welt entfaltet sich entlang den unsichtbaren Prinzipien der «Physis» (3.1.2; 307). *Der subtil Wahrnehmende und seherisch Geschulte kann offenbar diese morphischen Prozesse mit seinem geistigen Auge vorwärts und rückwärts «abrollen», da der Zeitfaktor in dieser Dimension irrelevant ist.* Wiederum aus der hippokratischen *Diätetik* entnehmen wir darüber folgendes (309):

«Mit der Mantik verhält es sich so: durch die sichtbare «Dimension» erkennt sie die unsichtbare und durch die unsichtbare wiederum die sichtbare und durch das, was ist, das, was schicksalsmässig im Begriff ist zu entstehen ...»

Die Vorstellung, aus dem Sichtbaren das Unsichtbare zu erkennen, galt bereits für Pythagoras wie auch für spätere Physiognomiker (309, 298).

Aufschlussreich im erwähnten Homerzitat ist nun das Verb (gr. *eidenai*, 305), das in vergleichbaren Textstellen ebenfalls das subtile Wahrnehmen des anderen Menschen meint (z. B. Agamemnon–Menelaos, 310): Das Verb umspannt, im Zusammentreffen zweier Verbalstämme (gr. *horan – eidenai*), ein semantisches Feld vom Sehen, Schauen, Wahrnehmen, Erkennen bis zum intuitiven Wissen. Effektiv geht es hier um *subtile Wahrnehmungs-*

*fähigkeit, die sich nicht ausschliesslich auf «Hellsichtigkeit» beschränkt, son-
dern auch «Hellhörigkeit» und «Hellfühligkeit» beinhaltet,* d. h. zunächst allgemein Wissen aufgrund subtiler Wahrnehmung bezeichnet. Diese kann
dann, von einer spezifischen, z. B. der visuellen Ebene des Energiefeldes
ausgehend, auf andere Menschen als hellsichtige Fähigkeit wirken.

Es liesse sich hier von schichtspezifischen Wahrnehmungsformen im
Sinne einer *erhöhten Durchlässigkeit für Bilder, Stimmen sowie für weitere
Phänomene der Tiefenwahrnehmung* sprechen. Sie ist jedoch von den pathologischen (d. i. chaotisch überflutenden) Formen der optischen, akustischen und auch Körperhalluzinationen zu unterscheiden.

Die spezifische Fähigkeit, in der Gesichtsausstrahlung des anderen
Menschen zu «lesen», hiess *«gnome»* (4.4.2.1, vgl. Physio-gnomie). Bezog
sich diese Wahrnehmung auf die Ausstrahlung des ganzen Energiefeldes
(Aura) und wurde gleichsam der «kritische Wert» im Krankheitsgeschehen
erfasst, sprach man von *«krisis».* «Krisis» ist ebenfalls ein «zirkuläres» Wort
(297). Wir können es heute etwa folgendermassen umschreiben: Es umfasst
einerseits die «kritischen Daten» der subtilen Ausstrahlung des Patienten
und andererseits die «kritische Wahrnehmung» des Arzt–Therapeuten.
LICHTENTHAELER führt die hippokratische «krisis» – allerdings stark von den
heutigen Gegebenheiten ausgehend – folgendermassen ein (311):

«Die Techne als 'Kunst' offenbart sich in der Befähigung des Klinikers zur κρίσις, zur geistigen Durchdringung der einzelnen Krankheitsfälle …»

«Krisis» als energetisch-diagnostische Wahrnehmung gehörte unabdingbar
zum wirksamen therapeutischen Energieübertragen, der *«dynamis».* Beide
Seiten subtiler therapeutischer Bezogenheit wurden im *Eid* zur höchsten
Verpflichtung der Hippokratiker (312).

> Heute wird unserem unbezogenen, negativ konnotierten Begriff
> «Krise» wieder ein positiverer «kritischer Wert» im Lebensprozess
> gegeben.

In allen alten Kulturen waren die *Träume* ein wichtiger Zugang zum Wesen
der Dinge und gehörten damit seit je zur Heilkunde. Heraklit erklärt das
Phänomen prophetischer Träume folgendermassen (313): Die menschliche
Vernunft sei infolge ihrer unlöslichen Verbindung zur göttlichen Vernunft
im Schlafe, ohne Hilfe der Sinne (d. i. über die subtile Wahrnehmung), fähig,
Zukünftiges zu schauen. Modern ausgedrückt würde dies etwa heissen, dass
sich der Mensch im bezogenen Bewusstseinszustand an den kosmischen
«Hologrammspeicher» anschliessen kann. Daher – so Heraklit – könne er

Bilder unbekannter Stätten und Menschen schauen. Bei den Hippokratikern hatte entsprechend ein *traumartiger, hypnoider Bewusstseinszustand*
spezifische Bedeutung für den Heilprozess (Tempelschlaf, 4.4.2.2).

Prophetische Träume ereignen sich auch heute noch und machen
uns perplex. Der Mensch kann überräumliche und überzeitliche Informationen erfahren, die persönlich, familiär, menschheitlich-kol-
lektiv, artspezifisch usw. sind (314). Etwas Ähnliches stellte ich fest,
als z. B. eine Patientin während eines halben Jahres eine unerklärli-
che depressive Verstimmung hatte, die zur erst später entdeckten
Krebserkrankung und zum Sterben ihres Mannes «gehörte». Sie
hatte gleichsam im voraus unbewusst Zugang zu den Emotionen
des später eintretenden Ereignisses. Dies weist auf den *überzeitlichen Aspekt des Psychischen* hin.

Zum *Überräumlichen* gehören die Phänomene der *Synchronizitäten*. Ferner sind Erlebnisse der *Todesnähe* interessant: Läuft si-
multan gleichsam ein «Film» mit allen Lebenseindrücken ab, lässt
sich an das Durchlaufen und Reaktivieren der Ebenen der «Physis»
mit ihren «Engrammen» denken (315). Hier bietet das Modell eines
überräumlichen und überzeitlichen holistischen Energiefeldes Er-
klärungsmöglichkeiten: Im Wachbewusstsein befinden wir uns vorwiegend in der raum-zeitlichen Dimension, die wir im Schlafe übersteigen. Dadurch können wir uns im Schlafe in die «eingefalteten»
Schichten des «Unbewussten» oder des kosmischen Unendlichen
bewegen; es gehen uns ungeahnte Zusammenhänge auf. Im Schlaf-
zustand, aber auch beim Erwachen aus einer Narkose, bei einer
Hirnerschütterung oder unter dem Einfluss tiefer Emotionen ist es
jedem Menschen möglich, zu den im Wachbewusstsein nicht zu-
gänglichen Ebenen des kosmischen Speichers vorzudringen. Dem
mantisch Begabten und Geschulten eignet die Fähigkeit, die Dimensionen des Holons im Wachzustand wie auch in Trance willkür-
lich zu durchdringen und darin zu deuten (vgl. Pythia).

Im Mitschwingen des Therapeuten mit dem Patienten, griechisch hiess dies
«in *Sympathie* sein» – heute sprechen wir von *Empathie* (ROGERS) – können
Synchronizitäten entstehen (2.3.3.1). Anders gesagt, mussten die beiden im
Heilprozess Verbundenen infolge energetischer Feineinstellung miteinander subtile Interferenzmuster bilden, aus denen der Therapeut das Heilkonzept herauslesen konnte (182). Die alten Griechen bezeichneten dies mit
dem Wort «*kairós*». Im hippokratischen Schrifttum heisst es, die Heilkunde

werde dann gänzlich entdeckt sein, wenn sie die Tiefenstrukturen des Patienten (*ethea*) sowie auch die daraus entstehenden Synchronizitäten des Heilens (*kairoî*) lehren könne (316). Weiter hören wir aus dem ersten hippokratischen Aphorismus, dass dieser *kairós* messerscharf erfasst werden müsse, dass die Interpretation des Geschehens jedoch schwierig sei (317). Die diagnostische Wahrnehmung lief zunächst über die Gesichtsausstrahlung (*gnome*, 4.4.2.1). Das starke punktuelle *Aufblitzen des Auges* liegt noch dem deutschen Wort «Augenblick» zugrunde (aus Augenblitz). Im Gegensatz zur somatischen Medizin lag die Kunst des «sanften» energetischen Heilens im Wahrnehmen dieses Schicksalsmomentes, der allein den therapeutischen Wandel ermöglichte. Diesen zu erkennen lag in der Fähigkeit zur hippokratischen *krisis*, und die Zusammenhänge dem Patienten zu deuten war das Privileg der *hellsichtigen Diagnose* und *Prognose* (*dynamis*, vgl. 337).

Ich fasse diese Zusammenhänge als verschiedene Aspekte des Energiefeldgeschehens zwischen zwei Menschen zusammen. Voraussetzung ist die *Fusion ihrer Energiefelder* zu einem gemeinsamen Feld, das erst zur Wahrnehmung des «kritischen» Geschehens führt (182). Z. B. versetzen indianische Schamanen sich noch heute mit bewusstseinsverändernden Substanzen in Trance und verbinden sich in diesem Zustand mit dem zu Heilenden, um diesen «kritischen Wert» zu erfahren (318).

Bezüglich der Treffsicherheit der mantischen Wahrnehmung meint der Autor der Diätetik selbstsicher, dass Dilettanten bloss hie und da präzise seien, diejenigen, die wirklich «schauend erkennen», dagegen immer (319). Hier ist wohl ein gegenteiliger Ausspruch realistischer (Pindar, Lyriker und Mystiker, 522–442 v. Chr.; 320):

«Es fand noch keiner der Irdischen über ein künftiges Schickal ein sicheres *Zeichen* von einer Gottheit her …»

Um Zurückhaltung und Bescheidenheit in diesen subtilen Bereichen wussten andere Hippokratiker, die die Interpretation dieses Geschehens als sehr schwierig bezeichneten.

Auch heute, wo Menschen mit seherischen Fähigkeiten oft auf spektakuläre Art von sich reden machen, ist bezüglich Zukunftsdeutungen Skepsis am Platze:

Einerseits ist die *Zeitstufe* in dieser Wahrnehmungsart *nicht bestimmt*. Hier unterlaufen Hellsichtigen vielfach Fehler, z. B. dass sie bereits Geschehenes in die Zukunft deuten: Sie vermögen also das

überzeitliche Moment nicht richtig in die zeitliche Dimension umzusetzen und lösen damit grosse Verunsicherungen aus. Ferner verlaufen die Schicksalsmöglichkeiten in einer Bandbreite, die dem
freien Willen immer noch eine Wahl lässt, was ja therapeutisch genutzt werden kann (4.3.4).

Mit dem Thema des *freien Willens vs Vorbestimmung* (Prädestination) haben sich Philosophie und auch Religion immer wieder
auseinandergesetzt. Wir kennen diese Erfahrungsweise auch aus
der Welt des Märchens: Der Tod will z. B. ein Kind holen. Die Mutter weint jedoch so sehr, dass sie die Möglichkeit bekommt, eine
weitere Schicksalsvariante des Kindes zu erkennen, welche jedoch
schlechter ist. Sie vermag gleichsam in die Dimension der morphischen Felder zu «schauen» und kann so den Tod schliesslich akzeptieren (320).

Die «Kunst» der wirklichen Meisterinnen und Meister der Prophetie erkennt man an der subtilen Andeutung des Geschauten, wie es in der Überlieferung des delphischen Orakels schön zum Ausdruck kommt (302). Wer
nicht fein und mit Respekt damit umgeht, schränkt den anderen Menschen
ein, indem er ihn falsch «programmiert». Solches war für die Hippokratiker
ein unbotmässiger Eingriff ins Schicksal des anderen.

Jegliche unqualifizierte Aussage kommt – infolge Durchlässigkeit des
Energiefeldes – einer *Suggestion* gleich, führt schädigende Fremdenergie zu
und setzt subtile *Verletzungen*. Sie können sich in den Therapien z. B. als *Widerstand* bemerkbar machen (321). Wichtig scheint mir folglich ein behutsa-
mes Umgehen mit dem vermeintlichen diagnostischen Wissen. Dies gilt
heute für *Diagnosen* und *Prognosen* allgemein und ganz speziell auch für
Testinterpretationen: Der freie Wille des anderen Menschen darf nicht manipuliert werden. Ferner soll ihm nichts aufgezwungen werden, wofür er nicht
bereit ist. Wie bei den psychoanalytischen Deutungen oder im Konzept des
«aktiven Zuhörens» liegt die subtilste Art in der Verstärkung dessen, was
der andere selbst sagt und erkennt, also in einem *sokratischen Vorgehen* im
weitesten Sinne (322).

Infolge Geheimhaltung in der Mantik wissen wir nicht, wie schauendes Erkennen und Auslegen eingeübt und wie sie praktiziert wurden. In den Texten finden wir nur generelle Andeutungen (323):

«Der Arzt soll sagen, was vorher war, erkennen, was gegenwärtig ist, voraussagen, was zukünftig sein wird. *Diese Kunst muss er üben ...*»

Zusammenfassend lässt sich sagen, dass das Phänomen der hellsichtigen Diagnostik und Prognostik bis jetzt in der Literatur kaum wahrgenommen wurde, und zwar weder in der Differentialpsychologie und Persönlichkeitsforschung noch in der Medizin. Dies konnte leicht passieren, da wir keine rationalen medizinischen und psychologischen Modelle für diese Phänomene zur Verfügung haben und sie somit auch nicht erwarten (324). Die hohe spirituelle Fähigkeit zur Mantik erwächst dem Initiierten – laut Sokrates – durch Übung und energetische Praxis. *Sie soll als subtiler Dienst am anderen Menschen, als Form des hohen Eros eingesetzt werden und niemals zu Zwecken eigener Machtausübung und Profilierung des Ego,* wie dies Scharlatane zu allen Zeiten getan haben und tun. Entsprechend sind im platonischen *Symposion* Heilkunst und Mantik in den hohen Erosweg eingebunden (325):

«Die Kunst des Bogenschiessens, die Heilkunst und auch die Mantik hat Apollon gefunden, getrieben von Zuneigung und Eros (zum anderen Menschen): also ist auch er ein Adept des Eros ...»

Noch beim Zürcher Pfarrer und Physiognomiker J. C. LAVATER (18. Jh.) findet sich die Verbindung von Förderung der «Menschenkenntnis und Liebe»!

Diese Fähigkeiten zu höchster Subtilität zu entwickeln, sie lebenslang zu verfeinern und nur in dieser Verfassung dem anderen Menschen heilend zu begegnen, dazu verpflichteten sich die Hippokratiker im hippokratischen *Eid* (4.7).

Was tun wir heute mit dem Wissen um diese mantischen Fähigkeiten der alten Arzt-Therapeuten?

Wir haben gesehen, dass Hellsichtigkeit *eine* subtile Wahrnehmungsfähigkeit neben anderen, z.B. neben Hellhörigkeit, ist. Die Wahrnehmung kann als kontinuierliches Spektrum von der sinnlichen bis zur Tiefenwahrnehmung angenommen werden. War für die Griechen besonders der *visuelle Kanal* bedeutsam, so war es für die Hebräer der *akustische*, denn hinsichtlich der subtilen Wahrnehmung gab es in den alten Kulturen entsprechende «Vorlieben» (326): So nahmen die Griechen in ihrer hellsichtigen Wahrnehmung Phänomene des menschlichen Energiefeldes wohl eher als «*Strahlkörper*» wahr, die Hebräer vielleicht eher solche eines subtilen «*Klangkörpers*», der alles, was akustisch emittiert wird, umfassen würde. Das Energiefeld kann also in verschiedenen «Aggregatszuständen» wahrgenommen werden (327).

Heute ist der Kommunikationskanal «sprechen-hören» besonders wichtig. Die meisten Menschen verstehen unter «Kommunikation» Gesprochenes. Der akustische Kanal liesse sich immer weiter zu einer *«Hellhörigkeit»* verfeinern. In diese Richtung hat sich die westliche Psychotherapie seit ihren Anfängen hinbewegt: Es ging um Sprechen, um freies Assoziieren, um Räuspern und Schweigen, um Reizwörter, um Sprachbilder und Mythen bis hin zum Urschrei …

FREUD arbeitete mit der Couch, wahrscheinlich um auch selbst besser in den leicht bewusstseinsveränderten Zustand der «freischwebenden Aufmerksamkeit» zu gleiten. Wir können denn seit den Anfängen der wissenschaftlichen Psychotherapie *intermittierend mit Phasen leichter Bewusstseinsveränderung von Therapeutin und Patient rechnen.* In diesem Zustand wird subtile Information vom Patienten über seine Sprache, Klangfarbe, Sprachstil, Bilder usw. derart herausgehört, dass die Therapeutin «weiss», auf welcher Ebene dieser sich befindet und ihm entsprechend antwortet. Letztlich können die verschiedenen Methoden verbaler Therapie als Zugänge zu verschiedenen Ebenen des Energiefeldes des Patienten angesehen werden. Die vom Gesprächstherapeuten Carl ROGERS geforderte nicht besitzergreifende *Wärme, Echtheit und Empathie hat sehr viel mit dem «Öffnen» der psychischen Ebenen und subtiler Resonanz zu tun.* Der Hypnotherapeut und Psychiater Milton H. ERICKSON hat hier wichtige weitere Forschungen eingeleitet. Auf dem Hintergrund des alten Heilens können wir heute sagen:

In jeder Therapie müssen Phasen eines bezogenen Bewusstseinszustandes erreicht werden, wo der «Funke» aufgrund der subtilen Verbindung hin und her geht. Diese subtile Fusion der Energiefelder nämlich ist heilend, lässt Heilenergie zirkulieren (vgl. 2.3.4).

Sie wird heute wieder durch *synchrones Atmen* geradezu induziert (Neurolinguistik, BANDLER/GRINDER). Die empathischen Fähigkeiten, die bei uns wesentlich von der verbalen Kommunikationssituation ausgehen, können ins Averbale und Präverbale verfeinert werden, in der Therapie wie auch in jeder zwischenmenschlichen Beziehung.

Der Verlust der alten Hellsichtigkeit könnte heute also durch die Entwicklung einer immer *umfassenderen Hellfühligkeit* ersetzt werden. Wichtig wären dabei unser diagnostisches Wissen – standardisierte Lehrgänge sind heute eine notwendige Basis therapeutischer Kompetenz – sowie ein Verfeinern unserer subtilen Wahrnehmung und Übermittlung in fortschreitendem *Austausch zwischen Wissen und Erfahrung/Übung.*

4.4.2.1 Die *gnome* oder *Facies hippocratica*

Phänomene der Hellsichtigkeit erschienen den Griechen aus der gnome, dem energetisch sich aufbauenden «Gesichtsfeld» zwischen zwei Menschen. Bei den Hippokratikern hat die *gnome* eine hervorragende diagnostische Bedeutung erhalten, so dass sie in der lateinischen Heilkunde als *Facies hippocratica* übersetzt wurde. Dieser Begriff hat in der Medizin bis heute überlebt, allerdings mit wesentlichen Einschränkungen der energetischen Wahrnehmung und des «zirkulären» Geschehens (297). Für die Hippokratiker verlief also der erste Zugang zum Leiden über die subtilen Wahrnehmungen der Gesichtsausstrahlung, im besonderen der Augenpartie, die anthropologisch eine vorrangige Bedeutung hat (gr. auch *pros-opon*, 328). Entsprechend lesen wir im hippokratischen *Prognostikon* (328):

«Man muss aber bei den akuten Krankheiten auf folgende Symptome sein Augenmerk richten. Zunächst auf die 'Gesichtsausstrahlung' der Kranken, ob sie so aussieht wie diejenige gesunder Menschen, vor allem aber, ob sie sich selber gleich bleibt …»

In der Heilkunst haben die Griechen diese Fähigkeit seit alter Zeit definiert und praktiziert: Aus dem 7. Jh. v. Chr. wird für den einen Asklepiossohn die Heilfähigkeit der *Hände* beschrieben, dem anderen, Podaleirios, wurde die Macht verliehen (329),

«alles in der Brust Verborgene genau zu *erkennen* und das Unheilbare zu heilen. Als erster verstand er die unheimlich blitzenden Augen und den Trübsinn des wahnsinnigen Ajax zu deuten.»

Mittels seines visionären Potentials konnte der Hellsichtige z. B. die melancholische Energie bis hin zur Qualität des Wahnsinns in der Augenausstrahlung des anderen Menschen «lesen» (4.6). Diese *gnome* umfasste denn die besonderen Fähigkeiten des schauenden Erkennens, was bei Empedokles und auch bei Platon sehr deutlich vom optischen Sehen unterschieden wird (330):

«die Seele (= *psyche*) eines jeden hat ein besonderes 'Organ' …, mit dem jeder lernt, neben dem leiblichen Auge. … dieses 'Organ' (= subtiles Sehzentrum) würde die Menschen hohe Dinge scharf sehen lassen, wenn nicht schädigende Dinge, die wie Bleikugeln anhingen, die Sehkraft der Seele niederzögen.»

Aus entsprechenden Gründen verstehen die Menschen – laut hippokratischer *Diätetik* – die subtilen kosmischen Gesetze nicht (331),

«denn sie vertrauen mehr als der *gnome* den Augen, welche nicht geeignet sind, über das zu Sehende hinaus zu erkennen».

Die *gnome* oder hippokratische *facies* umfasst verschiedene Phänomene; das spektakulärste, das *Erkennen der Todesnähe*, ist in der Sekundärliteratur noch zu finden (332):

«Die Begleiterscheinungen der Krankheit, das Aussehen des Kranken – die *facies Hippocratica*, das 'hippokratische Antlitz' als Zeichen der Todesnähe hat sich sprichwörtlich erhalten» …

Wir sehen in diesem Zitat, dass *gnome* nicht mit «Gesicht/Antlitz», sondern mindestens mit *«Gesichtsfeld, Gesichtsausstrahlung»*, manchmal mit *«hippokratischer Hellsichtigkeit»* (333) übersetzt werden sollte. Auch in der älteren deutschen Sprache hatte «Gesicht», «Traumgesicht» noch die Bedeutung von subtiler visueller Erscheinung (334).

Die Fähigkeit der *gnome* ist ferner im Märchen vom *Gevatter Tod* erhalten: Hier musste der Arzt jeweils unterscheiden, ob der «Tod» am Kopfende des Krankenbettes stand, nur dann durfte geheilt werden; stand er jedoch am Fussende, bedeutete dies den Tod des Patienten. Das Nichtrespektieren dieser Grenze bezahlte der Arzt schliesslich mit seinem eigenen Tod (7). Wie auch sonst in der Kunst wurde hier die todanzeigende Ausstrahlung als «Tod» personifiziert.

Die griechische *Facies hippocratica* umfasste jedoch *mehr* als das Erkennen des nahen Todes. In der Schrift *Diätetik* wird sie in verschiedenen Aspekten beschrieben, immer mit Bezug zur Mantik. Die hochinteressante Stelle kann jedoch nur in Kenntnis der subtilen, hellsichtigen Zusammenhänge sinnmachend übersetzt und verstanden werden (denn im frz. Kommentar wird sie als unzusammenhängend und unklar eingestuft, vgl. 333; 335)!

Die unsichtbare *gnome* des Menschen vermag – laut hippokratischer *Diätetik* – folgendes aus dem Sichtbaren «herauszulesen» (333):

– Sie kann im Kind den Wandel (der *physis*) zum Manne entstehen lassen (335),
– sie kann aus dem Gegenwärtigen das Zukünftige erkennen,
– ein im Sterbeprozess sich Befindender gleicht nicht demjenigen, der im Leben steht (335),
– sie kann aus dem Abgestorbenen den Lebendigen erkennend wahrnehmen (335).

Die ersten zwei Aspekte weisen auf das holistische, überräumliche und überzeitliche Wahrnehmen der Ebenen der «Physis» (4.4.2). Die *gnome* kann die morphischen Strukturprinzipien durchdringen und sogar zukünftige Phasen und Entwicklungsstadien wahrnehmen.

> Ein Rest dieser Fähigkeit hat sich in den «*Prodromalstadien*» der Medizin erhalten, wo gar mit dem alten Wort von der epileptischen «*Aura*» gesprochen wird.

Aspekt drei ist offenbar der spektakulärste und ist wohl deshalb in der Sekundärliteratur noch belegt (332). Wir können annehmen, dass im Sterbeprozess energetische Umwandlungen passieren, die subtil wahrnehmbar sind, *und zwar Tage im voraus*: Sie bildeten für die Hippokratiker die Verpflichtung, nicht ins Schicksal einzugreifen, d. h. nicht mehr zu heilen. Wahrscheinlich war dann Sterbevorbereitung angezeigt. Wie stark das Gebot des Nicht-mehr-Heilens war, wird drastisch mit dem Asklepios-Mythos unterstrichen: Asklepios hatte einen Toten wiederauferweckt und wurde deswegen von Zeus mit dem Blitze erschlagen (7). So geht z. B. auch der Verfasser der hippokratischen Schrift *Von der ärztlichen Kunst* selbstverständlich davon aus, dass der Arzt in den aussichtslosen Fällen eine Behandlung ablehnt (336). Diese grundsätzliche Beschränkung der antiken Ärzte auf sinnvolles Heilen ist z. B. auch aus Ägypten belegt. Im *Papyrus Smith*, einer sehr instruktiven medizinischen Sammlung, wird zuerst die Beschreibung gemacht (Anamnese), dann die Diagnose ermittelt und schliesslich die «krisis» mittels formelhafter Wendung vollzogen (337):

«Dann sage ich, ich will dieses Leiden behandeln» oder
«Ich werde diese Krankheit nicht behandeln».

> Hier liegt ein grosser Unterschied zur Verpflichtung heutiger Ärzte, das Leben zu erhalten. Sie tun dies immer noch formalistisch mit Berufung auf den *hippokratischen Eid* (4.7).

In der hippokratischen Medizin hatte jedoch alles seine Zeit, war der Mensch in Prozesse eingebunden, die es in der Heilkunde zu diagnostizieren und zu respektieren galt: Es gab eine Phase zu leben und eine Phase zu sterben …

> Abgesehen von einem subtileren Verständnis des Eidtextes lässt die alte Ethik hier zwei Aspekte besonders diskutieren: die aktive *Euthanasie* (künstliche Lebensverkürzung) und die *künstliche Lebensverlängerung*. Im hippokratischen Geiste bedeutet dies heute etwa,

nicht alles zu tun, was somatisch möglich ist (Apparatemedizin), um sich therapeutisch mehr auf die Ebenen der Psyche und des Geistes zu verlagern. Dies wieder zu erkennen, könnte vom somatisch Machbaren zum ganzheitlich Sinnvollen führen. Peter NOLL beschreibt seinen eigenen Weg zu einem bewussten Sterben eindrücklich in seinem Buch *Diktate über Sterben und Tod*. Eine so verstandene Sterbehilfe ist jedoch nur somatisch als *passiv* einzustufen. Psychisch wäre die sehr präsente Empathie und Begleitung angst- und schuldlösend, subtilste Therapie, die wesentlich auch in spirituelle Prozesse münden könnte (vgl. TAUSCH, WILBER). Die *Euthanasie*-Diskussion *gewinnt so im alten hippokratischen Sinn und im griechischen Wortsinn (= gutes Sterben) an Tiefe.*

Zum hippokratischen Thema, nicht gegen das Schicksal einzugreifen, gehört ferner die Diskussion um den Schwangerschaftsabbruch. Öffnen wir die Perspektive auf die energetische Welt hin, kann angenommen werden, dass der Embryo ein Energiefeld hat (Psyche) und bereits in Kreisläufen mit dem mütterlichen Energiefeld lebt (Hochstimmungen der Schwangeren könnten mit Energiefusionen zusammenhängen, nicht nur mit Hormonen). Bekanntlich reagiert ein grosser Anteil Frauen mit depressiven Verstimmungen auf einen Abort, was auf Ungleichgewichte im Energiehaushalt hinweist. Ein solcher Eingriff ist folglich psychisch keine Kleinigkeit und sollte deshalb nicht nur aus somatischer oder sozialer Perspektive, sondern in den grösseren Zusammenhängen diskutiert und vor allem in eine gute *Prophylaxe* eingebaut werden. Psychotherapeutische Erfahrungen nach einem Abort zeigen mir immer wieder, dass es für die Mütter – noch nach Jahren (vgl. PAS, 338) – wichtig sein kann, mit dem ungeborenen Kinde Kontakt aufzunehmen und ferner auch, sich zu ent-schuldigen, um so frei zu werden.

Aspekt vier ist interessant: Ich deute das *Abgestorbene* als *Substanzen, die vom lebenden Körper ausgestossen wurden,* und nicht, wie in der Übersetzung, als einen «Toten» (!) (333): Denn auch *Urin, Exkremente, Blut, Sekrete, Haare ... vermochten – aufgrund ihrer holistischen Eigenschaft – immer noch Informationen über die lebende Person zu geben.* Im *Prognostikon* fällt auf, wie Urin, Stuhl und Auswurf in einer sehr ähnlichen Art wie die Gesichtsausstrahlung beschrieben werden, namentlich deren *Färbung* (vgl. Aurafärbung unten). Besonders deutliche Hinweise sind Beispiele, wo sowohl «durchwegs schwarze Erscheinungen im Urin» wie auch «melancholische Gesichtsausstrahlung» gleichzeitig belegt sind (193, 3.T.). Ausscheidungsprodukte, speziell der Urin, hatten folglich prognostischen Wert, jedoch, im Gegensatz zu heute, nicht nur in einem deskriptiv analytischen Sinne, sondern in einem *holistischen* (339):

«Wolken, die im Urin schwimmen, sind ein gutes Zeichen, wenn sie weiss, ein schlechtes, wenn sie schwarz (schwärzlich, 345) sind. – Solange der Urin fein und rötlich ist, weist das darauf hin, dass die Krankheit noch nicht zur Ausreifung gekommen ist. Wenn aber die Krankheit und (parallel) dieser Zustand des Urins andauert, besteht die Gefahr, dass der Kranke nicht bis zur Krise durchhält. Auf tödliche Erkrankung deutet der Urin, der übel riecht und wasserartig oder schwarz (345) und dick ist.»

Bemerkenswert ist die Integration auch der somatischen Ebene in diese Diagnostik: Die gute klinische Beobachtung erlaubt heute, Diagnosen wie «Harnwegsinfekt», «Isosthenurie» (Niereninsuffizienz) und «Hämaturie» (Blut im Urin) zu stellen.

Die holistische Art der sog. *Harnschau* hat sich in der Heilkunde auch bei uns lange erhalten, wie dies z. B. vom Berner Arzt Michel Schüppach belegt ist. Ein Zeitgenosse, der Mülhauser Doktor Jakob Köchlin, äussert sich kritisch über die (340)

«Harnschau …, wodurch Empiriker (Empirici medicastri) den gegenwärtigen, vergangenen und zukünftigen Zustand der Krankheiten zu erkennen glaubten.»

Die hellsichtige Formel (gegenwärtig, vergangen, zukünftig) hatte hier offenbar mit der hellsichtigen Anwendungsform der Harnschau überlebt! Wir hören ferner über den Arzt Schüppach, dass man damals noch glaubte, dass *alles, was zu einem Lebewesen gehöre, einschliesslich die Ausscheidungen, dessen Art enthalte und offenbaren könne* (341). Weiter erwähnt die Schüppach-Biographin Marta MEYER-SALZMANN, dass die Araber – die die hippokratische Heilkunde weiterführten – im Mittelalter eine «spitzfindige (!) Theorie in der Uroskopie» entwickelten, wonach jedem Körperteil und seiner Erkrankung eine entsprechende Farbtönung im Harn zugewiesen wurde. Dies scheint dem Prinzip der *Aurafärbung des Körpers* zu entsprechen. Die Ausscheidungen sollen noch alle Stufen der «Physis» mitenthalten, worin Hellsichtige immer wieder holistische Informationen zu gewinnen suchten. Ich nehme jedoch an, dass die hellsichtigen Informationen stärker und deutlicher über die *gnome* erfasst werden konnten: *Denn aus der Hologrammtheorie ist bekannt, dass jeder Teil das Ganze enthält, aber in abgeschwächter Form* (342).

Zu Aura und Aurafärbung: Im Zusammenhang mit der hellsichtigen hippokratischen Diagnostik erscheint auch das griechische Wort *chros* (343). Dieses bezeichnet ebenfalls *subtile Feldstrahlung*, aber *des ganzen menschlichen Energiefeldes*, genannt *Aura*, wie sie hellsichtige Menschen auch heute noch wahrnehmen können. Gr. *chros* macht uns wie alle subtilen Wahrnehmungsphänomene Übersetzungsschwierigkeiten, wie ich a. a. O. aufgezeigt habe (344). Es wird heute meist körperlich (!) mit (Haut-)Farbe wiedergegeben. *Die subtile chros-Wahrnehmung dagegen entspricht einer feinen farblichen Ausstrahlung, die spezifisch ist für die Konstitution und ferner je nach Gemütsstimmung variiert.* In guter Verfassung erscheint sie als *helle und kompakte Strahlung* (z. B. *kallíchroos*, 40, 3.T.), in schlechter als «*zusammengeschrumpft» und dunkel* (*melánchroos*, 4.5.3). Da das Auraphänomen den Übersetzern nicht geläufig ist, wird es in den Texten mit «*schwarzer Gesichtsfarbe*» wiedergegeben, für damalige Europäer eher erstaunlich! Erst bei subtiler Übersetzung machen diese hippokratischen Beobachtungen wieder Sinn. Folgende Stelle u. ä. müssten etwa mit *dunkler, düsterer, schwärzlicher Ausstrahlung* wiedergegeben werden. Zum Übersetzungsvergleich ein Zitat und die von mir korrigierte Version (345):

«die Farbe des ganzen Gesichtes bleich oder schwarz», besser:
«die Ausstrahlung des ganzen Gesichtsbereiches fahl oder schwärzlich».

Unterschiedliche Vorgehensweisen der schauenden Diagnostik, der *Facies hippocratica*, wurden von sensiblen Menschen durch die Jahrhunderte immer wieder entwickelt. Interessant ist, wie der berühmte Schweizer Physiognomiker und Pfarrer Johann Caspar LAVATER eine Umrissradierung seines Zeitgenossen, des erwähnten Arztes und Harnschauers Michel Schüppach, physiognomisch deutete (346):

«Der Mann, den wir hier sehen, hat gewiss nie keinen Plan entworfen, das zu werden, was er worden ist; er hat gewiss nicht gedacht – berühmt, und durch seinen Ruhm reich zu werden. Kleinsüchtiges, ängstlich Geiziges ist nichts in diesem Gesichte! Nichts Verzogenes, Schiefes, das Euch Argwohn in seine Absichten einflösste – auch sieht er Euch gewiss nicht wie ein Dummkopf an. Dieses gerade, offene, leicht und ungezwungen vor sich *hinschauende, helle, ruhige Auge – liest – in Eurem Gesichte mehr, als in Eurem – Wasser!* Feinheit ohne krumme Arglist – spricht aus dem Auge, das so ganz Aug ist! Keine Vielfalt in diesem Blicke! Kein streitendes Interesse! Es ist auch nicht das Auge eines tiefen Forschers, eines heissen, hartnäckigen Verfolgers seiner Ideen! Er schaut so in seiner Einfalt hin – schaut einen halben Zoll tief unter die Oberfläche – und sieht nur Eins. Die Augenbrauen sind nicht haarreich, und nicht angestrengt! Dieses harmoniert sehr mit der betrachtenden Ruhe, des in sich satten, in sich unerschütterlichen Beobachters! – Diese ganze Miene sucht nicht; sie nimmt nur mit stiller Ruh an! …»

Bemerkenswert ist hier die subtile Wahrnehmung, wie sie vom Gesamteindruck über die inneren Prozesse und Emotionen auf die tieferen Ebenen des Charakters und dann wieder zu den körperlichen Strukturen gleitet: Hier erscheint uns *gnome*, hellsichtiges Wahrnehmen in Aktion! Ferner dürfte es sogar für subtil Wahrnehmende typisch sein, die eigene Fähigkeit für die bessere bzw. die einzig richtige zu halten: Physiognomik vs Harnschau! Weiter scheint mir bedeutsam, dass LAVATER mit seinen schriftlich niedergelegten Zuordnungen *zwischen Gesichtsmerkmalen und Charakter* nicht stur umgehen wollte und die *Physiognomik* nicht als Wissenschaft, sondern mehr als Kunst betrachtete (vgl. gr. *techne*). Deutlich wird hier wiederum der Vorrang der Augenpartie für die Physiognomik:

> Wir können daher vom Augenbereich als von einer «Leitzone» hellsichtigen Wahrnehmens und Ausstrahlens sprechen (vgl. Szondi-Test).

In der heutigen Zeit machen verschiedene diagnostische Verfahren, die wir im Umfeld der hippokratischen *gnome* ansiedeln können, von sich reden: Ich denke hier an Diagnostikmethoden anhand von Substanzen, die vom Körper losgelöst sind wie Haaranalysen (347) oder Blutanalysen, wo eine «Diagnostikerin» z. B. im Blut den Körper des dazugehörigen Menschen und seine Organe abgebildet sieht. Vielfach werden solche Verfahren nicht innerhalb energetischer, sondern innerhalb somatischer Modelle angesiedelt und wirken dann abstrus: Es wird nicht erklärt, wie diagnostiziert und wie geheilt wird. Ferner ist das Verfahren nicht auf andere Personen übertragbar. Damit kommen die sie ausübenden Menschen in eine *guruartige Position, die Abhängigkeiten fördert.*

In Anbetracht unseres Wissensstandes müssen Menschen, die mit holistischen Verfahren arbeiten, die Mühe einer guten Ausbildung auf sich nehmen: Und zwar nicht nur die Ausbildung z. B. der spirituellen Ebene, sondern möglichst das *ganze energetische Spektrum umfassend*, also z. B. eine psychologisch-therapeutische. *Menschen, die mit subtilen Energien arbeiten, schulden dem zu Heilenden theoretische und praktische Erklärungen, was sie tun, warum sie es tun, und was der Betreffende selbst tun kann, um diese Methode für sich zu praktizieren.* Denn es gilt auch heute, dass höchstes Wissen und höchste Erfahrung verlangt sind, wenn Menschen mit den subtilen Bereichen eines anderen Menschen arbeiten. Das *Gefühl* von natürlicher «Berufung» reicht nicht aus! *Geheimniskrämerei muss als Verschleierung von Unwissen gedeutet werden.*

Entsprechendes wird – wie bereits von Hippokrates – heute auch von Psychoanalytikern angeprangert (348):

> «Die Mystifizierung psychoanalytischer Prozesse als unbeobachtbar und bei oder durch Beforschung zerstörbar dient u. E. eher Abwehrgründen und lässt

sich von einem weltweit akzeptierten Wissenschaftsverständnis nicht länger tabuisieren.»

Wir brauchen heute für den Therapiebereich folglich Theorien, Modelle, Vorgehensweisen und auch Untersuchungsparameter, die den subtilen Phänomenen gerecht werden: Ich sehe sie in *Energiefeldmodellen, in mehrdimensionaler energetischer Therapeutik sowie auch in Prozessforschung.*

Nicht von der Hand zu weisen ist der Vorwurf, gewisse Heiler und Heilerinnen *suggerierten* ihren Klienten eine Gefahr oder Bedrohung, die sie dann mit undurchschaubaren Methoden und gegen gutes Geld wieder abwendeten. *Subtile Therapie arbeitet nie durch Induzieren von Angst oder Schuld, also mit negativer Energie!* Eine weitere Gefahr erscheint mir ferner, wenn subtil Begabte, ohne selbst eine fundierte und integrationsfähige Ausbildung zu haben, sofort wieder Ausbildungen anbieten: Womöglich müssen Interessenten dann bei der Anmeldung sich verpflichten, allein für sich die Verantwortung zu übernehmen. So einfach wird therapeutische Verantwortung abgeschoben. Und effektiv treffe ich gelegentlich Menschen, die bei solchen «Experimenten» psychotisch werden, da mit den Energien «gepfuscht» wird.

Genaue Indikationsstellung, genaues Wissen um die Ebene der Noxe sowie um die Wirksamkeit und auch die Grenzen der eigenen Methoden sind ethische Voraussetzungen holistisch heilender Menschen.

Die hippokratische Physiognomik müssen wir nun subtiler und mehrschichtiger ansetzen, als sie gängig definiert wird: wie etwa als «Ausdrucksforschung, Charakterbestimmung aus Gesichtszügen und Mienenspiel» (349). Auch umspannte sie mehr Ebenen als die *medizinische Facies hippocratica und ihre Varianten.* Bei letzteren handelt es sich heute immer noch um eine blickdiagnostische Fähigkeit, wenn auch mehr im Somatischen, wo aufgrund des Gesichtsausdrucks gewisse Diagnosen gestellt werden. Zum Vergleich führe ich eine heutige und eine griechische Beschreibung an. In SIEGENTHALERS *Differentialdiagnose innerer Krankheiten* steht folgendes (3.15):

«Die Facies abdominalis (Facies hippocratica) mit den blassen, eingefallenen Wangen, spitzer Nase, tiefliegenden Augen, kalten Ohren und zyanotischen Lippen ist sehr wesentlich bei der Diagnose abdomineller, besonders peritonealer Erkrankungen.»

Aus dem hippokratischen *Prognostikon* erscheint als die schlimmste Form von Gesichtsausstrahlung (gemildert u. a. bei Durchfall und starkem Hunger; 350):

«spitze Nase, hohle Augen, eingefallene Schläfen, kalte und zusammengeschrumpfte Ohren und die Ohrläppchen zur Seite gedreht und die Haut im Stirnbereich hart, gespannt und trocken und die Ausstrahlung des ganzen Gesichtsbereiches fahl oder schwärzlich».

Die beiden Beschreibungen sind sehr ähnlich. In der griechischen hört man jedoch zusätzlich das Schrumpfen der energetischen Potentiale heraus, was zuletzt durch das Phänomen der fahlen und dunklen Ausstrahlung der «Aura» unterstrichen wird (4.4.2.2). Die griechische Wahrnehmung geht also weiter als unsere heutige und durchdringt die verschiedenen Ebenen der «Physis». Die *gnome*-Phänomene erscheinen, wie gesagt, in heutigen Texten allgemein nicht mehr oder falsch verstanden (333). In der neuesten französischen Hippokrates-Ausgabe gar wird *gnome* mit «Vernunft» (frz. *raison*, 351) oder mit «Intelligenz» (420) wiedergegeben, wodurch Diagnostik und Prognostik unter falschen Voraussetzungen interpretiert und rationalisiert werden. Entsprechend wird dann u. a. von «unklarem Text» gesprochen, wobei die Unklarheit oder Undifferenziertheit bei uns Heutigen liegt (351)!

> Zusammenfassend kann festgestellt werden, dass infolge fehlender subtiler Konzepte die hippokratische *gnome,* das primäre diagnostische Kriterium, allgemein grosse Interpretationsschwierigkeiten macht (352).

Stehen uns jedoch Energiefeldmodelle zur Verfügung, wird das Phänomen *gnome* verständlicher: Es umfasst das höchst subtile Feld zwischen zwei Menschen im Bereiche des Kopfes und ferner die in diesem Feldbereich mögliche Tiefenwahrnehmung der verschiedenen Ebenen der «Physis». Durch *Synchronisieren ihrer Energien* entsteht hier zwischen zwei Menschen gleichsam ein Kanal vom optischen Wahrnehmen bis hin zum subtilsten visuellen Berührtwerden (gr. *omma*, 353). Im Gesichtsbereich befinden sich – von den Energielehren verschiedener Kulturen bekannt – die *subtilsten Energiezentren*, darunter das *visuelle*, das *orale* und das *Scheitelzentrum* (353). Da dieser Bereich der Aura, die Kopfaura (*gnome*), am stärksten strahlt, hat er sich wohl in der Malerei am längsten als sog. «Heiligenschein» halten können. Auch die asiatischen Kulturen bilden übrigens Heiligenscheine ab. In der höchsten Form war dieses «von Angesicht zu Angesicht schauen» numinose Erfahrung (354; Abb. 9).

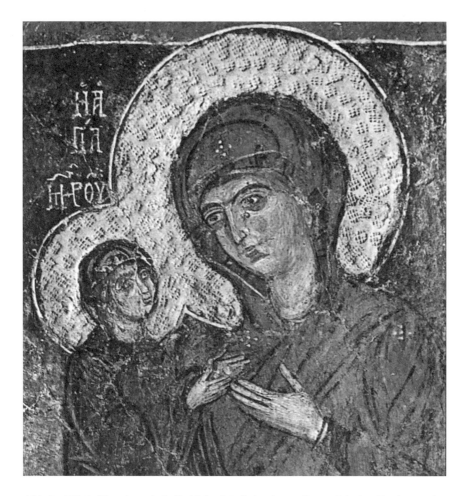

Abb. 9. «Die heilige Anna hält die kleine Maria im Arm.» Byzantinisches Fresko aus der Kirche Panhagia Kera, in Kritsa, Kreta.

Erst innerhalb von Energiefeldmodellen erhält die hippokratische *gnome* ihre mehrdimensionale Bedeutung, und zwar nicht lediglich als «naturwissenschaftliche Beobachtung» kombiniert mit «naturphilosophischer Spekulation»: *Vielmehr war sie damals bereits zur differenzierten holistischen «Physiognomik», zur subtilen diagnostischen Wissenschaft entwickelt* und als solche folglich bereits vor Aristoteles anerkannt (355).

Der Feldbereich der *gnome* konnte auch leicht wiederentdeckt werden, da er einen starken Aufforderungscharakter hat; es ist das

233

Schauen, das «in den Bann ziehen kann» (*derkomai; oxyderkes* = hellsichtig), der Bereich des *hypnotischen Potentials* (356). Die Bedeutung des Gesichtsfeldes wird auch anthropologisch durch die Beobachtungen des Säuglingsforschers René Spitz abgestützt (356): Die Gestalt, die sich um die Augen formiere, sei für den Säugling vermutlich von lebenserhaltender Bedeutung: Die Augenpartie löse den «Primärreiz» aus, die Mundpartie den «Sekundärreiz»; sie wirken experimentell nachweisbar als *menschliche Entwicklungsorganisatoren.* In diesem Bereich forschen heute die *Gestaltwahrnehmung*, auch die *Emotionspsychologie.* Letztere beschäftigt sich mit der Übertragung von Emotionen wie Freude, Trauer, Wut usw. in die biologischen Systeme (Scherer, Ekman). Die *psychotherapeutische Prozessforschung* arbeitet mit Nahaufnahmen des Gesichtsbereiches, zwecks Kodierung der Gesichtsmimik. In diesen Zusammenhang gehört auch die psychologische *Physiognomik* nach Carl Huter. Subtile hierarchische Energiefeldmodelle könnten eine weitere Differenzierung der Konzepte ermöglichen. Neben dem Erkennen des Gesichts- und Körperausdrucks geht es um das Erkennen des *Charakters* und der *Psyche.*

Zusammenhänge zwischen Physiognomie und Charakter haben immer wieder das Interesse von Forschern erregt und pendelten zwischen mehr somatisierenden und mehr psychologisierenden Ansätzen (357). Seit dem letzten Jahrhundert wurde – im Zusammenhang mit der Industrialisierung – die Erfassung der Persönlichkeitsstruktur empirisch bedeutsam (*Differentialpsychologie* und *Persönlichkeitsforschung*).

Im *Szondi-Test als Portraitfototest* hat m.E. *die Hauptzone der alten Physiognomik* wieder diagnostische Bedeutung erlangt (358): Der Test funktioniert über die Wahl von Fotos psychiatrisch Kranker, die je eine bestimmte psychische Energie mit einem besonders starken Aufforderungscharakter ausstrahlen sollen. Der Test ist umstritten und konnte bis jetzt nicht validiert werden, wird jedoch von Therapeuten als wichtiges diagnostisches Instrument eingestuft. Szondi hat den Test als «Gentest» interpretiert: Die Erbhypothese, die bei einem Fototest eigentlich nicht naheliegt, ist vermutlich aus dem Bestreben um Wissenschaftlichkeit und Objektivität heraus entstanden (vgl. 4.6.9); also ein typisches Beispiel, wo die falsche Interpretationsebene (somatische statt psychische) Unbehagen und Widerstand entstehen liess. Im Wissen um die anthropologische und diagnostische Bedeutung des Gesichtsfeldes müsste der Test als «mantischer» Test (Jung) angesprochen werden, der eben gerade nicht mit den herkömmlichen wissenschaftlichen Überprüfungsparametern, sondern mit viel subtileren zu erfassen wäre. Die Frage nach der «Reliabilität», nach dem, was der Test misst, führt uns weiter: Betrachtet eine Testperson ein Portraitfoto nach den Kriterien «sympathisch» oder «unsympathisch» (= Testanweisung), reagiert sie spontan auf den *Gesichtsbereich*. Sie gelangt in das Feld der alten *gnome*, in der hellsichtig diagnostiziert wurde. Es dürfte sich denn beim Testen um einen subtilen Austausch, um das Wirken des subtilen Resonanzfeldes der Facies hippocratica handeln. Ich nehme folglich an, dass über das Portraitfoto morphische Felder aktiviert werden, auf die die Testperson Resonanzen über ihr eigenes Gesichtsfeld entwickelt. Vorausgesetzt, dass der Test überhaupt etwas misst, sind es nicht die Gene – die bei jedem Test irgendwie bemüht werden könnten –, sondern zunächst *Ausstrahlung – Anziehung, eine Ähnlichkeit der subtilen Schwingungen im Gesichtsbereich.*

Interessanterweise hat SHELDRAKE für die Demonstration der «Überlagerung» *morphischer Resonanz* gerade diesen Bereich höchster zwischenmenschlicher Resonanz gewählt. Er hat dies anhand von *Kompositfotos* demonstriert und damit gleichsam die Wirkebene des Szondi-Testes expliziert (359; Abb. 10).

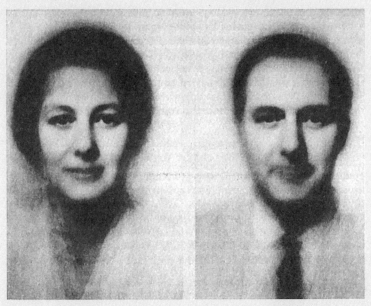

Abb. 10. Kompositfotos von 30 weiblichen und 45 männlichen Bediensteten des John Innes Institute, Norwich.

Szondi, der selbst für die Diagnostik den Test nicht brauchte, sondern den anderen Menschen «schaute», hat offenbar die Zone der hellsichtigen Wahrnehmung für die Diagnostik Nicht-Hellsichtiger fruchtbar zu machen versucht. Der Interpretationsraster für den Test bildet das szondianische *Triebsystem*, das seinerseits eine hohe Korrelation zum diagnostischen Konstitutionstypenmodell der Hippokratiker, zur *Temperamentenlehre*, aufweist (4.6.9).

Der Test könnte demnach als Umsetzung der hippokratischen *gnome* in unsere heutige psychologische Diagnostik verstanden und holistisch-subtil angewandt werden. Reliabilität und Validierung müssten in dieser Weise und nicht gemäss statischen, psychologischen Kriterien erfolgen.

Die Facies hippocratica in der Medizin besser zu schulen und den «diagnostischen Blick» zu nutzen, regt Tischendorf an (vgl. *Atlas zur Differentialdiagnose innerer Krankheiten*):

Die Ärztin, der Arzt lerne zu wenig, in der *Facies hippocratica* mit der Blässe, dem abwesenden Blick, den eingefallenen Augen und der feuchten Stirn den Schockzustand zu erkennen, in der *Facies coronaria* mit der trockenen Blässe und dem «versteinerten» Angstausdruck den Angina-pectoris-Anfall oder Herzinfarkt zu vermuten und in den violetten Wangen und dem ruhigen Wesen die *Facies mitralis*, eine Erkrankung der Herzklappen. Im heutigen Medizinbetrieb, der überwiegend quantifizierbare, technische Daten erziele, sei der Preis des Spezialwissens eine nur unzureichende Schulung des *diagnostischen Blickes*. Das Krankheitsbild stelle sich dem Geschulten jedoch u. U. bereits beim ersten Anblicken des Patienten dar.

Wohl umfassen die verschiedenen Varianten der *Facies* in der heutigen Medizin nicht mehr das ganze subtile Wahrnehmungsspektrum der hippokratischen *gnome,* sondern bewegen sich, unserer Kultur entsprechend, stark auf der äusseren, somatischen Ebene. Die Fähigkeit zur ganzheitlichen Schau könnte jedoch wieder mehr beachtet und verfeinert werden. Man spricht etwa vom «klinischen Blick», von «Blick- und Blitzdiagnosen», von «Intuition», von der «Kunst in der Medizin». Damit wird eine Ebene umschrieben, die letztlich nicht mehr aus Büchern zu lernen ist, die auch nicht Apparate und Tests liefern können, sondern die als *Integrationsleistung höherer Ordnung* die verschiedenen rationalen, aber auch energetischen Informationen verarbeitet. *Diese integrative diagnostische*

> *Fähigkeit macht auch heute noch den guten Kliniker wie auch die gute Therapeutin aus.*

4.4.2.2 Die Prodiagnose oder spezielle Präventivdiagnose

In der hippokratischen *Diätetik* sind diagnostisch-prognostische Techniken erwähnt, die alle mehr oder weniger mantischen Charakter haben und zum Initiatenwissen gehörten (vgl. 4.4.2.1). Der Autor dieser Schrift lässt jedoch anfangs verlauten, dass er zum Bestehenden noch eine *völlig neue Vorgehensweise* erforscht und gefunden habe: nämlich eine *Präventivdiagnose*, eine Diagnose, die im voraus die Entwicklung energetischen Ungleichgewichts feststellen und ausgleichen lasse (182; 280). Diese *Prodiagnose* dem schriftlich festgelegten Wissen (der «Diätetik») hinzuzufügen sei letztlich Ziel seines geistigen Unternehmens (360):

«Dies hat sich mir offenbart, (nämlich) die *Prodiagnose*, und zwar bevor ein Mensch an einem Übermass leidet, auf welche Seite (Fülle/Leere) es sich entwickeln kann. Denn die Krankheiten entstehen den Menschen nicht plötzlich, sondern sie sammeln sich nach und nach, bis sie sich verdichten und manifest werden. Mir hat sie sich denn offenbart (die Prodiagnose), bevor nun das Gesunde im Menschen vom Kranken (Ungesunden) besiegt wird, und ferner, wie man dieses zur Gesundheit (Hygieia) zurückführen kann. Wenn ich dies (die Prodiagnose) dem bestehenden schriftlichen Wissen hinzugefügt habe, ist mein geistiges Vorhaben vollendet.»

Diese Passage, deren Aussage unmissverständlich auf etwas diagnostisch-therapeutisch Neues hinweist – das Verb imponiert als zweimaliges «heureka»! –, wird von heutigen Interpreten mit «Naivität» kommentiert (361). Der Text erscheine unverständlich und redundant.

Es handelt sich hier wieder um *einen kodierten Text, einen Initiatentext.* Der griechische Autor weist später deutlich darauf hin, dass sein «Fund», die Prodiagnose, nicht für die Vielen, die einfach nach dem Zwangsschicksal ihr Leben dahinleben, sondern nur für eine *«Elite»* gedacht ist, die sich der göttlichen Heilkraft Hygieia verpflichtet hat (362):

«Für diejenigen, die sich vorbereitet und die erkannt haben, dass kein Gewinn ist, weder im Besitz noch in anderem, *in nichts ausser in Hygieia,* für diese Menschen hat sich mir diese besondere diätetische Vorgehensweise offenbart, die übrigens so nahe wie möglich an die absolute Wahrheit herangerückt ist. ... Diese Enthüllung ist für mich, den Entdecker, schön (= *kalón!*) und hilfreich für diejenigen, die sie (die Prodiagnose) verstehen» ...

Und diese dürften eben die *Hippokratiker* gewesen sein (vgl. *Eid*, Anrufung der Hygieia, 4.7.3.1). Es ist folglich verständlich, wenn wir uns heute mit solchen Texten schwertun: Wir sind darauf nicht «vorbereitet»!

Ferner ist der Stil des Werkes sehr oft *meditativ*, es hat viele formelhafte Wiederholungen, die gleichsam als Mantras imponieren. Kreise werden vom Makrokosmos zum Mikrokosmos gezogen, um so das Funktionieren derselben Prinzipien auf verschiedenen Ebenen, auch in der Form, aufzuzeigen: Form und Inhalt sollen übereinstimmen, als verschiedene Ebenen derselben Erfahrung.

Zur Form: Die *Diätetik* ist, gemäss dem energetischen vier-phasischen Welterfahren (vgl. Prozessphasen), auch in vier «Buchphasen» aufgebaut. Im ersten Buch wird auf die «geheimnisvolle» Prodiagnose hingewiesen, die die Vollendung des Heilens darstellen soll. Im zweiten Buch nicht erwähnt, wird sie im dritten Buch als Initiatenwissen definiert (362; 363). Für die «Nichtinitiierten» führt der Autor dann verschiedene Fälle von herkömmlich – d. h. erst nach Manifestwerden des Ungleichgewichtes – diagnostizierbarer und therapierbarer Fülle-Leere an (364). Die Darlegung der Prodiagnose erfolgt dann anschliessend als das Neue im letzten, d. h. vierten Buch. Nach dem ersten Hinweis auf die Prodiagnose im ersten Buch (360) erscheint also eine Art inhaltlicher *Sperrung*, ähnlich wie in anderen Stellen bei Sokrates und Aristoteles (365). Es sind dies m. E. Textstellen, wo es sich um die Kodierung von wichtigstem Initiatenwissen handelt: Der Autor tönt am Anfang das «Ziel» seiner Arbeit an, bringt jedoch dann das gesamte, vorbestehende Wissen und die Praxis und nimmt erst im letzten Buch das am Anfang Angetönte nochmals auf, um es zu vollenden. Da dieses Vorgehen vom (heutigen) Kommentator nicht erkannt wird, wird für ihn das letzte, interessanteste (!) Buch der *Diätetik* lediglich als Anhängsel und das Versprechen der angekündigten «Prodiagnose» als nicht eingelöst empfunden: Dies sei der «einzige schwerwiegende Irrtum» der Buchkomposition (365)!

> Viele solche Stellen, wo die herkömmliche Interpretationsebene keinen Sinn mehr macht oder wo den antiken Autoren Fehler vorgeworfen werden, stützen die subtil-energetische Leseart (vgl. 351).

Eine derartige Sperrung scheint ein kompositorisches Merkmal griechischer Initiatentexte zu sein, wodurch das Subtilste sowohl *geschützt* als auch durch die gespannte Erwartung *energetisch «aufgeladen»* wird, bis dann der *«richtige Zeitpunkt»* gekommen ist. Auf eine Verschlüsselung weist ferner auch ein *Kodewort aus der Mysteriensprache*:

gr. *teleutao* = zur Vollendung bringen (*telos* = das «hohe Ziel», LESKY, 366).

Hören wir nun die wörtliche Übersetzung der bereits erwähnten Stelle mit dem Kodewort (367):

Ist dies (die Prodiagnose) einmal der bestehenden Literatur hinzugefügt, ist die Aufgabe, die ich mir gestellt habe, erfüllt.

Und zum Vergleich den subtileren Übersetzungsvorschlag meinerseits (unter entsprechender Berücksichtigung des Kodewortes):

Ist dies (die Prodiagnose) dann dem schriftlich niedergelegten Initiatenwissen einverleibt, ist mein geistiges Vorhaben zur Vollendung geführt (und zum Mysterium geworden).

Wir finden dieses «Mysterienwort» sowohl im platonischen *Symposion* (366) wie im hippokratischen *Eid*. Auch im ersten *Eid*-Vers wird damit das Mysterienziel angedeutet, auf das hin das Ritual vollzogen wird (*epitelea poiesein* = ich werde zur Vollendung bringen; vgl. 4.7.3.1). Vielleicht wurde auch der Text der *Diätetik* in seinen meditativ-feierlichen Passagen rituell rezitiert (368), und möglicherweise wurde dann die Weitergabe dieses Heilwissens zu einem neuen rituellen Kulminationspunkt geführt, zum Mysterium des Heilens im «*Tempelschlaf*» (4.4.2.4).

Zum Inhalt: Die Prodiagnose wird im letzten Buch unter «*Traumdeutung*» abgehandelt (369). Traumdeutung war ein altes Gebiet der Mantik. Interessant ist, dass der Zustand des Schlafens-Träumens als *bewusstseinsveränderter Zustand* mit seinen spezifischen psychischen Gegebenheiten reflektiert wird. Dieselben lassen sich therapeutisch nutzen, weswegen dieser Zustand auch *künstlich induziert* wurde:

Zusammenfassung Anfang 4. Buch *Diätetik* (369):

Die theoretische Ausgangslage des Autors ist die, dass die Seele im Wachzustand nicht sich selbst sei, nicht für ihr eigenes Sein da sei, sondern sich in den Zuständen und Tätigkeiten des Leibes investiere. Im Schlafe dagegen, wo der Körper ruhe, liessen sich die *Bewegungen der Psyche* viel besser beobachten. Während der Körper nicht mehr wahrnehme, sei die *Psyche wach, nehme alles wahr*, bewege sich frei in ihrer eigenen Sphäre und steuere alles bis hin zu den Tätigkeiten des Körpers: *Sie sehe alles Sichtbare, höre alles Hörbare*, bewege sich, berühre, empfinde Schmerz, überlege, und dies in kürzester Zeit (blitzartig). *Sie wisse denn auch, was der Körper und sie selbst nötig hätten.*
    Wer nun die Phänomene und Zeichen in den Träumen *richtig zu erkennen* vermöge, werde darin eine grosse Energie für alles finden, und wer dies *richtig wahrzunehmen und zu deuten* (*krinein-krisis*) wisse, verstehe sich auf einen grossen Teil der *Weisheitslehre*.

Für eine Feldtheorie der Psyche lassen sich daraus folgende Grundlagen ableiten:
    Der (bewusstseinsveränderte) Schlafzustand oder auch der komatöse Zustand (tiefe Bewusstlosigkeit) sind psychisch aktive Zustände, die sich

diagnostisch-therapeutisch noch mehr nutzen liessen. Die Psyche durchwandert dabei über den Atem alle ihre Strukturen (4.3.4; vgl. Atemtherapien) und bringt die dort vorhandenen Phänomene zutage: In diesem Zustand können die verschiedenen Ebenen sowie das auf den Ebenen Vorhandene gesehen oder gespürt werden (z. B. Traumen). Die Psyche zeigt ferner an, was für Körper und Seele nötig ist, auch die Entwicklungsmöglichkeiten und Ressourcen.

> Ein neuer Gedanke dürfte heute sein, dass die Psyche im «Schlafzustand», d. h. auch in Narkose (!), wahrnehme und speichere, was um sie herum vorgeht.

> Grundsätzlich sind wir gewohnt, bewusstseinsveränderte Zustände *nach körperlichen Parametern* zu definieren, nach dem EEG, nach trophotropen und ergotropen Phasen (parasympathisch-sympathisch). Die neuere Hypnoseforschung bringt *psychisch-energetische Aspekte* in den Vordergrund: Die Hypnose sei *nicht durch den körperlichen Zustand* definiert, sondern durch die «innere Realität» und das bildhafte Erleben, also durch einen Zustand, der auch *in Tagträumen* erlebt werde (BONGARTZ).
> Für bewusstseinsveränderte Zustände ist das Ausschalten der körperlichen Aktivität bedeutsam, d. h. die Möglichkeit hauptsächlicher Konzentration auf die Phänomene im Energiefeld.

Unter diesen Voraussetzungen werden nun in der Antike geübte Techniken dargestellt.

A. Die Deutung der gewöhnlichen Träume

In den Träumen können verschiedene Traumebenen unterschieden werden.

– In der antiken Traumdeutung, wie zu allen Zeiten, gab es die Ebene der schicksalsmässig deutbaren *prophetischen Träume*. Sie stammen, laut Hippokratiker, aus der spirituellen (gr. göttlichen) Sphäre. Sie konnten das kollektive oder persönliche Schicksal anzeigen und wurden von berufsmässigen Traumdeutern gedeutet (= *techne*, 370). Vielleicht sind damit auch die Interpreten der Heilträume an den Asklepieien gemeint. Ein Beispiel einer solcher Traumdeutung sehe ich in einem Traum des Hippokrates (371): Hippokates macht sich Sorgen um die psychische Gesundheit seines Freundes Demokrit von Abdera (372). In der Nacht nun hat er einen schönen, bildhaften Traum, wo u. a. Asklepios erscheint und ihm bedeutet, Demokrit brauche keinen Arzt. Hippokrates deutet dann im Wachen seinen Traum und äussert sich generell zu den Träumen (373):

«ich verschmähe die Träume nicht, vor allem diejenigen nicht, die eine Ordnung aufweisen. Die Heilkunde und die Mantik sind nahe Verwandte, ist doch Apollon der gemeinsame Vater beider Künste und auch unser Ahnvater, dadurch, dass er die Ungleichgewichte voraussah, *die sind und sein werden*, und so die Kranken heilte, *die aktuellen und die erst im Entstehen begriffenen.*»

– Ferner wird in der *Diätetik* eine andere, *leibnähere Art von Träumen* erwähnt, durch die die Psyche die Leiden des Leibes infolge eines *Übermasses an Fülle oder Leere* anzeigt oder eine Veränderung zum Ungewohnten hin. Solche Träume, zu deren Deutung das umfassende Wissen der «Diätetik» vorausgesetzt wird, können z. B. nach den *diagnostischen Leitkriterien* betrachtet werden. Versuchen nun «prophetische» Traumdeuter auch diese wie spirituelle Träume zu deuten, dann nur mit wechselndem Erfolg.

– Weiter bringt der Autor in knappster Form noch die Anwendung der Energiekonzepte von Füllen und Leeren auf die heute sog. *Tagesrestträume mit ihrer Psychodynamik* (4.4.1.2): Läuft die Verarbeitung des Tagesgeschehens auf geordnete und verständliche Weise, ist dies eine für den Menschen gute «Verarbeitung» des Tagesgeschehens, ohne zu viel oder zu wenig Energie. Wehrt sich jedoch die Psyche gegen das Tagesgeschehen und entsteht Verwirrung, zeigt dies schlechte Energie an, die hinausbefördert werden muss, vermutlich damit keine «Traumen» gespeichert werden und Energie absorbieren. Auf diese Art verstand man damals möglicherweise den Übergang der Speicherung vom *Kurzzeitgedächtnis* ins *Langzeitgedächtnis*.

B. Die Diagnostik des induzierten hypnotischen Zustandes

Hier folgt dann der *Bruch im Text*, d. h. die Auflösung der Sperrung (365). Die Ebene wird plötzlich gewechselt, was den Leser perplex macht. Ich habe bereits a.a.O. gezeigt, dass durch paradoxes Vorgehen, durch das Ungewöhnliche, Unerwartete, eine Bewusstseinsveränderung ausgelöst werden kann. Solche Techniken wurden im alten Ritualumfeld eingesetzt. Dabei wurde eine geheime Sprache verwendet (374):

«Was auch immer damit gemeint ist, sie (die geheime Sprache) hat eine doppelsinnige Bedeutung, zum einen, um den wirklichen Sinn gegenüber Nichteingeweihten zu verbergen, und zum anderen auch, wie ELIADE sagt, ‹vor allem aber den Yogin in die ‘paradoxale Situation’ zu werfen, die für das Hingerissensein seines Geistes unentbehrlich ist.›»

Ich sehe in der folgenden Textstelle ein ähnliches Vorgehen (heute wieder in der *Hypno*therapie angewandt, vgl. ERICKSON): Nachdem die Ableitung von energetischer «Überfülle» bei nächtlichen «Tagesrestträumen» abgehandelt und mit dem Hinweis auf «Gebete» abgeschlossen wurde, fährt der Text unvermittelt und ohne Überleitung oder Erklärung weiter (375):

«Die Sonne und den Mond und den Himmel und die Sterne rein und heilig strahlend, jedes in der rechten Weise (in der richtigen Verfassung) zu sehen, das ist gut.»

Formal und inhaltlich muss es sich um die Auflösung der Sperrung und um die Darlegung der anfangs angekündigten *Prodiagnose* handeln. Zusätzlich kann hier das kompakte, mehrfachdeterminierte Programm eines *Heilaktes* herausgelesen werden, und zwar mit folgenden Aspekten (376):

1. das Konzept der Aurahüllen (Sonne, Mond …),
2. die darin sich zeigenden Energiephänomene (heilig strahlend sehen),
3. die Technik der induzierten Trance (in der rechten Weise),
4. die subtile Ethik therapeutischen Handelns (das ist gut).

1. Das Konzept der Aurahüllen

Im ersten Buch der *Diätetik* wurde die *Schöpfungsgeschichte des Menschen* aus energetisch-holistischer Perspektive erzählt (377; 4.3.3.1). Dort wurde bereits das Konzept von *Energieumlaufbahnen oder Energiehüllen* erwähnt, auf die jetzt zurückgegriffen wird. Im makro-mikrokosmischen Weltbild hat auch der Mensch ätherische Hüllen, die sich um seine «Erdmitte» mit dem grossen Hohlraum formieren (vgl. Pythagoras, 203, 1.T.). Es werden eine äussere *astrale* (378), eine mittlere *solare* und eine innere *lunare* Hülle oder Umlaufbahn unterschieden (379):

«In diesem hat das Feuer drei Umlaufbahnen (Hüllen) gemacht, die sich gegenseitig durchdringen, sowohl nach innen wie nach aussen; zur feuchten Bauchhöhle hin die (Umlaufbahn der) Energie des Mondes, zur dichten Aussenwelt hin die (Umlaufbahn der) Sternenenergie und als mittlere, die nach innen und aussen dringt, die Energie der Sonne.»

Auch die Kommentare weisen auf die Verbindung zur mikro-makrokosmischen Stelle am Anfang der *Diätetik* (380).

Suchen wir weiter nach Hinweisen zu diesen Hüllen oder Umlaufbahnen, finden wir das Wort *Aura* (gr. *chros,* 381): *Wenn die Astralhülle verunreinigt sei, müsse durch die Aura hindurch gereinigt werden.* Neben den drei obengenannten Hüllen wird ferner der «Himmel» erwähnt (381). Ich deute dies als den ganzen «Projektionsschirm» oder die *Grundstrahlung,* auf der sich die weiteren «Schichten» zeigen. *Es muss sich hier eindeutig um Auraschichten oder ätherische Energiehüllen beim Menschen handeln.* Diese Hüllen sind belebt und offenbaren unter bestimmten Bedingungen spezifische, klassifizierbare Phänomene. Der Text richtet sich an Arzt-Therapeuten, die gewohnt sind, *in der Aura zu lesen* und diese Phänomene richtig zu deuten (382). Er bleibt dagegen für Interpreten ohne subtil-energetische Modelle unklar, was sich z. B. darin zeigt, dass die «Hüllen» (Feld) und die darin sich zeigenden «Energieströme» nicht auseinandergehalten werden: So sind die Astralhülle wie auch die sich darin abzeichnenden Phänomene in der neuesten *Diätetik*-Übersetzung konkret als einzelne Sterne wiedergegeben, was keinen Sinn mehr macht (383); ferner ist Aura mit «Haut» übersetzt (381). Im Kommentar wird denn auch beteuert, die «Träume» hätten nichts mit Hellsichtigkeit oder Zukunftsdeutung zu tun, sie würden nur Hinweise für Körperstörungen geben (383)!

Dieses Wissen findet sich heute dagegen in energetischen Therapie-konzepten, wo ebenfalls verschiedene «Energiefeldebenen» unterschieden werden wie «*ätherischer Leib*», «*Astralleib*» und «*Mentalleib*».

Der Homöopath und Arzt WHITMONT umschreibt sie folgendermassen (384; hippokratische Parallelen v. d. V.):

- *immaterielles, feinstoffliches (ätherisches) Feld, Chi-Feld* (chin. chi = gr. *pneuma*), bestehend aus einer gestaltenden, vitalen, leibnahen Dynamik oder «Bioenergetik». Dies scheint der hippokratischen *Mondhülle,* die die vitalen Leibprozesse reguliert, vergleichbar (379). Jenseits der materiellen Ebene bildet sie die dichteste Energiehülle.
- *affektiv-emotionales Feld, Astralfeld,* jenseits des ätherischen Feldes, mit ganz spezifischen Feldphänomenen. Es sei das Reich der Seele, die Wirkebene von Telepathie und Synchronizitäten; sie sei speziell unter dem Einfluss stellarer Aktivitäten, demzufolge wohl der hippokratischen *Sternenhülle* entsprechend (gr. *astron* = Stern). Die Hauptdynamik bestehe in der Dramatisierung unserer Lebenserfahrungen.
- *mentales Feld,* jenseits des Astralfeldes. Die Kraft des Denkens und des Ordnens sei hier wesentlich. Auch herrsche wiederum eine eigene, spezifische Felddynamik, deren Kraft sich z. B. in Suggestion und Autosuggestion zeige. Im hippokratischen System scheint dies der *Sonnenhülle* zu entsprechen.
- *spirituelles Feld, Feld des Selbst, Lichtfeld,* jenseits des mentalen Feldes, jedoch alle vorhergehenden einschliessend, ordnend, vereinend und transzendierend. Es scheint dies dem hippokratischen *Himmel(sglanz, aithría)* zu entsprechen. Diese Dimension übersteige unser rationales Verständnis, sie besitze eine simultane Einheitlichkeit und ganzheitliche Weisheit um die Schicksalsprozesse.

Es ist wohl diese Lichtebene, die die Hippokratiker aufbauen mussten, um «heilig und rein» zu heilen (375, 4.7.3.5.). Denn in solchem Zustand schöpft der Therapeut aus der Fülle seiner Heilpotentiale und ist nicht mehr anfällig für negative Energieprozesse.

Entsprechend wird die Kopfaura von Christus in der byzantinischen Ikonographie mit *«ho on»*, der Seiende, bezeichnet. Ein Wissen um diese Aurahüllen offenbart sich auch im Märchen, wenn z. B. das Mädchen *«Allerleirauh»* als erstes das «Sonnenkleid» anzieht, dann das silberglänzende «Mondkleid» und zuletzt das funkelnde «Sternenkleid».

Aber auch sonst zeigen sich noch lange Hinweise auf solche Felder. (Abb. 11).

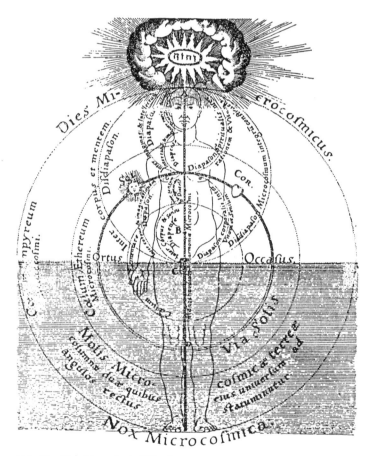

Abb. 11. «Der Mensch als Mikrokosmos».

Das Wissen um diese Energiefelder ging nie ganz verloren; sie sind auch in der herkömmlichen Therapeutik nicht unbekannt und lassen die einzelnen Schulen besser einordnen: Danach wären analytische Therapien stark in der *Mentalebene* beheimatet und scheinen sich um die Verbindung zur *emotionalen Ebene* (Astralfeld) immer wieder speziell zu bemühen, d. h. um die Verbindung verschiedener Ebenen mit je spezifischen Dynamiken. Die nach den analytischen Therapien entstandenen Körpertherapien wollten eine weitere, vernachlässigte Ebene zum Fokus machen, zunächst den Körper, jedoch vermutlich mit dem Körper auch den ihm nächststehenden *ätherischen Feldbereich* (vgl. Bioenergetik). Ins *spirituelle Feld* wäre dann vor allem die Jungsche Richtung vorgedrungen.

Die Erfahrung zeigt eine *hierarchische Ordnung* dieser Felder oder Bereiche: Gefühlsprozesse und ihre spezifische Wahrnehmungsqualität sowie auch Körperwahrnehmung verschwinden bei Überhandnehmen mentaler, rationaler Fokussierung. Aus der Meditation sind ferner die Schwierigkeiten bekannt, vom spirituellen Erleben nicht immer wieder durch ichgesteuertes Denken eingeholt zu werden. Es gibt demzufolge bestimmte Meditationstechniken, die psychische Phänomene gleichsam «vorüberziehen» lassen, ohne ihnen viel «Besetzungsenergie» zu geben.

Dazu ist eine alte *buddhistische Meditationspraxis* (*vipassana*) interessant, wo *Achtsamkeit* gegenüber den vielschichtigen hochenergetischen Prozessen geübt, aber zugleich in *Gleichmut* vollzogen wird: Grundsätzlich werde dadurch eine Akkumulation subtiler Energie, die ansonsten sich in psychischen oder psychosomatischen Mustern wiederholen würde, in dem Augenblick freigesetzt und aufgelöst, wo die achtsame Wahrnehmung nicht «besetzt» werde (384).

Interessant ist nun, dass obige Ebenen mit ihren Dynamiken nicht nur auf verschiedene Weise gespürt und exploriert, sondern auch *subtil geschaut* werden können und konnten (Prodiagnose).

2. Die Energiephänomene der Aurahüllen und das Auralesen

Auch heute gibt es vereinzelt Therapeutinnen und Therapeuten, welche die alte Fähigkeit des *Auralesens* noch haben und sie folgendermassen beschreiben (384):

«Während einer Aura-Lesung nimmt man visuell die Aktivitäten des Unterbewusstseins wahr. Bei der Anschauung und Betrachtung der Bilder dehnen sie sich aus und füllen den ganzen Raum. Anhand der Aktivitäten des Energiefelds erfährt man, wie der augenblickliche Zustand des Klienten ist. Über eine spezielle Methode ist es möglich, die Bilder zu deuten. Themen wie: Gesundheit, Beziehungen (zu Partnern, Kollegen, Freunden), Beruf, Umgang mit Geld oder geistig-seelische Entwicklung laufen in einer Art *Videofilm* ab. Die Bilder verschwinden erst aus dem Energiefeld, wenn sie «richtig» gedeutet wurden. Die Psyche ist stets bemüht, dem bewussten Ich Kenntnisse zu vermitteln, die sie benötigt, um gesünder, glücklicher und ausgeglichener zu werden. ... Der Klient bekommt eine genaue Beschreibung der Verhaltensmuster und Blockaden, die ihn daran hindern, seine Lernaufgabe im Hier und Jetzt zu erfüllen.»

Interessant scheint, dass die Bilder verschwinden, wenn sie «richtig» gedeutet sind. Dieses richtige Deuten wird auch in den griechischen Texten im Zusammenhang mit dem Auralesen erwähnt (385).

Hier ist SZONDIS *Blitz-Introjektion* von sehr eindrücklichen, traumatischen Bildern zu erwähnen. Letztlich ist wohl alles Erleben auch visuell gespeichert und kann unter bestimmten, emotional gefärbten Bedingungen ad-hoc und blitzartig auftauchen.

Unsere Traumbilder (auch Tagträume) scheinen ebenfalls zu obigem «Videofilm» zu gehören. Interessant sind immer wiederkehrende Träume: Dieselben, aber auch bestimmte Motive in Träumen, erscheinen nur so lange sie zu bearbeiten sind. Ähnliches gilt für Themenkreise in den Therapien. Daher kann angenommen werden, dass es neben dem erwähnten visuellen «Absuchen» der Aurahüllen auch eine Möglichkeit akustischen «Absuchens» durch *subtiles Explorieren* gibt (4.4.2; 327). Dabei werden Traumen anhand akustischer Signale, durch Lautstärke, Klangfarbe, Betonung (Klangkörper), Vermeidung, Bilder, Affekte und Körperreaktionen erkannt: Hier ist die *Assoziationsmethode* nach JUNG zum Auffinden von Komplexen speziell zu erwähnen. Bei einem akustischen «Absuchen», z. B. der analytischen Therapien, müssten grundsätzlich verschiedene Ebenen erforscht und schichtspezifisch bearbeitet werden. Unsere verschiedenen «Diagnosekanäle» könnten also noch viel differenzierter eingesetzt werden (vgl. BANDLER/GRINDER).

Auch im Zusammenhang mit dem berühmtesten und bereits zitierten chinesischen Arzt Bian Que (280) wird von einer subtilen Diagnosetechnik berichtet, von einem «Geheimmittel», das er von seinem Lehrer erhalten hätte. Dreissig Tage später (385):

«konnte er durch alle Hüllen in das Innere des menschlichen Körpers hineinsehen und so die Krankheiten erkennen. Er durchschaute völlig die fünf «Funktionsbereiche» («Herz», «Lunge», «Milz», «Leber», «Nieren»), ihren Inhalt und ihren Konnex. Speziell untersuchte er den Puls und schuf dessen Nomenklatur.»

In der *Diätetik* folgt den Aurahüllen ein Katalog der in den verschiedenen Hüllen sich zeigenden *visuellen Phänomene* (vgl. «Videofilm»). Es sind Beschreibungen von «Wolken», «Nebelartigem», «Strahlendem», «Hagelartigem», «Schwärzlichem» usw. Sie weisen auf die bekannte holistische Schau des fliessenden Energiefeldes und der darin wahrnehmbaren Phänomene (vgl. Harnschau, 341). Diese werden heute etwa als «*meteorologische Phänomene*» übersetzt, d.h. nicht subtil verstanden!

Ich lasse ein paar diagnostische Beschreibungen folgen, zunächst *nach Schichten geordnet* und dann als *allgemeine Energiephänomene*. Es sind Abweichungen vom *optimalen strahlenden Zustandsbild* (375), wo das Fliessen der Energie etwa als «sanfter Regen bei schönem Wetter» geschaut wird, was *auf angemessenes und reines Pneuma aus der Luft* hinweise (386) (4.4.1.2).

– *Astralhülle* (387): Scheint die Astralhülle angegriffen, verdunkelt oder am Umlauf (Fliessen) gehindert zu werden, sei es durch «Nebelartiges» oder «Wolkenartiges», ist das Zeichen (= Hinweis) schwach; geschieht dies jedoch durch «Wassergüsse» oder gar «Hagelartiges», ist das Zeichen stärker: Es zeigt dann ein feuchtes und «schleimartiges *Infiltrat*» im Leib an, von der Aussenhülle ausgehend. Die Therapie ist Rennen in Kleidern (vgl. Jogging), aufbauendes Schwitzen, bei stärkerer Symptomatik Dampfbäder, verschiedene Übungen (vgl. Yoga) und Fasten. Auf jeden Fall muss die *Katharsis durch die Aura hindurch* gemacht werden, da es sich um eine *Störung in der Aussenschicht* handelt. (Diese «Reinigung» scheint im Energieableiten und «Verbrennen» des Vorhandenen über schnelle Bewegungen, Hinausschwitzen und Fasten erfolgt zu sein).

– *Mondhülle* (388): Ist die innerste Hülle oder Schicht betroffen, muss die *Umpolung* (von) innen gemacht werden (388). Erbrechen nach bitteren, salzigen und aufweichenden Speisen wird empfohlen. Ferner sind Schnellauf angezeigt, verschiedene Übungen (Atemübungen), Stimmübungen und Fasten. Es muss *innen umgepolt* werden, weil das Schädigende bereits gegen innen, gegen die «Erdmitte» des Leibes, vorgedrungen ist (d.h. körpernäher ist, vgl. chin. Geschichte).

– *Sonnenhülle* (389): Bei Befall der Sonnenhülle ist das Übel gravierender und schwieriger abzuleiten, denn das *Umpolen muss in beide Richtungen* erfolgen: Es müssen sowohl Läufe, Bewegungsübungen (vgl. Yoga), Energie- und Atemübungen gemacht werden, sowie alle übrigen Übungen (389). Man soll ferner fasten und Nahrung wieder aufbauen, dann wieder «auskotzen» und während fünf Tagen wieder aufbauen.

– *Himmelshülle* (390): Wirkt bei normaler Grundstrahlung («Himmelsglanz») die Astralschicht zusammengedrückt und schwach, dominiert «Trockenheit» (Stagnation) des Energieumlaufs, was Krankheitsgefahr (Ungleichgewicht) bedeutet. Es ist in diesem Falle nötig, die (ableitenden?) Übungen wegzulassen und feuchtere und weichere Diätetik anzuwenden, wie Bäder, mehr Erholung und viel Schlaf, bis zur Wiederherstellung (Energieaufbau).

Diagnostisch-therapeutisch höre ich hier heraus, dass nur Sternen-, Mond- und Sonnenschicht *Negatives aufnehmen und speichern*. Die subtilste Himmelsschicht, das *spirituelle Feld*, dagegen erscheint von grundsätzlich anderer Qualität, die *spirituelles Heilen* verlangt: Sie spricht nur noch auf *Füllen – Leeren* an, nicht mehr auf kathartische Ableitungs- und Umpolungsprozesse. Diese Unterscheidung findet sich entsprechend auch in der *Heiligen Krankheit*, wo der spirituelle Bereich keine Krankheiten generiere (vgl. 4.6.5).

Weitere Erläuterungen dazu aus der *Diätetik*:

Negative «Infiltrate» von «heisser», d.h. «Galle»-Energie werden beschrieben (390; 4.5.3). Ist die *darunterliegende Himmels-Schicht* (Grundaura) nicht stark (strahlend), zeigt dies Krankheit an. Schwindet die schwache (Grund-)Strahlung noch weiter, kann dies den *Tod* bedeuten, gleichsam als *energetische Kachexie*. Scheint der «Grund» in die Flucht geschlagen und wie gehetzt wegzufliehen (*Gedankenjagen*), kann ohne Therapie Wahnsinn entstehen (390). Frei flottierende und Verwirrung stiftende *Kummerphänomene* werden erwähnt und als energetisch wahrnehmbare Ungleichgewichte bis hin zu *Depressionen* beschrieben (390; 4.4.1.2).

Grundsätzlich scheint *Reines und «Feuchtes»* (Fliessendes, Strahlendes), das sich (vom Äther) in den Auraschichten niederlässt, gesunde Prozesse anzuzeigen, die von der Psyche (des Therapeuten) auch entsprechend gesehen werden können (391; 4.4.1.2). Erscheint die Astralschicht wie aus ihrem Orbital überbordend, jedoch *rein und strahlend*, handelt es sich um Gesundes (392). Auch die Richtung des Energieflusses, und zwar diejenige nach Osten hin, ist aufbauend und weist auf Gesundheit (391). Dagegen ist *alles Dunkle, Schwärzliche negativ und weist auf Ungleichgewichte und mögliche Krankheiten hin* (392).

Des weiteren wird der holistische Energiefluss auch *somatisch* gedeutet: Energiephänomene, die sich nach oben hin bewegen, können ein Fliessen im Kopf anzeigen (*rheumata*; vgl. frz. *rhume*); diejenigen, die zur Bauchhöhle sich hinbewegen, Ungleichgewichte im Magen-Bauch-Bereich; diejenigen, die sich gegen die Erdschicht bewegen, weisen auf Tumoren im Fleisch hin (392; 4.4.2.3).

Für diese körperlichen Anzeichen ist die Therapie jedoch in bloss einem Satz abgehandelt. Mit Nahrungsmittelvorschriften wurden Tumoren wohl nicht allzu effizient behandelt (vgl. 4.3 und Wirkebenen der Energietherapien)!

Interessant ist hier der Vergleich mit einer alten asiatischen Heilmethode, dem sog. *«Pranic-Healing»* (vgl. ind. *prana* = gr. *pneuma*; 393). Auch hier wird diagnostisch die Aura «abgetastet», wobei sowohl organische wie psychische Befunde erhoben und auch Charakterzüge erkannt werden. Diese Heilmethode lasse sich in zwei wesentliche Zugänge gliedern:

1. Reinigen der Aura,
2. Hinzuführen von Heilenergie.

Dies entspricht einer kathartischen und einer regenerierenden Phase, die sinnvoll ineinander übergehen.

> *Auch für die heutige Praxis ist das Ableiten und Aufbauen von Energie relevant (389).*
>
> *Ferner dürfte das Konzept der intakten Energiehüllen* interessieren. Ich beobachte oft, dass Menschen in Psychotherapie kommen, die völlig unabgegrenzt sind, d. h. mit «offener» Aura. Psychotherapie kann dann erst einsetzen, wenn die Aura gereinigt oder «geschlossen» und die Person einigermassen zentriert und abgegrenzt ist.
>
> In den letzten Jahren scheint sich allgemein energetische Durchlässigkeit zu häufen (Verschiebung der Krankheitsbilder), die auch mit der Überflutung durch harte Reize in unserer Kultur in Verbindung gebracht werden kann (vgl. Gewalt in den Medien). Sie äussert sich in depressiven Verstimmungen bis hin zu phobischen Zuständen. Ferner ist allgemein zu wenig bekannt, dass *Drogenkonsum* – schon *Cannabis* und *Alkohol* – *die Energiehülle schwächen.* Sensible Menschen können offenbar bereits durch Haschisch-Rauchen mit erhöhter psycho-physischer Durchlässigkeits- und Wahrnehmungsbereitschaft reagieren, derart dass sie z. B. herzphobische und hypochondrische Symptome entwickeln. Hier ist eine somatisch-medikamentöse Behandlung nicht ausreichend und müsste durch energetische Abgrenzungsübungen ergänzt werden. Diese Zusammenhänge fehlen in der aktuellen Drogendiskussion.
>
> Auch bei psychotischen Prozessen im Prodromalstadium scheint oft der Schutz nach aussen mehr und mehr zu schwinden, so dass die Patienten in hohem Masse für Fremdenergien durchlässig

werden (Schlaflosigkeit, Getriebensein). Die Frage stellt sich dann, wie diese Energiepotentiale möglichst schnell *regeneriert und stabilisiert werden können.*

In der aktuellen Therapeutik scheint zwischen der Ebene somatischen Heilens und derjenigen der psychotherapeutischen Techniken eine Lücke an Wissen und therapeutischen Verfahren zu bestehen, die dringend durch das Konzept der Energiehüllen zu schliessen wäre.

Die hippokratische *Diätetik* enthält also eine Anleitung zum «Auralesen» für eingeweihte Arzt-Therapeuten, verbunden mit hohen Verpflichtungen, wie wir sie heute nicht mehr kennen: Die Methode des Auralesens wird im programmatischen Initialsatz umschrieben mit: «die Himmelsschichten *rein und heilig strahlend zu sehen*» (375). Immer wieder fällt die Ausrichtung auf die lichtvolle, hochenergetische Verfassung auf, welche das Ziel subtilen Heilens ist (4.7.3.5). Die Auraschichten beim anderen Menschen auf diesem Energieniveau zu sehen, ist jedoch nur einem *Arzt-Therapeuten möglich, der selbst in hochenergetischer Verfassung ist.* Auch hier wird «zirkulär» sowohl die Haltung des Arzt-Therapeuten wie die zu diagnostizierende Ausstrahlung des Patienten umfasst. *«Rein und heilig strahlend» muss also primär die Verfassung des Heilenden sein,* wie sie mehrmals in den hippokratischen Schriften erwähnt wird (394). Damit entsteht eine Verbindung zum energetischen Niveau des Heilens, auf das sich der Bund im hippokratischen Eidritual verpflichtete. Dort heisst der Kernsatz (4.7.3.5; 394):

«Heilig und rein will ich mein Leben und meine Kunst ausrichten und bewahren.»

Auch heute ist die *therapeutische Selbsterfahrung*, das Bearbeiten der eigenen Verletzungen und Verletzbarkeiten, ein Pfeiler der Therapeutenausbildung. Denn nur so lerne ich, meinen Anteil im Wahrnehmungsprozess von demjenigen eines anderen Menschen zu unterscheiden. Energetisch gesprochen kann ich nur gemäss meiner eigenen Resonanzentwicklung den anderen wahrnehmen. Ich muss mir jedoch nicht nur bezüglich meiner Traumen in der Tiefenstruktur Klarheit verschaffen (z.B. durch eine Lehranalyse), sondern sollte zusätzlich während der therapeutischen Begegnung *in bester Verfassung (tropos)* und nicht in einer emotionalen Defizitsituation sein, weil dann die *Projektionsgefahr* gross ist.

Projektion könnte man in diesem Sinne als unbewusstes Übertragen von Energiemustern verstehen.

Wie erwähnt lassen sich besonders bei berührenden Therapieformen und entsprechender Sensibilität der Patientin sehr leicht z. B. depressive Verstimmungen übertragen.

Die subtile Resonanzbeziehung zwischen Therapeut und Patient wird von WHITMONT folgendermassen formuliert (395):

«Dem Heiler kommt in diesem (Umwandlungs-)Prozess eine dreifache Rolle zu. Er dringt in den Patienten ein, er verwundet ihn, wird aber auch selbst von diesem verwundet. Es ist unvermeidlich, dass dabei auch seine eigenen Krankheitsneigungen und Komplexe aktiviert werden, bewusst gemacht und bearbeitet werden müssen. Diese Pathologien des Heilers, die im direkten Ausagieren toxisch wirken, werden durch Bearbeitung potenziert (und transformiert) und dienen so als Simile-Arznei für den Patienten.»

Dies beobachten sensible Ärzte und Therapeutinnen in ihrer therapeutischen Tätigkeit: In Hochform sind wir unverletzbar und schöpfen dem Patienten «aus dem Vollen». Sind wir dagegen bedrückt und in schlechterer Verfassung, lassen wir uns leicht durch Nöte und Angriffe des anderen verletzen und hinunterziehen, d. h. nehmen negative Energie auf.

Ähnliches wurde bei den Hippokratikern wohl mit «heilig und rein» gemeint (vgl. 432).

3. Die Technik der Tranceinduktion

Obwohl es sich um eine Art von «Träumen» (gr. en-*hypnia* – vgl. *Hypnose*) handeln muss, wird der Begriff seit dem Bruch im Text nicht mehr verwendet. Erst am Ende des Buches wird nochmals kurz von (Schlaf-) Traumphänomenen berichtet, wodurch gleichsam eine «Klammer» um diese ganz spezifische Prodiagnose gelegt wird. «Träume» sind also m. E. die Verschlüsselung *einer Methode der induzierten Bewusstseinsveränderung, einer diagnostisch-prognostischen Tranceanwendung,* analog den Bildern wie «Sterne», «Sonne», «Mond» und «Himmel» als Umschreibungen der Aurahüllen. Erst die subtile Deutung der «Träume» als Trancephänomene macht therapeutisch einen Sinn (entgegen Übersetzungen als «meteorologische Phänomene»). Durch die mittels Trance erreichte Stillegung des Körpers und der Sinneswahrnehmung liessen sich nämlich, wie bereits erwähnt, die *Bewegungen der Psyche und die Ebenen und Fluktuationen des Energiefeldes störungsfrei wahrnehmen.* Interessanterweise wurde damals bereits mit Zuständen veränderten Bewusstseins mittels Wein experimentiert (4.6.6). Ferner ist darauf hinzuweisen, dass Trancephänomene bei den Griechen auf vielfältige Weise erfahren wurden, gut bekannt aus den Ritualen (Ekstasetechniken), jedoch auch aus Rezitationen der alten Epen (396) oder vielleicht auch aus Passagen der *Diätetik*, die als «redundant» kommentiert werden. Durch das Stilmittel von «Wiederholungen» und dem «Verwenden von Gemeinplätzen», wie sie heute in der *Hypnotherapie* üblich sind, dürften Zustände veränderten Bewusstseins ausgelöst worden sein (ERICKSON, 397). Forscher wie BERMAN kommen ihnen wieder auf die Spur (398):

«Plato gebraucht den Begriff der *Mimesis* oder der aktiven, emotionalen Identifikation, um diesen Zustand der Unterwerfung unter den Zauber des Vortragenden zu beschreiben; einen Vorgang, dessen physiologische Wirkung sowohl entspannend als auch erotisch war, und bei dem man in den anderen eintauchte und mit ihm verschmolz.»

Neben der Kodierung als «Träume» wird eine Trancetechnik im programmatischen Initialsatz folgendermassen angedeutet: Die Phänomene sind *«in der rechten Weise zu sehen»*. Ich sehe darin die Formel, die für die Bestimmung eines Ritualvollzugs üblich war: Zu Beginn des platonischen Rituals (*Symposion*) wird mit entsprechender Formel die subtile Ritualebene bestimmt (399): ein Hinweis, *dass die Heiltrance rituell-kultisch ausgeführt wurde* (vgl. 4.4.2.4). Diese Formel wird nochmals mit Bezug auf spezielle Phänomene des Auralesens aufgenommen. Der erwähnte Bruch im Text (Sperrung, 400) könnte dem Induzieren der Trance entsprechen. Die anschliessende Darstellung der Phänomene würde dann den Vorgang des Auralesens abbilden.

4. Die subtile Ethik therapeutischen Handelns

Alles musste so vollzogen werden, wie es der letzte Punkt im programmatischen Initialsatz vorschreibt: dass es *gut* sei. Formeln mit *«agathón»* (401) waren richtungweisend für subtiles rituelles Tun seit Homer. Es kann hier eine Resonanz der Hippokratiker mit der alten Tradition gesehen werden, wie sie auch die Platoniker kannten (402).

Am Ende der Darlegung der Prodiagnose-Technik folgt das Fazit: Dies seien die «Himmelszeichen», die es auf die besprochene Weise zu kennen gelte, *um vorsichtig damit umzugehen und «Diätetik» zu betreiben*. Dann folgen Hinweise auf Gebete und Anrufungen der spezifischen Gottheiten: der lichtvollen zum Aufbau des Guten (Ressourcen) und der polaren chthonischen zur Abwendung alles Negativen (Abwehr). An verschiedenen Stellen in der *Diätetik* wird so zuerst die «Heilmethode» dargelegt, auch etwa gesagt, man müsse zunächst sein Heilwissen und Können einsetzen und dann erst zu den Gottheiten «beten». Dies kann ein Hinweis auf eine rituell eingebundene Heilpraxis der Hippokratiker sein (403).

Heutige Anwendungsgebiete des alten Trancewissens, der alten «Hypnosetherapie»: Das Arbeiten in einem leicht veränderten Bewusstseinszustand kann die therapeutische Arbeit erleichtern, da die Schwelle zwischen den verschiedenen Ebenen und Konflikten niedriger zu sein scheint und Umwandlungen leichter erfolgen. Hier sind die Forschungsarbeiten des Psychiaters Stanislav GROF zu erwähnen, der in seinem therapeutischen Vorgehen zunächst Drogen, dann Atemtechniken (Hyperventilieren) verwendete, um auf diese Weise Bewusstseinsveränderung zu erreichen. Zustände veränderten Bewusstseins wurden also sowohl in der alten Heilkunde als auch heute von der Psychotherapie, speziell von der *Hypnotherapie*, genutzt. Meisterhaftes Vorgehen sehe ich beim Psychiater und Hypnotherapeuten Milton H. ERICKSON. Seine Therapieprotokolle lassen subtile Resonanz mit dem Patienten spüren, subtile Führung auf eine andere Ebene, was an der veränderten Sprache und Stimme herauszuhören ist.

Im *Missbrauch* dagegen kann der Patient durch den Energiestoss des Hypnotiseurs, auch allgemein durch einen Menschen mit hypnotisch-suggestiven Fähigkeiten, überflutet, energetisch beherrscht und schliesslich willenlos vom anderen manipuliert werden, wie von Th. MANN in *Mario und der Zauberer* eindrücklich dargestellt. Dies muss theoretisch als eine Überlagerung und Infiltration von Fremdenergien angesehen werden. Der «furor sanandi» gehört dazu, oder das «*Helfersyndrom*» (SCHMIDBAUER).

Was die *tiefen Tranceformen* angeht, hat die Psychotherapie in ihren Anfängen ebenfalls damit experimentiert (FREUD bei CHARCOT). FREUD konnte in der Folge feststellen, dass Heilungen unter Hypnose (tiefer Trance) *weniger dauerhaft waren als Heilungen bei Bewusstsein.* Er hat darum die Hypnosebehandlung durch die *Assoziationsmethode bei Bewusstsein* (aber in bezogenem Bewusstseinszustand) ersetzt. Im Umfeld therapeutischer Trancekonzepte erhält die von anderen therapeutischen Richtungen oft belächelte *Couchmethode* ihre Bedeutung: Der Patient gleitet leichter in veränderte Bewusstseinsebenen, und die Therapeutin kann das entstehende akustische Feld störungsfreier wahrnehmen, als im Gegenübersitzen (vgl. Abb. 15, Tempelschlaf).

Heute werden in den Therapien die Traumen – gleichsam gespeicherte Energiemuster auf verschiedenen Ebenen – bewusst erinnert, durchgearbeitet und aufgelöst. Das «kathartische» Konzept ist dem hippokratischen des «*Heraustherapierens*» der Befleckung *des Energiefeldes* (gr. *miasma*) verwandt. Wir brauchen jedoch klarere therapeutische Indikationen innerhalb eines differenzierten Psychemodells. In dem Sinne stellt CHOPRA fest (404):

«Nur eine hauchdünne Linie trennt das Erfragen der Ängste von Patienten von deren Verstärkung.»

Ich habe bereits darauf hingewiesen, dass die «*sokratische Methode*» (170, 1.T.) mit dem psychoanalytischen Vorgehen verwandt ist. Auch hier gilt immer noch, dass es für die Hilfesuchenden wichtig ist, möglichst wenig fremdbestimmt zu werden und ihren eigenen Weg und die eigenen Ressourcen mit Unterstützung des Therapeuten zu erkennen und frei zu wählen. Was ich dem Patienten mitteile, sollte immer so viel Spielraum lassen, dass es ein Angebot unter anderen ist, das der Patient auch zurückweisen kann. Zu solchem Vorgehen gehört das Lehren anhand von Gleichnissen, Geschichten und Andeutungen, generell also die *Sprachebene des Mythos*, die eben diesen Spielraum zulässt. Dies sei mit einem heutigen «Gleichnis» gezeigt (405):

Unter einer Strassenlaterne steht ein Betrunkener und sucht und sucht. Ein Polizist kommt daher, fragt ihn, was er verloren habe, und der Mann antwortet: «Meinen Schlüssel.» Nun suchen beide. Schliesslich will der Polizist wissen, ob der Mann sicher ist, den Schlüssel gerade hier verloren zu haben, und jener antwortet: «Nein, nicht hier, sondern dort hinten – aber dort ist es viel zu finster.»

Erzählt man mir als Patientin von diesem Mann, kann ich – so lange ich es brauche – ihn aus der Distanz betrachten, um mich im gegebenen Moment in ihm zu erkennen.

Einige Gedanken zur *Übermittlung prognostischer Erkenntnisse an den Patienten*: Während in der alten Diagnostik der Mensch mit seinem einmaligen Schicksal und den damit verbundenen Synchronizitäten (*ethea kai kairous*) «geschaut» und geleitet wurde, fusst die *heutige Prävention auf der Statistik*. Dabei wird ein Durchschnittswert auf das einzelne Individuum angewandt, was von der somatischen Ebene her durchaus gerechtfertigt erscheint. Da das Individuum jedoch auch noch von anderen Ebenen her gesteuert wird, ergibt das sture Anwenden solcher Prognosen eine Fehlerreihe mit manchmal katastrophalen Folgen; so z.B. die Mitteilung statistischer Überlebenszeiten bei Krebspatienten, wie etwa: «Geniessen Sie die wenigen Tage noch, die Sie zu leben haben, machen Sie eine Reise!» Eine Patientin kommt durch diese psychische Grobheit in eine solche Panik, dass sie psychotherapeutische Hilfe braucht. Gerade in onkologischen Fällen gibt es Heilungen entgegen der Statistik, die auf noch unbekannte Heilvorgänge hinweisen (CHOPRA, SIMONTON).

Der Sterbeprozess kann als allmählicher Rückzug und Umlagerung der Energiebesetzungen vom Somatischen ins Psychisch-Geistige gesehen werden. Dafür standen in der Antike Formen und Rituale zur Verfügung. Heute, wo wir sehr wenig psychische Hilfestellungen haben, muss ein Mensch in seinem Loslösungsprozess dort abgeholt werden, wo er steht und dorthin begleitet werden, wohin es ihm möglich ist zu gehen. Auch wenn er sog. «terminal» ist, darf er nicht zu einem forcierten Sterbeprozess gezwungen, d. h. fremdbestimmt werden.

Ein weiteres Gebiet, wo das Wissen um Trancephänomene heute fruchtbar werden könnte, ist die *Anästhesie*:

Die Anästhesie bewirkt in der Narkose Zustände von Bewusstseinsverminderung und Bewusstseinsveränderung. Wir können annehmen, dass das Energiefeld des Patienten laufend registriert, auch wenn dies nicht im Bewusstsein verankert wird, weil die oberflächlichen Bewusstseinsschichten stillgelegt oder «lahmgelegt» sind (406). So habe ich sogar während einer Lumbalanästhesie die untersten Energiezentren trotzdem gespürt. Schon die Hippokratiker glaubten zu wissen, *dass die Psyche während schlafähnlichen Zuständen alles wahrnimmt, alles hört und alles sieht.*

Der Psychoanalytiker SIMMEL stellte in der ersten deutschen psychosomatischen Klinik 1929 fest, dass Patienten nach Operationen oft «sehr hellsichtig geworden» seien, was therapeutisch zu nutzen wäre (SCHULTZ-VENRATH). Wie neuere Narkose-Untersuchungen zeigen, fühlen sich Patienten postoperativ signifikant besser und erholen sich schneller, wenn der Operateur, die operierende Ärztin und das Team Positives bezüglich ihrer Genesung denken und sagen (407). Daraus ergeben sich folgende Arbeitshypothesen für die *operative Medizin*:

Alles, was während einer Narkose gedacht und gesagt wird, kann vom Patienten gespeichert werden und nachher als «posthypnotische Suggestion» wirken oder aber später als posttraumatische Belastungsstörung (PTBS) wieder auftauchen (4.3.4).

Im positiven Fall kann schon in der Narkose Heilkraft mobilisiert werden. Für den Patienten kann es eine grosse Hilfe sein, wenn Anästhesistinnen und das Operationsteam z. B. Kenntnisse hypnotherapeutischer Vorgehensweisen anwenden. Eine beliebte Möglichkeit ist auch das Abspielen von Musik während Operationen.

Entsprechendes gilt auch für soporöse und komatöse Zustände. Gerade im *Umfeld des Sterbens* wird vielfach angenommen, die Menschen nähmen nichts mehr wahr. Und doch kann immer wieder festgestellt werden, dass sie noch Zeichen *hochsubtiler Wahrnehmungen und Äusserungen* geben können. Ja, gerade durch den Wegfall der bewusstseinsmässigen Barrieren erscheint vielfach eine hohe Sensibilität im Wahrnehmen und Austauschen ohne Worte.

Ein Aidspatient zum Beispiel ist bereits ein paar Tage im Koma und wird von einer ihm nahestehenden Person betreut. Kurz vor dem Sterben summt die Betreuerin eine Melodie, wobei der Patient anfängt, ganz fein mit den Fingern den Takt mitzuschlagen.

Ein weiterer Anwendungsbereich ist das *Lernen*: In bestimmten Zuständen veränderten Bewusstseins kann effizienter gelernt werden, wie die *Suggestopädie* heute zeigt und entsprechende Lernmethoden entwickelt (z. B. Ostrander/Schroeder, vgl. Mnemotechniken der Pythagoreer).

Dass der Mensch in veränderten Bewusstseinszuständen hoch suggestibel ist, weiss man seit den *Hypnoseerfahrungen* Charcots. Vor allem das Phänomen der posthypnotischen Wirkung von Suggestionen sowie die mögliche Manipulationsgefahr haben Hypnose jedoch als suspekt erscheinen lassen. Dies ist wohl mit ein Grund, warum im Altertum die entsprechenden Techniken zum Geheimwissen gehörten und nicht profaniert wurden.

Diese hoch suggestiblen Zustände lassen sich mit energetischen Modellen besser verstehen und pädagogisch-medizinisch-therapeutisch nutzen.

4.4.2.3 Die Betastungsdiagnostik

Eine weitere diagnostische Methode erscheint mir besonders erwähnenswert – in der *Diätetik* immer noch als «Träume» verschlüsselt (408) – jedoch schwierig zu dekodieren: *die Diagnostik der «Erdschicht» und ihres Fliessens.* Diese «Erdschicht» des Menschen scheint aus einem ganz präzisen «Schauen» (gr. *oxy horan*) wie auch aus einem *ganz präzisen in die Tiefe*

«*Hineinhören*» (gr. *oxy akouein*) diagnostiziert worden zu sein (408). Entsprechend heisst das Wort für hellsichtig gr. «*oxy-derkés*». Das präzise, scharfe Wahrnehmen spezifischer «Anzeichen» (41, 1.T.) ist für die energetische Diagnostik typisch. Folgende holistische Wahrnehmungsweisen werden bildhaft angedeutet (409):

1. das sichere, feste Gehen, oder aber das sichere und schnelle *(tachý)* Eilen, ohne Angst,
2. die ganze Erdschicht glatt und in «schönem» Zustand zu sehen (*kalós* = subtil, 363),
3. die Bäume in voller Kraft und Blüte, fruchtbar und veredelt,
4. die Flüsse in der richtigen Weise (ev. rituell, 399) fliessen zu sehen, mit reinem Wasser, nicht zuviel und nicht zuwenig (Fülle-Leere), wie es angemessen ist,
5. ebenso die Quellen und Brunnen (vgl. Abb. 13: «*omphalos*»).

Über all diese Kriterien erhalte man Anzeichen für den Gesundheitszustand des Menschen. Meines Erachtens geht es bei der Diagnostik der «Erdschicht» um die Beurteilung der Vitalität auf körpernaher Energieebene. Dabei wurden *Betastungsverfahren* angewandt, *wie sie wohl ähnlich heute wiederentdeckt werden* (BOYESEN, UPLEDGER). Wir können Techniken des *Pulstastens*, ev. auch der *Auskultation* (= «hören»), dann aber auch solche der *Tiefenenergetik* annehmen. Aus dem Chinesischen sagt HEMPEN zur Betastung allgemein folgendes (410):

«Zu diesem Bereich der Untersuchung gehört zuerst, dass der Arzt die Beschaffenheit der Haut, den Feuchtigkeitszustand der Oberfläche, aber auch die Festigkeit des Gewebes sowie mögliche Wassereinlagerungen ertastet. Auf der Haut liegen die Reizpunkte, die wir in der Akupunktur verwenden; diese Orte sind vor jeder Behandlung durch Tasten genau zu untersuchen und zu überprüfen.»

Mit diesem Hinweis lassen sich obige Beschreibungen etwa folgendermassen deuten. Es wurde offenbar *schichtweise von der Oberfläche zur Tiefe vorgegangen bzw. «eingedrungen»*:

Punkt 1: Hier könnte es sich um das *Pulstasten* handeln. In der antiken europäischen Medizin war das Pulstasten bekannt. Von Hippokrates wird erzählt, er soll aus der Pulsqualität sogar die *moralische Disposition* herausgespürt haben, also weitgehende Informationen über das Energiefeld (411). Aus dem ersten nachchristlichen Jahrhundert wird vom in Rom wirkenden Arzt Archigenes folgendes berichtet (411):

«So erreichte die Pulslehre durch ihn ihren höchsten Stand in der antiken Medizin. Er unterschied zehn Pulsgattungen und untersuchte Grösse, Schnelligkeit, Stärke, Füllung, Häufigkeit, Härte, Rhythmus und Gleichmässigkeit in der Aufeinanderfolge.»

In der chinesischen Medizin ist das Pulstasten das *wichtigste diagnostische Betastungsverfahren*. Die Pulsqualität unterscheidet sich je nach Jahreszeiten. Es werden über dreissig Pulsqualitäten (z. B. langer, beschleunigter usw.) diagnostisch relevant, mit vielen Hinweisen bezüglich der Leitkriterien (412):

«Den grössten Raum bei der Betastung des Patienten nimmt ... die sogenannte «Pulstastung» ein. ... Eine ...(von der chinesischen Medizin) beachtete Qualität kann jeder unschwer an sich selbst ertasten, indem er registriert, ob die Pulswelle auffallend kräftig und voll oder schwach und zart ist.»

Auch in der westlichen Medizin gehört es in den Spitälern zur Routine, den Patienten mindestens einmal täglich den Puls zu messen. Gemessen werden nicht mehr dreissig Qualitäten, sondern vorwiegend «Fülle», Regelmässigkeit und besonders Frequenz: Dabei interessiert weniger die genaue Zahl der Herzfrequenz als die Frequenzerhöhung oder Frequenzverminderung bezüglich dem Normbereich (413). Bei der Erhebung des «Status» werden dann noch weitere Kriterien des Pulses beachtet, wie Raschheit des Anstieges, Unterdrückbarkeit, Härte des Gefässes, Seitendifferenzen usw.

Die altbewährte *Pulsdiagnostik* könnte vermehrt als *holistisches Übergangsphänomen* zwischen Körper und Energiefeld interessieren (vgl. unten).

Punkt 2: Bei der «Erdschicht» als Ganzem lässt sich an die Beschaffenheit der Haut, den Zustand der Oberfläche sowie die Betastung der Festigkeit des Gewebes denken.

Heute wird dies in der *manuellen Medizin* und in der *Neuraltherapie* genutzt, Behandlungsarten, die zwischen Schul- und Komplementärmedizin liegen.

Punkt 3: Vom oberflächlichen Tasten ginge es dann in die Tiefe, um die Wahrnehmung von «Bäumen» mit gut entwickelter «Struktur» (Festigkeit der Strukturen in verschiedenen Bereichen). Wir erinnern uns, dass das transkulturelle Bild des Energiefeldes der «*Lebensbaum*» ist.

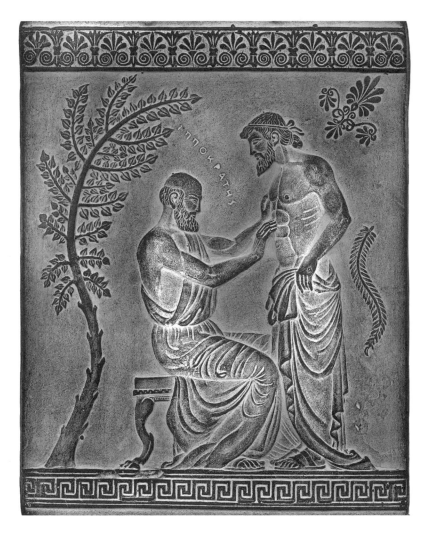

Abb. 12. Illustration zur hippokratischen Diagnostik. Ev. Grabmotiv, Herkunft unbekannt.

Abb. 12 scheint auf diese «Baumdiagnostik» hinzuweisen, wo die Figur des Hippokrates – hinter ihm das Baumsymbol – sich auf die Wahrnehmung des Energieflusses im Patienten konzentriert. Das Fliessen dürfte ferner durch die «Feder» symbolisiert sein (die «Feder» ist noch heute in griechischen Tänzen bedeutsam). Diese «Bäume» sollen nicht nur «blühen» und «Früchte bringen», sondern auch *veredelt* sein!

Aus der psychologischen Diagnostik ist der vom Klienten gezeichnete «*Baumtest*» bekannt. Zusätzlich zur gängigen Interpretationsweise könnte er als Projektion des Energiefeldes mit seinem Fliessen gesehen werden, was z. B. bei einer Serie von Zeichnungen während einer Therapie besonders schön zum Ausdruck kommt.

Interessant ist, dass auf obiger Abbildung Hippokrates Punkte zu betasten scheint, die in der somatischen Medizin als «*Trigger-Punkte*» bekannt sind und so möglicherweise Übergänge von energetischen und somatischen Bereichen darstellen.

Punkt 4: Weiter erscheint ein «Fluss- oder Kanalsystem», das «in der richtigen Weise» (399) fliessen und «reines Wasser» in angemessener Menge führen soll. *Dies lässt an ein Energiesystem denken, wie es in den Meridianen der «Akupunktur» und «Akupressur» (Pressurmassage) bekannt ist.* Bei den Hippokratikern scheinen die diagnostischen Informationen auch über das «Hineinhorchen in die Tiefe» gewonnen worden zu sein, z. B. bezüglich *Fülle-Leere* und «*Geradläufigkeit*» (241), bezüglich *Reinheit der Energie* (hohe Qualität), aber auch bezüglich «*Fliessen des Blutes*» usw. (414).

Die Betastungsdiagnostik kann vermutlich, je nach subtilen Wahrnehmungsfähigkeiten, bereits von den äusseren Hüllen des Energiefeldes ausgehen.

Ich lasse hier die Beschreibung der Vorgehensweise eines heutigen Energietherapeuten folgen (415):

«Seine Hände folgen in 5–10 cm Abstand der Körperoberfläche und gleichzeitig teilt er dem Patienten / der Patientin mit, was er konstatiert: Dabei kommen nicht nur Symptome, die dem Patienten bekannt sind zum Vorschein, sondern auch tieferliegende Funktionsstörungen, Blockaden, aber auch viele Jahre zurückliegende Erkrankungen, Operationen und Traumata …, sie lassen sich z. T. mit hellsichtiger Wahrnehmung kombinieren und verifizieren.»

Punkt 5: Bei den «Quellen» und «Brunnen» könnte es sich um eine weitere Energieebene, *vergleichbar dem indischen Yoga mit den Hauptkanälen* (ind. *nadi*) *und den Energiezentren* (ind. *chakra*), gehandelt haben. Eine solche Systematik war auch in den griechischen Ritualbünden bekannt (416, Abb. 13).

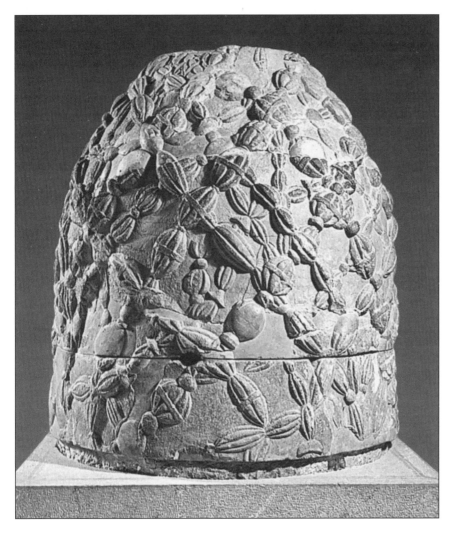

Abb. 13. «Omphalos», der Nabel der Welt. Museum Delphi.

Bei diesen Betastungsverfahren dürfte es sich um holistisches Diagnostizieren gehandelt haben, wo die fokussierte Ebene immer auch Informationen für den ganzen Menschen freigab. Entsprechendes vernehmen wir aus der chinesischen Pulsdiagnostik (417):

«So sagen die Pulstaststellen, die am weitesten daumenwärts liegen, etwas über die Funktionslage im Bereich von Kopf bis Brust aus, die Pulstaststellen, die anschliessend liegen, spiegeln insbesondere den mittleren Bereich, also zwischen Brust und Nabel gelegen, wider, und die Pulstaststellen die am weitesten zur Ellbeuge gelegen sind, geben Auskunft über den unteren Körperbereich.»

Die Hippokratiker schienen auch aus den «Auraschichten» (4.4.2.2) ähnliche holistische Informationen erhalten zu haben wie aus der «Erdschicht». Sie betreffen – soweit ich den Text dekodieren kann (408) – den Kopfbereich, das Skelett, die Reinheit der Gewebe (gr. *sarx*), die Fruchtbarkeit (gr. *sperma*), das Fliessen und die Reinheit des Blutes, auch etwa die Harnblase bis zum Genitalbereich («Quellen und Brunnen»). Allgemein war das Umschlagen von Gesundheit ins krankmachende Ungleichgewicht relevant (418), ferner die «Säftephase» und der Energiefluss, Fülle-Leere, Kälte-Wärme, die Zu- und Abflüsse, die Ressourcen, Reizpunkte sowie auch Yin-Yang im «Lebensbaum» (414).

Einsichten in heute noch praktizierte chinesische Betastungstechniken könnten hier weiterführen. Die chinesischen Techniken, wie sie bei uns Anwendung finden, scheinen sich vergleichsweise stärker auf die Körperebene zu beschränken, während die hippokratischen Techniken von den ätherischen Hüllen ausgehend über das Leibtasten Schicht um Schicht bis in die Tiefenschichten «hineinschauten» und «hineinhorchten» und wohl mehr energetische Informationen suchten.

Die *«Baumdiagnostik»* (Punkt 3) lässt an das Emblem des Asklepios denken, an den Stab, der ursprünglich als *«Lebensbaum»* abgebildet war. In der Ikonographie *berührt* Asklepios den Kranken, während Hygieia, wie erwähnt, das Geschehen sehr konzentriert betrachtet (Abb. 14). Aufgrund der unterschiedlichen diagnostischen Verfahren nehme ich nun an, Hygieia habe den Kranken subtil *geschaut*. Erst das Dekodieren einer hippokratischen Aura-Diagnostik sowie ein umfassendes Verständnis der alten Diätetik geben Hygieia ihre ursprüngliche Wertigkeit als höchste weibliche Heilgottheit wieder zurück (284, 1.T.; 3.3).

Es liessen sich demgemäss folgende diagnostische Vorgehensweisen und Heilpotentiale unterscheiden:

- Die Hippokratiker kannten eine *hellsichtige Aura-Diagnostik (gnome-Prodiagnose),* in der über verschiedene Methoden «des diagnostischen Blickes», aber ohne Berührung, vorgegangen wurde: *diese Technik wäre der Hygieia, der weiblichen Heilenergie zugeordnet.*
- Andererseits übten sie *Betastungsverfahren, die dem Asklepios, der männlichen Heilkraft,* zuzuordnen wären: Diese sind dann in die *Körpermedizin* eingegangen.

262

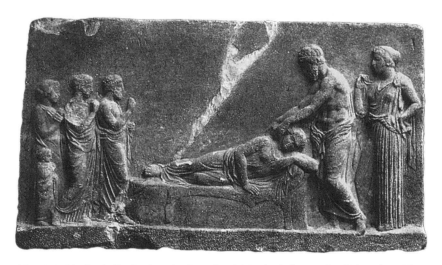

Abb. 14. Asklepios heilt eine kranke Frau durch Manipulation an der Halsregion. Hinter ihm steht Hygieia, die den Schleier ihres Peplos hebt («Öffnung des Herzbereiches»).

Die Heilfähigkeit des «*Schauens*» und diejenige der «*Hände*» – heute etwas zu einfach als «Zweiteilung der griechischen Heilkunde in Chirurgie und innere Medizin» interpretiert – sind seit dem 7. Jh. v. Chr. Teil der Heiltradition des Asklepios (419).

Auch in der hippokratischen Schrift *Von der Alten Medizin* wird diese Unterscheidung der Heilpotentiale deutlich – allerdings nur, wenn «*gnome*» nicht mit «Intelligenz» übersetzt wird! – derart, dass (420)

«wie in den anderen Künsten, so auch in der Heilkunst, die Meister (*demiourgoi*) sich untereinander sehr unterscheiden in bezug auf ihre *Fähigkeit der Hände* (*kata cheira*) und in bezug auf diejenige der *Gesichtsaura* (*kata gnomen*).»

Es scheinen dies die *zwei «Hauptkanäle»* zu sein, über die sich die alte Heilkunst auch in anderen alten Kulturen definierte (vgl. Handauflegungen in der *Bibel*, 421). Bei den Hippokratikern sind sie zu hohen Fähigkeiten des *diagnostisch-therapeutischen Schauens und Betastens entwickelt* und, wenn möglich, kombiniert und ergänzend angewandt worden. Laut Zitat (420) handelt es sich allerdings um Fähigkeiten, die nicht bei jedem Arzt-Therapeuten in gleicher Weise angelegt und ausgeprägt waren.

Für die heutige Therapeutik käme wesentlich noch der *akustische «Kanal»* hinzu (4.4.2). Dieser und weitere «Kanäle» werden z. B. im *Neurolinguistischen Programmieren* beschrieben (NLP, BANDLER/ GRINDER).

263

Einen speziellen Anwendungsbereich von holistischer Betastungsdiagnostik bildet die *Kinesiologie* (LA TOURELLE/COURTE-
NAY). Wenn alles in allem vorhanden und abgebildet wird, ist der
ganze menschliche Mikrokosmos prinzipiell in jedem Organ enthalten. Dieses Wissen kann mit geeigneten Methoden abgerufen werden. Die Kinesiologie tut dies über einen *«Muskeltest»*: Eine Person
kommt mit einem unbestimmten Leiden zur Konsultation: Die Therapeutin, der Therapeut testet mit entsprechenden Fragen den
Muskel nach einem binären System (ja/nein). Die Antwort liegt in
der Grösse des Ausschlages.

Interessant ist, dass das *pythische Orakel* (Delphi) auch nach einem binären
System funktioniert haben soll, indem die Ratsuchenden ihre Fragen in al-
ternativer Form stellten: z. B. ob es vorzuziehen sei, dieses oder jenes zu tun.
Die pythische Priesterin antwortete dann durch ihre Wahl zwischen weissen
und schwarzen Bohnen (422; vgl. auch das chin. Orakelbuch *I Ging*).

Hier wie bei allen diagnostischen Methoden, die nicht bloss die Gegenwart, sondern auch die Zukunft ganz konkret einfangen wollen,
besteht immer die Gefahr der *Suggestion und Abhängigkeit*. Der
Mensch lässt sich u. U. in seinem freien Willen und eigenen Spüren
einschränken und wird von der anderen Person abhängig. Denn
diese kann mit ihrem Informationsvorsprung sein unbewusstes Wissen abrufen und gleichsam als Mittlerin für seine Entscheidungen
eingesetzt werden. *Mit dieser Gefahr umzugehen, ist eine «Gratwanderung» zwischen Hilfe und Bevormundung, die letztlich allen diagnostischen Methoden eignet.*

Auf alten Heilpfaden bewegen sich auch *«Jin-Shin-Do»* (TEEGU-
ARDEN), *Feldenkraismethode* und auch die *Kraniosakral-Therapie*
(UPLEDGER). Bei letzterer wird über die Betastung der Ausschläge
des «kraniosakralen Rhythmus» holistisch am Leib gearbeitet. Es
wird ein Pulsieren der Hirnhautflüssigkeit im Schädel übers Rük-
kenmark bis zum Sakrum angenommen. Vordergründig geht es um
die Auflösung der Behinderungen und Blockierungen durch Hirn-
haut und Muskeln. Die Wahrnehmungen scheinen aber ebenfalls
durch alle Ebenen hindurchzugehen bis in die Tiefen der emotionalen Muster. Die Methode lässt sich gut mit *Polarity*-Ansätzen verbinden (SILLS). Würden diese Konzepte noch mehr *vom Somatischen zum Holistischen hin* entwickelt, könnte die alte Energiefeld-
diagnostik besser genutzt werden. Neue Techniken versuchen näm-

lich oft, sich mit somatisch zweifelhaften Modellen abzusichern. Obwohl aufwendig, ist es heute unabdingbar, die holistische Balance zwischen Körper und Psyche zu halten, nicht alles sogleich somatisch zu erklären, sondern geeignete fliessende Konzepte zu erarbeiten.

Wesentliche holistische Wahrnehmungsphänomene scheinen mir *Rhythmus und Impuls* zu sein: Der *Herzimpuls* dürfte in der chinesischen Medizin und möglicherweise in der hippokratischen eine ähnliche Bedeutung haben (Pulstasten). Ältere Ärzte sprechen noch vom «verstärkten präkordialen Impuls» bei Herzinsuffizienz.

Die Wichtigkeit des *Atemrhythmus* als Übergangsphänomen zwischen Körper und Psyche und als Träger subtiler Energien ist hinlänglich bekannt.

Beide Rhythmen wurden in der alten Energiepraxis für subtile Entwicklungsprozesse verwendet (425, 3.T.).

Rhythmische Organimpulse bilden Übergangsphänomene von den Organen bis in die Energiefelder, sind gleichsam «Trägerwellen» holistischer Informationen. Diese Impulse, und nicht bloss die «Übergangszonen» (der Psychoanalyse) oder spezielle Organsysteme (wie die hypothalamisch-hypophysäre Achse der Psychosomatik), könnten die Brücke zwischen Körper und den psychischen Ebenen bilden und die Grundlage für eine holistische Psychosomatik werden.

In diesem Sinne waren diese Rhythmen in den alten Heilkunden von hervorragender diagnostischer Bedeutung und haben sich, wie das Pulstasten, teilweise bis in die moderne Medizin erhalten können (vgl. auch 4.6.3, 147, 3.T.).

4.4.2.4 Der Tempelschlaf

Bekanntlich wurde in den Asklepieien durch einen mysteriösen «Tempelschlaf» kuriert. Der Hergang liegt jedoch weitgehend im dunkeln. Aus dem 4. Jh. v. Chr. sind vom Asklepieion von Epidauros etwa siebzig Heilberichte (gr. *iamata*) als «Heilungen des Apollon und Asklepios» erhalten. Der Ablauf ist immer sehr ähnlich (und übrigens auch in einem Traum des Hippokrates enthalten, 423):

«Hegestratos, Kopfweh. Dieser litt an Schlaflosigkeit wegen seines Kopfwehs. Als er nun im Heilraum war, *schlief er ein* und sah einen Traum: Er träumte, der Gott habe sein Kopfweh geheilt, ihn aufrecht und nackt hingestellt und ihn die Auslage beim Ringfaustkampf gelehrt. Als es Tag geworden war, kam er gesund heraus, und nach nicht langer Zeit siegte er an den Nemeen (Nationalspielen) im Ringfaustkampf.»

Interessant ist, dass diese subtile Heilmethode in der Spätzeit verflachte und gleichsam routinemässigen Handlungsanweisungen wich (424).

Bisherige Vorstellungen und Forschungen über den Tempelschlaf

Es wird angenommen, dass die Kranken, von Priestern und Helfern betreut, in einem Heilraum, im *Abaton,* schliefen (425). Im Traum dann erschien Asklepios dem Kranken, sprach mit ihm, gab ihm eine Heilanweisung mit Verschreibungen, die teilweise an den Asklepieien ausgeführt wurden, den Patienten aber auch durchs Leben begleiteten. Aus dem spärlichen historischen Belegmaterial, das von den Patienten stammt, speziell aus den erwähnten Votivinschriften, lässt sich folgendes Tempelschlafgeschehen beim schlafenden Patienten rekonstruieren (425):

«Die leichte Berührung, die 'Handanlegung' (durch Asklepios) … ist fast schon das äusserste an 'Wunderbarem', was im Asklepieion geschieht. Der Gott hilft allein durch die Macht seiner Gegenwart … In den meisten Fällen aber verfährt er so, *wie es die Kranken von den Ärzten gewohnt waren: Asklepios fragt seinen Patienten nach dem Leiden, untersucht ihn, operiert oder behandelt ihn auf andere Weise,* gibt ihm ein Medikament und Anweisungen, wie er sich später verhalten solle. Und zu guter Letzt präsentiert er noch die Rechnung.»

Das Vorgehen bei dieser «Wunderheilmethode» hat schon in der Antike zynische Bemerkungen ausgelöst, in heutigen Kommentaren auch Spekulationen, ob etwa doch Ärzte, nicht nur Asklepios, mit im Spiel waren (425):

«Die Parallelen zur zeitgenössischen Medizin sind unübersehbar … . Hat Asklepios gewissermassen Seite an Seite mit Hippokrates praktiziert? Vielleicht übertrugen die Kranken, wie EDELSTEIN annimmt, *ihre Erfahrungen aus der vorangegangenen Behandlung durch Ärzte auf ihre Träume,* zusammen mit ihren Hoffnungen und Wünschen. … So ist denn vielfach die Frage gestellt worden, ob die Priester … mit eigenen Eingriffen dem Wunder heimlich oder offen nachgeholfen, letztlich priesterlichen Kurschwindel betrieben hätten.»

Das Geheimnisvolle, das diesem Tempelschlaf anhaftet, kommt in den Kommentaren gut zum Ausdruck. *Dass jedoch die Therapeutik der subtilen Ebenen überhaupt Mysterium war* (vgl. *Eid,* 4.7), *vergessen wir sehr oft.*

266

Neue Hypothesen und Forschungen zum Tempelschlaf

Der Tempelschlaf erscheint mir nun durch die Dekodierung der Prodiagnose-Methode wie auch durch die moderne Hypnoseforschung besser nachvollziehbar (BONGARTZ). Es sind hier folgende neue Aspekte relevant:

– *Das Heilen unter Hypnose:* Das vierte *Diätetik*-Buch, das von den «Träumen» und der Prodiagnose handelt, trägt den griechischen Titel «*peri en-hypnion*» (Träume, Traumbilder, 369). Es scheint sich dabei um die Kodierung eines *induzierten Schlaf-Traumzustandes* zu handeln, wie unser Begriff «Hypnose» dies immer noch anzeigt. Aus dem Zusammenhang kann eine damals neue Methode des *Auralesens in Trance* entschlüsselt werden (4.4.2.2). Und entsprechend sind auch Heilberichte aus den Asklepieien überliefert, wo dieser Trance-Zustand angedeutet wird: Ein gewisser Marinus und ein Aristides bezeichneten je den Zustand, in dem ihnen Asklepios erschien als «*zwischen Schlaf(en) und Wachen*» und letzterer noch ausführlicher (426):

«manchmal wie in einem Traum, manchmal wie in einer Wachvision».

Die Hypothese einer hypnotisch-kultischen Behandlung beim Tempelschlaf hat auch KRUG geäussert (425):

«Aber für den Verdacht, dass die Priester im Schutz der nächtlichen Dunkelheit im Abaton, vielleicht mit *Hypnose oder Betäubungstränken* die Operationen ausführten, die sie danach als «Wunder» ausgaben, haben wir keinen Beweis ...»

– *Die kultische Hypnose der Asklepiaden:* Die meisten heutigen Interpreten bemühen sich, nur das aufkommende Rationale in der hippokratischen Heilkunst zu sehen (420) und Medizin und Tempel zu trennen. Dies ist vermutlich eine *Projektion unserer eigenen kulturellen Situation*, wo etwa ein von Ärzten in einer Kirche ausgeführter Heilkult eigenartig anmuten würde. Die Heilkunst der Hippokratiker dagegen war noch stark mit Spiritualität und Kult verbunden (vgl. *Eid*, 4.7), wie auch die *griechische Gesellschaft und Politik kultisch organisiert waren*. Der Kult gehörte wesentlich zur Identität eines Bürgers (vgl. Poliskult, 427).

Ich nehme nun an, dass in hippokratischer Zeit noch eine *Verbindung zwischen der alten Priestermedizin und den Asklepiaden* bestand. Der in anderen Kulturen (z.B. in Indien) beobachtbare Gegensatz zwischen den Priesterärzten und den «unerleuchteten Berufsärzten», die keine Ritualhandlungen vollzogen, scheint in Griechenland nicht in diesem Sinne bestanden zu haben (428): Die Hippokratiker waren in der philosophischen Weisheitstradition verwurzelt. Ferner ist auch an einen Einfluss der *ägyptischen Prie-*

stermedizin auf die griechische Heilkunde zu denken. Die Hippokratiker distanzierten sich vehement von den ungebildeten Wanderärzten und Sühnepriestern, Katharten und Scharlatanen, nie jedoch vom *Tempel, von Ritualen und Spiritualität* (432)! Folgerichtig wird die *Priestermedizin*, neben der philosophischen Weisheitstradition, bisweilen als eine weitere *Grundlage der griechischen Medizin* betrachtet, wie dies auch hippokratische Belegstellen antönen (428):

«Vor den Gottheiten verneigen sich die Ärzte; denn die Heilkunst hat nur beschränkte Macht.»

Die geheime Trancemethode kann sehr wohl kultisch vollzogen worden sein: Neben den therapeutischen Vorkehrungen werden nämlich immer auch *Gebete zu verschiedenen Gottheiten* erwähnt (4.4.2.2; 403). Ferner wird – im Gegensatz zum magischen Heilen – festgestellt, es sei gut, zu den Gottheiten zu beten, aber man müsse vorerst das Nötige als Arzt tun. Dies scheint mir auf die in den Texten immer wieder beobachteten zwei Phasen hinzuweisen: *Therapie wirkt einerseits durch alle Ebenen hindurch bis ins Somatische, nach «unten», und ist andererseits eingebunden in die Spiritualität als Ausrichtung auf das grosse Gesetz, nach «oben».*

–   *Der koische Tempel-Heilkult:* Neue Forschungen der ägyptischen Kulte bringen Belegmaterial einer gut etablierten, *älteren Tempelschlaftradition* (MERKELBACH, BONGARTZ): Bei schweren Entscheidungen, in Notfällen und Krankheiten suchten die Menschen Weisung der Gottheiten im Traum. Sie begaben sich in den Tempelbezirk zum *Inkubations-Schlaf*, wobei Priesterärzte die Kranken berieten. Auch in den *Mysterienkulten* waren Träume und auch der hypnoide Zustand von grosser Bedeutung (429). Von der Isis-Tradition wird berichtet (429):

«(In den Isis-Tempeln) wurden die Kranken von Priestern in einen neuntägigen, «magnetischen» Schlaf versetzt, in dem ihnen im Traum die Göttin Isis erschien, die Diagnose stellte sowie Anweisungen für die Behandlung gab. Die Tradition des Tempelschlafs wurde im Griechenland der Antike aufgegriffen. Dort finden wir Tempel, die dem Asklepios geweiht sind. Die berühmtesten waren die in Epidauros, Pergamon und Kos. ...»

Innerhalb einer solchen älteren Tempelschlaf-Tradition könnten dann die hippokratischen Ärzte ihre spezifische Trancebeandlung entwickelt haben. Gerade in Kos war ja auch die Bindung der berufsmässigen Ärzte, der Asklepiaden, an den Asklepioskult ausgeprägt und stärker als an anderen Asklepieien (430):

«Dazu trugen besonders die Asklepiaden bei, deren genealogische Verknüpfung es geradezu erforderte, dass sie sich am Kult ihres Stammvaters beteiligten. Die feierliche Prozession am jährlichen Asklepiosfest in Kos wurde denn auch *von den Asklepiaden angeführt.*

268

So stellt sich hier wieder die Frage, ob die … Heilungen mit Hilfe ausgebildeter Ärzte vorgenommen wurden, *in einem wechselseitigen Geben und Nehmen von Erfahrungen und Traditionen.*»

Im Asklepieion zu Kos haben die Asklepiaden, die koischen Arzt-Therapeuten, folglich sowohl kultischen Festlichkeiten vorgestanden (430) wie auch daselbst Rituale vollzogen (432). Zusätzliche kultische Informationen bringt die Neuinterpretation des Eides als *Initiationsritual,* das dann auch im Asklepieion gefeiert worden wäre (4.7). Es besteht also keine Schwierigkeit mehr, die *Hippokratiker mit Ritualen im Tempel* zu verbinden. Und mit Heilritualen? Am weitesten ging der Altphilologe und Hauptentdecker des Asklepieions in Kos, R. Herzog, der sogar (431)

«in der koischen Ärzteschule die wahre asklepische Tempelmedizin» sehen wollte.

Hinweise aus dem *Eid* und der Prodiagnose *bringen mich nun zu folgender Hypothese:* Die geheime koische Trancemethode wurde *kultisch und im Asklepieion* vollzogen. Bereits die Ritualformel «kata tropon» am Anfang und Ende der Trancephase und die Einbindung in «Gebete» zu verschiedenen Gottheiten lassen an einen Heilkult im Tempel denken.

In der (authentischen) hippokratischen Schrift *Von der Heiligen Krankheit* wird der rituelle Gang zum Tempel erwähnt. Es geht zunächst um die vehemente Verwerfung des magischen Konzeptes einer «Verunreinigung» (*miasma*) durch göttliche Energie und dann – besonders interessant – um Hinweise bezüglich *reinigender Kulthandlungen der Hippokratiker* (432):

«Aber wenn ein solcher Mensch von anderer Seite befleckt werden oder etwas erleiden sollte, dann müsste er doch eher von «der Gottheit» gereinigt und entsühnt (*kathairesthai* und *hagnizesthai,* 409, 3.T.), als von dieser befleckt werden. Denn die ärgsten Frevel und ruchlosesten Taten, die «werden doch gerade durch die *göttliche Sphäre* getilgt und entsühnt, und sie ist es, die uns zur reinigenden Essenz wird». Wir selber setzen ja die Grenzen um die Tempel und die heiligen Bezirke fest, damit sie niemand überschreitet, wenn er nicht «heilig» und rein ist. *Und wenn wir in ein Heiligtum eintreten, dann besprengen wir uns mit geweihtem Wasser,* nicht, als ob wir irgendwie befleckt wären (Aussenschicht), sondern für den Fall, dass wir noch von früher einen Makel an uns haben sollten (Innenschichten), «darum weihen wir uns» (255).»

Diese Stelle passt sehr schön zur Tranceeinführung mit der Formel «heilig und rein» und zur *Eid*-Formel «heilig und rein», die auf kultische Katharsis und Weihen hinweisen (414, 3.T.). Auch lassen sich die Reinigungspraktiken der *Diätetik* wiederum mit der subtilen «Katharsis» durch das geweihte Wasser verbinden (4.4.2.2). Auf bildlichen Darstellungen griechischer Heilpraxis (betastende und schauende Verfahren) wird der Patient liegend *und der Tempel öfters mit einem Symbol abgebildet* (Abb. 15, Amphiaraos-Tradition).

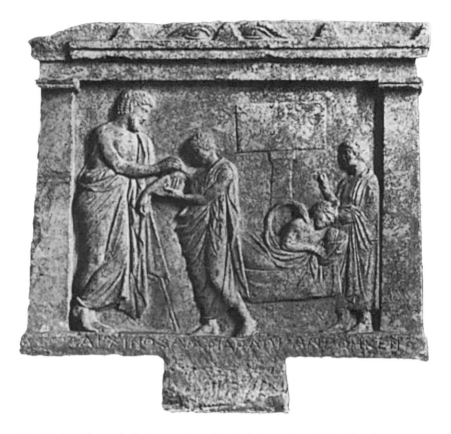

Abb. 15. Amphiaraos heilt den Archinos (Ende 5. Jh. v. Chr.). Weihrelief, das den «Tempelschlaf» darstellen soll. Die rechteckige Tafel auf dem Sockel hinter dem liegenden Archinos symbolisiert den Heiltempel (Amphiareion).

Dazu passt der erwähnte Patientenbericht von einem Zustand zwischen Traum und Wachvision (426). Das Heiligtum (*hieron*), das in Kos für solche kultische Praxis der Hippokratiker in Frage kam, war das alte Heilzentrum, das Asklepieion (432). Bekanntlich haben sich die Heilwilligen an den Asklepieien über längere Zeit auf ihr Heilwerden vorbereitet.

Aus all diesen Zusammenhängen besteht kein grundsätzliches Hindernis mehr zur Annahme, die Asklepiaden hätten im Asklepieion zu Kos kultisches Heilen in Trance vollzogen.

– *Das Schweigen über das Heilmysterium:* Die Interpretation der kultischen Trance lässt sich auch mit dem *Eid* und seinem sog. *Berufsgeheimnis* verbinden: Alles, was der Therapeut vom Patienten in der Therapie und sonst wahrnimmt, soll in «heiliges Schweigen» gehüllt sein (4.7.3.8).

270

In den Mysterienkulten hatten sich die Beteiligten über die Zeremonien sowie auch über das rituelle Umfeld wie Räume, Gebete, Salben, Devotionalien auszuschweigen. Beim Heilkult der Hippokratiker – der als Mysterium verstanden wurde – galt dieses Gebot wohl nicht nur für die Arzt-Therapeuten, sondern auch für die Heilungsuchenden! Folglich ist anzunehmen, *dass die Patienten der Hippokratiker ihre Heilerlebnisse nur verhüllt weitererzählten.* Dabei wäre das von ihnen erlebte Mysterium mit «Traum» oder «Tempelschlaf» kodiert worden. Und diese Verhüllung der Heilberichte wäre dann die Grundlage des «Geheimnisses» um den Tempelschlaf geworden.

Meine Rekonstruktion im Ablauf des koischen Tempelschlafes

Zunächst wurde eine leichte Trance induziert (426), in welcher der Arzt-Therapeut mit dem Patienten sprach, ähnlich wie in hypnotischen Behandlungen bis in unsere Zeit (CHARCOT, ERICKSON). Vielleicht suggerierte er dabei das Bild des Asklepios (433). Dann erfolgte eine bildlose tiefe Trance: Hier schaute der Arzt-Therapeut nur noch die Energieformationen der Aura und palpierte den Patienten möglicherweise diagnostisch (434). Die daraus gewonnenen Informationen erlaubten ihm die Formulierung der *Prodiagnose.* Dieselbe wurde dann dem Patienten – vielleicht in wieder oberflächlicherem hypnotischen Zustand – mit Bezug auf Asklepios mitgeteilt. Es wurden ihm ferner Heilanweisungen gegeben, die als *posthypnotische Suggestionen* wirken mussten.

Diese Vorgänge formten die Patienten dann zu *Heilberichten* (*iamata*), wonach Asklepios ihnen erschienen sei, mit ihnen gesprochen, gar ihnen die Hand aufgelegt und bestimmte Heilanweisungen gegeben habe.

Befolgte ein solcher Mensch diese orakelhaften Anweisungen, erhoffte er sich wohl über seine Heilung hinaus eine bessere Lebensqualität (435), da die Prodiagnose ja auch die zukünftigen Lebensbedingungen miteinschloss. Jedenfalls musste allein schon das hochenergetische (gr. *dynaton*) kultische Geschehen an sich Heilwirkung haben.

Demzufolge könnte der Schlussgedanke zur Prodiagnose (*Diätetik*) auch für deren Anwendung im «Tempelschlaf» gelten (435):

«Wer das, wie ich beschrieben, weissagend (oder als Weissagung) befolgt, wird sein Leben in Gesundheit leben; und mir hat sich diese diätetische Vorgehensweise (= die Prodiagnose) offenbart, so stark und wirksam (hochenergetisch), wie sie ein Mensch finden kann, mit Hilfe der Gottheiten.»

Schlussfolgerung zum Tempelschlaf: Vermutlich bestand eine ältere Tempelschlaftradition auch am koischen Asklepieion. Diese wäre von den Hippokratikern weitergeführt, jedoch verfeinert worden. Denn durch die De-

271

kodierung der hippokratischen Prodiagnose lässt sich der Tempelschlaf neu interpretieren und als subtil-energetische Diagnose- und Therapiemethode innerhalb eines Heilkultes verstehen:

> Der Tempelschlaf scheint in hippokratischer Zeit spezifisch die Pro-
> diagnose und Trancebehandlung beinhaltet zu haben (436).

4.5 Die Säftelehre

4.5.1 Allgemeines

Die hippokratische Medizin wird sehr häufig in ihrem wesentlichen Gehalt als «Säftelehre» oder reduktionistisch als «Humoralpathologie» bezeichnet (31, 1.T.). Lat. *humor* entspricht gr. *chymós*, das in der Medizintradition mit dt. *«Saft»* wiedergegeben wird. Unter den «Säften» der hippokratischen Zeit werden die Phänomene «Blut», «Schleim», «schwarze Galle», «gelbe Galle» zusammengefasst. Man fragt sich dabei, warum von den vielen Körpersäften gerade zwei Gallesäfte bedeutsam waren, vor allem die schwarze Galle, die es materiell nicht gibt. Aus einem heutigen somatisch-medizinischen Verständnis heraus wird dann die «Säftelehre» oft als «abstruse Physiologie» bezeichnet. Ärzte erwähnen, dass die heutige Medizin *«nicht mehr an die Theorie der Körpersäfte glaubt»* (1). Dies ist durchaus richtig, wenn die «Säfte» nach heutigem Verständnis der physiologischen Körpersäfte interpretiert werden.

> Bei dem, was die Griechen mit «chymós» bezeichneten, handelte es
> sich jedoch wiederum nicht um Körperflüssigkeiten nach unserem
> organ- und zellularbiologischen Verständnis, sondern vielmehr um
> Theorien bezüglich der *Grundenergien,* der energetischen Phasen,
> die auch heute noch die subtileren Persönlichkeitsebenen mitbe-
> stimmen (4.3.3).

Es sind also energetische Modelle, die jedoch holistisch als auf allen Ebenen wirksam verstanden wurden. Da die Begriffe der alten Säftelehre heute nur noch materiell definiert sind (Blut, Galle, Schleim), besteht bei Übersetzungen aus der Antike immer die Gefahr des Abgleitens auf die rein somatische Ebene. *Werden die alten Heilkonzepte jedoch nur somatisch gedeutet, schaf-*

fen sie Verwirrung. Folgerichtig wurde für die analoge Situation der ayurvedischen «Säftelehre» vorgeschlagen (2; 6), in den Übersetzungen nicht die deutschen «Säftenamen», sondern die indischen Begriffe direkt zu verwenden. Dieses Vorgehen eignet sich jedoch für die mit der ayurvedischen verwandten griechischen «Säftelehre» weniger, da die griechischen Begriffe bereits medizinisch-somatisch «besetzt» sind (z. B. Häma-, Cholera, Phlegm-). Vermutlich wurde deswegen in der Temperamentenlehre – die auf denselben griechischen Konzepten basiert – zum lat. «Sanguiniker» statt gr. «Hämatiker» gegriffen. Ich werde demzufolge die deutschen «Säftenamen» verwenden, jedoch in Anführungszeichen (also «Säftelehre», «Blut», «Galle», «Schleim»).

Die «Säftelehre» ist in der griechischen Tradition seit Heraklit bezeugt (6. Jh. v. Chr.); sie kann jedoch noch viel weiter zurückverfolgt werden (3):

«Freilich reichen gerade einige sehr fest eingewurzelte medizinische Theoreme, wie etwa die Lehre von den Körpersäften, weit über die griechische Zeit bis in die Hochkulturen des Alten Orients, nach Iran, Indien und Babylonien zurück.»

Folglich handelt es sich bei der griechischen «Säftelehre» um sehr alte energetische Heilkonzepte, die in der *Temperamentenlehre* bis in unsere Zeit überlebt haben. KRUG meint (4):

«Die Wiederaufnahme hippokratischer Lehren in der römischen Kaiserzeit durch Galen von Pergamon über die arabische und mittelalterliche Medizin verschaffte der Viersäftelehre Geltung bis in die jüngste Vergangenheit.»

Zum *Wortfeld* von gr. *chymós* gehört *cheo(mai)*:

giessen, sich ergiessen, ausströmen, schmelzen (sich mischen!), sich verflüssigen, fliessen lassen, Trankopfer spenden usw. (LIDDELL & SCOTT; KLUGE; 266).

In der Heilkunst ist das Verb bedeutsam im Sinne von «*Energien ausgiessen, übertragen*». Es erscheint gleichsam als *Kodewort für subtile Energietherapie* (473). Mit diesem Verb wurde auch das Statuen-Giessen bezeichnet, was wohl kinästhetisch als Strömen der Energien nachempfunden werden konnte, allenfalls auch in einem «alchimistischen» Prozess (232, 2.T.).
Vom selben Stamm kommt gr. *chylós*:

Dekokt, auch Saft aus Verdauungsprozessen, heute noch «Darmlymphe», womit Störendes, Überflüssiges *ausgeleitet* wurde (251, 2.T.).

Und ferner gehört in dieses Wortfeld eben die *«chym(e)ia», die Lehre von den «chymoi»*. Die subtileren Erfahrungsweisen der «Säfte» – wie «*chymische Hochzeit*» oder «*Al-chimie*» (84; 266) – sind für uns heute kaum mehr nachvollziehbar. Entsprechend wurde auch *Chymus* («Saft») in der Medizin zur Bedeutung «Speisebrei im Magen/Dünndarm» und zu *Chymosin* (Labferment) materialisiert. Eine andere holistische Bedeutung hat sich im lat. Lehnwort «*Humor*» erhalten.

Mit letzterem lässt sich ein Brückenschlag zur «Säftetypologie», nämlich zur «Temperamentenlehre», machen (4.6). Sie ist noch heute in Begriffen bekannt, die die alte «Säftelehre» abbilden: als *Sanguiniker* (lat. *sanguis* = «Blut»), *Choleriker* (gr. *cholé* = «Galle»), *Phlegmatiker* (gr. *phlegma* = «Schleim») und *Melancholiker* (gr. *mélaina cholé* = «schwarze Galle»).

> Auf mehrschichtigen Beziehungen zwischen Temperamenten, Charakterbildungen, Körperbau und auch Geisteskrankheiten basiert die heute umstrittene *Typologie* KRETSCHMERS (Pykniker, Leptosom, Athlet). Mit den Voraussetzungen der alten *holistischen Typologien* könnte sie jedoch *energetisch formuliert* und so besser verstanden werden (vgl. WILLI/HEIM, 5).

Wollen wir nun diese «Säftelehre» nachvollziehen, um vielleicht Konzepte in unsere heutige Therapeutik zu übernehmen, müssen wir uns weiter in die energetische Heilkunde vertiefen. Naheliegend sind Vergleiche mit der «Säftelehre» des *Ayurveda*, wo seinerseits Verbindungen zur griechischen «Humores-Lehre» gemacht werden (6):

«Die drei doṣas, *tridoṣas*, werden oft mit «drei Säfte» übersetzt, in Analogie mit der heute üblichen Interpretation der *griechischen «Humorlehre». … In Wirklichkeit sind sie gar keine «Säfte»,* sondern bestimmte physiologische Grundkräfte – was man auch einsieht, falls man sich die Mühe macht, *die Definitionen in den alten Schriften genau und vorbehaltlos zu studieren.* Wir werden deshalb diese Übersetzungen nicht mehr gebrauchen. Wörtlich sind sie zwar nicht falsch, nur sind diese Bezeichnungen daraus entstanden, dass diese physiologischen Grundkräfte mit den entsprechenden Körpersubstanzen funktionsmässig verknüpft sind.»

Diese Aussage kann auch für die hippokratische «Säftelehre» stehen, nur müsste der Begriff «physiologisch» (2.2), der ebenfalls aus der nachmaligen Somatisierung stammt, weggelassen werden. Meiner Meinung nach handelt es sich um *energetische Grunderfahrungsweisen im Menschen.* So spricht z. B. Aristoteles von der «Energie der schwarzen Galle» (7). Auch die *chinesische* und die alte *mongolische Medizin* kennen eine «Säfteerfahrung», die *tibetische Medizin* hat sie aus dem Ayurveda übernommen (8).

In Anlehnung an die übergreifende transkulturelle Systematik (3) gehe ich grundsätzlich von folgenden holistisch verstandenen griechischen «Säftedefinitionen» aus:

274

- «Blut» = Bewegungs- oder Fliessprinzip,
- «Galle» = Umwandlungs- und Transformationsprinzip («anabol» und «katabol», auf allen Ebenen),
- «Schleim» = Festigkeits- und Stabilitätsprinzip (Abgrenzung, Stärke, Immunität).

Da die Tradition des Ayurveda nicht unterbrochen worden ist, seine Konzepte heute auch im Westen verfügbar sind und in der somatischen Medizin diskutiert werden, möchte ich die hippokratische «Säftelehre» durch eine vergleichende Darstellung der ayurvedischen «Säftelehre», der sog. *Tridoṣa-Lehre*, beleuchten. «tridoṣas» meint «drei Übel», weil aus den Ungleichgewichten «Übel» entstehen können. Eine entsprechende Pathologisierungstendenz hat auch die griechische «Säftelehre» erfahren, die vielfach als *Humoralpathologie* bezeichnet wird (9).

Es bestehen offensichtliche Entsprechungen der alten griechischen «Dreisäftelehre» mit der ayurvedischen «Tridosa-Lehre»:

griechisch (vorhippokratisch)	ayurvedisch
«Blut»	«Wind»
«Galle»	«Galle»
«Schleim»	«Schleim»

Die Vergleichbarkeit der Konzepte wird auch von Ayurveda-Spezialisten bestätigt (6). Wir finden allerdings griechisch *«Blut»* anstelle von ayurvedisch *«Wind»* (mongolisch ebenfalls «Wind». Suchen wir nun das den beiden Gemeinsame, bringt uns dies der alten Erfahrungsweise der «Säfte» näher: *Das, was «Blut» und «Wind» verbindet, ist das Fliessen, das Fliessprinzip.* Ich folgere daraus, dass sowohl griechisch «Blut» wie ayurvedisch «Wind» *emblematisch verwendete Begriffe* sind (vgl. DWARAKANATH, 6). Das «Blut» der «Säftelehre» darf daher ebensowenig mit unseren somatischen Vorstellungen von Blut gleichgesetzt werden wie der «Wind» im Ayurveda mit «Blähungen» (9). Andererseits war es aus diesem energetischen Erfahren möglich, dass im Griechischen – für uns heute eigenartig – z.B. in den «Arterien» (holistisch) *sowohl «Blut» wie Pneuma zirkulieren konnten* (10). *Die «Säftelehre» gehört eben nicht zu den somatischen Konzepten, sondern zu den energetischen.* Das nicht mehr holistisch verstandene Blut konnte zu «Blut und Boden» materialisiert und eingeengt werden. Das Missverständnis artete im Nationalsozialismus zu perversesten arischen Bluttheorien und Völkermord aus (11)!

Das «Blut» als Phänomen des Fliessens werden wir wieder in den Heilritualen antreffen, wo der Wein zunächst das gute Fliessen der Energien im Gruppenkörper symbolisiert und so als «Blut» bezeichnet werden konnte.

In entsprechender Weise müssen auch die anderen «Säfte» verstanden werden. Sie unterscheiden sich voneinander in der Beschaffenheit, die energetisch gesehen verschiedenen Systematiken zugeordnet wurden: farbliche Ausstrahlung (vgl. schwarze und gelbe «Galle», 12), *Geschmack, Wärme-Kälte, Feuchtigkeit-Trockenheit*, auch *Yin-Yang-Aspekte* usw. Die Unterschiede wurden auch ertastet (193).

Um uns die griechischen «Säfte» näherzubringen, lasse ich zunächst die «Säftebeschreibungen» aus dem Ayurveda sprechen und ergänze sie (zwecks Verständlichkeit ersetze ich ayurv. «Wind» durch gr. «Blut»). Die griechische «Dreisäftelehre» erscheint besonders anschaulich in der Schrift *Von der Heiligen Krankheit* (Epilepsie).

4.5.2 Das «Blut» (gr. haima)

«Blut» ist immateriell, ist Bewegung, ist das *Prinzip des Fliessens*. Es bedeutet Kommunikation und Steuerung zwischen verschiedenen Energieebenen, zwischen Sinnesorganen und Psyche (Nervensystem und subtil-energetischen Wahrnehmungsbereichen), zwischen Körperbewegung, Körperfunktionen und Psyche sowie zwischen Mensch und Umwelt. Es ist die lebenswichtigste Verbindung vom Physischen zum Psychischen und Spirituellen, die alle Vorgänge, speziell auch die Atmung, steuert (mit der Atmung wird Pneuma in Umlauf gebracht). Lähmungen sind denn typisch für «Blut»-Disharmonie (13).

«Blut» wirkt auch auf «Galle» und «Schleim» und ist somit im gesamten Energiehaushalt und Energiegleichgewicht (vgl. Krasen) von vorrangiger Bedeutung. «Blut» erhält sehr viele verschiedene «Unterqualitäten», je nach Ebene, wo es aktiv wird. «Blut» muss auch die Vitalisierung (Kreislauf) im ganzen Körper aufrechterhalten (13).

Das «Blut» scheint also für die *energetische Zufuhr, auch für das Bewusstsein*, verantwortlich zu sein. Ferner ändert sich die Qualität der «Blutphase» gemäss ihrem Wirken in den *verschiedenen Funktionsbereichen und Energiefeldebenen*. In der ayurvedischen Systematik werden folgende Qualitäten für «Wind»/«Blut» unterschieden, die jedoch für die «Säftelehren» allgemein typisch sein dürften (14):

– *lebenserhaltende* Qualität (Gehirnbereich),
– *aufsteigende* Qualität (Kehlkopfbereich),
– *durchdringende* Qualität (Herzbereich, vgl. «Herzblut»),
– *feuerbegleitende* Qualität (Magenbereich),
– *abwärtsgehende, ausscheidende* Qualität (Beckenbereich).

Entsprechende Veränderungen erfahren alle «Säfte» auf ihrem Weg durch die menschlichen Energiefeldebenen und weisen auf die *Transformations- und Subtilisierungsmöglichkeiten* hin.

Wie das «Blut» soll auch das Pneuma nach griechischer Gesundheits- und Krasenlehre glatt und ungestört durch die «Gefässe» – besser holistisch «*Kanäle*» – und durch den ganzen Leib hindurchströmen (Theophrast). Die damit verbundene Atempraxis wird etwa als «*Verfeinerung des Atems*» wahrgenommen. In hippokratischen Texten lesen wir darüber (15):

«Durch diese 'Kanäle' ziehen wir auch den grössten Teil des 'pneuma' ein. Denn diese sind Luftlöcher unseres Körpers, durch die wir Luft in uns hineinziehen und in den übrigen Körper durch die feinen 'Kanäle' leiten; sie bringen Erfrischung und 'befreien'.»

Das Pneuma kann also als «*Erfrischung*» und «*Befreiung*» erfahren werden, als Regenerieren und Loslassen in der alten Übungspraxis. Eine bekannte Stelle von GOETHE deutet dies ebenfalls an (16):

«Im Atemholen sind zweierlei Gnaden:
Die Luft einziehn, sich ihrer entladen.
Jenes bedrängt, dieses erfrischt;
So wunderbar ist das Leben gemischt …»

«Wind» im Ayurveda ist nun essentiell identisch mit ind. *prana*, der universellen Lebenskraft. *prana* wiederum entspricht dem griechischen *pneuma* (vgl. 3.1.4; 17). Damit leite ich folgende Proportion ab, die zum Verständnis von «Blut» miteinbezogen werden muss:

«Wind» : *prana* = «Blut» : *pneuma*

Pneuma (Atem) ist der Begriff, der am deutlichsten die verschiedenen Seinsweisen des Menschen aufzeigt: die materiellen und die energetischen. Indem eingeatmet wurde, wurde Pneuma *vorwiegend in seinem energetischen Aspekt* wahrgenommen, als Fliessen der Lebenskraft im Energiefeld, als «Pneuma aus der Luft» (386, 2.T.). Energieübungen im Sinne «*holistischen Atmens*» waren an der Tagesordnung, wie folgende hippokratische Stelle andeutet (18):

«Denn wenn der Mensch den Atem (*pneuma*) in sich einzieht, kommt dieser zuerst in das Gehirn, und so verbreitet sich die Luft in den übrigen Körper, nachdem sie in dem Gehirn ihre «höchste Blüte» zurückgelassen hat und alles was immer Denkvermögen und Erkenntnisfähigkeit besitzt.»

Später ist dieses holistische Atmen in der abendländischen Kultur weitgehend verlorengegangen.

Es wird heute z. B. als *holotropes Atmen* wiederentdeckt (mit Musik, GROF).

> Die Atemerfahrung ist in allen alten Kulturen eminent wichtig, gleichsam als *somato-psychisches Übergangs- oder «Quantenphänomen»*: Die Wahrnehmung des materiellen Luftphänomens geht in das Erleben von Vitalenergie über, so dass dies heute etwa mit einem «Quantensprung» verglichen werden kann. Der indisch-amerikanische Immunologe und Ayurveda-Arzt D. CHOPRA verwendet den Begriff «Quant» auf der Humanebene in dieser Weise (19). Ganzheitliches, «holotropes» Atmen belebt alle Seinsebenen des Menschen und wird in der Psychotherapie zum «Auffinden» von Erinnerungen, Traumen, Emotionen spezifisch eingesetzt.
>
> Rhythmen, besonders das Atmen, können als «Trägerwelle» für holistisches Wahrnehmen verstanden werden und sind heute m. E. als wichtiges psychosomatisches Phänomen zu diskutieren (vgl. 4.4.2.3).

Dieses holistische Atemphänomen sollte in den deutschen Übersetzungen systematisch (!) *als «pneuma»* belassen bzw. als *Atem* (nicht Luft) wiedergegeben werden und das Wissen darüber *als Pneumalehre oder Pneumatik* (20; vgl. 3.1.4). Gr. *aer* dagegen sollte als *Luft* bezeichnet werden, wodurch viele Stellen im hippokratischen Schrifttum eindeutiger würden (15; 386, 2.T.).

Nach griechischer Konzeption waren die Luft, aber auch das Blut, Träger des Pneuma und konnten gemeinsam in Kanälen oder einem Kanalsystem zirkulieren (hippokratische Pneumalehre, 11). In diesem Zusammenhang gehört auch das Modell des Empedokles, wonach sich das «Blut» in den «Kanälen» auf und ab und von innen nach aussen bewegt, in einem Synergismus mit dem Atem (3.1.4; 21):

«Bewegt es sich nach unten, so füllt die durch Mund und Nase eindringende Luft die entstandenen Hohlräume, strömt es zurück, dann entweicht die verdrängte Luft, und durch das Gleichgewicht der beiden atmet der Mensch.»

In diesem Modell und in den darauf beruhenden Textstellen ist also durchgehend *das Fliessen im Energiefeld relevant*. Ähnliches wird auch in der alten chinesischen Medizin beobachtet, wo in den Kanälen ebenfalls Lebensenergie (*chi*) und Blut zirkulieren. Sie sind jedoch deswegen nicht «reine Phantasiegebilde», sondern gehören zum *energetischen Kanalsystem* (22). Sie basieren auf der energetischen Wahrnehmung und Beobachtung, die von verschiedenen Menschen in gleicher Weise wahrgenommen werden, ferner transkulturelle Entsprechungen haben und somit subtil «validierbar» sind! Vermutlich gerade wegen der grossen Bedeutung der holistischen Erfahrung wurden in der Antike *weder der Blutkreislauf noch der Atemkreislauf somatisch korrekt interpretiert.*

Das «Blut» der alten «Säftelehren» erscheint also, wie gesagt, vorwiegend als Symbol des Fliessens, als *Energiekonzept par excellence.* Im Ayurveda kann «Wind» in Über- oder in Unterfunktion wahrgenommen werden (23); im Griechischen entspricht dies «warmen» oder «kalten Blutprozessen» (vgl. 4.6).

In einem Beleg der «(Vier)säftelehre» aus dem 2., spätestens 3. Jh. n. Chr. ist die «pneumatische» Bedeutung von «Blut» erwähnt, ferner erscheinen die «Säftephasen» in Resonanz mit den «Elementarenergien» und den «Energiequalitäten» (24):

«Die Luft ist warm-feucht, das Feuer warm-trocken, die Erde kalt-trocken, das Wasser kalt-feucht. Jedem dieser Elemente 'gleicht' ... eine der 'Grundenergien' des Organismus: *das Blut der Luft,* die gelbe Galle dem Feuer, die schwarze Galle der Erde, das Phlegma dem Wasser.»

Und noch in einem frühmittelalterlichen Text, der die «Säftelehre» darstellt, finden wir vorrangig «Blut»–Pneuma (und die weiteren «Säfte») zusammen mit der «Horen»-Systematik (25):

«Es gibt nämlich vier Säfte im Menschen, die die unterschiedlichen Elemente (Elementarenergien) nachahmen; jeder nimmt in einer anderen Jahreszeit zu, jeder ist in einem anderen Lebensabschnitt vorherrschend. *Das Blut ahmt die Luft nach, nimmt im Frühling zu und herrscht in der Kindheit vor.* Die gelbe Galle ahmt das Feuer nach ...»

Eine transkulturelle Bestätigung dieser alten Wertigkeit von «Blut» sehe ich im christlichen *Abendmahlsritual.*

Die Wirkebene der alten Rituale war das menschliche Energiefeld. Ein Ziel rituellen Tuns bestand darin, das Energiefeld des einzelnen in einen sog. «Gruppenkörper» überzuführen (ANZIEU). Dadurch sollten die Energien verstärkt zum guten Fliessen und zur guten Mischung kommen. In dem Sinne war *jedes Ritual auch Heilpraxis.*

Energetisch betrachtet wird die Ritualgruppe zum verschmolzenen Energiefeld (Gruppenverstärker – «kumulativer Feldeffekt», 96, 1.T.). In dieses über den *Atem* verbundene Feld strömt nun kosmische Energie durch Anleitung des Ritualmeisters oder der Ritualmeisterin. Dieser Prozess wird in Gang gebracht und unterstützt durch *rituelle Worte,* aber auch durch *sichtbare, symbolhafte Gesten,* besonders auch durch das Zirkulierenlassen eines *Bechers mit Wein* (im ganzen Mittelmeerraum gab es Trinkrituale, gr. = *symposion*). Der Wein ist als Flüssigkeit subtiler materieller Hinweis auf das Fliessen der Energie zwischen den verschiedenen Ritualteilnehmern bis in höchste ekstatische Zustände (Spirituosen, 26). Im platonischen *Symposion* finden wir den Vergleich der Symposiasten mit Bechern, die mittels eines Wollfadens verbunden sind (27). Dieses Fliessen der Energie, symbolisiert und angeregt durch den Wein, liess nun noch eine weitere Deutung zu: *der Wein wurde im Ritual, das zum christlichen Abendmahl werden sollte, zum «Blut», zum «guten Fliessen», wie es in der «Säftelehre» gegeben war.* Diese Deutung ist nicht die einzige, da rituelles Tun immer *mehrfachdeterminiert* war (ein Ritual «greift» und wirkt um so stärker, je mehr Ebenen des menschlichen Energiefeldes es einzubinden, zu durchströmen vermag, 28). Sie ist jedoch hier besonders bedeutsam: Die Entsprechungsreihe *Wein – gutes Fliessen – «Blut»*, die für uns heute ohne Energiemodelle kaum mehr nachvollziehbar ist, wird klar und verständlich durch die Wertigkeit von «Blut» in der alten transkulturellen «Säftelehre». Das «Blut» wird nun in dieser dramatischen Ritualsituation als Heilkraft *verströmt* (15). Und letzterer Begriff schlägt wiederum eine Brücke zur hippokratischen Mischungslehre (266).

So knüpft die jüdisch-christliche Ritualistik an das hippokratische Konzept von «Blut» an.

4.5.3 Die «Galle» (gr. cholé)

Im Ayurveda weist «Galle» auf die Energiekomponente des *«Feuers»* (Hitze), der *Umwandlung*, des *Stoffwechsels*. Sie umfasst alle aufbauenden (*anabolen*) und abbauenden (*katabolen*) Vorgänge auf der Körperebene. Aber auch alle Umwandlungs- und Transformationsprozesse innerhalb der einzelnen Energieniveaus und von einem Energieniveau zum nächsten weisen auf das Wirken von «Galle». Wichtig für die alten Heilsysteme ist, dass sich diese Dynamik holistisch auf alle Ebenen des Seins und auf alle Funktionsbereiche erstreckt und dabei unterschiedliche Wirkung hat. Während «Galle» also in den Stoffwechselprozessen, in den Verdauungsprozessen, in den Aufbauprozessen der Gewebe wirkt, sind auch Intellekt, Gedächtnis, Einsicht, Mut und Entscheidungsfähigkeit «Galle»-Phänomene; besonders auch das *Unterscheiden zwischen gut und böse*. Das Transformationsphänomen der «Galle» zeigt sich dann in den höchsten Seinszuständen, auch im Hervorbringen magisch wirkender Energiepotentiale beim Yogi. Letztlich vollendet sich «Galle» im Übersteigen auch dieser Phänomene und aller Polaritäten zum höchsten Einheitserlebnis des *Erleuchteten*: Wer die «Galle»-Prozesse vollkommen in Gewalt habe und richtig gebrauche, sei ein Erleuchteter (29).

Wie im Ayurveda (30) so hat auch im Griechischen «Galle» mit *«Kochungsprozessen»* zu tun (gr. *pepsis*), mit *Transformationsprozessen im holistischen Sinne*. Dazu gehört auch das weitere Bedeutungsfeld von gr. *cholé* im Sinne eines «Kochens» vor *Widerwillen, Wut und Zorn* (vgl. «cholerisch», «Koller»; 4.6.4; 31).

Während die Symbolik des «Blutes» auf das Fliessen des Pneuma hinweist, so hat «Galle» mit der Erfahrung von «Feuer» und «Hitze» zu tun

(32). «Feuer» und entsprechend «Hitze» haben wir bereits als Steigerung sämtlicher Lebensfunktionen, als Erhöhung der Lebensdynamik kennengelernt (4.4.1.3).

Je nach *Funktionsbereich* erfährt auch «Galle» im Ayurveda verschiedene Qualitäten (14):

- *farbenregulierende, färbende* «Galle» (Leberbereich),
- *verdauende* «Galle» (Magen-Solarplexusbereich),
- *verwirklichende* «Galle» (Herzbereich),
- *sehendmachende* «Galle» (Augenbereich),
- *aufhellende* «Galle» (Haut-Aurabereich).

Die niederen «Galle»-Prozesse sind im Ayurveda wie auch bei den Hippokratikern dem *Energiebereich Magen-Solarplexus* (gr. *phren*) zugeordnet. Hier ereignen sich offenbar die Einbrüche von Fremdenergie (33):

«...wenn ein Mensch sich wider alles Erwarten übermässig freut oder ärgert; dann zuckt (der Zwerchfellbereich) auf und macht Sprünge infolge seiner Feinheit und weil er sich im Leib am meisten in die Breite dehnt. Er hat auch keinen Hohlraum, in dem er *Gutes und Böses*, was andringt, aufnehmen könnte, sondern er wird von diesen beiden Gemütserregungen infolge der Schwäche seiner Natur in Aufruhr versetzt.»

Auch diese Vorgänge sind nur mit Energiefeldmodellen fassbar. In einem Prozess, bei dem ich vor der Entscheidung zwischen «gut und böse» stehe, ist negative Energie gleichsam in meinen Zwerchfellbereich eingedrungen.

Solches «Einfahren» negativer Energie im Solarplexus-Bereich wird heute vor allem im Stress erlebt, wenn es uns mulmig, unwohl oder gar übel wird.

Das Konzept negativer Energieeinbrüche könnte unseren Begriff *Schizo-phrenie* – d. h. Spaltung ausgehend vom Affektbereich – energetisch erhellen (vgl. CIOMPI, *Affektlogik*): Gewisse Krankheitsprozesse gingen dann nicht primär vom Denken, sondern von negativen Energieeinbrüchen im Zwerchfellbereich (gr. *phren*) oder von anderen Energiezentren aus, um dann auch das Denken zu beeinflussen und zu überfluten (phrenetisch = wahnsinnig; 34):

«Denn die Kranken, die durch Phlegma wahnsinnig sind, verhalten sich ruhig, schreien und toben nicht, dagegen die Gallsüchtigen schreien, sind bösartig und durchaus nicht ruhig, sondern tun stets etwas Verkehrtes.»

Der «Galle»-Prozess kann durch die Entscheidung zum Guten schliesslich ein «Quantenphänomen» auslösen: die *Energieverschiebung zum Herzbe-*

reich, was eine *Subtilisierung* der «Galle» zur Folge hat. Die höheren humanisierteren «Galle»-Prozesse, welche die psychische Entwicklung bis zur Erleuchtung begleiten, gehen im Ayurveda vom Herzbereich aus (35) und in die höheren Energiebereiche («sehendmachende Galle»). Auch im Griechischen ist es «Galle», die in die höchste, subtilste Harmoniebalance führen kann und den *Melancholiker* zum *Aufgehellten, Erleuchteten* werden lässt (4.6.5). Auf diesem Weg zeigt sich «Galle» zunächst in reversiblen und dann in irreversiblen psychischen Umwandlungsprozessen, so bei den Weisen und bei den Energiemeisterinnen.

> Hier ist auch die *Kain-Moses-Dynamik* anzusiedeln, wie sie Szondi ausführt (1978): Die polare Auseinandersetzung zwischen «gut vs böse» benennt er mit den biblischen Figuren Kain und Abel; transformiert und überwunden wird sie dann in Moses, dem Religionsstifter.

Auf diesem energetischen «Galle»-Hintergrund soll nun das Phänomen der *«schwarzen Galle»* umrissen werden (vgl. umfassender: 4.6):

«Galle» als *Energiepotential der Umwandlung* offenbart sich am stärksten im *Symptomenkomplex der «Melancholie»* (= schwarze Galle). «Melancholie» hat bis in die heutige Zeit überlebt (über Paracelsus, Dorn), wurde bei Freud für die Energieverlustphänomene des Trauerns wieder bedeutsam und bei Szondi zur Konstituenten eines «Triebkreises» (entspr. «Saft», 4.6.9). Sie stellt einen Symptomenkomplex dar, der seit der Antike immer sehr anschaulich für psychische Prozesse empfunden wurde. Das aus der griechischen «Säftelehre» stammende Wort bedeutet «schwarze Galle», wo das Adjektiv noch besonders auf diejenigen psychischen Prozesse, die «Galle» auslöst, hinweist. Wie bereits erwähnt, waren den «Säften» spezifische Farben und der «Galle» eine «färbende» Qualität zugeordnet (36). In hippokratischer Zeit wurden die «Galle»-Prozesse intensiv erforscht. Die daraus resultierenden Differenzierungsprozesse führten u. a. zur Unterscheidung *zweier «Gallenphasen»* (vgl. 4.6).

Sowohl dt. «Galle» wie gr. *«cholé»* sind mit «gelb» bzw. gr. *«chloros»* sowie untereinander urverwandt. Während die *«gelbe Galle»* etwa im Ausspruch «gelb vor Neid» weiterlebt, und die Farbe durch Gelbsuchtsymptome uns bereits somatisch verständlich erscheint (auch hier sind jedoch noch subtilere Auraphänomene anzunehmen), ist dem nicht so bei *«schwarzer Galle»*. *Die «Schwärze» dieser Prozesse konnte bis jetzt weder medizinisch noch philologisch eindeutig interpretiert werden* (37):

«Es wäre wohl nicht müssig zu fragen, wie die Ärzte überhaupt auf eine *schwarze* Galle gekommen sind. ... Welche Erfahrung führte zur schwarzen Galle? Eine Antwort, die mehr als eine Vermutung ist, lässt sich nicht finden, da die Texte keine Auskunft geben.»

Immerhin führt MÜRI eine medizinische Hypothese an (37):

«Beobachtungen des Erbrochenen bei Magenkrebs, des Stuhles bei blutendem Magengeschwür mag zur Annahme eines solchen Stoffes geführt haben.»

Dabei sind wir wieder auf der somatischen Ebene. Es ist keineswegs einsichtig, wie eine wesentlich gemütshafte Verstimmung, die in dieser Bedeutung – eben als Melancholie – bis auf den heutigen Tag überleben konnte und die eines der *häufigsten psychischen Symptome* unserer Zeit darstellt, durch viel seltenere Phänomene wie Erbrochenes bei Magenkrebs oder Stuhlfarbe bei Magengeschwür erklärt werden soll (38). Auch bei der griechischen Melancholie muss es sich um so häufige Symptome gehandelt haben, dass sie die *Umstrukturierung der Dreisäftelehre in die Viersäftelehre* auslösten (im 5. Jh. v. Chr.), indem «*schwarze Galle*» und «*gelbe Galle*» unterschieden wurden. Wir müssen auch hier, wollen wir etwas verstehen, wiederum im Energiefeld und seinen Modellen ansetzen. Das Phänomen ist seit Homer belegt (39):

«unter ihnen erhob sich
der heldenhafte Atreide, der weithin herrschende Agamemnon,
voll Zorn; *mit Grimm füllte sich gewaltig sein «beidseitig schwarzes» Zwerchfell;*
seine Augen glichen loderndem Feuer ...»

Wir finden bekannte «Galle»-Phänomene: im Zwerchfellbereich ist die Eintrittspforte für Fremdenergie, die eine «Wut im Ranzen» auslöst (4.6). Wie wird das beidseitig schwarze Zwerchfell wahrgenommen? Es muss sich um ein hellsichtiges subtiles Ausstrahlungsphänomen, eine *schwarze Aura*, handeln. Wut, Zorn lösen Energieprozesse aus, die von Hellsichtigen seit je als Schwarzfärbung der Aura wahrgenommen werden konnten und die mit einem speziellen Wort, «*melánchroos*», bezeichnet wurden (4.4.2). *Diese Schwärze kann also nur mit Konzepten energetischer Wahrnehmung befriedigend erklärt werden.* Nach ihrem häufigen und kommentarlosen (!) Erscheinen in den Texten zu schliessen, wurden Aura-Phänomene in der Antike leichter wahrgenommen als heute (40). Auch den anderen «Säften» oder Temperamenten entspricht eine spezifische subtile Ausstrahlungsqualität, der «Blutphase» eine «schöne», der «gelben Galle» eben eine «gelbliche» und dem «Phlegma» eine «weissliche». Sprechen wir heute von «Schwarzsehen», so geht es um ebendiese Phänomene, wie sie seit dem ältesten griechischen Epos belegt sind. Da steht etwa von «Galle», wie sie jemandem in den Energiekanal einfällt (41) und seine Brust anschwellen lässt, ähnlich wie noch heute etwa «der Kragen platzt» (41). Von «Galle» ist schon in alter Zeit das Verb «ärgern», «zürnen» abgeleitet (gr. *choloo*, vgl. «gallig» reagieren). Es handelt sich um Phänomene eines Einbruchs von Fremdenergie in den Menschen. Dabei wurden verschiedene Reaktionsmöglichkeiten beobachtet und energetisch – nicht «physiologisch» (41) – reflektiert, und zwar vom *Abreagieren und direkten Ableiten übers Wegschieben bis zum Umwandlungsprozess:*

Erfolgt ein «Galleeinbruch», kann er zunächst «nativ» in einem Wutausbruch ausgelebt werden; oder aber der Zorn wird sofort hinuntergeschluckt (*katapesso*). Dies nützt jedoch nicht viel, da er im Inneren selbst fortbestehen bleibt und gespeichert wird (42; vgl. PTBS). Eine andere Möglichkeit ist, die «Galle» zu *verdauen*, sie gleichsam wie eine Speise gar zu machen (*pesso*, vgl. therapeutisches Verarbeiten; 43). Es kann hier aber auch mit *Wiederkauen* übersetzt werden, wodurch eine Fixierung entstände (vgl. frz. *ruminer* bei schweren Traumen; 43). Der hinuntergeschluckte Zorn wirkt weiter im «Brüten», solange bis der *Galleprozess vollendet ist* (*teleo*, 42). Und dies kann letztlich nur durch *Umwandlung, Transformation* geschehen.

Wir behandeln hier *psychische Verdauungsprozesse*, die grundsätzlich nach dem holistischen «Kochungsmuster» (*pepsis*) der alten Heilkunde mit den Stadien «*roh-kochen/reifen-verdauen*» verstanden wurden. Die erwähnte Stelle vom Verdauen vs Wiederkauen (43) zeigt die Umwandlung der psychischen Schmerzen (*thymalgea*), die durch Fremdenergie (Verwünschungen der Mutter) ausgelöst wurden, zu heftigem Ergrimmen führen und dann schliesslich «verdaut werden» (vgl. 119). Dies ist ein Hinweis auf den phasischen Ablauf der Energieprozesse. Bereits die ältesten Epen zeigen, dass ein solcher Verlauf auch in eine *Transformation auf höherer Ebene* münden kann: Die Aggression wird dabei – neben dem häufigen «nativen» Ausleben – auch transformiert und *humanisiert*. Dies ist die subtile Möglichkeit der alten «Galle»-Prozesse (vgl. 4.6.3). Nach alten Energiefeldkonzepten ist der Humanisierungsprozess mit dem Herzbereich verbunden und führt zu Phänomenen *zwischenmenschlicher Liebe* («verwirklichende Galle» – «Herzblut»; 29). Für einen solchen Wandel ist wohl energetisches Wissen nötig. *Wer diese «Galle»-Prozesse «vollkommen in Gewalt hat und richtig gebraucht, ist ein Erleuchteter»*, heisst es im Ayurveda (29). Die Griechen sprechen etwa vom «*genialen*» Melancholiker (4.6).

Für den Ethnologen LÉVI-STRAUSS wurde das alte Konzept des «Rohen» und des «Gekochten» als «Natur» vs «Kultur» in seinen Mytheninterpretationen wieder bedeutsam (44).

SZONDIS Anliegen ist die Humanisierung der Triebe. Auch bei ihm sollten Wut/Hass-Prozesse auf eine höhere Ebene gelangen: «geballte Fäuste zu betenden Händen werden».

Ferner hat C.G. JUNG in seinen *Symbolen der Wandlung* ebenfalls auf die Möglichkeit einer Umwandlung verwiesen.

Mit dem «Galle»-Konzept der Antike können wir uns eine subtilenergetische Möglichkeit zur *Umwandlung von negativen Energien* erschliessen, im Gegensatz zu Konzepten lediglich sozialisierten Abreagierens oder Ableitens. In einer Zeit zunehmender Gewalt dürfte ein solches Konzept besonders interessieren (vgl. 4.6.3).

4.5.4 Der «Schleim» (gr. phlegma)

Im Ayurveda ist «Schleim» «das, was aus Wasser gebildet wird» (45). Er ist auch das, was Wasser aufnimmt und umschliesst (46), und ist so für die «Wasserbilanz» auf den verschiedenen Ebenen verantwortlich. Der Wortstamm kommt von «umfassen», «anhaften», «zusammenhalten» (45). «Schleim» ist die formende und zusammenhaltende Kraft, wirkt anabol, aufbauend. «Schleim» gibt dem Körper zunächst Stärke in bezug auf Muskelkraft und Widerstandsfähigkeit (Immunität) gegen Krankheiten. *Für die energetischen Ebenen bedeutet dies: «Schleim» manifestiert sich in der Qualität des energetischen «Tonus» und in der Widerstandsfähigkeit gegen Fremdenergien, also gleichsam als energetische «Oberflächenspannung».* Er hält den ganzen Körper und auch das ganze Energiefeld zusammen und gibt Festigkeit, Stabilität und Stärke. Grundsätzlich hat er die Qualität «schleimig», variierend jedoch nach dem Wirkungsbereich: Was denn z. B. auf der Körperebene Immunität bedeutet, hat auf der Ebene der Energiefelder mit Abgrenzung und Durchlässigkeit, mit Haltung des Encrgieniveaus oder dessen Zusammenbruch zu tun (47).

Da die alten Heilkunden – in Verkennung ihres holistischen Ansatzes – heute vorwiegend somatisch abgehandelt werden, ergänze oder erweitere ich, wo nötig, den psychischen Anteil. Auch für «Schleim» sind wieder je nach Wirkungsbereich verschiedene Qualitäten zu unterscheiden (23):

- *trennender* «Schleim» (Magenbereich),
- *stützender* «Schleim» (Herzbereich),
- *schmeckendmachender* «Schleim» (Mundhöhlebereich),
- *zufriedenstellender* «Schleim» (leitend im Hirnbereich),
- *verbindender* «Schleim» (Bewegungskoordination).

Wie «Blut» dem Pneuma, «Galle» dem «Feuer», so ist «Schleim» dem «Wasser» wesensverwandt (vgl. Yin-Yang, 4.4.1.1). «Schleim» hat wesentlich mit *Durchlässigkeit und Abgrenzung* zu tun. Heute noch werden dem Epileptiker «Klebrigkeit» und Affektlabilität, also «Schleim»-Dysfunktionen zugeordnet (48). In der hippokratischen Schrift *Von der Heiligen Krankheit* ist gr. *phlegma* (Schleim) im Hirnbereich krankheitsbestimmend, durch «Zuflüsse» und «Abflüsse» (holistisch verstanden, 48):

«(Der Epileptiker) kann nicht mehr sprechen, wenn das Phlegma plötzlich in die «Kanäle» herabstürzt (49) und ihm die Luft absperrt und sie weder in das Gehirn noch in die hohlen «Kanäle» noch in die Hohlräume des Körpers lässt ...»

Sehr feuchtes *phlegma* hat etwas mit zu starker Durchlässigkeit, zu wenig Abgegrenztheit der Person zu tun, zu trockenes *phlegma* mit Undurchlässigkeit. Zusätzlich werden auch die Schleimqualitäten mit «kalt» und «warm»-Aspekten gemischt sowie mit anderen «Säftephasen» kombiniert (50). Das psychosomatische Reagieren bei zu hoher Durchlässigkeit wird folgendermassen beschrieben (51):

«Wenn aber der Herabfluss (des «Schleimes») seinen Weg in den «Herzbereich» nimmt, dann ergreift den Kranken Herzklopfen und Atemnot, und seine Brust will zerreissen; ... Denn wenn der kalte Schleim zum «Lungen»- oder zum «Herzbereich» herabströmt, erkaltet das «Blut» (Energiefluss stockt). Die «Kanäle» aber, die so stark erkalten, schlagen (pulsieren) gegen die Lunge und das Herz. Und das Herz klopft heftig, so dass infolge dieses Zwanges Atemnot (*asthmata*) und «Orthopnoe» (51) eintreten. Denn der Kranke empfängt nicht so viel Atem, wie er möchte, bis der herabströmende «*Schleim*» überwältigt und durchwärmt ist und sich dann in die «Kanäle» verteilt. Dann hört das Herzklopfen und die Atemnot auf. Es hört aber je nach der Menge des Zuflusses (des Phlegma) auf ...(häufigere Zuflüsse lösen häufigere Anfälle aus) ... Das nun erleidet der Kranke, wenn der Strom auf «Lungen- und Herzbereich» geht. Wenn er aber in den Unterleib dringt, erfolgen Diarrhöen.»

Verstehen wir diese Beschreibung energetisch, können wir darin psychosomatische Symptome erkennen, und zwar gemäss den Funktionsbereichen, in denen sich energetische Disharmonie ausbreitet (Kopf-, Herzbereich oder Unterleib). Herzphobiker werden auch heute noch von solchen Wahrnehmungen geplagt. Mit Energiekonzepten, z.B. Atem- und Visualisierungsübungen im Herz-Lungen-Bereich, lassen sich diese Missempfindungen angehen und die mit ihnen verbundenen Ängste abbauen (52).

Solche Konzepte werden für eine subtile Psychotherapie immer wertvoller (vgl. 4.6). Mit Energieübungen lassen sich die Energieflüsse oder vielmehr «Energieschübe» bei entsprechender Symptomatik besser modulieren als mit Psychopharmaka (die ergänzend wichtig sein können).

Der gute Umgang mit der «Schleimphase» gewährleistet also selektive Durchlässigkeit und Abgrenzung.

Zu wenig Abgrenzung entsteht z. B. durch zu viel Abfluss einhüllender Energien im Hirnbereich. Eine solche «phlegmatische Disposition» kann sich folgendermassen auf das Denken und die psychische Belastbarkeit auswirken (53):

«Wenn aber zuviel aus dem ganzen Gehirn(-bereich) abfliesst und so ein übermässiger Abfluss stattfindet, dann wird der wachsende Mensch einen kranken Kopf haben, der voll von Geräusch ist, und wird weder Sonnenschein noch Kälte vertragen können.»

Interessanterweise finden wir hier Symptome wie Unkonzentriertheit, Gedankenjagen usw., die wir heute bei sensitiven Menschen antreffen; ferner eine hohe Labilität und Unbelastbarkeit.

Zuwenig Abgrenzung im Kopfbereich kann auch Gedächtnisverlust bewirken, auch Störungen des Hör- und Sehvermögens (54). Wir denken hier an sog. psychogene, hysteriforme Phänomene. All dies verbanden die Hippokratiker mit Phänomenen der kompakten oder durchlässigen Aurahüllen, mit «Trockenheit» und «Feuchtigkeit» der Energieprozesse (4.4.2.2). Auch die Intelligenz wurde innerhalb der «phlegmatischen Energiephase» und deren Krasen definiert (4.6.8). Der Verlust der schützenden Energiehüllen im Kopfbereich wird z. B. als «Zusammenziehen des Gehirnbereiches» (Kopfaura) beschrieben. Damit sind Einbrüche negativer Energien, wie Angst, «Schreckbilder», korreliert (54). Weiter kann die schützende Energiehülle auch durch Erschrecken einbrechen und gleichsam einen «Energiesturz» auslösen (55), so dass das «Herz in die Hose fällt». Ähnliches beobachteten die Hippokratiker bei angstauslösenden Situationen, z. B. wenn ein Kind Schreie hört: Dann gehe ein Schauer durch den Leib, der Atem werde angehalten, der Gehirnbereich ziehe sich zusammen und das «Blut» stehe still (56).

Heute müsste hier auch an Reizüberflutungsphänomene und Stressoren wie ein ständig läutendes Telefon gedacht werden.

In energetisch orientierten Therapien wird darauf geachtet, dass der Atem nicht blockiert wird, um den Gefühlsprozess nicht abzubrechen.

Schlussendlich sind es auch Einbrüche in die Schutzhülle, die krankhafte Raserei bewirken (56).

> Solche «Schädigungen des energetischen Potentials» können heute als typisch z. B. für Prodromalstadien psychotischer «Schübe» erkannt werden.

Nach dem energetischen Kriterium des «Füllens und Leerens» werden als Extremformen der «Schleim»-Prozesse *Energiestürze und totale Blockierung* diskutiert. Bei letzterem sei der Gehirnbereich zusammengeballt und fest, und es fliesse nichts mehr (56).

Der Krankheitsprozess wurde gemäss «Säftephasen» und Funktionsbereichen, gemäss Horeneinflüssen und Leitkriterien beurteilt. So wurde bei «Wahnsinn» (Rasen, Kontrollverlust) unterschieden, ob der Prozess durch «Schleim» oder durch «Galle» bestimmt sei, was völlig andere Krankheitsbilder zur Folge hatte (57). Aber auch Lust und Freude, Lachen und Scherzen hatten nach hippokratischem Verständnis ihre Ursache in dem, was in den Leib hineingehe und was von ihm abgehe, d. h. in einer selektiven «phlegmatisch» bestimmten Durchlässigkeit (58). *Dabei war weniger die spezielle nosologische Kategorie relevant als vielmehr eine energetische Disposition (phlegmoides Temperament) mit zunehmendem Schweregrad der Symptomatik. Diese musste rechtzeitig mit Energiearbeit angegangen werden, bevor die Prozesse chronifizierten und stagnierten.*

Abschliessend zur «Schleimphase» und zur phlegmoiden Disposition stehe der letzte Gedanke aus der *Heiligen Krankheit* (59):

«Wer es aber versteht, unter den Menschen einen solchen Wandel hervorzubringen, und es vermag, den «Leib» des Menschen durch die von ihm verordnete (holistische!) Diät feucht und trocken, warm und kalt (d. h. in guter korrigierender Mischung) zu machen, der könnte wohl auch diese (Schleim-)Krankheit heilen, *wenn er die rechtzeitige Anwendung der erforderlichen Mittel erkennte …*»

4.5.5 Die drei «Säftephasen» als Umlaufprozesse

Laut Ayurveda wirken die drei «Säfte» auf allen Ebenen zusammen, so dass ihr Zusammenspiel in den richtigen Proportionen von grundlegender Bedeutung für die Gesundheit ist (60). *Aus griechischer Sicht ist es die «gute Mischung» (eu-krasía, 4.3.2.6) der «Säfte», die die Gesundheit des Menschen ausmacht.* Das Kippen der Gleichgewichte wurde mit «unwohl sein» (gr. *noseo*) bezeichnet. Das Konzept der Mischung, die *Krasenlehre*, gehört folglich unabdingbar zum Konzept der «Säftelehre» (61). Die Synergien der

«Säfte» zeigen sich wiederum auf allen Ebenen der Person. Für den Körperbereich heute weitgehend nicht mehr adäquat geben die holistischen Konzepte uns jedoch energetische Hinweise:

- *Im Körper:* Schwierig und verwirrend sind die Entsprechungen der «Säfte» im Körperbereich. Das Wirken morphogenetischer Prozesse bis zur Materialisierung hin beschreibt der Anthroposoph SCHWENK (62):

«Es ist, wie wenn in den Organbildungen eine Kräftewelt schaffen und bilden würde, die zwar Wassergesetzmässigkeit hat, die aber im Unsichtbaren waltet, eine Kräftewelt, die in strömenden Wiederholungen eine Form immer und immer wieder neu beschreibt und die Materie langsam sich eingliedert. Wie von unsichtbaren Strömen umspült und durchzogen, tritt die organische Form langsam und behutsam in die sichtbare Erscheinung. Auf eine solche Kräftewelt weist jede Beobachtung der Entwicklung von Lebewesen.»

Aus solchen morphogenetischen Zusammenhängen kann man sich die Entstehung der Organe vorstellen. *Einmal in der organischen Form materialisiert ist jedoch der energetische Ansatz nicht mehr ebenengerecht (somatische Ebene) und therapeutisch irrelevant:* Bei Calciummangel im Knochen ist es angebracht, Calcium zu substituieren und nicht primär zu meditieren (vgl. 4.3.1)!

- Die drei «Säfte» durchlaufen im *Körper* – gemäss der Nahrungspassage im Verdauungsprozess – eine Abfolge vom Brustbereich als «Schleimphase» («roh») zum Magenbereich als «Gallephase» («kochen») und weiter zum Unterleibsbereich als «Blutphase» («verdauen/ausscheiden», 63). Wie bereits schematisiert (4.3.3.1), sind den «Säften» Funktionsbereiche im Leib zugeordnet, die gleichsam als Materialisierungsstufen der «Säftephasen» verstanden werden können. Der Prozess läuft dabei als *Weg nach unten.*
- Auf der Ebene der *Energiezentren* scheint der Energiestrom in umgekehrter Reihenfolge zu verlaufen (63): «Schleim»/«Wasser» (hier im Bauchbereich) entwickelt sich in die «feurige Gallephase» (Solarplexusbereich) und transformiert sich in die «Blutphase» im Herzbereich (64). Wer sein «Herzblut» hergibt, ist auf dieser Ebene. Diese Umkehr der Prozesse, der *Weg nach oben,* ist der Entwicklungsweg der subtilen Energie, dic sich vom Wurzelzentrum im Dammbereich bis zum Scheitel windet und sich dabei zunehmend subtilisieren kann. Eine *Umkehr, ein Wandel der Energiequalitäten,* ist aus den Weisheitslehren für die höheren Ebenen bekannt, ist heute jedoch ohne subtile Energieerfahrung schwer nachzuvollziehen (65).

Aus dem 2./3. Jh. n. Chr. finden wir immer noch das alte System aus hippokratischer Zeit, eine Verbindung von «Elementarenergien», Qualitäten und «Säften», mit dem Hinweis, *dass «Blut nur im Herzen wohne»* (65):

' Das Geheimnis der Weisheitslehren liegt in der energetischen Wandlung/Transformation und dem damit verbundenen «Quantensprung» in der Energieentwicklung (4.5.3).

Die Griechen leiteten ferner auch für die Krankheiten drei «Säftephasen» oder *Krankheitsperioden* ab (66):

Beispiel 1

1. Phase = «Schleimphase»: Eine Krankheitsursache ruft eine qualitative und quantitative Veränderung einer «Saftphase» hervor; der schädliche «Saft» ist «roh und scharf», noch nicht «gekocht»; dabei sprach man von einem Stadium der *Apepsie* («Nichtgekochtsein», «Schleim»). Die jeweiligen Absonderungen (Nasenschleim, Auswurf, Urin, Stuhl) zeichnen sich durch eine entsprechende «schleimige» Eigenschaft aus. Um das Gleichgewicht wiederherzustellen, muss der «verdorbene Saft» aus dem Körper vertrieben oder *abgeleitet* werden (vgl. 4.4.1.2; 4.4.1.4).

2. Phase = «Gallephase»: Zu diesem Zweck mobilisiert der Organismus im zweiten Stadium seine Abwehrkräfte; diese Reaktion geht mit Fieber («Feuer») einher. Jetzt kann der schädigende «Saft» durch *Kochung* (gr. *pepsis*, «Galle») «reif» und unschädlich gemacht und damit die Austreibung oder Ableitung vorbereitet werden. Auf diese Weise entsteht Eiter aus Blut und erhält der Urin einen rötlichen Satz.

3. Phase = «Blutphase»: Das dritte Stadium, die *Krisis* (311, 2.T.), bringt die Entscheidung, ob es zur vollkommenen Heilung, zum Umschlag in ein chronisches Leiden oder zum Tod kommt. Von einer Krisis im engeren Sinne spricht man, wenn die Ausscheidungen schnell und gründlich erfolgen; eine langsame, allmähliche Ausscheidung nennt man *Lysis* (griech. = Lösung). Bei zögernder oder mangelhafter Ausscheidung kommt es zu örtlichen Ablagerungen (*Apostasen*) des Krankmachenden oder in noch ungünstigeren Fällen zu Versetzungen *(Metastasen)*; es ist dann eine erneute «Kochung» nötig, um die endgültige Ausscheidung zu bewirken, d.h. der Prozess beginnt wieder von vorne. Gelingt das Ausscheiden des Krankmachenden unvollkommen oder gar nicht, so wird die Krankheit *chronisch* beziehungsweise *unheilbar*.

Dieses holistische Krankheitskonzept – Massnahmen wie Ableitung, «Kochung» wurden generell angewandt – könnte heute wieder die energetische Therapeutik befruchten. Für psychische Erkrankungsprozesse, z.B. psychotische, lässt sich dann etwa folgender Ablauf schematisieren:

---

1. Phase = «Schleimphase»: Auflösen der Abgrenzung («Schleimschädigung»); dabei kann es sich um monatelange Defizite handeln, welche die energetischen Potentiale immer mehr erschöpfen (Prodromalstadium).

2. Phase = «Gallephase»: Einbruch negativer Energiemuster, z. B. paranoider Ideen in bezug auf sich selbst und andere (innen und aussen); kontinuierliche Ausdehnung entsprechender Denk-, Fühl- und Handlungsmuster als Generalisierung, wenn kein «Gegensteuer» bzw. keine Umpolung (388, 2.T.) erfolgt.

3. Phase = «Blutphase»: Völliges Überflutetwerden von pathogenen Energiemustern, Gedankenjagen, ungeordnetem Denken und Handeln, Denkunfähigkeit als «Blutschädigung» (vgl. paranoid-halluzinatorisches Bild). Ferner wäre auch das Stagnieren der Abläufe typisch für die «Blutphase» (katatones Bild, Fixierungen).

In der tibetischen Heilkunde ist die Heilung von psychisch Kranken nach Energiemodellen gut entwickelt (CLIFFORD).

Viele Phänomene krankmachender Prozesse bilden begrifflich immer noch energetisches Geschehen ab: Jemand *dreht durch, spinnt* und kommt in die *Spinnwinde.* Patienten beschreiben die Phase des Kontrollverlustes entsprechend etwa als ein rasendes Drehen (vgl. ind. *chakra* = drehender Kreis). Durch guten äusseren Einfluss erfolgt wieder ab und zu ein *Lichtblick,* der nicht gehalten werden kann und wieder einem *Rückfall* auf niederere Ebene Platz macht. Solche Prozesse laufen allgemein in sehr energiearmen Zuständen; man ist völlig *leergelaufen, ausgebrannt* (vgl. «Burnout-Syndrom»); wir sprechen dann etwa von Ich- Abwehr, die *darniederliegt.* Aus dem energetischen Phasenablauf kennen wir heute noch das Konzept des *Zyklischen* und *bipolare Störungen.* In den Krankheitsprozessen lassen sich die erstarrten Phasen und auch die Phasenabfolge besser beobachten als im Zustand der Gesundheit, wo kontinuierlich ausgeglichen wird (Krasenlehre). Für die pathologischen Phasen wird von *Schüben* gesprochen, als Energiedurchbruch oder «Zusammenbruch» der Potentiale (als *Nervenzusammenbruch).* Ferner ist das *Blockiertsein* typisch (*Brett vor dem Kopf*) und auch das *Verrücktwerden* oder *Überschnappen.*

Wie der Krankheitsprozess, so wurde der Heilprozess nach solchen Phasen verstanden. Dabei waren bestimmte Tage besonders wichtig für das phasi-

sche Umschlagen («kritische» Tage). Auch die alte Ritualistik zeigt z. T.
noch diese phasische Abfolge (67).

Für die heutige Psychotherapie scheint mir bedeutsam, dass der
therapeutische Prozess als Ganzes phasisch erfasst wird; und dass
ferner jede einzelne Sitzung wieder von den Nöten und *Traumen* zu
den *Ressourcen* führen sollte, ansonsten ein Energieverschleiss ris-
kiert wird (ohne Ressourcen- und Abgrenzungsphase). Ebenso
sollte in intensiven Gruppenerfahrungen (z. B. Kursen, Workshops)
der *Abgrenzungsphase* vor dem Auseinandergehen genügend Platz
eingeräumt werden. Die Gruppenprozesse öffnen den Einzelnen
auf den Gruppenkörper (Energiefeld), was in einer Abschluss- und
Abschiedsphase wieder zurückgenommen werden müsste (in den
alten Ritualen, die ebenfalls den Gruppenkörper aktivierten,
wurde zuletzt ein bewusster Schritt über die Schwelle des Tempels
in die Welt hinaus gemacht).

Eine Abfolge im Sinne von «Schleim», dann «Galle», dann
«Blut», dann wieder «Schleim» usw. kann also in jedem Ereignis
«durchgespielt» werden. Ich kann z. B. meine Arbeit an dieser Studie immer wieder als Phasenabfolge erleben:

Beispiel 3

1. Phase = «Schleimphase»: Auflösung des Abgegrenztseins. Ich lasse mich auf
die Materie ein, verstehe jedoch noch nichts. Ich kann mich da mehr oder minder
lang aufhalten und fixieren und erkenne dies an zunehmendem Unwohlsein. Ich
beginne einen bestimmten Gedanken zu vertiefen:

2. Phase: = «Gallephase»: Hierauf erlebe ich etwa das «Einbrechen» verschiedener Einfälle sowie auch von Ängsten, nicht zu Rande zu kommen («Gallephase»); diese Ängste gilt es durchzustehen und weiterzumachen (im Gegensatz
zum Abbrechen).

3. Phase = «Blutphase»: Dann setzt ein immer koordinierteres Vorgehen ein, begleitet von einem plötzlichen Gewahrwerden, dass es gut läuft; entsprechend erlebe ich positive Gefühle und Vertrauen, es zu «schaffen» («Blut»).

4. = 1. Phase: Es folgt die Abschlussphase mit dem Gefühl, der Prozess sei been-
det, eingegrenzt («Schleim»). Die Abschlussphase ist für mich dadurch gekenn-
zeichnet, dass ich dann wieder Mühe habe, das Bearbeitete nochmals durchzuge-
hen.
Gelingt es mir, eine Regelmässigkeit in meinem Reagieren zu sehen, hilft mir
dies, die schwierige Wandlungsphase besser durchzustehen und nicht davonzu-
laufen.

Die Phasenabfolge der drei «Säfte» ist jedoch *von verschiedenen weiteren Parametern abhängig* (4.3.3): Einflüsse holistischer Periodizitäten, z. B. die *Horen*, überformen die «Säftephasen»: Die *Jahreszeiten* können etwa als «mittlere» Periodizität betrachtet werden, die *Tagesrhythmen* (eig. Horen) als «kleinere» und das *Lebensalter* als «grössere» (68, 76). Die verschiedenen Systeme überlagern sich, wodurch es *Phasenverschiebungen, Verstärkereffekte* usw. gibt.

Sie wurden als verschiedenartige «Umläufe» konzipiert (69) und bereits in hippokratischer Zeit zu einem diagnostischen Instrumentarium systematisiert (vgl. Temperamentenlehre, 4.6).

Diese Einflüsse müssen, falls sie Ungleichgewichte und damit Symptome produzieren, vom Menschen ausbalanciert werden. KRUG fasst die Zusammenhänge folgendermassen zusammen (70):

«Die Mischung der «Elementarphasen» und ihre Eigenschaften bestimmt nun die menschliche Natur im weitesten Sinne. Nicht nur der Körper, auch die Psyche wird von dem Mischungsverhältnis geprägt. Von ihm hängen Intelligenz und Dummheit ab, Stärke und Schwäche, auch die Geschlechtszugehörigkeit. Von diesem Grundgedanken ausgehend, der sich ähnlich auch bei Demokrit (Lehrer des Hippokrates) findet, werden nun die äusseren Lebensumstände daraufhin geprüft, welche der elementaren Eigenschaften sie besitzen. Die Einfachheit des Grundschemas darf jedoch nicht darüber täuschen, welch differenziertes Bild sich letzten Endes ergibt.»

Das Entstehen und Wirken dieses Grundschemas, seine Dynamiken, werden wir in der *Temperamentenlehre* bis zu seinen modernen Ausläufern weiterverfolgen. In der hippokratischen Zeit waren die «Energiephasen» und ihre Periodizität bereits zu einer festen Systematik (Typologie) verbunden und wurden so für Diagnostik, Prophylaxe und Therapie verwendet. Dabei fand eine bedeutsame Entwicklung innerhalb der Phasenkonzeption statt: *Die alte transkulturelle Dreisäftelehre wurde zu einer Viersäftelehre erweitert, die Phasenfolge erlebte eine Änderung.* Dies hatte Umwälzungen in allen Energiemodellen, die miteinander korrelierten, zur Folge.

4.5.6 Von der «Dreisäftelehre» zur «Viersäftelehre»

Um 400 v. Chr. wird in der Schrift *Vom Werden des Menschen* (71) – sie wird Polybos, Hippokrates' Schwiegersohn, zugeordnet – die «Säftelehre», erstmals zur «Viersäftelehre» erweitert, fassbar (71):

«Der «Leib» des Menschen enthält *Blut, Schleim, gelbe und schwarze Galle*; von diesen Säften hängen die Konstitution des «Leibes», Krankheit und Gesundheit ab. Am gesundesten ist der Mensch dann, wenn ihre gegenseitige Mischung, Wirkung und Menge ausgewogen und wenn sie am innigsten verbunden sind, krank aber, wenn einer der Säfte in zu grosser oder zu geringer Menge vorhanden ist oder sich im «Leib» absondert und nicht mit allen vermengt ist.»

Was hat in Griechenland dazu geführt, das alte transkulturelle Dreiersystem zu erweitern?

Laut KRUG harmoniert das Viersäftesystem «in vollkommener Weise» mit anderen Vierersystemen, die früher schon in der Philosophie entwickelt worden waren: die vier «Elementarphasen», vier Himmelsrichtungen, vier Winde, vier Jahreszeiten, vier Lebensalter, vier Funktionsbereiche im Körper (3.2) usw. Eine ganz besondere Resonanz scheint zur sog. «Elementenlehre» zu bestehen (4.3.3.1). Noch Galen bestätigt, dass beiden eine gemeinsame Definition bzw. ein beide umfassendes Modell zugrunde liege (72). Die Beziehung Elementarphasen vs «Säftephasen» lässt sich heute etwa folgendermassen formulieren:

Die Elementarphasen, die alles durchformen, wurden im menschlichen Leib mit einer speziellen Qualität des Lebendigen erfahren: als «Säftephasen». Sie sind in Resonanz mit den Elementarphasen, sind gleichsam die Resonanz der Elementarphasen im lebendigen, leibhaften Sein. Dies entspricht auch wieder den «Säftephasen» des Ayurveda (73). *In hippokratischer und nachhippokratischer Zeit scheint sich entsprechend für die Elementarabläufe im Menschen die «Säftesystematik» durchgesetzt zu haben* (vgl. 4.6).

Wie die Elementarphasen standen auch die «Säftephasen» in Korrelation mit den Hauptenergiequalitäten, die die Prozessdynamik anzeigten («warm-kalt» usw.). Diese energetischen «Parameterreihen» sind im *Temperamentenmodell* verankert worden und haben bis in die Neuzeit überlebt.

In den weiteren Vierersystemen finden wir als wichtigste Entsprechungsreihe diejenige der Jahreszeiten, deren Ablauf den Energieumlauf der «Säfte» reguliert oder nach deren Umlauf die «Säfte» je die Oberhand gewinnen (74). Auch hier ist bezeichnend, wie *die Jahreszeiten in hippokratischer Zeit von einem Dreisystem zu einem Vierersystem erweitert wurden* (75). Entsprechend der «schwarzen Galle» als Erweiterung im System der

«Säfte» wurde die Jahreszeit «Herbst» eingeführt, die ihrerseits eben im Umlauf der «Säfte» die «schwarze Galle» auslöst (75):

«Nachdem bis ins 5. Jahrhundert hinein nur drei Jahreszeiten (χειμών, ἔαρ, θέρος) gegolten hatten, wird etwa nach der Mitte des 5. Jahrhunderts vom Sommer der Herbst – bisher als Obstzeit dem Sommer unterstellt – als eine eigenständige Jahreszeit abgelöst und mit einem eigenen Namen (φθινόπωρον) versehen, so dass auch hier die Vierzahl erreicht ist.»

Ergänzen wir noch die «kleineren» und die «grösseren» Horen (Tagesrhythmus, Lebensalter), so ergeben sich folgende Entsprechungsreihen (76):

«Säfte» (Radikale)	*Horen* (Umlaufdynamik)	*«Qualitäten»* (Prozessdynamik)
«Blut»	Frühling, Morgen, Kindesalter	«warm – feucht»
«Gelbe Galle»	Sommer, Mittag, Erwachsene	«warm – trocken»
«Schwarze Galle»	Herbst, Abend, mittlere Jahre	«kalt – trocken»
«Schleim»	Winter, Nacht, Greisenalter	«kalt – feucht»

Der Brauch der «Blutreinigung» im Frühling hat sich bis in die Neuzeit erhalten! In solchem Nachempfinden kann immer noch etwa von der «Melancholie des Abends» oder der «Melancholie des Herbstes» gesprochen werden (76). Aber auch der italienische Dichter DANTE begann seine *Göttliche Komödie* mit dem Bild, wonach er sich in der Lebensmitte in einem dunkeln Wald befände: der Beginn gleichsam der melancholischen Lebensphase, die zu neuen Entfaltungsmöglichkeiten führen kann (vgl. *midlife crisis*).

Die Einflüsse der Horen können das Temperament verstärken und so einen Menschen vielleicht gerade «im Herbst des Lebens» dazu führen, seine melancholische Konstitution anzunehmen und zu transformieren.

Noch ein frühmittelalterlicher Text beschreibt die sich entsprechenden Vierersysteme in dieser umfassenden Weise (77):

«Es gibt nämlich vier Säfte im Menschen, welche die unterschiedlichen Elemente nachahmen; jeder nimmt in einer anderen Jahreszeit zu, jeder ist in einem anderen Lebensabschnitt vorherrschend. Das Blut ahmt die Luft nach (vgl. «Wind», Ayurveda), nimmt im Frühling zu und herrscht in der Kindheit vor. Die gelbe Galle ahmt das Feuer nach, nimmt im Sommer zu und herrscht in der Jugend vor. Die schwarze Galle oder Melancholie ahmt die Erde nach, nimmt im Herbst zu und ist im Mannesalter vorherrschend. Das Phlegma ahmt das Wasser nach, nimmt im Winter zu und ist im Greisenalter vorherrschend. Wenn sie weder in zu hohem noch zu geringem Masse fliessen, ist der Mensch im Vollbesitz seiner Kräfte.»

Das Grundschema der vier «Säfte» ist schliesslich in die Systematisierung psychischer Störungen durch die modernere Psychiatrie eingegangen. Auf der mit diesem Konzept verbundenen Typologie (Temperamentenlehre) fussen aber auch spätere Typologien, wie diejenigen KRETSCHMERS (5) und SZONDIS (4.6.9). Wichtig und korrigierend für die moderne Einteilung psychiatrischer Krankheitsklassen ist, dass die «Humoral-Theorie» ursprünglich nicht Krankheitskategorien bezeichnete, sondern körperlich-seelische Grundkräfte meinte. Sowohl die pathologische Entwicklung wie auch die geniale war aus dem Grundmodell ableitbar (78).

Zur Frage, warum das alte Dreiersystem zu einem «Viersäftesystem» erweitert wurde, meint KRUG weiter (79):

«Die vollkommene Symmetrie dieses Schemas, denn auch in der pythagoreischen Zahlensymbolik spielte die Vier eine grosse Rolle, zog weitere Begriffsentsprechungen nach sich … Die Konsequenz, mit der das Viererschema nun auf die verschiedensten Bereiche angewandt wurde, zeigt nicht zuletzt, wie stark die hippokratische Medizin in der griechischen Klassik wurzelt. Das Bestreben, in der *Zufälligkeit der Phänomene (!)* die Gesetzmässigkeit einer übergeordneten kosmischen Ordnung zu suchen, prägte auch das Kunstschaffen dieser Zeit …»

Ist es bloss die «Überzeugungskraft ihrer klassischen Symmetrie», die die «Viersäftelehre» rechtfertigt? (Ähnliches wurde auch bezüglich der Ästhetik des Szondianischen Triebsystems gesagt, 80.)

Ich nehme an, dass in der alten Welt solche Systeme nicht einfach aus Zufälligkeit oder logischer Abstraktion entstanden. Sie generierten sich vielmehr nach Einflüssen *morphischer Resonanz* und konnten sich wohl aufgrund von Resonanzen auch über Jahrhunderte halten. Folglich müssten die Vierersysteme im 5. Jh. v. Chr. eine wachsende Resonanzwirkung entwickelt haben, was z. B. MÜRI mit «mühsamem Systemzwang» bezeichnet (81). Wenn nun in dieser (hippokratischen) Zeit eine Ausdifferenzierung eines älteren transkulturellen «Dreisäftesystems» (vgl. Ayurveda u.a.) zum «Viersäftesystem» erfolgte, lassen sich dabei noch andere Einflüsse diskutieren.

– *Die Symbolik der Vier:* Aus der kabbalistischen, hebräischen Weisheitstradition wird die Bedeutung der «Vier» folgendermassen umschrieben (82):

Die Vier sei das Symbol der *drei räumlichen und der zeitlichen Dimension.* Sie sei auch das Sinnbild der Erde und der raum-zeitlichen Begrenztheit unseres irdischen Lebens. «Steht die Drei für den Geist (vgl. Dreieck), die geistige Ebene, so verkörpert die Vier den irdischen Plan, das Materielle und den Stoff, die Realität unseres täglichen Lebens. … Die Vier symbolisiert die Verwirklichung unserer selbst in der Materie durch den Umgang mit den Elementarenergien …» Die Vier sei also das Symbol des Annehmens des irdischen Lebens als menschliche Aufgabe und der darin sich vollziehenden Verwirklichung.

Vorsichtig lässt sich nun formulieren, dass die Erweiterung des Dreier- auf das Vierersystem der «Säfte» ein Schritt Richtung *stärkerer Materialisierung,* stärkerer Ausrichtung und Wahrnehmung des Stofflichen anzeigen könnte (Weg nach unten). Damit verbindet sich ein besseres Umgehen und mehr Wissen um die Energien in ihrer stofflichen, organhaften Ausprägung (körpernahe Energieebene). Entsprechend wird in den jungen griechischen Wissenschaften die aufkommende Empirie und das Beobachten, ferner das «diskursiv-wissenschaftliche Denken» fassbar (83): der Beginn einer Tendenz also, die schliesslich unsere rationalen Wissenschaften ausformte (3.1.1).

Die vermehrte Zuwendung zur materiellen Welt und zur sinnenhaften Wahrnehmung war jedoch damals immer noch eingebunden in das bezogene Welterleben. So verehrten die Pythagoreer die «Vier» als «*Tetraktys*» (333, 3.T.), als vollkommene Verwirklichung des Göttlichen in Raum und Zeit. Und die Heilkunst, die mehr beobachtete und bereits Bewusstseinszustände zu quantifizieren begann, war immer noch eingebunden in ein Vierersystem göttlicher Kräfte und heilte aus diesen Kräften heraus: Das hippokratische *Eid*-Ritual beginnt mit der Anrufung von vier Gottheiten, *vier göttlichen Energien.* Denn auch der hippokratische Bund pflegte die subtile Energieentwicklung bis zur Vollendung. So hat sich für das Mysterium höchsten Mischens und «Temperierens» der Begriff aus der «Säftelehre», «*chymische Hochzeit*», erhalten (= heilige Hochzeit; *chymós* – Alchimie 84).

Dies kann aber nicht darüber hinwegtäuschen, dass zunehmende Hinwendung zum Materiellen immer auch Verlust an Spirituellem nach sich zieht (und zog).

– *Die Erfahrung des Phasenwandels in der «Galle»:* Das Studium «melancholischer Galleprozesse» hat im 5. Jh. v. Chr. die Griechen sehr fasziniert. Die Phase der Umwandlung («Galle») konnte als zweiphasisch erfahren werden (Sensibilisierungsphase und Wandlungsphase) und erweiterte die alte «Säftekonzeption». Die «schwarzgallige Energiephase» wurde dabei zum Pfeiler des griechischen Temperamentenmodells, und an ihr wurde das Konzept der alten Temperamentenlehre systematisiert. Wir werden diese Prozesse eingehend im entsprechenden Kapitel behandeln (4.6).

Der entscheidende Anstoss zur Erweiterung der «Säftephasen» von drei auf vier dürfte aus der genauen Beobachtung der Energieprozesse entstanden sein und in deren konsequenten Umsetzung zu einer «melancholischen» und einer «cholerischen» Phase (zunächst wiederum nicht als Pathologie verstanden!).

Zusammenfassung: Die «Viersäftelehre», die erstmals innerhalb eines hippokratischen Werkes auftritt, umfasst die «Physis» des Menschen in all ihren Ausformungen (71). Galen (200 n. Chr.), der Arzt von Pergamon, der die Heilkunde für das Abendland systematisierte, bezeichnete und kommentierte diese Schrift als *«den dogmatischen Mittelpunkt der hippokratischen Schriftstellerei»* (85). Das «Viersäftemodell» enthält erstaunlicherweise bereits das Grundschema aller späteren psychologisch-psychiatrischen Charaktertypenmodelle und Krankheitsmodelle bis hin zur modernen Psychiatrie (vgl. KLIBANSKY/PANOFSKY/SAXL).

Als Energiephasenmodell kann es uns heute wieder Zugänge zu prozesshaftem und vernetzterem Erleben ermöglichen. Menschen aus verschiedensten Berufen lernen wieder, in Prozessen zu denken und ihre Schwierigkeiten, aber auch ihre kreativen Möglichkeiten in phasenhaften Zusammenhängen zu erfahren und zu steuern.

Die «Säftelehre» wird in ihrer damaligen Bedeutung am ehesten durch die *Temperamentenlehre* verständlich. Beiden liegt das Wissen um die fliessenden energetischen Abläufe im Menschen zugrunde, die Lehre auch von der Balance und dem Gewahrsein der guten Mischung und des Masses. Die Temperamentenlehre ist ferner die Lehre von den *Dispositions- und Konstitutionstypen*, wie sie auf tieferen und höheren Ebenen entstehen und sich entwickeln lassen.

4.6 Die Temperamentenlehre («Viersäftelehre»)

4.6.1 Allgemeines

Die Beziehung zwischen «Säftelehre» und Temperamentenlehre ist vielen unklar. Eigenartigerweise wird von den Interpreten angenommen, dass ir-

298

gendwann ein Schritt von der «Säftelehre» zur Temperamentenlehre im Sinne einer neuen Systematik gemacht worden sei (86):

«Es ist nicht nachzuweisen, wo und durch wen dieser Schritt getan worden ist.»

So wird z. B. die Meinung vertreten, die aristotelische Schule habe die Temperamentenlehre begründet (87), während jedoch die Typologie bereits aus dem hippokratischen Schrifttum belegt ist (z. B. *phlegmatiai, cholodees*, 88). Typisch für die Antike ist einmal mehr, dass dieses Wissen nicht als lehrbuchartiges Schema fassbar wird, sondern *«zwischen den Zeilen» zusammengesucht werden muss* (auch bei Aristoteles = Initiatenwissen!).

Verstehen wir die «Säftelehre» als *Energielehre*, wird klar, dass sie unter einem *phasischen Aspekt* (Elementarphasen) und unter einem *strukturellen Aspekt* (Typologie) betrachtet werden kann. Ähnliches kennen wir aus der *subatomaren Physik*, wo ein Atom unter dem Feldaspekt oder unter dem Korpuskelaspekt erfasst wird. Unter diesen energetischen Voraussetzungen ist die *Temperamentenlehre als Tiefenstruktur der «Säftelehre»* anzusehen: Sie stellt die Ebene dar, wo die Energiephasen sich zu *Konstitutionstypen verdichten*, wo die «gute Mischung» sich als *temperamentum* niederschlägt (4.3.2.6).

> Die «Säftelehren» der alten Hochkulturen haben aus holistischer Notwendigkeit immer eine «Temperamentenlehre» hervorgebracht, wie im Ayurveda oder auch im Enneagramm sichtbar.

Auch die aus vorhippokratischer Zeit stammende *«Dreisäftelehre»* ist mit einer *Dreier-Typologie verbunden*, und aus ihr stammen die erwähnten Beispiele von «Typen» (88). Dies geschieht nach dem Grundmodell des Werdens des Menschen (*physis*), das als kontinuierlicher Prozess einer zunehmenden *Penetranz* – um ein Wort aus der Genetik zu gebrauchen – auf den verschiedensten Ebenen des Seins, von den energetischen zu den materiellen, empfunden wurde (Weg nach unten). Dieser Prozess kann, in moderner Sprache gesagt, als phasischer Ablauf der Grundenergien («Säfte») nach morphischen Programmen ablaufend verstanden werden (vgl. SHELDRAKE). Die «Säftelehre» manifestiert sich unterschiedlich auf den verschiedenen Ebenen der Person und bildet in dem Sinne auch wieder das holistische Schichtenmodell ab (ich erwähne nur die bekanntesten Ebenen, es könnten jedoch weitere gefunden werden):

– *Lehre von den Stimmungen* (Emotionspsychologie),
– *Lehre von den Verhaltensmustern* (Behaviourismus, Ethologie),
– *Lehre von den Temperamenten* (SZONDI, 4.6.9),

- *Lehre von den physiognomischen Typen* (HUTER; Gestaltwahrnehmung),
- *Lehre von den Körperbautypen* (KRETSCHMER, 5).

Die verschiedenen Ebenen spiegeln sich noch in der modernen Literatur über die Temperamente wider, weswegen eine *Begriffsklärung* hier nötig erscheint:

- *Charakter* (gr. = Prägung): Inbegriff der wesentlichen Eigenschaften einer Person, auch deren (stete oder wechselnde) *Gesinnung*,
- *Disposition*: (Krankheits-)Veranlagung,
- *Konstitution*: anlagemässig bedingte körperliche und psychische Eigenschaften,
- *Temperament* (gr. = «Säftekrase» im Sinne von Konstitution): *Gemütsveranlagung*, z.T. einfach die Vitalkraft bezeichnend als «temperamentvoll». Die Körperebene ging dabei verloren.
- *Typus*: Urbild, Vorbild, bestimmte festgelegte *Erscheinungsform* mit charakteristischen Merkmalen.

All diese Begriffe erstrecken sich über das alte Temperamentenkonzept und werden im folgenden gemäss diesen Definitionen verwendet. In «Temperament» sind jedoch – nach der holistischen Konzeption – auch die *Körperbezüge* mitgemeint.

> Die Typenlehre ist in diesem Sinne also unabdingbarer Teil der «Säftelehre»; wir kennen sie als Vierer-Typologie, als Temperamente der «Viersäftelehre». Bezeichnenderweise haben von der «Viersäftelehre» nur die Typologien, die verdichteten Formen, bis in die Neuzeit überlebt. Verlorengegangen ist der dynamische Aspekt der Energiephasen.

Die «Viersäftelehre» und damit auch die Temperamentenlehre werden in hippokratischer Zeit immer häufiger erwähnt, was dann etwa so kommentiert wird, dass die Charakterlehre sich immer fester ins alte Vier-Säftesystem verwoben habe. Die offenbar zunehmende Penetranz und Differenzierung der «Säftelehre» (89) führte auch zu einer Verfeinerung der Krasenlehre, zu einer immer subtileren «Temperierung» der Gleichgewichte (90; 4.6.6). Dazu gehört neben der Normalpsychologie (derjenigen der gesunden Mischung) auch die vermehrte und differenziertere Beobachtung pathologischer Prozesse (vgl. «Säftelehre» → Humoralpathologie), die dann schliesslich in die *modernere Psychiatrie* mit ihren *nosologischen Kategorien* mündete.

Es ist offenbar das Verdienst der hippokratischen Ärzte, die *Systematisierung der Energieprozesse im Sinne einer holistischen «Psychosomatik»* eingeleitet zu haben in einer Gültigkeit, die wir heute wiederentdecken und

300

deren Spuren wir im folgenden nachgehen. Wir werden dann vor allem die als Temperamentenlehre bekannte Typologie wiedererkennen.

Grundsätzliche Überlegungen zur Typologisierung des anderen Menschen

Es scheint mir wichtig, sich *vor* jeglicher Typologisierung einige grundsätzliche Überlegungen zu machen.

In der Einführung in die Typologie des Ayurveda wird bemerkt (91):

«Hat man sich gründlich mit den drei Idealtypen vertraut gemacht, so wird man sie unschwer als gestaltende Faktoren in der psychosomatischen Konstitution seiner Mitmenschen zurückerkennen.»

Ein solches diagnostisches Instrument birgt immer die Gefahr in sich, die Mitmenschen einteilen zu wollen und damit über sie zu verfügen. Zudem geht in den fixen Typologien (strukturell) der phasische Aspekt oft verloren: Die Kompensations- und Entwicklungsmöglichkeiten des Menschen werden dabei unterschätzt oder vernachlässigt. Wir wollen uns die grundsätzliche Frage stellen: Wer ist denn eigentlich befugt, den anderen Menschen einzuteilen?

Ich denke an das Beispiel von Krebserkrankungen: Hier wird durch einschlägige und populärwissenschaftlich gehaltene Literatur und deren Listen von krebsverursachenden Situationen bei den Betroffenen oft Schuldgefühl und Angst verbreitet, und dies in einer ohnehin schon extrem schwierigen Lage (92). Diese Listen greifen letztlich zu kurz; sie wenden die Sichtweise des Machbaren auch für energetisches Heilen an und lassen *die grossen Zusammenhänge – in der Antike als «Schicksal» bekannt –* ausser acht. Ferner denke ich auch an Menschen, die anderen Menschen in solchen Situationen beistehen: Welche Ausbildung, aber auch welche eigene Entwicklung und Reife müssten sie haben, um nicht einfach eigene Unfähigkeit und Ängste auf den verletzbaren Hilfesuchenden zu übertragen?

Da geht z.B. eine Patientin mit fortgeschrittenem Krebsleiden nach Chemotherapie zuversichtlich in eine Selbsthilfegruppe. Was passiert? Alle sagen ihr nun, dass sie selbst glücklicherweise noch nicht so weit fortgeschrittene Symptome hätten, keiner Chemotherapie bedürften usw.; dass die Patientin hingegen bereits in einem prekären Stadium sei ... – Die Gruppe hat projektiv all ihre Ängste auf das schwächste Mitglied «abgeladen». Die Patientin brauchte nach dieser Erfahrung intensive psychotherapeutische Stützung, um aus ihrer Depression herauszufinden. Eine Gruppe mit Mitgliedern in Extremsituationen bräuchte eine qualifizierte Leitung, damit Angst abgebaut und nicht einfach übertragen wird.

> Jegliches Diagnostizieren aus einer Unbezogenheit heraus wird
> zum *Besserwissertum*, das beim anderen Menschen im oberfläch-
> lichsten Fall Widerstände auslösen wird, im Falle tieferer Verlet-
> zung Wut und Schmerz oder Resignation.

Hier kann uns die Haltung der antiken Medizin mit ihrer *Subtilität und Ehrfurcht vor der Seele des anderen Menschen* wohl noch einiges sagen. In dieser
Richtung muss auch die ganz vehemente Haltung der Hippokratiker gegen
jeden Missbrauch und jegliches Scharlatanentum, gesehen werden. ROHDE
spricht in diesem Zusammenhang von «nicht zunftgerechtem Wissen» (93).
Die Hippokratiker warnten – heute wieder aktuell – vor (93):

«Menschen solcher Art…, wie es auch jetzt «Magier», «Gurus», «Geldgierige» und
Schwindler gibt, die sich den Anschein geben, als wären sie ganz besonders «spirituell befähigt» und wüssten mehr als die gewöhnlichen Menschen. Diese nun «kaschieren ihre
Ohnmacht mit vermeintlichem subtilem Wissen»…, um den Menschen zu helfen, damit
sie ihrerseits nicht als Menschen entlarvt werden, die überhaupt nichts wissen.»

Befugt, zu diesem Wissen zu gelangen, waren nur Initiierte, die ein Leben
lang an sich und an ihrer *persönlichen Reife* arbeiteten. Ganz konkret waren
sie verpflichtet, das, was sie im anderen Menschen wahrnahmen, in keiner
Weise weiterzutragen, sondern wie ein *Mysteriengeheimnis* zu hüten (vgl.
Eid, 4.7.3.8). Sie waren ferner gehalten, ihr Wissen nur andeutungsweise
weiterzugeben und dem anderen Menschen «zu nützen oder mindestens
nicht zu schaden», ihn mindestens nicht zu verletzen (94). Weiter wurde gefordert, niemals in Abwesenheit des anderen Menschen Negatives über ihn
zu sagen. Aus einem solch feinen Zusammenhang ist unser *Berufsgeheimnis*
als subtile Verpflichtung entstanden, *der Psyche des anderen Menschen nicht
Schmerz zuzufügen*. Die hippokratischen Ärzte waren eingebunden in die
Verpflichtung, ihr therapeutisch-ärztliches Tun sowie auch ihr Leben nach
dem Prinzip von «heilig und rein» auszurichten (4.4.2.2).

Entsprechend den alten Weisheitslehren müssten sich Menschen in heilenden Berufen zu immer grösserer Achtung vor dem andern Menschen
und zu einer immer grösseren Liebesfähigkeit hin entwickeln. Ein Kennzeichen hippokratischer Ärzte war «die Liebe zur Wahrheit und die Liebe zum
Menschen» (95). Und diese Entwicklung einer hohen Form von Nächstenliebe, von *therapeutischem Eros* (95) *ging nicht vom Klassifizieren des anderen aus* (vgl. «du sollst dir kein Bild machen»), sondern von der *Selbsterkenntnis* («gnothi s'auton», 96): *Die Läuterung der eigenen Psyche war die
subtil-energetische Voraussetzung für die Spiegelung des anderen*, gleichsam
auf einem reinen Projektionsschirm (vgl. Spiegel bei Mysteriendarstellun-
gen, 96).

Und dies hat wohl FREUD bei der Spiegelfunktion des Analytikers nachempfunden, was in die Notwendigkeit einer eigenen Lehranalyse für Therapeuten und Therapeutinnen ausmündete.

Typologien können als hilfreiche Interpretationsraster für Forscher angesehen werden, die mit einer unendlichen Vielfalt von fliessenden Erscheinungsformen erkennend, verstehend und überprüfend vorgehen möchten. Typologien sind jedoch immer statischer und begrenzter als das, was sie einfangen wollen, und geben nur begrenzt Auskunft über den Entwicklungsstand und die Reife eines Menschen.

Die griechische Typologie

Sie ist ursprünglich aus der alten subtilen Diagnostik (4.4) entstanden und erst allmählich und zu Lehrzwecken aufgeschrieben worden, wohl auch mit einer Scheu, das dynamische Kräftespiel zu fixieren (4.7). Wir müssen also diese alten Lehren aus Hinweisen in der Literatur zusammensuchen, da sie erst in späterer Zeit (Theophrast und Galen) einigermassen zusammenhängend erscheinen. Noch für Galen, der in seinem Kommentar über die hippokratische Krasenlehre und in seinem Buch über die Krasen die Kennzeichen jeder Krase (Konstitution) systematisch zusammengestellt hat, wird heute bemerkt, dass er dies getan habe (133, 2. Teil):

«mit aller Vorsicht des auf die Vielfalt der Erscheinungen achtenden Empirikers».

Im folgenden werde ich die griechische Temperamentenlehre von ihren älteren Wurzeln her entwickeln. Die vorbestehenden Systeme sind vielfach nur andeutungsweise fassbar. Zwecks Verständnis soll vorgängig, wie bei der «Säftelehre», die Einführung in die Typologie des Ayurveda erfolgen.

Die Konstitutionslehre des Ayurveda («Dreisäftelehre»)

Auch die Tridoṣa-Lehre des Ayurveda hat zu einer «psychosomatischen Konstitutionslehre» geführt (97). Es kann hilfreich sein, eine kurze Beschreibung der drei Konstitutionstypen, die sich aus der ayurvedischen Dreisäftelehre ableiten, vorzuführen. Sie dürften *den griechischen Konstitutionstypen der vorhippokratischen «Dreisäftelehre»* weitgehend entsprechen. Gemäss den «Säften» (4.5) lassen sich folgende Konstitutionstypen ableiten (98):

Der «Wind»-Typ (gr. «Blut»-Typ): Auf Grund der allgemeinen Eigenschaften des Fliessens ist der betreffende Mensch: leicht und schnell in seinem Gang, leicht auch in seinem

Benehmen, seiner Nahrung und seiner Rede. Unternehmungen werden rasch in Angriff genommen, er gerät aber auch leicht in Aufregung, ist schnell beunruhigt oder erschreckt und hat rasch wechselnde Zu- oder Abneigungen. Er nimmt rasch auf, hat aber ein schlechtes Gedächtnis. Kälte kann er nicht ertragen, und er leidet fortwährend an Steifheit und Zittern der Glieder. Verstand und Gedächtnis lassen zu wünschen übrig. Er neigt zu unkonzentriertem Arbeiten und allgemeiner Konzentrationsschwäche. Dabei geben die Gelenke, wenn sie sich bewegen, ständig Geräusche von sich. Die Haare, Nägel, Zähne, das Gesicht, die Hände und Füsse sind rauh und trocken, die Haut an vielen Stellen rissig. Körperlich ist dieser Typ lang und mager, trocken und hager. Sexuell hat er wenig Interesse (dafür jedoch an subtiler Erotik, v. d. V., vgl. 4.6.8).

Der «Galle»-Typ: Auf Grund der «Galle»-Eigenschaften («Feuer») kann dieser Typ keine Hitze ertragen. Er leidet verhältnismässig viel Hunger und Durst, hat eine sehr gute Verdauung und isst und trinkt in reichlichem Übermass. Er schwitzt, uriniert und entleert viel. Er neigt dazu, früh zu ergrauen, kahl zu werden und eine runzlige Haut zu bekommen. Die Haare wachsen langsam. Seine Unternehmungen werden mit intensivem Aufwand betrieben. Der Körper dieses Typus ist von weicher, warmer und zarter Konsistenz. Er lehnt körperliche Anstrengung ab, da sie für ihn mit kräftezehrendem Aufwand verbunden ist. Seine Sexualität ist mittelmässig ausgeprägt, die Genussfähigkeit eingeschränkt. Überdurchschnittliche Intelligenz, gutes Gedächtnis und klare, logische Art zu denken sind typisch (vgl. 182). Er entscheidet in jeder Situation schnell, was zu tun ist, und führt die Handlung auch konsequent durch. Seine Sprache ist scharf und treffend, allerdings auch oft scharf bis aggressiv. Er gilt als unruhig, jähzornig und ist ständig kampfbereit. Er neigt zu Intoleranz und Vorurteilen, ist aber andererseits auch experimentierfreudig, unternehmungslustig und verantwortungsvoll.

Der «Schleim»-Typ: Dieser Typus ist langsam und bedächtig in seinen Bewegungen wie auch in seinem Reden. Körperlich besitzt er viel Kraft und Ausdauer. Seine Bewegungen sind langsam, er sitzt gern ruhig da. Die Gliedmassen sind gut proportioniert, Knochen und Muskeln kräftig. Er isst und trinkt langsam, dabei nur kleine Mengen. Die Haut ist ölig, weich und glänzend, die Farbe der Haare kräftig; sie wachsen dicht, schnell. Dieser Typus neigt weder zu Haarausfall noch zu Glatzenbildung. Er ist nicht leicht aus der Ruhe zu bringen und wird auch nicht leicht krank. Sein Charakter zeichnet sich durch Beständigkeit und Entschlossenheit aus. Der Körper dieses Menschen fällt durch Schwere, Dichte und Stabilität auf, ist kräftig, geschmeidig und wohl gebaut. Er hat eine ausgeprägte Sexualität und lebt diese gern aus. Bei guter Intelligenz braucht er aber mehr Zeit zur Verarbeitung als der «Galle»-Typ. Er überlegt daher lange, bevor er eine Entscheidung trifft, diese ist dann jedoch gut durchdacht und besonnen. Das Gedächtnis ist gut, die Sprache langsam und klar. Dieser Typus erträgt leicht Schmerz und Müdigkeit, braucht wenig Schlaf und hat eine lange Lebenserwartung.

Diese drei Grundtypen werden in der Literatur in «Reinform» beschrieben, treten aber in Wirklichkeit immer als *Mischtypen* (Krasen) auf (5), allerdings mit *Dominanz einer Konstituenten.* Deutlich erkennbar in diesen Typenbeschreibungen sind die verschiedenen Ebenen: körperliche, verhaltensmässige, charakterliche, psychische… als holistische Erfassungsweise des Menschen (91).

4.6.2 Konstituierende Modelle der Temperamentenlehre

– *Die «Dreisäftelehre»* wurde bereits abgehandelt (4.5).

– *Die Lehre von den Elementarenergien* (vgl. 4.3.3.1): Eine mehrschichtige, umfassende Beschreibung liest sich bei Empedokles, der in den Elementarenergien die *«vier Wurzeln des Alls»* sieht (vgl. «Radikale», 99):

«Abwechselnd gewinnen sie im Umlauf der Zeiten die Oberhand, und nur aus ihrer in jedem Fall verschiedenen Mischung (κρᾶσις) entstehen sämtliche Einzeldinge, und diese Mischung allein bestimmt den Charakter des Menschen. Die vollkommene Mischung ist die, bei der erstens alle *Elemente* (= Elementarenergien) gleichmässig beteiligt sind und zweitens die letzten Elementareinheiten (wir würden sagen: Atome) ihrer Menge nach weder in zu grosser noch in zu geringer Anzahl vorhanden und ihrer Beschaffenheit nach weder zu grob noch zu fein sind (vgl. gr. *meson*). Diese vollkommene Mischung ergibt den Menschen, der den grössten Verstand und die schärfsten Sinne besitzt. Sind nicht alle Elemente (= Elementarenergien) gleichmässig verteilt, so ist der Mensch ein Tor. Ist hingegen die Zahl der beteiligten Einheiten zu klein oder zu gross, so entstehen entweder trübsinnige und träge oder aber hitzige und enthusiastische, doch nichts zu Ende führende Menschen. Wenn aber die Mischung in einem bestimmten Organ (= Funktionsbereich) eine vollkommenere ist als im übrigen Körper, so ergeben sich Individuen mit einer spezifischen Sonderbegabung, also zum Beispiel Redner, wenn die «Krasis» der Zunge (100), Künstler, wenn die der Hände besonders gut ist.»

Diese Übersetzung zeigt weitgehend unsere statische Betrachtungsweise und dem entspricht auch der Kommentar,

«dass dieser Versuch für die Bedürfnisse einer spezifisch anthropologischen oder gar medizinischen Betrachtungsweise noch viel zu allgemein und spekulativ» sei (101).

Wird der Text dagegen energetisch nachempfunden, finden wir – entgegen heutiger Interpreten (102) – bereits das *psycho-physische Grundmodell des Heilens. Die zukünftige Temperamentenlehre, das Konstitutionstypenmodell, war folglich in den wesentlichen Parametern bereits im 5. vorchristlichen Jahrhundert vorhanden:*

–   vier Wurzelenergien oder Energieradikale,
–   Prozessqualitäten (+/–),
–   Umlaufdynamik oder Periodik,
–   Mischung der Wurzelenergien.

Tatsächlich finden sich bei Empedokles die Elementarphasen, «Radikale», die in hippokratischer Zeit bei Demokrit als *«stoicheia»* und dann bei Polybos (Schwiegersohn des Hippokrates, 71) als *«chymoi»*, also «Säfte», erscheinen. Beim Empedokles-Schüler Philistion (Leiter der von Empedokles begründeten Sizilischen Ärzteschule) wird definiert, *dass jede «Elementarphase» ihre ganz spezifische Energie habe.* Diese energetische Definition ist altes Wissen, war in der Antike in diesen Kreisen selbstverständlich und wurde folglich in den einschlägigen Texten nicht jedes Mal neu erwähnt (103). Gelegentlich wird sie jedoch den «Säften» beigefügt, z. B. als «*dynamis*» der «Galle» (104).

> Für ein Verständnis der Energielehren der alten Heilkunde sollte in den Übersetzungen endgültig von ausschliesslich somatischen Interpretationsweisen wie «Elemente in ihrer starren Stofflichkeit», «stoffliche Natur», «Grundstoffe im Menschen», «Elementareinheiten» (105) abgesehen werden: «Elemente» wie «Säfte» sollten fortan als «Elementarenergien» definiert werden, sonst gleiten wir immer von der energetischen Dimension in die rein stofflich-materielle ab.

Interessant ist ferner, dass der *melancholische Energiekreis des Temperamentenmodells* bereits in seiner Spannweite zwischen «*trübsinnig, träge*» vs «*hitzig, enthusiastisch*» ausgeformt ist. Ebenso ist der mit *Intelligenz* korrelierte Energiekreis angesprochen (4.6.8). Zusätzlich ist auch der Versuch einer *Quantifizierung* relevant.

– *Die diagnostischen Leitkriterien* – ein weiterer Raster der Temperamentenlehre – lassen sich ebenfalls bereits im Modell des Empedokles erkennen (4.4.1):

– *«Feuer»*	vs	*«Wasser»*	erstes Kriterium der gleichmässigen Verteilung der Elementarenergien (vgl. *Diätetik*, 201, 2.T.),
– *Wärme*	vs	*Kälte*	Prozessdynamik: zuviel vs zuwenig,
– *Fülle*	vs	*Leere*	zu «grob» vs zu «fein»,
– *Inneres*	vs	*Oberfläche*	verschiedene Ausprägung je nach Bereich.

Während also heutige Interpreten der Meinung sind, von der Medizin des Empedokles sei nichts bekannt (106), gehe ich nun davon aus, *dass das Grundmodell der energetischen Heilkunde damals bereits vorhanden und deutlich fassbar ist.*

– *Die Prozessqualitätenlehre* (Polaritätsprinzip, 4.3.2.5): In der weiteren Entwicklung formten sich lediglich Verfeinerungen dieses Grundmodells aus, im Zusammenhang mit der *«Eichung» der Zunahme und Abnahme der Prozessdynamik («warm-kalt») in allen Energiephasen* (4.6.8).

Wird von Alkmaion gesagt, er habe mit der «Qualitätenlehre» gearbeitet (107), im Gegensatz zu Empedokles' Bedeutung der «Elementenlehre», müsste dies nun folgendermassen uminterpretiert werden: Alkmaion hatte anders «fokussiert», er hatte einen anderen Aspekt desselben Geschehens beleuchtet, ein *anderes Diagnosekriterium* herausgenommen. Entsprechend sind auch in der hippokratischen Schrift *Von der alten Medizin* die Prozessqualitäten («warm/kalt») weniger relevant als die Energiephasen. Im wesentlichen wurde offenbar entweder die *Krase der Elementarenergien* oder aber die *Krase der Prozessqualitäten* fokussiert. Damit dürfte auch die von MÜRI festgestellte Veränderung im Begriff der «Krasis» zusammenhängen (108): *«Krasis» als Energiemischungsprinzip umfasste alle Energien und alle Energieebenen.*

Philistion akzentuiert das Typenmodell, indem er besonders die *Verbindung zwischen Elementarenergien und Prozessqualitäten* unterstreicht (109). Dies sind die beiden Parameterreihen, *mit denen das Temperamentenmodell in die Geschichte eingegangen ist.*

Ihn interessiert dann besonders die «gute und richtige Krasis» der Energiequalitäten als *Prozesse der «Oberfläche».* So definiert er das Entstehen von Ungleichgewichten (Übeln, Krankheiten) als Überwiegen oder Mangel einer Prozessqualität. Philistion verfestigte offenbar das Typenmodell im Sinne der Prozessqualitäten. Resonanzentwicklung (SHELDRAKE) und zunehmende Penetranz der beiden Reihen lässt sich wie folgt annehmen: Die *Prozessqualitäten* scheinen eher mit den *temporären* Ungleichgewichten und Disharmonien verbunden worden zu sein als die «*charakterbildenden*» «Säftephasen» (110). Erstere waren m. E. mehr akzidenteller, reversibler, mehr reaktiver oder *exogener* Natur.

– *Im Schichtenmodell des Energiefeldes* betrafen folglich die Prozessqualitäten die *oberflächlichen Energieschichten*, während die «*Säftekrasen*» (*Temperamente*) die *Tiefenschicht*, den «angeborenen» Typus, das *endogene Moment* bestimmten (110).

Daraus leite ich folgende energetische Defintion unserer psychiatrischen Begriffe *exogen vs endogen* ab:

– *exogen*   «aussen entstehend», betrifft die Aussenschichten des Energiefeldes und die Stimmungsschwankungen (4.4.2.2; gr. *tropos*).

– *endogen*   «innen entstehend», betrifft die Tiefenschicht des Energiefeldes, den *Charakter* (gr. *ethos*).

Die Elementarphasenlehre und die Prozessqualitätenlehre, die beiden *Hauptparameterreihen* des sich immer stärker konstituierenden Typenmodells, wurden vor 400 v. Chr. in verschiedener Hinsicht weiter verfeinert und ausgebaut. Die daraus sich ergebenden Entwicklungsmöglichkeiten wurden in unendlicher Ausdifferenzierung angenommen (111).

Es gab damals noch andere Typenunterscheidungen, die offenbar später vom Temperamentenmodell überlagert wurden und verschwanden: Im Werk *Von der Heiligen Krankheit* erscheinen «Phthisiker» und «Spleniker» (engl. spleen!) neben «Phlegmatiker» und «Galletypus». Sie sollten nicht mit «-süchtig» (z. B. schleimsüchtig) wiedergegeben werden, weil es sich zunächst um eine *normalpsychologische Klassifikation* handelt (112).

– *Die Horen:* Neben den «Säften» und den Prozessqualitäten erscheinen die *Horen* im Temperamentenmodell als dritte Parameterreihe und als *Umlaufdynamik* (vgl. 76; 113).

– *Die Differenzierung des «Galle»-Kreises:* Der «Saft» und der Konstitutionstyp, der vorhippokratisch am deutlichsten hervorsticht und der so exemplarisch für die differenzierte Herausbildung aller Konstitutionstypen werden konnte, ist der *melancholische Typus. Pathologisiert* kennen wir ihn als *«manisch-depressiven».* Er wird nämlich von heutigen Interpreten meist nur als Krankheitsform diskutiert, was die Vielfalt der alten holistischen und dynamischen Ansätze erheblich einschränkt (114):

«Die Wahrnehmung eines melancholischen Geistes- oder Gemütsleidens (oder körperlichen Leidens!), genauer: die Verbindung einer Störung, Ver-rückung der inneren Fähigkeiten mit «schwarzer Galle» als ihrer Ursache, ist wohl noch älter, als die dem Corpus hippocraticum entnommenen Zeugnisse direkt belegen.»

Dieser Konstitutionstypus zeigt sich, wie erwähnt, bei Empedokles bereits deutlich in zwei Phasen als (115)

«entweder trübsinnige und träge oder aber hitzige und enthusiastische, doch nichts zu Ende führende Menschen».

Zu Recht vermuten KLIBANSKY, PANOFSKY und SAXL, dass die Penetranz der melancholischen Energie bzw. des Krankheitsbildes bereits vorhippokratisch sei und meinen ferner (116):

«Von hier aus wird es nun auch begreiflich, dass gerade *das Problem der Melancholie gleichsam das Ferment für die Weiterentwicklung der Humores-Lehre darstellen sollte.»*

Und diesem Ferment werden wir nun nachgehen.

4.6.3 Die Entwicklung der melancholischen Konstitution im Griechentum

Entsprechend der transkulturellen «Dreisäftelehre» sprechen die älteren griechischen Zeugnisse bis zum 5. Jh. v.Chr. *nur von «Galle»* (71). Wir finden «Galle»-Phänomene als Gemütsphänomene bereits im ältesten europäischen Epos, in der homerischen *Ilias* (800 v.Chr.). Hier wird in der Form des *Mythos*, d.h. der energetischen Sprachform, auch über «Gallephänomene» reflektiert: *in mythischen Bildern wird gleichsam «Energielehre» betrieben* (78, 2.T.). Mythen, wie auch Träume, sind vielschichtig; daher lassen sich in ihnen verschiedene Ebenen herausschälen. Als Abbildung holistischen Welterlebens ist denn auch das *Epos des trojanischen Krieges mehrfachdeterminiert* (117): Es kann z.B. historisch, psychologisch oder als literarisches Dokument gedeutet werden. Ich werde es *vom Standpunkt der subtilen Energielehre her betrachten.* Für die *Odyssee* wurde Ähnliches bereits unternommen: So wurden Odysseus' Kontakte zu vier Frauentypen als *vier Entwicklungs- und Einweihungsstadien des Mannes* gedeutet: als Weg von «Circe» zu «Kalypso», zu «Nausikaa» und schliesslich zu «Penelope» (118).

Ich versuche nun in ähnlicher Weise das älteste europäische Epos, die homerische *Ilias*, als Energielehre zu deuten und erkenne darin bereits die *«Galle»-Transformation von verletztem Stolz über Trauer, Zorn und grenzenlose Rache bis zur Versöhnung in einer hohen Erosform.* Vielleicht ist die tiefste menschliche Botschaft des alten Griechentums an uns heute:

> Menschliche Entwicklung und Sinngebung erwachsen nicht aus «gerechtem» Zorn und gezielter Vergeltung, sondern im Übersteigen und Loslassen von Zorn und Kränkbarkeit in eine hohe Form von Liebe.

Die *Ilias* ist das Epos, das vom Zorn, vom Morden, aber auch von der Sühne handelt, vom Freiwerden von Zorn durch Trauerarbeit und Mitfühlen. Mit Menschlichkeit und vollendetem Trauerritual schliesst das Epos, während das erste Wort der *Ilias* «Zorn» ist, eine Form der «*Galle*»:

«Den *Zorn* (gr. *menis*) des Peleiaden Achilleus, singe, oh Göttin,
Der zum Verhängnis unendliche Leiden schuf den Griechen
Und die Seelen so vieler gewaltiger Helden zum Hades sandte...»

Zusammenfassende Darstellung der «Galle»-Prozesse der *Ilias* (119):

Es ist die Geschichte des Helden Achilles, der von Agamemnon schwer gekränkt wurde (er nahm ihm eine geliebte Frau) und von dem es heisst, «der Zorn sei in seinen Energiekanal (120) eingebrochen» oder, anders ausgedrückt, «eingefahren». Achilles gibt sich nun ganz diesem «Zorn» hin und brütet vor sich hin (er «bewahrt» den Zorn), wird *passiv, starr und gefühllos* (121). Agamemnon, der ihn beleidigt hat, kommt seinerseits in Trauer und Zorn (122), wird einsichtig und möchte Wiedergutmachung und Versöhnung durch Busse und Gaben. Er schickt eine Bittgesandtschaft zum *trotzenden Helden*, von dessen Kampfbereitschaft das Schicksal der Griechen vor Troja abhängen wird. Durch «gefällige Gaben und sanft beruhigende Worte» (123) möchte er dessen «Zorn umwandeln» lassen (gr. *metalego*). Möge er sich doch zähmen und nicht hart und unbeugsam in seinem Trotze verharren, dies wäre die lebensfeindliche Art (124). Es geht darum, seinen «hohen Sinn» oder seine «Grossherzigkeit» zu erreichen (125). Dann könnte er sich wieder «in Tapferkeit hüllen» (125). Achilles weist jedoch die Bittsteller und die angekündigten Gaben zurück; er will dem Ganzen kein Ende setzen und *keineswegs dem «kränkenden Zorn entsagen»*, den Zorn umwandeln und Gaben und Versöhnung annehmen. Agamemnon könne durch nichts seinen «Energiehaushalt» besänftigen, bis er nicht die tiefschmerzende Schmähung abgebüsst habe (126): Denn *Achilles will Rache*. Der nächststehende väterliche Freund versucht, ihm gut zuzureden, und erzählt ihm seinerseits das «Gleichnis» eines ebenfalls Zürnenden. Denn auch anderen Helden, und zwar den Verständigsten, schwelle in ähnlichen Situationen die «Brust» vor Zorn an, wie z. B. dem Meleagros (126).

Der Form nach handelt es sich hier um einen «Mythos im Mythos», gleichsam um eine Potenzierung der Lehre von der möglichen Umwandlung der «Galle» (127):

Dieser Meleagros hatte ebenfalls wacker gekämpft, bis ihn der Zorn einhüllte. Und auch er verharrte im Zorn, blieb bei seiner Frau liegen (blieb passiv, weiblich, 128) und versuchte, den in der Tiefe schmerzenden Groll wiederzukauen (129). Sein heftiger Zorn wurde durch Verfluchungen der eigenen Mutter ausgelöst, die Himmel, Erde und Unterwelt mobilisierte, um ihren Sohn zu töten (130). Auch er hatte sich, in einer Situation grosser Gefahr für sein Volk, dem Kampfe entzogen (130) und wurde nun von den ihm am nächsten stehenden Menschen durch Geschenke und Bitten angefleht; er trotzte um so mehr. Sie konnten seinen *«Energiehaushalt»* (eigentlich «Energiekanal») nicht umstimmen. Bis der Feind gleichsam in der eigenen Kammer stand und seine Gattin ihn anflehte, das Unheil abzuwenden: Und «eilends ging er und hüllte den Leib in die strahlende Rüstung» (130). – Achilles wird mit dieser Geschichte nochmals angefleht, sich nicht vom «Dämon» treiben zu lassen; es werde nachher schwieriger, das Unheil wieder gutzumachen. Aber Achilles hat «seinen *grossherzigen Energiekanal verhärtet*» (131), ist grausam und unversöhnlich und sagt, dass bereits beim Gedanken an Agamemnon sein «Herz» vor Zorn anschwelle (132). Und die Gesandten ziehen sich zurück und merken, dass er durch ihre Bitten und die Gaben desto trotziger wird (132). *Er ist einer geworden, der kein Erbarmen mehr hat.* Schliesslich fällt sein Freund Patroklos, wodurch Achilles' Zorn sich in *grenzenlos rächendes Wüten* wandelt. Durch Vermittlung göttlicher Kräfte kann der König Priamos – Achill hat dessen fünfzig Söhne getötet – diesen dann endlich zu Mitleid bewegen. Dadurch kommen *seine erstarrten Gefühle wieder in Bewegung* und lassen ihn, durch einen *Versöhnungsakt*, seine *Trauerarbeit vollenden*. Dem Priamos ermöglicht er seinerseits, das Trauerritual ebenfalls zu vollziehen (133). Das Epos, das mit dem Wort *Zorn* beginnt, endet und vollendet sich in den zwei letzten Gesängen mit zwei Trauerritualen und dem Wiedererlangen *«grossherziger» Menschlichkeit*.

> Nicht mit der Zerstörung Trojas endet das Epos, sondern mit der vollendeten Trauerarbeit, durch die erst menschliche Weiterentwicklung möglich wird!

Soweit der Mythos. Auch die Altphilologin DE ROMILLY stellte fest, dass hier ein *Prozessgeschehen* dargestellt werde, ein Ablauf, der eigentlich mehr der *Tragödie* als dem Epos enstpreche (134).

Ich werde nun für ein heutiges Verständnis diese mythische Darstellung mit Energiemodellen interpretieren und psychologisch deuten. Dabei nehme ich das Energiefeldmodell (gr. *psyché*) als Grundmodell, das den Energiekanal (gr. *thymós*) und die Energiezentren (ind. *chakra*, vgl. gr. *kyklos*) umfasst (vgl. Abb. 23).

Energetische Interpretation der Galle-Prozesse

Wer wird von diesen «Galle»-Prozessen betroffen? Es handelt sich um die *«Verständigsten», die «Begabtesten»*, um *«grossherzige», «strahlende»* Menschen, um *Helden*, also Menschen mit *archetypischer, exemplarischer Funktion* (135). Diese Menschen sind bekannt für ihren kämpferischen Geist gegen das Böse; sie haben eine *«strahlende Rüstung»*, auch eine *strahlende Aura* und oft strahlende Namen.

Durch ein *schicksalhaftes Ereignis* fährt nun plötzlich «Galle», Zorn, ins Energiefeld und in den Energiekanal ein (136). *Der «gallige Zorn» bricht ein* und lässt den *Denkbereich* (gr. *noos*), das *«Herz»* (gr. *etor*) und speziell auch den Bereich des *Solarplexus* (gr. *phren*, alle = Energiezentren) mit Fremdenergie *anschwellen* (4.4.1.2). Er hüllt den Menschen ein (Aura!), setzt sich auf ihm fest (256, 2.T.) und breitet sich aus, *so dass der Mensch unablässig zürnen muss* (137). Er ist dann wie von einem Dämon getrieben und will in seinem Zorn verharren, d.h., *er installiert sich in seinem Zorn auf einem niedereren Energieniveau* (vgl. sog. «Knick» in der Lebenslinie, 138). Der Zorn, der nicht verarbeitet und umgewandelt wird, *absorbiert Energien* und macht den Menschen auf seinem Entwicklungsweg *unkämpferisch, passiv*: Beide Helden liegen nur noch herum, sind «weiblich» (bei den Frauen, nur Yin) und «suhlen» in ihrem Zorn.

Wie kommt es zu diesen «Galle»-Zorn-Einbrüchen? Auf der Ebene der *Taten* durch *grosse Verletzungen*, wobei gerade wieder die empfindsamsten Menschen *am durchlässigsten und am verletzbarsten* sein können (heute wieder aktuell!).

Auf der *mentalen* Ebene kann bereits der Gedanke an die Kränkung die ganze Wut immer wieder den Energiekanal hochkommen lassen, d. h. *reaktivierend* wirken. *Zwischenmenschlich* wurde offenbar von einer Übertragungsmöglichkeit auf Distanz ausgegangen, was mit subtilen Energiekonzepten vereinbar ist: Meleagros wird durch die Verfluchungen seiner Mutter, vermutlich durch deren *negatives Denken*, immer wieder «angepeilt», was bei ihm negative Schwingungen auslöst. Dem grollenden Achilles wird gedeutet, seine Mutter hätte ihn wohl mit «Galle» genährt, d. h. auf diese Weise die Resonanz für den jetzigen Einbruch der «schlechten Galle» in seinem Energiekanal mitverursacht. Dies weist wiederum auf die Möglichkeit *transgenerationeller negativer (und positiver!) Energieübertragungen und -prägungen* hin, im Sinne einer «psychischen Infektion» (vgl. «vergiftete Muttermilch», 139).

Auf einer höheren Ebene, die in den alten Bereich des *Schicksals* gehört, wird von Artemis gesprochen, die rächend Pfeile schiesst (negative Energie, 139) und Kriegsgetümmel verursacht. Im «Fluch der Atriden» werden solche Phänomene auf der Ebene des *Familienschicksals* abgehandelt.

Was geschieht nun mit dieser «Galle», wenn sie sich einmal im Menschen festgesetzt hat? Im Mythos nimmt Achill schrecklich *Rache* an Hektor, tötet ihn und schleift ihn dann unaufhörlich: Die «Schleusen» seiner Rache sind geöffnet, *seine Energiekanäle stehen «offen»; er vermag sie nicht mehr zu schliessen* (Diastole, 140). Aus der hippokratischen Tradition hören wir, dass das «Gallenzentrum», einmal «geöffnet», sowohl von guten wie von bösen Regungen überrollt wird und sich, gemäss seiner Natur, nicht dagegen wehren kann (141). Achill löst ferner bei Hektors Mutter eine schreckliche Wut aus, die sich gegen seinen körperlichen «Gallenbereich», gegen seine Leber, richtet (vgl. 143).

Die negative Energieübertragung lässt dann das Phänomen «Rache» entstehen und wird folgendermassen illustriert (142):

«Dort bei dem schrecklichen Mann, dem ich gern in der Mitte die Leber,
Tief mich verbeissend, zerfleischte! So würden gerächt seine Taten
Gegen mein Kind...»

Diese Energieprozesse übertragen und steigern sich also bei Resonanz von Mensch zu Mensch, wie die Wut dieser Mutter zeigt. Wird die «Galle» nativ ausgelebt, entstehen die in der *Ilias* beschriebenen und auch aus den modernen Vergeltungskriegen und Terrorakten bekannten Eskalationen. Bei negativen Energieübertragungen muss grundsätzlich mit einem möglichen *Verstärkungs-, d. h. Eskalationseffekt* gerechnet werden.

In der chinesischen Medizin ist der *Funktionsbereich der «Leber»* mit «Gallenphänomenen» im Zusammenhang (143). Dieser Funktionsbereich steht für innere Aufladung, Unruhe, Tonuserhöhung und sorgt für eine ständige Handlungsbereitschaft, andererseits aber auch für eine grosse *Reizbarkeit*. Die Chinesen schreiben diesem Bereich die *«Iraszibilität»* als entsprechende Emotion zu (144):

«Eine Übersteigerung der Reizbarkeit führt zu Zorn und Wut, zum Toben und Rasen. Wir sprechen von «cholerisch», und unsere eigene frühe Medizin benutzte das Emblem der «Galle» (gr. *cholé*) für dieses nach aussen gerichtete Temperament. Reizbarkeit bedeutet auch Tonuserhöhung, einen «Hypertonus», Anspannung, erhöhte Reaktionsbereitschaft.»

Auch in der griechischen Medizin sind die Phänomene der Reizbarkeit, Durchlässigkeit und Sensibilität sehr gut als erste, melancholische «Gallenphase» beschrieben, in welche dann *die cholerische «Galle» einfallen oder «einfahren» kann*. – Umgekehrt bedeutet gr. *a-cholos*: ohne Galle, beruhigend (145).

Im Griechischen ist der *Solarplexus-Bereich* den «Gallenphänomenen» zugeordnet (gr. *phren*, vgl. Schizo-phrenie), wie aus einer interessanten Stelle in der Schrift *Von der Heiligen Krankheit* ersichtlich. Es lassen sich daraus folgende Informationen über das Energiezentrum und die Energieübertragung in die Organbereiche heraushören (146):

«... wenn ein Mensch sich wider alles Erwarten übermässig freut oder ärgert; dann zuckt es auf (das *phren*) und macht Sprünge infolge seiner Feinheit (Durchlässigkeit?) und weil es sich im «Leib» am meisten in die Breite dehnt. Es hat auch keinen Hohlraum (wie z. B. das Nabelzentrum), in dem es *Gutes oder Böses* (146), *was andringt,* aufnehmen könnte, sondern *es wird von diesen beiden Gemütserregungen infolge der Schwäche seiner Natur in Aufruhr versetzt.*»

Ich sehe in dieser Stelle einerseits die Beobachtung, dass in den Solarplexus-Bereich einfallende Energie schwerlich verarbeitet und in andere Ebenen abgeleitet werden könne; gleichzeitig wird auch der Ansatz eines *psychosomatischen Energieübertragungsmodells in die Organbereiche angetönt*. Bei mehrdimensionalen Heilmodellen stellt sich die Frage, wie die Energie von den Energiefeldern in die Organbereiche übertragen wird, und wie die Materie diese wieder freigibt (147). FREUD hat das Problem bereits erkannt und spricht von sog. «Übergangszonen». Forscher nach ihm wie SPITZ und besonders auch die Emotionspsychologen beschäftigen sich mit der *Übertragung von Emotionen wie Freude, Trauer, Wut in die biologischen Systeme* (SCHERER, EKMAN). *Auch «Schmerz» ist ein wichtiges holistisches Übergangsphänomen* (vgl. Melancholie-Phase). In der Bioenergetik z. B. ist bekannt, dass durch Verstärken des physischen Schmerzes der damit verbundene psychische Schmerz ausgelöst werden kann und umgekehrt. Interessanterweise können Schmerzprozesse ebenfalls rhythmisch ablaufen und ausstrahlen («Wehen», 177; vgl. *Bedeutung der Rhythmen*, 4.4.2.3). Antidepressiva (!) senken die Schmerzwahrnehmung bei chronischen Schmerzsyndromen (*pain-proneness*). Bekanntlich ist die Schmerzschwelle je nach Mensch verschieden und wird durch Atem-Energiearbeit beeinflusst.

Ein weiteres holistisches Übertragungsphänomen liegt in der Erfahrung der *Sexualität,* wo die Organempfindungen besonders stark in die Energiefelder ausstrahlen. Bei hoch entwickelten erotischen Potentialen kann sich diese Energieübertragung bis zu umfassenden ekstatischen Prozessen steigern (vgl. «chymische Hochzeit»; 96, 1.T.). – Solche Ansätze helfen, die Übertragungsweise vom Körper in die Energiefelder und umgekehrt verstehen zu lernen.

Während einerseits die im *phren*-Bereich einfahrende Energie – wir konzentrieren uns hier besonders auf negative «Galle» – die Tendenz hat, «nativ» ausgelebt und beispielsweise schnell auf einen anderen Menschen übertragen und abgeleitet (!) zu werden, gibt es andererseits noch weitere Reaktionsweisen: Die Energie kann zurückbehalten werden; die Griechen sprechen dann etwa vom «Bezähmen» des Energiekanals. Ferner kann der Zorn «gekocht», «verdaut» und umgewandelt werden, wie Müri die bereits zitierte Stelle interpretiert (148):

«Meleagros versucht, den χόλος zu verdauen, wie eine aufgenommene Speise gar zu machen und so zu überwinden.»

Diese «Galle»-Phase könnte jedoch auch mit «wiederkauen» übersetzt werden, entsprechend heutigen Beobachtungen bei schweren Traumata wie HIV-Infektion (frz. *ruminer*). Demzufolge liesse sich diese Stelle dann so deuten, dass Meleagros sich in seinem Zorn verzehrt, fixiert und nicht weiterkommt (vgl. 43).

Solches würde der «Apepsie» entsprechen, im Gegensatz zur «Pepsis», dem Prozessverlauf der «Kochung» und «Verdauung», der Umwandlung und Transformation (149). Es wird auch vom «Löschen» des Zornes/der «Galle» gesprochen (149).

314

Priamos, der Vater des Hektor, kann als Beispiel des *weiterentwickelten* *«Gallenprozesses»* betrachtet werden. Er, der Schwergeprüfte, der durch Achilles fünfzig Söhne verloren hat, geht zu letzterem mit Gaben, die Leiche des Sohnes loszukaufen (150):

> «Heimlich aber war Priamos eingetreten, und nahe
> Kam er, umschlang dem Peliden (Achilles) die Knie und küsste die schlimmen
> Mordgefährlichen Hände, die all seine Söhne getötet.»

Und Achilles lässt sich erweichen: Sie halten gemeinsam Mahl, Achilles übergibt den Leichnam und lässt den Troern zwölf Tage Zeit für die Totenklage und das Begräbnis. Dies ermöglicht die Totenfeier und den rituellen Trauerprozess. Damit endet das Epos über den Zorn des Achill.

Beiden, Priamos und Achilles, gelingt dieser Prozess jedoch nur mit göttlicher Hilfe. Beide gehen sie sorgsam mit dem anderen um und wissen, dass *Trauernde besonders anfällig auf Wuteinbrüche* sind und dass der Umschlag von der Humanisierung zur Triebtat an einem Faden hängt. Achilles achtet also darauf, dass Priamos den geschändeten Toten nicht sieht (151):

> «Und verleiten sich liesse zum Zorn (*cholos*) im Jammer der Seele,
> Hektor gewahrend, und wieder das Herz des Achilleus empörte,
> Der ihn tötete dann und Zeus' Gebote verletzte.»

Hier wird die Möglichkeit von *Energieübertragungen* besonders deutlich: Achilles ist besorgt darum, dass Priamos nicht durch erneuten «Herzensschmerz» zu «Galle» gereizt wird. Dadurch könnte dann im Herzbereich des Achilles wieder Verwirrung ausgelöst werden (152) und diesen zu einer Bluttat gegen die göttlichen Gesetze verführen (151; vgl. Zirkularität des geschilderten Prozesses).

> Das Spezifische des «Galle»-Potentials erschöpft sich also nicht im Aufwallen des Zornes und im «Ableiten» auf andere Menschen, sondern in der humanisierenden Umwandlung, im Loslassen der Racheansprüche und des verletzten Stolzes.

Darin lässt sich ein *energetischer Transformationsprozess* herauslesen, wie er in der alten Weisheits- und Ritualtradition bekannt war: als «Weg» auch vom Solarplexuszentrum (gr. *phren*) zum Herzzentrum (gr. *etor*, 153). Dieser Transformationsprozess führt zur Fähigkeit «*grosser Herzausstrahlung*» (gr.= «*megal-etor*»).

Ein sensibler Mensch schützt seine subtile Wahrnehmungsorganisation (*thymós*) meist zu wenig und ist infolgedessen anfälliger, von Emotionen und Affekten überrollt zu werden und von den höchsten Höhen der Leidenschaft in die tiefsten Tiefen der Trauer und des Zornes abzustürzen. Solche gefühlsstarke Menschen – Priamos wird göttergleich genannt – können über ihre *hohe Leidensfähigkeit* auf den *Humanisierungs- und Sublimierungsweg* gedrängt werden: Denn manchmal wird erst durch das Erleben einer Extremsituation, erst durch ein psychisches Zurückfallen gleichsam auf einen Nullpunkt ein entscheidender Wandel, eine Aufwärtsbewegung erfolgen. Auch Achilles fürchtet, dass er total in Hass absinken könnte und so seine besten Freunde hassen würde. Der Mensch, der im Zorn verharrt, zieht immer mehr Negatives an, verhärtet sich zusehends. Sein «Herzbereich», das Zentrum zwischenmenschlicher Liebe, das Heilzentrum auch der alten Ärzte, wird dabei gefühllos (154). Ein trotziges Verweilen in negativen Mustern wird zur Identität, einhergehend mit einem Sich-Verschanzen hinter *verletztem, unversöhnlichem Stolz.*

Der andere negative «Galle»-Aspekt ist eine Fixierung in der Trauerphase bis hin zu apathischem dumpfem Brüten. Bei beiden «Galle»-Entgleisungen ist die zentripetale Energiebewegung gestört, werden korrigierende Mit- und Umwelteinflüsse abgelehnt, entsteht *wahnhaftes Verarbeiten.*

Hippokratische Therapie der «schwarzen Galle» (155)

Für die melancholische Variante finden wir in der hippokratischen Heilkunde folgende therapeutische Massnahmen:

– helle Räume und Orte (polares Gegensteuer; vgl. heute Lichttherapie),
– Ablenkung, Komödien, Reisen (Gegenbesetzung, Umpolung, Desensibilisierung),
– Eingehen der Umwelt auf Wahnvorstellungen (Empathie, Stützen, Bearbeiten),
– plätscherndes Wasser bei Schlaflosigkeit (rhythmisches Fliessen gegen Stagnation),
– Wiederherstellung des Gleichgewichtes durch Musik von Saiteninstrumenten (Harmonisierung der Psyche).

Im Gegensatz zu heutigem medikamentös-somatischem Vorgehen bei Depressionen und depressiven Verstimmungen, stehen hier energetische Massnahmen. Im wesentlichen wurde negative Energie *abgeleitet, umgepolt* oder *aufgelöst*, allenfalls auch in Tätigkeiten *sozialisiert.*

Die Antike kannte jedoch zusätzlich noch die *Transformation* der «Galle», d.h. die energetische Weiterentwicklung. Diese war das Anliegen des ältesten europäischen Epos wie auch der Ritualbünde. Menschen wie die grossen Meisterinnen und Meister, die selbst in einem stabilen hohen Energieniveau lebten, wurden nicht mehr durch tägliche Verletzungen und Schwankungen hin- und hergerissen. Erst in diesem Zustand waren sie fähig, wie Asklepios, auch beim anderen Menschen «den schlechten Eros in den guten zu transformieren», entsprechende Umwandlungsprozesse einzuleiten und zu unterstützen (vgl. 238, 1.T.). Dass dies einen Entwicklungsweg durchs ganze Leben voraussetzte, erfahren wir im hippokratischen *Eid* und in Platons *Symposion*. Und im *Symposion* erhält dann der *Transforma-tionsprozess des Achilles* auch seine exemplarische Deutung: Achilles wird hier zwar mit Bezug zum «Galle»-Solarplexus-Bereich eingeführt, steht je-doch nun symbolhaft für «vollendete Galle», nicht mehr für die «Galle»-Prozesse der Wut, der Rache und des Mordens: Indem er bereit war, um sei-ner Liebe willen zu sterben, und somit sein Schicksal annahm, *vollendete er seinen Eros in die Unsterblichkeit hin* und wurde bei Platon «*erhöht*» (156).

In diesem Sinne ist bereits in der *Ilias* die *spätere Tragödie* angebahnt; mit dem Menschen, *der an seine persönlichen Grenzen stösst und darin sei-nen Schicksalsweg erkennt und annimmt:* sehr schön ist dies in *Antigone* dar-gestellt, die den Feind nicht hasst, sondern ihm mit Liebe begegnet und die ihr Schicksal durch ihr Sterben zum hohen Eros hin transformiert (156; 4.6.7).

Heutige Implikationen der «Galle»-Prozesse

1. Die Oberflächenreaktion: Negative «Galle» müsste eigentlich so-fort, d. h. bereits wenn sie an der Oberfläche (vgl. Aurahüllen) er-scheint, aufgelöst werden. Ist ein Mensch in sehr gutem psychischen Zustand und zeigt er wenig Bereitschaft für Kränkungen (Verarbei-tung der eigenen Verletzungen), bedeutet dies eine gute Abgren-zung gegen Negatives. Gerade sensitive Menschen haben oft schlecht ausgebildete Abgrenzungs- und Abwehrpotentiale und er-scheinen dadurch als besonders anfällig auf Energieeinbrüche: Schützen sie sich nicht durch Energiearbeit, stehen sie gleichsam «ohne strahlende Rüstung» da. Durchbricht negative Energie die Persönlichkeitsschutzschicht (Aura), wird dies etwa als «Betupft-sein» wahrgenommen. Dies kann sich steigern zur Verletzung des «Stolzes». Die Wahrnehmung des «Stolzes» im «verletzten Stolz» wäre energetisch die Durchbrechung der Integritätsgrenze der Per-son. Hier müsste unbedingt eine Kontaktaufnahme mit dem Ag-gressor zwecks Klärung und *Ent-schuldigung* erfolgen, wodurch die «Galle» *zurückgenommen und aufgelöst würde* (157). Wird nämlich die eindringende «Galle» nicht sofort getilgt, scheint sie weiter ein-zudringen, sich gleichsam in tiefere Schichten der Person hineinzu-fressen und in den «Langzeitspeicher» hineinzugelangen.

2. Das Eindringen in die Tiefe: Dringt negative «Galle» in die Tiefe, wird sie in Abwehrmustern eingebaut und ist schwerer angehbar (4.4.1.4). Sie scheint sich dann als energetisches «Programm» fest-zusetzen und *jegliche Reaktion mitzufärben*. Die verletzte Integrität

---

und der angeschlagene Selbstwert werden durch eine *weniger grosse Flexibilität, einen rigideren Reizschutz* überkompensiert (158). Solches Geschehen tragen wir alle aus Kindheitserfahrungen in unseren Reaktionsmustern und Gefühlen mit; sie können unsere Entfaltung jedoch weniger oder mehr stören. Leicht lassen sie sich an interiorisierten, fest eingebauten Sätzen ablesen, die uns begleiten und unsere Stimmungen wesentlich prägen, wie z. B.: «Niemand mag mich». Solch negative, eigentliche *Autosuggestionen sind sehr hartnäckig und lassen sich vielfach auch mit kathartischen Methoden nicht endgültig löschen: Energie muss dann zusätzlich abgeleitet oder aber aktiv umgepolt werden.* Hilfreich ist *Verhaltensmodifikation,* indem z. B. korrigierende positive Sätze und Reaktionsmuster eingeübt werden (*kognitive Verhaltenstherapie,* vgl. Beck). Der Weg vom «*problem talk*» zum «*solution talk*» wird bedeutsam (vgl. De Shazer). Entsprechende Vorgehensweisen gehören zu einem subtil-energetischen Konzept von *Gegenbesetzung* (159).

Ferner scheinen schwere und frühe Traumata – trotz gründlicher Durcharbeitung in den mental-affektiven Bereichen – immer wieder anzuklingen und starke Verstimmungen und innere Spannungen auszulösen. Hier kann vielfach erst durch Energieausgleich von den äusseren Schichten des Energiefeldes her *Entspannung und Befreiung* (Ableitung) herbeigeführt werden (159).

3. Fixieren und Generalisieren in Jammer- und Trotzhaltungen: Werden solche negativen «Programme» nicht bearbeitet, fehlt auch die Einsicht, dass dem negativistischen Überhandnehmen Einhalt geboten werden könnte und müsste; ursprüngliche Kränkungen weiten sich dann zu *alles durchformenden Lebensmustern* aus. Sie erscheinen besonders deutlich bei älteren Menschen in einem hilflosen *Gejammer und Klagen* über schlechtes Wohlbefinden (erhöhte Schmerzwahrnehmung bei niederem Energieniveau), auch über «die Schlechtigkeit der Menschen und der Welt» («schwarze Galle») oder aber in *Vorwurfshaltungen, Trotz und Negativismen* («gelbe Galle»).

Neben einem Sich-Installieren im *Klagen* ist die Reaktionsbildung des *Trotzes* häufig; beide sind in der Antike *verschiedenen «Galle»-Phasen* zugeordnet; sie führen zu spezifischen Fixierungen und Abkapselungen vom dynamischen interpersonellen Wechselspiel. Nach neueren psychosomatischen Ansätzen werden *Alterungsprozesse* durch einen zunehmenden Rückzug von der Welt erheblich *beschleunigt* (Chopra).

Dadurch dass Menschen dann alle Bemühungen zurückweisen, erfährt die Kränkung laufend Verstärkung. Man installiert sich darin und verbaut sich die Möglichkeit für korrigierende, lösende Erfahrungen. Die Person organisiert sich auf *niederem Energieniveau* (vgl. psychiatrischer «Knick») und verbarrikadiert sich im «galligen» Welt- und Menschenbild (160). Alle Bestrebungen, auch der liebsten und nächststehenden Personen, können nurmehr *Widerstand, d. h. Schutz der neuen energetischen Homöostase* (auf niedererem Niveau), verstärken.

Ein modernes Beispiel einer solchen Fixierung sehe ich im Film «Camille Claudel»: Es handelt sich um eine begabte Bildhauerin, ehemalige Schülerin und Geliebte des Bildhauers Auguste Rodin. Sie wurde von ihm (energetisch) abhängig, liess sich ausnützen und verlor allmählich ihre Schaffenskraft an die sie konsumierenden Kränkungsprozesse. Sie fand nicht mehr aus den eskalierenden Wut- und Rachemustern heraus und endete in einer dramatischen Zerstörung ihrer Persönlichkeit.

Fixierung in *Enttäuschungsmustern ist heute besonders bei Frauen zu beobachten*, da sehr oft die Abgrenzungsfähigkeit (energet. Systole) zu wenig ausgebildet ist. Solche Fixierungen werden wohl unterstützt durch Erziehungsmuster zur *Passivität*: Man darf nur dulden und trauern, nicht aber *sich wehren* (Fixierung im Bereich der «schwarzen Galle»).

Andere Frauen gelangen zwar in die nächste Phase der *Wut*, bleiben dann aber dort fixiert. Sie verbeissen sich etwa in den soziokulturellen Ungleichwertigkeiten immer noch patriarchaler Muster, reiben sich auf in nie gutzumachenden *Vorwurfshaltungen, Wut- und Vergeltungsgefühlen.* Mit den alten Modellen könnten wir von Fixierungen in der Phase der «schwarzen Galle» bzw. «gelben Galle» sprechen. Einen nicht unbedeutenden Anteil daran könnten die in einer Gesellschaft wirksamen *Denk- und Fühlmuster* haben (z.B. morphisch wirksames Rollenverständnis). Zusätzlich erschwerend ist wohl, dass die nächste Phase, diejenige der *Abgrenzung und des Loslassens der Kränkung* (*phlegma*), *erfahrungsgemäss der männlichen Energie* näher steht, also von den Frauen besonders eingeübt werden müsste (vgl. 4.4.1.1).

4. Beitrag zur Aggressions- und Konfliktforschung: Die Probleme von Gewalt und Aggression sind heute mehr denn je aktuell. Von vielen Seiten her wird versucht, einer Eskalation beizukommen (vgl. Drogenpolitik). *Gerade für die Konfliktforschung könnten die alten Energiemodelle mit dem phasischen Prozessverlauf hoch ak-*

tuell werden. Nach dem Akzeptieren der Aggression als menschlichem – z. B. archetypischem oder triebhaft-animalem – Reaktionsmuster stellt sich die Frage: Wie kann der Wutprozess in die weiteren Phasen geleitet werden? Ihre Beantwortung hat Elisabeth Kübler-Ross für den Trauerprozess zum Anliegen gemacht: *Die Wut ist eine wichtige Phase des Trauerprozesses.* Therapeutisch ist es jedoch nicht ausreichend, sich auf ein sozialisiertes Ausleben der Wut zu beschränken. *Denn durch allzu langes Abreagieren können gleichsam energetische «Schleusen» geöffnet werden, so dass sich der Prozess endlos in dieser Phase fixiert.* Es ist denn auch von Therapien bekannt, dass Patienten nach langen kathartischen Erfahrungen etwa in ihrer Wut steckenbleiben und nicht aus dieser Phase herausfinden. Eine leider nicht allzu seltene *Fixierung des therapeutischen Prozesses* bei «negativer therapeutischer Reaktion», auch bei «unendlichen Analysen», könnte mit Therapiephasenmodellen besser erfasst werden. Interessant sind Ansätze wie die *Prozessforschung*, wo Prozessmodelle zur Überprüfung psychotherapeutischer Wirksamkeit eingesetzt werden (Schneider, Barwinski, Fäh).

Auch in therapeutischen Prozessen wird also die *starke Verbindung zwischen Zorn und Trauer* beobachtet: Haben sich Zornprozesse entwickeln können, kommen sehr oft die «darunter liegenden», primären Trauerprozesse zum Vorschein; oder wird das Trauern durchgelebt, kommt plötzlich Wut und Vitalität hoch. Dies bedeutet ein Vorankommen des Prozesses.

Allerdings müsste Hilfe möglichst vor der Generalisierung in die Gesamtpersönlichkeit (vgl. Charakterpanzer, *Major Depression*) kommen, also bevor die Noxen sich zu tief in der Persönlichkeit einnisten und organisieren. Zur alten Prozessdynamik gehörte in diesem Sinne das *Erkennen des «richtigen» Momentes für die Heilung* (gr. *kairós*). Menschen brauchen in einer solchen Situation Einfühlung in das erlittene Unrecht, in ihren «gerechten» Zorn, auch etwa, dass sie Grund zum Zürnen haben. Wirtz und Zöbeli weisen darauf hin, dass bei schweren Traumen der Therapeut aktiv und klar gegen das Unrecht Stellung beziehen soll. Dieses Moment finden wir auch in der alten «Galle»-Lehre (161). Der Prozess muss jedoch in die nächste Phase, *Wut in betrauerndes Loslassen* und schliesslich in *Versöhnung* übergeleitet werden (BECKER: *Ohne Hass keine Versöhnung*).

Ferner brauchen wir Kommunikationsmodelle, *in denen Aggression als zwischenmenschliche Energie erfasst wird* und wo es nicht mehr als normal hingenommen wird, dass sie als «Schneeballeffekt» *von Mensch zu Mensch weiter übertragen wird.* Schützt man sich frühzeitig, müssen Kränkungen nicht als «Gift» ins Energiefeld eingelassen und übernommen werden. Auch wäre etwa das *Fernsehgerät* rechtzeitig auszuschalten: In diesem Zusammenhang ist nämlich besonders die *Gewalt in den Medien* zu erwähnen, die m. E. die Schutzhülle der psychischen Felder durchbricht und negative Energie überträgt und damit *Traumen* setzen kann. Es scheint mir nötig, entsprechende Beobachtungen und Untersuchungen – z. B. Auswirkungen gewalttätiger Filme auf das Schlafverhalten von Kindern und Erwachsenen – mittels subtilen Energiemodellen zu formulieren und die notwendigen Konsequenzen daraus zu ziehen!

An einem Symposion über Gewalt wird die Meinung vertreten, unsere Kultur zeige in der Bekämpfung der Gewalt letztlich ein gestörtes Verhältnis zur Gewalt. Wichtig wäre die Einsicht, dass wir durch Gewalt an unschuldigen Opfern schlussendlich unserer eigenen Seele Gewalt antäten (162). Ein nächster Schritt wäre dann Bewusstwerdung der Gewalt und gefühlsmässiges Zulassen ihrer grausamen Schrecklichkeit. Denn es besteht auch die These, je grösser die Aggressionsverdrängung, desto grösser die Gewalt.

Was kann uns aber nach diesem Schritt aus Gewalt und Schuldgefühlen herausführen?

Extreme kollektive Traumen (z. B. Nazi-Greuel) werden kollektiv ausgelöst und kollektiv erlitten. Wie die aktuelle Geschichte zeigt, flammen solche Traumen kontinuierlich wieder auf und drängen nach Abreaktion. Es ist nun die Frage, ob es bei *schwersten gesellschaftlichen Traumen* nicht ganz bewusst eingesetzte *kollektive Verarbeitungsmöglichkeiten* bräuchte, gerade wegen der Reaktivierungs- und Vergeltungsgefahr (kollektive PTBS): Gedenktage könnten zu von Fachleuten vorbereiteten Verarbeitungstagen werden und eine strukturierte, kollektive Trauer- und Entsühnungsmöglichkeit bieten (im Sinne einer Ent-schuldigung, Katharsis und eines Loslassens). Ferner müssten dazu künstlerisch gestaltete Formen und Rituale eingesetzt werden, um die Menschen wieder auf ein höheres, energiereicheres Erleben hinzuführen (Ressourcen, vgl. antikes Theater).

5. Die Umwandlung der «Galle»: Zunächst ist hier auf die *Erziehung* hinzuweisen: Die Kunst besteht wohl im Frustrieren, ohne Rache auszulösen (163). Eine solche Haltung wiederum ist eher möglich, wenn eigene Verwundungen und Bedürftigkeiten nicht dominant sind. Gesellschaftlich gesehen ginge es um eine *Kultivierung der Aggression.*

Es müssten folglich Wege gefunden werden, wie Wut in Trauer, in Loslassen der Rachewünsche, in Versöhnung und letztlich in Eros übergeleitet werden kann.

Therapeutisch kann hier zunächst das *«Gehen mit dem Widerstand»* wichtig sein. Im Hinblick auf eine energetische Homöostase, auf die der Mensch tendiert, würde dies bedeuten: Unterstützt und übernimmt z. B. die Therapeutin den Zorn, wird der Klient befreit, selber wieder positive Gefühle zu haben. Diese «Balance» ist in den systemischen Therapien bekannt, ist aber uraltes Energiewissen: Die grossen Meister und Meisterinnen haben immer wieder mit enormer Empathie Schlüssel zur Öffnung der Verhärtung gefunden (164).

Es bestand bei den Hippokratikern die Verpflichtung, sich energetisch so zu regenerieren, dass sie nicht mehr emotional bedürftig waren und dadurch nicht mehr alles «persönlich» nahmen (= ins eigene Energiefeld hereinlassen). Sie strebten eine gute energetische Balance an, *über eigene Läuterungsprozesse und über die Entwicklung der Ausstrahlung des Herzbereiches* (165).

Auch die *Psychoanalyse* weiss um diese Zusammenhänge und hat Techniken bezüglich des Umgangs mit dem *Widerstand* oder dessen Verstärkung wiederentdeckt. Bitten, gutes Zureden können von einem bestimmten Moment des «Gallenprozesses» an verschlimmernd wirken. Da ist es besser, sich zurückzuziehen (166). Ferner schützt der *qualifizierte Umgang mit der negativen Übertragung* den Therapeuten vor dem Eindringen des Negativen.

Der Faktor der *Zeit* (neben demjenigen des guten Momentes) wird heute für die therapeutische Situation wiederentdeckt. Während viele Menschen Heilung nach dem Prinzip von «sofort oder gar nicht» wollen (statisch), braucht Prozessentfaltung und -entwicklung Zeit (167). *Gerade für die «Gallenprozesse» gibt es eine Zeit zu trauern, eine Zeit zu wüten, eine Zeit, sich wieder abzugrenzen und das Schicksal anzunehmen, und dann eine Zeit, wieder lie-*

ben zu können (167). Entscheidet sich ein Mensch dazu, diesen Transformationsweg zu gehen, bedeutet dies oft einen langen Kampf (168), auch Verzicht auf ein mehr oder weniger sozialisiertes Ausleben des Zornes und dessen *Befriedigungen!* Ein Hindernis bildet der sogenannte «Stolz», der vielfach nicht mehr ist als Rigidität und Unbeugsamkeit. *Versöhnung dagegen bedeutet Öffnung und Harmonisierungsbereitschaft mit den Menschen, mit dem Schicksal und letztlich mit den eigenen konstituierenden Kräften.*

Die Möglichkeit zur Entwicklung der «Galle» scheint folglich ebenso phylogenetisch, ebenso archetypisch, ebenso konstitutionell zu sein wie Wut, Aggression und Gewalt!

Als Mitglied einer alten Weisheitstradition musste ein Mensch sein ganzes Leben daran arbeiten, in Homöostase zu bleiben – dazu gehörte auch Gedanken- und Gefühlskontrolle –, um möglichst keine negative Energie zu übertragen, keine «Galleneinbrüche» bei sich und bei den andern zu verursachen oder zu unterstützen. Das Ziel war die Gleichmut und die Bedürfnislosigkeit der alten Philosophen.

Wie dies auch heute noch angestrebt wird, erfahren wir aus Meditationsanweisungen (z.B. Zen), wo beim Meditieren Negatives einfach nicht beachtet wird. Es zieht ohne *Aufmerksamkeitsenergie* zu erhalten am «inneren Bildschirm» vorüber. Durch den kontinuierlichen Atemprozess wird gleichsam darüber hinweggeatmet (169).

Das Wissen um die humane Notwendigkeit der *Transformation des Zornes in Versöhnung*, das Wissen auch um die *Potentiale der Liebe, des Eros, gehört zum ältesten europäischen Kulturgut.* Es sollte vermehrt in die moderne Therapeutik und letztlich als Wissen in unsere Kultur wieder eingebracht werden. In der Therapeutik wurde seit FREUD die Bedeutsamkeit des kathartischen Abreagierens als Herauslassen negativer Energien erkannt und wird mit Gewinn angewendet.

Der nächste Schritt, der heute dringend ansteht, wäre das Erarbeiten der Transformationsmöglichkeiten von Trauer und Zorn zu Liebesfähigkeit.

4.6.4 Die Beziehung Trauer – Wut, «schwarze Galle» – «gelbe Galle»

Viele der ältesten Textstellen mit «Galle» erscheinen im Umfeld des Kummers, der Trauer, des Todes. Wie bereits erwähnt, konnte «Galle» auch den Helden Agamemnon erfassen, denn er war (170):

«Voll Kummer; mit Grimm füllte sich gewaltig sein *beidseitig schwarzes»* Zwerchfell;
Seine Augen glichen loderndem Feuer
...und *böse blitzend* begann er zu sprechen»

Ich deute diese Stelle folgendermassen: Trauer und Schmerz verringern den energetischen Schutz infolge Zusammenbruchs der Energiepotentiale (vgl. «zusammengedrückte Aura», 4.4.2.2). In diesem Zustand kann negative «Galle» leicht einfahren. Wie bereits erwähnt, konnte *schwarze Galle* als Auraphänomen wahrgenommen und mit *«melánchroos»* bezeichnet werden (40). Nur mit Energiefeldmodellen erhalten wir befriedigende Interpretationen zu den offenstehenden Fragen um diese «Schwärze» (4.5.3). Ferner haben wir den *Zwerchfell-(Solarplexus-)Bereich als den primären, nativen Erfahrungsbereich der «Galle»* hergeleitet. Im obigen Zitat erscheint ferner noch der *Augenbereich, der negative Energie aussendet.* Die *Augen* sind in der Temperamentenlehre und noch in nachchristlicher Zeit *die Austrittsorgane der «schwarzen Galle»*, d. h. in der Augenausstrahlung kann die melancholische Disposition erfahren oder herausgelesen werden (171). Dazu gehört der «böse Blick» (it. *malocchio*).

> Auf der somatischen Ebene beschreibt die Psychiatrie die depressive *«Veraguthsche Augenfalte»* (171).

Es lassen sich nun zwei «Galle»-Aspekte unterscheiden:

– *Der Schmerz:* Das dunkle Fliessen im Kopfbereich (Auraphänomen) scheint zunächst mit Trauer und psychischem Schmerz verbunden, als *erste «Galle»-Phase* (172): Die Griechen sind voll Kummer und Betrübnis versammelt, da erhob sich wiederum

«Tränen vergiessend der Held Agamemnon, dem *dunklen Quell* gleich,
Der sein *trübes Gewässer* vom steilen Felsen herabgiesst.
Also seufzte er tief und sprach...»

> Interessant aus neueren biochemischen Forschungen ist der Hinweis, dass Freudentränen eine andere chemische Zusammensetzung haben als Tränen der Trauer oder Wut (173).

In dieser kummervollen Situation nun kommt schwelend das *Phänomen des Zorns* hinzu:

– *Der Zorn:* Schwere Schicksalsschläge, Verletzungen, Trauer, Verluste führen zu Zorn und Rache, gleichsam als *zweite «Galle»-Phase* (170). Trauer und Erinnerung der Verletzung lassen die «Galle immer wieder hochkommen», wie wir heute noch sagen.

Als subtile Wahrnehmung erscheint Trauer in den alten Texten häufig mit schwarzer Farbe gekoppelt, wie an folgender Stelle: Die um das Schicksal ihres Sohnes trauernde Thetis (174)

«…nahm einen Schleier, die herrliche Göttin,
Dunkelfarbig, so schwarz, wie kein andres Gewand noch gewesen…»

und fliegt davon. Hier scheint es sich um ein sehr schönes Bild der schwarzen Aura (schwarzer Schleier) bei Trauer zu handeln. Seit den ältesten Texten finden sich Trauerphänomene als subtil-energetische Wahrnehmung einer «schwarzen» Aura (4.5.3). Dieses Wahrnehmen der Auraschichten und Auraveränderungen war Hellsichtigen vorbehalten (4.4.2). Im hippokratischen Schrifttum wird an einer Stelle die «schwarze» Tönung des Menschen dadurch erklärt, dass schwarze «Galle» in die «Kanäle» und in die «Aura» eindringe (175). Galen sagt dazu (ca. 200 n. Chr. 176):

«Wie die äussere Finsternis fast allen Menschen Furcht einflösst, es sei denn, dass sie sehr tapfer oder sehr aufgeklärt sind, so erzeugt auch die *finstere Farbe der schwarzen Galle Furcht*, in dem sie den *Sitz der Vernunft verdunkelt*» (d. h. die Aura um das Denkzentrum).

Der Kopfbereich kann auch wie ein «dunkler Quell» wahrgenommen werden (172); die Verdunkelung scheint mit den «schwarzen» Gedanken korreliert, die dabei ausgebrütet werden. Menschen, die sich auf dieser Energieebene installiert haben, werden heute noch als solche bezeichnet, welche die Welt «schwarz sehen» (bis zu subjektiven Sehstörungen).

Die Griechen sprechen auch von «schwarzen Schmerzen» (177), die vielleicht ebenfalls als subtile Schwarzfärbung wahrgenommen werden konnten (vgl. Zusammenhang zwischen Schmerzwahrnehmung und Depression, 177).

In einem ganzheitlichen Welterfahren wurden auch die *materiellen Ebenen bei Trauer schwarz eingehüllt.* Die Farbe der Trauer, die sich in Europa bis in die heutige Zeit erhalten hat, wäre also ursprünglich aus einem subtil-energetischen Wahrnehmungsphänomen entstanden, das dann auf die Ebene der Körperbekleidung übertragen wurde. (In Indien dagegen würde mit der weissen Trauerkleidung gleichsam die «Schwärze» «umgepolt».) Etwas

Ähnliches, diesmal auf der Körperebene, finden wir in der Krankheit «Cholera», die mit der sichtbaren Schwärzung des Körpers oder des Augenbereichs verbunden ist. Auch hier muss der Name «Cholera» (gr.) aus einer Zeit stammen, wo «Gallephänomene» holistisch durch alle Ebenen hindurch wahrgenommen wurden, ferner aus einer Zeit, wo die «schwarze Galle» noch unter der «Dreisäftelehre» erfasst werden konnte (gr. *cholera* – dt. Koller).

Die ältere «Galle»-Tradition

Zusammenfassend finden sich für die ältere Zeit einerseits Schwarzfärbung bei Trauer und andererseits *«Galle» als Zorneinbruch, speziell auf dem Hintergrund von Trauerphänomenen.* Wir finden jedoch die Wortkombination *«schwarz» und «Galle»* noch nicht. Sie ist erst für das letzte Drittel des 5. Jahrhunderts gesichert (als *«melanchol-»*, 178). *In dieser Zeit wurde offenbar in Griechenland die alte, transkulturelle «Dreisäftelehre» zur «Viersäftelehre» erweitert.* Dieses interessante Phänomen wird wie gesagt mit «Systemzwang» erklärt, d. h. durch Einfluss anderer Vierersysteme oder gar als «faute de mieux» (4.6; 178). Entsprechend werden Hinweise aus der Antike ohne Energiemodelle nicht verstanden und als «amüsant, wenn auch nicht förderlich» belächelt (179): Nach Archigenes hat bereits Homer die Melancholiker beschrieben, und er führt aus: Menschen, in denen sich die Wirkung der «schwarzen Galle» als unbeherrschter *Zorn, Trauer und furchtbare Niedergeschlagenheit* auswirkt, nennen wir Melancholiker,

«indem mit χολή der Zorn, mit μέλαινα seine Grösse und Wildheit bezeichnet wird».

Dann folgt obiges Zitat (170) mit dem beidseitig schwarzen Zwerchfell, und es wird kommentiert:

«So werden Melancholiker, so oft sie von ihrem Übel gepackt werden.»

Ich deute dies folgendermassen: In der späteren Interpretation (Archigenes), wo der Typ des Melancholikers bereits gut ausgearbeitet und begrifflich fest war, werden in der Retrospektive für die alte Zeit Zorn, Trauer, Niedergeschlagenheit wieder beieinander gesehen und mit dem nun vorrangigen Begriff «schwarze Galle» bezeichnet (wie «Galle» noch lange Zeit, so konnte offenbar auch «schwarze Galle» ad hoc *für beide Phasen* stehen). Ferner erscheint die «Schwärze» als Prozessdynamik gedeutet, da diese mit den «Säften» die Hauptparameter der aktuellen Systematik bildete. Eine solche Interpretation unterstützt meine Hypothese von der *ursprünglichen Undifferenziertheit verschiedener Gallenphänomene.* Sie deckt sich mit der

«anima irascibilis», wie sie von Platon überliefert ist (180) und als «Iraszibilität» von Hempen mit dem chinesischen System verglichen wird (181).

Die hippokratische «Galle»-Tradition

In hippokratischer Zeit differenzierten sich aus den alten «Gallephänome-
nen» die zwei «Säfte», *die «gelbe Galle»* (vgl. *«gelb vor Neid»)* und die
«schwarze Galle» (vgl. *«schwarz sehen»*) mit je verschiedenen Qualitäten,
körperlichen und psychischen Erscheinungsbildern und einer je eigenen Pathologie im Extremfall (71). So heisst es in der damaligen Systematik (182):

«die von der *gelben Galle* Bestimmten sind zornig, heftig und kühn und haben helle, gelbliche Körper; die von der *schwarzen Galle* Bestimmten sind träge, zaudernd und kränklich
und hinsichtlich ihrer Körperbeschaffenheit von dunklem Teint und 'schwärzlicher Ausstrahlung'.»

Wichtig ist immer wieder, dass jedem Typus, und damit jedem Menschen,
immer auch die positiven Entwicklungsmöglichkeiten eignen, wie im folgenden (182):

«das Scharfsinnige entsteht bzw. vermehrt sich durch die *gelbe Galle*».

Die «schwarze Galle» wurde nun zur konstitutionellen energetischen Durchlässigkeit und Sensitivität, während die «gelbe Galle»
den durch diese Durchlässigkeit möglichen Energieeinbruch bezeichnete (183).

*Die melancholische Konstitution kann energetisch folgendermassen interpre-
tiert werden:* Der melancholische Typus ist in seinen Energiefeldern sehr
durchlässig und empfänglich für fremden Energieeinfluss. *Wir würden heute
von wenig Abgrenzung sprechen*, die Griechen sprachen etwa von «feuchtem *phlegma»*. Diese Disposition zu energetischer Durchlässigkeit durch
alle Schichten hindurch bis in die intimsten Tiefen bedeutet zunächst *Leiden
und tiefe Verletzbarkeit*. In diesem Sinne beschreibt Aristoteles den konstitutionellen Melancholiker als primär «unfähig, die Überlegung rechtzeitig
einzusetzen, da er von der impulsiven Heftigkeit seines Strebens immer zu
früh hingerissen wird» (184). Eine solche Disposition konnte im Altertum
durch Energiearbeit (Weg des «Philosophen») allmählich stabilisiert und in
höhere Zustände überführt werden. Dies erforderte einerseits energetisches *Üben* im Sinne von Atem- oder Meditationstechniken. Andererseits
ging es um *Energiewissen*, wonach ein Mensch seine Wahrnehmung selektiv
kontrollieren und negative Inhalte gleichsam durch positive «gegenbeset-
zen» musste (vgl. Verhaltensmodifikation). Durch den energetischen

Übungsweg vermochte er allmählich ein stabiles höheres Niveau zu erreichen und war durch negative Energien nicht mehr verletzbar. Wir sprechen von «stoisch» (185). *Ohne Energiearbeit jedoch ist der Melancholiker seinen Stimmungen und Phasen, gleichsam seinem «Energiekarussell», ausgeliefert,* einem immer wieder ablaufenden «Himmelhoch jauchzend – zu Tode betrübt».

In der Entwicklung der Temperamentenlehre wurde folglich nicht die «schwarze Galle» der «gelben Galle» aufgepfropft, wie dies von Interpreten etwa gedeutet wird (186). Vielmehr scheinen ursprünglich *nicht genau unterschiedene «Gallephänomene»* (187) *nun als zwei Phasen ausdifferenziert worden zu sein.*

> Das Szondianische Triebsystem hat diese beiden Phasen ebenfalls in zwei sog. «Triebkreisen» angesiedelt: Auch die von SZONDI beobachtete und für den «paroxysmalen Triebkreis» spezifische *Anfallsbereitschaft* kann der Phase der «gelben Galle» als Energieeinbruch zugeordnet werden, während die «schwarze Galle» hier interessanterweise dem *Kontakt-Triebkreis* zugeteilt wird (4.6.9).

Die Erweiterung der transkulturell relevanten «Säftekreise» kann also als *Generierungsprozess zu höherer Differenziertheit* betrachtet werden. Anders gesagt nahm die Penetranz der Phänomene zu, die sich zum bekannten Viertypenmodell hinentwickelten und die *«bipolaren Störungen»* der Psychiatrie bereits beinhalten. Die griechische Entwicklung im «Gallenbereich» lässt sich folgendermassen schematisieren (in der letzten Kolonne sind die Entsprechungen im szondianischen Triebsystem angeführt und mit «sz» bezeichnet, im Detail 4.6.9):

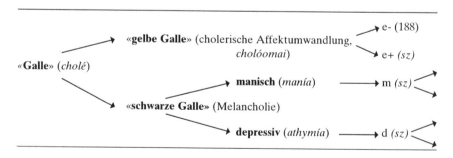

Die hippokratische Heilkunde hat offenbar diesen Differenzierungsschritt im Alleingang vollzogen; der Ayurveda hat die «Dreisäftelehre» bis heute erhalten (187). Die griechische Weiterentwicklung war wohl möglich in einer Zeit, wo grosses Interesse für Beobachtung und Experimente an Bewusstseinszuständen bestand. Wir finden wie erwähnt für jene Periode Beispiele verschiedener Systematisierungsversuche wie z. B. «Phtisiker», «Spleniker» neben «Galletyp» und «Phlegmatyp» (112). *Der melancholische Energiekreis bildete dann das Paradigma, nach dem die weiteren Energiekreise systematisiert wurden.* Entsprechend hat Galen bei Hippokrates folgende Symptome als typisch für die «depressive Variante» (der melancholischen Erscheinungen) aufgeführt (189):

«Mit Recht hat Hippokrates alle melancholischen Erscheinungen in folgende zwei zusammengefasst: *Furcht und Betrübnis.*»

Es lässt sich hier eine weitere Ausdifferenzierung innerhalb der «schwarzen Galle» heraushören. Dies weist auf das feine Wahrnehmen der phasischen Unterschiede hin, wonach der depressive Pol seinerseits in zwei «*Unterphasen*» erfahren wurde.

> Entsprechendes ist im Szondischen Triebsystem als polare Auffächerungen zunächst der «Triebe» in «Faktoren» und dann der «Faktoren» in «Tendenzen» weitergeführt (188).

> Therapeutisch bedeuten die Furcht- und Angstphänomene eine Öffnung des Energiefeldes oder den Zusammenbruch der Potentiale («das Herz fällt in die Hose»). Sie sollten wegen dem Energieverlust möglichst schnell transformiert werden (4.6.3).

Heute bilden *depressive Verstimmungen das psychische Hauptsymptom* der abendländischen Kultur (LOWEN). Offenbar lag schon im alten Griechentum ein grosses Interesse und eine grosse Sensibilisierung für den manisch-depressiven Energiekreis gleichsam «in der Luft». Effektiv haben sich diese beiden «Bogen», der manische und der depressive (190), deren Herausarbeitung dann gleichsam den «Prototyp» für weitere Ausarbeitung der Temperamentenlehre bilden sollte, bereits schon seit Empedokles immer mehr abgezeichnet; bei letzterem noch in der Sprache der «Elementenlehre» (4.6.2). Die Beobachtungen der Hippokratiker wurden ferner auch in der im 5. Jh. v. Chr. aufkommenden antiken Tragödie und Komödie reflektiert (4.6.7; 191). So wird der neue Begriff der «Melancholie» neben den heilkundlichen Texten ebenfalls in den Theatertexten fassbar (die übrigens auch an den Asklepieien gespielt wurden).

Der wesentliche Schritt der hippokratischen Zeit scheint in der Trennung, der verschiedenen Ausarbeitung und der «exakteren» Quantifizierung der Trauerphänomene einerseits und der Wutphänomene andererseits zu beruhen und in der Übertragung dieser quantifizierbaren Konzepte auf alle «Säftekreise» (Modell 4.6.8).

Dies zog weitere Entwicklungsschritte innerhalb der Energiemodelle nach sich: Das Mischungskonzept des «*meson*», d. h. der «mittleren» als der besten Krase, scheint sich auf eine mögliche «Ungleichgewichtsmischung» hin verändert zu haben. Diese musste nun nicht automatisch zur Pathologie führen, sondern liess – durch Umwandlung – *die aussergewöhnliche Mischung* entstehen, die den genialen Typus ausmacht (ausgeführt in 4.6.6). Diese Veränderungen bereiteten den Weg für die Differenzierung der *cholerischen Wuteskalation* von der *manischen Raserei* vor sowie die Unterscheidung *höchster ekstatischer Zustände* («*theia manía*») von *pathologischen Zuständen* der «*manía*» (4.6.5). Im hippokratischen Schrifttum wird eine entsprechende Differenzierung in der These deutlich, dass die «heilige Krankheit» (Epilepsie) in nichts «heiliger» sei als jede andere Krankheit. Käme sie nämlich aus der spirituellen Sphäre – wie von vielen damals angenommen –, so würden nicht nur das phlegmatische, sondern alle Temperamente davon befallen. Weiter scheint in einem jüngeren Zusatz zu den hippokratischen *Epidemienbüchern* eine «enge Verbindung zwischen Melancholie und Epilepsie» erfahren worden zu sein, derart, dass bei Epilepsie mehr die Körperebene betroffen würde, bei emotionalen Erregungszuständen dagegen eher psychische Ebenen (192):

«(Die medizinischen Autoren begannen) den Begriff des Melancholikers unter einem ausgesprochen physiognomischen und psychologischen Blickwinkel zu fassen...: die Lispelnden, Kahlköpfigen, Stotternden und Dichtbehaarten leiden an schweren melancholischen Erkrankungen, emotionale Erregungszustände gelten als Indizien für eine ‚geistige Melancholie' ...»

Die immer wieder angeführte Diagnose ist jedoch diejenige auch von Galen referierte, die offenbar die Phänomene mit der grössten Penetranz bezeichnete (192):

«Anhaltende Angstzustände und Depressionen sind Zeichen der Melancholie.»

Interessant ist auch folgende mehrschichtige diagnostische Beschreibung von Melancholie bei einer Patientin (*Epidemienbuch*, 193):

«Die *Erscheinungen im Urin durchwegs schwarz*, dünn, wässrig. Benommenheit begleitete sie (sc. die Patientin) fortwährend; Appetitlosigkeit, Depression, Schlaflosigkeit, Anfälle von Zorn, Unbehagen, die Ausstrahlung 'der *Gesichtsaura*' (gr. *gnome*) *melancholisch*.»

Die hippokratische Zeit muss als Umbruchzeit angesehen werden, derart dass «Galle» immer noch verschiedene Phänomene, also auch in ursprünglicher Undifferenziertheit, umfassen konnte. Dies erschwert die heutige Interpretationsarbeit (194):

«Im gleichen Kapitel nennt der Autor (Polybos) zu Beginn seine vier Säfte; wo er aber beweist, dass die Säfte nach Geschmack, Getast und nach ihren physikalischen (!) Qualitäten nicht zu verwechseln seien, kommt die schwarze Galle nicht vor, nur Galle schlechthin.»

Müri kommt zum Schluss, dass die schwarze Galle von Polybos zwar als «Pair» zu den anderen Säften erhoben wurde, aber immer noch, wie früher, als «Unterart» der Galle überhaupt verstanden wurde (195). Die Scheidung in «schwarze Galle» und «gelbe Galle» ist also noch nicht überall vollzogen.

Im ausgehenden 4. Jh. v.Chr. kann der Stamm «chol-» immer noch beide «Säfte» bzw. Temperamente, das cholerische und das melancholische, umfassen (Aristophanes, Komödie). Der Wortstamm «chol-» ist auch in beiden Temperamenten erhalten geblieben, was auf die besonders enge Verbindung der beiden Phasen hinweist: Denn wie gesagt, erfolgt auf die melancholische Phase leicht ein cholerischer Zorneinbruch. Emotionale Erregungszustände konnten dann je nach Konstitution mehr den Körper befallen (Epilepsie) oder aber den Geist (Melancholie, 196).

> Es scheint also dem klassischen Griechentum sowie der alten europäischen Heilkunde vorbehalten gewesen zu sein, die Differenzierung in der Energiekonzeption vom Dreier- zum Vierersystem sowohl von einem phasischen Gesichtspunkt aus («Säfteumlauf») wie von einem strukturellen (Typologie) in die Wege geleitet zu haben.

Zu einem breiteren Verständnis der antiken Melancholievorstellung trägt auch *Platons Konzeption und Darlegung der «manía»* vom Wahnsinn bis zu Formen höchster Spiritualität bei. Ferner sind die wohl ersten *quantifizierenden Experimente* von melancholischen Bewusstseinszuständen bedeutsam (4.6.6). Weiter ist auch die Begriffsgeschichte um *manía-melancholía* zu untersuchen (4.6.7) sowie die Darstellung des *melancholischen Typus* in der im 5. vorchristlichen Jahrhundert aufkommenden *Tragödie und Komödie* (200; 4.6.7). Diese vier Aspekte sollen uns im folgenden beschäftigen, da interessanterweise der melancholische Typus damals von verschiedenen «Disziplinen» her reflektiert wurde.

4.6.5 Genie und Wahnsinn oder manía auf verschiedenen Bewusstseinsstufen

Aristoteles stellt in einem Traktat um das Wesen der Melancholie die Frage (197):

«Warum sind alle *hervorragenden Männer*, ob Philosophen, Staatsmänner, Dichter oder Künstler, offenbar *Melancholiker* gewesen? Und zwar einige in solchem Masse, dass sie sogar unter den von der schwarzen Galle verursachten krankhaften Anfällen litten, wie in der Heroensage von Herakles berichtet wird.»

Was ist die melancholische Konstitution, warum ist sie offenbar die *konstitutionelle Vorbedingung zum Aussergewöhnlichen, Überdurchschnittlichen* (198), und wie hängt dieses Aussergewöhnliche mit dem Anormalen zusammen?

Die melancholische Disposition wurde bereits in der *Ilias*, wie erwähnt, in Verbindung zum Heroischen dargestellt. Sie wurde später geradezu als «Krankheit der Heroen» bezeichnet, *wobei den heldenhaften Menschen eben die Überwindung der krankmachenden Disposition auszeichnet* (199).

Der Zauber, der von diesen heroischen, archetypischen Gestalten ausging, die «Aura des Göttlichen», die sie umwehte, erlebten und benannten die Menschen damals auf ihre Weise. Auch wir können von der Faszination, die aussergewöhnliche Menschen (auch Frauen!) ausstrahlen, betroffen werden. So sagte etwa Dürckheim vom Meditationsmeister Lassalle, von ihm gehe eine ganz bestimmte wunderbare Ausstrahlung aus, wo immer er auch sei.

Platons Verständnis der «manía»

Die Gruppe um Sokrates, dessen Leben und Werk von Platon überliefert ist, hat uns eine subtil-energetische Entwicklungslehre hinterlassen, die zugleich auch eine *Bewusstseinslehre* ist. Ziel des sokratischen (und anderer) Lebensbünde war, Zustände veränderten Bewusstseins bis zur «höchsten Schau» *zu meditieren, zu erleben und auch zu reflektieren*. Nur am Rande sei erwähnt, dass die Griechen seit alter Zeit *Ekstaseformen* praktizierten (vgl. Schamanismus, Eliade). Noch in klassischer Zeit wurde der «Wein des Dionysos» als wesentliches Mittel dazu eingesetzt (201). Ferner pflegten Frauen – nach neueren Forschungen – eine dionysisch-*mänadische* Ekstasetechnik ohne Wein (201). Antike medizinische Schriften und Mythen berichten detailliert von verschiedenen psychischen Krankheiten und deren *Heilung durch rituelle Trance*, die meist durch Tanz und Musik unterstützt wurde (201). Sokrates diskutiert an mehreren Stellen über die «manía» und argumentiert, dass es verschiedene und verschieden subtile Zustände von «ma-nía» gebe (Schichtenmodell). *Damals führten folglich noch unterschiedliche Wege zu den höchsten Ekstasezuständen* (im Gegensatz zur erwähnten, späteren abendländischen Einengung). Daher bezeichnet Sokrates immer wieder Dichter, Musiker, Ärzte, Philosophen, Propheten, Mysterienmeister, Energielehrer als «Künstler» in der Entwicklung der höchsten seelischen Potentiale, wo die «Einstiegsbeschäftigung» gleichsam nur «Maske» sei (202). Es lassen sich *vier Hauptwege* unterscheiden:

1. Ein Energieweg wurde in der *Prophetie* manifest; speziell bekannt sind die Priesterinnen von Delphi («Pythien») und die «Sibyllen»: Wurden diese nun von göttlichen Energien ergriffen, d. h. «Kanal für göttliche Energien», wurden sie zu höchsten Leistungen beflügelt; waren sie jedoch nicht in diesem Zustand, brachten sie nichts Besonderes zustande (203).

2. Ein weiterer Weg war der *«kultisch-religiöse»*: Hier verleihen vom Göttlichen inspirierte Zustände dem priesterlichen Menschen Wissen um kathartische Prozesse und Mysterienerfahrung (204).

3. Eine dritte Art des «Einstiegs» in höchste Bewusstseinszustände ist der *dichterische oder kunstschaffende*, wenn der Mensch von hohen Energien ergriffen wird, die die Alten mit «Musen» bezeichneten und die ihn zu Grossem beflügeln (205).

4. Der vierte Weg, derjenige der Gruppe um Sokrates/Platon, ist der Weg *der erotischen Entwicklung* im Sinne einer *hohen tantrischen Praxis*. Sie ist viel umfassender als der Begriff «platonisch» und findet sich kodiert im platonischen *Symposion* (206).

Die vier Wege zu höchsten Bewusstseinszuständen lassen sich folgendermassen schematisieren (in Verbindung mit SZONDIS Triebsystem, vgl. 4.6.9):

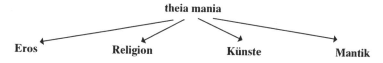

Diese «Tore zur Glückseligkeit», zu höchsten Ekstasezuständen sind geformte Wege, für deren Erfahrung initiatische Weihen vorgesehen waren. Sie sind einander gleichwertig: Sie werden je aus einem der vier Energiekreise, die auch der Temperamentenlehre zugrunde gelegt sind, gespeist (4.6.8.). Alle diese Energiewege führen zum selben «hohen Ziel», zum höchsten Bewusstseinszustand und zu spiritueller Erfahrung bzw. zur «Schau der reinen Ideen», zur Erleuchtung (gr. *epoptiká*, 207).

Ein vergleichbares Konzept der Vereinigung verschiedener Komponenten zum höchsten Bewusstseinszustand finden wir sehr anschaulich in der *vedischen Weisheitslehre* (208):

«in der Meditation kann man noch weiter zurückgehen, jenseits der fünf Sinne…, bis man beim Bewusstsein in seinem vereinheitlichten Zustand angelangt ist. Die vedischen Texte vergleichen dies mit einer Bewegung von den fünf Fingerspitzen hinab bis in den gemeinsamen Handteller.»

Aus dem alten griechischen Umfeld kennen wir die Philosophenschulen, von denen heute angenommen werden kann, dass es sich um *rituell verbundene Lebensgemeinschaften* handelte (FRÄNKEL, 209). Sie waren um eine Weisheitstradition zentriert, die wir hinter den «Masken» und Verschlüsselungen erst wieder neu entdecken. Die verschiedenen Gruppierungen empfanden sich offenbar als gleichwertig (202), denn sie bemühten sich letztlich um Wissen und Praxis höchster Bewusstseinszustände, die *auf das absolut «Schöne und Gute» hin orientiert* waren. Die damit verbundenen Rituale und Praktiken sind – wie dies von Sokrates immer wieder unterstrichen wird – grundsätzlich zu *unterscheiden von «niedereren» Praktiken* (von denen sich auch die Hippokratiker vehement distanzierten, 210):

«Wenn dann auch die übrigen Begierden, diese Liebe mit Rauchwerk und Salben und Wein und Kränzen und den andern in solchen Zusammenkünften gewöhnlichen ausgelassenen Lüsten umschwirrend und sie bis auf den höchsten Grad steigernd und nährend, der Drohne noch den Stachel der Sehnsucht beigeben: dann wird dieser Vorsteher der Seele *vom Wahnsinn als seiner Leibwache umschirmt und rast.*»

Wird nämlich der Energieweg nicht auf gute Art beschritten, kann dies zu Formen von Wahnsinn auf niederer Ebene führen (vgl. SCHARFETTER, 1994). Die hohen Zustände einer Bewusstseinsveränderung sind also prinzipiell zu unterscheiden von bewusstseinsveränderten Zuständen gleichen Namens (*manía*), die jedoch nicht durch Entwicklung erworben werden, sondern in die man gleichsam «hineinfällt». Auch die niederen Zustände der «*manía*» werden durch die vier Energiekreise bestimmt. Platon nennt dazu sexuelle Ausschweifungen, ein «Sichgehenlassen» in der Melancholie oder auch Exzesse von Trunkenheit (211). Die Hippokratiker unterscheiden «Wahnsinnige durch Phlegma» von «Wahnsinnigen durch Galle» (211). Die bestimmende Energiephase wurde damals genau unterschieden, was heute nicht mehr verstanden wird (212). Niedere Zustände wurden auch in ekstatischen Gruppierungen gesucht. Sie haben jedoch nichts mit den hohen Energieniveaus gemeinsam, die auf einem geformten Energieweg und auf energetischen Gleichgewichtszuständen beruhen. Es ist also das Streben nach höchsten Zuständen von Spiritualität, das den wahren «Künstler» auszeichnet und sehr unterschieden werden muss von niederen Zuständen von Bewusstseinsveränderung, die den Menschen faszinieren und dort fixieren (vgl. Drogen heute).

Nach der damaligen holistischen Erfahrungsweise erscheinen somit Bewusstseinsveränderungen auf verschiedenen Ebenen im *gleichen Wort «manía»*, das auch die sublimsten Zustände bezeichnete. Diese mehrschichtige Begriffsanwendung macht nun heutigen Forschern immer wieder Mühe.

Bei den Hippokratikern ist dann der Schritt wichtig, der, analog der platonischen *manía*-Unterscheidungen, die alte *«heilige Krankheit»* (gr. *hieré nosos* = Epilepsie) *entmystifiziert*: Auch sie wird als schweres energetisches Ungleichgewicht – vom Hirnbereich ausgehend – eingestuft: Sie sei aber keineswegs «heilig», komme weder aus der *spirituellen Sphäre* (*theion*), noch bedeute sie das Erfasstwerden (= *epilepsis*) vom *daimonion*, der energetisch niedereren Hierarchieebene (432, 2.T.). Es ist dies eine Antwort auf heutige Fragen, ob ein guter Gott mit unseren Schicksalsschlägen und Krankheiten vereinbar sei: Auch diese Krankheit durfte bei den Hippokratikern niemals als Befleckung (*miasma*) aus der spirituellen Sphäre verstanden werden; sie habe letztlich dieselben Ursachen wie die anderen Krankheiten, nämlich Konstitution und phasische Ungleichgewichte.

Eine ähnliche Argumentation liesse sich heute bezüglich der Begriffe *«Geisteskrankheiten»* oder *«Psychosen»* vertreten. Diese wären weder Krankheiten des Geistes noch der Psyche, sondern liessen sich ebenfalls energetisch definieren: Im Wort «Geisteskrankheiten» würde die *energetische Dysregulation im Hirnbereich* lokalisiert: Wo beim hochentwickelten Menschen spirituelle Erfahrungen gemacht werden, denkt und sinnt der «Wahnsinnige» Wahnhaftes. Im Begriff «Psychosen» wäre dann eher die *fehlende Energieregulation des gesamten Energiefeldes* gemeint, wodurch Einbrüche in die Rhythmen der subtilen Organisation (Tiefenwahrnehmung und -ausstrahlung) stattfinden. Dadurch könnten ungesteuerte *systolische* Prozesse (depressive, katatoniforme) bzw. *diastolische* (inflative, paranoide) einsetzen (214).

Weiter liesse sich die Argumentation der Hippokratiker bezüglich der «heiligen Krankheit» für heutige Psychosen anwenden: Sie wären heilbar, würde *qualifizierte Energiearbeit* im rechten Moment und frühzeitig angewendet. Ein Ansatz, der heute zu überdenken ist! Die energetische Ätiologie gab und gäbe dem leidenden Menschen die Möglichkeit, *sein Heilwerden mehr in die eigene Verantwortung zu nehmen und sich nicht fatalistisch auf den nächsten Schub und auf die ausschliessliche Hilfe von aussen einzustellen* (was nichts gegen die heutige Anwendung von Medikamenten sagen soll!).

Disposition ist also nicht primär Pathologie, sondern beinhaltet immer *Entwicklungsaufgabe*. Generell müssten besonders sensitive und dadurch anfällige Menschen lernen und angeleitet werden, ihre Durchlässigkeit zu meistern und ihre Potentiale zu entwickeln. Entsprechend dem erwähnten «genialen Melancholiker» ginge es gleichsam um den Weg vom *«morbus sacer»* zum Zustand des *«homo sacer»* (= Initiaten des Ärztebundes, 75, 1.T.).

Diesen Begriff prägte auch SZONDI für den Menschentypus der «heilenden Berufe» und siedelte ihn im alten «Gallenkreis» (P-Vektor) an; damit knüpfte er an die transkulturelle Heilertradition an, wonach «Galle» zu «Eros» transformiert werden muss (vgl. 4.6.9; 4.7.3.5).

In den weiteren Ausführungen zur Epilepsie kann ferner ein bedeutsamer *differentialdiagnostischer* Hinweis herausgehört werden. Der holistische Kosmos, aber auch der einzelne Mensch, ist der spirituellen Sphäre teilhaftig (390, 2.T.). Lebt ein Mensch nun in diesen geistigen Schwingungen und nur in diesen, nimmt er nichts Negatives mehr auf, d.h., er ist dann nicht mehr verletzbar. *Denn nur diese Sphäre wirkt in subtilster Weise reinigend und heiligend, «lösend und bindend»* (213). Im Gegensatz dazu finden auf der psychischen Ebene Befleckungen und Traumatisierungen statt, wie die Psychotherapie zeigt. Darum mussten sich die Hippokratiker zeitlebens um den spirituellen Zustand als Voraussetzung des Heilen bemühen, und darum gelten im geistigen Bereicht andere Vorgehensweisen, diejenigen des *spirituellen Heilens*.

Auch die Wertung der Epilepsie setzt bei den Hippokratikern folglich das *Modell verschiedener Energiebereiche und Bewusstseinszustände* voraus, wo ähnliche klinische Bilder von Wahnsinn energetisch differenziert wurden. Andererseits wurden unterschiedliche Hirnläsionen nicht unterschieden, wie z.B. Formen von Epilepsie und Apoplexie (somatische Ebene! vgl. *Von der Heiligen Krankheit*).

Die hohen Bewusstseinszustände

Es wurde angenommen, dass der Melancholiker infolge seiner Sensibilität für machtvolle und das gewohnte Denken übersteigende Energieerfahrungen empfänglich sei, für «Enthusiasmus» oder «Eingeistung» (215): «Enthusiasmus» bedeutet in der alten Wortbedeutung das «Einfahren des göttlichen *pneuma*» (216). Diese Erfahrung kann energetisch mit dem «Einatmen» auf höchster Ebene gleichgesetzt werden, was mit dem «Ausatmen» als «Ekstasis» zusammengehört (247, 2.T.). Und dank diesem «Enthusiasmus», der ihn in einen Ausnahmezustand versetze, vermöge der konstitutionelle Melancholiker bereits «in blindem Unternehmungstrieb» erfolgreich zu sein (217). Auch von heutigen Genies sind solche kreativen Schübe und «Auren» bekannt. Wurde diese Fähigkeit dann zu subtilster Durchlässigkeit und Sensibilität, aber auch guter Abgrenzung entwickelt, befähigte dies den konstitutionellen Melancholiker neben dem Erleben höchster Ekstasen auch zu genialem, kontinuierlichem Tun.

So spricht Sokrates von einer «zarten und heilig geschonten Seele», nämlich der dichterischen, die dann von einer «Eingeistung» und *«manía»* durch die Musen ergriffen und zu höchster Kreativität geführt werde (218).

In jedem Typus und Energiekreis (vgl. Schema oben) liegt die Anlage, zu hohen Bewusstseinsformen zu gelangen. Zwar scheint die dem jeweiligen Konstitutionstyp zugrundeliegende «Säftephase» eine spezielle Fixierungsgefahr zu beinhalten; der konstitutionelle Melancholiker kann aber durch seine primäre Verletzbarkeit und Leidensfähigkeit gerade zur Transformation gedrängt werden.

Die *Fähigkeit zur Transformation* – im Gegensatz zum Heraustherapieren, Ableiten und Umpolen – scheint das *Heroische* an der melancholischen Position zu sein. Es liegen Welten zwischen den Schicksalsmöglichkeiten eines Weisen («Philosophen») und eines «Banausen» (219). Ein Weiser wird getragen, beflügelt und kann andere Menschen durch seine Ausstrahlung beflügeln (Energieübertragung). Die alten Texte sprechen von einer Transformation des Menschen durch göttliche Energien. Sie wussten, dass nur dieser Entwicklungsweg sie in Schmerzen, körperlicher Hinfälligkeit und Tod bestehen liess. Sie nahmen an, *dem Menschen eigne eine schicksalsmässige Fähigkeit und auch Verpflichtung zur Selbsterforschung und zur Erkenntnis dieser Entwicklungsmöglichkeiten* (220). Und in diese Perspektive gehört die immer wieder aktuelle Frage nach dem Unterschied zwischen Genie und Wahnsinn.

Das *Mysterium energetischer Transformation und Wandlung auf hoher Ebene* scheint also das *«Paradoxon» der melancholischen Position* aufzulösen, von dem heutige Interpreten sprechen (221). Ein Paradoxon nur für uns, die wir das Wissen vom subtilen Entwicklungsweg verloren haben! Ein Paradoxon, das am ehesten durch die Sprache des Rituals aufzulösen ist: *der*

Becher des Leidens, der durch Eros (Herzbereich) transformiert wird zum *Becher der Ekstase* (222).

Auf solche höchsten Zustände weist C. G. JUNG in seiner Konzeption des «*Selbst*» und der «*coniunctio oppositorum*» oder aber SZONDI in derjenigen des «*Pontifex-Ich*»: Letzteres ist ebenfalls als Integrationsleistung, als Übersteigen aller Polaritäten auf «transreale Seinserfahrung» hin konzipiert (223). Wie dies bei einem Menschen unserer Kultur *in der Praxis* jedoch aussehen könnte, dafür haben wir praktisch *keine Anleitung* (224).

Ein Energieweg gehörte folglich wieder in unsere modernen Selbsterkennungsmethoden psychotherapeutischer Prägung (erhöhte Durchlässigkeit) sowie auch in die Therapiemöglichkeiten der melancholischen Disposition. Solche Wege müssten für uns heute ausgearbeitet werden (vgl. DÜRCKHEIM, 225).

4.6.6 Das quantifizierende Melancholie-Modell bei Aristoteles

Aus unserem mehr statischen Krankheitsverständnis wird bezüglich der griechischen Melancholiekonzeption von einer «*melancholia duplex*» (doppelte M.) gesprochen, d.h. als Unterscheidung zwischen Melancholie als «Temperament» und Melancholie als «Krankheit» (226). Dies ist natürlich für die energetischen Modelle der damaligen Zeit viel zu wenig differenziert. Es müssen vielmehr eine ganze Reihe fliessender Zwischenzustände zwischen den Extremvarianten der *bipolaren Störungen*, also ein manischer und ein depressiver «*Bogen*», angenommen werden (227). Aristoteles hat die *gerichtete Kraft* (Entelechie), welche die Psyche und den Körper auf die Entwicklungsmöglichkeiten der Physis hin durchwirkt, untersucht (102, 1.T.). Er hat *hochentwickelte Affekt- und Charaktermodelle* hervorgebracht, z.T. auch wieder kodierte (228).

Gerade bei ihm und seinem Schüler Theophrast wird nun ein *Vergleich zwischen drogeninduzierten und melancholischen Zuständen* wichtig. Folglich begann bereits die Antike mit veränderten Bewusstseinszuständen und induzierbaren Veränderungsmöglichkeiten *empirisch-psychologisch zu forschen*. Der drogeninduzierte Zustand diente offenbar *der «Eichung» zunächst der melancholischen Zustände* und schliesslich der analogen Ausformung aller vier Phasen des psycho-somatischen Typenmodells, als Temperamentmodell bekannt.

Die Antike hatte ein sehr differenziertes Wissen verschiedener Energieniveaus, virtuell vorhandener Strukturebenen, die sich auch mit Drogen induzieren und «überprüfen» liessen; es wären dies abrufbare Stufen der «Physis».

Heute werden sie von Bewusstseinsforschern wieder entdeckt, z. T. ebenfalls mit Drogen (229).

Aristoteles untersuchte also experimentell die durch Weingenuss bedingten Bewusstseins- bzw. Affektveränderungen und konnte so *verschiedene Stadien oder Energieniveaus der manischen Phase* (des Melancholiekreises) darstellen.

Einerseits bringt er Extremvarianten bei viel Weingenuss, die melancholischen Zustandsbildern entsprechen, wie (230)

«jähzornig – menschenfreundlich – rührselig – draufgängerisch».

Andererseits interessiert ihn die *graduelle Veränderung* durch Weingenuss bei zunächst kühlen und schweigsamen Menschen (ich stelle durch + den zunehmenden Weinkonsum dar, 230):

+	geschwätzig
++	grosssprecherisch, übermütig
+++	draufgängerisch
++++	frevelhaft (Hybris)
+++++	rasend, manisch, (*manikós*)
++++++	erschöpft, stumpfsinnig, wie Epileptiker von Kindheit an (hered.) oder extreme Melancholiker, also *Umschlag in die depressive Phase.*

Zur Physiologie der Alkoholwirkung kann aus heutigen Erfahrungen ergänzt werden, dass das Zentralnervensystem (ZNS) auf Alkoholgenuss mit einer Resultante aus Anregung und Hemmung reagiert: Zunächst setzt eine Hemmung der Hemmung ein, was als Enthemmung fassbar wird; mit zunehmendem Alkoholgenuss geht dieser Effekt dann in Dämpfung über.

Die durch Alkohol induzierbaren Energieniveaus können auch konstitutionellen Krasen (Mischungen) entsprechen (231). Interessanterweise lassen sich durch den Genuss bestimmter Weinmengen Parallelen zu psychischen Ebenen erkennen, wie sie auch als *Charakterbilder* (*ethos*) imponieren. *Der Wein moduliert die Prozessdynamik*, und zwar bringe die durch Wein zugeführte «Wärme» die natürliche zum Erlöschen (232; 4.4.1.3).

Infolge seines «*Wärmeeffekts*», d.h. Steigerung der Prozessdynamik, kann mit Wein nur der *manische Bogen* ausgelöst werden. Der energetisch ausgeprägteste Zustand wird denn auch «manisch» (*manikós*) genannt. Nachher erfolgt nur noch undifferenziertes Absinken in die depressive Phase, also ein *Umschlag in die Strukturniveaus des depressiven Bogens.* Dies wird auch etwa in Trauerprozessen oder therapeutischen Prozessen beobachtet: Sinkt ein Mensch in die tiefsten Zustände ab, kann plötzlich ein Umschlag in die entgegengesetzte Richtung erfolgen, und umgekehrt: *«Die Extreme berühren sich»* oder sind miteinander energetisch korreliert (subtiles Homöostase-Prinzip).

Entgegen Müri (233) kennt Aristoteles sehr wohl – neben der manischen, durch Wein induzierbaren – auch die *depressive Phase* und beschreibt sie mit ihren Symptomen eingehend, und zwar in holistischer Art als körperliche und psychische Symptomatik: wie z. B. Lähmungen, Depressionen, Angstzustände (232). Ferner erwähnt er auch den Unterschied zwischen einem mit übersteigertem Tempo (Puls?) reagierenden Choleriker und einem Melancholiker, wo dagegen der Druck ausschlaggebend sei (Hypertonie? 234). Interessant ist ferner das holistisch abgehandelte Sexualverlangen des Melancholikers: Da der Sexualakt mit Erzeugung von Pneuma (nicht Luft!) verbunden sei, seien die meisten Melancholiker sexuell sehr aktiv (Genitalbereich als Tor zur Energieerfahrung, 235).

Die Melancholie in der Krasenlehre des Aristoteles

Wie erwähnt soll Aristoteles das gesamte medizinische Wissen seiner Zeit zur Verfügung gestanden haben. Auch bei ihm sind es die Krasen, die den Menschen ausmachen (236), und zwar sowohl diejenigen der *Prozessdynamik* wie diejenigen der Konstitution, d. h. die «*Säftekrasen*». Die Prozessdynamik bestimmt die oberflächlicheren Schichten, die Konstitution die Tiefenschicht der Person. Mit diesen beiden Parameterreihen finden wir folglich bei Aristoteles, dann bei seinem Schüler Theophrast und später bei Galen das Grundmodell der Temperamentenlehre. Bereits bei Aristoteles sind die möglichen Krasen ausdifferenziert, jedoch kodiert!

Bedeutsam scheint mir, dass die Nahrung und Lebensweise die Tiefenstruktur kaum verändere, höchstens die körperlichen Bereiche, d. h. die mit dem Körper eng verbundenen Ebenen (vgl. «Diätetik»).

Alle Menschen haben Anteil an der melancholischen Energie (237) bzw. an deren Modulierung durch tägliche Schwankungen zwischen «kalt» und «warm». Diese Phasen laufen vielfach unbewusst ab. Ist jedoch die Tiefenschicht betroffen, prägt dies den Charakter als Melancholiker (238; 4.4.1.4). Die «schwarze Galle» habe nun die Eigentümlichkeit, *extreme*

340

Grade von «Wärme» und «Kälte» anzunehmen. Sie weist also eine hohe Bandbreite des Reagierens auf, wohl wegen der mit ihr verbundenen *hohen Durchlässigkeit.* Dies erklärt, warum gerade *die Melancholie zum Paradigma für die Demonstration der Energieniveaus* wurde.

Die Menschen, die wenig melancholischen Anteil haben, seien bezüglich melancholischer Anfälligkeit zu vernachlässigen. Eine «mittlere Mischung» mache den Durchschnittsmenschen aus. Wer in bezug auf die melancholische Krasis über das Mittelmass hinaus «durchlässig» sei (237), unterscheide sich – offenbar in seinen Reaktionsweisen – bereits vom Durchschnitt. Dann aber vollzieht Aristoteles einen bedeutsamen Schritt im griechischen Massdenken, wo sonst immer die «mittlere Mischung» (*meson*) angestrebt wird: *Wer dann aber die Melancholie in der Tiefenschicht in einer übertrieben hohen Ausprägung aufweist, und wenn dies auf eine «bestimmte, gewisse Weise» gemischt wird, dann kann dieser – und dies ist das Unerwartete – ein hervorragender Mensch sein.*

Ich habe hier das kleine Wörtchen gr. *pos* mit «auf eine bestimmte, gewisse Weise» übersetzt, weil dieses Wort m. E. die *Kodierung* anzeigt (239): Denn sofort werden wir uns doch fragen: *Wie ist denn diese aussergewöhnliche Mischung, die, trotz Unausgeglichenheit, statt Krankheit eben das Genie hervorbringt* (vgl. 4.6.5)? Es wird zunächst nur gesagt, dass es sich um ein labiles Gleichgewicht, um eine Gratwanderung handle. Dann kommt – wie so oft in den kodierten Energielehren – der Bruch im Gedankengang (365, 2.T.): Ich folgere nun, dass die «bestimmte, gewisse Weise» der ganz ungewöhnlichen Mischung, die das Aussergewöhnliche des Menschseins ausmacht, *Mysterium ist. Dieses wird mittels gedanklicher «Sperrung» im Text angedeutet.* Diese «bestimmte, gewisse Weise» wird dann später nochmals aufgenommen und die Sperrung gleichsam aufgelöst (239):

Zuerst kommt die Erklärung, dass *sowohl der Wein wie die Melancholie «pneumatisch» seien,* also in die «*Pneumalehre*» und deren subtiles Wissen hineingehören (3.1.4). Das meisterhafte Umgehen mit dem Pneuma, altes Initiatenwissen, war mit einer rituellen Energiepraxis verbunden. Hier, wie im Experiment, wurden auch Wein und bewusstseinsverändernde Drogen eingenommen – diesmal aber ritualisiert –, um schneller hohe Zustände von Bewusstseinsveränderung zu erreichen (240). Entsprechend den Stufen der Bewusstseinsveränderung bei zunehmendem Weingenuss *sind diese Stufen bei melancholischer Konstitution auch durch subtile Energiepraxis erfahrbar.* Wein und Energiepraxis können auch kombiniert werden und haben steigernden Effekt (Ekstasetechniken). Und daher ist es möglich – so lehrt Aristoteles –, dass aus der unausgeglichenen Mischung des Temperaments dennoch eine «wohltemperierte» Krase entstehen kann. Diese verhalte sich dann auf diese «bestimmte, gewisse Weise» eben «*gut*» (*kalós*). Damit verwendet er ein *Kodewort* der griechischen Weisheitstradition, ein Hinweis auf die gemeinte *initiatische Energiepraxis* (241).

Darin dürfte nun Geheimnis und Antwort auf die oben (4.6.5; 197) gestellte Frage liegen, warum alle berühmten Männer Melancholiker seien: Die Frage wird in der Antwort beim genauen Hinhören umgekehrt: *Aussergewöhnlich sind im Prinzip alle Melancholiker, insofern sie in ihrer Tiefenstruktur eine konstitutionelle «Labilität» aufweisen.* Es handelt sich also nicht nur um eine oberflächliche Schwankung, sondern vielmehr um Phänomene, die wir mit *«endogen»* bezeichnen. Aus energetischer Sicht müsste auch dieser Begriff übrigens nicht nur für pathologische Entwicklungen, sondern für die Konstitution allgemein gebraucht werden. *Ich interpretiere nun, dass eben dieses konstitutionelle Ungleichgewicht die Chance des über sich Hinauswachsens in sich trägt: Sie bringt die einen dazu, den Weisheitsweg zu gehen – wie diese berühmten Männer* (242) *– und Grosses zu leisten; die andern jedoch werden eben in «Stumpfheit» versinken.*

Eine Bestätigung dazu finden wir, wenn heutige Interpreten leicht betreten bemerken, dass sich die melancholische Konstitution vermutlich bei Aristoteles, sicher aber bei anderen grossen Philosophen wie Heraklit, Empedokles, Sokrates, Platon usw. manifestierte (242); und wenn daselbst Sokrates als ein

«völlig unbeherrschter, aufbrausender und sinnlicher Mensch geschildert (wird), der nur durch Willensanstrengung zum Philosophen geworden sei».

Hier könnte folgender Vergleich zwischen damals und heute hilfreich sein (9, 1.T.):

«In diesen (alten) Traditionen wäre das undenkbar, was bei uns gang und gäbe ist: Menschen, die analytisch versiert und psychologisch «integriert» sind, aber spirituell verkümmern oder religiöse Menschen, deren Charaktermängel und psychische Instabilität mit Händen zu greifen sind.»

Der alte Weisheitsweg ermöglichte, wie gesagt, subtil-energetische Transformationen und eine Entwicklung auf immer höhere Energieniveaus: *«Homines sacri» zu werden war die Verpflichtung der alten Therapeuten-Ärzte* (75, 1.T.).

Die Auflösung des obenerwähnten und hier wieder spürbaren Paradoxons liegt *nicht im Denken,* worauf die alte Philosophie oft reduziert wurde; sie liegt *auch nicht in der Willensanstrengung,* mit der das in Nöte geratene Christentum oft versuchte, den Sprung in die subtile Dimension zu machen; sie liegt vielmehr *im subtilen Entwicklungsweg und in dessen Energiepraxis* (Pneumatik), die uns verlorengegangen sind.

342

Wir kennen heute «Melancholie» und «Manie», die ursprünglich ein Spektrum bis zu subtilsten Bewusstseinserfahrungen umfassten, nur noch als Krankheitsbegriffe. Was bedeutet es für Menschen, die an «endogenen Psychosen» (z. B. den oben beschriebenen konstitutionellen Melancholiekrasen) leiden, in einer Kultur zu leben, *in der ihre Erkrankungsform keine Entwicklungschance hat?*

Der Umgang mit der melancholischen Konstitution besteht in unserer Kultur wesentlich darin, depressive Verstimmungen, auch Trauerarbeit, hinter Körpersymptomen zu verstecken, zu «larvieren», oder mittels Chemie zu unterdrücken. Was die Griechen darüber prozessdynamisch und therapeutisch wussten, sollte heute wieder Allgemeinwissen werden. Wir könnten lernen, diese Konstitution nicht nur in ihrer Pathologie, sondern in ihren Entwicklungsmöglichkeiten wahrzunehmen und *einem Menschenbild zu integrieren, das auch leidensfähig wird.* Wir brauchen den Respekt der alten Therapeuten vor der Feinheit und Verletzbarkeit der Psyche, was bedeuten kann, dem Patienten seinen eigenen Weg zuzumuten. *Umdenken, Eigenverantwortung und Mut* sind gefragt, um *nicht einfach Therapie zu verabreichen bzw. zu konsumieren*, sondern sich mit energetischen Ungleichgewichten und Verstimmungen aller Art auseinanderzusetzen und allenfalls einen Übungsweg zu gehen. Vielleicht lernen wir wieder, unsere «Psyche» differenzierter wahrzunehmen, zu spüren auch, was uns gut tut. Was Wohlbefinden bringt, müsste mehr «heraugefiltert» und verstärkt werden. Dies könnte z. B. bedeuten, nicht mehr grobe Reize zu suchen und sich hineinfallen zu lassen (vgl. Pornobrutalos), sondern immer subtilere Zustände zu entwickeln.

Das alte Wissen der Griechen (oder auch asiatischer Kulturen) wäre jedoch nicht mehr 1:1 in einem Geheimkreis mit unverständlicher Geheimsprache, sondern unserer offenen Gesellschaft und unserem Entwicklungsstand angemessen zu erarbeiten und zu transponieren. Formen von Selbsterfahrung, Energielehre und Meditation wären hier wichtig.

Dass es ohne Leidensfähigkeit auch keine Genussfähigkeit gibt (nicht zu verwechseln mit Konsumbedürfnis!), *wusste noch die Romantik.*

4.6.7 Zur Wort- und Begriffsgeschichte von manía-melancholía

Wir versuchen jetzt, das Thema «Melancholie» noch aus der *Wortgeschichte* im 5. vorchristlichen Jahrhundert zu beleuchten. Aus älterem gr. *«cholan/ cholóomai»* (zürnen, von Zorn erfasst werden, 243) entsteht entsprechend der Differenzierung der «Säfte» im «Gallenbereich» das Verb gr. *«melancholan»* (*mélaina cholé*). Dieses Verb erscheint oft im Umkreis von gr. *«mainesthai»* (rasen, wahnsinnig sein) und wird entsprechend als «Synonym» gedeutet (243). Es werden Stellen zitiert, wie folgende eines Scholions (244). Beim gleichen Komödiendichter steht fünfmal *«melancholan»*, einmal *«cholan»*, wie folgt erläutert (244):

«'schwarzgallig werden': heisst 'gallig werden' bei den Attikern, 'ausser sich sein'».

Sprachlich ist zu obiger Stelle zu sagen, dass beide Verben noch nicht eindeutig ausdifferenziert sind. So wie «Galle» noch beide «Säfte» umfassen konnte, konnte vermutlich *«cholan»* auch *«melancholan»* umfassen (im Sinne der «Dreisäftelehre»). Beide können in Extremformen des Aussersichseins wiederum mit dem Stamm von *«manía»* (*mainesthai*) – gleichsam als Oberbegriff – wiedergegeben werden (4.6.5). Denn die melancholische Konstitution konnte ja infolge Durchlässigkeit *leicht in unterschiedliche Bewusstseinsstufen führen.*

Es fällt auch hier auf, *dass heutige Übersetzungen diese Begriffe immer pathologisiert, mindestens negativ konnotiert wiedergeben.* Dies ist besonders erstaunlich im folgenden Zitat, wo es um Sokrates' Herleitung der «Mantik» vom höchsten, göttlichen Zustand der *«manía»* geht (245):

«Der mythische Begriff des Wahnsinns (μανία) wurde (bei Aristoteles) durch den naturwissenschaftlichen Begriff der Melancholie ersetzt, was um so leichter geschehen konnte, *als «melancholisch» und «verrückt» in rein pathologischem Sinne seit langem Synonyme waren* und als die auch dem krankhaften Melancholiker eignende Gabe der Wahrträume und Prophezeiungen der Platonischen Gleichsetzung von Mantik und Manik entsprach» (vgl. 4.6.5).

Dass, wie bereits abgehandelt, Melancholie und Manie primär nicht pathologisch verstanden wurden, geht schon aus der Wertung und Pflege der prophetischen Gabe bei Sokrates (202) und ganz eindrücklich bei den hippokratischen Diagnostikern hervor (4.4.2). Beide Begriffe werden nicht durch ein clichéhaft anmutendes «mythisch vs naturwissenschaftlich» verständlicher, denn Aristoteles hatte *«manikós»* bzw. *«emmaneis»* (= besessen) ebenfalls verwendet, nämlich für Extremvarianten *des manischen Bogens* (den er ja mit dem Weinexperiment «simulierte»)!

Wer gebrauchte nun Begriffe mit melanchol-? Es sind die *Philosophen*, es sind ferner die *Komödien- und Tragödiendichter* und es sind die *hippokratischen Ärzte*. Für das 4. Jh. v. Chr. wird von einer von den «Gebildeten geteilten Melancholieauffassung» gesprochen (246). Wir wollen im folgenden kurz den Philosophen und Dichtern nachgehen; die Hippokratiker wurden bereits besprochen (4.6.4).

– *In der Philosophie wird hervorgehoben, dass die Disposition, der Typus, entwickelt oder subtilisiert werden muss.* Die Stufe des Sozialisierens – d. h. des charaktergemässen Auslebens der Anlage in Beruf, Freundschaften, Hobbies usw. (vgl. SZONDI) – war dem Weisen der Antike offenbar nicht ausreichend für die nötigen Transformationsprozesse. Aristoteles formuliert dieses Anliegen am ausgeprägtesten, indem er gleichsam das Schicksal des Philosophen als melancholisch konstituiert annimmt. Auch Sokrates denkt über Menschen nach, die die Energieentwicklung nicht kennen und so letztlich weder Ärzte noch Dichter noch Musiker seien, auch wenn sie anlagemässige Fähigkeiten hätten: Entwickeln sie ihre Potentiale nicht zur hohen «Kunst», bleiben sie «energetische Laien» (247). Sokrates denkt also darüber nach, was den «Meister» und was den «Banausen» ausmacht. Dabei würde er jedoch letzterem nicht einfach sagen (248)

«er sei ein erbärmlicher Wicht und sei *verrückt*…»

Und hier gebraucht Sokrates – ein Mensch mit einer hoch entwickelten melancholischen Konstitution – «*mainomenos*» und «*melancholan*» nebeneinander auf der unentwickelten Ebene. Dies mochte womöglich gerade durch die Doppeldeutigkeit sehr stark und komisch wirken, vergleichbar heutigen Witzen um Psychiater und Psychologen.

Sowohl «*manía*» wie «*melancholía*» bzw. deren Ableitungen wurden damals mehrdeutig gebraucht: *Es sind dies holistisch verwendete Wörter, die erst durch den Kontext ihre genaue Definition erhalten* (vgl. *Sprechakttheorie*). Auch die Philosophen Sokrates und Aristoteles gebrauchten die beiden Begriffe holistisch, was folgendermassen zusammengefasst werden kann:

Der Konstitutionstyp des Melancholikers eignet Dichtern, Musikern, Menschen mit prophetischer Gabe, Ärzten, Therapeuten…, Menschen auf dem subtilen Energieweg. *Im Zustand hoher Potentiale vollbringen sie Grosses. Ohne die subtile Entwicklung bringen sie «den Funken nicht hinüber» und machen sich lächerlich.* Woraus lebten sie denn letztlich, und was hätten sie sonst weiterzugeben, wenn nicht hochentwickelte Potentiale?

– *Die Komödie* soll sich, laut Aristoteles, aus den von Schimpf- und Spottreden begleiteten Phallos-Umzügen der ländlichen Dionysosfeste entwickelt haben (249). Im Dionysoskult wurden Formen von «*manía*» gelebt und die daran beteiligten Frauen, die *Mänaden*, tragen das Wort noch im Namen. Interessant ist, dass Komödie und Satyrspiel im Anschluss an die Tragödie aufgeführt wurden, wie wenn damit gleichsam eine Umpolung der psychischen Prozesse gesucht worden wäre.

In der Komödie werden die Begriffe Manie-Melancholie auch gebraucht: Gerade Männer wie Sokrates werden mit dem Wort «*cholan/ melancholan*» bezeichnet. Beim Komödiendichter Menander (4. Jh. v. Chr.) spricht gar ein Sklave von seinem Herrn im Bewusstsein der Steigerungsgrade des manischen Bogens (249):

«er ist hypomanisch – manisch – geradezu voll manisch; er ist manisch bei den Göttern…, die schwarze Galle ist in ihn eingefahren…»

– *Die Tragödie* entfaltete sich im 5. Jh. v. Chr. und hat eine tiefe Beziehung zur Philosophie (251). So wurde der Tragödiendichter *Sophokles* in eben erwähntem Passus von Sokrates beispielhaft als «Meister» erwähnt (247). Auch Sophokles kennt die «schwarze Galle» und spricht z. B. von einem «durch die lernäische Schlange *vergifteten schwarzgalligen Pfeil*». Ähnlich wurde die «Galle» bereits in der *Ilias* als fremdbestimmtes «Einfahren» erlebt (250).

Die antike Tragödie spielte sichtbar auf zwei Ebenen, der persönlichen der Schauspieler und der überindividuellen, archetypischen des Chors. Dadurch wurde das persönliche Schicksal immer auf dem kollektiven Hintergrund des grösseren Schicksals reflektiert und transparent gemacht. *Auch hier liesse sich von einem mehrschichtigen Menschenbild bzw. Schicksalsmodell sprechen, welches das alte Theater charakterisiert.* Die Tragödie hat die alten Mythenmotive weitergeführt, so das *Schicksal als unentwickelten familiären Fluch* (Atriden), aber auch das *entwickelte, humanisierte Schicksal des heroisch erhöhten Menschen* (Antigone). Ähnlich wie in der *Ilias* das persönliche «Galle»-Schicksal von *Achill* in die grössere, kollektive Perspektive gestellt und dadurch beeinflusst wird, so geschieht dies in den Tragödien des Sophokles.

Auch *Elektra* ist in ein «Galle»-Schicksal eingewoben: Auf dem Hintergrund der familiären Atridenmorde trauert auch sie, rächt jedoch den Vater, indem sie ihren Bruder zum Muttermord anstiftet. Sie bleibt dadurch in der «Galle» fixiert (vgl. heutige Vergeltungskriege).

In der Trauerarbeit der *Antigone* (= die Entgegengeborene) um ihren toten Bruder entwickelte sich dagegen der «Gallenprozess» weiter:

Sie vollzieht die Bestattungs- und Trauerrituale für ihren Bruder entgegen dem Willen ihres Onkels, des Tyrannen, und muss dafür sterben. Durch ihre Trauer und ihr Liebeswerk hebt sie *ihr melancholisches Schicksal auf die hohe Ebene des Eros* (156, im Chorlied wird den Eingeweihten Leben über den Tod hinaus verheissen).

In der Tragödie kann die Dramatisierung des menschlichen Weges und Schicksals gesehen werden, eine Antwort auf das menschliche Elend und auf das persönliche Schicksal. Dabei wurde die Perspektive auf höhere, nicht mehr personale Ebenen hin geöffnet. Ähnliches suchten die Philosophen auf ihrem Weisheitsweg und mit ihren Schicksalskonzepten zu verwirklichen. Und ganz entsprechend waren auch die hippokratischen Ärzte der Meinung, die Menschen wüssten zu wenig und seien blind, könnten aber zu «Schmieden» ihres angemessenen Schicksals werden (*Diätetik*). Es ging den damaligen grossen Geistern letztlich um die Bewältigung der «condition humaine», in der Spannweite vom «Zwangsschicksal» zum «Freiheitsschicksal» (252).

Das Bewusstmachen des Schicksals war wohl eine wesentliche Aufgabe der Tragödie, z.T. auch der Heilkunst, während die Philosophie eher den Übungsweg aufzeigte. Die Tragödien wurden bekanntlich als Zyklen innerhalb grösserer religiöser Feiern gespielt. *Sie sind in ihrer gruppentherapeutischen Bedeutung noch zu würdigen. Das Wort «Katharsis»* z.B. wurde von Aristoteles als Reinigungsprozess in der Tragödie definiert (253): *Durch die Identifikation mit dem persönlichen Schicksal des Helden und durch den Transformationsprozess im Kollektiv wurde eine Reinigung erlebt und Entwicklung auf ein höheres Energieniveau ermöglicht* (vgl. 134, 2.T.).

> Es dürfte sich um ähnliche Prozesse gehandelt haben, wie wir sie heute in Ansätzen im «*Psychodrama*» suchen.

Die alte Tragödie arbeitete jedoch mit erheblichen psychischen Verstärkern durch die grosse Ansammlung von Menschen, das Spielen auf verschiedenen Ebenen, das Einsetzen der Musik, das symbolträchtige An- und Ausziehen von Masken usw., ferner auch durch die mehrdimensionale Schicksalsperspektive bis in spirituelle Dimensionen.

Auch das antike Theater kann in seiner Auffächerung nochmals auf die damalige Beschäftigung mit *der melancholischen Konstitution* hinweisen: in der *Tragödie mit dem depressiven Bogen* und *in der Komödie mit dem manischen Bogen*. Griechenland hat folglich das Spannungsfeld zwischen Freude und Schmerz (Becher der Ekstase und des Leidens) in erstaunlicher Dichte und Differenziertheit ausgestaltet. Sein nachhaltiger Einfluss auf die umliegenden Völker und auf alle Epochen der abendländischen Kultur liegt wohl in der *subtilen Resonanz höherer Humanisierung*. Die aussergewöhnlichen Menschen jener Zeit schienen im Bewusstsein gewesen zu sein, dass sie alle, die diesen Weg gingen, einander verbunden waren, am Gleichen arbeiteten, einander in subtiler Weise stützten und dass sie mit ihrem Engagement letztlich auf das «*Bewusstsein der ganzen Menschheit Einfluss nahmen*» (254, BOHM).

4.6.8 Die Entwicklung der Temperamentenlehre bis in die Neuzeit

Ich versuche abschliessend, die allmähliche Entfaltung der Temperamentenlehre als psycho-physisches Modell bis in unsere Zeit nachzuzeichnen. Dieses Modell konnte während Jahrhunderten seine Bedeutsamkeit vor allem als *Charaktertypenlehre* erhalten und beeindruckt durch seine frappanten Entsprechungen mit Modellen der Neuzeit.

Schon die Pythagoreer schworen in der *Heiligen Rede* (255):

«Wahrlich, bei dem, der unserer Seele die *Vierheit* gegeben,
Quelle des ewigen Werdens (*physis*)!»

Diese vier Wurzelenergien oder Radikale bestimmen den Generierungsprozess der Physis. Bei Empedokles (490–430 v. Chr.) findet sich dann bereits der «*melancholische Typus*» in beiden im folgenden schematisierten Bogen beschrieben (ausgehend von der mittleren vollkommenen Krase, 99):

+++	enthusiastisch	
++	hitzig	
+	nichts zu Ende führend	
gr. *meson*	grösster Verstand und schärfster Sinn (= mittlere Krase, 271)	
–	träge	
– –	trübsinnig	
– – –	Tor	

In Empedokles' Beschreibung ist die vollkommene Mischung diejenige, die den grössten Verstand und die schärfsten Sinne hervorbringt. Es lässt sich dabei bereits an *Galens Intelligenzlehre* denken, die uns unten beschäftigen wird. Besondere Begabungen kommen durch spezifische Krasen in den einzelnen «Funktionsbereichen» zustande.

348

Dieses Melancholiemodell, das bereits schematische Abtönungen des Erscheinungsbildes und ganz deutlich den Verlauf in zwei Bogen zeigt, wird nun immer mehr verfeinert.

Bei den Hippokratikern (ca. um 400 v. Chr.) tritt die empedokleische Elementarenergienlehre zugunsten ihrer Resonanz im Biologischen, nämlich der «Viersäftelehre», zurück. Die «Viersäftelehre» erscheint nun als vier «gleichberechtigte» Grundenergien bei Polybos. Die Mischungen der «Säfte» führen zu den Temperamenten, wobei das Vorwiegen der einen Phase die individuelle Konstitution hervorbringt. Der Konstitutionstypus beruht schon nach alter Vorstellung auf *Vererbung* (256). In den oberflächlichen Schichten wird der Mensch durch ständig ablaufende Energiephasen, seine Stimmungen (und Verstimmungen), geformt. Sie werden nach den Leitkriterien *diagnostiziert* (4.4.1). Auch schwere somatische Krankheiten wurden nach energietherapeutischen Modellen zu heilen versucht (257),

«vorausgesetzt, dass (die Epilepsie) nicht schon durch lange Zeit in solchem Grade eingewurzelt ist, dass sie schon stärker ist als die vom Menschen angewendeten Heilmittel.»

Die Diagnostik fusste auf einem psychosomatischen Vierphasenmodell, das alle Ebenen umfasste, also sowohl das momentane Erscheinungs- und Stimmungsbild wie tiefere Ebenen bis zur konstitutionellen Tiefenstruktur und zum Körperbild. Wir müssen hier jedoch in *Fliessmodellen mit Fliessgleichgewichten* denken, im Gegensatz zu fixen Kategorien. Das, was wir als Temperamentenmodell kennen, gehört, wie erwähnt, in die holistische Typenlehre, die sowohl phasisch («Säfteabfolge») wie strukturell (Schichten, Typologie) verstanden wurde.

Bei Aristoteles (384–322 v. Chr.) finden wir dann wohl die älteste «Validierung» des Melancholiemodells *im Experiment*, wo eine kontinuierliche (258) Veränderung des affektiven Zustandsbildes bei zunehmendem Weingenuss beobachtet wurde (4.6.6). Erwähnenswert ist, dass Aristoteles *Übergänge zwischen den einzelnen «Säftephasen» kennt, derart, dass bei zunehmender «Wärme» der manische Bogen durchlässig wird für Eros und für «Galle»* (259). Dies wäre ein Beitrag zum Verständnis der Umlaufdynamik der «Säfte». Sehr hohe Zustände entstehen durch spezielle Energiemischungspraxis, die zum Initiatenwissen gehört.

Das Melancholiekonzept, wie es bei Aristoteles differenziert vorliegt, soll als *Vorbild für die Ausarbeitung auch der anderen «Säftekreise» und Temperamente gedient haben* (260). Dieses Melancholiemodell war im 4. Jh. v. Chr. bereits so verbreitet, dass ein Sklave in der Komödie die «manische Reihe» von *«hypomanisch-manisch-voll manisch»* im Zusammenhang mit dem

Sich-Ausbreiten der «schwarzen Galle» aufzählt (249). Um 300 v. Chr. überliefert dann der Arzt Theophrast einerseits das erwähnte aristotelische *Modell der Melancholie* (das z. T. fälschlich auf Theophrast zurückgeführt wird)
und strukturiert dieses nochmals konsequent durch (ich bezeichne die Prozessqualitäten Richtung «Kälte» mit –, Richtung «Wärme» mit +, 230):

	+++	manisch, genialisch, verzückt
	++	übermütig, angetrieben
	+	labil, geschwätzig
	meson	(vgl. 230; 271)
	–	schlaff
	– –	deprimiert
	– – –	stumpf-depressiv

Dieses aristotelische Modell gilt seinerseits als «phantastische Vorweg-
nahme der Theorie Galens über *eukrasía-dyskrasíai*» (= Krasenlehre, 261).
Dort wird es für die Stufen der Intelligenz weitergeführt: Bei zunehmendem
Überschuss von «Wasser», entstehe der Bogen, den ich mit (–) wiedergebe,
bei einem Überschuss an «Feuer» der Bogen, den ich mit (+) wiedergebe
(Prozessdynamik, 260):

	+++	allzu hastig, halluzinierend oder hypomanisch: ganz nahe bei der Manie,
	++	hastiger, weniger beständig, schnell, impulsiv,
	+	intelligent (sofern der Leib gesund ist), rasche Wahrnehmung, meist beständig,
	meson	idealer Zustand höchster Intelligenz (262; 271),
	–	weniger intelligent, beharrlich in der Aufmerksamkeit, träger in der Wahrnehmung,
	– –	langsamer, im Volksmund: trottelhaft, unfähig mit Auge und Ohr Neues wahrzunehmen,
	– – –	unintelligent, stupid: Manie in der langsameren Form; Weinen, Furcht, Traurigkeit, alles ohne Grund; unzuverlässige Wahrnehmung.

Müri erklärt dazu, auch wenn auf der Stufe der «langsameren Manie» Wei-
nen, Furcht und Traurigkeit genannt würden, sei *nicht an affektive Störungen* zu denken. Der mehrmalige Vergleich mit «Manie» weist jedoch auf das
Vorbild des Melancholiekreises und auf Ähnlichkeiten der Erscheinungs-
bilder verschiedener Energiekreise (die ja nicht idealtypisch erfahrbar
sind). Aus den weiteren Belegstellen lässt sich feststellen (262):

«Alle Erscheinungen werden ausdrücklich der *Skala der Intelligenz–Dummheit zugeordnet.*»

350

Intelligenz vs Dummheit bilden also einen eigenen Energiekreis, aber welchen? Hierher gehört wohl bereits ein Fragment von Heraklit (263):

«die trockene Psyche – die klügste und vollkommenste».

Intelligenz scheint der «Wasser-Schleimphase» zugeordnet und wird demnach eine *Funktion von Abgrenzung und selektiver Durchlässigkeit* (vgl. 4.4.1.1). Obiges Schema dürfte also die Ausdifferenzierung des «*Phlegma*»-*Kreises* darstellen.

> SZONDIS Ich-Kreis hat diesbezüglich Übereinstimmungen in seinen Konstituenten (systolisch/diastolisch), nur sind es bei ihm Ich-Funktionen, die in der Antike weniger Bedeutung hatten (vgl. 4.6.9): *Unser heutiges stark abgegrenztes Individuum war noch nicht geboren.*
>
> *Es könnte lerntheoretisch und pädagogisch interessant sein, das antike Intelligenzmodell zu überprüfen. Gerade das Phänomen der Hochbegabung* könnte dabei aufschlussreich sein.

MÜRI meint dazu (262):

«Von einem idealen Zustand höchster Intelligenz aus durchlaufen die absinkenden Stufen zwei Bogen, an deren Enden je ein Zustand von Manie (Melancholiemodell) droht; in der einen Richtung *verlangsamen* sich alle geistigen Kräfte, in der andern *steigern* sie sich zu einer wirkungslosen Hast.»

Der *Idealzustand höchster Intelligenz* ist besonders zu reflektieren, gibt doch Galen noch eine weitere aufschlussreiche Ausführung dazu: Auch wenn in den oben dargestellten Bogen immer Mischungsbilder von «Feuer» und «Wasser» figurieren, entstehen der Psyche nur aus der Krase von «*trokkenstem Wasser*» *und* «*feuchtestem Feuer*» höchste Intelligenz und grösste Gedächtniskraft (264). Mit dieser Formel scheint die subtilste «Temperierung» kodiert worden zu sein (265). Entsprechend bringen auch bestimmte Krasen des Melancholiekreises Genialität und höchste Kreativität hervor (4.6.6), d. h., die subtilsten Krasen der vier verschiedenen Energiekreise führen letztlich wieder in den Einheitszustand («*theia manía*»; 4.6.5).

Wir finden das «trockenste Wasser» und das «feuchteste Feuer» wieder in der *Alchimie* (266), wo diese Formel bei PARACELSUS, dessen Schüler DORN und z. T. bis in die heutige Zeit weitergegeben wurde (ALLEAU). Sie bleibt – wie die «geniale Krase» von Aristoteles – ohne subtil-energetischen Hintergrund unverständlich. Menschen suchten durch alchimistische Verfahren letztlich die mystische Verbundenheit mit dem Kosmos und all seinen Seinsstufen (267). Die jungsche Psychologin M. L. Von Franz äussert sich dazu folgendermassen (267):

«Auch im Abendland ist diese Vorstellung vorhanden, in der Idee der alchemistischen Quinta essentia, welche nicht als ein fünftes zu den vier üblichen Elementen hinzutritt, sondern die meist feinstofflich-geistig gedachte Einheitssubstanz der vier Elemente darstellt, entweder von Anfang an in derselben vorhanden und extrahiert oder durch Zirkulation der vier «Elemente» ineinander hergestellt.»

Setzen wir «Phasen» anstelle von «Substanz», so finden wir wieder ein *vierphasisches Modell, das in die Einheitsphase hin überstiegen werden kann*, in den *«unus mundus»* von Jung.

Es sind dies Hinweise auf einen umfassenden subtilen Weg, Hinweise auf das «hohe Ziel» der «Vereinigung der höchsten Gegensätze», wie sie beispielhaft in der Eros-Lehre Platons gelebt und dargestellt wurden (Berner, 1989). Auch das «trockenste Wasser» vereint mit dem «feuchtesten Feuer» weist auf Yin und Yang in Vollendung hin (4.4.1.1). *Dieses Mysterium subtilsten Verschmelzens* wurde interessanterweise als «heilige» oder «chymische Hochzeit» überliefert, als *«Hochzeit der chymoi»* (84; 4.3.2.6). Die Lehre von den «chymoi» («Säften»), Herzstück der hippokratischen Medizin (85), übernahmen die Araber von den Griechen, worauf das griechisch-arabische Wort «Al-*chimie*» zurückzuführen ist. Die Alchimie kam später wieder nach Europa, wo sie sich auf der materiellen Ebene zur *Chemie* entwickelte (266). Interessant ist eine «volksetymologische» (?) Erklärung von «Alchimie» aus ägyptisch «schwarzer Erde» sowie die Begründung, dass der alchimistische Prozess mit der «schwarzen Erde» beginne. (Schwarze) «Erde» ist die der «schwarzen Galle» entsprechende Elementarphase (24), wo, wie erwähnt, der humanisierende Transformationsprozess beginnt.

> Folglich kann in griechisch *«chym(e)ia»* die hippokratische Heilslehre von den *«chymoi»* gesehen werden, die wesentlich nach «alchimistischen» und «homöopathischen» Gesetzmässigkeiten konzipiert war (4.3.2.6).

Alle vier «Säfte» und Temperamente sind in der Folge zu einem psychosomatischen Enwicklungsmodell mit je zwei Bogen kontinuierlicher Veränderungen ausgearbeitet worden (Aristoteles, Theophrast, Galen). Daraus liessen sich die Erscheinungsformen der geistigen, psychischen und stofflichen Welt aufgrund von Generierungsprozessen verstehen (Weg nach unten).

Heutige Interpreten erkennen dieses vierphasische Modell auch, haben jedoch Interpretationsschwierigkeiten beim Vergleich der einzelnen Energiekreise (268): Das «Blut» werde durchgehend als eher gut eingestuft. Dazu erwähne ich die *«schöne* Ausstrahlung» der «Blut»-Typen, die als *«kallíchrooi»* erscheinen, im Gegensatz zu den anderen Typen mit farblicher Ausstrahlung (40; vgl. Abb. 16). Ich deute dies auf die integrierende und transformierende Wirkung der Erosphase im «Säfteumlauf», wonach «Galle» sich im Eros vollendet (269). Ferner würden sich, im Gegensatz zum «Blut», die anderen «Säftephasen» leichter untereinander mischen, was spezifische «Säftemischungen» ergebe (z. B. melancholisch-cholerisch bzw. cholerisch-phlegmatisch). Eine Umlaufdynamik und das Ineinanderübergehen der «Säftephasen» ist folglich ohne Energiemodelle nicht relevant. Ich habe oben versucht, solche Abläufe auf konkrete Prozesse anzuwenden (4.5.5) und fasse sie nun noch im vierphasischen Modell zusammen: Die melancholische Energiephase kann als Eintrittsphase für den Energieprozess angesehen werden; die «gelbe Galle» wirkt als Durchgangsstadium von uns antreibenden und modulierenden Energien; die «Phlegma»-Phase ihrerseits wäre die Abgrenzungsphase, wodurch die brauchbare Energie einbehalten wird und sich sammelt, während die «Blut»- oder Erosphase das Geschehen auf eine höhere Ebene transformieren und vollenden kann.

Gemäss heutigem naturwissenschaftlichem Verständnis laufen diese «Säftephasen» weder nach identischen Krasenverhältnissen noch nach eindeutig quantifizierbaren Werten und in genau voraussehbaren Zeitabständen ab. Dennoch lassen sich die vier «Säftephasen» und Temperamente in der antiken Literatur als *vier spezifische und korrelative Energiekreise* ablesen:

– Der *«Melancholie»-Kreis (Durchlässigkeit, Kontakt)* ist sehr differenziert bei Aristoteles in den zwei Bogen und auf den Transformationsprozess hin entwickelt.

– Der *«Galle»-Kreis (Affekte)* ist seit der *Ilias* belegt und wurde allmählich als *«gelbe Galle»* von den Phänomenen der «schwarze Galle» getrennt. Er enthält das «Ferment» für die menschliche Entwicklung durch Transformation (Humanisierung).

– Der *«Phlegma»-Kreis (Intelligenz)* erscheint bei Galen spezifisch für selektive Wahrnehmung und Intelligenz. Er umspannt ebenfalls zwei Bogen bis zu «niederen» psychotischen Zuständen, aber auch Entwicklung zu Stadien höchster Intelligenz und Gedächtniskraft.

– Der *«Blutkreis» (Eros)* ist als hoher Transformationsweg in Platons *Symposion* sehr schön dargestellt (269). Die Beziehungen zwischen «Blut» und *pneuma* wurden bereits aufgezeigt und bestehen auch zwischen Eros und *«pneuma»* (270). Der Eros kann über verschiedene Stufen entwickelt werden und ist am subtilsten in einer mittleren Krase (271). Diesen Weg gehen die «Eros-Begeisterten», die *konstitutionellen*

«*Erotiker*» (270). Auch sie müssen einen Transformationsweg, denjenigen des «doppelten Eros», gehen, wenn sie nicht im «Allerweltseros» steckenbleiben wollen.

Zusammenfassend lässt sich folgendes *vierphasische Energie- und Temperamentenmodell der Antike schematisieren* (für die spärlicher dotierte somatische Stufe vgl. Abb. 16). Zwischen den beiden Bogen findet sich die wichtige «*mittlere Krase*» (271) als ausgewogenstes Erscheinungsbild (gr. Temperamentenbezeichnung 88):

	«*Blut*» – Eros «Sanguiniker»	«*gelbe Galle*» «Choleriker»	«*Phlegma*»-*Intelligenz* «Phlegmatiker»	«*schwarze Galle*» «Melancholiker»
+++	wollüstig	rasend, anfallsartig	halluzinierend	manisch,verzückt
++	haltlos	heftig, jähzornig	hastig, zerfahren	angetrieben
+	Allerweltseros	leichtsinnig, kühn	rasche Wahrnehmung	labil, schwatzhaft
meson	strahlend-schön	scharfsinnig-erfinderisch	hochintelligent	heroisch-genial
–	heiter, freundlich	farblos, gefrässig	nachdenklich, vergesslich	schlaff
– –	gemässigt	nicht ansprechbar	langsam, trottelhaft	deprimiert
– – –	schlicht, einfältig	stumpf, brütend	hebephren, stupid	depressiv

KLIBANSKY, PANOFSKY und SAXL haben die antiken Belege zu den Temperamenten zusammengetragen. Neben den überwiegend psychischen Bildern – so ist das Modell bis in die Neuzeit überliefert – erscheinen in holistischer Weise auch Körpermerkmale, wie bezüglich Verdauung, Haar- und Augenfarbe, Gesichtsform, Übergewichtigkeit, Disposition zu Körperkrankheiten... (Abb. 16).

	Blut	Gelbe Galle	Schwarze Galle	Phlegma
Galen, Kommentar zu Περὶ φύσεως ἀνθρώπου	Schlichtheit und Einfalt (sind vom Blut abhängig) τὸ ἁπλοῦν καὶ ἠλιθιώτερον (sc. ἔσται διὰ τὸ αἶμα)	Scharfsinn und Klugheit τὸ ὀξὺ καὶ συνετόν	Festigkeit und Standhaftigkeit τὸ ἑδραῖον καὶ βέβαιον	Die Natur des Phlegmas, verderblich für die Bildung des Charakters, hat offenbar ihren notwendigen Ursprung im frühesten Stadium des Stoffwechsels τοῦ δὲ φλέγματος ἡ φύσις εἰς μὲν ἠθοποιίαν ἄχρηστος, ἀναγκαίαν δὲ φαίνεται τὴν γένεσιν ἔχον ἐν τῇ πρώτῃ μεταβολῇ τῶν σιτίων
Pseudo-Galen Περὶ χυμῶν	(macht die Seele) heiterer ἱλαρωτέραν (sc. ἀπεργάζεται τὴν ψυχήν)	jähzorniger oder vielmehr kühner oder feuriger, oder auch beides ὀργιλωτέραν ἢ θρασυτέραν ἢ γοργοτέραν ἢ καὶ ἀμφότερα	unbändiger und unverschämter ὀργιλωτέραν καὶ ἰταμωτέραν (ferociorem et impudentiorem)	träger und dümmer ἀργοτέραν καὶ ἠλιθιωτέραν (pigriorem et stupidiorem)
Pseudo-Soran	(macht sie) gemäßigt, freundlich, wohlgestaltet moderatos, blandos, formosos (sc. facit)	jähzornig, scharfsinnig, erfinderisch und leichtsinnig, mager und sehr gefräßig, von schneller Verdauung iracundos, acutos, ingeniosos et leves, macilentos et multum comedentes, cito digerentes	hinterlistig, geizig und treulos, traurig, schläfrig, neidisch und furchtsam subdolos, avaros et perfidos, tristes, somniculosos, invidiosos et timidos	gleichmütig, wachsam, nachdenklich, früh ergrauend corpora composita, vigilantes et intra se cogitantes, canos cito producentes
Vindician, Brief an Pentadius	(macht sie) gutmütig, einfach, gemäßigt, freundlich, angenehm boni voti (= benivolos) simplices, moderatos, blandos, euchymos (sc. facit)	jähzornig, erfinderisch, scharfsinnig, leichtsinnig, mager, äußerst gefräßig und von schneller Verdauung iracundos, ingeniosos, acutos, leves, macilentos, plurimum comedentes et cito digerentes	hinterlistig mit Neigung zum Zorn, geizig, furchtsam, traurig, schläfrig, neidisch subdolos cum iracundia, avaros, timidos, tristes, somniculosos, invidiosos	gleichmütig, wachsam, nachdenklich, früh graues Kopfhaar habend, weniger kühn corpore composito, vigilantes, intra se cogitantes, cito adferentes canos in capite, minus audaces
Sapientia Artis Medicinae	—	Sie haben ein rundes und kräftiges Gesicht, scharfe Augen, eine rauhe Kehle... Sie sind heftig in ihrer Wut und beruhigen sich recht schnell... Faciem rotundam habent et robustam, oculos acutos, gulam asperam... Fervidi erunt in ira et celerius declinant...	Sie haben ein schmales Gesicht, die gerunzelten Brauen verdunkeln die Augen, sie leiden an Übergewicht und geben sich häufig dem Schlaf hin. Sie leiden an Rheuma, sind melancholisch... und leiden an vielen Körperkrankheiten Faciem sublongam habent, supercilia obducta oculos obscuros reddent, gravitatem patiuntur et in somno intenti erunt. Corpora reumatica habent, melancholici erunt... et multas aegritudines corporis patiuntur	—
Isidor	(weshalb auch die Menschen, in denen das Blut vorherrscht) angenehm und freundlich (sind) (unde et homines, in quibus dominatur sanguis) dulces et blandi (sunt)		(»Melancholiker« nennt man) Menschen, die sowohl das menschliche Gespräch meiden als auch lieben Freunden mißtrauen (melancholici dicuntur) homines, qui et conversationem humanam refugiunt et amicorum carorum suspecti sunt	—
Beda	(macht sie) fröhlich, heiter, barmherzig, oft lachend und gesprächig hilares, laetos, misericordes, multum ridentes et loquentes (sc. facit)	mager, dennoch sehr gefräßig, schnell, kühn, jähzornig, rege macilentos, multum tamen comedentes, veloces, audaces, iracundos, agiles	standhaft, charakterfest, wohlgesittet, listig stabiles, graves, compositos moribus, dolosos	langsam, schläfrig, vergeßlich tardos, somnolentos, obliviosos
Galen, τέχνη ἰατρική (Aussagen über die zusammengesetzten Dyskrasien)	Sie können, wenn sie sich dem Schlaf hingegeben haben, längere Zeit nicht geweckt werden, sie sind Langschläfer und neigen zugleich zu Schlaflosigkeit, sie sind von Träumen geplagt, und sie haben schwache Augen und abgestumpfte Sinne; sie sind nicht weniger bereit zu handeln (als die warmen und trockenen Typen), sie sind jedoch nicht bösartig, sondern nur leicht in Wut zu versetzen. οὐ μὴν οὐδ᾽ ἐγρηγορέναι δύνανται μέχρι πλείονος, ὕπνῳ τ᾽ ἐπιτρέψαντες ἑαυτούς, ἅμα τε κωματώδεις εἰσὶ καὶ ἄγρυπνοι, καὶ φαντασιώδεις, τοῖς ὀνείρασιν, καὶ αἱ ὄψεις ἀχλυώδεις καὶ αἱ αἰσθήσεις οὐκ ἀκριβεῖς (Kühn I, p. 327), ἕτομοι δὲ εἰς τὰς πράξεις οὐδὲν ἧττον, οὐ μὴν ἄγριος ὁ θυμὸς ἀλλ᾽ εἰς ὀργὴν μόνον ἕτομοι (Kühn I, p. 335).	Sie sind mit scharfen Sinnen ausgestattet und neigen sehr zur Schlaflosigkeit und werden früh kahl. Sie sind voll Tatendrang und leidenschaftlich und schnell grausam und wild und dreist und schamlos und tyrannisch in ihrem Betragen und wahrhaft jähzornig und schwer zu besänftigen. ἀκριβεῖς ταῖς αἰσθήσεσι, καὶ ἄγρυπνοι καὶ ταχεῖς, καὶ φαλακροῦνται ταχέως (Kühn I, p. 326). εἰς δὲ τὰς πράξεις ἕτομοι καὶ θυμικοὶ καὶ ταχεῖς, ἄγριοι καὶ ἀνήμεροι καὶ ἴταμοι καὶ ἀναίσχυντοι καὶ τυραννικοὶ τοῖς ἤθεσι καὶ γὰρ ὀξύθυμοι καὶ δύσπαυστοι (Kühn I, p. 335).	Ihre Sinne sind in der Jugend scharf und ganz und gar tadellos, doch verschlechtern sie sich mit fortschreitendem Alter rasch, und ... alle sind früh hinfällig bezüglich der Dinge, die den Kopf betreffen, weshalb sie auch früh ergrauen, diese sind schwerer als alle anderen zu erzürnen; wenn einer in indessen gezwungen wird, jemanden zu zürnen, halten sie ihren Zorn im Zaum αἱ δ᾽ αἰσθήσεις αὐτῶν ἐν νεότητι μὲν ἀκριβεῖς τέ εἰσι καὶ ἄμεμπτοι τὰ πάντα, προϊοῦσι δὲ ἀπομαραίνονται ταχέως, καὶ .... ταχύτατοι τὰ περὶ τὴν κεφαλὴν ἅπαντές εἰσι, διὸ καὶ πολιοῦνται ταχέως (Kühn I, p. 328), ἀοργητότατοι πάντων οὗτοι· βιασθέντες μέντοι τισὶν ὀργισθῆναι, φυλάττουσι τὴν μῆνιν (Kühn I, p. 336).	Schwerfällig im Denken ... und Langschläfer und von schwachen Sinnen ... doch werden diese durchaus nicht kahl. Ihr Betragen ist zaghaft, feig und zaudernd ... und sie geraten am wenigsten in Wut, ebenso wie sie auch nicht zum Zorn bereit sind ἐγκεφάλου κωματώδεις ... καὶ ὑπνηλοὺς καὶ φαύλους ταῖς αἰσθήσεσι ... οὐ μὴν οὐδὲ φαλακροῦνται οἱ τοιοῦτοι (Kühn I, p. 329). τὸ δὲ ἦθος ἄτολμόν τε καὶ δειλὸν καὶ ὀκνηρόν ... καὶ ἥκιστα μηνιῶσιν, ὥσπερ καὶ εἰς ὀργὴν οὐχ ἕτομοι (Kühn I, p. 336).
	warm-feucht	*warm-trocken*	*kalt-trocken*	*kalt-feucht*

Abb. 16. Die Temperamente in der antiken Literatur.

Die Temperamentenlehre ist infolge grosser Resonanzwirkung weitertradiert worden und bis zu einem gewissen Grade über die Jahrhunderte Allgemeinwissen geblieben. Sie liegt den *psychiatrischen Krankheitskreisen* zugrunde. Auch heute ist das Konzept einer kontinuierlichen Abfolge einzelner *Phasen für eine prozessorientierte Entwicklungslehre und Therapeutik sowie allgemein für ein Verständnis zwischenmenschlicher Dynamik und Gruppendynamik wieder gefragt* (vgl. prozessorientierte Therapieformen wie POP, therapeutische Prozessforschung sowie auch Unternehmensberatung).

Immer wieder haben Forscher sich durch diese Systematik inspirieren lassen wie HAHNEMANN (klassische Homöopathie), KRETSCHMER (Charakter-Körpertypologie), STEINER (Anthroposophie) oder auch SZONDI: Letzterer hat die alte *«Viersäfte-»* und *Temperamentenlehre in seinem psycho-physischen Triebmodell sehr umfassend* wieder auferstehen lassen. Wir werden das folgende Kapitel dem szondianischen Modell als einer heute möglichen Umsetzung und Anwendung der alten «Viersäfte»- und Temperamentenlehre widmen.

4.6.9 Das Triebmodell von Leopold Szondi (Abb. 17)

Vergleichen wir das «Viersäftemodell» (gr.) mit dem szondianischen Triebsystem (sz), ergeben sich folgende Entsprechungen:

gr. **«Blut»-Eros**	**«gelbe Galle»**	**«Phlegma»-** Intelligenz	**«schwarze Galle»**
«Sanguiniker»	«Choleriker»	«Phlegmatiker»	«Melancholiker»
sz **Vektor S**	**Vektor P**	**Vektor Sch**	**Vektor C**
Sexualität – Erotik	Paroxysmalität – Affekte	Ich – (**Schizo-** phrenie)	Kontakt

SZONDIS Modell beeindruckt durch seine grossen Übereinstimmungen mit dem griechischen Modell. Auch hier sind wir gezwungen, immer wieder vom *phasischen* Ansatz (Umläufe) zum *strukturellen* Ansatz (Typologie) zu wechseln. Infolge seiner Komplexität wird

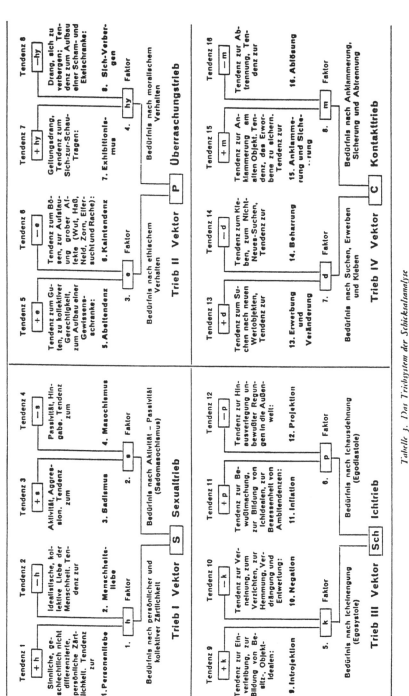

Abb. 17. Das Triebsystem der Schicksalsanalyse.

Tabelle 3. Das Triebsystem der Schicksalsanalyse

dieses psycho-dynamische Modell entsprechend anspruchsvoll und fand bei Fachleuten bisher zu wenig Beachtung.

Ich konnte nun einerseits dank dem szondianischen Modell das griechische einigermassen nachvollziehen; andererseits hilft mir das hippokratische Wissen, in diesem «Triebmodell» ein mehrschichtiges, noch nicht ausgeschöpftes *Energiemodell* wahrzunehmen. Ich möchte im folgenden die Entsprechungen zum griechischen Modell diskutieren, einschliesslich den thematischen Weiterführungen in anderen Therapeutiken und therapeutischen Ansätzen.

Die vier Triebvektoren oder Radikale

Sie sind polar aufgebaut und entsprechen in Konzeption und Qualität stark den alten «Säften». Das Wort *«Vektor»* (etwa = inhärente Zielgerichtetheit) schafft eine Verbindung zur aristotelischen *«Entelechie»* (102, 1.T.), auf der auch Jungs Individuationskonzept basiert. In diesem holodynamischen Prinzip liegt möglicherweise der *Hauptfaktor des Heilprozesses.* Auch der Begriff *«Radikal»* ist nicht neu und verweist auf Empedokles' Grundenergien (gr. *rhizomata* = lat. *radices*), die in die «Säftelehre» einflossen (4.6.2). In der Einteilung in «Triebklassen» lässt sich die Konstitution ablesen, die «Grundmischung» der Radikale, die sowohl in der hippokratischen (256) als auch nach Szondis Konzeption als vererbbar verstanden wird. Mit seiner mythisch anmutenden *«Ahnentheorie»* wusste sich Szondi in den transpersonalen Bereichen der alten Weisheitstraditionen (und Ahnenkulten).

Die Faktoren (die beiden Bogen)

Gehen wir vom Generierungsmodell der «Physis» aus, hat Szondi sein Modell *eine Stufe weiter «hinunter» generiert*, indem er innerhalb der «Faktoren» nochmals eine polare Auffächerung konzipierte:

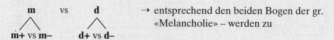

Es wäre hier allerdings zu diskutieren, ob durch weiteres Auffächern nicht ein dynamisches Geschehen – dessen subtile Mischungs- und Entmischungsvorgänge noch unbekannt sind – zu stark fixiert wird.

Das alte Temperamentenmodell präzisierte weniger, liess mehr offen, und dieser Spielraum entspricht eher der energetischen Ebene der Psyche. Im Temperamentenmodell finden sich keine bis ins Detail gehenden Zuordnungen: der Raster wurde wohl mehr intuitiv «gewusst», situativ angewandt (und erst spät schriftlich niedergelegt).

Es könnte einerseits nun hilfreich sein, das szondianische Typenmodell im Sinne des alten Temperamentenmodells noch mehr nach subtil-energetischen Kriterien und Funktionsprinzipien, auch nach Energieniveaus zu hinterfragen und zu «*validieren*». Andererseits erhält die hippokratische Sicht der Dinge und speziell der Komplex um die «*gelbe Galle*» von SZONDI konkrete Ergänzungen über *Paroxysmalität und Anfallsbereitschaft*. Im cholerischen Kreis wäre dann SZONDIS Epilepsiekonzept untergebracht, im Gegensatz zur hippokratischen Einordnung der Epilepsie in den Phlegmakreis. Er hätte hier ferner zu den griechischen Bogen

e+ vs **e-**   den **hy**-Faktor (als «Hauptbogen» zu **e**) ergänzt (188).

Die Prozessdynamik

Hier findet sich eine frappante Analogie zu den alten Ausprägungsstufen mittels «Weinexperiment», weshalb ich die szondianische Darstellungsweise auch für das griechische Modell verwende (230). Die Prozessdynamik (+,–) wird jedoch nicht mit bewusstseinsverändernden Substanzen «gemessen», sondern mittels der Anzahl, d.h. Penetranz, von Portraitfotos (Szondi-Test, vgl. 4.4.2.1). Dieses Vorgehen entspricht letztlich wiederum der subtilen physiognomischen Diagnostik der Antike (4.4.2.1). Wie in der alten Diagnostik im Gesichtsbereich «*gelesen*» und mittels des Rasters des «*Säftemodells*» *interpretiert* wurde, so entwickelte SZONDI ebenfalls zwei Zugänge: Das *Testen* und das Interpretieren der Testresultate mittels des *Triebsystems*. Die Prozessdynamik würde also gleichsam die Penetranz der Faktorenreaktionen messen. Die Schwierigkeit des Energiemessens liegt jedoch in der Verflechtung verschiedener Ebenen, der momentanen (phasischen) und der Tiefenstruktur (Konstitution). SZONDI behalf sich damit, dass er Zehnerserien aufnahm, um die Oberflächendynamik von der Tiefenstruktur besser zu unterscheiden.

Die so erhobenen Daten, verbunden und exploriert anhand eines *psychischen Schichtenmodells*, liessen wohl noch genauere Aussagen über die Ebene der laufenden Prozesse, auch der Noxen und Traumen machen. Vermehrte schichtenspezifische Diagnostik wird so für eine subtile Therapieindikation unabdingbar.

Bei SZONDI gehören die Radikale der «Mitte» (so angeordnet im Triebsystem), d.h. der Affekt-Vektor («gelbe Galle») und der Ich-Vektor («Phlegma»), den tieferen Schichten an, wogegen die Radikale des «Randes», nämlich der Sexualitäts-Vektor («Blut»/Eros) und Kontakt-Vektor («schwarze Galle»), eher erworben und umweltabhängig wären (vgl. freudsche Schicht). Nach griechischer Konzeption entsprächen letztere den Energiekreisen, die einen Prozess auslösten («schwarze Galle», Verletzbarkeit) bzw. ihn schliesslich beendeten («Blut»).

Die Prozessdynamik beinhaltet ein *Ansteigen der Triebenergie* bis zum Moment der Entladung. Dieselbe kann auch transformiert werden (z.B. kann Orgelspiel ein sonst nach sexueller Entladung erwartetes Testbild ergeben). Die Prozessdynamik wie auch die phasische Umlaufdynamik sind kontinuierlich sich ereignende Prozesse, entsprechend der alten Energielehre.

Forscher wie der Psychologe Norbert BISCHOF sprechen in diesem Sinne von «*Fliessgleichgewichten*» (272):

«Man versteht (unter einem Fliessgleichgewicht) die Beständigkeit einer Gestalt bei laufender Veränderung ihres Materials. Dieses Phänomen ist überall dort zu beobachten, wo Stoff und Form sich nicht in demselben Bewegungszustand befinden. Das Material kann zum Beispiel ruhen, die Gestalt aber sich verschieben... Interessanter noch ist der umgekehrte Fall, bei dem die Gestalt unbeweglich am Ort verharrt, während ihr stofflicher Träger unter ständigem Erscheinungswandel durch sie hindurchströmt. Ein Paradigma hierfür ist die Kerzenflamme.»

Für unser Thema umgedeutet, stünde der Mensch folglich im Fliessgleichgewicht seiner somatischen, aber auch seiner sie durchströmenden, sich wandelnden energetischen Dimension. Diese Dynamik versuchte SZONDI mit dem Szondi-Test einzufangen und mit seinem Triebsystem darstellbar zu machen.

Die psycho-physischen Entwicklungsniveaus mit den Extremformen der Pathologie

Auch bei SZONDI handelt es sich um fliessende Übergänge, wonach sich Gesundheit bzw. Krankheit – wie in der Antike – primär *quanti-*

tativ und nicht *qualitativ* unterscheiden. Während jedoch die Platoniker für ihr Modell von den *positiven Extremvarianten* ausgingen (grosse Dichter, geniale und heroische Menschen, 4.6.5), ging SZONDI von den *psychiatrischen Extremformen* aus (vgl. Testbilder). Dies birgt immer wieder die Gefahr, dass die Interpretation in die Pathologie abgleitet. Das Triebsystem kann jedoch in seiner konstitutionell *neutralen Ausrichtung verstanden mehr Heilkräfte mobilisieren.* Mit einer positiven, psychagogischen Ausrichtung arbeiteten die alten Heiltheorien (SZONDI war auch heilpädagogisch tätig).

Ist der Therapeut mehr zur *Normalpsychologie* als zur «*Triebpathologie*» hin orientiert, dürfte dies eine nicht zu vernachlässigende Suggestivwirkung auf den zu behandelnden Menschen haben, die mehr zum Positiven, Ressourcenorientierten hinführt.

Die Mischungslehre

Mischung und Entmischung erfolgen beständig zwischen und innerhalb der Vektoren. Wir können hier das *Prinzip der alten Krasenlehre* wiedererkennen, das Prinzip der «guten» und «schlechten» Mischung, der Harmonie, die immer wieder herzustellen ist. Diesen Ansatz hat SZONDI besonders in seinen Büchern «*Die Triebentmischten*» (1980) und «*Die Triebvermischten*» (1984) bearbeitet. Er hat hier ein Problem der heutigen Zeit dargelegt, nämlich die Schwierigkeit der «Legierung» der polaren Energien. Der Hauptgedanke ist, dass *Liebe und Hass unverbunden Zerstörung* bewirken. Positiv formuliert heisst dies etwa: Wir müssen Wege finden, diese Prozesse wieder einzubinden in eine menschliche Entwicklung im Wissen um die Transformationsmöglichkeit der «Gallenprozesse». Entsprechend hat denn auch die «Galle»-Thematik eine grosse Bedeutung bei SZONDI: als «*Kain-Abel*»-*Problematik* (1978) und deren Humanisierungsmöglichkeit zu «*Moses*» (1973). Interessanterweise führt SZONDI auch den Begriff der «*Legierung*» für die «gute Mischung» ein, womit er einen weiteren Begriff der alten Kunst subtilsten Energiemischens und Legierens, der Alchimie, verwendet (234, 2.T.; 266).

Die Dur-Moll-Interpretation («Feuer»-«Wasser»)

Dieses sehr wichtige hippokratische Diagnosekriterium war in der Prozessdynamik der alten Systematik implizit als «Wärme»-«Kälte» enthalten. Bei SZONDI dagegen, wo die Bogen durch Sympathie-Antipathie-Wahlen entstehen, wird der Dur-Moll-Aspekt immer aus der Faktorendynamik (eines Vektors) abgelesen. Diese Moll- und Dur-Bilder sind von SZONDIS eigenen Erfahrungen, aber auch von seinem patriarchalen Mann-Frau-Bild geprägt und müssten heute neu überarbeitet werden. SZONDI scheint jedoch die Bedeutung des alten diagnostischen Leitkriterienpaares gespürt zu haben. Auch war er in der Namengebung Dur-Moll sehr subtil, hat er doch ein Prinzip der antiken *Musiktherapie* begrifflich wieder aufgenommen (3.1.5).

Das Prinzip der Systole-Diastole

Dieses Prinzip bezeichnete in der Antike das rhythmische Pulsieren des Energiefeldes im Sinne eines «Öffnens» und «Schliessens». Bei depressiven Verstimmungen z. B. zog sich die «Psyche» zusammen, erschien «zusammengedrückt» (gr. *systole*). Bei Freude dehnte sie sich aus (gr. *diastole*). Dieses Prinzip hat SZONDI nur für den Ich-Vektor beschrieben, indem die eine Tendenz eben in einer Öffnung und im Sich-Hinausverlegen bestehe, die andere im Rückzug, in der Rücknahme der Energien. In der alten Konzeption verliefen jedoch alle energetischen Phänomene nach diesem Rhythmus, solange sie nicht blockiert waren (vgl. Atmen). Entsprechend lässt sich annehmen, dass alle Vektoren Anteil an diesem Grundrhythmus der «Psyche» haben und von diesem geformt werden. Systolische und diastolische Prozesse wurden in der Antike besonders für den «Herzbereich» wahrgenommen («das Herz schwillt an») und bezeichneten das Fliessen, d. h. den «Blut»/Eros-Aspekt (daher konnten sie sich schliesslich noch somatisch, im Herzrhythmus erhalten).

Das Konzept der Triebumläufe und der Vektorabfolgen

Aus dem Altertum sind sie als «Horen», als stündliche, tägliche, Jahreszeiten- und Lebensalterphasen überliefert. Sie bildeten geichsam die *dritte «Parameterreihe»* der alten Systematik.

Sie ist im szondianischen Triebmodell nicht mehr explizit vorhanden – im Gegensatz zu den beiden anderen «Parametern», Energiephasen und Prozessdynamik –, obwohl von «Triebumläufen» gesprochen wird. Diese feinen Einflüsse und Schwankungen der Befindlichkeit sind in unserer Kultur wesentlich verlorengegangen. Sie wiesen auf *Übergänge und Schwellen* im Leben und auf *Entwicklungsmöglichkeiten* hin (Lebensalter, *kairós*; 4.3.3.1). Es sind diejenigen Einflüsse, die wir gerne vernachlässigen, weil sie uns in unserem Individualismus und in unserem Leistungsbewusstsein einschränken. In der chinesischen Medizin sind die Jahreszeiten an den Pulsen ablesbar; demzufolge könnten Horeneinflüsse auch auf die Triebumläufe einen Einfluss haben. Sogar die somatische Forschung kennt bezüglich Wirksamkeit von Medikamenten und auch von physikalischer Therapie die phasische, «*chronopharmakologische*», allgemeiner «*chronobiologische*» Wahrnehmung, die an die alte Diätetik erinnert (273): Die Auseinandersetzung mit den szondianischen Triebumläufen (belgische Schule) könnte durch den Aspekt *phasischer Gesetzmässigkeiten* im Sinne der alten «Horen» ergänzt werden. Probleme wie etwa die «*midlife-crisis*» liessen sich in dem Sinne als anthropologische Schwellen erkennen und lebensstilmässig oder therapeutisch besser angehen.

Die Tropismen

Die Resonanz der Triebbedürfnisse wurde bei SZONDI mit dem Begriff Tropismus verbunden (vgl. gr. *tropos*, 100): Die «triebspezifische» Anziehung, die auf dem alten Prinzip von «gleich und gleich» beruht, manifestiert sich in Liebe, Beruf, Freundschaft, Krankheit usw. als unbewusstes Wahlprinzip (1987): «*Wahl macht Schicksal.*» Therapie und Beratung zielen wesentlich auf Bewusstwerden dieser Wahltendenzen, auf ein aktives Wählen positiver, entwicklungsfördernder Möglichkeiten und Beziehungen. – Dieser Ansatz scheint mir sehr stark *dem wollenden Ich* untergeordnet. Heilung dürfte aber noch aus «tieferen» Schichten gespeist werden. Hier wäre eine *subtile Energiepraxis* die wesentliche Ergänzung zur bewussten, Ich-gesteuerten Lebensweise. Durch einen *Übungsweg* könnte der Mensch lernen, mit seinen nicht mehr durch das bewusste Ich steuerbaren Schichten Kontakt aufzunehmen und Heilkräfte zu mobilisieren. Gerade dieser Ansatz ist in der ganzen Tiefenpsychologie zu wenig ausformuliert (274). Wie soll das *Ich* (in SZONDIS Triebsystem) sich ohne Anleitung zum qualitativ völlig gewandelten «*Pontifex-Ich*» transformieren und in die höchsten Zustände der «Überwindung aller Gegensätzlichkeiten» gelangen? Das hier auftretende Unverständnis vieler, auch Szondianer, könnte wohl mit einem subtilen Entwicklungskonzept und einem Einbezug überpersonaler Energien und Energieniveaus beantwortet werden. Als Modell müsste *ein subtiler Entwicklungsweg in die Tiefenpsychologie* eingebracht werden, wenn sie in fruchtbarer Weise auch spirituell suchenden Menschen eine Orientierungshilfe geben will (vgl. 4.7).

Die Schicksalsthematik ist besonders aus der griechischen Philosophie und Tragödie bekannt (4.6.7).

SZONDIS «*Schicksalsanalyse*» (1987) knüpft auch begrifflich an die alten Konzepte an (178, 2. T.), wonach der Mensch – durch Bearbeiten und Loslassen von ihn einengenden fixierenden Lebensmustern (= «Zwangsschicksal») – sein Schicksal freier wählen und in andere «humanisiertere» Bahnen lenken kann (= «Freiheitsschicksal»). Er vermag jedoch erst aus einem inneren Gleichgewicht heraus zu spüren, was in einem bestimmten Moment für ihn sinnvoll ist. Das antike Wort «*kairós*» steht für den «synchronen» schicksalsträchtigen Moment, bekannt als «*Synchronizität*» (JUNG). Heute sind es Physiker wie PEAT, die «Synchronizitätsforschung» betreiben und dabei subtile, meist vernachlässigte Gesetzmässigkeiten wiederentdecken. Wir können entsprechend von *einem subtileren Schicksalskonzept* ausgehen, wo alles Sinn hat, wo Zufall zum Zu-fallen wird. Dieses Zu-fallen im Grossen und Kleinen zu bemerken, allmählich den «roten Faden» im eigenen Leben zu erkennen, bedeutet, einen Zugang zum eigenen sich entwickelnden Schicksal zu finden. «Wahl» ohne diese Perspektive wird immer nur in den bewusstseins- und ichgesteuerten Schichten stattfinden und wird die Regenerierungs- und Heilkräfte der «tieferen» Schichten nicht fruchtbar werden lassen. Die erwähnte These müsste erweitert werden zu: *Entwicklung und Wahl vollziehen das Freiheitsschicksal.*

Die Einteilung des Unbewussten in Es, Ich, Über-Ich

Es ist eine bereits bei Platon belegte Einteilung, wonach die «Psyche» in einem vegetativen, einem affektiven und einem rationalen Anteil erfasst bzw. erfahren werden kann (275). Diese alte Einteilung lässt sich mit dem Grundmodell der Psychoanalyse verbinden. Sie enthält ein *vereinfachtes psychisches «Schichtenmodell»*.

Das *Unbewusste* kann als die kosmische Dimension des Menschen verstanden werden. Dieses «Holon» oder der Urgrund wird in verschiedenen «Tiefen» erfahren, die in der Antike, aber auch in der *tibetischen Medizin* bekannt waren und immer noch sind. Sie werden in der Tiefenpsychologie – nach SZONDI – als folgende «Hauptschichten» unterschieden:

- *persönliches Unbewusstes* (kindliche Beziehungsmusterprägung, FREUD)
- *familiäres Unbewusstes* (konstitutionelle und familiäre Resonanzentwicklung, SZONDI)
- *kollektives Unbewusstes* (kollektive Resonanzentwicklung, JUNG)

Es könnten noch weitere kosmische Schichten unterschieden werden, z. B.

- *ein biologisches Unbewusstes* (DARWIN, 276),
- *höhere psychische und spirituelle Schichten* (WILBER: *Spektrum des Bewusstseins*, vgl. Abb. 8).

Jeder dieser Schichten entsprechen je therapeutische Vorgehensweisen, die mit der schichtspezifischen Verarbeitungsart kompatibel sein müssen. Nach FREUDS Ansicht hat sich die psychoanalytische Methode für «traumatische Neurosen» bewährt, d. h. für eine Aktualisierung und Bearbeitung gespeicherter, aber verdrängter frühkindlicher Verletzungen (= gr. *trauma*). Diese Methode eignet sich folglich für Prozesse aus der persönlichen Entwicklungsschicht.

Von JUNG seinerseits wissen wir, dass er sich in bezug auf seine Therapeutik von FREUD stark distanzierte. Auch er hat einen spezifischen Zugang entwickelt, um die kollektiv-archetypische Ebene zu erreichen (288, 2.T.), z. B. unter Zuhilfenahme symbolischer überpersönlicher Vorgehensweisen sowie auch der «Amplifizierung» (= einer Art Verstärkung oder Intensivierung).

SZONDI entdeckte dann, dass für die Aufarbeitung der familiären Konstitution wiederum andere, «schichtspezifische», therapeutische Vorgehensweisen nötig sind (vgl. exogene vs endogene Traumen, 4.6.2). Nach seiner Meinung entspricht das familiäre Unbewusste einer «tieferen» Schicht als das persönliche (FREUD). Er entwickelte aktive Techniken, um die familiäre Schicht zu erreichen.

SZONDI erkannte in diesem Sinne, dass die verschiedenen Bereiche oder «Schichten» des Unbewussten je eine spezifische «Sprache» aufweisen (vgl. 4.4.2.2). Er hat dies folgendermassen zusammengefasst (1992): Es basieren

das persönliche Unbewusste auf der	*«Sprache des Symptoms»,*
das kollektive Unbewusste auf der	*«Sprache des Symbols»,*
das familiäre Unbewusste auf der	*«Sprache der Wahl».*

Dieser Ansatz hilft, die grundsätzliche Verschiedenheit der diesen Sprachen zugeordneten Therapeutiken zu erklären und setzt eine *spezifische Diagnostik und therapeutische Indikation* voraus. Dafür könnte zusätzlich zu den bekannten Methoden der Szondi-Test eingesetzt werden.

SZONDI hat dann dieses «Schichtenmodell» weiter differenziert und die verschiedenen therapeutischen Schulen je verschiedenen phylo- und ontogenetischen Entwicklungsniveaus des Menschen zugeordnet (vgl. Stufenmodell, Abb. 8).

Dies läuft auf ein differenziertes anthropologisches Modell der Psyche hinaus, in das immer mehr therapeutische Zugänge einzuordnen und zu integrieren wären. Theorie und Praxis sind demnach als laufender hermeneutischer Entwicklungsprozess zu sehen.

SZONDI hat auf diesem Weg Wichtiges und auch Schulen Verbindendes geleistet (vgl. *«Brückensymbol der Schicksalsanalyse»*). Zugleich hat er damit Spuren des alten Temperamentenmodells freigelegt. Sein «Modell der Psyche», genannt «Triebsystem», könnte jedoch im Lichte der alten Temperamentenlehre noch subtiler ausgearbeitet werden. Es gewänne dadurch an Klarheit und könnte zu *einem grundlegenden theoretischen Raster und Instrument zur Erfassung der Energetik der Psyche werden.*

Das Konzept des «Pontifex-Ich» als «Pontifex oppositorum»

SZONDI hat diese Begriffe geprägt als Stufe der «Überwindung aller Gegensätzlichkeiten», als Stufe des Erlebens höchster Bewusstseinserfahrungen, wie wir sie von Platon, den alten Energielehren und JUNGS *«coniunctio oppositorum»* her kennen. Diese Erfahrung kann in Worten heute etwa folgendermassen anklingen (277):

«Diese Momente waren erfüllt von reinem, ungetrübtem Glücklichsein, in dem alle Zweifel, alle Ängste, alle Gehemmtheit, alle Spannungen, alle Schwächen zurückblieben. Das Ego-Bewusstsein war verschwunden. Alle Getrenntheit und Entferntheit von der Welt löste sich auf.»

Verschiedene therapeutisch tätige Menschen erkannten, dass solchen Erfahrungen einer «tieferen» Wirklichkeit starke Heilkraft innewohnt, die weit über die Dauer von einigen Tagen hinausreichen kann. Dies auch nur einmal gekostet zu haben, könne das Leben unumstösslich lebenswert machen (MASLOW, 278). Seit je war dies der Bereich der *Mystik* (gr. *mystiké* = Einweihung und Mysterien umfassend). Wissenschaftler, die in diese Bereiche ganz anderer Gesetzmässigkeiten gelangen, schrecken nicht selten davor zurück, sie adäquat zu benennen: *aus Angst vor Unwissenschaftlichkeit* (278). Sie begehen dann oft einen *Systemfehler,* indem sie ihre Resultate nach den Gesetzmässigkeiten der materiellen Ebene ausdeuten, dieser Ebene zu grosse Konzessionen machen, während sie immer weiter in die Bereiche des «Holons» mit seinen eigenen energetischen Gesetzmässigkeiten vorstossen (vgl. FREUD, erwähnt in BERNER, 1989).

Auch SZONDI versuchte, seine Modelle an naturwissenschaftliche Modelle anzulehnen: Er sprach von «*Trieben*», meist nicht von «*Energien*», auch vom «Triblinnäus» (LINNÉ teilte Pflanzen ebenfalls in Klassen ein), oder gar von «*Elementen der exakten Triebpsychologie und Triebpsychiatrie*» (1952)! Er führte seinen Test als «*Gentest*» ein, während derselbe wohl von der subtilen Gesichtsausstrahlung (der «*gnome*», 4.4.2.1), dem Bereich der alten «Physiognomik», ausgehen dürfte. Effektiv sind SZONDIS genetische Vorstellungen überholt.

Die höchsten Zustände des Menschseins, in Griechenland als «*theia manía*» und als Übersteigen der Ebene der «Säftedifferenzierung» erkannt, hat er als «*Pontifex-Ich*» benannt und somit dem Ich zugeordnet, ebenfalls ein Tribut an eine nicht subtil-energetische Wissenschaftlichkeit! Dies ist wohl der Grund, warum viele Menschen den erwähnten «Sprung» vom Ich zum «Pontifex-Ich» nicht nachvollziehen können.

Die alten Kulturen sprechen hier vom Wandel aller Wahrnehmungen und die Mystiker vom Übersteigen des Ichs.

Interessant ist jedoch SZONDIS Namengebung «*Pontifex* oppositorum*», ein Begriff wiederum der subtilen Traditionen, der den energetischen «Meister» bezeichnete (434). Ziel des Energieweges war die subtilste Diastole und Systole, das Überwinden aller Polaritäten, die Befreiung der Seele im «Durchlässigwerden auf ihren göttlichen Kern» hin (DÜRCKHEIM).

Im Pontifex-Ich sollte wieder eine lebbare Integrationsphase gesehen werden, durch die alle Dynamiken transformiert werden (vgl. Enneagramm). Mit diesem Konzept hat SZONDI den Weg in die Spiritualität gewiesen.

C. G. JUNG hat sich auf die kosmischen «Tiefen» des Unbewussten hin geöffnet und die ganz anderen Gesetzmässigkeiten der energetischen Welt entdeckt: Seine «Energetik der Seele» weist Parallelen zu östlichen Weisheitslehren auf. Er hat in diesem Bereich nicht mehr vom Ich, sondern vom *Selbst* gesprochen (279). Offenbar gelang es ihm, die subtile Dimension und ihre Gesetzmässigkeiten zu erforschen und trotzdem den wissenschaftlichen Anspruch beizubehalten. Seine Arbeitsweise kann uns heute animieren, das Heilwissen der alten Weisheitstraditionen wieder zu erschliessen. *Denn es wäre letztlich unwissenschaftlich, subtile Phänomene in inadäquate Modelle hineinzupressen oder auszublenden, nur weil wir sie noch nicht einordnen können!*

WILBER sieht in der Mystik eine alte energetische Wissenschaft, die sich im «Bewusstseinsspektrum» bis zu den höchsten Bewusstseinsebenen manifestiert. Wenden wir uns heute unvoreingenommen solchen Zuständen zu, entdecken wir Entsprechungen in den Traditionen der alten Hochkulturen. Diese können als *transkulturelle «Validierung» des Schichtenmodells des Bewusstseins* gewertet werden.

Der polare Aufbau des szondianischen Triebmodells

Der Kosmos der alten Völker war durch und durch polar erfahren und verstanden. Polare Gesetzmässigkeiten sind nicht materielle, sondern energetische, wie wir sie auch von der physikalischen Energie her kennen (3.1.2.2; 4.3.2.5) Auch SZONDIS Modell ist polar aufgebaut: Das alte, alles durchwirkende Prinzip des Yin-Yang ist bei ihm mit Moll-Dur bezeichnet, auch seine «Vektoren» («Säfteenergien») und «Faktoren» sind wiederum polar konzipiert. Er hat Polarität in seinem diagnostischen Modell, jedoch nicht als *Prinzip einer Energietherapie* ausgearbeitet. Dies wurde in Formen wie der «polarity»-Therapie nachgeholt (STONE, SILLS).

SZONDIS «Triebsystem» müsste für die psychischen Bereiche als «Energiesystem» definiert und ebenenspezifisch verfeinert werden.

Der Begriff des «homo sacer»

Für Menschen der heilenden Berufe gebraucht SZONDI diesen Begriff. «homines sacri» ist die lateinische Übersetzung von «hieroi anthropoi», womit sich die Hippokratiker als Initiierte, «Geweihte» bezeichneten (306). SZONDI bringt diesen Begriff auch mit der Überwindung der alten «Galleproblematik» zusammen: In seiner Sprache ist es «Kain» vs «Abel» und deren Transformation zu «Moses», worin ein wichtiges Humanisierungsprinzip liegt. *Wer mit anderen Menschen heilend umgehen will – lässt sich ableiten –, müsste die «Gallenproblematik» verarbeitet und überwunden haben.*

Ferner verpflichteten sich die hippokratischen Ärzte, das ganze Leben lang ihre Heilpotentiale weiterzuentwickeln, zum Schutze der Patienten aber auch ihrer selbst (vgl. 4.7). Eine sehr hohe Ethik war Voraussetzung und Verpflichtung zum heilenden Umgang mit dem anderen Menschen. Auch SZONDI spricht theoretisch von der Transformation der «Triebenergien» über Stufen der Sozialisierung in Richtung Humanisierung und Sublimierung (*Pontifex oppositorum*). Damit ist die ethische Richtung auch dem szondianischen «*homo sacer*» gewiesen. Wo jedoch sind die konkreten Erfahrungsmöglichkeiten, die mehr wären als ein zufälliges «Gipfelerlebnis» (280), welche die Therapeutinnen in die Welt subtiler Gesetzmässigkeiten einführten und dadurch die Patienten auch vor *subtilen Übergriffen und Manipulationen* schützten?

Zusammenfassung

Die vielfältigen Übereinstimmungen SZONDIS mit dem alten «Säfte»-Temperamentenmodell sind erstaunlich. Es lässt sich bis heute nicht belegen, ob er die entsprechenden griechischen Texte gekannt hat oder ob dies vielmehr ein ganz frappanter Fall morphischer *Resonanz* wäre, der bis in die Namengebung zu verfolgen ist! Auf jeden Fall hat SZONDI eine grosse Sensibilität für energetische Heilmodelle entwickelt und ganz erstaunliche Zusammenhänge gesehen: Es gelang ihm, nicht nur ein Schichtenmodell der Psyche anzunehmen (vgl. 292, 2.T.), sondern entsprechend auch verschiedene therapeutische Zugänge zu konzipieren und von anderen Richtungen entwickelte Konzepte und Therapeutiken zu integrieren. Damit hat er wohl die umfassendste psychodynamische und psychosomatische Systematik der Neuzeit geschaffen. Als Aufgabe bleibt die Ausarbeitung und Nutzung des Erschlossenen als *subtile Energetik* sowie die konsequente Umsetzung in entsprechende Therapieformen.

Wie sehr sein Modell auf anthropologischen Gegebenheiten fusst, sei zum Schluss noch durch eine andere Phasenlehre und Typologie gezeigt, *das Enneagramm*: Es ist dies ebenfalls ein altes subtiles Modell, möglicherweise aus der pythagoreischen Tradition (281). Heute gewinnt es mehr und mehr an Boden und reicht bis in Bereiche von Partnerberatung und Personalführung. Auch im Enneagramm wird der Mensch aus einer phasischen und einer strukturellen Perspektive heraus verstanden. Obwohl hier «Triaden» der Gefühle, Handlungen und Beziehungen speziell gruppiert sind, lässt es sich in seiner Struktur mit der hippokratischen Temperamentenlehre wie auch mit dem szondianischen Modell vergleichen: Das Enneagramm (gr. *ennea* = neun) ist ein *neun-phasisches* Modell inklusive einer Integrationsphase: Wir können auch im Temperamentenmodell die vier polar aufgefächerten «Säfte» plus eine Integrationsphase in die höchste Ebene sehen (*theia manía*). Ebenso lässt sich SZONDIS Triebsystem mit den acht «Faktoren»-Phasen und mit dem Pontifex-Ich als neunter und Integrationsphase erfassen. *Die kreisförmige Abbildung des Enneagramms bildet den phasischen Ablauf energetischer Prozesse besser ab als lineare Modelle.* Es sind hier zwei Umlaufdynamiken vorgesehen, eine sogenannte «Integrationslinie» mit der Entwicklung zu Gesundheit und Selbstverwirklichung und eine «Desintegrationslinie» mit der Entwicklung zu Krankheit und Neurose (282): Abb. 18.

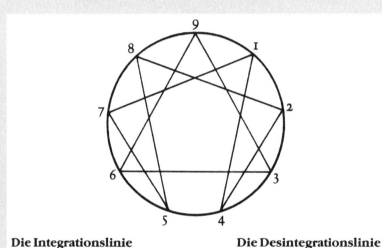

Die Integrationslinie
1−7−5−8−2−4−1
9−3−6−9

Die Desintegrationslinie
1−4−2−8−5−7−1
9−6−3−9

Abb. 18. Das Enneagramm, mit Integrations- und Desintegrationslinie.

Das Deterministische jeglicher Persönlichkeitsmodelle, speziell graphischer Darstellungen, muss uns immer bewusst sein: *Mischung wie auch Umlaufdynamik entziehen sich im Tiefsten einem Zugriff von aussen* und bleiben letztes schicksalshaftes Geheimnis eines Menschen (vgl. «Sperrung» bei Aristoteles, 4.6.6). Das jungsche Typenmodell lässt vieles in der Schwebe (283): Abb. 19.

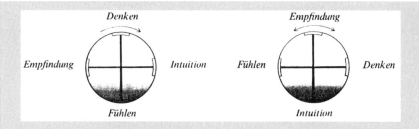

Abb. 19. Das Typenmodell von C. G. JUNG.

Für die Schulung energetischen Denkens und Vorgehens ist es trotzdem hilfreich, Modelle zur Verfügung zu haben, die die psychische Dynamik abbilden. So stehe nun das szondianische Triebsystem – statt wie üblicherweise linear – in einer kreisförmigen, zyklischen Abbildung. Es ist das vereinfachte Modell, das die Psychotherapeutin Susanna MÜRI entwarf. Sie hat dem szondianischen Modell andere Entsprechungssystematiken, wie z. B. die jungsche, integriert (284); ich ergänze meinerseits die hippokratische: Abb. 20.

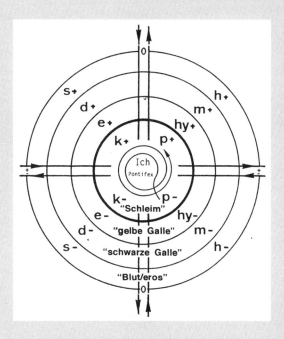

Abb. 20. Vergleichendes phasisches Entwicklungsmodell nach S. MÜRI, vereinfacht und ergänzt v. d. V.

Die grossen transkulturellen Resonanzen dieser Energiesysteme weisen auf die Notwendigkeit hin, sich intensiver mit ihnen zu befassen und sie gegenseitig zu verfeinern und zu «validieren».

In der alten Welt war dieses Wissen von den Tiefen der menschlichen Psyche Mysterium und durfte nicht ungeschützt abgebildet werden. Die Form des *Rituals, wie wir sie im hippokratischen Eid vorfinden,* scheint denn eine alte Möglichkeit holistischer, fliessender Abbildung und Aktualisierung von Menschsein gewesen zu sein. Es lässt sich darin gleichsam ein psycho-kosmisches Diagramm sehen (Yantra, vgl. BERNER, 1989).

4.7 Der hippokratische Eid

4.7.1 Allgemeines

Der Eid wird als ein Meisterwerk der Weltliteratur angesehen, das aus der hippokratischen Zeit stamme, möglicherweise von Hippokrates selbst (285). Es sei ein vollendeter Traktat «gorgianischer Kunstprosa», also sophistischer Tradition nahestehend (285). Die ersten Jahrhunderte hindurch wurde der *Eid* nicht erwähnt, bzw. geheimgehalten. Einmal bekannt, konnte er immer wieder seine Wirkung auf Menschen, vor allem auf Ärzte wie Maimonides, ausüben. Er inspirierte oder «generierte» neue, abgewandelte Versionen, von denjenigen der ältesten Ärzteschulen von Salerno und Montpellier bis zum «Genfer Gelöbnis» der WHO 1948.

4.7.2 Der Eid als kultisches Dokument

Zunächst wird uns beschäftigen, aus welchem Erfahrungshorizont der *Eid* stammt, und wie er «geschworen» wurde.

Der Medizinhistoriker Charles LICHTENTHAELER hat dem *Eid* eine umfassende Studie gewidmet; er warnt berechtigterweise vor möglichen Verzerrungen in der *Eid*-Deutung (287):

> «Ungleich gefährlicher ist die Tendenzgeschichte etlicher Exegeten, die den 'Eid' als Ganzes durch die Brille späterer Epochen gedeutet haben; die Zerrbilder sind denn je nach den Umständen hellenistisch, christlich oder rationalistisch gefärbt.»

Die heutigen Interpretationen gehen weit auseinander: LICHTENTHAELER wertet den *Eid* als kultisches Dokument im Sinne von Hausreligion der «patrizisch und anspruchsvollen Ärztesippe» um Hippokrates (288). Während ihm die weihevolle Atmosphäre des *Eides* wichtig ist, betont er jedoch, die hippokratischen Ärzte seien keine Priester, man wolle keine Hieratisierung (Sakralisierung) des *Eides*, nichts Mystisches (289).

POLLAK seinerseits bemerkt, dass das, was den *Eid* von den anderen Schriften des *Corpus Hippocraticum* abhebe, sein «tiefreligiöser Ton» sei; für ihn offenbar ein gewichtiger Grund, den *Eid* geradewegs aus der hippokratischen Tradition auszuschliessen (290):

> «Zweifellos handelt es sich um das esoterische Dokument eines religiös streng gebundenen, kleinen und abgeschlossenen Kreises unter den griechischen Ärzten … *Dieser Eid hat mit der Schule von Kos nichts zu tun und ist nie von hippokratischen Ärzten geschworen worden.*»

Ὅρκος

1.

Ὄμνυμι (ὀμνύω?) Ἀπόλλωνα ἰητρὸν καὶ Ἀσκληπιὸν καὶ Ὑγίειαν καὶ Πανάκειαν καὶ θεοὺς πάντας τε καὶ πάσας, ἵστορας ποιεύμενος, ἐπιτελέα ποιήσειν κατὰ δύναμιν καὶ κρίσιν ἐμὴν ὅρκον τόνδε καὶ συγγραφὴν τήνδε·

2.

ἡγήσασθαί τε τὸν διδάξαντά με τὴν τέχνην ταύτην ἴσα γενέτῃσιν ἐμοῖσι, καὶ βίου κοινώσασθαι, καὶ χρεῶν χρηΐζοντι μετάδοσιν ποιήσασθαι, καὶ γένος τὸ ἐξ αὐτοῦ ἀδελφέοις ἴσον ἐπικρινέειν ἄρρεσι, καὶ διδάξειν τὴν τέχνην ταύτην, ἢν χρηΐζωσι μανθάνειν, ἄνευ μισθοῦ καὶ συγγραφῆς, παραγγελίης τε καὶ ἀκροήσιος καὶ τῆς λοιπῆς ἁπάσης μαθήσιος μετάδοσιν ποιήσασθαι υἱοῖσί τε ἐμοῖσι καὶ τοῖσι τοῦ ἐμὲ διδάξαντος, καὶ μαθητῇσι συγγεγραμμένοις τε καὶ ὡρκισμένοις νόμῳ ἰητρικῷ, ἄλλῳ δὲ οὐδενί.

3.

διαιτήμασί τε χρήσομαι ἐπ' ὠφελείῃ καμνόντων κατὰ δύναμιν καὶ κρίσιν ἐμήν· ἐπὶ δηλήσει δὲ καὶ ἀδικίῃ εἴρξειν.

4.

οὐ δώσω δὲ οὐδὲ φάρμακον οὐδενὶ αἰτηθεὶς θανάσιμον, οὐδὲ ὑφηγήσομαι συμβουλίην τοιήνδε· ὁμοίως δὲ οὐδὲ γυναικὶ πεσσὸν φθόριον δώσω.

5.

ἁγνῶς δὲ καὶ ὁσίως διατηρήσω βίον τὸν ἐμὸν καὶ τέχνην τὴν ἐμήν.

6.

οὐ τεμέω δὲ οὐδὲ μὴν λιθιῶντας, ἐκχωρήσω δὲ ἐργάτῃσιν ἀνδράσι πρήξιος τῆσδε.

7.

ἐς οἰκίας δὲ ὁκόσας ἂν ἐσίω, ἐσελεύσομαι ἐπ' ὠφελείῃ καμνόντων, ἐκτὸς ἐὼν πάσης ἀδικίης ἑκουσίης καὶ φθορίης τῆς τε ἄλλης καὶ ἀφροδισίων ἔργων, ἐπί τε γυναικείων σωμάτων καὶ ἀνδρείων, ἐλευθέρων τε καὶ δούλων.

8.

ἃ δ' ἂν ἐν θεραπείῃ ἢ ἴδω ἢ ἀκούσω, ἢ καὶ ἄνευ θεραπείης κατὰ βίον ἀνθρώπων, ἃ μὴ χρή ποτε ἐκλαλέεσθαι ἔξω, σιγήσομαι, ἄρρητα ἡγεύμενος εἶναι τὰ τοιαῦτα.

9.

ὅρκον μὲν οὖν μοι τόνδε ἐπιτελέα ποιέοντι καὶ μὴ συγχέοντι εἴη ἐπαύρασθαι καὶ βίου καὶ τέχνης δοξαζομένῳ παρὰ πᾶσιν ἀνθρώποις ἐς τὸν αἰεὶ χρόνον, παραβαίνοντι δὲ καὶ ἐπιορκέοντι τἀναντία τούτων.

Abb. 21. Der *Eid des Hippokrates*, griechisch-deutsch.

Der Eid des Hippokrates

1.

Ich schwöre bei Apollon dem Arzt und Asklepios und Hygieia und Panakeia und allen Göttern und auch allen Göttinnen, sie zu Zeugen anrufend, daß ich nach meinem Vermögen und Urteil erfüllen werde diesen Eid und diesen (Lehr)vertrag:

2.

Meinen künftigen Lehrer in dieser Kunst gleichzuachten meinen eigenen Eltern und das Leben mit ihm zu teilen und, falls er Not leidet, ihn mitzuversorgen und seine Nachkommen gleich meinen Brüdern in männlicher Linie zu halten und sie diese Kunst zu lehren, wenn sie diese erlernen wollen, onne Entgelt und Vertrag, mit Vorschriften und auch mündlichem Unterricht und dem ganzen übrigen Lernstoff mitzuversorgen meine eigenen Söhne und die Söhne dessen, der mich unterrichten wird, wie auch Schüler, die den Vertrag unterzeichnet und auch den Eid geleistet haben nach ärztlichem Brauch, sonst aber niemand.

3.

Die diätetischen Maßnahmen werde ich treffen zum Nutzen der Leidenden nach meinem Vermögen und Urteil, Schädigung und Unrecht aber von ihnen abwehren.

4.

Nie werde ich irgend jemandem, auch auf Verlangen nicht, ein tödliches Mittel verabreichen oder auch nur einen Rat dazu erteilen; ebenso werde ich keiner Frau ein keimvernichtendes Vaginalzäpfchen verabreichen.

5.

Lauter und redlich werde ich bewahren mein Leben und meine Kunst.

6.

Nie und nimmer werde ich bei (Blasen)steinkranken den Schnitt machen, sondern sie zu den werkenden Männern wegschieben, die mit diesem Geschäft vertraut sind.

7.

In wie vielen Häusern ich auch einkehre, eintreten werde ich zum Nutzen der Leidenden, mich fernhaltend von allem vorsätzlichen Unrecht sowie jeder sonstigen Unzüchtigkeit, zumal von Werken der Wollust, an den Leibern von Frauen und Männern, Freien und Sklaven.

8.

Was immer ich bei der Behandlung (der Patienten) sehe oder höre oder auch außerhalb der Behandlung im Leben der Menschen, soweit man es nicht ausschwatzen darf, werde ich darüber schweigen, solches als heiliges Geheimnis achtend.

9.

Wenn ich also diesen meinen Eid erfülle und nicht zunichte mache, so möge mir Erfolg im Leben und in der Kunst beschieden sein, gerühmt bei allen Menschen bis in ewige Zeiten; wenn ich ihn aber übertrete und meineidig werde, das Gegenteil von alledem.

Unstimmig für ihn ist ferner das «Schweigegebot» des *Eides* im Gegensatz zu Krankengeschichten mit voller Namensnennung in anderen Werken der hippokratischen Tradition. Dies soll aus subtil-energetischer Perspektive unten geklärt werden (291).

Ich gehe grundsätzlich mit LICHTENTHAELER davon aus, dass der *Eid*, der als hippokratisch überliefert wurde, tatsächlich in die hippokratische Tradition gehört.

Vielen Interpreten bereitet das *kultische Umfeld* sowie die *spirituelle Ebene* des *Eides* Mühe bzw. Widerstände, die Ebene also, die *wir* heute kaum mehr kennen. Denn «die Medizin habe das Priesterliche verloren» (DORSCI)! M. E. kann der hippokratische Eid jedoch *nur aus einem rituellen Umfeld heraus in seiner Spiritualität verstanden werden.*

Diese Zusammenhänge spürt ein weiterer Interpret, Ludwig EDELSTEIN, der im *Eid* ein *Einweihungsdokument einer Ritualgruppe mit Affinitäten zu den Pythagoreern* sieht. In Anlehnung an die *Goldenen Verse* des Pythagoras nennt er den *Eid* «*die goldene Regel der Medizin*» (292). EDELSTEIN hat denn die innere Verwandtschaft dieser beiden griechischen Heiltraditionen erkannt: Die Pythagoreer sollen sogar das geheime Erkennungszeichen «Hygieia» gehabt haben (VAN DER WAERDEN, 292).

Dass der *Eid* verschiedene Ebenen umfasst, wurde immer wieder festgestellt (293):

«Es sind religiöse Momente (Ebenen) zu berücksichtigen, ethische, rechtliche, politisch-soziale, berufliche, wissenschaftlich-technische Momente, und sogar die stilistische Schönheit ist beim 'Eid' kein aufgesetztes äusserliches Merkmal, sondern integrierender Bestandteil seiner einmaligen Vollkommenheit.»

Im folgenden sollen einige Ebenen, die den *Eid* einordnen helfen, beleuchtet werden.

Die antike Eidtradition

Der *hippokratische Eid* soll zunächst im Umfeld anderer Eide der Antike gesehen werden. Er lässt insbesondere an die pythagoreischen *Goldenen Verse* denken: Dieses literarische Dokument, das ebenfalls noch sehr alte Teile aufweist, besteht aus einem ersten Teil (Vers 1-48) mit Lebensregeln (Teil der «Diätetik») und endigt mit der *pythagoreischen Eidesformel* (333). Der zweite Teil (Vers 49-71) ist religiöser Natur und handelt vom *Initiatenwissen* (294).

Ähnlichkeiten enthalten auch die aus dem ägyptisch-hellenistischen Raum belegten *Mysten- und Priestereide*, die aus Einweihungszeremonien stammen (vgl. MERKELBACH, 484).

Auf der *äussersten, formalen Ebene* ist der *hippokratische Eid* ein Versprechens-Eid, ein «promissorischer» Eid: Er beschwört die Aufrichtigkeit einer Zusage, eines Versprechens, und ist demnach zukunftsbezogen. Die formale Struktur solcher antiker Eide besteht aus drei Teilen (293):

1. Anrufung göttlicher Kräfte, 2. Thema, 3. Verwünschung.

Dies entspricht nun lediglich einer formalen Grobeinteilung auch des *hippokratischen Eides*, der jedoch noch viel feiner und mehrdimensional (holistisch) gegliedert ist.

Die Gruppe der Hippokratiker gab sich *Regeln*, wie jede Gemeinschaft (vgl. Pythagoreer). Es waren jedoch nicht nur äussere Regeln des Zusammenlebens, nach denen die Mitglieder ihren Lebensstil ausrichteten. Die alten Gemeinschaften gündeten auf einer viel umfassenderen Verbindlichkeit. Weiter vernehmen wir über das Umfeld der antiken Eidtradition (295):

«Andere Eide als die ärztlichen hingegen gab es im Altertum in Fülle, und die Wurzeln *dieses Rituals* reichen bis tief in die vorhomerische und somit vorgeschichtliche Urmagie zurück.»

Alte Eide entsprechen also einem Ritus oder Ritual.

Jeder ernsthafte antike Eid war eine Kulthandlung (295; vgl. kultische Organisation der griechischen Gesellschaft). Nach dem Altphilologen Walter BURKERT besteht der verborgene Sinn des *Ritus* darin, menschliches Zusammenleben überhaupt zu ermöglichen und zu weiterer Entfaltung zu bringen. Die soziale Bedeutung dieser «heiligen» Institution sei unermesslich. Seit Urzeiten schaffe sie die Grundlage für jede menschliche Gruppenbildung, für Solidarisierung und Auseinandersetzung mit Artgenossen. Dies geschehe unter Berufung auf furchtbare «heilige» (doppeldeutig, 115, 2.T.), ausser- und übermenschliche «Mächte», die in der Lage seien, jede Ausschreitung mit grauenvollen Sanktionen zu bestrafen. Sie rufe genaugenommen Angstsituationen hervor, um sie bei gegenseitig rechtem Verhalten zu überwinden und führe so die Menschen *von der Urangst des totalen «Ausgesetztseins» zum Gefühl von Nestwärme im Schosse der Gemeinschaft* (296). Wir können in dieser alten Eidstruktur bereits das Anklingen eines mystischen Ganges durch die Dunkelheit zum Licht erkennen, *der Grundstruktur von Mysterienritualen* (GIEBEL).

Der *hippokratische Eid* ist m. E. eine Hochform solchen Geschehens. Er ist durch und durch lichtvoll gestaltet und Apollon, der Lichtkraft, und nicht chthonischen (erdgebundenen, 297) Mächten unterstellt. Durch seine feste Ordnung, seinen «dramatischen» Ablauf, seine transkulturelle Struktur und seine spirituelle Ausrichtung ist er ein *Ritual*, durch die Kodierung nicht ein öffentliches, sondern ein *geheimes*. «*Geheime Weihen*», *Mysterienkulte* (*teleté*) figurieren z. B. in der hippokratischen Schrift *Von der Heiligen Krankheit* (297).

Grundsätzlich meint ELIADE zu den geheimen Ritualen, (was meine *Eid*-Interpretation transkulturell stützt 298):

«Aber wir kennen vor allem für die alte Zeit die Geheimriten nur sehr schlecht, ganz zu schweigen von deren esoterischer Bedeutung, die bestanden haben muss, da die esoterischen Bedeutungen der *Geheim- und Initiationsriten in der ganzen Welt und auf allen Kulturebenen bezeugt sind.*»

> Sind nun die Geheim- oder allgemein die Mysterienrituale so schlecht und nur in Bruchstücken fassbar (vgl. Eleusis), müsste dem integral erhaltenen *Eid* eine hervorragende Bedeutung zur Erschliessung alter Ritualistik zukommen.

Das Initiatenwissen

Zu den Regeln, auf die sich die hippokratische Gruppe im *Eid* verpflichtete, gehörte wesentlich die *subtile Weisheitslehre, das Wissen um den Umgang mit den kosmischen Kräften* (72, 1.T.). Nur derjenige Teil der Lehre jedoch, der die hohe Energetik beinhaltete, war in den alten Kulturen geheim (72, 1.T.). Anderes Wissen, das sich bei den Hippokratikern z. B. auf die sichtbaren Ebenen des Heilens erstreckte, konnte durchaus allgemeiner verständlich gewesen sein (299). Entsprechend finden sich auch in Platons *Symposion* einerseits Mythen, die Allgemeingut waren, und andererseits Aufzeichnungen, die nur für Initiierte verständlich waren: Nichteingeweihte dagegen sollten sich, laut Anweisung, die Ohren so fest wie möglich verschliessen, da sie nichts verstehen würden (300)! Über die pythagoreische Verschlüsselungstechnik und über die Verschwiegenheit betr. Einweihungsriten schreibt der antike Autor Iamblichos ausführlich (MERKELBACH).

Texte aus mystischen Traditionen lassen sich folglich mehrdimensional verstehen, jedoch mindestens von drei Gesichtspunkten her: dem *intellektuellen*, dem *metaphorischen* und dem *mystischen* (DOUGLAS-KLOTZ).

So verstanden, sind somatische Befunde für die Hippokratiker nicht Mysterienwissen, das «Schauen der Seele» dagegen wohl (vgl. 4.7.3.8). Aus der hippokratischen *Diätetik* kennen wir bereits die Stelle, wonach wenige

378

Menschen befähigt seien, aus dem Sichtbaren das Unsichtbare und anhand der Entsprechungen die «Physis» zu erkennen (301).

Das Sichtbare war allen zugänglich; es führte jedoch ein Weg in die unsichtbare Dimension. Dazu brauchte es einen «Schlüssel», das Initiatenwissen, womit der Meister oder die Meisterin den Initianden Stufe um Stufe in die subtile Welt führte. Die «Regeln» der Hippokratiker umfassten einen solchen Weg zum «*Heiligen und Reinen*» hin, ähnlich wie in Platons *Symposion* zum «Guten und Schönen». Für jene Menschen waren die subtilen Gesetze denn zugleich «Weg und Ziel». Das tiefe Anliegen des *Eides* haben Dichter wie NOVALIS auf ihre Weise empfunden (302):

«Zur Welt suchen wir den Entwurf, dieser Entwurf sind wir selbst».

Was wir als Form wahrnehmen, und zwar im *Eid* als «*schöne*» Form, musste auch einem «*schönen*» Inhalt auf allen Ebenen entsprechen (303). Die alten Rituale zeichnen sich durch höchst komplexe Beziehungen zwischen den verschiedenen Ebenen, die sie «öffnen», aus (304). Dass es sich dabei um ein ganz bestimmtes rituelles Strukturprinzip handelt, das auch *transkulturellen Vorlagen* entspricht, wird im folgenden herauszuarbeiten sein. Die Ritualstruktur kann als Modell oder Energiemuster verstanden werden, auf das die Ritualgruppe sich feineinstellte und auf das hin sie sich harmonisierte:

> Die alte Ritualstruktur scheint die Nachbildung der Schöpfung (Makrokosmos) und ihrer Ebenen zu sein, wo Stufe um Stufe die Energiefelder des Mikrokosmos geöffnet werden.

Es gibt Anhaltspunkte in der hippokratischen *Diätetik*, dass das Werden der «Physis» auch rituell nachvollzogen wurde (305). Dies entsprach in der holistischen Erfahrung einem Gang zum «inneren Tempel», der zugleich auch in der Prozession zum sichtbaren Tempel dargestellt wurde (vgl. 327): Ein eindrückliches Beispiel stufenweiser Ritualistik bis in den höchsten «Tempelbereich» sehe ich auf der Kultstatue der *Artemis von Ephesos* abgebildet (Tempel zuoberst auf dem «Diadem»; Abb. 22).

In ähnlicher Weise wurde wohl auch das hippokratische Ritual durch den Kultgegenstand symbolisiert und abgebildet (322). Das Ritual und alle Versbereiche (!) waren aber auch holistisch in der Architektur des Asklepieions erfahrbar. Die Mehrschichtigkeit bestimmt dann die energetische Dichte des Geschehens, d.h. je mehr Ebenen in Resonanz kommen, umso energiereicher ist die Ritualerfahrung!

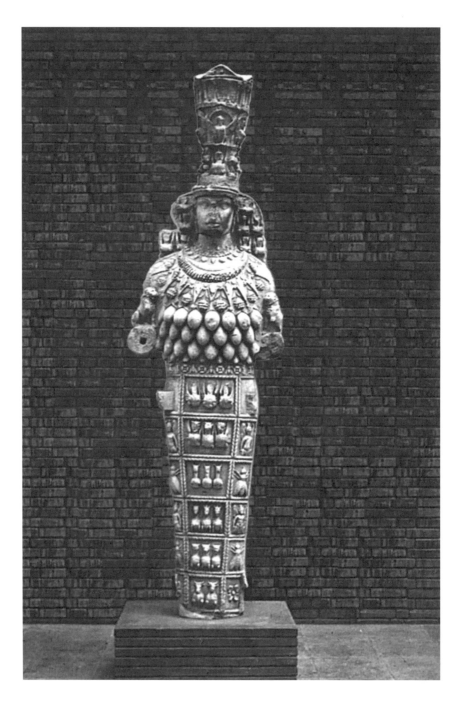

Abb. 22. Kultstatue der «Artemis von Ephesos» (1. Jh. n. Chr.). Museum Ephesos.

380

Wichtige Textstellen, wie z. B. jene aus dem hippokratischen Traktat *Nomos* (Bund, 380), wo der Wachstums- und Reifeprozess eines «Arztes» und die Funktion des *Bundes* beschrieben werden, zeigen deutlich, dass die hippokratische Wissensvermittlung an *Initiationen und Weihen* gebunden war (306):

«Die heiligen Dinge jedoch offenbaren sich nur heiligen Menschen (*hieroi anthropoi*); und es ist nicht erlaubt, sie an Nichteingeweihte weiterzugeben, bevor sie nicht in die Weisheitsmysterien eingeweiht worden sind.»

> Aufgrund verschiedener Hinweise und Konkordanzen dürfte der hippokratische Eid selbst das Initiationsritual gewesen sein, das in Form und Inhalt kodiert den Entwicklungsweg des Asklepiaden durch die verschiedenen Ebenen zur Vollendung hin abbildete. Der *Eid* kann in diesem Sinne als Dokument gelebter Spiritualität innerhalb der alten Heilkunde angesehen werden.

Der *Eid* wird bis ins erste Jahrhundert unserer Zeitrechnung nicht erwähnt, und dies im Gegensatz zu anderen Texten des *Corpus Hippocraticum* (307): Dieses Schweigen scheint mir ein weiterer Hinweis auf Mysterienwissen zu sein, das durch Schweigen geschützt wurde (4.7.3.8). Es entspräche dies auch alter Initiatentradition, die wesentlich mündliche Überlieferung kannte.

Der *Eid* drückt *zunächst* die Einbindung eines Adepten/Schülers in die Gemeinschaft der Arzt-Therapeuten und deren Heiltradition aus. Diese Ebene ist heute gut nachvollziehbar und wird etwa mit «wissenschaftlicher Adoption» bezeichnet (288). Dieser Schritt bedeutete jedoch in jener kultisch bestimmten Gesellschaft eine mehrdimensionale *Initiation*, eine kultische Einweihung in das dem Ritualbund vorbehaltene energetische Wissen und Tun. Entsprechend bildet der *Eid* formal auch die *hippokratische Heilpraxis* ab, ähnlich wie wir in Platons *Symposion* die Darstellung der Erospraxis ableiten können.

Aus verschiedenen Traktaten der hippokratischen Tradition wird ähnlich festgestellt (139, 1.T.; bzw. 331):

«Der Anfang der Heilkunst besteht für mich im Einsetzen der ewigen Dinge …» (bzw. der spirituellen Sphäre)

Das *Eid*-Ritual wurde entsprechend am Anfang des «Ausbildungsweges» des Asklepiaden feierlich vollzogen, entgegen dem heute noch üblichen Lesen des *Eides* anlässlich der Staatsexamensfeier z. B. österreichischer oder schweizerischer Medizinerinnen und Mediziner (308).

Das Ritual als Gruppenkörper

Auf der Ebene der energetischen Ritualerfahrung bedeutet der *Eid* die Eingliederung des Adepten und seines Energiefeldes in das grössere, übergeordnete Energiefeld der Gruppe, in den «Gruppenkörper» (vgl. ANZIEU).

> Solches Geschehen wird in heutigen Gruppentherapien noch spürbar, wenn z. B. jemand anhand der Gruppenmitglieder seine Familie als «Familienskulptur» darstellt und gleichsam deren energetische Struktur auf die Gruppe zu übertragen vermag, so dass die ausgelösten Gefühlsreaktionen und Haltungen der «Vorlage» verblüffend ähnlich erscheinen.
>
> Die Integration des Energiefeldes des einzelnen zum Gruppenkörper *wäre die energetische Funktion des Rituals.* Dadurch wird vom einzelnen, durch seinen Anschluss an die Gruppenenergie, gleichsam ein *Verstärkereffekt* erfahren, in naturwissenschaftlicher Sprache ein «kumulativer Effekt des Feldgeschehens» (SHELDRAKE).

Das *Eid*-Ritual, das den Adepten zum Glied der Gemeinschaft erhob, bildete diese Eingliederung auch formal ab. Alle Strukturelemente sind mehrfach-determiniert und führen den Einzuweihenden Schritt für Schritt in die Tiefe. Der Ritualablauf kann dann als «*Yantra*», gleichsam als psycho-kosmisches Bild, gesehen werden (vgl. Abb. 23; 309). Je dichter und vollendeter die verschiedenen Ebenen sich gegenseitig aktivieren, umso stärker ist die energetische Wirkung. Sie ist der Dichte der Traumarbeit vergleichbar (247, 2.T.). Das *Eid*-Ritual lässt auch etwa an eine Bachsche Fuge denken, wo jede Stimme in einer bestimmten Tonart beginnt, in weitere Tonarten übergeht, um schliesslich das Thema wieder in der anfänglichen Tonart enden zu lassen. Von *Eid*-Interpreten wird dann von «der rhetorischen Figur der verschachtelten Ringstruktur» gesprochen (310). Diesen holistischen Ansatz des gleichen Geschehens auf allen Ebenen, der Überwindung auch eines Auseinandergehens von Form und Inhalt, gilt es zu verstehen, wenn der *Eid* in seinen tieferen Ebenen nachempfunden werden soll.

Das Ritual unterstützt also den Übergang des individuellen Erlebens zum fusionierten «Gruppenerleben» und initiiert die *verbundene Seinsweise* auf einer hohen Energieebene. In einer Epoche des ausgeprägten Indivi-

382

dualismus sind uns solche Formen und Erfahrungen fremd geworden und so auch die entsprechenden Rituale (vgl. *Abendmahl:* «ein Leib werden»). Vermutlich wurde bei den Hippokratikern die Einbindung des einzelnen in die Gruppe durch wiederholtes Ritualerleben immer wieder erneuert und verstärkt (327): Dabei wurde eine subtil-energetische Struktur (Gruppenkörper) höchster Sensibilität aufgebaut, *die die Mitglieder untereinander stark verpflichtete, band und nach aussen abgrenzte und schützte* (4.7.3.2). Gr. *horkos* (Eid) ist denn auch urverwandt mit gr. *herkos* (Abgrenzung, Schutz).

Die Stärke des energetischen Verwobenseins in die Ritualgruppe kann etwa an heutigen Schwierigkeiten katholischer Priester abgelesen werden, sich im Falle eines Amtsaustritts aus den rituell eingebundenen Gelübden, d.h. Gruppenenergiemustern, zu lösen.

Wir heutige Individualisten empfinden einerseits Schwierigkeiten und Ängste vor starkem Eingebundensein, andererseits auch Sehnsüchte nach umfassender Geborgenheit: Gerade die Süchte und viele Krankheiten des modernen Menschen weisen in die bezogene Seinsweise des Fliessens und des übergeordneten Verbundenseins.

Die alten Kulturvölker boten folglich mit ihren Ritualen die Möglichkeit, an einem umfassenden Organismus zu partizipieren und an der Kraftpotenzierung des übergeordneten Energiefeldes teilhaftig zu werden.

Die energetische Integration des einzelnen in den grösseren Gruppenkörper generierte in verschiedenen Kulturen – wohl aus anthropologischen Schichten – immer wieder *ähnliche Ritualformen* (BERNER, 1989). Auch in der christlichen Tradition, auch um eine charismatische Heilerfigur zentriert, und vermutlich ebenfalls innerhalb eines Ritualbundes, finden wir ein ähnliches rituelles Dokument, die *Bergpredigt* (Text: 311). ROHR und EBERT weisen darauf hin, dass die *Bergpredigt* gleichsam die «Magna Charta» jener Heilslehre war (312) und zeigen weiter Parallelen zum *Enneagramm* auf (281).

Hinweise und Hypothesen zum Ritualablauf

Dass vor der Initiation bereits eine subtile Selektion des Schülers durch den Meister stattfand, wissen wir von anderen Ritualgemeinschaften, wie z. B.

den Platonikern und Pythagoreern. Solche Selektionen dürften auch bei den Asklepiaden stattgefunden haben, wie z. B. aus dem innigen Meister-Schüler-Verhältnis abzuleiten ist, welches die subtilen Ritualbünde wohl allgemein kennzeichnete (313; *Nomos*, 380).

Die Mutmassungen über den Ablauf des *Eides* ergeben sich nun teils aus Querverbindungen zu anderen Ritualabläufen (vgl. *Symposion*) – aus dem Indischen ist z. B. ein ärztliches Initiationsritual überliefert (314) – teils aus dem Wissen um die Mysterientraditionen und, hier ganz bedeutsam, aus der strukturellen Dynamik des *Eides* selbst.

Das *Eid*-Ritual soll auf jeden Fall eine feierliche Kulthandlung gewesen sein und wird im folgenden mit den Anregungen LICHTENTHAELERS ange-deutet (315):

> «Von alledem (Ablauf) erfahren wir im Text des «Eides» nichts. Und doch müssen wir uns bemühen, diese Feierlichkeit und ihr religiöses Ritual in unserem Geiste so lebhaft wie möglich wieder auferstehen zu lassen. Sonst geraten wir in Gefahr, die Götteranrufung zu Anfang des «Eides» unwillkürlich christlich zu übersetzen oder rationalistisch zu einer blassen Formel herabzusetzen und zu entweihen.»

Vermutlich haben am Ritual neben dem Initianden der Meister, seine be-reits eingeweihten Söhne, sowie andere Mitglieder des Ritualbundes teilge-nommen. Wir können uns etwa vorstellen, dass diese Initiationsfeier im As-klepieion zu Kos stattfand und vielleicht ihren Höhepunkt vor den «in strah-lendem Licht» erscheinenden Standbildern des Asklepios und der Hygieia erreichte (316).

Die Geobiologin Blanche MERZ, die Tempel bezüglich Erdschwingun-gen erforschte, rekonstruiert Folgendes für ägyptische Tempelrituale (316):

> «Der zuletzt genannte Standort (Allerheiligstes) war nur für den Pharao und die höchsten Priester bestimmt. Noch heute erlaubt die hohe Vibration ein längeres Verweilen an die-sem Orte nicht ….Es darf nicht vergessen sein, dass die Eingeweihten erst nach einer lan-gen Vorbereitung an diesen Ort gelangten. Sie wurden schrittweise an immer stärkere Vi-brationen gewöhnt, damit sie dann bewusst die göttlichen Vibrationen empfinden und er-tragen konnten. Es war ein langsames Schreiten, das in einem strengen Ritual durch den Tempelkörper bis zur allerheiligsten Stätte führte.»

> Die Internationale Hippokratische Ärztegesellschaft vollzieht alte Ritualistik nach, wenn sie alljährlich den *Eid* im Asklepieion «sze-nisch» darstellt.

Ein Hinweis, dass der *hippokratische Eid* tatsächlich im höchsten Tempel des Asklepieions gefeiert oder vollendet wurde, wäre das dortige Fehlen jeglicher Weihegeschenke. Er hätte also möglicherweise eine rein rituelle Funktion gehabt (317).

Weiter wurde ein Eidopfer mit Libation zelebriert, da die Aufnahme in die Gemeinschaft durch eine zum Ritual gehörende Opferhandlung begründet werden musste (318). *Jede vorgeschriebene Geste im Ritual band den eidleistenden Initianden an die unsichtbaren Heilkräfte, denen er sich verpflichtete* (319). Der *Eid* beinhaltet dann wesentlich das «Mysterium», auf das die spezifischen Begriffe aus der Sprache der Mysterien hinweisen (1., 8., 9. Vers, 320). Und *das Mysterium war eine «dramatische Handlung»*, wir können auch sagen, *ein Nachvollzug der Schöpfung* (320).

- *Der heilige Gegenstand:* Während eines Eidopfers wurde ursprünglich der «*heilige Gegenstand*» berührt. Das griechische Wort für Eid (*horkos*) bezeichnete eigentlich diesen «heiligen Gegenstand», durch dessen Kraft der Gute gestärkt, der Meineidige dagegen Unheil über sich zog (321). «Ich schwöre den Eid», womit der Eid beginnt, würde demnach bedeuten: «ich berühre diesen «*horkos*». Und LICHTENTHAELER fragt sich, ob *beim Asklepiadeneid etwa der Äskulapstab berührt wurde* (322). Die Eidinterpretation wird zeigen, dass es sich um den *Äskulap/ Hygieia-Stab* handeln muss, wo auch die weiblichen Heilkräfte dargestellt sind.

- *Die geheime Formel:* Aus der Mysterientradition wissen wir ferner um das «*symbolon*», das in diesen Kulten ursprünglich der geheimgehaltenen Formel entsprach, an der sich die Eingeweihten erkannten (323). Man nimmt an, dass der Myste, angeleitet vom Mystagogen, als letzte Weihe *eine geheime Handlung ausführte*, die er mit dem «*symbolon*» andeutete. Nur die, welche den ganzen Ritus gesehen und an sich erfahren hatten, verstanden die Formel, die hochenergetisch war (324). Es könnte nun sein, dass im *hippokratischen Eid*-Ritual – und vielleicht allgemeiner in den Initiationsritualen, die Eidcharakter hatten (325) – *diese beiden Traditionen verschmolzen*, nämlich diejenige des «heiligen Gegenstandes» und diejenige der «heiligen Formel»:

> Im *hippokratischen Eid* entspräche denn der Ritualtext dem «*symbolon*», der die Entwicklung der «Schlangenkraft» durch die verschiedenen Ebenen sprachlich abbildet (326). Und zugleich würde dieses «*symbolon*» zum «*horkos*» im sichtbaren Asklepios/Hygieia-Stab, der auch berührt wurde.

Es ist nun ein alljährlich stattfindendes Fest der Hippokratiker überliefert als «Aufheben des Stabes» (gr. analepsis tes rhabdou), vielleicht besser verständlich als «Annehmen/Errichten des Stabes» (327).

In einem Brief des Hippokrates findet sich folgende Stelle (328):

«Es traf sich, dass an jenem Tag das «Annehmen/Errichten des Stabes» stattfand, das alljährliche Fest, wie ihr wisst, und eine vollendete Prozession zum heiligen Zypressenhain (Asklepieion), eine ganz prächtige Feierlichkeit, die gemäss dem Ritus von denjenigen angeführt wird, die der Gottheit angehören (Asklepiaden).»

Das seit Homer z. B. als «Hermes-Stab» bezeugte Wort gr. «rhabdos» bedeutet hier den Äskulap/Hygieia-Stab oder *Caduceus* (Doppelschlangenstab), den «heiligen Gegenstand». *Das Eidritual scheint dann der zentrale Teil des Festes gewesen zu sein.* Dadurch würde meine Ritualhypothese stark gestützt.

Mit diesen Zusammenhängen werden wir uns im einzelnen beschäftigen. Wir werden dabei immer wieder Konkordanzen zu anderen Schriften des *Corpus Hippocraticum*, besonders zur *Diätetik* suchen, welch letztere durch den *Eid* in ihrer Tiefe erkannt und bestätigt wird (gegenseitige «Validierung»).

Eine wichtige Vergleichsmöglichkeit mit dem *Eide* sehe ich im platonischen *Symposion*, welches in seiner Grundstruktur ebenfalls als *Energiekörpermeditation* und als *Ritual* erfahren werden kann. Das *Symposion* hat den grossen Vorteil eines ausgedehnten Textes, d. h. der ganze Ritualablauf scheint bis zu den Rahmenbedingungen wiedergegeben zu sein. Dazu gehören kodierte Ausführungen zu den einzelnen Energiepraktiken und Besonderheiten der verschiedenen Energieebenen, die auch den *Eid* einordnen helfen. Denn die Konkordanzen zeigen auch spezifisch *griechische Ritualistik:* Beide Rituale sind mit einer bestimmten Energiepraxis verbunden und berufen sich auf *Asklepios als deren «Ahnvater»* (357). Die spirituelle Verwandtschaft des sokratischen mit dem asklepiadischen Ritualbund wird durch Sokrates, den Zeitgenossen, verbürgt (3.2).

Ferner füge ich gelegentlich noch Beispiele aus der griechischen *Athos-Mönchstradition* bei. Bis heute unerkannt, könnte sich dort noch altgriechisches Mysterienwissen erhalten haben, dessen Wurzeln nicht im indischen Yoga gesucht werden müssten (425)!

Die folgende *Eid*-Interpretation soll nicht als abgeschlossene Abhandlung, sondern als Versuch und Anregung zu weitergehendem Verständnis des alten Ritualwissens und letztlich der menschlichen Seele gesehen werden.

4.7.3 Der Eid-Text als Initiationsritual (Energiefeldmeditation)

LICHTENTHAELER hat zum *Eid des Hippokrates* umfassende und detaillierte Wort- und Sachuntersuchungen gemacht, die jedoch wesentlich organmedizinisch ausgerichtet sind. Ich werde mich hier besonders um die *energetischen Ebenen* bemühen. Verschiedene Interpreten haben, wie erwähnt, festgestellt, dass der *Eid* eine bestimmte Struktur aufweist, derart, dass «jeder Punkt im Eid einem anderen nach der rhetorischen Figur der *verschachtelten Ringstruktur* entspricht» (310). Ich meine, dass es wohl nicht nur rhetorische, sondern auch *rituelle Figuren* waren. Gemäss der hohen Übereinstimmung von Form und Inhalt in den alten Ritualtexten dürfte es sich neben der formalen Dynamik auch um *eine meditative Energiepraxis* handeln. Von der pythagoreischen Praxis wird erwähnt (329),

«die Handlungen der mystischen Weihe verraten symbolisch, was die Alten dachten. Aber die φυσιολογία ist zugleich μυστηριῶδες θεολογία».

Nichts sei ferner so typisch für die pythagoreische Philosophie wie «eine einweihende Art der Belehrung, aus *Reden und Schweigen* gemischt», also eine Form von Meditation: Sie hiess «*to symbolikon*» (329).

Einerseits wird auch der hippokratische *Eid* uns bereits in seiner formalen, syntaktischen Komposition inhaltliche Informationen geben. LICHTENTHAELER hat dieses Prinzip als «*formale Induktion*» erwähnt. Andererseits wird es aber ganz entscheidend sein, nach Anweisung in der hippokratischen *Diätetik* immer wieder «*von der sichtbaren auf die unsichtbaren*» *Ebenen zu schliessen, und zwar mittels Kodewörtern*, die nur für Initiierte verständlich waren (301).

Der *Eid* ist in Abschnitten überliefert. Diese Abschnitte scheinen verschiedenen Energieebenen zu entsprechen, die je von einem Energiezentrum konstelliert werden.

> Diese Erfahrungsebenen wurden teilweise in der Tiefenpsychologie als «*erogene Zonen*» von FREUD wiederentdeckt, besonders aber auch in JUNGS Forschen, wie es z.B. im *Geheimnis der Goldenen Blüte* (1987) deutlich wird. Erwähnenswert ist in diesem Ritualzusammenhang, dass JUNG selbst Mitbegründer der «Hermetischen Gesellschaft» war, die antike Mysterienfeiern wiederzubeleben suchte (330).

Zur Einordnung des Ritualablaufs diene das *transkulturelle Energiefeldmodell*, wie es auch aus Platons *Symposion* herausgelesen werden kann. Die

Energieumlaufpraxis (d. h. die Abfolge der Energiezentren) variierte wohl je nach Ritualbund und gehörte zum geheimen Wissen (Abb. 23).

4.7.3.1 Erster Vers:

Ich stelle jedem Vers die Übersetzung von LICHTENTHAELER voran, werde dann die einzelnen Textteile, wonötig bereits abgeändert, diskutieren und beende jeden Vers mit einer eigenen subtilen Deutung.

«Ich schwöre bei Apollon dem Arzt und Asklepios und Hygieia und Panakeia und allen Göttern und auch allen Göttinnen, sie zu Zeugen anrufend, dass ich nach meinem Vermögen und Urteil erfüllen werde diesen Eid und diesen (Lehr)vertrag.»

Verschiedene Traktate der hippokratischen Tradition weisen darauf hin, dass die Heilkunst im göttlichen, ewigen Werden ihren Anfang (*arché*) habe (331).

– Die *Anrufung der vier göttlichen Heilkräfte* eröffnet das Ritual. Zentral in der hippokratischen Heilkunde ist die «Viersäftelehre» (4.3.3; 4.6). Empedokles nun verband die vier Elementarphasen mit vier Gottheiten (331):

«Denn *Zeus* deutet er als das Glühendheisse und als den Äther, *Hera*, die Lebenspendende, als die Luft, *Hades* als die Erde, *Nestis* aber als das sterbliche Nass, wie z. B. das Sperma und das Wasser.»

Entsprechend sehe ich auch im *Eid*-Beginn die *vier höchsten Heilenergie(phasen)*, in männlich-weiblicher Ausgewogenheit. Das «Schauen» der «Elementarphasen» gehörte übrigens zum Drama der Einweihungsmysterien. Wir können die vier Gottheiten durch ihre Attribute noch etwas klarer deuten: Es wurde von den Asklepiaden geschworen

– bei *Apollon*, in seiner Qualität als lichtvoll Heilender, als «Arzt» (332),
– bei *Asklepios*, der männlich-anregenden Yang-Heilkraft,
– bei *Hygieia*, der weiblich-nährenden Yin-Heilkraft (292),
– bei *Panakeia*, der heilmittelkundigen «Allheilerin».

Parallelen zu diesen vier höchsten Energiephasen sehe ich ferner bei den Pythagoreern, die nach den alten Versen der «*Heiligen Rede*» schworen (333):

«Wahrlich, bei dem, der unserer Seele die *Vierheit* (Tetraktys) gegeben, Quelle des ewigen Werdens (physis)!»

Die Dynamik des Eidrituals beginnt im höchsten Zentrum des Energiefeldes, im Scheitelzentrum (7. Zentrum). Die eben zitierte «Quelle» evoziert etwa das transkulturelle Bild des aktivierten Energiefeldes, erlebt als «Bewässerung des Gartens» (334). Aus der biblischen Tradition lässt sich ferner an die vier Ströme aus dem Garten «Eden» denken (335). Nach der Anrufung der höchsten Heilkräfte werden – nach damaligem Brauch – *alle göttlichen Kräfte* zu Zeugen des Eidvollzugs angerufen: Die ganze göttliche, spirituelle Sphäre wird vom Schwörenden in Resonanz gebracht, denn aus ihr erwächst Reinigung und Weihe (432, 2.T.).

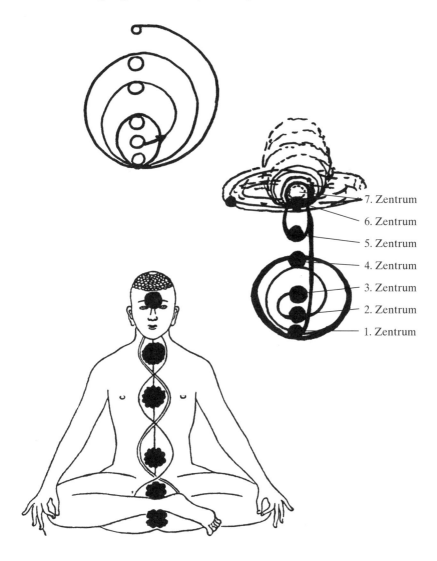

Abb. 23. Graphische Darstellung des platonischen *Symposion* als Eros-Ritual, nach dem Modell des Energiekörpers des Yoga (mit Energiezentren und Energiekanälen).

> In dieser höchsten menschlichen Erfahrungsebene entstehen die psychischen Phänomene, mit denen sich C. G. JUNG hauptsächlich beschäftigte, die Erfahrungen des *Selbst*.

Damit ist die Energieausrichtung, die *vertikale Dynamik* angedeutet, die im ersten Vers spürbar wird: Vom Scheitelbereich, auch von der «Krone» des Lebensbaumes (= Äskulapstab) geht es hinunter bis in die Wurzeln (336). Der Initiand tritt mit dem göttlichen Bereich in Verbindung: Das «Oben» wird mit dem «Unten» verbunden, nach dem subtilen Gesetz «wie oben so unten» (vgl. 4.3.2.7; 337). Diese Verbindung herzustellen, ist priesterliches Tun im Ritual (Sokrates, 337).

– Die Formel *«alle männlichen und weiblichen Gottheiten»* entspricht nach platonischer Konkordanz dem Zustand der «*Glückseligkeit*» (vgl. *theia manía*, 338). Es lässt sich somit sagen, das Ziel dieses Prozesses sei die Vollendung, der Zustand der «Glückseligkeit» (339). Der Adept ruft gleichsam die «Glückseligen» an, ihm auf die Vollendung hin beizustehen. LICHTENTHAELER spricht von «wolkenloser Eudämonie» (340). Hier ist es der Weg der Heilkräfte, der zur Glückseligkeit führt, bei Platon ist «*eros*» die grösste «*dynamis*», schafft die Verbindung zwischen Menschen und Göttlichem und führt zur Glückseligkeit (341).

– *«durch mein Energiepotential und meine subtile Wahrnehmung»* (*kata dynamin kai krisin emen*): Diese später nochmals verwendete Formel habe ich nun «energetischer» übersetzt: bei «*dynamis*» handelt es sich um den holistischen Energiebergiff (2.3.3.2) und «*krisis*» kann als subtile Wahrnehmung hergeleitet werden (4.4.2). Demzufolge soll der Initiand sein Gelöbnis durch seine heilende *Energieausstrahlung* und seine subtile *Wahrnehmung* zur Vollendung bringen. Seit Homer ist der Ausdruck belegt:

«kata thymon – ana thymon» d.h. «den Energiekanal hinauf und hinunter».

Es geht hier um den «Kanal» der Tiefenwahrnehmung, durch den die subtile Energie, die «*dynamis*», fliesst (3.1.3; 342). In der entsprechenden *Eid*-Formel meint das «*kata*» beides, das «Hinauf und Hinunter» der heilenden «*Schlangenkraft*» (343) und der «*subtilen Wahrnehmung*» (344). Durch dieses «Hinauf und Hinunter» wird m. E. auch eine vertikale Energiepraxis betont.

390

– «*ich schwöre ... diesen Schwur*» (*ómnymi .... horkon*): Diese syntaktische Konstruktion macht gleichsam einen Ring um den ersten Vers: der
Mensch mit seinen schwörenden Energien sucht die ihm entsprechende
Energiequalität zu finden (Resonanzphänomen). Dabei soll gleichzeitig der «heilige Gegenstand» konkret berührt worden sein (345). Die
«Eidenergie» wird dann gleichsam am Versanfang eingegeben und tendiert auf den Begriff am Versende (Sperrung, 346), wo der Eid zur Vollendung kommen soll.

– «*diese Lehre*» (*syngraphé*) wird ferner mit «*diesem Schwur*» in einem
Doppelausdruck verbunden (347). Ich übersetze «*syngraphé*» nun mit
«*Lehre*» und nicht mit «Lehrvertrag» (348), welches m. E. zu stark heutigen Vorstellungen entspricht. Entgegen LICHTENTHAELER ist es nicht
nötig, hier eine erstmalige, neue Bedeutung des alten Begriffes zu po-
stulieren: Im *Eid* steht «*syngraphé*» in einer stilistischen Figur mit «*syngraphein*» (2. Vers). Und letzteres findet sich auffallend häufig am Anfang der *Diätetik*, wo das *umfassende überlieferte Wissen und die Er-
neuerungen des Autors* definiert werden (349). Im *Eid* in engster Verbindung mit dem «heiligen Kultgegenstand» (*horkos*/Eid), muss «*syngraphé*» die mit diesem verbundenen und traditionell niedergelegten
Lehren, die *Interna* der Hippokratiker bezeichnen. Entsprechend erwähnt z. B. Heraklit die «*syngraphé*», *die Lehre des Pythagoras*, werden
ferner knidische «*syngrapsantes*» als «Verfasser von Lehren» übersetzt,
sowie «*Syngrammata*» als Schriften (350). Eine ähnliche Begriffsbil-
dung findet sich übrigens auch in «Ennea*gramm*» (282).

Dieses überlieferte Wissen, die Lehre muss – gemäss Definition in der hippokratischen *Diätetik* – zunächst umfassend erkannt werden, um dann entsprechend der Überlieferung in der rechten Weise aufgeschrieben zu werden (351):

«Ich behaupte also, dass, wer auf die rechte Weise über die menschliche «Diätetik» Wissen
überliefern will (*syngraphein*), dass dieser zunächst das Werden (Physis) des Menschen in
seiner Ganzheit kennen (*gnonai*) und (durch alle Ebenen) hindurcherkennen muss (*dia-
gnonai*).»

– «*ich schwöre ... dass ich zur Vollendung bringen werde ... diese Lehre
und diesen Schwur*»: Das Gelöbnis ist Einbindung des Initianden in den
«Weg der Vollendung». Dieser wird mit dem holistischen Begriff bezeichnet, der in der Mysterientradition das «hohe Ziel» meint (*telos*, vgl.
Entelechie). Dazu finden wir wieder Konkordanzen zum *Symposion* sowie transkulturelle aus dem Umfeld der *Bergpredigt* (352).

Der «heilige Gegenstand» und die «*syngraphé*» als die überlieferte Lehre erhalten dann durch die beiden hinweisenden Pronomina als «*dieser* Eid» und «*diese* Lehre» eine starke Aktualisierung. Die Vermutung wird sich denn immer mehr erhärten, dass der Kultgegenstand, der während des *Eid*-Rituals berührt wurde und initiatische Kraft anregte, eben der *Caduceus* war, der Äskulap-Hygieia-Stab (353). Frei adaptiert nach LICHTENTAEHLER (322) und auf dem Hintergrund der Weisheitstradition kann diese kultisch höchstbesetzte Stelle nun etwa folgendermassen lauten: *ich berühre und aktualisiere auch in mir diesen heiligen «Stab» und diese seine Energieebenen und Energiegesetze.*

Das Energiefeld wird also von der höchsten, spirituellen Ebene her aktiviert. Stufenweise werden dann von Vers zu Vers die verschiedenen Energieebenen gleichsam wie Orbitale «geöffnet» (was als «Ringstruktur» imponiert): Jeder Vers führt den Initianden in eine neue Sphäre, eine neue Energiequalität; die Initiation erfolgte *stufenweise*. Ähnliches beschreibt ROHDE von den eleusinischen Mysterien (354):

«… nach altertümlichem, in stufenweisem Fortschritt der Weihungen aufsteigenden Ritual …»

Die Sprache ist feierlich gehoben und enthält das ganze Dokument hindurch immer wiederkehrende Ausdrücke und Formeln, die auf ein Rezitieren von rituellen Versen (Mantras) hinweisen. Dieses Wiederholen löste Verstärkung und Vertrautheit, resp. eine spezifische Energiequalität aus.

Ich versuche nun, den ersten *Eid*-Vers aus dieser neuen energetischen Perspektive heraus deutend zu übersetzen:

«Ich schwöre, indem ich mich dem Heilprozess in Vollendung einordne
und Apollon, Asklepios, Hygieia und Panakeia und
alle glückseligen, spirituellen Kräfte zu Zeugen anrufe,
dass auch ich zur «Erleuchtung» bringen werde
– eingewoben in das umfassende Hinauf und Hinunter – durch die durch mich fliessende
Heilkraft und meine schauende, diagnostische Wahrnehmungsfähigkeit,
diesen «Stab», den ich berühre und der in mir lebendig werde
mit all seinen überlieferten Sphären.»

4.7.3.2 Zweiter Vers:

(ich schwöre) «meinen künftigen Lehrer in dieser Kunst gleichzuachten meinen eigenen Eltern und das Leben mit ihm zu teilen und, falls er Not leidet, ihn mitzuversorgen und seine Nachkommen gleich meinen Brüdern in männlicher Linie zu halten und sie diese Kunst zu lehren, wenn sie diese erlernen wollen, ohne Entgelt und Vertrag, mit Vorschriften und auch mündlichem Unterricht und dem ganzen übrigen Lernstoff mitzuversorgen meine eigenen Söhne und die Söhne dessen, der mich unterrichten wird, wie auch Schüler, die den Vertrag unterzeichnet und auch den Eid geleistet haben nach ärztlichem Brauch, sonst aber niemand.»

Geht es im ersten Vers um die Einführung des Initianden in den höchsten Bereich, in die Spiritualität, handelt dieser Abschnitt von der *Initiation in den Ärzte-Bund, von der Übermittlung und Übertragung des Wissens an die dazu Befugten und vom kategorischen Ausschluss Unbefugter.* Dies ist die konkreteste Darstellungsebene.

Der Energiefeldprozess des 2. Verses ist vom Stirnbereich und vom *Energiezentrum des Wissens, der Weisheit und des Schauens her* bestimmt (6. Zentrum, 355). In diesem Bereich entstehen z. B. die Phänomene der «*gnome*», des schauenden Erkennens, wie sie für die alte Diagnostik so bedeutsam waren (4.4.2.1).

> In neuerer Zeit wurde diese Zone vom Säuglingsforscher René Spitz als wesentliche Zone für die Entwicklung des Menschen erkannt (356) und von Szondi im Szondi-Test wieder aktualisiert (358, 2. T.).

– «*derjenige, der mich die Kunst lehren wird*» oder *der Lehrer in dieser Technik*: Zunächst wird vom Lehrer–Schüler-Verhältnis und von der Weitergabe verschiedener Traditionselemente gesprochen. In diesem Vers ist die Integration des Schülers in den Lebensbereich des *Lehrers und Meisters* und in den Bund der Therapeutenärzte wesentlich. Entsprechend repräsentiert auch im platonischen *Symposion*-Ritual Sokrates, der Meister, diesen Bereich (355). Im 2. *Eid*-Vers beginnen nun Verdichtungen, die von der konkreten auf tiefere Ebenen führen können, bei holistischer Leseart der Schlüsselwörter.

Der *Bereich des Wissens* (6. Zentrum) scheint nämlich mit dem ersten Zentrum, dem *Bereich der männlichen Kraft* im weitesten Sinne – vermutlich in einem *rituellen Energieumlauf* – verbunden worden zu sein: Der hippokratische Meister wird gleichsam als «Vater», aber auch in seiner symbolischen Funktion als *geistig Zeugender* (Erzeuger) angesehen: Die asklepiadische Heiltechnik schöpft nämlich ihre Kraft vom ersten Zentrum her, und dies ist das Zentrum der zeugenden *männlichen* Kraft, der männlichen Leitzone (gr. *arrhen*, vgl. Berner, 1989). Diese Kraft wird in den subtilen Gemeinschaften jedoch nicht einfach nativ ausgelebt; sie wird hier vielmehr durch Energiearbeit zu höchstem Heilpotential weiterentwickelt (355): Im platonischen Ritual figuriert dann interessanterweise der «Arzt» als Repräsentant oder Symbolfigur für dieses 1. Zentrum *und definiert die Genital-kraft in Funktion zur Heilkunst als «doppelten Eros»* (357):

«Denn die *Heilkunst* ist in der Hauptsache nichts anderes als die Kenntnis der Erosregungen des Leibes in Bezug auf Fülle und Leere, und wer in diesen Dingen den guten und schlechten Eros zu unterscheiden weiss (*diagignoskein*), ist der Heilkundigste (beste Arzt) … All dem verstand unser Ahnvater (*progonos*) *Asklepios* … Eros und Harmonie (gute Mischung) einzuflössen *und begründete damit unsere Kunst.*»

–   *Die Kunst des Asklepios und der Asklepiaden:* Für die Platoniker ist der höchste Meister, der geistige Lehrer ihrer Energetik Asklepios, der «*progonos*», der «Ahnherr» oder «Erzeuger». Und diese Wortwurzel (*gen-*) erscheint auch im 2. *Eid*-Vers: als «*genetes*», ebenfalls mit «Vorfahre», «Erzeuger» übersetzbar (nicht nur mit Eltern). In der Anrufung im 1., und im 2. *Eid*-Vers mit der «*techne*», klingt der Bereich des *Asklepios und der Asklepiaden* an, wie auch Platon von «Hippokrates, dem Asklepiaden» spricht.

Im *Eid* wie im platonischen Ritual besteht eine Verbindung vom 6. zum 1. Energiezentrum, wohl auch als ritueller Energieumlauf. Demzufolge soll die Zeugungskraft in den subtilen Bereich des Wissens und Schauens «hinaufentwickelt» werden und wird so gleichsam zu einem «Zeugen im Schönen» (355). Bei Platon geht es in diesem Bereich um eine Vorbereitung zur *Weihe des höchsten Schauens und Wissens.* Diese Vorbereitung zur Initiation bestand aus einer subtilen «Prüfung», einem «Befragungsritual», wie es die Meisterin Diotima mit dem Adepten Sokrates durchführte. Eventuell liesse sich ein ähnliches Vorgehen auch für den *Eid* und speziell für den 2. *Eid*-Vers vorstellen.

–   «*wie männliche Brüder*» (*adelpheoi arrhenes*): Die Eingliederung in den Bund, wie auch in andere Ritualbünde, gründet auf *Seelen- oder Wahlverwandtschaft* (358). Das Phänomen solcher «*seelischer Bruderschaften*» wie auch deren
–   «*subtiles Zusammenleben*» (*biou koinosasthai*) wird durch die Ausführungen und Vertiefungen im *Symposion* besser verständlich (359): Derselbe Begriff des «Zusammenlebens» und «Zusammenwachsens» des 2. *Eid*-Verses erscheint dann gleichsam in einem dreifachen mantraartigen Wortspiel. Auf diese Weise lehrt Sokrates von der hohen Form subtiler Lebensgemeinschaft im Sinne einer «Kommunion» (*koiné, koinonía, koinoneo*; 360):

«und in *Gemeinschaft* mit ihm entwickelt er das Erzeugte weiter. So haben denn Menschen, die den subtilen Eros leben, eine weit innigere *Gemeinschaft* und festere Freundschaft miteinander als eine auf leiblichen Kindersegen gegründete; haben sie ja doch eine schönere und unsterblichere Nachkommenschaft aus ihrer *Gemeinschaft hervorgehen lassen.*»

Interessant ist das Weitergehen solcher Lebensformen in der «kinowitischen» Tradition (*koinos bios*) des Mönchstums auf Athos.

GOETHE hat die Intensität dieser griechischen Lebensgemeinschaften gut nachgespürt und soll uns dies anschaulicher machen (361):

«Die leidenschaftliche Erfüllung liebender Pflichten, die Wonne der Unzertrennlichkeit, die Hingebung eines für den andern, die ausgesprochene Bestimmung für das ganze Leben, die notwendige Begleitung in den Tod setzen uns bei Verbindung zweier Jünglinge in Erstaunen, ja man fühlt sich beschämt, wenn uns Dichter, Geschichtsschreiber, Philosophen, Redner mit Fabeln, Ereignissen, Gefühlen, Gesinnungen solchen Inhaltes und Gehaltes überhäufen. Die Griechen empfanden ihr eignes Selbst nur unter der Form der Freundschaft.»

Ähnliches scheint auch der 2. *Eid*-Vers anzutönen: Was hervorgeht, was auf verschiedenen Ebenen gezeugt wird, soll der Initiand im *Eid-* Ritual wahrnehmen als brüderlich Männliches (*adelpheoi arrhenes*): *Entsprechend dem platonischen ist auch der asklepiadische ein reiner Männerbund und pflegte wohl spezifische männliche Energietechniken*, wie heute noch in asiatischen Traditionen (362). Und diese Techniken und das Wissen soll der Initiand später in gleicher Weise wieder weitergeben, indem er seinerseits Lehrer /Meister wird. Er wird nach DEICHGRÄBER «Glied einer Traditionskette …, die ihm göttliche und menschliche Pflichten auferlegte» (363).

– «*Nur wenn sie danach verlangen*», besteht jedoch die Weitergabepflicht an die «Brüder». Dies scheint mir wiederum wichtig für einen subtilen Umgang: So wie die Leidenden nur geheilt wurden, wenn sie genügend motiviert waren, so wurde auch das Heilwissen nur an diejenigen weitergegeben, die dies wirklich auch wollten und zu der damit verbundenen Lebensführung bereit waren. In den subtilen Gemeinschaften waren *Selektion und Initiation* wichtig (im Gegensatz also zu Missionierung)!

– «*falls er Not leidet, ihm das Nötige zu geben*»: Dass der Meister in Not vom Schüler mitversorgt wird, ergibt sich aus der innigen Lebensgemeinschaft und ist auch von anderen Gemeinschaften bekannt (364). Die alte Lebens- und Ritualgemeinschaft ging jedoch tiefer, war eine Einbindung mit «Leib und Seele» und somit nicht nur auf äussere Verpflichtungen beschränkt: Sie bestand wesentlich in einem inneren, energetischen Verbundensein. Auch diese Stelle lässt sich auf weitere Interpretationen ausweiten:

Ich sehe darin auch die asklepiadische Energiepraxis des «*Füllens und Leerens*» angetönt (356). Denn obige Formel ergibt in einer subtilen Leseart (365): «Dem Notleidenden vom Nötigen zu geben», und zwar einen «*Beitrag*», *der genau dem Bedarf entspricht* (vgl. auch gr. *homoiótaton* oder *Simillimum*). Diese «*metadosis*» kann therapeutisch als subtile Energieübertragung gedeutet werden (366). Dabei würde das Vorgehen holistisch für Bedürftigkeit allgemein gelten: Ausserhalb des Bundes war dies *Heilpraxis* und innerhalb des Bundes «*Ausbildungspraxis*». Entsprechend wird dieser Begriff für die «Bedarf oder Verlangen Habenden» (*chreizosi*) im selben Vers nochmals aufgenommen, in bezug auf *die erwähnte Weitergabe der Heilkunst*, wo wohl auch auf verschiedenen Ebenen Energie übertragen wurde (z. B. im Initiationsritual); als therapeutisches Geben (*chresomai*) wird der Begriff im 3. Vers wiederaufgenommen. Es lassen sich also vielfältige Resonanzen zwischen *Geben und Nehmen* erkennen.

In heutigen Therapien wird etwa von «isomorphen Interventionen» gesprochen (DE SHAZER).

– «*die Vorfahren… die Brüder… die Söhne*»: Es wird hier zunächst an die transgenerationelle Weitergabe des heilenden Wissens gedacht, was allgemein verständlich und naheliegend erscheint.

Im 6. Zentrum umfasst die Heilkunst jedoch auch den Bereich der *subtilen Diagnostik* (Hellsichtigkeit). Dieselbe ist seit Homer definiert als das Wahrnehmen von dem «*was ist, was sein wird oder zuvor war*» (= «die drei Zeiten», 4.4.2).
Ich sehe im Aufbau des 2. Verses (Zentrum des Schauens), neben der konkreten Aussage, noch einen kodierten Hinweis auf diese «dreizeitige» Formel *hellsichtiger Diagnostik:* Es scheinen in dem Sinne das *Vergangene als «Vorfahren», das Gegenwärtige als «Brüder» und das Zukünftige als «Söhne»* anzuklingen (alle im gleichen Kasus): Und dies war ein Teil der Kunst, den die Hippokratiker lernen mussten und als höchste Form von «*krisis*» weitergaben (367).

– «*ohne Entgelt und mit dem tradierten Wissen, der Verkündigungsart, den Gesängen (und Gebeten) und dem übrigen zu Lernenden*»: Formal ergibt sich hier – infolge besprochener Deutung von «*syngraphé*» (1. Vers) – eine Änderung in der Interpunktion, derart, dass nun nur noch das Entgelt (*misthós*) sich abhebt von dem, was den «Brüdern» weitergegeben werden soll. Die «Honorarfrage» der hippokratischen Ärzte – übrigens auch von Platon erwähnt – wird in den hippokratischen *Parangelíai (Vorschriften)* überhaupt als zweitrangig diskutiert, da sie für den Heilprozess schädlich sein könne. Hier scheint subtile Resonanz das Entgelt für echtes Geben zu sein, ähnlich wie in der *Bergpredigt*. Denn wo Liebe zu den Menschen sei, da sei auch Liebe zur Kunst (368).

Rituelles Vorgehen wird deutlicher, wenn wir hier gewisse Schlüsselwörter wie «*syngraphé*» (vgl. 1.Vers), «*parangelía*» und «*akróasis*» subtiler und nicht nur auf der konkreten Ebene übersetzen:
«*parangelía*» kann «Lehre», «Gebot», auch «Unterricht» bedeuten. Der eben erwähnte Traktat *Parangelíai* enthält Vorschriften und Regeln zum Heilen und beginnt mit einem «Koan» über die Zeit und den «*kairós*» (101, 2.T.). Im *Eid* wird der Begriff *parangelía* (Sg.) wohl am besten mit «Lehre» nach der alten Art der Wissensverkündigung übersetzt, ähnlich wie wir sie im gleichen Wortstamm *Ev-angelium* finden. So spricht auch VAN DER WAERDEN bezüglich der Pythagoreer von der «*frohen Botschaft*» des Entwicklungsweges der Seele (369).
«*akróasis*» sollte, besser als «mündlicher Unterricht», als *mündlich tradierte Formeln und Lehrsätze* oder als *rituelle Gesänge* (im Sinne von *akróama*) verstanden werden. Rituelle Lieder zum Preis des Apollon, wodurch Befreiung von Krankheiten erbeten wurde, sind seit alter Zeit belegt (370). Mit einer so gewichteten Übersetzung (von *akróasis*) entstehen Verbindungen zu anderen Weisheitstraditionen, wo *Hören, Nachdenken und Meditieren* zur «Jüngerschaft» gehörten (370). Hier kann z. B. an die *pythagoreischen Akousmata* (= mündlich überlieferte Lebensregeln und Sprüche) gedacht werden. Pythagoras soll diejenigen, die sich ihm anschlossen, zuallererst gelehrt haben (371),

«rein von aller Unbeherrschtheit in Schweigen die «Lehren» (logous) zu bewahren, die sie *hörten (akroasontai)*».

Von den Eleusinischen Mysterien berichtet ROHDE (372):

«Das Mysterium war eine dramatische Handlung, genauer ein religiöser Pantomimus, begleitet von heiligen Gesängen und formelhaften Sprüchen.»

Folgende anschauliche Darstellung skizziert die Weitergabe des Traditionsgutes im pythagoreischen Mysterienbund (wo die «Diätetik» ebenfalls sehr wichtig war; 373):

«Es gab einen niederen und einen höheren Grad der Mitgliedschaft: die Schüler des äusseren Kreises mussten fünf Jahre lang schweigend dem hinter einem Vorhang (373) verborgenen Pythagoras zuhören, ehe sie zu den Studenten des inneren Kreises aufsteigen konnten (Initiation!). … (Pythagoras schied seine Schüler und nannte die einen *Esoteriker*, die anderen *Exoteriker.* Den erstgenannten vertraute er die vollständigeren Lehren an, den anderen die beschränkteren; 374). Die zu Geheimhaltung verpflichteten Mitglieder führten ein streng geregeltes Leben. Dazu gehörten gewisse Nahrungsverbote, Schweigegebote, Meiden von Luxus (373), Beherrschung der Gefühle, tägliche Selbsterforschung, Meditation, Mnemotechnik und Musik. Das Ziel war ein reines Leben in geistigem, seelischem und leiblichem Gleichgewicht.»

– «*im Ärztebund*» (*nomo ietrikó*, 375): Am Ende scheint der 2. Vers mit dem 1. Vers verbunden zu werden, indem die Formel des ersten Verses umgekehrt wird: Die Weitergabe der Tradition darf nur an diejenigen Menschen erfolgen, die in das überlieferte Wissen (*syngegrammenoi*) und das Eidritual eingeweiht worden sind: Dies kann als Initiation in die höchste Ebene verstanden werden. Auch hier findet sich formal eine Parallele zu Platon, wo der 6. Bereich in den 7. übergeht. Und hier wie dort wird eine *ganz deutliche Abgrenzung des Ritualbundes nach aussen* gemacht: Die Heiltradition wird all den eben erwähnten zugänglich und übertragen, «*sonst aber niemandem*» (gr. *allo de oudení*). Wir haben hier Konkordanzen in der hippokratischen *Diätetik*, wo die gleiche Formel folgendermassen angewandt wird: Die menschliche Seele entwickle sich nur im Menschen, und sonst in keinem anderen (Lebewesen, 376). Und nochmals in der *Diätetik* sind es ausschliesslich die *Eingeweihten der Hygieia*, für die das geheimste Wissen bestimmt ist (362, 2.T., Hervorhebung v.d.V.):

«Für diejenigen, die sich vorbereitet und die erkannt haben, dass kein Gewinn ist, weder im Besitz noch in anderem, *in nichts ausser in Hygieia*, für diese Menschen hat sich mir diese besondere diätetische Vorgehensweise offenbart …»

Auch im *Symposion* finden wir diese Formel bezüglich der Ausschliesslichkeit des subtilen Erosweges (377).

Im *Eid* ist diese Abgrenzungsformel nach verschiedenen Autoren der stärkste Hinweis auf den *Geheimbund* (378; vgl. «Phratrien», 379). In dem Sinne übersetze ich das vielschichtige Wort *nomos* nicht mit «Brauch», sondern mit «*Bund*» (ngr. = Bezirk): «*nomos*» *sind einerseits die Sitten und Regeln des Bundes, wie auch der Bund selbst* (379). Diese Zusammenhänge werden durch den hippokratischen Traktat *Nomos* unterstützt, der m.E. entsprechend mit «Bund» und nicht mit «Gesetz» übersetzt werden sollte: In diesem Werk *Nomos* wird nämlich das Werden des Menschen, der die Heilkunst lernt, symbolisch beschrieben und mit dem Wachsen einer Pflanze verglichen (380). Der Lernprozess beginne bereits in der Kindheit: Das Wichtigste, die Disposition (*physis*) sei gleichsam der Boden, in den das Wissen des Lehrers (= *didaskon*, wie *Eid*) als Samen (*sperma*) hineinfliesse. Die adäquate Umgebung, wo die Unterweisung erfolge, sei gleichsam wie die umgebende Luft, die den Pflanzen zur Nahrung gereiche; «Übung mache den Meister», so dass mit der Zeit alles sich entwickle – und hier wird die Perspektive des Bundes angetönt – bis der Prozess schliesslich zur *Vollendung* gebracht werde (*telos*, 347). In *Nomos* werden dann sehr deutlich wiederum jegliche unqualifizierten «Ärzte» und Scharlatane ausgeschlossen, die eben diese sorgfältigen Lern- und Reifungsprozesse nicht vollziehen. Der Traktat wird mit dem bereits zitierten Schlusssatz besiegelt, *dass das Wissen um die heiligen Dinge ausschliesslich den «heiligen» Menschen, den Initiierten, vorbehalten sei* (306; 75, 1.T.):

Es geht hier – wie in den alten Ritualbünden – letztlich um das Wachsen des Menschen am anderen und am Kraftpotential der Gemeinschaft als *subtilen Koevolutionsprozess.*

> Eine Kraftpotenzierung der Gruppe, wo 1+1 mehr ist als 2, erleben wir auch heute etwa in tragenden Partnerschaften, Familien und Gemeinschaften. Basis ist ein sehr subtiles Verständnis von Geben und Nehmen und ging früher bis in den rituellen Bereich des Übertragens von initiatischer Energie.
>
> In unserem religiösen Umfeld tragen wir Formen von «Weihen» mit, die ursprünglich aus dem subtilen Heilen und Heilwerden stammen. Heute wirkt solches Tun vielfach absurd und entbehrt jeder Sinnhaftigkeit, wenn die energetischen Zusammenhänge bei den Teilnehmern nicht mehr gewusst, gespürt noch gelebt werden. Dann sind die Rituale zu leeren Gefässen geworden und ehemalige Symbole hochsubtiler Kompetenz zu verweltlichten Hülsen wie: *Mitra* (Bischofsmütze) statt hochentwickelte Bewusstseinsebenen (vgl. Abb. 22), Bischofsstab ohne innerlich entwickelten «Caduceus-Stab», was sich dann entsprechend in politischem Machtgehabe, hierarchischem Manipulieren und mutlosem Verschleiern von Missständen äussert.

Da weist die *Bergpredigt* noch auf eine ganz andere Ebene und Sprache, ist durch und durch auf dem subtilen Resonanzprinzip aufgebaut: Was ausgestrahlt wird, kommt wieder auf den Menschen zurück, als subtiler «Lohn» (381).

Die Lebensform der kleinen Ritualbünde mit ihrem gegenseitigen feinsten Stützen und Fördern hat die Zeit der höchsten Blüte und Kreativität Griechenlands begleitet ...

Der 2. Vers könnte in subtiler Deutung etwa folgendermassen lauten:

«Ich schwöre, den mich die Heilkunst Lehrenden gleich meinen Ahnen zu verehren und mich in seinen Lebensbund und in die daraus erwachsenden Verpflichtungen gänzlich einzufügen und auch therapeutisch im Sinne des «Simillimum» zu handeln und ferner das Vergangene und das aus ihm hervorkommende Gegenwärtige und Zukünftige in der Art dieser diagnostischen Technik weiterzugeben. Ich schwöre, seine Nachkommen als «Brüder» im männlichen Bund der Asklepiaden wahrzunehmen und ihnen, sowie meinen Söhnen, jedoch nur, wenn sie danach verlangen, diese Heilkunst unentgeltlich, mit dem überlieferten Wissen, der Unterweisung, den Gesängen und Gebeten und allem anderen in der Tradition zu Lernenden weiterzugeben und ihnen zu übertragen; dies ebenso Adepten, die in Wissen und Weihe des Eides initiiert worden sind, innerhalb des Ärzte-Bundes, sonst aber niemandem.»

4.7.3.3 Dritter Vers

«Die diätetischen Massnahmen werde ich treffen zum Nutzen der Leidenden nach meinem Vermögen und Urteil, Schädigung und Unrecht aber von ihnen abwenden.»

Hier beginnt der Bereich der göttlichen *Hygieia*, der höchsten weiblichen Heilkraft. Es ist, wie durch das erste Wort des (griechischen) Verses angedeutet, die Domäne der holistischen *Diätetik. Sie steht im Energiefeldmodell für den oralen Bereich, das 5. Energiezentrum.* Meines Erachtens ist dies die *Leitzone der weiblichen Kraft* (382), die in holistischer Weise das nährende, fördernde, stützende Geben verkörpert. Das orale Entwicklungspotential kann sich in einer grossen Vielfalt zeigen, von den bekannten Ausdrucksmöglichkeiten (Essen, Trinken, Schwatzen, Rauchen) bis zu subtilstem Austauschen, zärtlichstem Sprechen und Zuhören, Kosenamen, gemeinsamem Lächeln, feinstem Singen, gemeinsamem Atmen bis hin zu atemlosem Gerührtsein (382).

Der orale Bereich im *Eid* hat Konkordanzen bei Platon, wo ebenfalls das Wort «*diaita*» für dieses Zentrum erscheint (382). Der Bereich wird im *Symposion* ferner durch die Kraft des «Dichters» symbolisiert.

Transkulturelle Entsprechungen finden sich in der *Bergpredigt* mit dem Vers des Hungerns und Dürstens nach Gerechtigkeit (311). Das *orale Potential* geht also weit über das konkrete Nähren hinaus!

FREUD ist in seinem energetischen Forschen auf den oralen Bereich gestossen. Ihm als Mann erschien er jedoch als zweite, minderwertige *erogene Zone*! In der Folge wurden wichtige Untersuchungen vom Säuglingsforscher SPITZ gemacht, der hier die primäre Wahrnehmungszone des Säuglings und die für die Arterhaltung führende Zone erkannte (383). Transkulturell scheint diese Zone stärker bei

> den Frauen in Resonanz zu kommen, sie wäre jedoch auch bei den Männern zu entwickeln!

Im hippokratischen *Eid* wird dieser Bereich also der holistisch verstandenen Diätetik und dadurch wiederum der göttlichen Kraft Hygieia zugeordnet.

Die Heildisziplinen: Mit dem 3. Vers beginnt formal etwas Neues: Hier und in den folgenden Versen werden offenbar die einzelnen «*Heildisziplinen*» definiert und dargestellt: als erste und wichtigste die *Diätetik*, dann die *Pharmakotherapie* (4. Vers), die *Chirurgie* (6. Vers) und die *Tiefenbehandlung* (7. Vers). Dies alles wird überhöht und eingebunden in den 5. Vers, den Kernsatz des *Eides*, den Satz apollinischen *lichtvollen Heilens*, der in die vier Heilbereiche hineinstrahlt.

Die diagnostischen Leitkriterien: Zugleich scheinen in den einzelnen Versen die *diagnostisch-therapeutischen Leitkriterien* abgebildet (4.4.1). Während der 2. Vers als der Bereich des Asklepios angesehen werden kann, mit dem Hinweis auf die Technik des *Füllens und Leerens*, handelt der 3. Vers nun von der energetischen *Oberfläche* und deren Behandlung. Der 7. Vers stellt das (männliche) Therapieren dar, das in die *Tiefen* eindringt. Während der 6. die *Prozessdynamik* evoziert, tönt der 4. Vers «*Feuer*»-«*Wasser*» (Yang-Yin) an. Die Ritualenergien durchfliessen die verschiedenen Ebenen gleichsam in wechselnden Umläufen.

– «*ich werde die diätetischen Massnahmen anwenden*» (*diaitemasi te chresomai*): Beim Verb klingt wieder das Anliegen des 2. Verses an: «dem Notleidenden das Nötige» zu geben, hier bezüglich diätetischer Praktiken. Die «*Diätetik*» *als umfassende Heildisziplin* scheint seit den Pythagoreern gut ausgebildet zu sein, wozu auch Selbsterforschungstechniken, Meditation, mentale Techniken (Menmotechnik) und Musiktherapie gehörten (384). Bei Platon werden in diesem Zusammenhang besonders auch *Dichten* und *Musik* erwähnt (385). Die «*Diätetik*» umfasst im Körperbereich Nahrungsvorschriften, Bäder, Umschläge, Massagen, Körperübungen etc. (4.3). Als wichtigster Bereich auch der hippokratischen Heilkunst ist sie engstens verwoben mit der *subtilen Diagnostik und mit energetischen, nicht berührenden Heiltechniken*. Es geht um den Ausgleich in den äusseren Schichten der Person (Auraschichten, 4.4.2.2). Hören wir aus der hippokratischen Schrift *Diätetik* eine einschlägige Passage, wo das Wort *Hygieia* erscheint, ferner die Definition von «*Diätetik*» als notwendiger Balance im guten Zustand, sowie das Wort «*Gegenteiliges*», das die Homöostase verändert (386):

> «Die Sonne(nschicht) und die Mond(schicht) und den Himmel (Grundaura) und die Astral(schicht) rein und heilig strahlend, jede in der rechten Weise zu sehen, das ist gut. Denn diese (Schichten) zeigen – durch das, was vorhanden ist – den Zustand der *Hygieia (Gesundheit)* an. Aber es ist nötig, den Zustand dieses Erscheinungsbildes durch flankierende *diätetische Massnahmen* zu schützen. Sollte jedoch etwas zu diesem *Gegenteiliges* entstehen, zeigt dies ein Ungleichgewicht für den Leib an, ein heftigeres, wenn die Zeichen heftiger sind, ein leichteres, wenn die Zeichen schwächer sind.»

Das subtile, hellsichtige Wahrnehmen, die «*krisis*», ist die Voraussetzung dieser «Diätetik» und wird ebenfalls im 3. Vers erwähnt.

Ähnlich figurieren im *Symposion* Aurawahrnehmung und «Diätetik» nebeneinander, eingewoben in den hohen Erosweg (ebenfalls 5. Zentrum; 387):

> «Die schöne *Aura (chroas)* zeigt die Lebensführung (*diaita*) an, die gemäss den Blüten (des Eros) verläuft.»

Die Blüten weisen auf das transkulturelle Symbol der «Lotosblüten» für die subtilen Energiezentren hin. Das «Leben in Blüten» liesse sich dann auf Menschen anwenden, deren Energiezentren infolge hoher Erosentwicklung eine entsprechend «duftende» Ausstrahlung haben (388).

– «*zu Nutzen und Hilfe für die Leidenden*»: Der 3. Vers (der Oberfläche) und der 7. (der Tiefenbehandlung) sind ferner spiegelbildlich durch obigen Ausdruck verbunden («Ring»), wonach der Arzt diese Techniken zum Nutzen der Leidenden ausüben soll. Dieses Therapieprinzip ist in verschiedenen Schriften verankert:

> «Der Arzt soll nützen, aber wenigstens nicht schaden» (389):

> Diese hippokratische Maxime wird heute noch in der Medizin als *primum nil nocere* zitiert. Sie müsste auch für die energetischen Heilebenen und für die Psychotherapie tiefste Verpflichtung sein.

«Diätetik» gemäss dem 3. Eidvers ist Fördern dessen, was nützt und hilft. Dies heisst sowohl Aufbauen und Unterstützen energiereicher Schicksalsmöglichkeiten, wie auch Fernhalten des Schädlichen, z. B. durch Stärken der eigenen Abwehr (vgl. Komplementärmedizin). In holistischer Weise angewandt gehörten zur «Diätetik» energieableitende Verfahren (kathartische), energieaufbauende (ressourcenorientierte) sowie auch umpolende («Gegensteuer» gebende).

Bereits der formale Kontrast in der Struktur dieses Verses – starke Absetzung des nur kurz gestreiften Negativen (390) – scheint einen Hinweis auch auf den Umgang mit negativen Energiephänomenen zu geben: Das Fördern im Positiven gipfelt dann in den hochentwickelten Potentialen des Arzt-Therapeuten (*kata dynamin* ...), wodurch Schädigendes, das zugleich göttliches Unrecht (*adikía*) wäre, ganz kategorisch ferngehalten wird (390).

– *«durch mein Heilpotential und meine subtile Wahrnehmung»* (*kata dynamin kai krisin emen*) wendet der Arzt «Diätetik» an. In Resonanz zum 1. Vers sind hier wiederum Kraftausstrahlung und subtile Wahrnehmung erwähnt («Ring»). Der hippokratischen «Diätetik» entnehmen wir ferner, dass spezifische Trancetechniken benutzt wurden, um subtile Diagnostik zu betreiben (4.4.2.2). Ferner soll der korrekt Wahrnehmende bereits über einen grossen Teil Heilwissens und -weisheit verfügen (391).

Die «Krisis» als therapeutisches Wahrnehmen und intuierendes Beobachten scheint speziell der Hygieia zugeordnet. Aus den Abbildungen wird ersichtlich, dass sie als Partnerin von Asklepios, als «Wunschbild des vollkommenen Gesundheitszustandes», nie durch Berühren der Patienten in den Heilprozess eingreift, sondern «teilnahmsvoll» – und wir ergänzen – *wahrnehmend und einordnend präsent ist* (392) *und symbolisch ihren Herzbereich öffnet, ihre Heilpotentiale ausstrahlt* (Abb. 14). Der entwickelte weibliche Bereich der Hygieia manifestiert sich im nährenden, fördernden, stützenden Geben, also in *hohen oralen Qualitäten.* Diese werden im 3. Vers als Heilfähigkeiten aktiviert. Es ist auch der Bereich der Geborgenheit, des Mitfühlens und der Zärtlichkeit (382). Hygieia wird entsprechend als Nährende abgebildet, *die die querlaufende Schlange mit dem Ei füttert* (393). Durch ihr vollendetes Geben und wahrnehmendes Empfangen wird der Mensch heil (393; Abb. 24).

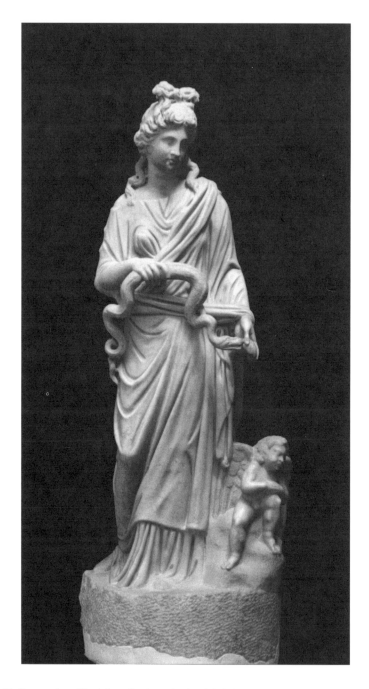

Abb. 24. Statue der «Hygieia», die (querlaufende) Schlange mit dem Ei fütternd (2. Jh. n. Chr.), Museum Kos.

In der Antike müssen hohe Formen weiblicher Kraft entwickelt worden sein, im Gegensatz zu niederen Manifestationsweisen des konkreten Fütterns («verschlingende Mutter») und vielfach ungeformter Passivität, genannt «Hingabe». Letztere wurden in unserer Kultur während langer Zeit als weibliche Rolle gelebt. Die Entwicklung der weiblichen Potentiale wäre für unsere Kultur ebenso heilbringend und dringend wie die Überführung der männlichen phallischen «Genitalität» in hohe Formen von Erotik. Nach altem Wissen (Tantra, Kabbala, Eros im *Symposion*) ist es die *weibliche Kraft, die der männlichen in die höchsten Seinsbereiche verhilft.*

Im 3. Eidvers handelt es sich um hochentwickelte weibliche Kraft bei Männern! Diese transformiert sich durch ihre Ausrichtung auf Spiritualität hin (formelhafte Verbindung zum 1. Vers).

Ich formuliere den Vers subtiler wie folgt:

«Ich werde die diätetischen Massnahmen einsetzen zu Hilfe und Unterstützung der Leidenden. Ich werde dies vollziehen durch die von mir ausgehende Heilkraft und durch meine subtile diagnostische Wahrnehmungsfähigkeit. Ich werde Ausgleich bringen zwischen den Gegensätzen (Syntax) und werde jegliche Verletzung des leidenden Menschen als schweres Unrecht ausschliessen.»

4.7.3.4 Vierter Vers

«Nie werde ich irgend jemandem, auch auf Verlangen nicht, ein tödliches Mittel verabreichen oder auch nur einen Rat dazu erteilen; ebenso werde ich keiner Frau ein keimvernichtendes Vaginalzäpfchen verabreichen.»

Zunächst geht es hier – wie gängig in der Literatur erwähnt wird – um den Bereich des *Tötens*, worauf der *Eid* heute vielfach reduziert wird, und um ein mehrmals verneintes *Verbot zur Beihilfe bei Suizid und Abort*. Ich gehe hier nicht näher auf die zeitgeschichtlichen Aspekte ein, die LICHTENTHAELER sehr ausführlich behandelt.

Lassen wir uns weiter durch das *Umfeld des Sterbens, der Trauer, des Todes* ansprechen, erhält der Vers einen subtil und transkulturell abgestützten Platz im Energiefeld: *Die Ritualpraxis dieses Verses scheint vom 3. Zentrum (Solarplexusbereich) auszugehen:* Sterben, Tod, Verlusterlebnisse sind mit Trauer und Schmerz verbunden. In der «Säftelehre» wurde bereits aufgezeigt, wie diese Emotionen im Solarplexusbereich einfahren (4.5; 4.6). Dieser Bereich wurde seit altersher mit dem Erleben der «*Galle*» in Verbindung gebracht. Die Griechen «sahen» bei diesem Prozess eine Schwarzfärbung der Aura (vgl. «*melán-chroos*»; 394).

Gemäss «Säftelehre» nimmt die menschliche Entwicklung von diesem Bereich und von dieser Phase der schmerzhaften Durchlässigkeit aus ihren Anfang. Denn gerade begabte Menschen werden hier durch ihre hohe Sensibilität schwer getroffen: Wut, Trauer, unentwickelte Liebe können in diesen Bereich einbrechen und Stagnation zur Folge haben. *Diese Gefahr zu kennen, gehört zum subtilen Therapieren und Energiemischen.* Heilen bedeutet hier, einem Menschen die nötige Unterstützung durch die Phase der «schwarzen Galle» hindurch zu geben, damit er seinen Trauerprozess bis zur wiedergewonnenen Liebesfähigkeit durchstehen kann. Heilen meint aber auf gar keinen Fall, zum schicksalsmässigen Schmerz und Sterben noch weitere Wunden hinzuzufügen. Der Arzt-Therapeut muss sich der kosmischen Ordnung unterstellen, sonst kann sein Gegenüber das eigene Schicksal nicht vollenden. Das Gegenteil davon wäre das Sich-Übernehmen des Therapeuten, die von den Griechen gefürchtete *Hybris*.

Auch im *Symposion* zeigt der Solarplexusbereich eine *thematische Übereinstimmung* (das Ritual beginnt in diesem 3. Zentrum). Es werden verschiedene Bewusstseinshaltungen im *Sterben* aufgrund unterschiedlicher Eros-Entwicklung erwähnt: Achill, wie erwähnt in der *Ilias* noch vorwiegend Repräsentant der stagnierenden «Galle» (4.6.3), wird im *Symposion* wegen seiner vollendeten Liebesfähigkeit beispielhaft. Seine Liebe zum toten Patroklos und seine Bereitschaft, das Schicksal bzw. das Sterben anzunehmen, führen ihn zur hohen Transformation des Eros, zum Sterben in die Unsterblichkeit (395).

Transkulturell findet sich auch in der *Bergpredigt* eine Übereinstimmung zwischen Trauer und einer möglichen Zuordnung zum Bereich des 3. Zentrums; auch hier geht es um ein Durcharbeiten des Trauerprozesses, um dann die Kraft des Trostes zu spüren (311).

> Die Bedeutung von Trauerarbeit und auch von Trauerritualen wird heute allmählich wieder entdeckt (KÜBLER-ROSS, CANACAKIS).

Im vierten *Eid*-Vers geht es ferner um die Entwicklung eines spezifischen Zweiges der Heilkunde, um die holistische *Pharmakotherapie*. Es ist dies der Bereich der göttlichen *Panakeia*, eigentlich der «Allheilerin», «Universalmedizin», die bis in die heutige Zeit im Namen «Panazee» fortlebt (396). Es ist der Heilzweig, der seit alters her dem Weiblichen zugeordnet wurde, obwohl auch Männer diese Kunst ausübten (397). Seit dem ältesten Epos, der *Ilias*, sind kräuterkundige heilende Frauen erwähnt, deren Wissen bis in die Neuzeit überlebt hat (vgl. *Phytotherapie*, 398).

Leider gibt es im *Corpus hippocraticum* kein eigenes Werk mehr über Arzneimittel und deren Anwendung. Es soll allerdings ein solches gegeben haben, das verlorengegangen ist (399). Das Wissen um einen «Arzneimittelschatz» ist seit ältester griechischer Zeit belegt und in den hippokratischen Schriften ebenfalls verwendet. In anderen alten Heilkunden, z. B. der indischen und chinesischen, ist die Arzneimitteltherapie sehr gut ausgebaut. Im Chinesischen gehört sie zu den «*inneren*» therapeutischen Verfahren (im Gegensatz zur Akupunktur, 400). Ich erwarte in diesem Vers folglich eine mögliche Einbindung der auch energetisch wirksamen Pharmakotherapie ins subtile Heilen.

– «*das Pharmakon*»: Zunächst scheint das Mischen, das Kochen und das Dosieren von «Pharmaka» relevant. Das Wort «Pharmakon», ein altes holistisches Wort, deckt ein breites Spektrum ab von *Heilmittel bis Gift*: Auch aus der Pharmakologie ist das Umschlagen je nach Dosierung bekannt, wonach z. B. aus Heilmitteln Gifte entstehen können. Noch heute wird etwa auf Teebeuteln erwähnt, dass nach einer bestimmten Zeit der aktivierende Effekt der Wirkstoffe in einen einschläfernden übergeht.

– «*ich werde niemals verabreichen*» (*ou doso ...*): In diesem Heilbereich der Panakeia ist die *richtige «Dosis»* gefragt, das richtige Mischen und vielleicht auch Verschütteln der Heilsubstanzen (400). Vergleichsweise erwähne ich die «klassische Homöopathie», wo die homöopathischen Substanzen in niederen Potenzen Gifte sind; in zu hohen Potenzen oder bei zu häufiger Verabreichung sollen sie in kritischen Zuständen oder bei sehr sensiblen Patienten ebenfalls nachteilige Effekte haben. Mit anderen Worten müsste ein Zusammenhang zwischen der Potenzierung und der Art der Wirkebene bestehen. Auf der somatischen Ebene würde dann etwa die Pflanze oder eine bestimmte Substanz wirken, auf den entsprechenden Energiefeldebenen nur noch Potenzen derselben, ev. nur noch eine subtile Information.

Die Pharmakotherapie müsste heute klar nach somatischer und energetischer Wirkweise unterscheiden. Auch die «energetische» Pharmakotherapie müsste *modellhaft konzeptualisiert* werden (Homöopathie, Bachblüten, Spagyrik, Phytotherapie usw.), um mit anderen, in den Energiefeldern wirksamen Therapieformen, sowie auch mit der somatischen Medizin kompatibel zu sein (129, 2.T.). Listen von Rezepturen und Anpreisung von Wirksamkeit genügen heute nicht mehr!

- «*ou...oudè...oudenì...oudè...oudè*» (Negationenfolge): Wir finden in diesem 4. Vers eine formale Steigerung in den Negationen (*ou-oudè-oudenì...*), was allenfalls ein Hinweis auf ein in der Pharmakotherapie angewandtes Potenzierungsprinzip sein könnte (vgl. *Diätetik*, 362, 2.T.). Die formale Struktur ist in diesem Vers jedenfalls nicht polar, sondern spiegelbildlich («homöopathisch»? «*ou doso...doso*»).

Der Vers mit den negativen «Geboten» lässt sich mit dem 6. Vers («Schneiden») verbinden; bei beiden geht es offenbar um die «härteren» Heiltechniken, während der 3. und 7. Vers mit positiven, nützenden «Geboten» beginnen («Ringe»). Die Wörter, die das Verbot füllen, «*pharmakon*» und «*pesson*», sind mehrdeutig interpretierbar:

- «*pharmakos*» (= *Austreibungsopfer*, «*Sündenbock*»): Im Akkusativ ist das Wort (im *Eid*) nicht eindeutig und kann neben Heilmittel-Gift auch «pharmakos» = Austreibungsopfer bedeuten (Kodewort). Es kann sich hier um einen Hinweis auf die alten Zauberrituale der Entsühnung handeln. Schwere «Befleckung», nicht nur durch Mord, wurde in alter Zeit auf den «pharmakos», den «Sündenbock» übertragen, der dann ausgesetzt und/oder getötet wurde (401). Wir vernehmen aus der Schrift *Von der Heiligen Krankheit*, wie solche Entsühnungspraktiken etwa vor sich gingen. Wesentlich ist jedoch, dass sich die Hippokratiker sehr entschieden und «energetisch abgestützt» davon distanzierten. Es kann hier somit eine thematische Übereinstimmung zwischen dem *Eid* und jener Schrift vermutet werden (402).

> Die Bedeutung dieses Schrittes weg von den in allen alten Kulturen wichtigen magischen und auch schamanistischen Heilpraktiken – er musste offenbar immer noch mit Vehemenz betont werden – ist nicht zu unterschätzen (402). Er öffnete der hippokratischen Heilkunde den von solchen Verstrickungen befreiten Entwicklungsweg in die höchsten Bewusstseinsbereiche sowie andererseits denjenigen in eine rational reflektierbare Heilkunde.

- «*pesson*»: Das mit «Vaginalzäpfchen» übersetzte Wort wurde und wird meist hinsichtlich Abtreibungsverbot gedeutet, was mit der subtilen Seelenlehre des *Eides* im Einklang wäre. Man könnte allenfalls auch diskutieren, ob die Hippokratiker diesen Bereich überhaupt den Hebammen überliessen und sich davon als «Frauensache» distanzierten (vgl. Abtreibung, 403).

Daneben evoziert «*pesson*» das Wortfeld von «*pesso*» (kochen; vgl. *pepsis*): es lässt an «Kochung» im Sinne eines «*Dekoktes*» (Absud) denken, der in den griechischen Texten je nach Konsistenz mit «*ptisane*» (frz. tisane, Kräutertee) und «*chylós*» (*cheo*, 266) bezeichnet wurden. Dies könnte uns weiter auf die subtileren Ebenen führen.

«*Feuer*»-«*Wasser*»: Verbinden wir nämlich «*pesson*» mit «*Feuer*», so entspricht dies der Zuordnungsreihe Solarplexusbereich – «Galle» – «Feuer». «*Feuer*»-«*Wasser*» ständen dann nebeneinander (4.4.1.1): Denn auf «*pesson*» folgt unmittelbar und explizit das Wort «Frau» (*gyné*). Das weibliche Element ist das «*Wasser*» (neben eben erwähnten Absudpraktiken waren wohl auch *wässrige Mischungen* im Gebrauch, vgl. klassische Homöopathie). Es ergäben sich also mehrschichtige Interpretationsmöglichkeiten:

Der Vers könnte auf der Ebene *subtiler Energiepraxis* folgendermassen formuliert werden: Nie soll «Feuer» in verderblicher Weise in den «Wasser»-Bereich eindringen. Dies wäre transkulturell mit Techniken weiblicher und männlicher Kraftentwicklung zu verbinden, wie sie aus den alten Geheimlehren bekannt sind (404). In der Ritualpraxis war das symbolische Mischen von Wasser und Wein im Hinblick auf die Kultivierung der Energie wichtig (404). Damit hätten wir auch in diesem Vers die *Leitkriterien* der alten Heilkunde, die in guter Mischung und mit gutem Rhythmus alles Werden und Vergehen bestimmen (4.4.1.1). «Feuer»-«Wasser» sind die stärksten kosmischen Ordnungsprinzipien und werden hier vielleicht auch mit den *stärksten Geboten geschützt*. «Wasser» und «Feuer» müssen von diesem Energiebereich aus in ganz subtiler Weise miteinander in Kontakt kommen und einander gegenseitig stützen und korrigieren, sonst entsteht Verderben, Abhängigkeit, Stagnation, Tod, Trauer (vgl. *Symposion*).

Die weibliche Kraft speziell auch der heutigen Frauen muss hier durch gute «Feuer»-Kraft dynamisiert und ergänzt werden, um nicht in der bekannten Passivität, Unabgegrenztheit und weiblichen Trauer zu versinken. Oder vom Männerbund her gedeutet: Es ist auch für Männer wichtig, die dem Weiblichen zugeordnete Sensibilität in einer «wohltemperierten» Mischung mit der männlichen Feuerkraft zu leben. Dies wäre vielleicht das subtilere Leitbild des vielgepriesenen «neuen Mannes».

Der Vers könnte mit Einbezug der subtilen Ebenen nun etwa folgendermassen lauten:

«Nie und nimmer werde ich jemandem Todbringendes mischen, weder auf der körperlichen noch auf den psychischen Ebenen, noch werde ich Entsühnungen machen, auch auf

Verlangen nicht, noch einen Rat dazu erteilen. Ebenso werde ich keiner Frau ein keimvernichtendes Mittel geben. Ich werde vielmehr das «Wasser» im Gefäss schützen, so dass das «Feuer» ihm niemals zum Verderben wird, sondern zur Entwicklung heilender und gesundheitsfördernder Kräfte verhilft.»

4.7.3.5 Fünfter Vers

«Lauter und redlich werde ich bewahren mein Leben und meine Kunst».

Dies ist der zentrale Vers, um den das ganze Ritual zu kreisen scheint, «Kerngelübde und Akme des ganzen 'Eides'» (405). Die Ringstrukturen der Verse formieren sich um diesen Kernsatz des Heilens, der als einziger nicht Pendant zu einem anderen Vers ist. Allein, kompakt und kurz steht er in der Mitte des *Eides*. LICHTENTHAELER deutet dies folgendermassen (405):

«Das Besondere am 5. 'Eid'-Abschnitt besteht darin, dass er seine geistige Substanz aus allen übrigen Abschnitten schöpft, bevor er sie seinerseits alle überragt und ihnen ihren letzten Sinn zurückschenkt. Er steht nicht nur örtlich im Mittelpunkt des 'Eides', sondern auch wesenhaft und verkündet … apollinische Ethik.»

Im Energiefeldritual geht es um den «Herzbereich» (4. = «Herzzentrum»). Dies ist transkulturell das Leitzentrum des Heilens, der Bereich heilender Fürsorge und Liebe (vgl. Herzsymbol für Liebe): Seit alters her und in den verschiedensten Kulturen wird hier der Kristallisationspunkt der Heilenergie erfahren, in der Kreuzung *der männlichen vertikalen und der weiblichen horizontalen Energielinie* (Lebenskreuz, 406).

Die vorhergehenden Verse waren je auf *Hygieia* und auf *Panakeia* hin ausgerichtet, beim folgenden 6. Vers wird es die Therapeutik des *Asklepios* sein. In diesem 5. Vers ist es nun die Qualität *Apollons*, die alles Heilen und den ganzen *Eid* von der Mitte aus durchdringt: *«Apollon iatrós»* (375) wurde als erste und höchste Heilkraft im *Eid* angerufen und damit das rituelle Geschehen in die «Lichtebene» gehoben (384; 4.4.2.2): Diese höchste Heilkraft ergiesst sich nun gleichsam in alle Gefässe des Heilens.

Einige *Eid*-Exegeten haben das *hohe spirituelle Niveau dieses Verses* gespürt und ihn deshalb der *sakralen Sphäre* zugeordnet. Andere, durch das heutige Verständnis der Medizin verunsichert, haben sich gegen eine *Sakralisierung des Eides* gewehrt (289). Dieser Widerstand zeigt sich besonders deutlich, wenn «heilig und rein» *möglichst rational* mit «lauter und redlich» oder gar mit «integer» und «rechtschaffen», «gesetzestreu» wiedergegeben wird (407). Der Vers – und der ganze *Eid* überhaupt – erhält aber eine ganz andere, vergeistigte Qualität, wenn wir ihn in der alten Weise als «*heilig und rein*» lesen:

410

– *«heilig und rein» (hagnos de kai hosios):* Diesem Doppelausdruck und anderen, ähnlichen, die als «hieratische (priesterliche) Formeln» eingestuft werden (407), eignen überlappende Wortfelder im Sinne eines Hendiadyoin (= eines wird durch zwei ausgedrückt). Sie scheinen für energetisches fliessendes Erleben geeigneter als z.B. Spezifizierung durch ein Adverb und sind im Umfeld des *Eides* wie auch in Sakraltexten anderer Kulturen häufig (408). Die Vorlage zu diesem *Eid*-Vers scheint die sehr ähnliche Formel *«hagnos + katharos»* einer *homerischen Hymne* zu sein (7. Jh.): Der *Eid*-Vers – wie übrigens auch die «Tempelstelle» in der *Heiligen Krankheit* (409) – knüpft an jenes alte Traditionselement an, an die *Hymne an Apollon,* die mit *«heilig und rein»* wiedergegeben wird (409). Die Kraft Apollons ist subtile Kraft par excellence: Sie ist zugleich *Lichtkraft, Sonnenkraft, Orakelkraft, Musenkraft, höchste Geisteskraft, Heilkraft und spirituelle Kraft (Erleuchtung),* die den Menschen treffen und wie ein Pfeil in ihn «einfahren» kann. Apollon ist nämlich auch der «Schütze ins Weite», der «Ferntreffende», zugleich also auch Symbol der *gerichteten, «vektoriellen» energetischen Prozesse* (410; vgl. Entelechie).

Trotz des stehenden Doppelausdrucks stammen *hagnos* und *hosios* aus verschiedenen Traditionen und sollen deshalb getrennt besprochen werden:

«hagnos», dieses «hochbesetzte» Beiwort Apollons, steht in ähnlichen Doppelformeln in verschiedenen Schriften der hippokratischen Tradition. Vor dem Eingehen in den Tempel mussten sich die Hippokratiker «reinigen und heiligen» (*hagneuo,* 409). Die spirituelle Ebene (*theion*) wirkte in höchstem Masse als *«kathairon + hagnizon»,* reinigend und heiligend (409) und vermochte jeglichen Rest von Verunreinigung zu tilgen, so dass der Hippokratiker dann lichtvoll «geheiligt» in den «Tempel» eingehen konnte. Aus Mysterienkulten ist belegt, dass es vor der Einweihung eine Vorbereitungszeit am Tempel gab. Die Adepten wurden *«hagneuontes»* genannt (411).
    Bereits in der Antike wurde bemerkt, dass bestimmte *«symbola»* je nach Vorkommen einerseits «natürlicherweise ethisch» gedeutet würden, andererseits im Zusammenhang mit den Mysterien und Weihen jedoch auf einer anderen Ebene, nämlich der *spirituellen* (411). In der *Heiligen Krankheit* wird die spirituelle Ebene (*theion*) als *«hagnótaton»* (Superlativ) bezeichnet.

«hosios» weist seinerseits auf Mysterientradition und Reinigungsrituale, wie denn Apollon auch reinigende Wirkung hat und an all seinen Kultorten als *Reinigender* steht (vgl. *katharos,* 412). Verschiedene hippokratische Par-

allelstellen enthalten die erwähnte, hohe Form der Kathartik (409), und ähnlich lassen sich auch in der Architektur des koischen Asklepieions rituelle Stufungen von *Reinigung – Heiligung – Vollendung* erkennen (1. Kap., vgl. auch Messritual). «*hosioi*» sind also diejenigen, die kultische Reinigungen (Katharsis) vollzogen haben, es sind die «Eingeweihten», die «Mysten», die nichts von «*an-hosion*» mehr in sich tragen (*Heilige Krankheit,* 413). «*hosioi mystai*» wurden so die Mysten der *eleusinischen,* «*hoi hosioi*» diejenigen der *orphischen Mysterien* genannt (414).

Als der Gottheit Geweihte schliesslich (328), als «*hieroi anthropoi*» nannten sich die dem «*hieron*» (Asklepieion) nahestehenden Asklepiaden, die Pythagoreer nannten sich «Hieraten» (306). «Sacrati» (lat.) hiessen auch die Eingeweihten des Mithras-Kultes, die ebenfalls sieben Stufen der Initiation durchliefen (413).

Eine Konkordanz finden wir ferner im Sterbedialog des Sokrates, wo es ebenfalls um Mysterien und Mysten geht, und wo diejenigen, die die Weihen im wahren Sinne leben, die «*Gereinigten und Geheiligten*», im Sterben Zugang zum göttlichen Bereich haben (415).

Vor dem Hintergrund dieser Worttraditionen muss «*hagnos de kai hosios*» auch im *Eid auf der spirituellen Ebene gedeutet* (411) *und mit «heilig und rein» übersetzt werden*, nicht bloss mit «ethisch hochstehend».

Die Verbindung von «heilig und rein» mit den Energielehren: Diese und sehr ähnliche Formeln weisen darauf hin, dass der «Arzt» ohne Makel, ohne energetische Befleckung (*Miasma*) – modern gesagt, ohne «blinde Flecken» auf allen Ebenen – seine Wahrnehmungen und Energieübertragungen vollziehen soll. In der hippokratischen Heilkunde war damit die Verpflichtung verbunden, *diese energetische Verfassung zeit seines Lebens zu verfeinern* (416)! Der Arzt musste sich durch Übungen selbst «heilig und rein» einstimmen, ähnlich wie vor dem Musizieren das Musikinstrument gestimmt wird. Diese Harmonisierung des Arzt-Therapeuten war «*Selbstheilung*» und Vorbedingung für eine diagnostisch-therapeutische Wirksamkeit!

Diese Zusammenhänge wären nicht nur für die Psychotherapie sehr zu bedenken, da allgemein *die Psychohygiene der Menschen in den heilenden Berufen* noch wenig beachtet und erforscht ist (WIRTZ/ZÖBELI)!

Entsprechendes zeigen uns heute Physiker wie BOHM auf, wenn subtilere Manifestationen der Materie-Energie die Kraft haben, weniger subtile zu transformieren (417).

Ausführungen dazu finden wir in der *Diätetik* und besonders hinsichtlich der *Auradiagnostik*, wiederum mit der entsprechenden Formel (375, 2.T.):

Die Auraschichten *rein und heilig* (*kathara* + *eu(h)agea*) zu sehen, sei gut.

Und etwas weiter im Text werden Phänomene beschrieben, die als

rein und strahlend (*kathara* + *lampra*)

geschaut werden. Folglich musste der Arzt-Therapeut selber im Zustand von «rein und heilig» sein, um diese Phänomene überhaupt sehen und damit umgehen zu können. Zu diesen subtilen Resonanzphänomenen gehört auch die Erwartung, dass «heilige Menschen heilige Dinge denken und sinnen sollen» (418): Hinweis auf die alte heilende Tradition «*positiven Denkens*».

In dieser Verfassung vermochte der Therapeut den anderen Menschen «rein» wahrzunehmen, ihm genau das «Notwendige» zukommen zu lassen (vgl. 2. Vers) und vor allem nichts «Unreines» auf ihn zu übertragen. Der Therapeut selbst war dadurch ebenfalls nicht mehr verletzungsanfällig, denn hoher Energiezustand und spirituelle Sphäre nahmen nichts Negatives mehr auf (vgl. *Heilige Krankheit, 4.6.5*). Entsprechend wird auch in der *Diätetik* – hier bezüglich Auratherapie – «Reines» aus dem spirituellen Bereich mit «gut/subtil» mantraartig verbunden (419):

«was man gleichsam als *Reines Göttliches* aufzunehmen scheint ist *rein, gut* für die Gesundheit (Hygieia).»

Wird das platonische «*schön und gut*» (*kalon k'agathon*) als Inbegriff der subtilen Qualität jenes Ritualbundes verstanden (362, 2.T.), so könnte in «*heilig und rein*» ein *Kodewort für die Qualität subtilen Heilens* der Hippokratiker gesehen werden. Dies haben Menschen durch die Jahrhunderte gespürt, die den *Eid* «der religiösen oder gar sakralen Sphäre» zuordneten (420) und Kraft aus ihm schöpften.

Die hohe spirituelle Qualität – nicht unsere bürgerlichen, rationalen Tugenden wie Rechtschaffenheit, Lauterkeit und Redlichkeit – waren im heilenden Ritualbund das hohe Ziel. Auch sind unsere heutigen ethischen Vorstellungen noch weit von einer spirituell verankerten Lebensführung entfernt.

Es scheint mir hier wichtig, beim Begriff «rein» die verschiedenen Ebenen zu unterscheiden: «Heilig und rein» hat nichts mit derjeni-

gen christlichen «Reinheit» zu tun, die vielfach «sexuelle Abstinenz» bzw. Abwertung des Körperlichen bedeutete und zu einem
bürgerlichen, kirchlichen (421) Moralbegriff wurde. Die antike
Qualität «heilig und rein» bedeutete Ausstrahlung aus dem Herzbereich, die den anderen Menschen tief berührte und heilwerden liess.

In der bereits erwähnten «Tempelstelle» der *Heiligen Krankheit* wird aufgezeigt, dass die Epilepsie nicht durch göttlichen Einfluss und durch die spirituelle Sphäre entstehen, d. h. niemals «heilig» sein kann. Krankmachende
Ungleichgewichte müssen in anderen, tieferen Ebenen entstehen. Die spirituelle Sphäre dagegen sei in höchstem Masse reinigend und heiligend (409),
wodurch auch schwere Makel in den Energiefeldern «reingewaschen», aufgelöst oder umgepolt werden könnten.

Die hohe Verfassung, aus der die Hippokratiker heilten, wurde mit
«Lichtebene» («Himmelsglanz», 4.4.2.2) bezeichnet, rituell aufgebaut, aber
auch *geschützt* (432, 2.T., 409).

«Wir selber setzen ja die Grenzen um die Tempel (*hieron*) und die heiligen Bezirke fest,
damit sie niemand überschreitet, wenn er nicht *«heilig und rein»* ist. Und wenn wir in ein
Heiligtum eintreten, dann besprengen wir uns mit geweihtem Wasser, nicht, als ob wir irgendwie befleckt wären, sondern für den Fall, dass wir noch von früher einen Makel an
uns haben sollten, um diesen abzuwaschen. Das ist meine Meinung von den Entsühnungen.»

Das *Eid*-Ritual kann, wie anfangs erwähnt, mit einem *Gang durch den äusseren*, konkreten wie durch den *inneren Tempel* verglichen werden, in dem
die subtile Qualität des «Heiligen und Reinen» aufgebaut wurde. «Heilig
und rein» mussten auch die Opferhandlungen vollzogen werden, wie dies
bei Hesiod bezeugt ist (422). Dazu gehört auch der Spruch am Asklepios-
heiligtum zu Epidauros, der nochmals die Begriffe *«hagnos + hosios»* im sakralen Raum verbindet (423):

«Heilig mögt ihr diesen duftenden Tempel betreten, und *heilig* ist, wer *reinen* Herzens ist.»

«Heilig und rein» mussten die Asklepiaden den Tempel betreten und «heilig
und rein» war ihr Ritual und dessen zentraler Vers (327).
*Eine immer wieder erwähnte Kluft zwischen «Priestermedizin» und As-
klepiaden scheint denn auch vom Eid und seiner Spiritualität her nicht gerechtfertigt und eher ein modernes Konstrukt zu sein* (424).

– «heilig und rein *werde ich ausrichten und bewahren»* (*diatereso*): Diese
  Verfassung des «Heilig und Rein» musste das ganze Leben hindurch geübt und weiter aufgebaut werden. Damit lässt sich das Verb mit «genau

beobachten», «ausrichten» noch dynamischer wiedergeben als nur mit «bewahren».

– *«mein Leben und meine (Heil)kunst»* (*bion ton emon kai technen ten emen*): Formal finden wir eine symmetrische Struktur zwischen «heilig und rein» und «Leben und Kunst», wo sich diese Qualität manifestieren soll. Leben und Wirken des Hippokratikers sollen in Resonanz mit diesen höchsten Schwingungen sein. Der zweite Teil des Verses (Leben und (Heil)kunst) wird im 9. Vers in der Vollendung wieder aufgenommen.

Der 5. Eidvers baut im Energiefeld den *Herzbereich* auf (vgl. *sursum corda* im Messritual). Er hat viele transkulturelle Entsprechungen, wie z. B. in der *Bergpredigt* (311):

«Glückselig diejenigen, die *rein sind im Herzen*, denn sie werden Gott schauen.»

Von alten mystischen Traditionen ist bekannt, dass heilige Worte und Sätze geatmet und intoniert werden und den ganzen Leib erfüllen (DOUGLAS-KLOTZ). Noch heute pflegen die Mönche auf dem Berg Athos eine sog. «Lichtmystik»: ihr «Herzgebet» wird den Tag hindurch gleichförmig geatmet und dem Herzrhythmus angepasst (425). Auch der symmetrisch aufgebaute 5. *Eid*-Vers eignet sich besonders gut für ein mantraartiges atmendes Rezitieren:

– *hagnos* (einatmen)	– *de kai hosios* (austamen)	– *diatereso* (Haltephase)
– *bion ton emon* (einatmen)	– *kai technen ten emen* (ausatmen)	– *(Haltephase)*

Auf die transkulturelle Verbindung von *Heilen und «Herz»* weisen auch Abbildungen, z. B. die symbolische Darstellung des geöffneten Herzbereichs und des angebotenen Gefässes oder das konkretistisch blutende Herz Jesu. Entsprechendes lässt sich bis in die Ikonographie Sumers zurückverfolgen (2000 v. Chr.): Hier erscheinen Therapeutinnen und Therpeuten typischerweise mit dem sog. «Gefäss der überströmenden Liebe» im Herzbereich, aus dem strahlenförmig Heilkraft fliesst (Abb. 25).

Eine Abbildung zeigt ferner die ganze Welt aus solchen Gefässen bestehend, die miteinander durch Kraftströme verbunden und gleichsam vernetzt sind. Wunderbare alte Vision des Heilwerdens der Welt!

Auch der *hippokratische Eid* als Ganzes, speziell aber der 5. Vers, kann als «Gefäss» gesehen werden, aus dem lichtvolle Erosenergie in alle Gefässe des Heilens und auch in alle Menschen strahlt. Der Vers könnte nun subtiler formuliert werden:

«Heilig und rein will ich mein Leben und meine Kunst ausrichten und bewahren»

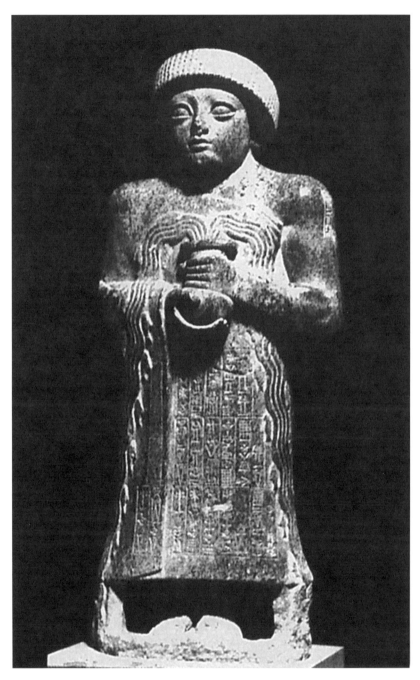

Abb. 25. Sumerischer Therapeut mit dem «Herzgefäss der überströmenden Liebe» (ca. 2000 v. Chr.).

416

oder noch freier:

«Heilig und rein will ich ausrichten alles, was ich einatmend lebe und was ich ausatmend heil mache.»

4.7.3.6 Sechster Vers

«Nie und nimmer werde ich bei (Blasen)steinkranken den Schnitt machen, sondern sie zu den werkenden Männern wegschieben, die mit diesem Geschäft vertraut sind.»

Es geht hier um den Heilzweig der «*Chirurgie*», um Heiltechniken des «Schneidens». Die Chirurgie wird seit den ältesten Belegen mit derselben Verbalwurzel *tem-* bezeugt wie in diesem *Eid*-Vers, auch wenn es sich in den ältesten Belegen nur um Wundversorgung handelte (426):

«Denn ein Arzt ist höher denn viele andre zu achten (in der Schlacht),
Pfeile herauszuschneiden und lindernde Kräuter zu streuen.»

Die damalige «Chirurgie» hatte einen schlechten Ruf: Sie arbeitete ohne Asepsis, mit spärlichen anatomisch-physiologischen Kenntnissen, schlechten anästhetischen Möglichkeiten und sehr grossen Risiken. Tiefenschnitte, wie sie für Blasensteine gemacht wurden, waren damals des öftern tödlich. Generell war in der alten Welt der Schnitt, besonders im Unterleib, verpönt und Leichensektion verboten (vgl. Priester-Eid, 427). Die Ägypter brauchten Tricks, um dieses Gebot für die Mumifizierung zu umgehen (427).

LICHTENTHAELER hat die medizinischen Zusammenhänge für den Blasensteinschnitt eingehend diskutiert und u. a. die Möglichkeit einer Verletzung des männlichen Genitale (Samenleiter) erwähnt. Bezüglich der somatischen Ebene bleiben jedoch Fragen offen, wie z. B.: Warum werden andere gefährliche Operationen wie Schädeltrepanationen, welche Ärzte im Altertum ausführten, hier nicht auch erwähnt bzw. verboten?

Wir müssen das Problem wieder mehrschichtig, d. h. auch energetisch angehen. Damit wird sich obige Frage erhellen, warum gerade die Blasensteinoperation hier paradigmatisch erwähnt wird. Wird im 4. Vers das gute Umgehen mit dem Weiblichen durch spezielle Verbote geschützt und eine scharfe Grenze zu «Giftigem» gezogen, so geht es spiegelbildlich im 6. Vers um Verbote, die das *Männliche, den männlichen Bereich und die männliche Kraft* vor dem zu «*Scharfen*» schützen (428): Es werden explizit «*Männer*» erwähnt, d. h. die männliche Kraft wird hier in ihrer «eindringenden» Qualität abgehandelt und subtil eingegrenzt. *Im Energiefeld sind wir dabei im Genitalbereich, im 1. Zentrum (Wurzelchakra), in der Leitzone der männlichen Energie* (429), die jedoch – wie alle Energiezonen – für beide Geschlechter erfahrbar ist!

> Es ist der Bereich, den FREUD als «primäre erogene Zone» wieder-
> entdeckt hat, und von welchem er zeitlebens fasziniert blieb (BER-
> NER, 1989).

Der 6. Vers wird durch ein Verbot zu «*schneiden*» eingeleitet. Dieses erscheint mir – in Anbetracht auch des äusserst knapp gehaltenen Verses –
wiederum als holistisches *Kodewort*, das gleichsam eine *doppelte Verschlüsselung* erkennen lässt. (Ich stelle die von mir abgeleitete 1. Verschlüsselung
mit (), die zweite mit (()) dar):

		– ((Messer))
schneiden	– (scharf)	– ((phallischer Bereich – männliche Leitzone))
		– ((hippokratisches Heilprinzip))
		– ((männliche Energiepraxis der Asklepiaden))

– «*ich werde niemals schneiden*» (*ou teméo …*): Holistisch dürfte hier das
   Eindringen der männlichen Energie gemeint sein. Möglicherweise ist
   dies ferner ein Hinweis auf das diagnostische Leitkriterium der *Tiefe* (vs
   Oberfläche vom 3. Vers).
   Zur selben Wurzel (*tem-*) gehört auch *schneidend/scharf* (*tomós*).

Zunächst evozieren «*schneiden*» und «*scharf*» das chirurgische *Messer*.
Das «Messer» ist ein *phallisches Symbol* par excellence. Ich verweise hier
auf die Bedeutung des «Phallos» in Griechenland, von den mythischen und
dionysischen Satyrdarstellungen bis hin zum «Phallos» der Komödien-
schauspieler. Die phallische Kraft ist definiert durch «*Schärfe*» (mit Steigerung bis zur «Satyriasis»). Dort, wo diese Kraft zu tief oder zu heftig eindringt, wo sie zu «scharf» wird, kann sie verletzen. Vergleichsweise sprechen
Inzestopfer heute vom Einbruch der Fremdenergie in ihr kindliches Energiefeld als von «Starkstrom».
   Die Kultivierung der Sexualenergie zum «doppelten Eros» – im Gegensatz zu einfachem Ausleben oder Unterdrücken – war ein Anliegen der subtilen Ritualbünde.
   «Scharf» ist mehrdeutig und führt zu den *alten Energielehren*.

«*scharf*» in der Energielehre evoziert nun das (implizite) Wort «*oxýs*» und
weiter das wichtige *hippokratische Heilprinzip: Der Moment des Heilens ist
scharf zu erkennen* (430). Die diagnostische Wahrnehmung (*krisis*) muss ge-
schärft sein, um den günstigen Moment im Heilprozess nicht zu verpassen
(*kairós*). Hatte sich nämlich aus der Ungleichgewichtskonstellation bereits
ein «Stein» gebildet, der Krankheitsprozess sich «materialisiert», konnte
und durfte der Hippokratiker ja oft nicht mehr heilen (431). So lautet das er-

ste, «differentialdiagnostische» Prinzip: *Heilen oder nicht.* Dann musste dem «scharfen» Diagnostizieren ein präzises Therapieren entsprechen, und zwar möglichst bevor die Krankheit selbst «scharf» wurde. Hier ist der hippokratische Traktat *Von der Behandlung der schweren (eigentlich scharfen) Krankheiten* zu erwähnen (*Peri diaites oxeon*).

Wurde nun zu radikal und «scharf» vorgegangen, konnten zu grosse Verletzungen, nicht nur im Somatischen, sondern auch im subtilen Meridiansystem entstehen: Grundsätzlich ist anzunehmen, dass jede Operation somatische und subtile Verletzungen setzt, «Schmerzen», die auch bei Narkose im Unbewussten gespeichert werden können.

> Heute wird etwa postuliert, dass Operationen, die z.B. Narben im Gebiet subtiler Bahnen hinterlassen, störende Auswirkungen haben können. Es wäre in dem Sinne wünschenswert, dass operierende Ärzte eine Ahnung der Hauptbahnen des subtilen Meridiansystems hätten. In dieser Beziehung ist auch die minimal-invasive Chirurgie sehr zu begrüssen.

Das Wortfeld von «*scharf*» («*oxys*») kann noch weiterweisen, nämlich auf *Energie- und Polaritätentechniken:* Das Wort entspricht einem energetischen Gegensatzpaar von «*scharf*» (= *oxys*) vs «*stumpf*» (= *barys*).

Dazu vernehmen wir einiges, wenn auch Kodiertes, aus dem *Symposion* (432). Der Prozess geht hier ebenfalls vom *1. Energiezentrum* aus (Wurzelzentrum), wo die subtile Energiepraxis beginnt. Für diesen Bereich steht der «Arzt» als Symbolfigur. Subtile Energietechniken gehören zu seinem fundamentalen Heilwissen. Er spricht über Techniken des Rhythmus (Yang) und der Harmonie (Yin). Sie bestehen im harmonikalen «Ausbalancieren» der Polaritäten, zunächst von «*oxys*» (= «hoch/scharf») und «*barys*» (= «tief/stumpf»), dann auch von «*schnell*» und «*langsam*»: Die grössten Polaritätsspannungen können durch Eros «harmonisiert», müssen verschmolzen oder «legiert» werden (433). Der Mensch, der das Hohe und das Tiefe zu legieren vermag, der «Meister» (demiourgos) der Platoniker, verbindet gleichsam «Himmel und Erde» und wird nach anderen Traditionen deshalb auch «Pontifex» genannt (434):

«Denn solange das Hohe (oxys) und Tiefe (barys) noch auseinanderstreben, ist keine Harmonie denkbar. Ist doch die Harmonie Einklang, Einklang aber eine Art Übereinstimmung; Übereinstimmung aber von seiten des Auseinanderstrebenden ist unmöglich, solange «auseinandergestrebt wird»; was also auseinander strebt und uneins ist, kann keine Harmonie bilden. ... Zum Einklang aber verhilft all dem, wie dort die Heilkunst, hier die Musik, indem sie gegenseitig «Eros» und Eintracht «einflösst».

Der «Arzt» beruft sich dabei auf Heraklits Andeutungen, die sich etwa so verstehen lassen (435): Diese Technik beinhaltet wie das *Bogenschiessen* Anspannung und Entspannung und wie das *Leierspiel* Harmonien, die in Resonanz gebracht werden müssen (436). Wie die Musik, so werde auch die Heilkunst völlig durch Eros gelenkt und sei in dieser Weise von Asklepios begründet.

Ich deute diese Ausführungen als Umwandlungspraxis der männlichen Energie, als «Umkehrprozess», wo die Energie in besonderer Weise vom 1. Zentrum nach «oben» geführt wird (65). Dies scheint im *Symposion* mit «doppeltem Eros» bezeichnet worden zu sein.

Aus der taoistischen Tradition zitiere ich vergleichsweise eine Technik der sexuellen Sublimation, die von eingeweihten Männerkreisen praktiziert wurde (437):

> «Diese Formel kehrt den normalen, energievergeudenden Vorgang um, indem mit Hilfe einer äusserst fortgeschrittenen Technik das Wasser im Körper in ein verschlossenes Gefäss ... gegeben wird, worauf man den Samen von unten mit Feuer erhitzt und kocht. Wird das Wasser ... nicht versiegelt, strömt es direkt ins Feuer und löscht es, oder es wird selbst vom Feuer verzehrt. ... Grundlegend für diese Formel ist das Prinzip, niemals Feuer emporsteigen zu lassen, ohne darüber Wasser zu haben, das von ihm erhitzt werden kann, und andererseits stets dafür zu sorgen, dass kein Wasser ins Feuer fliesst. Auf diese Weise erhält man einen warmen, feuchten Dampf, der eine gewaltige Energie in sich trägt und ausserordentlich gesundheitsfördernd ist.»

Dazu ist zu sagen, dass in den alten Energielehren das Heilen *eine* Möglichkeit im Umgang mit hochentwickelten Energien war. Aus der chinesischen Medizin wird z. B. erwähnt, dass die Sexualenergie (aus dem 1. Zentrum) zu 95 Prozent als Heilkraft und nur zu 5 Prozent in praktizierte Sexualität investiert werden könnte (438). Es handelt sich dabei um einen Anspruch, der in unserer Zivilisation kaum mehr verstanden und akzeptiert wird.

- *ou ... oudè* (die Negationen): In den Negationen setzen sich die Hippokratiker auch hier (wie im 4. Vers) von unsubtileren Praktiken im Sinne eines *cavete collegae* ab. Dazu finden wir wieder Übereinstimmungen bei Platon, wonach man in diesem Bereich mit besonderer Sorgfalt umgehen müsse, um den Eros geniessen zu können (439). Auch der «Arzt» im *Symposion* ist dem «doppelten Eros» verpflichtet. Dies bedeutet, sehr sorgsam mit den Erosregungen im Genitalbereich umzugehen, sie zu schützen, damit sie nicht entgleisen und in «Zügellosigkeit» oder Sucht ausarten (440)!
- *Der Blasensteinschnitt:* Das «scharfe» Therapieren darf also nicht unkontrolliert, nicht ungesteuert durch das gegenläufige «stumpfe» Prinzip, ausagiert werden, sonst entsteht dem männlichen Bereich und der

männlichen Kraft eine Verletzung oder eine Beeinträchtigung. Dies scheint über die somatische Ebene und den Blasensteinschnitt angedeutet und kodiert:

Die Hippokratiker arbeiteten also somatisch wie energetisch *nicht mit der «scharfen» Qualität*, auch wenn diese potenter wirkte. Sie überliessen somatisch solches Tun «Chirurgen» (Handwerkern!) und energetisch Männerbünden, die nicht die subtilen «Techniken» erlernten. Auch hier, wie in der Kathartik, setzten sie sich vom herkömmlichen, nicht wissenschaftlichen Heilen ab, was für ihre *Identitätsfindung* bedeutsam war.

> Die subtile Ausdeutung des Steinschnittverbotes unterstützt auch heute das vorsichtige Abwägen gefährlicher Behandlungen wie Chemotherapien, Hirnoperationen, Organtransplantationen usw. und das sorgfältige Begleiten und therapeutische Bearbeiten schwerer Eingriffe.

Der Vers kann dann mehrdeutig etwa folgendermassen formuliert werden:

«Ich werde niemals mit unkontrollierter «Schärfe» in diesem männlichen Bereich wirken, werde der Zeugungskraft Sorge tragen und mit meiner (Heil)Kraft sorgfältig umgehen. Auch wenn es stärkere Techniken gibt, werde ich vielmehr solches Tun Männern und Männerbünden überlassen, die dies praktizieren, und Männer, die dies suchen, dorthin schicken.»

4.7.3.7 Siebter Vers

«In wie vielen Häusern ich auch einkehre, eintreten werde ich zum Nutzen der Leidenden, mich fernhaltend von allem vorsätzlichen Unrecht sowie jeder sonstigen Unzüchtigkeit, zumal von Werken der Wollust, an den Leibern von Frauen und Männern, Freien und Sklaven.»

Dieser Vers handelt vom Auftreten und Eintreten des «Arztes», wie dies in der nicht authentischen hippokratischen Schrift *Vom Arzt* ausführlich niedergelegt ist (441). Mit dem auch hier erwähnten hippokratischen Prinzip «zum Nutzen der Leidenden» und dem «sich Fernhalten von jeglichem Unrecht» nimmt der 7. Vers den 3. wieder auf, bzw. er macht eine Schlaufe zu diesem.

- *«in wieviele Häuser ich einkehre»:* Es wird sich in diesem Vers nicht nur um den sichtbaren Hausbesuch handeln: Das «Haus» hat holistisch auch die Bedeutung «Person», ebenso wie *«soma»*, das in diesem Vers auch noch genannt wird. In der hippokratischen *Diätetik* wird mit demselben Verb das negative Eindringen von Fremdenergie in den Leib bezeichnet (442). In der feierlichen *zweifachen* Redeweise des «Einkehrens»-«Eingehens» mittels zweier Verben (443) können wir zugleich das «doppelte Eintreten», das feierliche Betreten eines Tempels im mikro-makrokosmischen Sinn heraushören. Dazu gibt es transkulturelle Parallelen (444). Die «Ärzte» mussten «heilig und rein» in das «Haus» des anderen Menschen einkehren, wie sie – gemäss der Schrift *Von der Heiligen Krankheit* – auch «geheiligt» in den Tempel eingingen (*eisiontes* = konkordant, 409), denn sie zogen ja

…«Grenzen um die Tempel und die heiligen Bezirke fest, damit sie niemand überschreitet, wenn er nicht ‘heilig’ und rein ist».

In diesem Vers wird der Bereich des 2. Zentrums angesprochen, das «Hara»-oder Nabel-Zentrum (gr. *omphalos*, Abb. 13). Dieser Bereich ist in den alten Energielehren zum Aufbauen der Vitalenergie besonders wichtig. Dass entsprechendes Wissen auch bei den Athos-Mönchen (Hesychasten) noch weiterging, zeigt ihre Verspottung als «*Omphalópsychoi*» (Nabelseelen, 445).

Im *Eid* scheint es sich beim «Betreten» des Leibes um *Betastungsdiagnostik und berührende Verfahren* zu handeln, um das Betasten und Palpieren des Bauchbereiches, das Eindringen in den «Erdbereich des Menschen» (445) – wie er in der «Menschwerdung» der *Diätetik* beschrieben wird (150, 2.T.) – und um das Spüren verschiedener Fliesssysteme (446, vgl. Abb. 6). Diese Betastungsverfahren werden Asklepios zugeordnet, der – im Gegensatz zu Hygieia – die Patienten berührt. Achtsames Berühren auf allen Ebenen erfolgt mit Erlaubnis des anderen Menschen.

Ferner handelt es sich um das *diagnostische Leitkriterium der Tiefenwirkung* (*intima*, HEMPEN), um das Eindringen in die Tiefenschicht des Leibes. Während im 3. Vers die Oberflächenschichten mittels diätetischen Vorgehen angegangen wurden, geht es hier um das *Therapieren der Tiefenschichten* (446). In den Intimbereich eines anderen Menschen eintreten begann bereits bei «Haus und Hof» und war auf verschiedenen Ebenen eine sakrale Handlung: Die Privat- oder Intimsphäre wurde als heilig empfunden. Wer sie mit bösen Absichten verletzte, beging einen Frevel (447). Im 5. Vers wird die heilende Energiequalität mit «heilig und rein» definiert; hier im 7. Vers kommt die sakrale Fortsetzung, ein griechisch sehr *weihevoller Satz*:

– «*frei von jedem absichtlichen Unrecht und negativen Impulsen*»: Der Arzt-Therapeut muss seine Schwächen kennen und aufgearbeitet haben. Im Gegensatz zu obenstehender Übersetzung ist «*phthorie*» m. E. nicht mit «Unzüchtigkeit» – Liebespraktiken folgen erst im nächsten

Passus –, sondern, wie im 4. Vers, mit «Verderben bringender Energie» zu übersetzen, mit Negativem, das speziell durch therapeutische Berührung übertragen und zu *schräglaufender Fremdenergie* wird. Wie in der Psychoanalyse sollte der «Arzt» ein reiner – und hier zusätzlich heiliger – «Spiegel» sein. Das «Unrecht» (*adikía*), das auch religiöskosmische Wertigkeit hat, scheint im energetischen Heilen speziell *Manipulation und Suggestion* zu sein: dem anderen den eigenen Willen aufzwingen, ihn in Prozesse bringen, die schicksalsmässiges «Unrecht» sind, ferner auch, *ihn ausnützen und energetisch «aussaugen»* (Vampirismus).

Dies ist heute besonders in Therapieformen, die direkt auf das Energiefeld einwirken, von grosser Bedeutung! Das Phänomen des energetischen Abhängigmachens und «Anzapfens» müsste in der Therapeutik konzeptuell erkannt, demaskiert und verarbeitet werden und wäre auch von «charismatischen» Lehrerfiguren und Ausbildungsinstituten zu reflektieren!

– *«Werke der Aphrodite»* übernehme ich wörtlich, statt obgenannte *«Werke der Wollust»*: Der Begriff ist nämlich nicht im abendländischen Sinne abwertend gemeint, hatten doch die Griechen weniger Zensuren der Lust durch Eros und Aphrodite gegenüber als die nachmalige abendländische Kultur! Ebenso wenig stehen hier vermutete Bedenken dem homoerotischen Eros gegenüber (448). Es geht vielmehr um *die Qualität der Heilenergie, die sich nicht mit Liebespraktiken vermischen soll:* also eine *holistische «Abstinenzregel»*. Dadurch werden die *Heilpotentiale* vor Nebengleisen und Verzettelung *geschützt* (438).

Während Abstinenz bei FREUD nur somatisch gefordert wird, müsste sie in energetischen Therapiekonzepten auch auf der Phantasieebene und folglich subtiler erfasst werden.

Die «Werke der Aphrodite», die zu umgehen sind, schaffen eine Brücke zum vorausgehenden Vers der «werkenden Männer», die alles Mögliche tun. Nur der ganz subtile Umgang mit den Heilkräften wird dem Menschen im Heilprozess gerecht. Vielleicht wird auch darauf verwiesen, dass sich die Hippokratiker nicht um niedere Aphrodite-Techniken bemühen sollten. *«Aphrodite»* erscheint auch im platonischen *Symposion* im «Hara»-Bereich: Es ist der Bereich der weiblichen Erdkraft, des Mütterlichen, im *Eid* auch derjenige von «Haus und Herd».

Der Erd-Bereich und die Erdkräfte lassen ferner eine Verbindung zur *Bergpredigt* erkennen (gr. *gê*; 311).

- «bezüglich der Leiber von Frauen und Männern, Freien und Sklaven»: Die Konkordanzen im *Symposion* scheinen jedoch noch weiter zu führen: Im «Hara» beginnt offenbar der Weg der «*doppelten Aphrodite*» und des «*doppelten Eros*» (449). Auch im *Eid* wird formal vielleicht eine subtile Verbindung des Polaren angetönt (450): *Weibliches und Männliches stehen in diesem Vers nebeneinander,* das Weibliche wird zuerst genannt und könnte die subtile Verbindung zum Männlichen aufnehmen (4.4.1.1). Nach chinesischen Lehren entspräche dieser Bereich dem primären Yin-Yang, dem ursprünglichen Kreislauf der Mutter mit dem Fetus (451). Eine von taoistischen Männergruppen praktizierte Energietechnik scheint vergleichsweise Energie vom «Hara» zum 1. Zentrum zu leiten (Dammbereich), nachher hoch in den Gaumenbereich (5. Zentrum) und wieder zum «Hara», 452).

Gleichheit zwischen Männlichem und Weiblichem, zwischen Frauen und Männern, wird dann ausgedehnt auf *Freie und Sklaven,* was eine Humanisierung gegenüber Platons Feststellung bedeutet, wonach nur «freigeborene Frauen» damals vor niederen Liebespraktiken geschützt wurden (453).

Der Vers liesse sich subtil folgendermassen übersetzen:

«In wieviele Häuser ich auch einkehre, eingehen werde ich mit Ehrfurcht und zum Nutzen der Leidenden; frei von jeglichem vorsätzlichen Unrecht, jeglicher zerstörerischen Absicht und Manipulation, frei auch von Wünschen nach ausnützenden Praktiken der Erosenergie. Verbinden werde ich Weibliches mit Männlichem in subtiler Weise, und dies ungeachtet des Standes der Person.»

4.7.3.8 Achter Vers

«Was immer ich bei der Behandlung (der Patienten) sehe oder höre oder auch ausserhalb der Behandlung im Leben der Menschen, soweit man es nicht ausschwatzen darf, werde ich darüber schweigen, solches als heiliges Geheimnis achtend.»

Dieser Vers hat eine starke Verbindung zum 2. Vers: Dort ging es um den Ärztebund und seine «Interna», um das Wissen und die Weisheit, die nur innerhalb dieser geschlossenen Gruppe weitergegeben werden durften. Im 8. Vers liegt der Fokus in der subtilen therapeutischen Verbindung vom Arzt zum Patienten, *am ehesten vergleichbar mit dem «Setting» der Psychoanalyse.*

Im Energiefeld befindet sich der Prozess in den *Bereichen des subtilen Sehens* (6. Zentrum) *und subtilen Hörens* (5. Zentrum), die miteinander eng verbunden sind (454). Diese beiden Bereiche klingen auch im 2. Vers an (455).

– *«was mir in der Therapie etwa schauend oder hörend aufgehen mag»*: Thematisch geht es um das, was uns von Hippokrates als *Arztgeheimnis oder Berufsgeheimnis* überliefert ist. Widersprüchlich für einzelne Exegeten ist, dass Krankengeschichten die volle Namensnennung enthalten: für POLLAK mit ein Grund, den *Eid* von der hippokratischen Tradition auszuschliessen (456):

«Dem Schweigegebot des 'Eides' steht die Veröffentlichung von Krankengeschichten mit voller Namensnennung (zum Beispiel in den 'Epidemien') gegenüber.»

Wiederum ist nicht von dem auszugehen, was wir unter Berufsgeheimnis *heute* verstehen: Im alten Griechenland bildete die Privatsphäre per se kein juristisches Gut. Auch war die sichtbare Welt allen zugänglich, und so auch der von Krankheit befallene Körper eines Menschen. Wir haben heute vielleicht gerade durch den Verlust des Subtilen *den Körper mehr tabuisiert*.

Offenbar geht es also in diesem Vers um Phänomene, die in unserer Tradition verloren gingen. Wir erinnern uns an die diagnostisch-therapeutischen Methoden der «*Facies hippocratica*», ferner der auch *energetisch bedeutsamen Betastungsverfahren* und der *Tranceinduktion* mit «*Auralesen*», die in der *Diätetik* kodiert beschrieben werden (4.4.2). Dazu gehört auch der «*Tempelschlaf*». Diese subtilen Methoden wandten die Hippokratiker an, um die verschiedenen psychisch-geistigen Ebenen des anderen Menschen zu schauen, sein Schicksal zu verstehen und die Behandlung danach auszurichten.

Der 8. *Eid*-Vers handelt von solch *subtilen Wahrnehmungsphänomenen* und zwar mit sehr feinen Nuancen schon in der äusseren Form: Entgegen den im *Eid* üblichen Futurformen stehen dieses «*Schauen*» und «*Hören*» in der *nichtrealen* Form *punktuellen Wahrnehmens* (Konjunktiv Aorist) und müssten entsprechend wiedergegeben werden:

«Was mir in der Therapie etwa schauend und hörend aufgehen mag» …

Ich sehe darin also einen formalen Hinweis auf das spezifische diagnostische «Schauen» und «Hören», welches dem Menschen im «*kairós*», im *punktuellen Moment, die Heilmöglichkeiten offenbart oder gleichsam zu-fallen lässt* (457). Solche Phänomene von Hellsichtigkeit und Hellhörigkeit wurden als «diagnostische Kunst» von den Hippokratikern zeitlebens verfeinert (458).

Das subtile *Schauen* wird nicht nur durch den Verbalmodus, sondern auch durch die Semantik des Verbs abgebildet: gr. *«eidenai – wissen, erfahren»* (459), bedeutet *intuitives, wahrnehmendes Sehen und Wissen*. In der Literatur findet sich dazu eine aufschlussreiche Stelle, wo dieses Verb *bezogenes Spüren* und *intuitives inneres Schauen und Wissen* meint: Bei Homer wird vom subtilen Wahrnehmen zwischen dem Brüderpaar Menelaos und Agamemnon berichtet, derart, dass Menelaos, ohne an der Versammlung anwesend zu sein, *«wusste»*, wie es seinem Bruder dort zumute war (460). Dieses Verb kann also energetische Tiefenwahrnehmung im Sinne eines *schauenden Wissens* bezeichnen, denn die homerische Stelle erläutert noch, dass Menelaos dies aufgrund seiner subtilen Wahrnehmung *wusste*, eigentlich *«den Energiekanal hinunter»* (*kata thymon*, 461). Mit diesem *schauenden Wissen* bringe ich die *Eid*-Formel diagnostisch-therapeutischer Wahrnehmung und Ausstrahlung in Verbindung (*kata dynamin* …, 462), und diese führt uns weiter zu *«kata bion»*:

–   *«und ausserhalb der Therapie über das Leben der Menschen»* (*kata bion*). Was immer der Asklepiade also in der Behandlungssituation wahrnahm und – hier ging es in der subtilen Wahrnehmung noch eine Stufe weiter – auch was er *ausserhalb der konkreten therapeutischen Situation über das Leben und die Lebensmöglichkeiten der Menschen wahrzunehmen vermochte*, darüber war Schweigen geboten. Hellsichtiges Wahrnehmen kann infolge Verbundenheit der Energiefelder auch über Distanz erfolgen und sich z.B. in Träumen offenbaren (463). In dasselbe Schweigegebot eingebunden werden subtile Wahrnehmungen sowohl innerhalb wie ausserhalb der Therapie, was auf das Energiegesetz *«wie innen so aussen»* hinweist: In der energetischen Welt ist Innen und Aussen dasselbe. Alles läuft nach denselben Gesetzmässigkeiten ab (4.3.2.7).

–   *«soweit man es nicht ausplaudern darf, werde ich darüber schweigen»*: Durch das subtil verstandene *Berufs- oder eigentlich Wahrnehmungsgeheimnis* wurden die tiefsten Schichten der Persönlichkeit, die «Intima», geschützt:
Dies bedeutet, dass sich das Schweigen nicht auf die *Sinneswahrnehmung*, sondern auf die *Tiefenwahrnehmung* bezieht: Es ging darum, die Anteile der Persönlichkeit, die durch die Behandlungssituation und die subtilen Wahrnehmungen der Therapeuten am meisten exponiert waren, besonders zu schützen. Dieses Gebot gehört zur subtilen Energielehre und zum Wissen, *dass Gedanken Energien sind*, die die Psyche des anderen subtil verletzen können. In Abwesenheit über einen anderen Menschen Negatives zu

sagen, *Verleumden,* wurde mit dem Wort bezeichnet, das wir unter *diabolisch* verstehen (464). Und nach Sokrates ist es besser, selber Unrecht zu erleiden als jemand anderem dies anzutun (465)!

Vermutlich bestand also die Verpflichtung für diejenigen Gruppen, die subtiles Wissen verbreiteten und lebten, *jegliches Kränken der Psyche des anderen* zu vermeiden, was zugleich auch als Verletzung der göttlichen Sphäre (*adikía*) empfunden worden wäre. Denn Negatives, das dem Energiefeld übertragen wird, ist eine energetische «Befleckung» des anderen. Sie verunreinigt und belastet jedoch nicht nur dessen eigenes Energiefeld, sondern wird möglicherweise auch auf andere übertragen und so zum *kollektiven Schaden* (466; vgl. Mobbing). Das hippokratische Gebot, *zu nützen, aber wenigstens nicht zu schaden* (389), wäre letztlich ein *Gebot subtiler Ökologie!*

Diese Zusammenhänge haben wir verloren und nehmen im Zwischenmenschlichen subtile Verletzungen in Kauf, auf die der *Eid* uns aufmerksam machen kann.

Im Schweigegebot kann ferner noch ein *Entwicklungsprinzip der subtilen Energie* herausgelesen werden: Indem ein Gedanke bzw. die Energie nicht einfach herausgeplaudert wird, kann sie sich dadurch weiterentwickeln, gleichsam potenzieren. Das *«orale» Potential* wird hier in ein «heiliges Schweigen» eingebunden. Damit wird die weibliche, nährende Energie «einbehalten» und gelangt auf diese Weise durch einen alchimistischen Prozess zu höheren Formen von Zärtlichkeit: *Zwecks Entwicklung und Transformation soll Energie nicht sofort freigegeben werden!* In diesem Zusammenhang lehrte Pythagoras seine Schüler als erstes, das Gehörte in Schweigen zu bewahren (468).

Entsprechendes fanden wir auch im Bereich der männlichen Zeugungsenergie (1. Zentrum, 6. Vers), die ebenfalls z.T. «einbehalten» und zur Weiterentwicklung in hohe Formen von Heilenergie überführt werden konnte.

Wir kennen in unserer Kultur diese Energiepraktiken und Prinzipien nicht mehr, wir «lassen die Energie heraus», um ja keine Frustration durch Aufschub zu erleiden. So erfahren z. B. Menschen gerade im Bereich subtiler Erlebnisse immer wieder folgendes: Sie erzählen dieselben einem Zuhörer ohne Sensorium dafür, erzählen, erklären und erklären noch mehr. Bis sie schlussendlich enttäuscht aufgeben, aber die Energie ist weg …

Hier wäre auch eine Unterscheidung im Gebrauch des Wortes «*Verdrängung*» wichtig: Bei der kindlichen Urverdrängung im Sinne FREUDS handelt es sich um Traumatisches, *Unbewusstes*, das durch Erinnern, Wiedererleben und Loslassen therapeutisch aufgelöst werden kann. Vielfach wird dagegen unter dem Vorwand eines sog. «Nicht-Verdrängen-Wollens» immer derselbe *bewusste* Inhalt wiederholt, was keinerlei therapeutischen Effekt hat, sondern nur Energie vergeudet.

Die alten Weisheitstraditionen lehren uns einen anderen Umgang, derart, dass *der Aufschub erst subtile Weiterentwicklung ermöglicht.* Erst durch Entwicklung der Potentiale entstehen höhere Erlebensformen. Bei unserem kulturbedingten Energieverschleiss auf allen Ebenen (auch der Sexualenergie) sowie in Anbetracht des starken oralen Kommunikationsdranges (besonders der Frauen), könnten solch subtile Ansätze des Einbehaltens der Energie Ressourcen für weibliche und männliche Entwicklung werden.

In bezug auf die *Energiepraxis* bilden der 2. und der 8. Vers ein «Gefäss», einen Energiekreislauf, der sich schliesst. Darin mochte alles Leben und Wirken des Asklepiadenbundes aufgehoben sein und sich vom 2. bis zum 8. Vers entwickeln (467). Die Ritualdynamik scheint zunächst von «oben» nach «unten» und dann wieder nach «oben», zum Kopfbereich zu verlaufen, um dann die Bereiche des subtilen Sehens und Hörens besonders eng zu verbinden. Vielleicht geschah dies durch das «Schauen» des heiligen Gegenstandes» und durch das Aussprechen oder Singen der «heiligen Formeln».

– «*dies als Mysteriengeheimnis (arrheta) haltend*»: Mit diesem Wort *Mysteriengeheimnis* ist deutlich eine andere Ebene angezeigt als diejenige unseres *Berufsgeheimnisses: arrheton* ist ein sakrales Wort, das Erfahrungen, die sich sprachlich nicht mehr ausdrücken lassen, als «heiliges Schweigen» andeutet. Bei den altgriechischen Mysterien waren die geschauten Handlungen *arrheta* (468). Es geht hier wohl um die subtilste Form des ärztlich-therapeutischen «Geheimnisses». Das Wort «Therapie» muss dann in seiner griechischen Wertigkeit als «Verehrung» verstanden werden: *Verehrung vor der Tiefe der Seele des anderen Menschen als Teil des kosmischen Mysteriums.* Derselbe Wortstamm wie in «ar*rheton*» findet sich auch im Schweigegebot der Pythagoreer, wo das Schweigen mit dem ganz seltenen, religiös-feierlichen Wort «echer*rhe-*

mosyne» bezeichnet wird (469). Auch EDELSTEIN hat hier Verbindungen zwischen pythagoreischer Tradition und *Eid* gesehen.

«Ich schwöre zu *halten* …»

So beginnt der 2. Vers und macht sprachlich eine Brücke zum 8. Vers (467). Mit diesem Verb bedenkt der Initiand zu Beginn den Lehrer, die asklepiadische Tradition und den Ärztebund. Jetzt, im 8. Vers, verspricht er dies wieder, nun zusätzlich auch das unmittelbar Geschaute, und zwar in der Verbform des Vollzuges:

« … als heiliges Mysterium *haltend.*»

In diesem Moment scheint der Vers ganz aktuell das «Schauen» der tiefsten Geheimnisse, den *Vollzug der Initiation* miteinzuschliessen. Wie das Schauen des anderen Menschen Mysterium ist, wird in diesem Moment wohl das rituelle Erleben und Schauen zum *arrheton* und ebenfalls in «heiliges Schweigen» eingehüllt. Und in dieses Mysterium ist wohl auch die Therapie eingebunden, die zum «*Heilkult*» wird und die uns als «*Tempelschlaf*» überliefert ist (4.4.2.4).

Der Vers lässt sich subtiler ausdeuten:

«Was immer mir in der subtilen Behandlungs- und Begegnungssituation – aber auch ausserhalb (und jetzt) – zufallen mag zu schauen und zu erfahren bezüglich dem Schicksal der Menschen, und soweit man es nicht hinaustragen darf, dieses werde ich wie die heiligen Mysterien achten und darüber Schweigen walten lassen.»

4.7.3.9 Neunter Vers

«Wenn ich also diesen meinen Eid erfülle und nicht zunichte mache, so möge mir Erfolg im Leben und in der Kunst beschieden sein, gerühmt bei allen Menschen bis in ewige Zeiten; wenn ich ihn aber übertrete und meineidig werde, das Gegenteil von alledem.»

Der 9. Vers schliesst einen Kreis zum 1. Vers, indem er das zur Vollendung bringt, was im ersten auf die Zukunft hin begonnen wurde: Die Zeitstufe ist hier präsentisch; das, womit der Eid begann, wird jetzt aktualisiert und erfüllt. Von der höchsten spirituellen Ebene her wurde am *Eid*-Anfang ein heiliger Bezirk um das ganze Ritual und den den Eid leistenden Adepten gezogen. Auf dieses Geschehen wird möglicherweise in einem Gedanken zu Beginn des Traktates *Von den Orten im Menschen* verwiesen, der auch sonst hippokratisch belegt ist (470):

«Es scheint mir, nichts im menschlichen Leib sei Anfang, sondern alles sei zugleich Anfang (*arché*) und Vollendung (*teleuté*); ist *dieser Kreis* (einmal) vollzogen, wird kein Anfang (mehr) gefunden.»

Unter dem Schutz der göttlichen Heilkräfte begann das *Eid*-Ritual, und der 9. Vers spricht vom vollendeten Eid. Der erste Vers ging von der höchsten Sphäre (7. Zentrum) aus und der letzte, das Mysterium vollendend, führt wieder dahin zurück. Schloss der 1. Vers mit den Worten, den Eid und die ihm zugehörigen, überlieferten Spären zur Vollendung zu bringen, so sind diese nun entfaltet und werden nicht mehr erwähnt: Durch das Ritual, das als Energiekörpermeditation verstanden werden kann, wurde Energiefeld um Energiefeld geöffnet und mit «heiliger und reiner» Heilenergie durchflutet.

– «*wenn ich also diesen meinen Eid nun wahrlich zur Vollendung bringe …*»: Dies dürfte ein Hinweis auf den Höhepunkt im Ritualvollzug sein. Hier nun erscheint das «hohe Ziel» im Begriff der Vollendung (*epitelea poieonti*, 352). Formal wird das Geschehen durch dasselbe Verb wie im 1. Vers angedeutet (Futurform im 1. Vers – Präsens im 9. Vers). Und wie im vorhergehenden 8. Vers, wo mit dem Verb gleichsam eine Schlaufe zum 2. Vers gezogen und der Energiekreis geschlossen wird, wird entsprechend im 9. Vers das Ritualziel des 1. Verses *jetzt* (gr. *oun*) zu seinem Höhepunkt, «*zur Vollendung gebracht*». Mit dem Potential dieser Vollendung wurde gelebt und geheilt.

Wir sind von der Annahme ausgegangen, dass im alten Eidritual der «Gegenstand mit sakraler Wirkungskraft» berührt wurde. Im hippokratischen *Eid* wäre entsprechend der Doppelschlangenstab mit den feierlichen Worten *«dieser Eid» angefasst* worden (471). In dieser Berührungsgeste und den rituellen Worten lag ein *hochsakraler Moment* dichtesten und nicht mehr mit Worten zu fassenden Erlebens, das eigentliche *Mysterium*. So wird auch von Exegeten erahnt, der Adept sei von «heiligen Schauern» durchflutet: also initiatisches, hochenergetisches Geschehen (472)!

– «*… und (die Energie) nicht «verschütte»* (*kai me syncheonti*, 473): Während Interpreten meinen, dieser Gedanke im *Eid* sei überflüssig (474), sehe ich darin gerade einen Hinweis auf die wichtige hippokratische *Mischungs- und Krasenlehre*:
  In diesem Verb ist nämlich die Wortwurzel «Säfte mischen» enthalten (*chy-*): Folglich enthält der *Eid*-Vers der Vollendung einen Hinweis auf die *Tradition höchsten Legierens der «Säfte» und subtilster «Al-chimie»*. Gr.

*chym(e)ia, die Kunst des Lösens und Bindens, wurde dabei «hiere techne»,
d.i. heilige Kunst* (266).

Nur mit subtilen Modellen scheint denn diese hohe Ritualistik nachvollziehbar: Das Energiepotential, das in jedem Feld, wie in einem «Gefäss»,
sorgsam und mit Schutz gegen Negatives aufgebaut wurde, soll «einbehalten» und in die spirituelle Ebene hinaufentwickelt werden. Das Ritual vollenden bedeutet, die entwickelten Potentiale in höchstes ekstatisches Erleben hineinzugiessen und einfliessen zu lassen. Dies ist nur möglich, wenn
nichts ausgeschüttet wurde, nichts abfloss noch verloren ging. Mit dem
hochentwickelten Potential wurde dann gelebt und geheilt.

Eine transkulturelle Konkordanz findet sich im *Abendmahl*, wo das
«Herzblut» in subtilster Weise gemischt und für befreiendes Heilwerden
«vergossen» wird (ebenfalls *cheo*; 473).

– *«der 'Hauch des Göttlichen' möge über mir sein im Leben und in der
  Kunst»:* Nochmals wird eine Einbindung in den 2. und 5. Vers gemacht
  (*bios – techne*). Gelingt dem Adepten die Vollendung, so möge «der
  Hauch des Göttlichen» über seinem Leben und seiner Kunst walten
  (475). Es ist dies ein alter, weihevoller Begriff (*eie epaurasthai*), der entsprechend in den hippokratischen *Parangeliai* erscheint (475). Dadurch
  wird die Berührung durch das «Heilige» im Ritual spürbar und soll dann
  das ganze Leben und heilende Wirken durchziehen.

– *«geachtet von allen Menschen bis in ewige Zeiten»:* Der Initiand erbittet
  sich nun, dass er von allen Menschen geachtet werden möge. Ähnliches
  steht auch in anderen hippokratischen Traktaten (476). Der griechische
  Begriff (*doxazomenos*) hat eine Konkordanz bei Platon im «Befragungsritual» vor der Initiation (476). Dort geht es darum zu prüfen, ob
  der Initiand in der «guten, rechten Meinung sei», also würdig für die
  Weihen in die höchsten Bewusstseinserfahrungen. Diesen Zustand soll
  auch der Hippokratiker möglichst in sein Leben hineinbringen und aus
  diesem heraus wirken, so dass ihm dann die *entsprechende Resonanz*
  von den Menschen wieder zukomme.

«von allen Menschen»: Der *ganze irdische Bereich* wird hier mit dem *ganzen
göttlichen Bereich* verbunden. Denn die im ersten Vers angerufenen spirituellen, Glückseligkeit verheissenden Kräfte sind im Moment der Vollendung
präsent (338). Der ganze spirituelle Bereich soll in den menschlichen hineinwirken als *Verbindung von oben und unten*; wir kennen dies als «wie im

Himmel so auch auf Erden» (477). Die hohe Erfahrung möge sich dann auf alle Menschen und zwar «bis in ewige Zeiten» ausbreiten.

«bis in ewige Zeiten»: Zu dieser Formel finden sich Entsprechungen in anderen hippokratischen Schriften und eine wörtliche Konkordanz im *Symposion* (478): Ziel des menschlichen Lebens und Liebens ist letztlich «Unsterblichkeit». Die Menschen suchen immer wieder danach, die einen über Sichtbares, Materielles, die anderen über die seelisch-geistige Entwicklung.

Überräumlichkeit und Überzeitlichkeit ist angetönt, als holistisches heilendes Wirken: Die Qualität des Ewigen, am Anfang des *Eides* eingesetzt (vgl. gr. *aeigenea*, 331), soll das ganze Universum zur Vollendung hin wandeln.

Ähnliche Zusammenhänge hat heute der Physiker Bohm in einer langen Nachfolgereihe von Visionären wieder gefunden (479):

«Einer kleinen Gruppe von Individuen, die in enger Beziehung zueinander stehen, die diesen Prozess bereits durchgemacht haben und die einander vertrauen, sollte es möglich sein, in Hinsicht auf diese Gruppe von Individuen den 'Einen-Geist' herzustellen. Mit anderen Worten: Sie haben gemeinsam *ein* Bewusstsein, und sie handeln als eins. Könnte man zehn oder hundert Menschen derart zusammenbringen, würden sie eine Kraft besitzen, die enorm über den einzelnen Menschen hinausgeht.»

— das «Gift im Schwanz»: Und nochmals treffen wir die negative Polarität, wie sie der alten Eidstruktur entspricht, und wie sie innerhalb der Polaritätenlehre auch in der hippokratischen *Diätetik* erscheint (480). Hier wird sie in einer Stärke ausgesprochen, die der spirituellen Ebene entspricht: nämlich als Verwünschung, als Gegenteil zum «Heiligen». Die Vollendung des *Eides* steht in schroffem Gegensatz zum angedeuteten *Meineid* und lässt an das polare Nebeneinander von «heilig und verflucht» der alten Urworte denken (hier: «*horkos* vs *epihorkeo*», 481). Die äusserst subtilen Zustände sind anfänglich noch anfällig auf einen Umschlag der Energien ins Gegenteil. Daher sind die Wörter bezüglich ritueller Energetik sehr aufschlussreich: gr. *parabaino* (danebentreten) ist eigentlich das Heraustreten «aus dem Bannkreis» des Eides sowie auch aus der Schutzsphäre des Rituals in die Sphäre des «Unheiligen» (482). Wird diese heilige Sphäre des Eides also übertreten, wird der Initiand *meineidig* (*epihorkeo*) und *verschüttet er* (*syncheo*) das ihm anvertraute subtile Heilpotential, dann möge das Gegenteil, die negative Resonanz seines Handelns über ihn kommen. Dies wird wiederum nur ganz knapp, aber prägnant, angedeutet, denn man will diese Energie nicht im Ritual haben (vgl. 4.3.2.5). Wer Positives sät, wird Positives ernten, und umgekehrt: Dies ist subtiles Energiegesetz, Resonanzprinzip, auf dem der ganze *Eid* aufbaut.

Transkulturelle Konkordanzen zum negativen Schluss finden sich auch in der *Bergpredigt* (311).

Am Schluss des Rituals wird also nochmals ganz stark das Negative gebannt, nach der alten Eidstruktur der «Verwünschung» (293). Dies wird rhetorisch als *«venenum in cauda»* (= Gift im Schwanz, 483) bezeichnet: Hier ist es nicht, wie später in der scholastischen Tradition, eine versteckte Einschüchterung, sondern die klare Folge aus den kosmischen Polaritätsgesetzen. Die Selbstverwünschung bei Meineid wird generell in der energetischen Praxis – ähnlich auch in einem ägyptischen Mysteneid – nur angetönt (484):

«Denn das «Gegenteil» von Ansehen und Ruhm bei allen Menschen bis in ewige Zeiten kann nur so furchtbar sein, dass der Schwörende es aus purer Scheu gar nicht zu formulieren wagt; er würde es auf sich herabziehen, wollte er es nennen und aussprechen.»

Ausgestossen und gebannt wird das *«Gift im Schwanz der Schlange»* aus dem Ritual, dessen Aktualisierung dem Bild der *Doppelschlange im Lebensbaum* entspricht, d. h. dem uralten *«Caduceus»* der Therapeuten-Ärzte. Und dieser *Doppelschlangenstab* dürfte, wie gesagt, während dem *Eid*-Ritual berührt und energetisch aufgebaut worden sein («Errichten des Stabes», 485):

Denn die Entwicklung der männlichen und weiblichen Kräfte zur höchsten Vollendung wird als Fliessen durch alle Energiezentren ähnlich einer Doppelschlange empfunden und transkulturell mit diesem Symbol dargestellt (486).

Aus der *Eid*-Dynamik wird ersichtlich, dass es sich nicht nur um den Äskulapstab handeln kann (487): Die *weiblichen Heilkräfte* sind seit dem ersten *Eid*-Vers präsent in subtilem Dialog mit den männlichen Kräften. Das rhetorische Phänomen der «verschachtelten Ringstruktur» scheint sich so als energetisches Ritualbild aufzulösen (Yantra). Auch darin findet sich eine Entsprechung zum Ritualbild des *Symposions* (488, Abb. 23):

> Der Inhalt entspricht der Form, und die Form mit ihren Ringen vollzieht die Energieentwicklung als «Doppelschlangenkraft» nach. Dies ist alte Nachschöpfung des Kosmos und zugleich Abbild der Menschwerdung, wie sie energetisch aktualisiert, dramatisiert und kultisch entwickelt wurde («Errichten des Stabes»).

Bis auf den heutigen Tag ist der Doppelschlangenstab (Abbildung Buchumschlag) das Wappen der Insel Kos, der Insel des Hippokrates, wo das wohl älteste Asklepieion stand.

Um die gewaltige einstmalige Kraft und Bedeutung der göttlichen *Hygieia*, der Polarität zu Asklepios in diesem Männerritual spüren zu lassen, stehe hier noch ein Hymnus an sie aus dem Asklepieion von Athen (489):

«Hygieia, den Sterblichen geehrteste du
von den Glückseligen, wohnt' ich bei dir doch mein Leben hindurch,
bliebst du mir doch gnädig gesinnt.
Denn ob nun Reichtum oder ob Kinder erfreun
oder was die Menschen den Göttern gleichmacht:
die Königsgewalt oder die Lust,
die in verborgnen Gehegen
Aphrodites man erjagt,
oder ob sonst, gottgesandt,
Menschen Ergötzen oder nach
Mühn Aufatmen sich zeigt:
Hygieia, du Glückselige, mit dir nur
erblüht dann, glänzt, womit die Chariten (= Göttinnen der Anmut und Zärtlichkeit) erfreun.
Doch keinen gibt's, der ohne dich glückselig ward.»

Den letzten *Eid*-Vers, die Vollendung der Heilkräfte, übersetze ich aus der rituellen Perspektive nun folgendermassen:

«Wenn ich nun für mich diesen Eid immer mehr vollende und die Energien entwickle und nicht verschütte, so möge der Hauch des Göttlichen jetzt über mich kommen und mein Leben und meine Kunst leiten, so möge ich in entsprechendem Ruf stehen bei allen Menschen und bis in ewige Zeiten; trete ich aber daneben und werde ich eidbrüchig, geschehe mir das Gegenteil von alledem.»

> Erst durch die subtil-energetische Lesung des hippokratischen *Eides* kann seine tiefe Verwurzelung in der Weisheitslehre der hippokratischen Tradition erfahren werden. Der *Eid* ist in diesem Sinne die «Summa» der hippokratischen Tradition, die Verbindung von Wissen und Weisheit, von Logos und Sophia.

Damit sind wir am Ende unseres Ganges durch den «Tempel», am Ende des Weges zum Heil der Hippokratiker. Dieser war nicht auf die Heilkunde beschränkt, sondern wurde als Entwicklungsweg der subtilen Potentiale in verschiedenen «Disziplinen», d. h. «Künsten» gelebt. Für Menschen, die dies heute suchen, sollten geeignete Formen und Rituale einen entsprechenden Weg wieder erlebbar machen.

5. Thesen für eine holistische Heilkunde

- Für eine ganzheitliche Heilkunde sind umfassende Kenntnisse der körperlichen, psychischen und spirituellen Ebenen Voraussetzung. Jeder Bereich ist von seinen spezifischen Prinzipien und Theorien her zu definieren: der somatische etwa von der Homöostase und Konstanz, von Newtonschen Prinzipien her, auch von guter Abgegrenztheit und nur relativer Durchlässigkeit; der psychische Bereich dagegen wird durch energetische Prinzipien, von Prozessen, von Mischungs- und Lösungsvorgängen bestimmt; der spirituelle etwa von teleologisch erfahrbaren Transformationsprozessen, die ihre Eigengesetzlichkeit haben. Die Erforschung des psychischen und spirituellen Bereiches sollte entsprechende Bedeutung erhalten (z. B. therapeutische Prozessforschung).

- Entsprechend den gut ausgebauten Modellen der somatischen Medizin, mit denen auch Psychologen vertraut sein müssen, braucht die Psychologie als Grundlage ein mehrschichtiges Modell der Psyche und der geistigen Sphäre, die auch Mediziner kennen sollten. Jede Ebene hat ihre spezifische Struktur und Sprache, ihre Therapieindikation und Therapieform. Übergangsphänomene wie Impulse und Rhythmen erhalten eine wesentliche diagnostisch-therapeutische Relevanz.

- Ärzte, die sich eingehend mit der Psyche auseinandersetzen, werden ohne weiteres als «Psychologen» anerkannt und auch bezeichnet (z. B. FREUD, JUNG, SZONDI usw.). Entsprechend müssten auch Psychologen und Psychotherapeuten, die sich ja mit der Erforschung von Bewusstseinszuständen und Ebenen eingehend beschäftigen, Zugang zur *Psychopharmakologie, dem alten Forschungsgebiet der Psychologie und Psychotherapie* haben.

- Eine holistische Therapeutik setzt differenzierte Modelle voraus, in denen anthropologische, kommunikationsorientierte, medizinische, pädagogische, philologische, psychiatrische, psy-

chologische, psychotherapeutische, phänomenologische, naturwissenschaftliche, spirituelle und theologische Zugänge möglichst umfassend ihren Platz fänden. Ein solcher Integrations-
prozess bedingt *interdisziplinäres Vorgehen*.

– Die subtilen Energiepotentiale sind wiederzuerkennen und für
die heutige Therapeutik differenziert auszuarbeiten. Der Begriff der «Triebe» ist nicht ausreichend; er stammt aus der somatischen Ebene. Der psychische Entwicklungsweg muss im subtilen Modell der Energiepotentiale wieder enthalten sein. Neben
bekannten Zugängen wie stützenden, kathartischen und lö-
sungsorientierten sind ganz wesentlich Transformationsprozesse der höheren Ebenen zu unterscheiden.

– Männliche und weibliche Energien und Aspekte der verschiedenen Ebenen sind in ihrem Zusammenspiel zu erkennen. Dabei ist die Ungleichwertigkeit und der Verlust des Weiblichen
entsprechend aufzuarbeiten.

– Die Konzepte von Phasen und Prozessen sind für die energetischen Dimensionen wesentlich. Dadurch können Phänomene
wie Regression, Fixierung und Progression als mehrdimensional brauchbar erfasst werden. Ein Prozess muss in seiner phasischen Abfolge abgeschlossen werden, soll Weiterentwicklung
erfolgen können. Psychisches Heilwerden heisst Progression
auf eine höhere Ebene.

– Heilkräfte sind immer positive, nährende Kräfte: Die Heilkunde muss wieder von Pathogenese und Pathologie zum positiven, energetischen Gesundheitsprinzip zurückfinden (Hy-
gieiaprinzip, Erosprinzip, Salutogenese). Speziell in bewusstseinsveränderten Zuständen (auch Narkose, komatöse und soporöse Zustände) ist die positive Zuwendung und Ausstrahlung
als Heilenergie miteinzubeziehen und kann posttraumatische
Belastungsstörungen vermeiden helfen.

– Für die Effizienz energetischer Therapie ist die subtile Interaktion von entscheidender Bedeutung. Dabei ist der Entwicklungsstand und die Reife des Therapeuten/der Therapeutin ausschlaggebend, insbesondere die subtile diagnostische Wahrneh-
mungs- und Transformationsfähigkeit psychischer Energien.

Entsprechend wesentlich ist auch die Kommunikationsbereit-
schaft und Introspektionsfähigkeit des Klienten. In dem Sinne
muss auch unsere Kultur als ganze in einen Bewusstseinspro-
zess gelangen (Progression!), der die unsichtbaren Ebenen der
Person und des Heilwerdens wieder integriert.

– Die Mehrdimensionalität der Person wie auch die Vielschichtigkeit der bio-psycho-sozialen Dynamiken erhalten im Heilprozess menschliche Tiefe, d.h. sie dringen erst dann zu den
Heilkräften der Tiefe, wenn sie auf Sinnhaftigkeit und Annehmen des eigenen Schicksals ausgerichtet sind.

– Das Heilwerden als Entwicklungsweg ist mit Eigenverantwort-
lichkeit verbunden. Ein Teil der Ängste unserer Kultur dürfte
an unentwickelte Potentiale und Abhängigkeiten gebunden
sein. Stärkste Heilpotentiale enstehen dem Menschen in der *eigenen energetischen Entwicklung und im eigenen Übungspro-
zess und nicht in ängstlicher Ausrichtung nach heilenden Substanzen oder Vorschriften von aussen.*

– Unsere abendländische Heilkunde wie unsere Wissenschaften
stammen aus einer menschheitsgeschichtlichen Entwicklungs-
phase, wo spirituelles Erfahren mit hohem Bewusstsein verbunden war. Wir tragen dies als menschliches Entwicklungspotential in uns (links- und rechtshemisphärische Integration): In
dem Sinne brauchen wir unsere westliche Form der Verbindung
der energetischen Tiefenerfahrung mit *unseren* Kategorien des
Bewusstseins. Unsere Zugänge unterscheiden sich hier wohl
von denjenigen östlicher Kulturen.

– Das energetische Entwicklungsmodell ist unvollständig ohne
die spirituellen Ebenen, und ein holistisches Heilmodell muss
dieselben integrieren. Die Integration der Spiritualität ist nicht
mit Religion gleichzusetzen, obwohl die Weltreligionen spirituelle Erfahrung mittragen. Alle alten Hochkulturen hatten einen
Entwicklungsweg vom letzten Einen in die Diversität (Weg
nach unten) und von der Diversität zum letzten Einen (Weg
nach oben). In dem Sinne sind diese Systeme von der spirituellen Einheitserfahrung geprägt und können als monotheistisch
erfahren werden: «Monotheismus» ist folglich nicht unserer jüdisch-christlichen Kultur vorbehalten, die diese hohen Ebenen

vielfach gar nicht erreichte. Vielmehr könnte der Begriff auf höchste Bewusstseinszustände hinweisen, die immer wieder neu entwickelt werden müssen. Vermutlich sind auf diesem Entwicklungsweg Rituale als Energiegefässe unabdingbar.

Durch eine Integrationsleistung aller Formen menschlicher Erfahrung und menschlichen Ausdrucks in ein therapeutisches Entwicklungsmodell würde die Heilkunde wieder – wie einst im hippokratischen Ärztebund – zur *Heilkunst.*

Worte des Dankes

Das Werden dieser Studie haben viele mitgetragen und auf ihre Weise mitbeeinflusst. Ich möchte ihrer hier sehr herzlich gedenken, besonders den Menschen, die sich in meiner Praxis und in Kursen auf Energieprozesse hin öffneten. Ich habe von ihnen Wesentliches erkannt und verstanden. Herzlichen Dank auch der Familie Trakosa in Kos (Griechenland), die es ermöglicht, in schönem Umfeld auf hippokratischen Spuren zu wandeln und auch Kurse zu gestalten.

Herzlichen Dank meinen Kollegen und Kolleginnen, die in Gesprächen, auch in den Kursen in Kos und durch ihre kritische Lektüre des Manuskriptes mir wertvoll zur Seite standen. Zunächst möchte ich die Kollegen und Kollegin der Szondi-Preis-Jury erwähnen, darunter besonders den inzwischen verstorbenen Dr. phil. Armin Beeli, der mir eine sehr tragende Resonanz gab. Für wertvolle Anregungen und Lesen des Manuskriptes danke ich ferner dem Altphilologen lic. phil. Otto Ackermann, der Germanistin Susanne Albrecht, der Kinesiologin Dr. med. vet. H. Borer, dem Kinder- und Jugendpsychiater Prof. Dr. med. Wilhelm Felder, dem Arzt für chinesische Medizin Dr. med. Dr. sc. nat. Toni Fischer, dem Psychotherapeuten und Organisationsberater Christoph Mächler, der Psychotherapeutin Susanna Müri, der Historikerin Elisabeth Ritscher-von Scheliha, dem Internisten Dr. med. Christoph Schmid, der Heilpädagogin Ursula Trachsler-Müller und der Altphilologin lic. phil. Katharina Waldner. Herzlichen Dank auch Dr. theol. Richard Smith für die langjährige Begleitung in die Welt subtiler Therapeutik und Erfahrung.

Auch dem Verlag Schwabe und besonders Dr. phil. Urs Breitenstein danke ich sehr herzlich für das Wohlwollen dieser Arbeit gegenüber, die Geduld und das sehr menschliche Klima.

Ganz besonderer Dank gilt jedoch meiner Familie, die, jedes auf seine Weise, einen Teil mitgetragen hat. Simone hat die Computer-Pannen behoben, Daniel hat in einer wichtigen Phase Hausarbeiten übernommen, und Michel hat das Manuskript gelesen, Anregungen aus seinem Psychologiestudium gegeben und die Bibliographie erstellt. Auch meine Schwiegermutter Ydelette Berner–Othenin-Girard möchte ich für ihre vielseitige Unterstützung herzlich erwähnen. Schliesslich ist diese Studie aber im Dialog mit meinem Mann, Dr. med. Jean Berner, gewachsen. Als Schulmediziner hat er mich oft provoziert und zu klareren Konzepten gedrängt. Mit seinen psychosomatischen Interessen und Erfahrungen haben wir uns immer wieder gefunden und Neuland entdeckt. Tragend war denn seine wohlwollende Unterstützung bis zum Ende. In seiner Familie und von seinem verstorbenen Vater Dr. med. André Berner hatte ich vor vielen Jahren die Verehrung des Hippokrates kennengelernt.

Anmerkungen 1. Teil (1-3.3)

- Es bestehen 3 Teile Anmerkungen, mit jeweils neuer Numerierung.

- Von Autoren, die im Literaturverzeichnis figurieren, muss die genaue Literatur-angabe aus dem Literaturverzeichnis entnommen werden.

- Alle Übersetzungen aus der hippokratischen Schrift *Du régime* (= *Diätetik*) und aus den weiteren Bänden der frz. Ausgabe (Joly/Jouanna) stammen von der Verfasserin (v.d.V.): Sie beruhen auf dem griechischen Text und enthalten Korrekturen der neue-sten frz. Übersetzung.

- Gewisse Anmerkungsnummern behandeln als Sammelnummern verschiedene Aspekte eines Themenkreises.

1 Es gab einen Altar des Apollon Kyparissios im Asklepieion.
2 Laut nicht authentischem *Brief* (Hippocrate, 1955, Bd. V, *Brief* 11), erwähnt Zitat 327, 3.T.
3 Vgl. hippokratische Schrift *Von den Lüften, Gewässern, Orten*, übers. als *Von der Um-welt* in *Auserlesene Schriften*.
4 Vgl. *hippokratischer Eid*, 4.7.3.5, gr. *techne* könnte hier mit «Kunst», «Wissenschaft» und «Kunstfertigkeit» übersetzt werden (52, 2.T.). Dieser Vers wird auch in Anm. 394, 2.T. erwähnt.
5 In der platonischen Schrift *Phaidon*, 118 a. Vgl. 4.7.2 (Kerenyi).
6 Vgl. Chopra, S. 183; er spricht von «Kunst» anstatt von «Heilkunde».
7 Vgl. M. Kardos-Enderlin: sie spricht für die sumerische Heilkunde grundsätzlich von «Therapeuten».
8 Vgl. Berner, 1989. Gr. *psyche* entspricht unser altes Wort «Seele» (= «die vom See stammende»: gewisse Seen galten den Germanen als Aufenthaltsort der Seelen vor der Geburt und nach dem Tode, vgl. Kluge). Diese wesentlich christlich konnotierte Seele wurde in neuerer Zeit durch Begriffe wie *Geist, Vernunft* und *Psyche* ersetzt. Gr. *psyche* umfasste jedoch ein holistisches Spektrum von Seinsweisen des Menschen und ist etwa dem *Hauchkörper* asiatischer Traditionen zu vergleichen (gr. *psycho* = hauchen, atmen). Heute lässt sich dafür auch der Begriff *Energiefeld des Menschen* verwenden.
9 Vgl. Rohr/Ebert, S. 23, () v.d.V. – Sie sprechen hier von «Vermischung». Parallelen zu den hippokratischen Prozessmodellen (Säftelehre, Elementenlehre) und Typologie (Temperamentenlehre).
10 Vgl. Buber.
11 Zur kultischen Verwurzelung der griechischen Gesellschaft vgl. De Polignac. – Mit «spirituell» bezeichne ich die höchsten Ebenen menschlichen Bewusstseins; der Be-griff ist nicht mit «religiös» gleichzusetzen, obwohl sich auch die Religionen in ihrem subtilsten Streben um die Entwicklung der Spiritualität bemühten, vgl. Wilber: *Spek-*

trum des Bewusstseins. – Zu Salutogenese: A. ANTONOVSKY (Medizinsoziologe): *A Salutogenic Orientation, the Sense of Coherence and Psychosomatic Medicine* (Vortrag gehalten am Weltkongress für psychosomatische Medizin, Bern 1993, vgl. 2.3.2).

12   Vgl. MOOKERJEE/KHANNA, betr. indische Tantras (= erotische Geheimlehren), sowie CHIA, für die chinesischen Geheimlehren.

13   Ähnliches fordert DAS, S. 33. – Zum Teil führe ich für die höheren Ebenen des Heilens auch Querverweise zu den *Evangelien* an (vgl. 4.7). In der hippokratischen Heiltradition haben die körpernahen Ebenen für das Heilen mehr Bedeutung gehabt als in der biblischen Tradition, vgl. *Eid* (4.7) und *Bergpredigt* (311, 3.T.), wo die verschiedene Gewichtung des Heilansatzes deutlich wird.

14   Vgl. BERNER, 1989, S. 159ff.

15   Ebd., S. 13, 51.

16   Hippokrates, *Von der heiligen Krankheit* (= Epilepsie; in: *Auserlesene Schriften*, S. 65), «Bettler» ersetzt durch «am Geld Interessierte» v.d.V.

17   DE ROMILLY, S. 15.

18   KRUG, S. 39; () v.d.V.

19   Auch Asklepios dürfte ursprünglich als «Arzt-Therapeut» gelebt haben. Bei Homer erscheint er bereits als «Heros», der vom Kentauren Cheiron (gr. *cheir* = Hand, Chirurgie) sein Handwerk gelernt hat (vgl. LICHTENTHAELER, S. 89). Allmählich wurde er dann vom «Heros» (Halbgott) zum «Gott». Auch Hippokrates wurde nach seinem Tode heroisiert (KRUG, S. 42). Die Stufen: *aussergewöhnlicher Mensch – Heros – Gott* erfuhren auch andere «Therapeuten-Ärzte» wie Amphiaraos (Abb. 15), und transkulturell z.B. Jesus. Ein Relikt der stufenweisen Erhöhungspraxis dauert noch fort in den Selig- und Heiligsprechungen der kath. Kirche.

20   KRUG, S. 40/41, zit. Plinius nach Varro; vgl. auch Bibliographie in Hippokrates: *Auserlesene Schriften*, S. 55–57.

21   PIGEAUD: «La philosophie est la sœur de la médecine. La philosophie délivre l'âme des passions, et la médecine enlève au corps les maladies.» Deutsche Übersetzung v.d.V. Die Begriffe Philosophie und Medizin hatten damals eine andere Wertigkeit! Vgl. den antiken Wörterkatalog, S. 9f.

22   KRUG, S. 43.

23   Zum antiken «Wanderarzt» vgl. POLLAK II, S. 101: «Der Wanderarzt war zumeist von einem oder mehreren Dienern oder Schülern begleitet. Die Diener waren Freie oder Sklaven, auf jeden Fall untergeordnete Heilgehilfen, die dem Meister zur Hand gingen. Wenn ein Ort ein einträgliches Geschäft versprach, mietete der Arzt einen Laden oder ein ganzes Haus, möglichst auf dem Marktplatz. Ein Raum, in dem die mitgeführten Geräte und Instrumente ausgepackt wurden, erhielt dadurch die Funktion des Beratungszimmers. Hier empfing der Arzt die Kranken, die oft in Begleitung von Verwandten oder Bekannten zu Untersuchung und Behandlung erschienen. Der Patient wollte nicht allein sein mit dem Arzt: alle sollten sehen, wie tapfer er die Pein der Behandlung ertragen konnte – war es aber doch zu arg, dann war es gut, von den Zuschauern hilfreichen Zuspruch zu erhalten. Dem Arzt lag auch daran, vor einem möglichst grossen Publikum seinen Wert zu beweisen, um weiterempfohlen zu werden...». Dies ist nicht genau das Bild, das aus dem hippokratischen *Eid* entsteht (vgl. 4.7)!

24   LICHTENTHAELER nimmt ihn – aufgrund vieler Hinweise – als «authentisch-koisch» an, S. 24. Gerade die Dichte dieses rituellen Dokumentes (vgl. 4.7) lässt jedoch eher vermuten, dass es durch eine längere Tradition geprägt und angereichert wurde und im Rahmen der antiken Weisheitstradition und deren Ritualen gesehen werden muss.

25 Z. B. im *Phaidros* (Zitat: Anm. 101), wo er als «der Asklepiade Hippokrates» erscheint. Vgl. Hippokrates, *Auserlesene Schriften*, S. 51f. (CAPELLE zit. POHLENZ).

26 Vgl. Hippokrates, *Auserlesene Schriften*, S. 57 (CAPELLE zit. DEICHGRÄBER).

27 Vgl. ebd., S. 54. Die Einteilung des *Corpus hippocraticum* stammt erst aus alexandrinischer Zeit.

28 KRUG, S. 59, zit. Empedokles; im energetischen «Säftemodell» bezeichnen «warm» und «kalt» die Prozessdynamik (= chinesische, diagnostische Leitkriterien, nach HEMPEN, S. 97ff.).

29 Vgl. touristischer Führer von Kos.

30 Vgl. Figuren aus der Geschichte der Religionen, Heiligenlegenden usw. – Unterscheidung von *Beziehungsebene* und *Sachebene* z. B. bei WATZLAWICK, vgl. 2.3.4.

31 KRUG, S. 52; kursiv und () v.d.V.

32 ABEL in FLASHAR, S. 156.

33 BONNARD, S. 199; Übers. v.d.V.

34 KRUG, S. 25.

35 KRUG, S. 51.

36 Vgl. den griechischen Begriff «*thaumazein*» als Akt des verehrenden Staunens und Betroffenseins durch die subtile Welt.

37 Hippokrates, *Von der Heiligen Krankheit*, in *Auserlesene Schriften*, S. 84.

38 Vgl. CAPELLE, in Hippokrates, *Auserlesene Schriften*, S. 52.

39 Hippokrates, *Von der Heiligen Krankheit*, *Auserlesene Schriften*, S. 84. Vgl. auch Platon, *Symposion* 186 c und Kap. 4.2.

40 Hippokrates, *Von der Umwelt* (gr. *peri aeron, hydaton, topon*), in *Auserlesene Schriften*, S. 90ff. Vgl. Kap. 4.3.

41 Hippokrates, *Prognostikon*, in *Auserlesene Schriften*, S. 125ff. Zur Gesichtsausstrahlung (gr. *gnome*) vgl. 4.4.2.1. Die «Symptome» wurden von den Hippokratikern «*semeia*» = Zeichen,Vorzeichen, genannt, W. MÜRI, S. 23. Vgl. auch Hippocrate, *Du régime*, S. 105 «*prosemainei*».

42 PIGEAUD, S. 367, bezüglich Plutarch und Platon, bzw. ebd. S. 364 betr. die Stoiker. – *Ich verwende «versus» bzw. «vs», um die Polaritätsbeziehung zu verdeutlichen. – remedium* vs *solacium*: ebd. S. 349–352.

43 POLLAK II, S. 71. Wenn Empedokles damit den Magnetismus erklärte, war dies angebracht; wenn er damit Vorgänge der pflanzlichen und tierischen Physiologie zu erklären versuchte, war er mit energetischen Konzepten auf der falschen Ebene. POLLAK *bringt leider generell keine überprüfbaren Literaturhinweise!*

44 «*anabole*», vgl. PIGEAUD, S. 357 (für Strafen und Tumoren). – «*metabolai*» ebd.

45 Vgl. Definition ABEL, in FLASHAR, S. 125. Mit diesem «Kanalsystem» (Aorta, Pore) ist «*euporein*» = «beziehen», «empfangen» verbunden (ABEL in FLASHAR, S. 125). Vgl. auch PIGEAUD: «Die Beschaffenheit der 'Poren', durch die die Psyche zirkuliert.» (Übers. v.d.V.).

46 Vgl. LIDDELL and SCOTT. – Vgl. auch Hippokrates, *Von der Heiligen Krankheit* (Katarrh, Katharsis, *phlebs, phlebion* …).

47 Hippocrate, *Du régime* (dt.: *Diätetik*), S. 4. Vgl. Kap. 4.3. Vgl. auch Zukunftausrichtung in der modernen Hypnotherapie.

48 Unterscheidung von «Energien» und «Teilen» bei Galen, zit. PIGEAUD, S. 297.

49 Vgl. Kap. 3.3.

50 Hippocrate, *Du régime*, S. 8. Die ganze Stelle ist aufgrund der heutigen Wertigkeit von «Meiose» somatisch übersetzt. Vgl. Heilprinzip des *Füllens und Leerens*, Kap. 4.4.1.2.

51 Vgl. Hippocrate, *Du régime*, S. 3. Vgl. auch Kalogerakos, S. 246 (bez. Elementarphasen).

52 Die Hippokratiker wehrten sich vehement gegen Entsühnungspraktiken (vgl. *Von der Heiligen Krankheit*).

53 Vgl. Kap. 4.5.4 und 4.6.

54 Vgl. Kelber, S. 22f.

55 Krug, S. 52. Vgl. auch Anm. 46.

56 Lichtenthaeler, S. 197f.

57 Vgl. Berner, 1989, S. 90–96.

58 Ebd., S. 81f.

59 Ebd., S. 91 bzw. S. 107ff.

60 Hippocrate, *Du régime*, S. 66.

61 Es handelt sich dabei um die primäre Wahrnehmungsorganisation des Menschen, die der Säuglingsforscher René Spitz als «coenästhetische» wiederentdeckte (vgl. Berner, 1989, S. 53ff.). Es ist dies jedoch altes Wissen, da Platon bereits zwischen der Sinneswahrnehmung und derjenigen der Psyche, die er höher wertet, unterscheidet. Dieses ursprünglich wahrnehmende Verbundensein liegt dem Grundwort von «Ökologie» (*oikos*) zugrunde (Berner, 1989, S. 13ff.).

62 Pigeaud, S. 364.

63 W. Müri, S. 23 (und Fussn.): Im *Corpus hippocraticum* nur *semeia*, bei Galen auch *symbola*. In dieser Art sieht Gebser die Bilder von Picasso (op. cit. I, S. 61/62). Die hellsichtige Wahrnehmung scheint verschiedene Schichten der «Physis» zu erfassen (4.4.2). – Interessant sind diesbezüglich auch die lat. Versionen des «Vaterunser»-Textes: «unser tägliches Brot …»: «panem nostrum *supersubstantialem*» (Mt 6, 11), im Gegensatz zu: «panem nostrum *cotidianum*» (Lk 11,3). Es musste folglich in der Matthäus-Übersetzung besonders darauf hingewiesen werden, dass das Lebensnotwendige auch auf die nichtstofflichen Ebenen hin zu deuten war.

64 Vgl. z. B. Freuds ständiger Modellwechsel in den sog. 'metapsychologischen Gesichtspunkten', da ihm keine Fliessmodelle zur Verfügung standen (vgl. Berner, 1989).

65 Vgl. Berner, 1989, S. 13ff. *oikos* war alles, was in der positiven Vernetzung mitschwang, *barbaros* (barbarisch) dagegen alles andere, und das wurde ausgestossen.

66 Vgl. Geschichte aus der chinesischen Medizin, Kap. 4.4.1.4 (Anm. 280, 2.T.).

67 Vgl. Lichtenthaeler – (zu Platon) Pigeaud, S. 353. – Der *Staat* Platons kann eventuell auch den Ritualbund meinen.

68 Vgl. z. B. Miller-De Vries über «neurotische Organisationsstile» zit. in Fatzer/Eck (op. cit.), S. 85ff. Vgl. auch Imber-Black: *Familien und grössere Systeme*: Von der Familientherapie her werden die Konzepte auf Makrosysteme übertragen.

69 Von Keudell, S. 59; vgl. auch Berner, 1989, S. 118.

70 Diller in Flashar, S. 45. – Vgl. auch Pollak I, S. 98. Galen habe die heiligen Bücher der ägyptischen Medizin bereits für Possen erklärt (ebd. S. 96).

71 Oder «Weisheit in der Verbundenheit/Bezogenheit», vgl. Berner, 1989, S. 13ff., zu *philos*.

72 Vgl. Dwarakanath (1976), S. 5/6. Es geht um den «tantrischen» Medizinzweig, wobei «Tantra» hier «Wissenschaft» meint (und nicht mit der Eros-Praxis zu verwechseln ist). Hervorhebung v.d.V.

73 Op. cit., S. 31.

74 Dwarakanath (1976), S. 5. «Yunani» (aus «ionios») scheint – wie der Name dies anzeigt – durch «ionischen Einfluss» auf Indien entstanden zu sein (Zeit Alexanders des

Grossen und des Hellenismus). «Yunani» steht in Pakistan an erster Stelle, vgl. POL-
LAK I, S. 243.

75 Hippocrate (1839–1861), IV (= *nomos*), S. 642: Übers. v.d.V. Τὰ δὲ ἱερὰ ἐόντα
πρήγματα ἱεροῖσιν ἀνθρώποισι δείκνυται· βεβήλοισι δὲ, οὐ θέμις, πρὶν ἢ τελεσ-
θῶσιν ὀργίοισιν ἐπιστήμης. Vgl. 306, 3.T.; 380, 3.T.

76 gr. *atomos* (= ungeteilt, unteilbar) ist im 5. Jh. v. Chr. bezeugt beim Philosophen Demokrit, einem Zeitgenossen und Freund von Hippokrates. Das Wort erscheint erstmals als «kleinste, unteilbare Körper», gr. *atoma somata* (vgl. BERNER, 1989, S.7). –
«Elemente» wurden die 4 Grundenergien genannt (*stoicheia, rhizomata*, Kap.
4.6.2).

77 Vgl. BERNER, Jean (1992): *Was ist alternativ an der Alternativmedizin?*

78 Alexithymie: gr. *a-* = Fehlen von, gr. *lexis* = Wort, gr. *thymos* = Gefühl, nach UEXKÜLL,
S. 229.

79 Vgl. energetische Fülle und Leere, als diagnostische Leitkriterien der alten Heilkunden, Kap. 4.4.1.2.

80 CHOPRA, S. 195f.

81 Diese Beobachtungen aus der Allgemeinpraxis verdanke ich Dr. med. Jean BERNER.

82 «Diätetik», vgl. Kap. 4.3.

83 Vgl. BERNER, 1989, S. 73ff.

84 Vgl. Kap. 4.3.2 (subtile Energiegesetze).

85 HEMPEN (S. 55ff.) spricht für die chinesische Medizin – im Gegensatz zu den einzelnen
Organen der somatischen Medizin – von «*Funktionsbereichen*» und «*Funktionskreisen*». – Chakra-Modell vgl. Abb. 23.

86 Vgl. Kap. 4.4.1.3. Diese Beschwerden können auf Visualisierungs- und Atemübungen
gut ansprechen.

87 Zit. nach SHIRAHAMA, S. 21; () v.d. V.

88 Vgl. Kap. Temperamentenlehre, 4.6.

89 Vgl. Kap. 4.4.1.4 und *Eid*, Kap. 4.7, Verse 3, 4, 6 und 7.

90 Vgl. CHOPRA, S. 195. Vgl. auch Atembiofeedback nach Christoph SCHENK (op. cit.).

91 Op. cit., S. 244. Er referiert den führenden japanischen Fachmediziner für Psychosomatik, Yujiro IKEMI, hinsichtlich einer Studie an neunundsechzig Patienten.

92 Erwähnt von Walter BURKERT, Vorlesung «Platon», Uni Zürich, Wintersemester
1986/87. Vgl. auch BERNER, 1989, S. 39.

93 EINSTEIN, zit. nach CHOPRA, S. 175.

94 Umschlag BOHM, 1986: Er spricht von Wissenschaftlern, die z.T. sehr in die Nähe «zur
ganzheitlichen Weltsicht der Mystiker und Weisen» rücken.

95 BERNER, 1989, S. 19ff.

96 BERNER, 1989. Vgl. Anm 8 (= Sammelnr. für allgemeine Hinweise).

97 Aristoteles Zitat nach DAS, op. cit., S. l34; «Holon» für «Ganzes» v.d.V. – Hippocrate
(1839-1861), VI (*Von den Orten im Menschen*), S. 278.

98 BERNER, 1989, S.20. – Zum ersten Zitat: Es gibt jedoch je nach Grösse der Noxe grössere Ausfälle, wie bei der Halbseitenlähmung mit halbseitigem Wahrnehmungsaus-
fall ('Neglect Syndrome').

99 Platon: *Phaidros* 270 c ('Psyche' statt 'Seele' v.d.V.).

100 Op. cit. (1968), S. 211 ('Geschäft' statt 'Laden' und Auslassung v.d.V.).

101 *Langenscheidts TWB*. – Schicksalsbegriffe: gr. *ananke* (als Zwangsschicksal), ferner
tyche, heimarmene, moira.

102 RITTER, op. cit., Bd. 2, 506 ('Entelechie'). – WHITMONT (1993), S. 85 (Umstellung der
Sätze und Hervorhebung v.d.V.).

103 Zit. in BERNER, 1989, S. 21. DNS = Desoxyribonukleinsäure, Trägerin der Erbsubstanz.

104 gr. *panta rhei* (= alles fliesst), später Heraklit zugeordnet. Vgl. energetische Gesetzmässigkeiten Kap. 4.3.2.

105 Vgl. CAPELLE: *Vorsokratiker* (Einführung zu Heraklit), S. 129. Heraklits Erkenntnislehre ist im Zusammenhang mit der «Mantik» (Kunst der Weissagung). Mantik wird ihrerseits bei Platon als eines der Tore zu den höchsten Bewusstseinszuständen (*theia mania*) bezeichnet (vgl. Kap. 4.6), in denen die letzten Dinge sich dem Schauenden offenbaren konnten. Und in solchen Zuständen schaute Heraklit vermutlich Zusammenhänge des Werdens (*physis*), die im höchsten Prinzip des «Logos», dem letzten, übersinnlichen, alles durchformenden Weltprinzip (vgl. SHELDRAKE) gipfelten. Dieser «Logos» wird später wieder beim Evangelisten Johannes – der wie Heraklit in Ephesos lebte – in seine Kosmogonie (Weltentstehungslehre) aufgenommen.

106 Vgl. BERNER, 1989, S. 10ff.

107 Ebd., S. 64.

108 Ebd., S. 26.

109 Ebd., S. 49ff.

110 Vgl. gr. *thymos*, ebd., S. 92.

111 1985, S. 190.

112 SILLS, S. 21.

113 SILLS, S. 24ff., 28 und 49.

114 Z.B. die Planetarbewegungen, HINZE zit. VON Baravalle.

115 BERNER, 1991, S. 22; 4.4.1.4 und SZONDI, 1963, S. 101 («Treppe der seelischen Menschwerdung»).

116 Op. cit., S. 5 und S. 31. () v.d.V.

117 WILBER, 1991, S. 27 (Hervorhebung v.d.V.).

118 In Anlehnung an die psychogenetischen Entwicklungsphasen der Psychoanalyse.

119 SZONDI, 1963, S. 100; vgl. 4.6.9. Eines der ältesten Prozessphasenmodelle überhaupt dürfte das Enneagramm sein, das vermutlich auch dem hippokratischen Modell zugrunde liegt (vgl. 4.6.9).

120 Ca. 500 v.Chr., zit. nach JENNY-KAPPERS, S. 56 («Psyche» statt «Seele» v.d.V.).

121 GEBSER, Bd. I, S. 109. Zum Wandel zwischen 600 und 500 vgl. auch CAPELLE (Einführung *Vorsokratiker,* S. 10) und ferner JASPERS' Modell der «Achsenzeiten der Weltgeschichte», Hinweis von lic. phil. O. ACKERMANN.

122 Vgl. CAPELLE: *Vorsokratiker,* S. 16.

123 Vgl. 2.1.

124 GEBSER, Bd. I, S. 126. () v.d.V.

125 Vgl. BERNER, 1989, z.B. S. 169ff.

126 Vgl. WATZLAWICK, 1982.

127 Vgl. CAPELLE: *Vorsokratiker,* S. 59: Er wehrt sich dagegen, dass man für die alte Zeit von «Astrologie» spreche, sondern vielmehr von «Astronomie». Dann müsste m.E. aber der Begriff «Astronomie» verschiedene Ebenen, auch diejenige der «Astrologie» umfassen, also holistisch verwendet werden!

128 Die «historisch-kritische Methode» wird in der Theologie seit BULTMANN verwendet und hat verschiedene Methoden einer historisch verpflichteten Textkritik ausgearbeitet. Ich verwende das Wort als Oberbegriff für alle Zugänge, die sich um das historische Welt- und Menschenbild bemühen. In der Kulturanthropologie wird der Unterschied zwischen «emischem» (vom Standpunkt der zu untersuchenden Kultur aus-

gehend) und «etischem» Vorgehen (vom Standpunkt der Kultur des Untersuchers) gemacht (vgl. VIVELO, op. cit.).

129 Vgl. beim «Arzt» und «Philosophen» Alkmaion wird geradezu von zwei Tendenzen (religiös-mystisch und naturwissenschaftlich) gesprochen, die einander ausschliessen! CAPELLE: *Vorsokratiker*, S. 106 (auch Anm. 55). – Der Psychologe MASLOW hat entsprechende Bedenken der Mystik gegenüber und sie als Forschungsgebiet verworfen (zit. in CHOPRA, S. 171f.).

130 Hippocrate: *Du régime*, S. 13 (und weiter: alles menschliche Tun bildet die «Physis» ab): Οἱ δὲ ἄνθρωποι ἐκ τῶν φανερῶν τὰ ἀφανέα σκέπτεσθαι οὐκ ἐπίστανται· τέχνῃσι γὰρ χρεώμενοι ὁμοίῃσιν ἀνθρωπίνῃ φύσει οὐ γινώσκουσιν.

131 KELBER, S. 22f.; das Buch Heraklits hatte ebenfalls den Titel «peri physeos» (auch Anm. 55). – Vgl. BURKERT: *Natur als Mysterium im Denken der Antike* (unveröffentlichter Vortrag, Luzern, Sommer 1990). Hinweis von lic. phil. K. WALDNER. – Die Problematik, welche Begriffe die Vorsokratiker selber und welche ihre Referenten verwenden, ist sehr schwierig und kontrovers (vgl. SNELL, VON FRITZ). Hinweis von lic. phil. O. ACKERMANN.

132 DILLER, in FLASHAR, S. 44 (die denen der vorsokratischen Philosophie sehr verwandt seien); vgl. auch Herleitungen von TEMKIN in FLASHAR, S. 5. – Im Gegensatz dazu empfindet CHOPRA das fliessende Moment der «physis» so stark, dass er geradezu erwähnt (S. 217): «Die Griechen glaubten an eine Flüssigkeit namens 'Physis', die in das Leben und aus dem Leben herausfloss und dieses durchströmte»!

133 Heraklit, fr. B 123: Φύσις κρύπτεσθαι φιλεῖ. Hinweis von lic. phil. K. WALDNER. Vgl. auch «physis» im 7. platonischen *Brief* (341 d). – Thales fr. A 12 (= Aristoteles, *Metaphysik* I 3, 983 b 6ff.) zit. in CAPELLE: *Vorsokratiker*, S. 70f. Ich habe statt «Substanz» (= gr. *ousia*) «Wesen» gesetzt, und beim weiteren «Substanz» = gr. «physis» dieses belassen, denn gerade mit «Substanz» entsteht unser Interpretationsfehler: *Es geht um Zustände, nicht um Substanzen!* (), Auslassungen und Hervorhebung v.d.V.

134 Vgl. SHELDRAKE, 1983; und BERNER, 1989, S. 22 u. 23ff. SHELDRAKE spricht heute von «*morphischen Feldern*»; ich habe dementsprechend seine ursprünglichen «morphogenetischen Felder» (= formbildende F.) ersetzt.

135 Ebd., S. 31ff.

136 Vgl. BERNER, 1989, S. 33.

137 Bei Homer, *Odyssee* XVII, 218: «Wie gesellet doch Gott beständig Gleiche zu Gleichen!»

138 Übersetzt von CAPELLE (*Vorsokratiker*, S. 18) als folgende Themen: Prinzipien, Gottheit, Kosmos, Meteora (Atmosphäre und Gestirne) und Geophysik, Psychologie und Physiologie. – Vgl. auch Anaximandros' «Weltgesetz» in CAPELLE: *Vorsokratiker*, S. 75.

139 Vgl. Beginn der hippokratischen Schrift *Des maladies des jeunes filles* (Hippocrate, 1839-1861, VIII, S. 466). Hervorhebung v.d.V. Erwähnt auch in 4.7.2 und Anm. 331, 3.T.

140 Gr. *arché*, vgl. Zitat (Anm. 133).

141 SILLS, S. 23ff.

142 BERNER, S. 19.

143 Vgl. SILLS, S. 137.

144 Heraklit, *Fragmente*, fr. B 1. Nach der Übersetzung von CAPELLE, *Vorsokratiker*, S. 135f. Der «Logos» ist identisch mit der Gottheit, die das Weltgesetz ist, vgl. ebd. und Anm. 145 («Logos» belassen, «wird» statt «geschieht» entspr. Anm. 145, «Physis» be-

lassen, «auseinanderlege» statt «zerlege» v.d.V.). – Vgl. JENNY-KAPPERS, S. 16. Die Gedenkkirche steht heute noch im heiligen Bezirk.

145 Joh. 1, 1–5. Gr. «Logos» (statt wie üblich «Wort») v.d.V. Ferner sollte «hat es nicht angenommen» mit «nimmt es nicht an» (gr. Aorist, und vorher «scheint») übersetzt werden! Wie bei den Weltentstehungsmythen geht es um *immerwährende, aktuelle* Prozesse. – Hier finden wir dann ferner die Materialisierung: «Der Logos ist Fleisch geworden». – Vgl. auch «Gott von Gott, Licht vom Lichte …» aus dem Glaubensbekenntnis des Konzils von Nicäa (325 n.Chr.). – Eine ganz andere Haltung der griechischen Weisheitstradition gegenüber zeigt Paulus (*Kolosserbrief* 2, 8ff.), wo er die alten Weisheitslehren *durch Christus ersetzen möchte!*

146 Zit. nach HINZE, S. 157. Vgl. 1. Mose 1-3 (*Genesis*).

147 CAPELLE, S. 140: «Werden» für «Geschehen», «Polarität» für «Gegensatz», «gemäss dem Schicksal» für «nach dem Verhängnis» und () v.d.V.

148 In Anm. 147 steht gr. *heimarméne* (= *fatum*), in den hippokratischen Texten steht in diesem Sinne gr. «*ananke*».

149 Hippocrate: *Du régime*, S. 6: Frz. letzter Satz: «…rien de toutes les choses n'est identique, car la coutume s'oppose sur ce point à la nature.» Vergleiche die Unterschiede in den Übersetzungen! Gr: ἔχει δὲ καὶ ὧδε· γενέσθαι καὶ ἀπολέσθαι τωὐτό, συμμιγῆναι καὶ διακριθῆναι τωὐτό, αὐξηθῆναι καὶ μειωθῆναι τωὐτό, γενέσθαι, συμμιγῆναι τωὐτό, ἀπολέσθαι, [μειωθῆναι,] διακριθῆναι τωὐτό, ἕκαστον πρὸς πάντα καὶ πάντα πρὸς ἕκαστον τωὐτό, καὶ οὐδὲν πάντων τωὐτό. Ὁ νόμος γὰρ τῇ φύσει περὶ τούτων ἐναντίος.

150 Heraklit, *Fragmente*, B 30/31 (zit. Anm. 156; 171); Empedokles, fr. 31 A 48, in CAPELLE, *Vorsokratiker*, S. 218; vgl. KRUG, zit. Thales S. 24. (z.T. in Zusammenhang mit «Elementarphasen», vgl. 4.3.2.1).

151 SILLS, S. 46.

152 Vgl. SILLS, S. 46. Vgl. auch BERNER, 1989, S. 114: «Atem, Lebenskraft, Licht, auch Klang und Geruch können offenbar als Manifestationsweisen des einen durchgehenden subtilen Kosmos erfahren werden.»

153 Vgl. Kap. 4.3.2.5 und 4.3.2.1: Im Griechischen scheinen die Elementarphasen aus den Urpolaritäten zu entstehen, im Gegensatz zu den asiatischen Kosmogonien.

154 SILLS, S. 24/28.

155 Vgl. CAPELLE, *Vorsokratiker*, S. 128: «Und wenn auch die Anschauung des Herakleitos von der menschlichen Seele teilweise noch tief in *materialistischer Denkweise* befangen ist …» (Hervorhebung v.d.V.). – Im *Tibetanischen Totenbuch* wird vergleichsweise vom *Bewusstseinsstrom* gesprochen, der verschiedene Bereiche durchläuft (MEIER, E., 1987. *Weisungen für den Weg der Seele*. Freiburg i.Br.: Herder.) – Heraklit: *Fragmente*, B 76. Vgl. auch Empedokles, fr. 17 (zit. Anm. 155 bzw. 331, 2.T.).

156 Vgl. Heraklit, fr. 22 A 1 (CAPELLE, *Vorsokratike*r, S. 143). Polaritäten und Urfeuer sowie Hervorhebung v.d.V. Anaximenes spricht von Verdichtung (*pyknosis*) und Verdünnung (*manosis*), vgl. KALOGERAKOS, S. 85.

157 Vgl. HEMPEN (z.B. «Funktionskreise»). Ähnliches gilt für die Interpretation der «Säftelehre».

158 Vgl. CAPELLE, *Vorsokratiker* (Einleitung); vgl. auch CHARON, S. 21.

159 Fr. B 30/31 (erwähnt CAPELLE, *Vorsokratiker*, S. 144).

160 Von dieser zyklischen Sicht des «Weges nach unten und nach oben» ist nur noch ein kleiner Schritt zur Konzeption der *Metempsychose* (Seelenwanderung), wie sie Platon und Pythagoras auch kannten. («vs» = «versus» vgl. Anm. 42.)

161 Fr. B 26 (CAPELLE, *Vorsokratiker*, S. 146). – Zur Finsternis vgl. auch die «Nigredo» der Alchimie.

162 *Vorsokratiker*, S. 163/164.

163 SCHURÉ, S. 390.

164 Op. cit., S. 149ff.

165 Vgl. Platon, *Symposion*: Hier geleitet die weibliche Kraft Diotima den Sokrates in die höchste Sphäre. Entsprechendes ist aus den ind. Tantras bekannt. Vgl. auch Lehrgedicht des Parmenides, wo das weibliche Prinzip führend ist (Anm.162).

166 STAIGER Emil, *Sappho*, S. 15.

167 Vgl. fr. 8 und fr. 20 (in CAPELLE, *Vorsokratiker*, S. 202). Empedokles bezeichnet die Polarität mit «philia» (Liebe) vs «neikos» (Streit). Hervorhebung v.d.V.

168 Auch CHOPRA bringt Quantenmodelle.

169 BERNER, 1989, S. 60.

170 Vgl. MEYER et al.: *Philosophinnen-Lexikon* (op. cit.). – Vgl. auch RULLMANN (op. cit.), S. 44. Sie spricht vom «Salon» der Aspasia, in dem man wohl – entsprechend der damaligen Tradition – auch eine Art Philosophenschule mit einer weiblichen Meisterin sehen dürfte! Aspasia war die zweite Frau des Perikles und als Fremde z. T. sehr verfehmt, bis zur Anklage wegen «Gottlosigkeit» (asebeia). Sie wurde jedoch freigesprochen (vgl. Sokrates' Anklage).

171 Fortsetzung Zitat (156).

172 Heraklit, *Fragmente*, B 60 (vgl. CAPELLE, *Vorsokratiker*, S. 144).

173 SILLS, S. 46 und 49. – Vgl. auch GOETHES Gedicht *Gesang der Geister über den Wassern:* «Des Menschen Seele Gleicht dem Wasser: Vom Himmel kommt es, Zum Himmel steigt es, Und wieder nieder Zur Erde muss es, Ewig wechselnd. …»

174 Vgl. BERNER, 1989.

175 Zit. ebd., S. 53.

176 Beispiel von J. C. PEARCE, zit. nach WHITMONT (1989, S. 57), interpretiert als «magische Ebene des Bewusstseins»!

177 SPITZ, zit. nach BERNER, 1989, S. 57.

178 Zit. nach HINZE, S. 34f. (Hervorhebung v.d.V.). Könnte eventuell als eine Art hellsichtige Wahrnehmung der holistischen Physis angenommen werden, vgl. Kap. 4.4.2.

179 E. L. ROSSI (1993). Er beschreibt noch andere Rhythmen. Sein Erklärungsmodell sind die Botenmoleküle (also somatisch!); gerade bei rhythmischen Prozessen scheinen mir jedoch Energiemodelle grundlegend für jegliche Übertragung zwischen Körper und Psyche. Vgl. auch Hypnoseforschung von BONGARTZ (op. cit.). Hinweis der Psychotherapeutin Susanna MÜRI. – Auch in Therapieprozessen kann beobachtet werden, wie die Emotionen in Wellen kommen und wieder abflauen (vgl. KURTZ, op. cit.).

180 Heraklit, fr. 22 A 16 (vgl. CAPELLE, *Vorsokratiker*, S. 149f.).

181 Vgl. Kap. 4.7.3.1. Zum 1. *Eid*-Vers: gr. κατὰ δύναμιν καὶ κρίσιν ἐμὴν.

182 Op. cit., S. 24.

183 Vgl. auch Heraklit, *Fragmente,* B 101: «Ich habe mir selbst nachgeforscht.»

184 (*Symposion*, 192 d) Platon spricht bezüglich der Ausdrucksweise für subtilste Prozesse davon, dass diese nur andeutbar seien.

185 Vgl. CAPELLE, *Vorsokratiker*, S. 63f. (Sokrates spricht): «Und daher lässt sich wohl begreifen, dass ihre Weisheit solcher Art war. Kurze denkwürdige Aussprüche, die jeder von ihnen getan hat. Diese sind auch gemeinsam zusammengekommen und haben die Erstlingsausgabe ihrer Weisheit dem Apollon in seinem Tempel zu Delphi dargebracht, indem sie solche Sprüche dort eingruben, …» und weiter: «Weil dies die Art

und Weise der alten Philosophen war, sozusagen eine *kurze lakonische Ausdrucks-weise*.» (Hervorh. v.d.V.). – Vgl. dazu auch Heraklit, 86, 2.T.

186 BERNER, 1989, S. 63f.

187 Vgl. Platon, *Symposion* 187 c (das Schnelle und das Langsame).

188 KRUG, S. 25. Zu Hippokrates' Pneumalehre, vgl. Hippokrates, *Auserlesene Schriften* (Einleitung), S. 52 (und 63).

189 Vgl. SOLMSEN in FLASHAR, S. 210.

190 CAPELLE, *Vorsokratiker*, S. 149ff. Der Logos ist allen gemeinsam.

191 In der christlichen Theologie wird entsprechend auch vom «pneumatischen Christus» gesprochen.

192 Ebd., S. 148 (= fr. B 101). Vgl. Übers. Anm. 183.

193 Op. cit. S. 55: «Ein Wort, das nur ein *Mystiker* oder – für die damalige Zeit gesprochen – ein *Myste* geprägt haben kann.» (Hervorhebung v.d.V.).

194 CAPELLE, *Vorsokratiker*, S. 115 (Xenophanes); S. 196 (Empedokles, fr. 17).

195 Ebd., S. 196; vgl. 331, 2.T.

196 Vgl. KRUG, S. 26. Vgl. auch CARUS (und folgende Anm.). Vorschriften bezüglich Wollenem (Herodot, *Historien* II, 81).

197 Zum initiatischen Wissen vgl. VAN DER WAERDEN S. 153: Der Historiker Diodoros v. Sizilien (um 60 v. Chr.) referiere, Pythagoras habe das Wissen um die «*Heilige Rede*» von den Ägyptern gelernt (*ta kata ton hieron logon*). – Zum diätetischen Wissen vgl. CARUS, op. cit., S. 16-18. Zu den ägyptischen Essvorschriften gehörten z. B. die Abstinenz von Bohnen, zu den Bekleidungsvorschriften, keine Tierhäute zu tragen (Metempsychose-Seelenwanderung!), zu den rituellen Vorschriften gehörte z. B. die weisse Ritualkleidung: all dies wird von Herodot (*Historien* II, 81) als typisch für Ägypten referiert. – Zur wörtlichen Übernahme ägyptischen Wissens in die griechische Heilkunde vgl. POLLAK I, S. 74.

198 Vgl. KRUG, S. 26. Vgl. auch Zeitschrift *Museion* 2/94, S. 30. Kroton befand sich in Unteritalien.

199 Vgl. KRUG und LICHTENTHAELER. Auch Heraklit polemisierte gegen das «Schneiden und Brennen», mit dem gewisse Ärzte ihre Patienten quälten (POLLAK II, S. 46).

200 KRUG, S. 25.

201 EDELSTEIN (op. cit., 1969) hat diese rituelle Verwandtschaft zwischen pythagoreischer und hippokratischer Tradition herausgearbeitet (vgl. 4.7): speziell 4.7.3.5 (5. *Eid*-Vers): «heilig und rein» ... Dieses «Reinheitsideal» ist letztlich nur aus der subtilen Weisheitstradition und den damit verbundenen Energielehren verständlich, wonach die Energiefelder und der Körper mit keiner negativen Energie behaftet sein sollen, weil dies wieder ausgestrahlt wird. – Vgl. auch Anm. 294, 3.T. (pythagoreische Eidesformel).

202 Anonyme Pythagoreer, fr. 58 B 35 (CAPELLE, *Vorsokratiker*, S. 491f.).

203 Platon, *Symposion* 190 a; vgl. daselbst «kyklos», ferner «doppelt gewirbelte kykloi» (zit. HINZE, op. cit.). Vgl. auch gr. «sphaira», das z. T. als Etymologie von hebr. «sephirot» (= Energiezentren) betrachtet wird (LANGER, op. cit.). – Vgl. die Aurahüllen im Menschen, als «Himmel» bezeichnet, mit den verschiedenen Sphären des «Mondes», der «Sonne», der «Sterne» (4.4.2.2). Diese «Schichten» finden sich wiederum in den alten Konzepten der «Himmelsreise der Seele», wie sie VAN DER WAERDEN referiert (op. cit., S. 124ff.).

204 HINZE (op. cit.): Es handelt sich bei den Zahlenverhältnissen um *Verhältnisse der Entfernungen (im Planetarsystem)*!

205 VAN DER WAERDEN, S. 101. – Platon, *Politeia* 404 e. Auch in der sog. «Einsetzung der

Apostel» (Mt 18, 19) ist von der «symphonia» zwischen zwei Menschen im psychischen Heilvorgang die Rede.

206 Ebd., 403 a-c.

207 Riso, S. 28: «Eine plausible Vermutung über seinen Ursprung besagt, dass das Enneagramm aus alten mathematischen Entdeckungen aus der Zeit des Pythagoras, der Neoplatoniker oder aus noch früheren Zeiten stammt und durch den Islam im 14. oder 15. Jahrhundert mit anderem griechischen und arabischem Wissen in den Westen gebracht wurde.»

208 Vgl. Abbildung Hinze, S. 241ff. und *Enneagramm*, 4.6.9. Abb. 18.

209 Krug, S. 26.

210 *Politeia* 405f. Vgl. Kap. 3.2.1 und 4.1.

211 Vgl. Pollak II, S. 57.

212 Vgl. Platon, *Politeia* 408 e bzw. 410.

213 Im *Symposion* genannt «megiste dynamis». Vgl. Müri W., S. 135. Unterscheidung zwischen primären Qualitäten (und sekundären = sog. physikalischen), welch erstere nur die «megale dynamis» haben. Vgl. Anm. 215, 2.T. – in der hippokratischen *Diätetik* steht neben dem häufigen «dynamis» bisweilen auch «ischus» (Kraft, vgl. op. cit., S. 2).

214 Von Lichtenthaeler erwähnt.

215 Vgl. Rohde (op. cit.) und Hippokrates: *Von der Hl. Krankheit* – Zitat Pollak II, S. 89 (Hervorhebung v.d.V.). Für ägyptisches Heilen mittels Zaubersprüchen vgl. Pollak I, S. 97.

216 Pollak II, S. 47 zit. den deutschen Philologen und Philosophiehistoriker Werner Jaeger (*Paideia*). Vgl. auch Deichgräber und Pigeaud, S. 76.

217 Es wird von «physiologischen» Theorien gesprochen, vgl. Anm. 131.

218 Hippokrates, *Auserlesene Schriften* (Einleitung), S. 53. () v.d.V.

219 Zur «Gymnastik» vgl. Platon, *Politeia*, ab 403 d; 407 b; es ist hier wohl an «Übungen» im Sinne des ind. Hatha-Yoga, chin. Chi Gong zu denken. Vgl. auch *Eid*, besonders 2. Vers (Aufzählung verschiedener Traditionselemente, 4.7.3.2).

220 Vgl. Platons *Symposion* als Weisheitslehre und Weg. Voraussetzungen auch für die chinesische Medizin sind beispielsweise Kenntnisse der *Elementarenergien* und der *Pneumalehre* (Pollak I, S. 258).

221 (Aulus Cornelius Celsus, 1. Jh. n. Chr.) zit. in Krug, S. 23 (Hervorhebung v.d.V.). – Vgl. auch Rohde bezüglich Kathartik. Ferner ist die Haltung der Hippokratiker der magischen Medizin gegenüber sehr ablehnend (vgl. Schrift *Von der Hl. Krankheit*).

222 (Zit. von Capelle) Einführung *Von der Hl. Krankheit*, S. 52.

223 Capelle, *Vorsokratiker*, S. 17.

224 iatros = «Arzt», sophistes = «lehrender Weiser», erwähnt Lichtenthaeler S. 90.

225 Pigeaud, S. 57. – Aus dem Codex des Athos-Klosters Megiste Lavra (*Vita* des Athanasios, um 1010).

226 Platon, *Politeia*, «Gymnastik» ab 403 d; «Musik» und «Gymnastik» 404 e; zu «Künsten» vgl. 342 a-c. Hier werden die «Reitkunst» und andere «Künste» erwähnt, a.a.O. auch der bekannte Vergleich mit Phidias und Polyklet gemacht. Vgl. auch Anm. 243.

227 Platon, *Phaidros*, 270 b.

228 Lichtenthaeler, S. 88.

229 Bei Platon (vgl. 4.6.5). Ähnlich auch Dürckheim (Berner, 1989).

230 Platon nennt Hippokrates z. B. den «Asklepiaden» (also zum Bund der Asklepiaden zugehörig, Zitat vgl. Anm. 99) und vergleicht ihn mit anderen «Meistern» wie dem berühmten Bildhauer Phidias (der im hl. Bezirk von Olympia lebte und dessen

«Werkstatt» den Massen und der Ausrichtung der Cella des Heiligtums entsprach. Dies bedeutete wohl, dass auch Phidias ein Initiierter war). – Platon, *Politeia* 408 d, e. Kleine Veränderungen und Hervorhebung v.d.V. «Leib» ganzheitlich vgl. 3.2.2.

231 Vgl. Hippocrate, *Du régime*, S. 2. Parallele zur chinesischen Medizin (Konfuzianer), HEMPEN, S. 30.

232 S. 134f. (ABEL referiert DILLER).

233 Vgl. KRUG, S. 68f. Vgl. auch Abbildung des Kreises um Galen in ähnlicher Art wie Darstellungen des platonischen Bundes, KRUG, S. 65.

234 Vgl. *Eid* als «psychokosmisches Diagramm» (4.7) sowie Ähnliches in Platons *Symposion*, BERNER, 1989, S. 129ff. – In der christlichen Tradition wird Versenkung über Konzentration als «*Kontemplation*» bezeichnet, Versenkung durch «Leerwerden» als «*Meditation*».

235 Vgl. CAPRA in HEMPEN, S. 14. Die Weltentstehung der alten Völker ist ein kontinuierlicher Prozess!

236 Platon, *Symposion* 186 b-e; vgl. aber auch die ganze «Rede» des Arztes Eryximachos.

237 Der Begriff «*Demiurg*», der auch im hippokratischen Schrifttum erscheint (vgl. 182, 2.T.; 420, 2.T.), hat in subtilen Traditionen, z.B. in der Gnosis, weitergelebt, wie ähnlich «Pontifex». Die lat. Entsprechung scheint der alchimistische «Operator» zu sein (vgl. ALLEAU). – Im Chinesischen: «das chi führen» vgl. HEMPEN (er nennt es «qi»).

238 Platon, *Symposion* 186 c «Füllen und Leeren» (statt Füllung ... gemäss den Leitkriterien), ( ) und Hervorhebung v.d.V. Besprochen in BERNER, 1989, S. 138ff. (zum Wurzelchakra).Vgl. *Eid* 4.7 (365, 3.T.); Platon, *Symposion* 186 c ff. «Und» ist zu übersetzen, nicht «denn», da es sich um ein *anderes Prinzip* handelt! Hervorhebung, abweichende Übersetzung und ( ) v.d.V.

239 Wird als authentische Schrift des Hippokrates angesehen; S. 84: «Disharmonie» (statt «Krankheit»), «polarste Qualität» (statt «feindliches Element», griech. Text Superlativ!), «Entgegengesetztes» (statt «Feindliches»), «Leib» (statt «Körper») und Hervorhebung v.d.V.

240 Platon, *Phaidros* 268 b, c. Der Arzt Eryximachos erscheint auch im *Symposion* und definiert dort die Heilkunst als zum Bereich des Wurzelchakras gehörig, Anm. 96. («Leib» statt «Körper» sowie kleine syntaktische Umstellung im 2. Passus v. Sokrates und Hervorhebung v.d.V.). Dies ist ferner ein Beispiel «sokratischen Vorgehens»; Sokrates habe dieses Vorgehen von der Philosophin Aspasia v. Milet übernommen (Anm. 170).

241 Platon, *Politeia* 411 e (412 a). Vgl. auch die «Atemübungen», die im *Symposion* angetönt werden (BERNER, 1989).

242 Genannt «Kunst der Rede oder eine andere Musik», Platon, *Politeia* 411 d.

243 Ebd., 411 d, 412 a: eine Art «Yogakunst» statt «Gymnastik» und ( ) v.d.V.

244 Ebd., 412 a («den vollkommen Musikalischen und Wohlgestimmten»).

245 Platon, *Symposion* 187 e («Kochkunst»).

246 Vgl. SILLS, S. 125: «Seinen Aktionsbereich hat das Element Erde in der physischen Welt.»

247 Platon, *Symposion* 186 e.

248 Als Jahreszeitentypologie (4.3.3); vgl. auch Temperamententypologie.

249 Platon, *Symposion* 188 d: «episkopein» (prüfendes Schauen) und «iatreuein» (Heilen).

250 Platon, *Politeia* 411 c: als «Gymnastik», «Musenkunst», «Philosophie». In *Politeia* und *Timaios* sind auch Dreiersysteme, auf die PIGEAUD hinweist. «Theosophie» entspräche der höchsten Stufe im *Symposion*.

251 Vgl. Pigeaud, S. 55f.: «l'âme végétative a son siège dans le foie, l'âme irascible dans le cœur (= gr. thymos! Anm. 57), et l'âme rationnelle dans l'encéphale.»

252 Hempen spricht von «Funktionsbereichen» oder «Funktionskreisen» für die chin. Medizin.

253 Aus dem Hebräischen: «Gurgel»-«Herz»-«Nieren», Berner, 1989, S. 49.

254 3.1.2.3; 4.3.3; 4.5 (Energiephasenlehre).

255 Entsprechend wird Epilepsie den «Schleimprozessen» zugeordnet (vgl. *Von der Hl. Krankheit*). Noch heute wird im Frz. die Stirnhöhlenentzündung als «rhume de cerveau» = «Hirnkatarrh» bezeichnet.

256 Hippocrate, *Du régime*, S. 58 und Anm. 1, wo von «physique du récipient» gesprochen wird.

257 Müri W., vgl. Anm. 28, 2.T.

258 Platon, *Symposion* 207 d – 208 b. () und Hevorhebung v.d.V.

259 Vgl. *Eid* (4.7.3.1): 1. Vers Anrufung von «Panakeia» (von gr. «pan» = «all», und gr. «akos» = «Heilmittel»): Lichtenthaeler, S. 48 bzw. S. 66.

260 *Ilias* XI, 740/741 (Übersetzungsanpassung v.d.V.).

261 Ebd., 628-631, 638-641 «Frau» statt «Weib»(!), Hervorhebung und () v.d.V.: Zur sexistischen Übersetzung von gr. «gyné» als *«Weib» statt «Frau»* vgl. etwa auch Platon, *Phaidon* 116 b (z. B. Rowohlts Klassiker-Ausgabe). (Der «kykeon» kann auch ein (rituell verabreichter) Willkommenstrank sein.) Wir finden den «kykeon» auch in den hippokratischen Schriften (64, 2.T.). Vgl. die Bedeutung der Gerste in den *Eleusinischen Mysterien*, Berner, 1989, S. 44 zit. A. Hofmann. Vgl. Anm. 62, 2.T.

262 Das Epitheton «euplokamos» steht bei Homer für Göttinnen und Nymphen (z. B. Kalypso).

263 *Ilias* XI, 514/515; *Ilias* IV, 217-219; *Ilias* XI, 844-848.

264 Platon, *Politeia* 405 e–406 a, () v.d.V. Etwas später wird der Heiltrank nochmals erwähnt.

265 Ebd., 408 a-b. Entgegen aktueller diätetischer Vorschriften waren die alten Asklepiaden und auch die Platoniker der Meinung, neben der «chirurgischen» Versorgung reiche ein solcher stärkender Heiltrank aus, um verwundete, aber sonst gesunde und mässig lebende Männer (!) zu heilen.

266 Vgl. Krug, S. 195ff.

267 Krug, S. 196.

268 *Museion* 2/1994.

269 Hinweis auf die «Maieutik» (gr. «maieutike techne») von der Philosophin Barbara Jung. Auch heute wird dieses therapeutische Begleiten des anderen im Entwicklungsprozess etwa mit diesem Begriff der «Hebammenkunst» verglichen, wie z. B. in Whitmont, op. cit., S. 16: Der Therapeut «muss erkennen, dass seine Rolle lediglich die einer Hebamme sein kann, die dem Patienten hilft, aus seinem Leiden heraus neu geboren zu werden.»

270 Fränkel, zit. in Berner, 1989, S. 146.

271 Erwähnt in 2.1 (Anm. 19). Es gab in Athen keine «Gymnasien» für Mädchen («Gymnasien» als körperlich-seelische Schulungsstätten).

272 Rullmann, S. 34ff. (Zitat S. 37). Sie werden als «Heilerinnen» bezeichnet: *Dabei scheint mir, dass in der Literatur heilende Frauen eher als «Heilerinnen», heilende Männer als «Ärzte» bezeichnet werden!* – Für Pythagoras' Rede an die Frauen vgl. Van Der Waerden, S. 199ff.

273 Alle Beispiele Krug, S. 196f. – Lichtenthaeler, S. 118; vgl. *Eid* 4.7.3.3.

274 Polybos soll Autor der Schrift *Peri aeron hydaton topon* (dt. *Von der Umwelt*) sein, wo die «Viersäftelehre» erwähnt ist.

275 Hippocrate (1955), Bd. V, S. 304. Übersetzung aus dem Frz. und Hervorhebung v.d.V.

276 Zitat in Anm. 221.

277 KRUG, S. 196.

278 Der «Arzt» (Eryximachos) im *Symposion* wird der körpernächsten Energieebene zugeordnet (es ist diejenige Ebene, die bei Atemübungen ausgehend von Körpervorstellungen wahrgenommmen wird). Vgl. BERNER, 1989, S. 138ff.

279 Op. cit., 1989, S. 180ff.

280 SOBEL, S. 7 und 10. «soter» (= Retter, Heiland), auch in weiblicher Form als «*soteira*» (vgl. Anm. 284).

281 POLLAK II, S. 31.

282 LICHTENTHAELER, S. 66, Hervorhebung v.d.V.

283 Ebd., S. 89, () und Hervorhebung v.d.V. (vgl. auch 282). Vgl. dagegen meine Interpretation 4.7.3.1 (*Eid*).

284 SOBEL, S. 10.

285 Vgl. Platon, *Symposion* 204 c; und Interpretation: BERNER, 1989, S. 153f.

Anmerkungen 2. Teil (4.1-4.4)

1   KRUG, S. 23 (zit. Celsus, *Proömium* 5ff.), Hervorhebungen v.d.V. Vgl. Anm. 276, 1.T.

2   Platon, *Politeia* 405 c ff.

3   Ebd., 406 d. «Schneiden» und «Brennen» dagegen war bei den Pythagoreern verpönt, ebenso bei Heraklit.

4   Platon, *Politeia* 407 c.

5   Platon, *Politeia* 406 c; entsprechend ind. «dharma».

6   Ebd. 407 b.

7   Nach der Sage wurde Asklepios durch einen Blitz erschlagen, als er einen Toten auferweckte, d.h. die Grenze des Heilens überschritt. Zit. in LICHTENTHAEHLER, S. 58 (vgl. Platon, *Politeia* 408 c).

8   Platon, *Politeia* 408 c.

9   Gr. «noseo», «im Ungleichgewicht sein» (vgl. 2.2, Wörterkatalog).

10   Allgemeinerkrankungen vgl. Hippocrate: *Des lieux dans l'homme*, S. 38 (Anfang). – POLLAK II, S. 116, 142 und 146. Knidos liegt in Ionien, heute in der Türkei. – Vgl. jedoch KRUG, S. 57: «I. M. LONIE hat eindringlich nachgewiesen, wie die Ärzteschulen von Kos und Knidos aus der neuzeitlichen Forschungsgeschichte und ihrer Schulauffassung entstanden sind. Das jeweils geltende Hippokratesverständnis bestimmte auch seinen vermeintlich knidischen Gegenpart.» KRUG weist auch darauf hin, dass *die abstrakte Vorstellung einer «Schule» in dieser Form modern sei!*

11   Platon, *Politeia* 405 d; «Krankheiten» durch «Ungleichgewichte» ersetzt v.d.V. – Zu den «schlechten Ausdünstungen» eines Flusses wird von der sizilischen Stadt Selinunt berichtet, dass der Sumpf die Stadt derart verseucht hatte, dass viele Einwohner starben und die Frauen Miss- und Fehlgeburten erlitten. Empedokles, der «Arzt», wurde gerufen und liess zwei benachbarte Flüsse ableiten, so dass der Sumpf vor der Stadt austrocknete (Malaria-Sanierung! POLLAK II, S. 69): Vgl. die mikro-makrokosmische Gleichheit der Bilder und Vorgehensweisen (mit obigem Platon-Zitat): «Sümpfe», «Ausdünstungen» sowie als therapeutische Massnahme: «Ableitungen»!

12   Platon, *Timaios* 87 d.

13   Vgl. Hippocrate, *Du régime*, S. 2: «Wer 'Diätetik' richtig abhandeln will, muss zu allererst die 'Physis' des Menschen (Konstitution) und ihre Entwicklungsgesetze aus der 'arché' genau kennen und 'diagnostizieren' können ...» Dazu Fussn. 3: *«La médecine est fondée, on ne peut plus catégoriquement, sur la philosophie»* (dt.: Die Medizin könnte nicht kategorischer in der Philosophie begründet sein). Vgl. zur Fortsetzung Anm. 267.

14   BERNER, 1989, S. 142 (daselbst Anm. 181): Zitat der Mischungslehren von Empedokles und Alkmaion.

15   KRUG, S. 26f. Menschensektion wurde erst seit Alexander dem Grossen (4. J. v.Chr.) in Alexandria praktiziert, z.T. dann auch Vivisektion von Verbrechern!

16   BERNER, 1989, S. 102, statt «luciferae semitae»: «lichtführende Kanäle» sowie Hervorhebung v.d.V.

17   SOLMSEN in FLASHAR, S. 206.

18   Vgl. 4.6.5 und Anm. 75, 3.T.

19   Vgl. Anm. 21, 1.T. (in einem Brief von Demokrit an Hippokrates).

20 Heraklit, *Fragmente*, B 67 a. «Verhältnis» statt «Sinn» v.d.V.

21 Vgl. Hippokrates, *Auserlesene Schriften*, S. 83f.

22 Pigeaud, S. 172f. (referiert Asklepiades): «La vérité du corps n'est pas dans les organes. Elle est dans les principes invisibles qui le composent, à savoir les canaux et les éléments qui circulent dans les canaux (onkoi).» Übersetzung von gr. «onkoi» (frz. «éléments») übersetze ich als «Elementarenergien», da der Wortstamm «aufblasen» darin enthalten ist; Hervorhebung v.d.V.

23 Hippocrate, *Du régime*, S. 30 (gr. «*poroi* tes psyches», Hervorhebung v.d.V.).

24 Zit. betr. Homer in Berner, 1989, S. 91 und 99. Vgl. auch 59, 1.T.

25 Krug, S. 48. Vgl. drei entsprechende Funktionsbereiche («Milz» fehlt) bei Platon, 3.2.1.

26 Berner, 1989, S. 99 und chin. Medizin, «Funktionsbereiche».

27 Pigeaud, S. 297.

28 «dynameis», «schemata» erwähnt in Hippocrate, *De l'ancienne médecine*, S. 18 (Notice); ebenfalls erwähnt von Müri W., vgl. 257, 1.T.

29 Damit kompatible Konzepte liegen den Hierarchien der morphischen Felder zugrunde (vgl. Sheldrake).

30 Galens Kritik an Chrysippos, Pigeaud S. 297: οὐ μόρια τῆς ψυχῆς εἶναι λεκτέον, ἀλλ᾿ ἐνεργείας τινάς … Dieses Zitat kann bereits für die hippokratische Diätetik angewandt werden, wo von den «moria tes psyches» gesprochen wird: vgl. Anm. 236.

31 Snell, in Berner, 1989, S. 90f.

32 Hippocrate, *Du régime*, S. 7 (gr. «diakosmeitai» könnte auch etwa übersetzt werden als: «ist ein durchgehender Kosmos»). Vgl. Ähnliches in Platon, *Phaidros* 270 c («holon»).

33 Vgl. *Vaterunser*: «wie im Himmel, so auch auf Erden».

34 In der Bibel kann eine Weisheitslehre mit den subtilen Energiegesetzen herausgelesen werden, die ich z. T. in Querverweisen anführe (vgl. z. B. Anm. 33; auch Berner, 1989). Die Hypothese des Männer-Ritualbundes wird von Feministinnen angezweifelt, die eher einen gemischten Kreis annehmen.

35 «Hermetisch» leitet sich vom ägyptischen Weisen Hermes Trismegistos ab, in welches Wissen auch griechische Weise eingeweiht wurden (wie z. B. Pythagoras).

36 Subtilenergetisch gesehen wäre nicht die (Kinder)taufe, sondern eine bewusste Initiation die eigentliche Schwelle (vgl. Firmung, Konfirmation, Priesterweihe haben noch Initiationscharakter).

37 Berner, 1989, Stichwort «Abendmahl».

38 Pollak II, S. 34.

39 Vgl. Gerd Heinz-Mohr: *Lexikon der Symbole*, S. 144. Es sind offenbar hier verschiedene Johannestraditionen zusammengeflossen. Mit dem Kelch und der Schlange wird auf Mysterienwissen hingewiesen (vgl. der Vertraute von Jesus' Geheimnissen, der in Abendmahlsdarstellungen «an seiner Brust lag» (ebd.). Hinweis von Dr. med. Maria Asperger Felder.

40 Krug, S. 222. – Hinweis bezüglich Schliessung von platonischer Akademie und benediktinischer Klostergründung von lic. phil. K. Waldner. – Die Athos-Klöster scheinen die alte Heiltradition in byzantinischer Zeit noch ungebrochen weitergeführt zu haben, vgl. Anm. 225, 1.T.

41 Zitiert aus Dr. sc. nat. Eduard Troxler: *Schafft die Wissenschaft das Wissen ab?* (Basel, 1993).

42 Vgl. Bieri, op. cit.

43 Vgl. Wilber (1991), *Spektrum des Bewusstseins*.

456

44 Hippocrate (1839-1861) IX (*De la bienséance*), S. 232. Freiere Übersetzung und Hervorhebung v.d.V. (z.B. «der Arzt-Philosoph ist göttergleich» habe ich adaptiert).

45 KRUG, S. 49.

46 Hippocrate, *Du régime*, S. 2ff. Gr: Φημὶ δὲ δεῖν τὸν μέλλοντα ὀρθῶς συγγράφειν περὶ διαίτης ἀνθρωπηΐης πρῶτον μὲν παντὸς φύσιν ἀνθρώπου γνῶναι καὶ διαγνῶναι· γνῶναι μὲν ἀπὸ τίνων συνέστηκεν ἐξ ἀρχῆς.

47 Ebd., S. 3.

48 LICHTENTHAELER, S. 69.

49 LICHTENTHAELER, S. 116. – In der alten ind. Heilkunde bestand auch die Einteilung in diätetische, pharmazeutische und chirurgische Heilgebiete (vgl. POLLAK I, S. 230).

50 Die *klassische Homöopathie* gehört m.E. auch in den Bereich energetischer Konzepte (nicht somatischer!). Die homöopathische Wirkweise der Pflanzen lasse sich energetisch (mittels spezifischer Apparaturen) «simulieren» (TANSLEY, S. 34), offenbar auch in den Potenzen, was eine Konzeptualisierungsmöglichkeit der Homöopathie in Energiefeldniveaus nahelegen würde. – Eine «homöopathische» und «allopathische» Unterscheidung in den hippokratischen Schriften sehe ich z.B. in *Von der Heiligen Krankheit, Auserlesene Schriften*, S. 84. Vgl. dazu Anm. 129, 2.T.

51 POLLAK II, S. 126, vgl. auch HEMPEN für die chinesische Medizin.

52 LICHTENTHAELER, S. 87ff. bzw. S. 117 (für den 3. *Eid*-Abschnitt, vgl. 4.7.3.3). Die Diätetik wird – neben den erwähnten, sichtbaren Verfahren – hier etwa definiert als «alles, was nicht zu den Arzneimitteln und der Chirurgie gehörte».

53 Hippocrate, *Du régime,* S. 5ff. Alles ist schon vorgebildet. Vgl. BERNER, 1989.

54 Die berühmtesten Ärzteschulen waren diejenige von Kos, Knidos, Rhodos, Kyrene (in Libyen) und die italische (Kroton), vgl. POLLAK II, 90. Zu Alkmaion vgl. auch 198, 1.T.

55 Zu Fülle und Leere vgl. 4.4.1.2. In der chinesischen Medizin ist der gesamte Arzneimittelschatz nach den acht Leitkriterien geordnet: 1. Erzielung von Schweiss. 2. Therapeutisches Auswerfen (Erbrechen usw.). 3. Purgieren. 4. Harmonisierung. 5. Vorsichtige Erwärmung. 6. Kühlung. 7. Energetische Ergänzung (vgl. Füllen). 8. Ableitung von Energie (Leeren). Vgl. HEMPEN, S. 113.

56 Vgl. Hippocrate, *Du régime*, S. 61ff. – Als Beispiel für rasche und langsame Übungen sei die unterschiedliche Wirkung von Jogging und Yoga erwähnt!

57 Hippocrate, *Du régime*, S. 2f., gr. «sita kai ponoi».

58 Vgl. POLLAK II, S. 46. Vgl. Hippocrate, *De l'ancienne médecine*, S. 120ff. Von den indischen Ärzten (um 300 v.Chr.) berichtet der griechische Arzt Megasthenes, dass sie Heilung von Krankheiten in der Regel durch geeignete Speisen, nicht durch Arzneien herbeiführten (POLLAK I, S. 240f.). – Zu den Prinzipien der Nahrungszubereitung vgl. Hippocrate, *De l'ancienne médecine* (S. 122): Prinzipien des *Kochens, Röstens, Mischens und Temperierens.*

59 Platon, *Politeia* 407 c.

60 Ebd., S. 407 b.

61 Ebd., S. 406 a. Vgl. auch Entwicklung von der Gesundheitslehre zur Krankheitslehre. Asklepios hätte bewusst seinen Nachkommen das Wissen solcher «Diätetik» nicht mitgegeben (vgl. Anm. 66).

62 *Ilias* XI, 639f. und 630f. Erwähnt in Platon, *Politeia* 405 e–406 a. Sokrates spricht nur von pramnischem Wein, Gerste und Käse, wobei ihm offenbar die genaue Zusammensetzung nicht so wichtig war. Vgl. Anm. 261, 1. T.

63 Hippocrate, *Du régime*, S. 42.

64 Ebd.
65 Statt Milch könnten Milchprodukte gemeint sein (vgl. Käse).
66 Platon, *Politeia* 406 a-c.
67 POLLAK II, S. 81. Beispiel eines vedischen Wassersuchtrituals in POLLAK I, S. 174.
68 BERNER, 1989, «Anorexie-Bulimie».
69 POLLAK II, S. 117: Beispiel von rohem und reifem Schleim. – Vgl. auch JUNGS Symbole der Wandlung und die 'Wandlung' im Abendmahl (*Psychologie und Religion*).
70 Hippokrates, *Auserlesene Schriften*, S. 66f.
71 Erwähnt von CHOPRA.
72 Mk 7, 18–23; «negativ» statt «böse», Hervorhebung und () v.d.V.
73 Platon, *Politeia* 407 c.
74 BERNER, 1989, S. 206ff. und Kap. 4.3.2.5 Polaritätenlehre.
75 Vgl. ebd., 1989, S. 13 ff. (Vernetzung) und S. 223ff. (subtiler Entwicklungsweg).
76 Ebd., zit. S. 47.
77 Ebd., S. 45ff. «Mehrfachdeterminierung» wird in der Psychoanalyse für das mehrdimensionale Eingebundensein z.B. eines Traumbildes gebraucht. – Vgl. Platon, *Symposion* 196 e; zit. in BERNER, 1989, S. 148. – Vgl. auch LEISI, op. cit.
78 Dies wird am Beispiel von gr. «gnome» abgehandelt in Hippocrate, *Du régime*, S. 6 und Kap. 4.4.2.1. Zu *digital – analog* und induktiv – deduktiv vgl. 3.1 (Anm. 126, 1.T.) sowie auch BERNER, 1989, S. 12.
79 Hippocrate, *Du régime*, S. 7. Vgl. 207.
80 Für die Übereinstimmung von Form und Inhalt vgl. besonders *Eid* (4.7) sowie Platons *Symposion* (BERNER, 1989).
81 Vgl. Hippocrate, *Du régime*, besonders S. 8f. – Aus dem Kulturvergleich z.B. «*hermetische Gesetze*» im *Kybalion* (op. cit.). Diese Gesetze gehören z.T. verschiedenen Systematiken an, wie «Feuer»-«Wasser», weshalb ich sie für das Verständnis der Zusammenhänge mehrmals aufführen muss.
82 Vgl. auch 3.1.2.2.
83 Solche Energiemuster entdeckt die Polaritätstherapie (Polarity).
84 Hippocrate, *Du régime*, S. 9. Für gr. «moira» habe ich «Dimension» gesetzt, ev. auch «Schicksalsbereich» (vgl. Galens Kritik, nicht von «Teilen» der Seele, sondern von «Energien» zu sprechen!). Gr. «eserpo» übersetze ich (im Gegensatz zu frz. «glisser») mit «pulsieren», da in der Parallelstelle (ebd., S. 20) präzisiert wird: «Die Psyche … pulsiert in jedem Lebewesen, jedenfalls in (jedem das) *atmet* …»
85 Vgl. 104, 1.T.
86 Heraklit, *Fragmente* (B 49 a): «In die gleichen Ströme steigen wir und steigen wir nicht; wir sind es und sind es nicht.»
87 Hippocrate, *Du régime*, S. 6.
88 SILLS, S. 30 und 31.
89 Hippocrate, *Du régime*, S. 5. Für «Grundprinzipien» steht gr. «ideai».
90 Vgl. 3.1.2.4.
91 Hippocrate, *Du régime*, S. 6, 7 und 9.
92 Zit. in Platon, *Symposion* 187 a-b, ausgeführt in Anm. 435, 3.T. Vgl. auch das Bild des Kosmos als 7-saitige Lyra (3.1.5).
93 Hippocrate, *Du régime*, S. 7: «Zwei Menschen sägen ein Stück Holz, der eine zieht, der andere stösst: sie tun dasselbe; indem sie wegnehmen, vermehren sie.» Vgl. Anm. 80.
94 Vgl. Zitat Anm. 87.
95 Hippocrate, *Du régime*, S. 7.

96 Lukas 21,18: «Und nicht ein Haar von eurem Haupte wird verlorengehen.» – Hippocrate, *Du régime*, S. 8f.

97 Ebd, S. 6. () v.d.V. (Fortsetzung Anm. 104). Zum Mischen vs Entmischen bei Empedokles vgl. Anm. 109. Hippokratisch ist «Sich mischen» = gr. «misgesthai» (*meig-
nymi*); «sich trennen» = gr. «diakrinesthai».

98 Ebd., S. 7: frz.: «Celles qui prennent font diminuer, celles qui donnent font augmen-
ter»; vgl. auch Anm. 93, wo dasselbe aus dem 2. Teil abgeleitet werden kann: «indem
sie wegnehmen, vermehren sie.» Vgl. auch *Bibel*.

99 Ebd., S. 7 («Sägebeispiel»), vgl. Anm. 93.

100 Ebd., S. 8, Hervorhebung und () v.d.V.

101 Hippocrate (1839-1861) IX (*Parangeliai*), S. 250. Übers. und () v. d. V. (die frz. Version
ist unklar!). – Mk 1/15 (gängige Übersetzung): «Die Zeit (gr. = kairos) ist erfüllt und
das Reich Gottes ist genaht.» Das «Reich» ist ein Begriff aus der hebräischen Weisheitslehre (= unterster Bereich im kabbalistischen «Lebensbaum»).

102 Hippocrate, *Du régime*, S. 7. Hervorhebung und () v.d.V. (für «theion» setze ich gerne
«spirituell», weil es sich in den alten Konzepten um eine strukturierte Sphäre handelt
(vgl. *Hl. Krankheit*).

103 Ich lasse dahingestellt, inwieweit der ind. Begriff «Karma» bei uns missverstanden
wird: jedenfalls wird er meist negativ gebraucht. Nach dem griechischen Konzept der
«Physis» müsste er jedoch wertneutral sein, und erst die verpassten Möglichkeiten
würden als negative Wiederholungen eines zu überwindenden Musters gewertet!

104 Hippocrate, *Du régime*, S. 6, () v.d.V. Die frz. Version ist m. E. falsch übersetzt: «car la
coutume s'oppose à ce point à la nature». Das Zitat ist die Fortsetzung von Anm. 97.

105 Beide werden als «dynameis» bezeichnet. Vgl. Darstellung in späteren räumlichen
Temperamentenmodellen: Elementarphasen in horizontaler und «Prozessdynamik»
in vertikaler Anordnung (vgl. 4.6.9, Triebsystem v. SZONDI).

106 Vgl. «ideai», auch «stoicheia» bei Empedokles (vgl. den Begriff «Stöchiometrie» für
chem. Messkunde).

107 Ähnliches unterscheidet DWARAKANATH (1976, S. 53) für den Ayurveda: Teilchen und
Kontinua.

108 POLLAK II, S. 138. «» v.d.V.

109 Schadewaldt, zit. in: BERNER, 1989, S. 142; (sic!) v.d.V., da 7 an Stelle einer geraden
Zahl nicht den damaligen fundamental-polaren Konzepten entspricht.

110 Dabei wurde für die Qualitätenreihe die Prozessdynamik «kalt – warm» generalisiert
(4.4.1.3). Das Mischen zur «guten Mischung» heisst lat. *temperare / temperamentum*.

111 Ind. = gunas (als Gegensatzpaare) DWARAKANATH (1976), S. 117.

112 «Kalt – warm»; «zähflüssig – trocken» (gr. «feucht – trocken»); «schwer – leicht» (gr.
«leichtes, feines» Wasser, Anm. 150); «träg – scharf» (gr. «stumpf – scharf», vgl.
4.7.3.6).

113 HEMPEN, S. 76f. – Für die «grosse Kraft» vgl. Anm. 213, 1.T. (cit. W. MÜRI, S. 135; im
Symposion ist Eros = «megiste (grösste) dynamis»!).

114 BERNER, 1989, S. 142. – Heraklit, *Fragmente*, B 118.

115 Vgl. lat. *altus* = hoch und tief, *sacer* = heilig und verflucht, gr. *xenos* = Gast und Feind.
– Karl ABEL schrieb darüber: «…dass der Mensch seine ältesten und einfachsten Begriffe nicht anders hat erringen können als im Gegensatz zu ihrem Gegensatz und
dass er erst allmählich die beiden Seiten der Antithese sondern und die eine ohne bewusste Messung an der anderen denken gelernt hat … *Das Urwort bezeichnet nach
ABEL weder das eine noch das andere im Gegensatzpaar, sondern nur die Beziehung
beider und den Unterschied beider, welcher beide gleichmässig erschuf.*» FREUD seiner-

seits habe sich davon bezüglich der Traumarbeit inspirieren lassen (zit. in SZONDI, 1952, S. 155; Hervorhebung v.d.V.).

116 Gr. wird die höhere Ebene mit «me(i)zon taxis», «me(i)zon chora» (vgl. Orbital) bezeichnet (Hippocrate, *Du régime*, S. 8 bzw. S. 9).

117 WILLI (1975). *Zweierbeziehung.*

118 Platon, *Symposion* 186 c ff.

119 Z.B. bei WATZLAWICK.

120 Unter 4.3.1 wird der psychoanalytische Ansatz erwähnt (vgl. Anm. 74).

121 Paulus, *1. Kor.* 13, 4f. (Übersetzung nach dem gr. Text v.d.V.); «gewaltig» (gr. «makrothymei» – «thymos» 57, 1.T.): wörtl. «macht den Energiekanal weit», vgl. gr. «megaletor» (= grossherzig, 153, 3.T.; vgl. auch mhd. «hoher muot»); für «zeloo» statt «eifert» setze ich beide möglichen Bedeutungen (vgl. Zeloten). Die christliche Tradition (Bibelübersetzung) verwendet – im Gegensatz zur griechischen – das weniger gefährliche «agape», nicht «eros» (!); vgl. BERNER, 1989, S. 16.

122 BERNER, 1989, S. 121 («Furcht» durch «Angst» ersetzt), zit. MOOKERJEE und KHANNA bezüglich der tantrischen Tradition.

123 ROHR/EBERT S.36f. Sie sprechen von sieben *Hauptsünden* der scholastischen Tradition.

124 Vgl. *1. Kor.* (Anm. 121). «Tugendenreihe»: ROHR/EBERT, S. 39, als «Früchte des Geistes» bei Paulus (*Galater* 5, 22) mit Änderungen v.d.V. («Harmonie» statt «Friede», «Subtilität» statt «Sanftmut»).

125 VAN DER WAERDEN, S. 150 (Vers 34). Vgl. auch Anm. 294 (3.T.). Die Pythagoreer mussten abends ihre Werke dreimal durchforschen (*Heilige Rede*, 40–44, VAN DER WAERDEN, S. 150f.): «Lass den Schlaf nicht zu deinen sanften Augen kommen, ehe du jedes der Werke des Tages dreimal durchdacht hast: 'Worin habe ich gefehlt? Was habe ich getan? Was habe ich versäumt?' Beginne beim ersten und gehe alles durch und dann: hast du Schlechtes getan, so erschrecke, doch hast du Gutes getan, so freue dich.» Vermutlich gehörte eine Art *«Selbsterforschung» oder «Beichte»* zum energetischen Entwicklungsweg und zur Katharsis (Reinigungszeremonie) der Initiationsrituale. Sie sind auch bei anderen Kulturen anzutreffen (vgl. Anm. 122).

126 WILBER (1994), S. 276f.

127 Auch mittelalterliche Mystiker wie TAULER haben die Bedeutung, aber auch die anfänglichen Schwierigkeiten des «Übens» festgehalten. Bei DÜRCKHEIM wird Übung als Element einer ganzheitlichen Therapie verstanden (*Der Alltag als Übung*) zit. BERNER, 1989, S. 230f.

128 Ähnlich hat in verschiedenen christlichen Traditionen gleichsam eine Fixierung in der dunkeln Phase des Karfreitags stattgefunden.

129 Hippokrates, *Von der Heiligen Krankheit, Auserlesene Schriften,* S. 84 (die Indikation wird nicht weiter erläutert!); «feindlichste» statt «feindliche» v.d.V. gemäss griech. Text: dieser Superlativ lässt auch denjenigen eines «homoiotaton» im Sinne des «Simillimum» der Homöopathie erwarten. Vgl. Hippocrate: *Du régime*, S. 8: z.B. gr. «chora *allo*tria» vs «*homo*tropos»: Die Unterscheidung eines *homöopathischen von einem allopathischen Heilprinzip* stammt aus der alten Polaritätenlehre und findet sich also bereits in der hippokratischen Heilkunde, vgl. Anm. 182, sowie POLLAK II, S. 125. Auch LICHTENTHAELER erwähnt (in Anm. 445, 3.T.) *«Contraria contrariibus»* als alten hippokratischen Grundsatz. WHITMONT, 1993, S. 217 schreibt zum allopathischen Vorgehen, dass sie die Methode der Schulmedizin und der Naturheilkunde sei und sich auf Symptome beziehe, die unmittelbar der sinnlichen Wahrnehmung zugänglich seien. Sie stelle letztlich keine echte Heilung dar. – HAHNEMANN, der Begründer der *«klassischen Homöopathie»*, hat diese Begriffe – und andere wie 'Mi-

asma' – der griechischen Heilkunde entnommen: Die Ähnlichkeitsregel besagt hier, dass Krankheitsbild und Arzneimittel einander ähnlich sind. Vgl. Anm. 50, 2.T. bzw. 301, 2.T. (Zitat). – *Heilbäder:* Falls man das homöopathische Konzept der Potenzierung der Heilsubstanzen durch «Verschüttelung» annimmt, könnte auch den gelösten Substanzen in den Heilquellen eine mögliche Potenzierung durch natürliche «Verschüttelung» attestiert werden. – Auch *«Bachblüten»*-Therapie gehört zu diesen Konzepten. – POLLAK (II, S. 125) meint, die Hippokratiker hätten sich nicht auf eines dieser beiden Prinzipien festgelegt.

130 Empedokles (490–435 v.Chr.), fr. 90 (CAPELLE, *Vorsokratiker,* S. 217). – Zu «cheo» vgl. Anm. 266, 3.T. und 473, 3.T. Zum «Mischen» vgl. auch BERNER, 1989, S. 142.

131 Homer, *Odyssee* XVII, 218: «Wie gesellet doch Gott beständig Gleiche zu Gleichen!» – Platon, *Symposion* 186 b-c. Vgl. auch BERNER, 1989, S. 147. – Empedokles, fr. 22 (CAPELLE, *Vorsokratiker,* S. 201).

132 Vgl. BÜRGI-MEYER, 1992.

133 KLIBANSKY/PANOFSKY/SAXL, S. 112. – Vgl. dazu auch das Mischen von Wasser und Wein im Messritual. – Auch wenn wir uns mit «prost» (lat. *prosit*) zutrinken, ist noch altes Rituelles darin enthalten (vgl. BERNER, 1989). In der Antike wurden übrigens die Weine meistens gemischt. Vgl. ferner das Pharmazeutensymbol mit Mischgefäss und Schlangen (3.3). – *Krasis/Krase* als ehemals holistischer Begriff hat wiederum im hör- und sichtbaren Bereich überlebt: als «Zusammenziehung zweier Wörter» in der Sprachwissenschaft.

134 WHITMONT (1993), S. 134 (vgl. das Prinzip der klass. Homöopathie: *similia similibus curentur*). Die Wirkung von Sokrates ist im *Symposion* beschrieben, vgl. BERNER, 1989, S. 163.

135 Zum «wie unten so oben» (ta kato kai ta ano) im menschlichen Körper, vgl. Hippocrate (1839-1861) VI, S. 278 (*Von den Orten im Menschen*). – Zitat: LÖHNER/STANDHARDT, S. 24.

136 Das Phänomen wird allmählich auch von Sexologen beachtet: HOYNDORF (1995), *Unstillbares Verlangen.* – Vgl. BERNER, 1989, z.B. S. 205.

137 Vgl. auch 4.5 «Säftelehre», und 4.6 Temperamentenlehre.

138 Vgl. POLLAK I, S. 258 (Hervorhebung v.d.V.). Im Griechischen werden sie fassbar als «stoicheia» (Empedokles), «ideai», «dynameis» in Hippocrate, *Du régime,* z.B. S. 5.

139 Alchimie = subtil-energetische «Chemie», sollte als Symbolisierung der psychisch-geistigen Transformationsvorgänge verstanden werden. Vgl. Anm. 266, 3.T.

140 Wasser als «sensibles Chaos», bei NOVALIS und bei SCHWENK (op. cit.), S. 7.

141 Auch J. BOWLBY sowie V. KAST haben sich mit Trauerprozessen und -phasen beschäftigt. – WIRTZ/ZÖBELI sprechen vom «Verlust des zyklischen Bewusstseins» (S. 97).

142 Die hippokratische Schrift *«Peri aeron, hydaton, topon»* wird im Deutschen mit *«Von der Umwelt»* übersetzt. Ich bringe die wörtliche Übersetzung wegen ihres Bezugs zu den Elementarphasen. – Das ältere, mit dem indischen übereinstimmende Dreiersystem der Phasen wurde in hippokratischer Zeit auf ein Vierersystem weiter differenziert. Vgl. 4.5.6.

143 DILLER (1934), S. 96 (() v.d.V.).

144 Op. cit., S. 52. «Körperbereiche» statt «Körperteile» v.d.V. – Information des Musikers und Psychologen Jannis ZINNIKER.

145 Anthroposophen essen z.T. jeden Tag ein anderes, diesen Einflüssen entsprechendes Getreide (vgl. Analoges bei der Temperamentenkonzeption, wo eine Phase das Wesen der Persönlichkeit bestimmt). – Zu den Horen in der Karwoche vgl. A. BITTLINGER, Theologe und Analytiker, am Radiovortrag (Schweiz DRS) vom 14.4.1995.

146 Vgl. Diller, in Flashar, S. 45 bezüglich «Säftelehre» im Alten Orient. – Vgl. Hippocrate, *Du régime*, S. 3.

147 Mitosen (Zellkernteilungen) finden nachts statt.

148 *Der informierte Arzt* 14/1993, S. 531-533. Hervorhebung v.d.V.

149 Seit altersher gibt es Konstitutionstypen, mit denen man versucht, von der äusseren Erscheinungsform auf tiefere Schichten der Persönlichkeit und auch auf Krankheitsanfälligkeit zu schliessen. Vgl. die mit der Homöopathie gut vereinbare Konstitutionstypenlehre Kretschmers, die im energetischen und nicht im somatischen Menschenbild ihren Platz hat (Dorsci, S. 26).- Vgl. Anm. 5, 3.T. (Diskussion «umstrittener» Aspekte der Kretschmerschen Typologie).

150 Hippocrate, *Du régime*, S.11f. (Hervorhebung v.d.V.; Auslassung in Zitat Anm. 379): Der Text wird in 4.4.2.2 bezüglich Aurahüllen diskutiert. – Ähnliches Bild bei Platon, *Phaidon* 108 d–110 b; Hinweis von lic. phil. K. Waldner. Hervorhebung und () v.d.V. – Eine Konkordanz zur «Nachbildung des Holons» (*apomimesis*) bei Pythagoras (Van Der Waerden, S. 102): Hier ist «apomimesis» die Nachbildung der himmlischen Sphärenklänge, die Pythagoras «hörte» und für seine Schüler auf Instrumenten und durch die blosse Stimme nachahmte.

151 Vgl. Willi (1975).

152 Vgl. P. Müri; der Psychotherapeut Christoph Mächler hat mir wichtige Hinweise für diesen Ansatz gegeben.

153 Laplanche/Pontalis, S. 479, () und Hervorhebung v.d.V.

154 Ebd., S. 481.

155 Vgl. Berner, 1989, S. 224ff.

156 K. Bürgi-Meyer, S. 22; vgl. «Pontifex-Ich» wäre nach dem «Selbst» von C. G. Jung konzipiert.

157 Dürckheim wollte die Meditation als Übungsweg wieder in die westliche Kultur bringen.

158 Dürckheim (1981) zit. in Berner, 1989, S. 231. Hervorhebung v.d.V.

159 Entsprechend «höhere opsis» bei Platon als «subtiles Schauen», zit. Berner, 1989, S. 110. Vgl. auch 4.7.3.6.

160 Z.B. E. Reif, *Der lange Weg nach Hause* (in Fuchs, G., 1994, *Lange Irrfahrt – grosse Heimkehr. Odysseus als Archetyp – zur Aktualität des Mythos*). – Für Odyssee-Interpretation nach Phasen des männlichen Weges vgl. Anm. 118, 3.T.

161 Rohde II, S. 159.

162 Hippocrate, *Du régime*, S. 7–10, Exzerpte (daher Kleindruck).

163 Ebd., S. 9, spezielle Techniken.

164 Ebd., S. 8.

165 Ebd., S. 9f.

166 Ebd., S.10. Entgegen der frz. Version sehe ich hier als Subjekt nicht die «Zellen» (die damals noch nicht bekannt waren!), sondern die «Menschen», die nicht erkennen (vgl. ähnlich S. 6): Die menschliche Entwicklung hängt ja gerade vom Erkennen der Zusammenhänge ab. – Zur Harmonielehre vgl. Platon, *Symposion* 187 a-b.

167 Ebd., S. 8: gr. «auxesis» vs «meiosis», vgl. Meiose = Reduktionsteilung bei der Bildung der Keimzellen (!).

168 Gesetz von der Erhaltung der Energie Kap. 4.3.2.3. Vgl. Anm. 164.

169 Berner, 1989, S. 32ff.

170 Hippocrate, *Du régime*, S. 10. Vgl. *Diätetik*, 4.3.

171 Wilber (1994).

462

172 Pythagoreer vgl. 3.1.5., besonders auch die «Sphärenharmonie»; vgl. subtile «Harmonielehre» bei Platon, *Symposion* 187 a-b.

173 Vgl. heutige Konzepte wie «bio-psycho-sozial» oder «Salutogenese».

174 CANACAKIS hat ähnliche Techniken wieder eingeführt.

175 Gr. «ho de kairos oxys»: der günstige Moment ist präzis zu erfassen (hippokratischer *Aphorismus*, zit. von LICHTENTHAELER, S. 130). – Vgl. Interferenzmuster, Kap. 2.3.3.1.

176 Vgl. Formen von «aktivem Zuhören», GORDON T.

177 Vgl. Anm. 97.

178 Gr. *Schicksalsbegriffe*: Zwangsschicksal kann in gr. *ananke* herausgelesen werden: Hippocrate, *Du régime*, z. B. S. 5. Ich übersetze *ananke* nicht, wie üblich, mit «Notwendigkeit», sondern mit «Zwangsschicksal» (vgl. SZONDI) – Freiheitsschicksal kann mit gr. *moira* (ebd., S. 7) verbunden werden: gr. *pepromenen moiran ekploroo* = das einem zukommende Schicksal erfüllen (gr. *heimarmene* ist vom gleichen Stamm wie *moira*). – Ich übernehme SZONDIS Begriffe «Zwangsschicksal» und «Freiheitsschicksal», für die er sich offenbar bei den Griechen inspirierte.

179 Heisst dt. etwa: zurückgehen, um dann weiter zu springen.

180 Entsprechendes auch bei Platon, vgl. 4.7.3.2.

181 Hippocrate, *Du régime*, S. 107: «kata tropon». Vgl. «tini tropo»: bei Platon, *Symposion* 176 b.

182 Das *Prognostikon* ist eine Hippokrates zugeordnete, authentische Schrift, vgl. CAPELLE, *Auserlesene Schriften*, S. 124. – Zitat ebd., S. 229 (Anm. 8, aus dem *Nomos*), (= physis) statt (d. h. die Konstitution) v.d.V. Vgl. Kap. 4.4.2.2 und 4.3. – 2. Zitat: Hippocrate (1839 -1861) IX, S. 266. Übers. v.d.V. Die frz. Übers. erscheint unverständlich. Die «unter» den Symptomen liegende Ebene meint die hierarchisch die Symptome generierende, also die ihnen zugrunde liegende Ebene. Subtilste Resonanz wird angedeutet durch «physis – physei», «eu(h)exie – eu(h)armosteusan». In dieser subtilen Resonanz zwischen Arzt und Patient wird auch das hippokratische «homoiotation» bzw. das «homöopathische Simillimum» angetönt, das mit dem kritischen Muster in Resonanz steht (vgl. WHITMONT, 1993, S. 227, 238). Nach hippokratischer Konzeption hat alles, auch jede Krankheit ihre eigene «physis» und ihre «dynamis» (vgl. *Von der Heiligen Krankheit*).

183 M. KARDOS-ENDERLIN, *Ouvre l'oeil de vie vers moi. Médecine sumérienne de la Mésopotamie ancienne* (Vortrag Uni Zürich, 8.11.1993, Frauenklinik): Auch hier, wie in den hippokratischen Texten, erscheinen die somatischen Vorgehensweisen viel besser zugänglich als die energetisch-spirituellen (für Phase 3–6 wird nichts weiter erwähnt). – Zur *1., reinigenden Phase* gehören dann etwa in holistischer Wirkweise: Fasten, reinigende Nahrungsmitteldiäten; äussere Reinigungen: Bäder, Waschungen (Seife), Abreibungen; innere Reinigungen: Purgieren, Erbrechen, Einläufe; Schwitzen, Wickel, Massagen; Ölungen, Salbungen, Fumigationen (Räucherungen); korrigierende Körperübungen (vgl. Hatha Yoga). – Zur *2., revitalisierenden Phase* gehören: Heilkost, Phytotherapie (Pflanzen), Lithotherapie (Steine); Erwärmte Steine an bestimmten Stellen auflegen (vgl. chin. Moxibustion); Schröpfen; aromatische Salben; Inhalationen, vgl. chin. Phasen, Anm. 55. – Prof. M. KARDOS-ENDERLIN praktiziert – neben ihren Sprachforschungen – chinesische Medizin in Paris. – Zur Bedeutung altorientalischer Heilpraktiken für die Pythagoreer vgl. auch BURKERT (1962).

184 v. KEUDELL, S. 152f.

185 HEMPEN, S. 100 bzw. S. 97.

186 Z. B. Hippocrate, *Du régime*, S. 4. Von *Komplementen* spricht die alchimistische Tradition.

187 HEMPEN, S. 99, im Schema «Leere» statt «Schwäche» (im chinesischen System steht Inneres – Oberfläche an 2. Stelle, Schwäche – Fülle an 4. Die hippokratische Auftretenshäufigkeit scheint mir jedoch umgekehrt, d. h. Leere – Fülle an 2. Stelle, wie ich sie darstelle).

188 SILLS, S. 52f.: Prinzip «Rajas» (Yang) vs «Tamas» (Yin).

189 HEMPEN, S. 98.

190 Vgl. Entsprechung in der hebräischen Kabbala.

191 BERNER, 1989, S. 31ff.

192 HEMPEN, S. 43, () v.d.V.

193 Zeitliche Koinzidenz als morphische Resonanz, vgl. BERNER, 1989.

194 HEMPEN, S. 45.

195 Ebd. – Vgl. Ungleichwertigkeit des Weiblichen in der Kabbala (LANGER), Anm. 218.

196 Während HEMPEN für die übrigen Leitkriterienpaare lat. Entsprechungen anführt (urspr. aus der gr. Medizin), fehlen solche interessanterweise bei Yin und Yang.

197 Hippocrate, *Du régime*, S. 4 (Beginn der sog. «Anthropologie») und S. 9.

198 HEMPEN, S. 52. Im Chinesischen gibt es 5 Elementar- oder *Wandlungsphasen*, im Griechischen sind es auch 5 mit «Äther» (vgl. 3.1.2.3).

199 Vgl. chinesische Systematik, SILLS, S. 24. Entsprechendes im Indischen, ebd. S. 28 (ind. Systematik).

200 Vgl. 4.5.6 (Anm. 72, 3.T.).

201 Hippocrate, *Du régime*, S. 4f.; Übersetzung, () und Hervorhebung v.d.V. Zu «Feuer»-«Wasser» vgl. auch Kap. 3.1.2.2.

202 Vgl. HEMPEN, S. 45. – Die Figur gibt es auch in der europäischen Gotik («flamboyant»), vgl. z.B. Grossmünster Zürich, Rundfenster Südseite.

203 POLLAK I, S. 260.

204 Vgl. ähnlich in Joh. 1,1-5 (für den «Logos»).

205 Hippocrate, *Du régime*, S. 6f. () und Hervorhebung v.d.V. Zum *spirituellen Bereich* vgl. 4.4.2.2 (zu Anm. 390).

206 HEMPEN, S. 44, geläufigeres «Tao» statt «Dao» v.d.V. JUNG übersetzt «Tao» mit «bewusstem Weg»; ich setzte dafür in HEMPENS Übersetzungsvarianten «Weg».

207 Hippocrate, *Du régime*, S. 7. Diese Metapher kommt noch zweimal in der *Diätetik* vor und wird auch von Aristophanes aufgenommen (vgl. ebd., Fussn. 4).

208 Ebd., z.B. S. 2f.

209 HEMPEN, S. 49.

210 *Du régime*, S. 13.

211 Vgl. Zitat Anm. 201.

212 Hippocrate, *Du régime*, S. 21.

213 Vgl. Zitat Anm. 201 sowie 4.3.3 und Anm. 432.

214 Ebd. «chrêsis» (vgl. Langenscheidts Taschenwörterbuch; LIDDELL and SCOTT hat «Gebrauch», Intimität»). Auch in Anm. 233.

215 Vgl. «hl. Hochzeit», dargestellt anhand von Platons *Symposion*, in BERNER, 1989, S. 154ff. Auch in Anm. 233.

216 BÜRKI-FILLENZ (op. cit., Buchprospekt, Hervorhebung v.d.V.).

217 Vgl. H. STIERLIN (1980).

218 Vgl. zunehmende Scheidungsraten.

219 Dagegen scheint die Kabbala mindestens in ihrer späteren Entwicklung eine patriarchale Wertung zu enthalten. Vgl. Interpretationen von LANGER, op. cit.

220 Hippocrate, *Du régime*, z.B. S. 4ff., ab S. 12 umgekehrte Folge (vgl. Anm. 223).

221 Ebd., S. 12: Zitat Anm. 150.

222 Vgl. die Drehung des Lebensbaumes in der Kabbala, Platons «doppelter eros» (*Symposion*), die Umkehr der «Säftezuordnungen» zu den Funktionsbereichen, die den höheren Energieebenen entsprechen: vgl. Kap. 4.5 (Anm. 64 und 65). Auch die «Umkehr» in der Bibel wird von Tantrikern im Sinne der Umkehr der Energieprozesse gedeutet; vgl. dazu 4.7.3.6.

223 Hippocrate, *Du régime*, S. 25f. Vgl. auch ebd., S. 12: «feines Wasser – ätherisches Feuer».

224 Frz. als «obscur et fautif», ebd., Fussnote 3. Zur energetischen «Fülle» vgl. 4.4.1.2.

225 W. MÜRI, S. 145 (Fussn. 6) «hygrotatos» muss als «feuchtestes (Feuer)» übersetzt werden (und entsprechend auch «trockenstes Wasser»)!

226 4.6.6, Anm. 239 (3.T.).

227 BERNER, 1989, S. 153ff. und 170.

228 Hippocrate, *Du régime*, S. 25f. Der gesündeste Zustand als gr. «hygieinotate hexis» enthält im Superlativ den Anklang an Hygieia.

229 Platon, *Symposion* 204 c («Dreifaltigkeitsformel»). Vgl. Anm. 233.

230 Hippocrate, *Du régime*, S. 25.

231 Zu gr. *genesis* und *physis* vgl. 3.1.2.

232 Hippocrate, *Du régime*, S. 14 (das Kapitel ist mit «Métallurgistes» überschrieben). – Platon, *Symposion* 192 d-e.

233 Transkulturelle «Dreifaltigkeitsformel», Anm. 229. Als solche gedeutet in BERNER (1989, S. 170).

234 Hippocrate, *Du régime* S. 25f., Übersetzung v.d.V. Formel: «*hydatos* to leptotaton kai *pyros* to araiotaton» (Wortfolge «hydor» – «pyr»). Ὕδατος δὲ τὸ λεπτότατον καὶ πυρὸς τὸ ἀραιότατον σύγκρησιν λαβόντα ἐν ἀνθρώπου σώματι ὑγιεινοτάτην ἕξιν ἀποδεικνύει διὰ τάδε.

235 Zur Ausweitung der JUNGschen Begriffe Anima-Animus vgl. WHITMONT (1989), S. 162ff. Danach liesse sich «die Auffassung nicht länger halten, die Anima verkörpere ausschliesslich das unpersönliche Unbewusste des Mannes, der Animus jenes der Frau».

236 Hippocrate, *Du régime*, S. 8. Den von Galen kritisierten Begriff «moria tes psyches» (vgl. Anm. 30) ersetze ich durch «Energieniveaus»; «Füllen und Leeren» statt «Zunahme und Abnahme» (da der Unterschied zum Hinzufügen von Neuem hervorgehoben werden soll ...) und Hervorhebung v.d.V. Das Zitat wurde bereits in Kap. 4.3.4, Anm. 162 erwähnt.

237 Vgl. W. MÜRI, S. 127f.: Er meint, diese Konzepte (Überfüllung – Entleerung) seien im Widerspruch mit der Säftelehre!

238 Hippocrate, *Du régime*, S. 6f., vgl. Anm. 205.

239 Ebd., S. 3f. (hier ist hellsichtige Wahrnehmung vorausgesetzt, vgl. 4.4.2). Ich bringe das Zitat (281) für das Leitkriterienpaar «Oberfläche vs Inneres», da diese Leitkriterien ineinander übergehen.

240 Ebd., S. 4.

241 HEMPEN, S. 98. Er spricht von «Schwäche», nicht von «Leere». Ich lehne mich an die Polarität «voll vs leer» im Griechischen («Fremdenergie» korrigiert, sowie *soma trychetai* = der Leib erschöpft sich, Beleg: Anm. 260, v.d.V.). – Vgl. auch Anm. 182 (2. Zitat).

242 Ähnliches bei den ind. «doṣas» («Säfte»), die zu «Übeln» geworden sind. Ähnliches gilt auch für das szondianische Triebmodell, vgl. Tabellen zu 4.6.9.

243 Hippocrate, *Du régime*, S. 25.

244 Im dem Griechentum nahestehenden Johannes-Evangelium (1, 16) tritt «Fülle» als

«pleroma» auf: Das Resonanzphänomen ist hier sehr gut spürbar: «Aus seiner Fülle erhalten wir alle, und zwar «Gnade» durch «Gnade» (vgl. ebd. 10, 10, «perisson»). – «Pleroma» als «Fülle» ist ferner aus der hermetischen Tradition bekannt (WHITMONT, op. cit., S. 73)! – «Kenosis» («Leere») wurde in der christlichen Theologie zur Doktrin der «Selbstentäusserung Gottes» (theolog. Auffassung, Christus habe bei seiner Menschwerdung auf die Ausübung göttlicher Eigenschaften verzichtet, vgl. WHITMONT, 1993, S. 206).

245 Übersetzung der frz. Ausdrücke: «instants de grâce» = «Gnadenmomente», «Feu sacré» = «heiliges Feuer».

246 Hippocrate, *Du régime*, S. 25 (vgl. Anm. 230/ 235).

247 BERNER, 1989 (= Sammelnummer für allgemeine Hinweise).

248 HEMPEN, S. 82. Häufigere Form «chi» statt «qi» (= gr. *pneuma*) v.d.V. «Geradläufigkeit» scheint mit gr. «*katharon kai symmetron*» (Hippocrate, *Du régime*, S. 104), etwa auch mit «*orthon*» bezeichnet worden zu sein. Vgl. Anm. 253. – Zungendiagnostik: HEMPEN, S. 100 («Zungenkörper»). Bei den Hippokratikern wird Zungendiagnostik ebenfalls erwähnt.

249 Hippocrate, *Du régime*, S. 103 (20): «schräglaufende Fremdenergie» übersetze ich – entsprechend chin. Medizin – für «Angriff von aussen» (gr. *exothen epagoge*). Ebd., S. 104: gr.«*pneuma to epakton*» (= das hinzugeführte *pneuma*). Zur «Schwärze» vgl. 4.5.3 (Anm. 37) bzw. 4.6.4. Vgl. auch Anm. 392.

250 Hippocrate, *Du régime*, S. 98–104.

251 Ebd., S. 98f. Ebd., S. 101 werden verschiedene solcher Körperformen und Energieübungen erwähnt. (Die Wörter sind holistisch anzuwenden, wie denn «*peripatos*» sowohl äussere Umläufe, z. B. die «Säulenhalle» der «Peripatetiker», wo ebenfalls «Umläufe» praktiziert wurden, wie innere U. bezeichnete). – Es werden «*ptisane*» und «*chylos*» (*cheo*) unterschieden, vgl. Hippocrate, *Du régime des maladies aiguës*, S. 38f. Vgl. 266, 3.T., 4.5.1, 4.7.3.4.

252 Ebd., S.102.

253 Eingehender behandelt in Anm. 392 (4.4.2.2).

254 Hippocrate, *Du régime*, S. 104 bzw. S. 103f. (Hyperventilation). Vgl. die Techniken zum «Auralesen» in 4.4.2.2 und verschiedene Übungen, erwähnt in Anm. 389.

255 Gr. «*enantion*» «*hypenantion*», vgl. z. B. ebd., S. 100. Das Gegensätzliche bedeutet das Nichtassimilierbare. Reinigungspraktiken (mit Wasser) in bezug auf «Makel» verschiedener Genese finden wir im Zitat Anm. 432.

256 Gr. «*ephezesthai*» (= aufsitzen), ebd., S. 103. Vgl. auch Fälle von Besessenheit in der Bibel.

257 Vgl. WHITMONT (1993), S. 142.

258 Vgl. Vortrag gehalten 1983 von Manfred BLEULER (Rückblick anlässlich seines achtzigsten Geburtstages; vgl. Video-Film, Psychiatrische Universitätsklinik, Zürich).

259 Einläufe können auch die Funktion eines sexuellen Surrogates haben.

260 HEMPEN, S. 83. Im Gr. steht entsprechend «*soma trychetai*» (bzw. «*elleipsis*»): Hippocrate, *Du régime*, S. 90 und 2. Zitat Anm. 182. – Vgl. Ähnliches für Alt-Mesopotamien, POLLAK I, S. 251 (Hinweis bezüglich Wahrnehmung der Lebenskraft).

261 Hippocrate, *Du régime*, S. 101f. Vgl. Anm. 390.

262 *NZZ*, 19.12.1994. – Hippocrate, *Du régime*, S. 101: «Astralschicht zusammengepresst und schwach infolge Trockenheit». Vgl. Anm. 390.

263 Hippocrate, *Du régime*, «*plesmone*» (= «Fülle»): S. 78-88; «kenosis» (bzw. «*soma trychetai*» = «Leere»): S. 88-96. – Entsprechende Therapien im Ayurveda.

264 Hippocrate, *Du régime*, S. 104f. «*pneuma to epakton*».

265 Z. B. Hippocrate, *Du régime*, S. 86; vgl. auch Anm. 263 – wie sie z. B. im *hippokratischen Eid* (4.7.) oder in Platons *Symposion* (186 c ff.) angetönt sind.

266 Ebd. Kleine Textänderungen, ( ) und Hervorhebung v.d.V. Ich übersetze gr. «*agathos demiourgos*» mit «subtiler Meister» (statt «rechter Meister»), weil der Ritualvorsteher und Energiemeister in den subtilen Traditionen mit diesem Kodewort bezeichnet wurde, ähnlich auch «Pontifex» (vgl. Alchimie, ALLEAU). Zum «Mischen» vgl. auch Platon, *Politeia* 412 a. Vgl. auch Anm. 130 (Empedokles).

267 Hippocrate, *Du régime*, S. 2. ( ) v.d.V.

268 SILLS, op. cit., Buchdeckel. (Yin), (Yang) und Nachstellung des letzten Satzes v.d.V.

269 Die Praxis der Beichte ging dem Abendmahl (Kommunion) voraus. Vgl. die Parallelen zwischen Abendmahlsritual und platonischem *Symposion* (Trinkritual, ebenfalls mit vorausgehenden Reinigungspraktiken).

270 WILBER (1991). Früher bereits als Konzept bei SZONDI («Treppe der seelischen Menschwerdung»).

271 Hippokrates, *Von der heiligen Krankheit. Auserlesene Schriften*, S. 65 (Distanzierung von Magiern und Scharlatanen, vgl. Zitat, Anm. 93, 3.T.).

272 Vgl. Antipsychiatrie.

273 Hippocrate, *Du régime*, S. 99ff.

274 HEMPEN, S. 97.

275 Hippocrate, *Du régime*, S. 5 (vgl. Yin-Yang, Anm.192).

276 Epilepsiebehandlung heute vorwiegend medikamentös, aber auch Lebensstilberatung. (Sog. «Grand-Mal»-Anfälle sind tonisch-klonische Krampfanfälle mit Prodromalstadium und Bewusstseinsverlust). – SZONDI hat den alten Ansatz der psychotherapeutischen Epilepsiebehandlung reaktiviert. – Zitat: Hippokrates, *Auserlesene Schriften*, S. 84. «Leib» statt «Körper», «Diätvorschriften» statt «Diät» und Hervorhebung v.d.V.

277 POLLAK II, S. 139, ev. falsch interpretiert.

278 HEMPEN, S. 92f.

279 Hippocrate, *Du régime*, S. 20. ( ) und Hervorhebung v.d.V. Vgl. *Tachy*kardie-*Brady*kardie (= beschleunigte bzw. verlangsamte Herztätigkeit).

280 Vgl. FISCHER, T.: *Einführung in die chinesische Medizin*, unveröffentlichtes Manuskript. – Diese Geschichte ist ebenfalls zitiert in POLLAK, I, S. 254f. («*Bian Que*» daselbst als «*Pien Ch'io*» wiedergegeben, vgl. Anm. 385). Das Fürstentum *Qi* scheint mir das «Reich» der Kraft Qi, oder Chi zu sein: = holistischer Begriff für Lebenskraft, entsprechend ind. «*prana*», gr. «pneuma» (vgl. BERNER, 1989). – Es liesse sich auch an die Möglichkeit einer *Krankheitssuggestion* denken (vgl. 4.4.2.1). Eine solche Sicht geht aber wohl am Anliegen der Geschichte (Mythos) vorbei, die Stadien der Krankheitsentwicklung aufzuzeigen.

281 Vgl. POLLAK I, S. 78, für die ägyptische Medizin. – Vgl. z. B. Therapien in Hippocrate, *Du régime*, S. 78ff. (Kriterien des Füllens und Leerens). – Zitat ebd., S. 3f. ( ) v.d.V. Offenbar Beispiel für hellsichtiges Wahrnehmen der Energien im Menschen.

282 HEMPEN, S. 97.

283 Vgl. Veröffentlichung von geheimem chinesischem Wissen durch CHIA, op. cit. Zit. in BERNER, 1989, S. 118.

284 W. MÜRI, S. 146. Klammern gekürzt (gr. Schrift im Original), 2. Klammer verschoben und Hervorhebung v.d.V.

285 Ebd., S.147. Hier ist die «schwarze Galle» charakterbildend.

286 Hippocrate, *Du régime*, S. 99f. «Ebenen» zum Pl. ergänzt, ( ) und Hervorhebung v.d.V.; «kata tropon» (vgl. lat. *rite*) übersetze ich im Hinblick auf die hellsichtige dia-

gnostische Technik (vgl. Ritualanweisungen in Platons *Symposion*: «tini tropo», «tina tropon», BERNER, 1989). Zu «heilig und rein» vgl. 4.7.3.5.

287 BERNER, 1989, S. 33f.
288 WILBER, 1994, S. 213.
289 Hippocrate, *Du régime*, S. 98ff. Trance als «Trauminduktion».
290 Diese Diagnostik erfolgt derart, dass ein Organteil, z. B. Haare, holistisch für die ganze Person Informationen gibt.
291 Vgl. Computertomogramm und Kernspintomogramm, die ebenfalls Schichten abbilden.
292 Vgl. WHITMONT, 1993, S. 217f. – BERNER, 1991.
293 PLASSMANN, op. cit., S. 106.
294 Vgl. Heraklit: «ich erforschte mich selbst», Anm. 192, 1.T.
295 Vgl. BERNER, 1989, S. 13.
296 BERNER, 1989, S. 49ff.
297 LICHTENTHAELER, S. 102. – Zitat: Hippocrate, *Du régime*, S. 14 (Verb ergänzt v.d.V.). Ähnliches auch bei Parmenides.
298 POLLAK I, S. 251.
299 Amphiaraos erwähnt in POLLAK II, S. 30.
300 Vgl. CAPELLE, *Vorsokratiker*, S. 137f. Kommentar und fr. A 20.
301 Hippocrate, *Du régime*, S. 13, «technesi chreomenoi» holistisch als «Tun» übersetzt. – «Opero-tropismus» = psychische Resonanz abgebildet im Beruf, in den Tätigkeiten.
302 Fr. B 93. Nach CAPELLE, *Vorsokratiker*, S. 138. «Herrscher» durch «Gottheit», «gehört» durch «untersteht» ersetzt und Hervorhebung v.d.V. (Überlieferung von Heraklit).
303 Vgl. 4.3.2. Für die verschiedenen Sprachebenen wird der Unterschied von *analog* (entspr. mythisch) im Gegensatz zu *digital* gemacht (vgl. BERNER, 1989, Anm. 9 mit Bsp.). Vgl. auch WATZLAWICK (1982).
304 Hippokrates, *Auserlesene Schriften (Prognostikon)*, S. 124. Hervorhebung v.d.V. Auch LICHTENTHAELER tönt hier die Formel für Hellsichtigkeit an, vgl. op. cit., S. 53. – Bezüglich Authentizität des *Prognostikons*: ebd., S. 121.
305 *Ilias* I, 70, «ede» (= erkennend wusste): Übersetzung und Hervorhebung v.d.V. («mantosyne» = Seherkunst).
306 Vgl. LICHTENTHAELER, S. 102 (Beleg aus den hippokratischen *Epidemien*).
307 Die Formel ist in einem Fragment von Heraklit belegt (B 30): «Diese Weltordnung ...war immer und ist und wird sein ...». Aus der christlich-jüdischen Tradition ist sie auch bekannt: «wie es war, ist und immer sein wird». – Zitat: HINZE, S. 155. Hervorhebung v.d.V. Zu den *«drei Zeiten»* vgl. auch «Trikala-Jnana» (*Lexikon der östlichen Weisheitslehren*, S. 400). – Auch in der chinesischen Tradition sind die «drei Zeiten» bekannt (EVANS-WENTZ).
308 *Vorsokratiker*, S. 138. Vgl. auch Nostradamus, der vor Jahrhunderten Ereignisse unseres 20. Jahrhunderts geweissagt haben soll.
309 Hippocrate, *Du régime*, S. 13. «Dimension» als Ergänzung des gr. Plurals v.d.V. – Von Pythagoras wird ähnlich überliefert, dass er seine Schüler «physiognomisch» (beurteilte) nach den natürlichen Erkennungszeichen: das Sichtbare wurde ihm dabei zum Zeichen der unsichtbaren Charakteranlagen in der Seele» (VAN DER WAERDEN, S. 172, zit. Iamblichos).
310 Vgl. BERNER, 1989, S. 93 («edee» – Anm. 305: «ede»).
311 LICHTENTHAELER, S. 88, gr. «krisis».
312 «kata dynamin kai krisin emen», vgl. 4.7.3.1 (auch 4.7.3.3).

313 Fr. A 20: CAPELLE, *Vorsokratiker*, S. 138.

314 Vgl. Unbewusstes der verschiedenen Tiefenpsychologien in 4.6.9, Anm. 276, 3.T.

315 Z.B. KÜBLER-ROSS (vgl. die persönliche, ethisch-moralische Färbung in den Todes-nähe-Beschreibungen). In einem Resonanzmodell wären die «Engramme» eigentlich Resonanzen.

316 Hippokratische Schrift *Über die Orte im Menschen* (gr. *peri topon anthropou*), S. 76.

317 LICHTENTHAELER, S. 102 («Urteil» durch «Interpretation des Geschehens» ersetzt v.d.V.).

318 Vgl. SCHULTES/HOFMANN, op. cit., S. 144ff.

319 Hippocrate, *Du régime*, S. 14 (= Fortsetzung Zitat Anm. 298).

320 W. MÜRI, S. 24, «Gottheit» statt «Gott» v.d.V. – Andersen-Märchen: *Die Geschichte von einer Mutter.*

321 BERNER, 1989, S. 221f. Widerstandskonzept der Psychoanalyse.

322 Vgl. Anm. 170, 1.T.

323 LICHTENTHAELER, S. 102 (*Epidemien*, Hervorhebung v.d.V.). Zwecks Rekonstruktion damaliger Vorgehensweisen vgl. «Tempelschlaf», 4.4.2.4.

324 LICHTENTHAELER macht eine Verbindung zwischen der (hellsichtigen) Formel im hippokratischen *Prognostikon* und derjenigen in der *Ilias* und kommentiert sie fol-gendermassen (op. cit., S. 53; vgl. Anm. 304, 305): «Ihre Methoden (v. Hippokrates und dem Seher Kalchas) mögen noch so verschieden sein, Deuter von Erscheinun-gen und Künder der Zukunft sind sie beide, und Hippokrates wusste das, als er die berühmte Iliasstelle übernahm und nach seiner eigenen Lehre aufschlussreich ab-wandelte.»

325 Platon, *Symposion*, 197 a, «Mantik» belassen, «Zuneigung» statt «Eifer», «Adept» statt «Schüler» und () v.d.V. – Zu Mantik, priesterlicher Kunst und Kathartik vgl. auch ebd., 202 e. Zu einer ähnlichen Stelle in einem Hippokrates-*Brief*, wo ebenfalls Apol-lon als «Ahnvater» von Heilkunst und Mantik erscheint, vgl. Anm. 373.

326 BERNER, 1989, S. 100.

327 Ebd., S. 114.

328 Die Wahrnehmung der *Augenpartie in ihrer anthropologischen Bedeutung für die Entwicklung des Menschen* (vgl. R. SPITZ, Anm. 356) hat sich in verschiedenen Spra-chen zum Begriff «Gesicht» hinentwickelt (vgl. BERNER, 1989, S. 107ff.). Auch im *Pro-gnostikon* wird die Bedeutung der Augenpartie deutlich: neben «pros-opon» steht auch «met-opon» (vgl. dazu BERNER, 1989, S. 107ff.). Vgl. auch Anm. 353/354. – Zitat: Hippokrates, *Prognostikon, Auserlesene Schriften,* S. 125. «Gesichtsausstrahlung» statt «Gesicht» v.d.V. (für gr. *prosopon*). Im hippokratischen *Prognostikon* steht «prosopon», in der *Diätetik* «gnome» für die holistischen Phänomene der Gesichts-ausstrahlung.

329 POLLAK II, S. 43, zitiert den Epiker Arktinos, *Iliupersis*; Hervorhebung v.d.V.; vgl. auch Anm. 420.

330 Zit. nach MALTEN (1961) in BERNER (1989, S. 110, () und «» v.d.V.). Dieses «Organ» sei wertvoller als «tausende von leiblichen Augen» und führe allein zur «höchsten Schau». Zum subtilen Sehen vgl. ebd., S. 100ff. – Vgl. auch Empedokles, fr. 17 (CA-PELLE, *Vorsokratiker*, S. 196): «... bald wieder spaltet es sich aus Einem zu Mehreren, zu Feuer, Wasser, Erde und der Luft unendlicher Höhe ... Streit ...Liebe .... Dies schaue du mit dem *Geist* (und sitze nicht da mit staunenden Augen) ...» Hervorhe-bung v.d.V. Vgl. auch Zitat, Anm. 195, 1.T.

331 Hippocrate, *Du régime*, S. 6, erkennen «krinai» – «krisis».

332 KRUG, S. 46. Altertumswissenschaftler schreiben eher «facies Hippocratica», Medizi-

ner «Facies hippocratica». – Noah GORDON beschreibt das Wahrnehmen des nahen Todes durch Berührung in seinen Romanen, z. B. *Medicus* (1990, Knaur Tb).

333 Hippocrate, *Du régime*, S. 14: Vergleichsweise stehe die *frz. Übersetzung* (und *Kommentar* in Fussn. 1), wo «gnome» mit «Vernunft» übersetzt wird, was *keinen Sinn* macht: «La raison humaine, étant invisible, connaît ce qui est visible et passe de l'enfant à l'homme: par le présent, elle connaît l'avenir. Un mort n'est pas semblable à un vivant, mais par le mort la raison connaît le vivant.» Gr: Γνώμη ἀνϑϱώπου ἀφανὴς γινώσκουσα τὰ φανεϱὰ ἐκ παιδὸς ἐς ἄνδϱα μεϑίσταται· τῷ ἐόντι τὸ μέλλον γινώσκει. Οὐχ ὅμοιον ἀποϑανὼν ζώοντι· τῷ τεϑνηκότι οἶδε τὸ ζῶον.

334 Vgl. Übersetzung für Träume in der Bibel.

335 Zu Aspekt 1: () v.d.V. Der frz. Kommentar, man hätte die umgekehrte Abfolge vom zeugenden Manne zu seinem späteren Kind erwartet, weist auf ein Nichtverstehen der subtilen Zusammenhänge! – Zu Aspekt 3: Das Verb «Sterben» steht zuerst in Aoristform («im Sterbeprozess»), im Gegensatz zum folgenden «tethnekos» («gestorben seiend»). – Zu Aspekt 4: «oide» (Perf. «eidenai» – «wissen»), vgl. Anm. 310.

336 KRUG, S. 120f.

337 Ebd., S. 120.

338 PAS = Post Abortion Syndrome: Auf einen Abort machen etwa $^2/_3$ bis $^3/_4$ der Frauen (und auch Männer) eine konflikthafte Verarbeitungsreaktion, $^1/_4$ bleibt symptomatisch (vgl. z. B. WILLE, BARNETT, FREUDENBERG: Nach der Abtreibung. *Sexualmedizin* 4/1987). Folglich läge das Potential für spätere Entwicklungen im Sinne eines «PTBS» bei ca. 50%. Aus solchen Beobachtungen propagierte die Gynäkologin M. MALL-HAEFELI (Sozialmed. Dienst, Universitätsfrauenklinik Basel) bereits in den 70er Jahren die konsequente psychotherapeutische Begleitung bei Schwangerschaftsabbruch (vgl. MALL-HAEFELI/PFUND: Schwangerschaftsberatung und -betreuung in Konfliktfällen, *Therapeutische Umschau* 35/6, 1978).

339 Hippokrates, *Auserlesene Schriften, Prognostikon*, S. 133, () v.d.V. Speziell Urin und Auswurf hatten prognostische Bedeutung, POLLAK II, S. 123.

340 MEYER-SALZMANN, *Michel Schüppbach* (op. cit.) S. 92. () v.d.V. aus dem vorausgegangenen Text. «Empiriker» wurden die Vertreter der Volksmedizin genannt. M. Schüppbach wirkte im 18. Jh. im Emmental, Schweiz.

341 Ebd., S. 40. (!) v.d.V.

342 Vgl. PRIBRAM für das Gehirn, in BERNER, 1989, S.19ff. und Anm. 95, 1.T.

343 Hippocrate, *Du régime*, S. 100.

344 BERNER, 1989, S. 88f.

345 Hippokrates, *Auserlesene Schriften, Prognostikon*, S. 125. Für «chros» (*Diätetik*) steht hier «chroma». Zur Schwarzfärbung vgl. auch Anm. 39, 3.T. und 193, 3.T.

346 MEYER-SALZMANN, S. 87, Hervorhebung v.d.V.

347 Dt. «Radionik» (engl. Radionics), vgl. TANSLEY (op. cit.). «Radionik» wird als Methode definiert, die im Energiefeld des Menschen, auch über weite Distanzen hinweg, mittels elektronischer Geräte Krankheiten zu diagnostizieren und zu beeinflussen vermag («Radionik» ist von den Wörtern «Radiation» (Strahlung) und «Elektronik» abgeleitet).

348 TSCHUSCHKE, KÄCHELE, HÖLZER (op. cit.), S. 292. – Für die Hippokratiker vgl. Zitat Anm. 93, 3.T. und Hippocrate, *Du régime*, S. 14.

349 Vgl. z. B. *Knaurs Lexikon*, 1981.

350 Hippokrates, *Auserlesene Schriften, Prognostikon*, S. 125; «im Stirnbereich» für gr. «peri to metopon» (statt «des Gesichtes») v.d.V. Zur Übersetzung von «Ausstrahlung des ganzen Gesichtsbereiches» (gr. *prosopon*) vgl. BERNER, 1989, S. 107ff.

351 Hippocrate, *Du régime*, S. 14 und ebd. Fussnote 1, wonach der Text unzusammenhängend und nicht ganz klar sei: «Le texte, un peu décousu, n'est pas parfaitement clair.» Vgl. Anm. 334 (Stelle dt. übersetzt).

352 Vgl. W. Müri, S. 100ff. (*Bemerkungen zur hippokratischen Psychologie*). Er setzt z. B. «gnome» mit «psyche» gleich.

353 Berner, 1989, S. 100ff. Energiezentrum = ind. *chakra*. Darstellung der entsprechenden Bereiche vgl. Abb. 23 (4.7).

354 Ebd., S. 107ff. (= gr. *prosopon pros prosopon*).

355 Vgl. Klibansky/Panofsky/Saxl, S. 110.

356 Spitz, in Berner, 1989, S. 108.

357 Vgl. mittelalterliche «Bestiaires» bis zu den physiognomischen Tiervergleichen bei Della Porta, 16. Jh. – Bekannte Physiognomiker sind Lavater, 18. Jh. (vgl. Anm. 346), Gall, 19. Jh.: Phrenologie, Zuordnung von Charaktermerkmalen zu Hirnfeldern und Schädelform. – Innerhalb der Differentialpsychologie und Persönlichkeitskeitsforschung begann dann der grosse Aufschwung der Testpsychologie mit Faktorenanalysen und Statistik (Ende 19. Jh.).

358 Berner, 1990.

359 Berner, 1989, S. 28f. Sog. «Kompositfotos» entstehen durch Mehrfachbelichtung von Fotos verschiedener Individuen, vgl. Abb. 10.

360 Hippocrate, *Du régime*, S. 4. Vgl. Anm. 281. Zur Definition der Prodiagnose und zu «Hygieia» vgl. ebd., S. 78 (Anm. 362).

361 Es ist dasselbe Verb wie in «heureka» (= «ich habe es gefunden»: angebl. Ausruf des Archimedes bei Entdeckung des Gesetzes vom Auftrieb), hier aber im medialen Perfekt! – «Wiederholung» und «Naivität» in Hippocrate, *Du régime*, S. 4, Anm. 1.

362 Hippocrate, *Du régime*, S. 77f.: «Die Entdeckung des Autors ist *einer Elite gewidmet*» als frz. Kapitelüberschrift. Zur Ausschlussformel «in nichts ausser in Hygieia» vgl. diejenige im *Eid* «anderswo aber niemandem …» vgl. 4.7.3.2 (ebd. auch *Negationenfolge* «ou – oude – oudeni», vgl. 4.7.3.4). Vgl. auch verschiedenste Hinweise in der *Diätetik*, wonach die Menschen von den subtilen Gesetzen nichts verstehen, z. B. ebd., S. 7. – Zum Hinweis auf Initiatenwissen bei Platon, *Symposion*, siehe Berner (1989), S. 152 (Zitat 214). – Zitat: ebd., S. 77f., () und Hervorhebung v.d.V.; vgl. *«kalón»* als «Kodewort» für subtil bei Platon (Berner, 1989), ferner auch Konkordanzen zum Wertsystem im *Symposion* (216 e). – Vgl. auch die *«Philokalie»* (Textsammlung) der Athos-Mönche (erwähnt in Huber, op. cit., S. 38).

363 Im zweiten Buch werden Speisen diätetisch abgehandelt (Trockenheit, Kälte, Wärme etc.) und verschiedene Übungen und therapeutische Zugänge behandelt.

364 Ebd., S. 78ff.

365 Zur Sperrung (inhaltliches Hyperbaton) bei Platon, *Symposion*, vgl. Berner (1989, S. 158) als: «Zäsur im Text»; Sperrung bei Aristoteles vgl. Anm. 239, 3.T. – Hippocrate, *Du régime*, S. XXIII (Notice).

366 Berner, 1989, S. 156 (für die Mysteriensprache zit. Lesky, 1976). Zu Konkordanzen mit dem *Eid* vgl. Anm. 347 (3.T.). «epitelés»/«epiteleo» kann auch profane Bedeutung von «vollenden» haben.

367 1. Variante: wörtliche Übersetzung des frz. Textes v.d. V. (Hippocrate, *Du régime*, S. 4). Vgl. Zitat Anm. 361.

368 Z. B. Hippocrate, *Du régime*, S. 11ff., vgl. «Menschwerdung», Zitat Anm. 150.

369 Ebd., S. 97ff.: *4. Buch* oder *peri enhypnion*. () v.d.V.

370 Ebd., S. 98.

371 Hippocrate (1839-1861), IX (*Lettres*, 15e), S. 338ff. (nicht authentisch).

372 (Demokrit v. Abdera), Philosoph, der auch anatomische Studien machte.
373 Hippocrate (1839-1861), IX, S. 342. Übersetzung und Hervorhebung v.d.V. Zur Aussage, *Medizin und Mantik seien nahe Verwandte*, gibt es Parallelen bei Platon (Anm. 325), sowie auch transkulturelle, z. B. aus der hebräischen Weisheitslehre: die Alchimie sei die Schwester der Prophetie. Da auch in der griechischen Heilkunde die hohe Energielehre «Alchimie» war («chymoi», 266, 3.T.), meinen die beiden Aussagen offenbar dasselbe (Information von Dr. theol. Richard SMITH).
374 BERNER, 1989, S. 124.
375 Hippocrate, *Du régime*, S. 99f. () v.d.V. Vgl. Zitat umfassender in Anm. 386, 3.T.
376 Vgl. 4.7. Zu «gut» («agathon») vgl. «schön» («kalon», Anm. 363).
377 Hippocrate, *Du régime*, S. 12. Fortsetzung von Zitat Anm. 150 (4.3.3.1).
378 Gr. «astron» = Stern.
379 Hippocrate, *Du régime*, S. 12, vgl. ebda., S. 100. – Vgl. auch (holistische?) Erwähnung von «Sonne, Mond und Sternen» in Hippokrates, *Von der heiligen Krankheit, Auserlesene Schriften*, S. 79.
380 Ebd., S. 100, Fussn. 2. Ich habe (in 279) die erste Stelle zitiert, weil sie ausführlicher ist. (S. 100 erscheint sie in umgekehrter Reihenfolge.)
381 Ebd., S. 99/100 (nicht mit «Haut» zu übersetzen, wie in der frz. Fassung!). Zu «chros» vgl. Anm. 343, und BERNER, 1989, S. 88f.
382 Hippocrate, *Du régime*, S. 97 (letzter Satz).
383 Ebd., S. 100 und 102; Hinweis, es handle sich nicht um Prophetie, ebd., S. XXII (Notice). Die Prodiagnose ist als «Träume» (*enhypnia*) kodiert.
384 WHITMONT (1993), S. 56f. Vgl. auch entsprechende Systematik bei TANSLEY, S. 55. – Vipassana-Meditation: vgl. A. SOLÉ-LERIS, S. 226ff. Hinweis des Psychotherapeuten Christoph MÄCHLER. – Auralesen: Textzitat aus Kursprospekt der Unternehmens- und Lebensberaterin Dr. Lysa Jean FARMER, München. Hervorhebung v.d.V.
385 Gr. «orthos krinein»: Hippocrate, *Du régime*, S. 97. – Zitat zu Bian Que: POLLAK (I, S. 252), «Funktionsbereiche» statt «Eingeweide» v.d.V., ebenso «» bei den Funktionsbereichen (damit sie nicht mit den Organen gleichgesetzt werden). «Bian Que» statt «Pien Ch'io» v.d.V., vgl. Anm. 280).
386 Hippocrate, *Du régime*, S. 104 («to pneuma ek tou aéros»).
387 Hippocrate, *Du régime*, S. 100 (2/3). Ich übersetze den Gen. Pl. in dieser Art (und nicht wie in der frz. Übersetzung als einzelne Sterne, 383), ferner «Nebelartiges» statt «Nebel».
388 Ebd., S. 101 (4). Gr. «antispasis» als «Umpolung» (auch «Gegenzug», vgl. Polaritätenlehre), «peripatos» als «Energieübung» (im Sinne von Energieumlauf) neben «Stimmübung» v.d.V.
389 Ebd. S. 101 (5). Es werden 4 Arten Bewegungsübungen erwähnt, die wohl holistisch vom Lauf zum Energie-Atemumlauf verstanden werden können. Zu verschiedenen Arten von Übungen vgl. ebd., S. 61ff.: Es werden Übungen «gemäss der Physis» von Kraftübungen unterschieden. Zu den ersteren gehören Seh- (auch Visualisierungs-?), Hör-, Stimm- (Sprech-) und Gedankenübungen, die «feuchte» Energie konsumieren. – Es werden weiter verschiedene Bewegungsübungen, Öl und Sandmassagen usw. erwähnt.
390 Ebd., S. 101f. «Himmelshülle» gr. *aithria* (S. 101,6), «Infiltrate» etc. (S. 101f., 7). «to hyparchon» übersetze ich hier mit «Grund» im Sinne von «Grundstrahlung/Grundaura»; vgl. auch «darunterliegende (Himmels)Schicht» (*ta hyparchonta*) ebd.: Es scheint sich hier um weitere Phänomene in der «Himmelsschicht» zu handeln. – Vgl. dann das therapeutische Vorgehen von der «zugrundeliegenden Schicht» her, Anm. 182.

391 Ebd., S. 103. «ourania» übersetze ich hier als das Gesamt der «himmlischen» Hüllen. Vgl. Bedeutung der Himmelsrichtungen und Lage der Orte in Hippokrates, *Von der Umwelt* (4.3.3.1) sowie die Jungsche Deutung der Ausrichtung von Zeichnungen. In diesen Argumentationen, dass alles, was strahlend aus dem Äther komme, gut sei (ebd., S. 103f.), sehe ich eine Parallele zu Hippokrates, *Von der heiligen Krankheit (Auserlesene Schriften*, S. 69), wo es um das Göttliche geht, das nicht beflecken kann.

392 Ebd., S. 103. Es könnte sich um das Wahrnehmen einer ekstatischen Fülle handeln. Zu «schwarz» auch ebd. S. 106: «melainan horên ...», vgl. auch «schwarze Galle» 4.5 und 4.6. Vgl. 4.4.2.3., sowie Anm. 253.

393 Vgl. Gerda KLEINSCHMIDT: Heilende Energie zurückführen (in Zeitschrift *Wendekreis* (3/95, S. 36/37). Hinweis des Psychotherapeuten Dr. phil. A. BEELI.

394 Entsprechendes auch in: Hippokrates, *Auserlesene Schriften, Von der heiligen Krankheit*, S. 69, vgl. Zitat Anm. 432. Die Hippokratiker mussten sich auch von alten Verletzungen und zwar rituell «reinigen», ebd. – Kernsatz hippokratischer *Eid*: Übersetzungsvariante v.d.V., vgl. 4.7.3.5 (Ende).

395 WHITMONT (1993), S. 16. () v.d.V. – Zur lichtvollen Verfassung der Hippokratiker vgl. 4.7.3.5.

396 BERNER, 1989, S. 41ff.

397 Vgl. ERICKSON/ROSSI/ROSSI (op. cit.), S. 23. Tranceinduktionstechniken.

398 BERMAN, S. 61f. (zit. in BERNER, 1989, S. 42). Vgl. auch Platons Kritik der Dichter, die sich nur im Mimetischen bewegen (im Sinne von Abbildung). Er möchte wieder zur Ideenschau vordringen (*Phaidros*). Dieser Weg zu den Ideen (Erleuchtung) ist m.E. im *Symposion*-Ritual dargestellt. Der Begriff «Mimesis» ist heute umstritten. Vgl. GIGON (Begriffslexikon der Ausgabe von Platon). Hinweise von lic. phil. A. ACKERMANN.

399 Hippocrate, *Du régime*, S. 100: «kata tropon horeomena». Vgl. BERNER, 1989, S. 124 (Platon, *Symposion* 176 a): «tina tropon» (auch «tini tropo»).

400 Hippocrate, *Du régime*, S. 107 (wieder im Zusammenhang mit «horao»). – Sperrung: Am Anfang der *Diätetik* (ebd., S. 4) wird die Prodiagnose angesagt, später (ebd. S. 99) wird sie nach einem Bruch im Text ausgeführt.

401 Hier nur «agathon». Vgl. Anm. 363 («kalon»). «kalos k'agathos» gilt als «klassisches Ideal»!

402 Vgl. BERNER, 1989, S. 128f. «Agathon» als Symposiast; vgl. auch 4.7.3.5 («heilig und rein»).

403 Anrufungen der Gottheiten: Hippocrate, *Du régime*, S. 104 (Ende Prodiagnose) und S. 107. Es wird auch erwähnt, «beten» allein reiche nicht aus, wohl im Gegensatz zu damaligen volksmedizinischen Gepflogenheiten (ebd., S. 98)! – «Chthonisch» bedeutet «mit der Erde im Zusammenhang».

404 Op. cit., S. 212 (kl. Textkorrektur zwecks Verständlichkeit v.d.V.).

405 Vgl. WATZLAWICK (1988), S. 27.

406 Unterschied zwischen Gedächtnis und Erinnerungsvermögen. Vgl. Berichte von Operierten. Interessant sind hier die sprachlichen Zusammenhänge: Narkose – gr. *narkao* = erstarren, erlahmen.

407 Vgl. CHOPRA; und ebd., S. 170. «Narkosebetäubte Patienten wussten, was mit ihnen geschah, wahrscheinlich seit den Anfängen der modernen Chirurgie gegen Mitte des letzten Jahrhunderts.»

408 Allgemeine Schwierigkeit heutiger Interpretation: Weitere diagnostische Phänomene werden im heutigen Kommentar immer noch für «Träume» gehalten: vgl. Hippocrate, *Du régime*, S. 105 (2. Fussn.: «il multiple les rêves ...»). – Die ebenfalls er-

wähnte «*Meerschicht*» = Bauchhöhlebereich (?) lasse ich weg, da für mich das Vorgehen unklar ist. – Vgl. graphische Darstellung dieser Schichten 4.4.1.4. Zum Bauchhöhlebereich vgl. Dürckheim (1983), *Hara. Erdmitte des Menschen.*

409 Hippocrate, *Du régime*, S. 105. Aufstellung und Einteilung v.d.V. Zu «oxys» vgl. auch 4.7.3.6.

410 Hempen, S. 90.

411 Klibansky/Panofsky/Saxl, S. 110: vgl. die Rhythmen als Trägerwellen 4.4.2.3 (Ende). – Zitat: Pollak II, S. 179.

412 Hempen, S. 90 ff. () v.d.V.

413 Vgl. ebd., S. 94.

414 Hippocrate, *Du régime*, S. 105f. Beschreibung dieser Vorgehensweisen. «Säfteunterschiede» wurden auch durch das Tasten wahrgenommen (Zitat 194, 3.T.).

415 Information des Psychotherapeuten Dr. phil. Armin Beeli betr. die Vorgehensweise des Energietherapeuten Dr. phil. J. Rejmer (Institut für energetische Medizin, CH-6340 Baar/Zug). Vgl. auch *gnome*-Phänomene (4.4.2.1).

416 Für die Platoniker vgl. Berner, 1989, S. 144f. (Kanalsysteme erwähnt).

417 Hempen, S. 95.

418 *Du régime*, S. 105f.

419 Die Heilfähigkeit der «gnome» und der «Hände» sind seit alter Zeit für die Heiltradition des Asklepios bezeugt, z. B. auch je für seine beiden Söhne (Pollak II, S. 43: Beleg aus dem 7. Jh. v. Chr., siehe auch Anm. 329. – Zur sog. «Zweiteilung» der griech. Heilkunde vgl. Pollak II, S. 43.

420 Hippocrate, *De l'ancienne médecine*, S. 119 (Übersetzung, Hervorhebung und () v.d.V. – Frz.: «…les professionnels diffèrent beaucoup entre eux par la main et par *l'intelligence*»). Vgl. Anm. 351, wo «gnome» als «Vernunft» wiedergegeben wird. Zum «demiourgos» vgl. 237, 1.T.

421 Z.B. Mt 9, 18f.

422 Eliade (1992), S. 41. Dieser Vorgang wurde von Plutarch, gr. Schriftsteller (46–120 n. Chr.), referiert.

423 Zum Traum des Hippokrates vgl. Anm. 371. – Zitat Pollak II, S. 36f., () und Hervorhebung v.d.V. Hier lässt sich an energetisch-psychosomatische Ansätze von Kopfweh- und Migränebehandlung denken, wie sie z. B. Szondi formuliert hat.

424 In der Spätzeit seien die Heilungen auch spärlicher geworden und an deren Stelle stünden dann in den Heilberichten mehr Orakelsprüche mit direkten Handlungsanweisungen, wie folgende aus dem Asklepieion von Pergamon (Pollak II, S. 38): «Zum oberen Portikus des Burgberges gehen, dort Meditationsübungen, dann mit feinem Sand den ganzen Körper überstreuen, barfuss umhergehen, kalte und heisse Wechselbäder ohne Hilfe. Eine Drachme dem Bademeister geben als allgemeines Opfer und für die eleusischen Götter Milch und Honig spenden, gleichzeitig dieses selbst trinken. Danach Reinigungsbad im Fluss und Erbrechen des Mageninhalts.»

425 Vgl. Krug, S. 132ff. – Ebd., S. 137. Hervorhebung und () v.d.V. – Ebd., S. 139. Hervorhebung, () (Edelstein in Majuskeln) v.d.V.

426 B. und W. Bongartz, S. 49 (leider ohne Quellenangabe!). – Zum Tempelschlaf und der Beachtung auch der Wachträume im Ägyptischen vgl. Merkelbach, S. 163.

427 De Polignac, S. 83. Diesen Hinweis verdanke ich der Altphilologin lic. phil. K. Waldner.

428 Für Indien vgl. Pollak I, S. 181. Lichtenthaeler dagegen macht eine Trennung zwischen Priestern, Spiritualität einerseits und der hippokratischen «rationalen» Medizin andererseits: er spricht bei den Hippokratikern immer wieder von einer «patrizi-

schen Ärztesippe» (S. 57), auch von einer «gehobenen Ärztesippe» (S. 279; Bandbreite «Adel» – «edel»!); oder von einer «wissenschaftlichen Adoption» der hippokratischen «Lehrlinge» im Gegensatz zu EDELSTEINS «esoterischer Einweihung» (S. 281). Vgl. dazu auch Argumentation zum *Eid*, besonders 4.7.3.5 und ebd. Anm. 424, 3.T. – Zur Bedeutung der Priestermedizin als Grundlage der antiken Heilkunde vgl. POLLAK II, S. 48, vgl. auch Anm. 429. – Zitat: Hippocrate (1955) I, S. 64 (Übers. v.d.V.).

429 MERKELBACH, S. 163 (Wachträume). – B. und W. BONGARTZ, S. 48f. (Zitat); MERKELBACH, S. 199ff.

430 KRUG, S. 163, Hervorhebung v.d.V. – Vgl. Anm. 327 / 328, 3.T. (Zitat).

431 KRUG, S. 163.

432 Hippokrates, *Von der heiligen Krankheit, Auserlesene Schriften*, S. 69. «Gott» durch «Gottheit» ersetzt, wörtlichere Übersetzungen in «», () und Hervorhebung, «heilig» und rein statt «lauter…» aufgrund des in 4.7.3.5 Ausgeführten v.d.V.; *«göttliche Sphäre»* für «Gottheit» setze ich für das gr. «theion» (im Gegensatz zu vorausgehendem *theos* und unmittelbar folgendem *theoi*). Neben «theion» wird auch das «daimonion» erwähnt, ebd. S. 67: Es scheint sich hier um *subtile Hierarchien* zu handeln, wie sie etwa noch in der byzantinischen Ikonographie dargestellt werden! Vgl. *Eid*, 4.7.3.1. WHITMONT (1993, S. 209) verbindet das «daimonion» mit dem Selbst-Feld; mir scheint das Selbstfeld dagegen dem «theion» zu entsprechen (vgl. 384): Die Psyche und ihre Bereiche «ethos» und «tropos» (110, 3.T.) werden seit Heraklit (Epicharm und Demokrit) dem «daimonion» oder «daimon» zugeordnet (KALOGERAKOS, S. 224 und Fussn.), während das «theion» m.E. den geistigen Bereich bezeichnen würde. Vgl. byzantinische Christus-Darstellungen, wo die Kopfaura mit «ho on» (der Seiende) bezeichnet ist. – Dieses griechisch nur im vorausgehenden Satz erwähnte «Heiligtum» (*hieron*) ist in Kos *das Asklepieion* (entsprechend KRUG bezüglich dem «hieron» von Epidauros). – Zu *«katharos kai hagnos»* vgl. 409, 3.T. – Das «reinigende» Wasser wurde in den alten Ritualen für «Besprengungen» und «Waschungen» verwendet (vgl. POLLAK I, S. 147, für Mesopotamien). Es lassen sich hier wiederum zwei Arten von «Makel» unterscheiden: «Makel» in der jetzigen Befindlichkeit (äusserste Schicht) *und* früher erworbener und gespeicherter «Makel»; vgl. dazu Anm. 255.

433 Vgl. Visualisierungspraxis in den alten Ritualen, BERNER, 1989, S. 128. Vgl. auch Anm. 429.

434 Vgl. Anm. 425 und Abb. 15, Amphiaraos. – Eine Therapeutin erzählte mir, dass sie beim «betastenden Heilen», wenn sie unsicher sei, durch «Drandenken» oder Anrufen eine ihr bekannte tibetische oder chinesische Heilerfigur subtil sehe, die ihr durch Gestik bedeute, was sie tun müsse. Vielleicht haben die hippokratischen Ärzte ähnliche Visionen gehabt, die z.T. auch von den Patienten gesehen werden konnten.

435 Hippocrate, *Du régime*, S. 109 (Punkt 6), () v.d.V. Zur *Prodiagnose* vgl. Zitat Anm. 361 und 363. Zum Verhältnis Gott – Mensch Anm. 96, 3.T.

436 Ob diese Methode auch «ambulant» ausgeführt wurde, bleibt offen.

Anmerkungen 3. Teil (4.5-4.7)

1 TEMKIN in FLASHAR, S. 21.
2 Vgl. DWARAKANATH (1976), S. 66.
3 DILLER in FLASHAR, S. 45; Vgl. auch KLIBANSKY/PANOFSKY/SAXL, S. 45; ferner auch Anm. 69/70, 1.T.
4 Op. cit., S. 48.
5 WILLI/HEIM (op. cit., S. 109f.) erwähnen, die engen Beziehungen zwischen verschiedenen Ebenen (KRETSCHMERsche Konstitutionstypen) hätten sich als «*Beobachtungs- und Interpretationsfehler*» erwiesen (zit. ZERSSEN, 1976), da die meisten Menschen Mischtypen seien. Zusätzlich hätte KRETSCHMER den Geschlechts- und Altersfaktor zu wenig berücksichtigt. – Hier ist nun im Wissen um die alten Energiekonzepte zu entgegnen, dass es sich auch in den alten Typologien *immer um Mischtypen* handelte, die nach dem energetischen Weltbild «*fliessend*» (niemals statisch) zu deuten sind (vgl. Mischungs- und Krasenlehre, 4.3.2.6; vgl. auch DWARAKANATH, 1976, S. 85)! Bezüglich Geschlechts- und Altersfaktoren kann die alte Diagnostik mit ihren Hauptleitkriterien «*Feuer*»-«*Wasser*» (Yang-Yin, 4.4.1.1) erwähnt werden sowie die Horenlehre (als Einflüsse des Lebensalters, 4.3.3.1), beides in der Antike fundamentale «Parameter» der Typologien. Vgl. «Zuordnungstabellen» bei Galen (KLIBANSKY/PANOFSKY/SAXL, S. 112f.) sowie noch aus einem frühmittelalterlichen Text (Anm. 77), wo die Lebensalter gut berücksichtigt sind! KRETSCHMERS *Typologie kann nur innerhalb solch energetischen Denkens und innerhalb von Fliessmodellen Sinn machen, denn sie entspricht den alten holistischen Typologien. Sie sollte also auf keinen Fall statisch (somatisch) angewandt werden!*
6 DWARAKANATH, 1976, S. 66 (Hervorhebung v.d.V.). Vgl. auch Anm. 69, 1.T. – Vgl. dagegen den Internisten und Akupunkteur E. ASSHAUER, offenbar in Unkenntnis der griechischen Verhältnisse (S. 72): «Die Säftelehre der Griechen ist davon (von der Säftelehre des Ayurveda und der tibetischen Medizin) völlig verschieden, kannten sie doch nur konkrete Flüssigkeiten, die aus verdauter Nahrung entstehen und die man an den Ausscheidungen des Körpers erkennnen konnte.» (!)
7 KLIBANSKY/PANOFSKY/SAXL, S. 75, zit. Aristoteles, «dynamis tes melaines choles».
8 HEMPEN, S. 59 unterscheidet fürs Chinesische zwischen «nicht stofflichen» (chi) und «stofflichen» Energien (= Körpersäfte). – Für die «Säfte» in der tibetischen Medizin vgl. ASSHAUER, S. 72ff.
9 DWARAKANATH, S. 66. – Zur *Humoralpathologie* vgl. auch Anm. 31, 1.T.; ferner auch die Tendenz zur Pathologisierung in der medizinischen Entwicklung allgemein (Pathogenese vs Salutogenese!).
10 Wörterkatalog Anm. 43 und 46, 1.T. Vgl. auch den Begriff «Hohlvene» (Sektionsbefunde?) in Anm. 22.
11 Vgl. WHITMONT (1989), S. 182ff. Er zeigt auf, wie diese Theorien als Auswüchse eines nicht mehr subtil verankerten Ordens entstanden, der sich auf den Gralsmythos und den am «verdorbenen Blut» leidenden König berief (zur Gralssuche vgl. BERNER, 1989).
12 Vgl. 4.4.2.1, Anm. 341, 2.T. (Harnschau). Subtile Farbwahrnehmung der Aura, den «Säftephasen» entsprechend, wird erwähnt in Anm. 40.

13 Entsprechende Konzeption von Lähmung in Hippokrates: *Von der heiligen Krankheit, Auserlesene Schriften*, S. 71. – Zusammenfassung von ayurvedisch «Wind» nach DWARAKANATH (1976), S. 66-70. Deutung bezüglich Energien v.d.V.

14 ASSHAUER, op. cit., S. 75. Er bringt die Systematik der tibetischen Medizin, die jedoch aus dem Ayurveda stamme (ebd. S. 72). Ich habe die «Organe» nach den energetischen Systematiken durch «Funktionsbereiche» ersetzt und für «Brustkorb» – entsprechend der beschriebenen Wirkweise (Sprechen, Gedächtnis …) – «Kehlkopfbereich» gesetzt. Es figurieren nicht alle Energiefeldebenen (Chakren). – «Galle»-Qualitäten ebd., S. 75f.; «Schleim»-Qualitäten ebd., S. 76f. (Je Adaptation auf holistische Konzepte v.d.V.).

15 Hippokrates, *Von der heiligen Krankheit, Auserlesene Schriften*, S. 71; Griechisch: Hippocrate (1839-1861), VI, S. 368, 4. «Kanäle» statt «Adern» und «Äderchen» sowie «pneuma» statt «Luft», «befreien» statt «lassen dann die Luft wieder hinaus» gemäss griechischer Vorlage (aphiemi) v.d.V. (da es um holistische Verwendung des Begriffes geht). – Vgl. transkulturelle Parallele zum Abendmahlstext, wo «aphesis» die «Befreiung» (sog. Vergebung) von Befleckungen (sog. Sünden) bedeutet, zit. in Anm. 473. Vgl. auch begriffliche Übereinstimmung von «Befleckungen» in *Heiliger Krankheit*, zit. in Anm. 213.

16 Zit. BERNER, 1989, S. 46.

17 Vgl. ebd., z. B. S. 118.

18 Hippokrates, *Auserlesene Schriften, Von der heiligen Krankheit*, S. 82, «höchste Blüte» statt «eigene Kraft» für gr. akmé und () v.d.V. Diese Beschreibung scheint Energieübungen zu entsprechen. Griechisch: Hippocrate (1839-1861) VI, S. 390, 16.

19 CHOPRA, z. B. S. 25.

20 Hippokrates, *Von der heiligen Krankheit, Auserlesene Schriften* (Einführung S. 62f.), wo z. B. von der «Luftlehre des Diogenes» statt von der «Pneumatik» als holistischem Phänomen gesprochen wird!

21 KRUG, S. 25, vgl. Anm. 11. – Vgl. ähnlich in Hippokrates, *Von der heiligen Krankheit, Auserlesene Schriften*, S. 73 bzw. S. 74: «Wenn die Luft aber durch das Blut nach oben und nach unten stürmt …»

22 Entgegen POLLAK I, S. 260. Chin. «chi» entspricht gr. «pneuma», vgl. 3.1.4. In der Schrift *Von der heiligen Krankheit* werden Kanäle (phlebes, phlebes hai koilai, «Hohlvenen») und «Kanälchen» (phlebia, phlebia lepta) unterschieden.

23 DWARAKANATH (1976), S. 69. – Ferner hat das System der vier Winde einen auslösenden oder verstärkenden Einfluss auf die «Säftephasen» (vgl. *Von der heiligen Krankheit*); vgl. auch die «Windschädigung» der chinesischen Medizin. – Interessant ist auch die holistische Anwendung von «pneuma» im Sinne von «Wind» in den alten Sprachen (BERNER, 1989).

24 Die hippokratische «Viersäftelehre» erscheint erstmals belegt im Traktat *Peri physeos* (Polybos, dem Schwiegersohn von Hippokrates zugeschrieben). – Die «Dreisäftelehre» ist in *der heiligen Krankheit* anschaulich angewandt. – Zitat: KLIBANSKY/PANOFSKY/SAXL, S. 114; «Grundenergien» statt «Aufbaustoffe» und Hervorhebung v.d.V. (Die Zitate der Anm. 24/25 müssten nach dem griechischen Wort für «Luft» überprüft werden). – Zu «Elementarenergien» und «Energiequalitäten» vgl. 4.3.3.1 und 4.3.2.5.

25 Ebd., S. 39 (aus einer Kosmologie aus der Zeit vor 1135). Vgl. Anm. 77 (Zitat umfassender, Hervorhebung v.d.V.).

26 Vgl. BERNER (1989), S. 124. Vgl. alte Zusammenhänge zwischen Alkoholika (Spiritus = Weingeist) und bewusstseinsverändernden Zuständen des «Geistes», die sie auslösen («zirkuläre Begriffe»).

27   Platon, *Symposion* 175 d. Vgl. Berner (1989), S. 123

28   Vgl. subtil-energetische Abendmahlsdeutung, ebd., S.167ff.

29   Zusammenfassung nach Dwarakanath, 1976, S. 71-80. Erwähnung der «Erleuchtung» ebd., S. 71 bzw. 77; diejenige der Bedeutung des «Herzens» ebd., S. 77. Deutung bezüglich Energien v.d.V. – Zum Herzbereich im Griechischen vgl. Anm. 153.

30   Im Ind.: Wurzel «kochen-backen» (tapa-pitta); gr. «cholé» – homerisch «cholos» – ist urverwandt mit dtsch. «Galle» (vgl. «phlegma» mit «Schleim», Anm. 45).

31   Vgl. W. Müri, S. 160. Gr. «menis» (Zorn) und «cholos» («Galle») stehen z.B. in der *Ilias* stellvertretend für einander.

32   Dwarakanath, 1976, S. 72. Vgl. Zitat Anm. 25 (mittelalterl. Entsprechung). Zu «Feuer» vgl. 4.4.1.1.

33   Hippokrates, *Von der heiligen Krankheit, Auserlesene Schriften*, S. 82f.; () «Zwerchfellbereich» statt «Zwerchfell», «Leib» statt «Körper» und Hervorhebung v.d.V.

34   Ebd., S. 81; daselbst Erörterungen über das «phren», das nicht denkt!

35   Dwarakanath (1976), S. 77 (Herzbereich).

36   Ebd., S. 76: «färbende Galle»; vgl. auch Anm. 23.

37   W. Müri, S. 154; hippokratisches Beispiel von schwärzlicher, dunkler Energie vgl. Anm. 253, 2.T.

38   Ohne die heutigen Medikamente waren allerdings früher Magengeschwür und Blutungen viel häufiger, und diesbezügliche Färbungen können holistisch mitinterpretiert worden sein. Trotzdem ist mir jedoch unverständlich, wie bezüglich der «schwarzen Galle» von einer *ganz unmetaphorischen Vorstellung* eines konkreten, sicht- und greifbaren Körperbestandteils» gesprochen werden kann (Klibansky/Panofsky/Saxl, S. 39, Hervorhebung v.d.V.)! – Vgl. dazu auch dt. «Koller» (von gr. «choléra»), das als psychisches Phänomen überlebt hat.

39   Homer, *Ilias* I, 101ff. (zit. nach W. Müri, S. 161); «lodernd» statt «leuchtend» und Hervorhebung v.d.V.; vgl. auch Anm. 170.

40   Berner (1989), S. 88ff. – Zu «kommentarlos» vgl. z.B. Anm. 37. – In Klibansky/Panofsky/Saxl S. 118f. (Abb. 16, 4.6.8) figuriert die Ausstrahlung (chros) dann als «kallíchrooi» («Bluttypen»), «xanthóchrooi» («gelbe Galle»-Typen), «leukóchrooi» («Schleimtypen»). Zum «schwarze Galle»-Typ gehört «melánchroos» vgl. Liddell/Scott. (Eventuell wurden diese Bezeichnungen holistisch verwendet, z.B. auch für dunkelfarbige Haut usw.).

41   Homer, *Ilias* IX, 436, zit. W. Müri, S. 159 – bzw. *Ilias* IX, 553, zit. ebd. – Zu «thymos» (als Energiekanal) vgl. Berner, 1989, S. 90ff.). Müri spricht von «innere(n) Vorgänge(n), die man sich wohl ursprünglich *physiologisch* vorgestellt hat» (ebd., Hervorhebung v.d.V.)! Vgl. Anm. 119.

42   Homer, *Ilias* I, 81-83 (vgl. W. Müri, S. 159). – Zur PTBS vgl. 4.3.4.

43   Homer, *Ilias* IX, 565; Interpretation nach W. Müri, S. 159 (Es handelt sich um Meleagros, nicht um Achill! Korrektur v.d.V.): «M. versucht, den cholos zu verdauen (wie eine aufgenommene Speise gar zu machen und so zu überwinden)»; erwähnt auch in Anm. 148. Die Stelle wird von einem anderen Autor übersetzt als «das Herz voll nagenden/verzehrenden Zornes» (also «verzehren» statt «verdauen»). Hinweis des Indogermanisten Prof. M. Meier-Brügger.

44   Op. cit., 1970.

45   Dwarakanath (1976), S. 68: als ind. «slis»-«slesa»-«slesman» noch urverwandt mit dt. «Schleim», gr. «phlegma» (daneben auch «Schleim» = ind. «kapha»).

46   Vgl. «Menschwerdungsmythos» (zu «Wasser»-«Feuer») Anm. 150, 2.T.

47   Zusammenfassung aus Dwarakanath (1976), S. 68 u. 81f.; bzw. von Keudell, S. 92.

Deutung auf die Energiefelder v.d.V. – Vgl. WHITMONT (1993, S. 164) macht ähnlich eine Verbindung zwischen Immunität auf der Körperebene sowie Ich-Stärke und Anpassungsfähigkeit in den psychischen Feldern.

48 Vgl. E. BLEULER, *Lehrbuch der Psychiatrie*. – Hippokrates, *Von der heiligen Krankheit, Auserlesene Schriften*, S. 72f. (Zitat S. 73). – Griechisch: Hippocrate (1839-1861) VI, S. 372 (7). «Adern» durch «Kanäle» ersetzt v.d.V. – Die anderen «Säftephasen» sind jedoch auch an der Ausprägung verschiedener Formen und Symptomatiken der «heiligen Krankheit» beteiligt (vgl. ebd., S. 81).

49 Vgl. den Begriff der «De-pression»; bei depressiver Reaktionsbereitschaft können energetische Modelle therapeutisch sehr hilfreich sein!

50 Hippokrates, *Von der heiligen Krankheit, Auserlesene Schriften*, S. 72ff. Ferner sind die «Säfte» hier noch besonders in Resonanz mit Winden und Horen.

51 Ebd., S. 72f. (), «Organe» als «Organbereiche» («Herzbereich»), «Kanäle» statt «Adern», «Säfte» in «» v.d.V. – Griechisch: Hippocrate (1839-1861) VI, S. 370, 6. Statt «Engbrüstigkeit» med. «Orthopnoe»/gr. «orthopnoie» (Zwang zum aufrechten Atmen infolge Lungenstauung) v.d.V.

52 Beispiel eines Herzphobikers, der auf Atemübungen anspricht, in BERNER, 1989, S. 76ff.

53 Hippokrates, *Von der heiligen Krankheit, Auserlesene Schriften*, S. 72, () v.d.V. Es geht um die Herleitung späterer Symptome aus vorgeburtlichen reinigenden Energieprozessen, wobei ich die Ätiologie hier ausblende und das energetische Geschehen im Hier und Jetzt betrachte.

54 Vgl. ebd., S. 81.

55 Ich übersetze «Herabströmen» auf diese Weise.

56 Hippokrates, *Von der heiligen Krankheit, Auserlesene Schriften*, S. 77 bzw. S. 80 bzw. S. 77.

57 Ebd., S. 81, Anm. 34 (Zitat).

58 Ebd., S. 80.

59 Ebd., S. 84, (), «Leib» statt «Körper» und Hervorhebung v.d.V.

60 DWARAKANATH, 1976, S. 83.

61 SZONDI hat sie als «Triebmischung» wieder aufgenommen, 4.3.2.6 und 4.6.9.

62 Op. cit., S. 92.

63 DWARAKANATH, 1976, S. 96 für den Ayurveda: Er gibt die Qualitätenfolge «süss-sauer-scharf» an (entspr. den Funktionsbereichen). – Vgl. ebd., S. 74.

64 … und wird wohl wieder zu «Schleim» im Hirnbereich usw., vgl. 255, 1.T. – Zu «Metastasen» (Energiemangel) an den Schwellen der Lebensalter vgl. Hippokrates, *Diätetik*, S. 25.

65 Vgl. Drehung des «Lebensbaumes» in der hebr. Kabbala, «*Umkehr*» in tantrischer Praxis und möglicherweise auch in der Bibel, «doppelter eros» in Platons *Symposion*. Zu «Umkehrpraktiken» vgl. Anm. 437 (Zitat aus der chinesischen Praxis) sowie Anm. 222, 2.T. – « … (des) Blutes, das nur im Herzen wohnt»: KLIBANSKY/ PANOFSKY/ SAXL, S. 114; zu «Herzblut» vgl. auch Pelikansymbol. Zu «Umkehrprozessen» vgl. Anm. 347 (Zitat aus der chinesischen Praxis).

66 Darstellung nach POLLAK II, S. 112f.

67 In der christlichen Tradition finden wir heute noch Relikte der alten transkulturellen Totenrituale: den *siebten, dreissigsten* (heute noch in kath. Gegenden), den *vierzigsten* (Auffahrtstag) und den *fünfzigsten* Tag (gr. 50. = pentekoste = Pfingsten), die besondere rituelle Bedeutung hatten. Vgl. dazu auch das troische Totenritual für Hektor, der am 10. Tag verbrannt wurde (Homer, *Ilias* XXIV, 785ff.).

68 Vgl. z. B. W. Müri, S. 144f. erwähnt Tagesrhythmen und Lebensrhythmen. Vgl. auch Anthroposophen, die sich nach solchen Konzepten ausrichten. Vgl. 4.3.3.

69 Hippocrate, *Du régime*, S. 101 (Umläufe der verschiedenen Aurahüllen, 4.4.2.2); vgl. auch Szondis Triebsystem mit seinen Umläufen.

70 Krug, S. 49, «Elementarphasen» statt «Elemente» und () v.d.V.

71 Werk des Polybos: Gr. *Peri physeos anthropou*: nicht als *Von der Natur des Menschen*, sondern als *Vom Werden des Menschen* zu übersetzen (3.1.2)! – Krug, S. 47f. Hervorhebung sowie «Leib» statt «Körper» v.d.V. – Vgl. dazu auch W. Müri, S. 161. Bereits beim Philosophen Anaxagoras (500–428 v. Chr.) wird die Unterscheidung «*schwarze Galle*» – «*gelbe Galle*» fassbar (vgl. Pollak II, S. 75).

72 Klibansky/Panofsky/Saxl, S. 48, als gr. κοινὸς ὁ λόγος ἐστὶν ἐπί τε τῶν χυμῶν καὶ τῶν στοιχείων.

73 von Keudell, S. 84

74 Vgl. Klibansky/Panofsky/Saxl, S. 42.

75 Bei Homer ist gr. «opore» = «Spätsommer, Frühherbst», «Obstzeit» (vgl. Zitat) belegt (Hinweis des Indogermanisten Prof. M. Meier-Brügger). – Zitat: W. Müri, S. 149, Jahreszeitennamen in () und Ergänzung des Namens für «Herbst» v.d.V. Vgl. auch Krug, S. 48 (bezüglich der Harmonie der Vierersysteme).

76 Klibansky/Panofsky/Saxl, S. 48; vgl. entsprechende Tabellen aus dem Ayurveda, von Keudell S. 11f. Vgl. Anm. 25. – Zur «Melancholie des Abends» … zit. Deckklappe Klibansky/Panofsky/Saxl.

77 Ebd., S. 39, () v.d.V. Vgl. Anm. 25.

78 Die Kretschmersche Typologie (Dreiersystem: leptosomer, pyknischer und athletischer Typus) wird in derjenigen des Ayurveda (ebenfalls Dreiermodell) mühelos untergebracht (von Keudell). Vgl. Anm. 149, 2.T. bzw. Anm. 5, 3.T.

79 Op. cit., S. 48 (Hervorhebung und (!) v.d.V.). Für die älteren Dreiersystematiken vgl. 3.2.1 (Anm. 251, 1.T.).

80 Prof. Dr. med. Jacques Schotte (Belgien), mündliche Mitteilung.

81 W. Müri, S. 148.

82 Nach Benedikt, S. 212-217 (Hervorhebung v.d.V).

83 Klibansky/Panofsky/Saxl, S. 56.

84 «Chymische Hochzeit» erwähnt bei Mindell, op. cit., S. 201 (= *unio mystica*). Vgl. umfassendere Darstellung in 4.6.8. – Zur Alchimie vgl. Anm. 266.

85 Diller in Flashar, S. 36. Auch die aus dem Ayurveda stammende «Säftelehre» wird als das «Herzstück der tibetischen Medizin» bezeichnet (Asshauer, S. 72).

86 W. Müri, S. 162. Ferner: «(Diese Viersäftelehre) ist noch ganz als Physiologie (!) gemeint und stellt keine ausgebildete Konstitutionslehre dar, die auch das Verhalten des gesunden Menschen oder gar Struktur und Zeichnung der Persönlichkeit berücksichtigen würde.»

87 Ebd.; auch Pollak II, S. 138.

88 Zit. W. Müri, S. 150. – Zur Benennung der 4 Typen des bekannten Temperamentenmodells vgl. Klibansky/Panofsky/Saxl, S. 111: gr. *polyhaimos* – *phlegmatodes*, S. 112: *cholerikos* – *melancholikos*.

89 Vgl. ebd., S. 113ff.

90 W. Müri, S. 163; Mischungen müssen aber auf den verschiedenen Ebenen verstanden werden.

91 Dwarakanath (1976), S. 85f.

92 Vgl. Wilber (1994).

93 Rohde II, S. 68. – Zitat Hippokrates, *Von der heiligen Krankheit, Auserlesene Schrif-*

ten, S. 65. Text sprachlich auf heutige Zeit adaptiert v.d.V. («Guru» im Indischen ist wertneutral = «Meister»).

94 Lichtenthaeler, S. 183ff.

95 Hippokrates, *Auserlesene Schriften* (Einleitung), S. 34. Auch die christliche Nächstenliebe kommt ursprünglich aus einem Umfeld subtilen Heilens.

96 Gr. «gnothi s'auton» – erkenne dich selbst (am Tempel zu Delphi). Vgl. Burkert (1977), der den Spruch folgendermassen deutet: «Erkenne, dass du kein Gott bist.» Dabei wird oft ein «anthropon onta» (= als menschliches Wesen) ergänzt, wie es im Zitat Anm. 435, 2.T. steht. – Spiegeldarstellung im dionysischen Ritual, z.B. in der «Villa dei misteri», Pompeji. – Vgl. 4.4.2.2 (Auradiagnostik).

97 Dwarakanath (1976), S. 85ff.

98 Nach Dwarakanath (1976), S. 85ff. und S. 66ff. (Tridoṣa-Lehre) sowie nach von Keudell, S. 104ff. Zu «Wind» im Ayurveda entsprechend gr. «Blut» vgl. 4.5.2.

99 «Wurzeln» = gr. «rhizomata» = lat. «*Radikale*»: so nennt Szondi seine vier Triebklassen. – Klibansky/Panofsky/Saxl, S. 42f.; (), ausser derjenigen, die die Atome erläutert, sowie Hervorhebung v.d.V. Zum Empedokles-Zitat siehe auch fr. 31 B 26 und 31 B 17 bzw. 31 B 6: bei letzterem sind die 4 rhizomata: Zeus, Hera, Hades, Nestis (Zitat Anm. 331, vgl. Götteranrufung *Eid*).

100 Vgl. alter Begriff «Zunge» = «Sprache».

101 Klibansky/Panofsky/Saxl, S. 43.

102 Dagegen Klibansky/Panofsky/Saxl, S. 44: «von der Empedokleischen Medizin ist uns nichts Sicheres bekannt»!

103 Ebd., S. 44; dasselbe gilt bereits für Empedokles, vgl. ebd., S. 42. Die Autoren sehen hier die Verbindung zwischen Elementen- und Qualitätenlehre, die aber älter sein dürfte, vgl. Anm. 109, 2.T. – Zum heutigen Bedürfnis nach Erläuterungen für damals selbstverständliches Wissen vgl. z.B. Anm. 37 (1. Zitat).

104 Als «dynamis der schwarzen Galle» bei Aristoteles, Klibansky/Panofsky/Saxl, S. 75; erwähnt auch bei W. Müri, S. 147. – Ähnliches gilt auch für die Prozessqualitäten.

105 Alle in Klibansky/Panofsky/Saxl, S. 42ff.

106 Ebd., S. 44. Vgl. Zitat Anm. 102.

107 Ebd.

108 W. Müri, S. 163.

109 Vgl. Anm. 103. Philistion war Schüler des Empedokles und Haupt der von E. begründeten Sizilischen Ärzteschule.

110 Gr. auch «dia noson» entspräche «exogen» bzw. gr. «dia physin» entspräche «endogen». Vgl. auch Berner (1989), S. 216. Zu den subtilen Hierarchien «daimonion» – «theion» vgl. 432, 2.T.

111 = gr. myria = höchstmögliche Zahl (vgl. Myriade).

112 W. Müri, S. 152ff. «Spleniker» von gr. splen = «Milz»(bereich), vgl. engl. «spleen». – Vgl. auch Hippokrates, *Von der heiligen Krankheit, Auserlesene Schriften*, S. 70.

113 Vgl. Klibansky/Panofsky/Saxl, S. 48.

114 W. Müri, S. 157, () v.d.V.

115 Klibansky/Panofsky/Saxl, S. 42 in Zitat Anm. 99.

116 Ebd., S. 53, Hervorhebung v.d.V.

117 Die Psychoanalyse hat die energetische Mythendeutung gleichsam wiederentdeckt (vgl. Ödipus-Komplex).

118 Ühli, op. cit., z.B. S. 146; er sieht in der Odyssee die Struktur dionysischer Einweihungsmysterien. Ähnliches auch bei Stumpfe, op. cit. Hinweise des Altphilologen lic. phil. Otto Ackermann. – *Ilias* und *Odyssee* enthalten Initiatenwissen und waren in ei-

nem Tempel auf der Akropolis deponiert. Die Büchernumerierung erfolgte nach dem griechischen Alphabet von α-ω, d. h. vom Anfang bis zum Ende und *deutet Vollendung an.* Diese subtile Information geht mit der heutigen Zahlennumerierung (1-24) verloren.

119 Homer, *Ilias,* speziell 1. und 9. Gesang, als besonders einschlägig für Zornphänomene; «Galle» = homer. *«cholos»,* attisch *«cholé»,* Verb *«choloomai».* Vgl. W. Müri, S. 159 (Artikel *Melancholie und schwarze Galle,* in op. cit.). Vgl. Anm. 41-43.

120 Gr. «thymos» = Energiekanal, vgl. Berner, 1989; Homer, *Ilias* IX, 436.

121 Homer, *Ilias* XVI, 30ff.

122 Ebd., IX, 9ff., 33.

123 Ebd., IX, 112.

124 Ebd., IX, 157ff. Hart und unbeugsam ist die Art des Todesgottes Hades.

125 «megaletora thymon» ebd., IX, 675, vgl. dazu auch mhd. «hoher muot»; «megalas phrenas», ebd., IX, 184; eigentlich «gürten», ebd., IX, 231.

126 Homer, *Ilias* IX, 386f. sowie ebd., IX, 553f.

127 Die subtile Unterweisung erfolgte in den alten Kulturen durch Gleichnisse und Lehrdialoge. Diese «Potenzierungsform» des «Mythos im Mythos» findet sich z. B. in Platons *Symposion* als «Tantra im Tantra» (vgl. Berner, 1989, S. 151).

128 Ähnliches Motiv beim mittelalterlichen Helden Erec.

129 Zit. nach W. Müri, S. 159. Es könnte sich hier auch um ein «wiederkauendes Gären» (*aber nicht bei Achilles, sondern bei Meleagros!*) handeln. Vgl. Anm. 43. Vgl. Phasen, die in der frz. Therapeutik mit *«ruminer»* bezeichnet werden (Phasen z. B. bei HIV-Patienten).

130 Homer, *Ilias* IX, 553ff.; ebd., 596, vgl. auch oben «sich in Tapferkeit hüllen» als Energiephänomen.

131 Ebd., 629.

132 Ebd., 646f. bzw. 678f.

133 Besonders eindrücklich: ebd., XXIV, 477ff. Zwei Trauerrituale: dasjenige von Patroklos und das von Hektor.

134 Vgl. dazu de Romilly, S. 49. Sie weist darauf hin, dass ein *gefühlsmässiger Prozess* abläuft, der immer wieder bei Menschen und zu allen Zeiten so ablaufen kann (Wut – Trauer – Rache – Beruhigung). In dem Sinne sei das Epos hier der Tragödie ähnlicher als dem Epos!

135 Vgl. z. B. Homer, *Ilias* IX, 554.

136 «choloomai» wird abgelöst durch «thymoomai». Zum «Einfahren», «Einfallen» der Energie vgl. Anm. 139.

137 Homer, *Ilias* XVI, 61.

138 Ebd., XVI, 30. Vgl. «Knick in der Lebenslinie» und Einpendelung auf niedererem Niveau bei Psychotikern.

139 Homer, *Ilias* XVI, 202-206 («kakos cholos»). – Zur «psychischen Infektion» (Jung) vgl. Anm. 257, 2.T. – Vgl. auch bei Sophokles: der durch die lernäische Schlange vergiftete «schwarzgallige Pfeil» (zit. in W. Müri, S. 160, Fussn. 21).

140 Berner (1989), S. 213ff. (besonders S. 215).

141 Hippokrates, *Von der heiligen Krankheit, Auserlesene Schriften,* S. 82f. (Zitat Anm. 146). – Vgl. Ähnliches bei Hildegard von Bingen und Paracelsus. Vgl. Zitat Anm. 146.

142 *Ilias* XXIV, 212ff.

143 Hempen, S. 70.

144 Ebd. Das Wort «Iraszibilität» stammt noch aus der alten europäischen Medizin. Für Platon wird «l'âme irascible» referiert (Pigeaud, Anm. 251, 1.T.).

145 Vgl. LIDDELL/SCOTT.

146 Hippokrates, *Von der heiligen Krankheit, Auserlesene Schriften,* S. 82f; (), Hervorhebung und «Leib» statt «Körper» v.d.V. – Zu «Bösem» vgl. «kakos cholos», Anm. 139.

147 BERNER, 1989, S. 54.

148 W. MÜRI, S. 159, nicht Achill! Klammer weggelassen v.d.V.

149 Homer, *Ilias* I, 81 (kata-pepse). Zu «Pepsis» – «Apepsie» vgl. Beispiel Anm. 66. – «Löschen»: *Ilias* IX, 678.

150 Ebd., XXIV, 477-479, () v.d.V.

151 Homer, *Ilias* XXIV, 568; 584ff., () v.d.V. (Priamus steht als Schutzflehender unter göttlichem Schutz, vgl. ebd. 570).

152 Gr. «hormao» (auslösen = Stamm «Hormone»).

153 Gr. «etor»; zu «etor» vs «kardia» vgl. BERNER, 1989 («kardia» kann jedoch auch holistisch gebraucht werden, vgl. Zitat Anm. 151, *Ilias* XXIV, 584ff.). «Herz» als Sitz der Transformationsprozesse der «Galle» im Ayurveda vgl. Anm. 29.

154 Homer, *Ilias* XVI, 30- 35.

155 Vgl. Dagmar HOFFMANN-AXTHELM: *Musik und Melancholie.* Über die Heilkraft der Töne. *NZZ* 190, 17./18. August 1996, S. 65.

156 Platon, *Symposion* 179 e–180 b, die Götter versetzen Achilles auf die «Inseln der Seligen» (oder «Glückseligen»). – Vgl Sophokles, *Antigone.* Zur Annahme des Schicksals zum Tode aus einer hohen Erosform vgl. DE ROMILLY, S. 230ff.

157 Die Antike kannte kathartische Vorgehen aller Art für die Auflösung negativer Energien, vor allem sog. «Befleckungen» (gr. miasma, hamartema), Anm. 15. Vgl. auch 4.4.1.2 sowie Hippokrates, *Von der heiligen Krankheit.*

158 Homer, *Ilias* IX, 700.

159 BERNER, 1989, S. 206ff. – Hinweis des Psychotherapeuten Dr. Armin BEELI, der z. B. mit Energietechniken wie dem «Chakren-Ausgleich» in solchen Fällen gute Erfahrungen gemacht hat. Auch Musik kann hier wirken.

160 Wir finden dafür im Griechischen die Perfektform «ganz Galle geworden sein»: gr. «kecholomai», Homer, *Ilias* I, 217, zit. W. MÜRI, S. 159.

161 Homer, *Ilias* IX, 612–614: «Störe mir nicht meinen Energiehaushalt mit jammernden Bitten und Klagen, nur denjenigen begünstigend, der mich gekränkt hat. Nein, du solltest ihn gar nicht lieben, damit du in mir nicht Liebe in Hass verwandelst. Besser, dass du mit mir den kränkst, der mich selber gekränkt hat!»

162 GIEGERICH (in PFLÜGER, S. 232): *Tötungen.* Über die Gewalt aus der Seele. – Vgl. auch die Rede des Indianerhäuptlings Seattle, der die Umwelt in dieser Weise miteinbezieht.

163 Vgl. dazu PFLÜGER, KLOSINSKI, auch etwa RICHTER, SZONDI.

164 Vgl. z. B. Gandhi, Sokrates, Jesus ...

165 Vgl. Anm. 384, 2.T. und *Eid,* 4.7. 3.5 sowie Anm. 311 (*Bergpredigt*).

166 Entsprechend der Bittgesandtschaft bei Achill.

167 Vgl. PLASSMANN, op. cit. S. 97f. – vgl. sehr ähnlich in der Bibel: *Prediger* 3, 1.

168 Z. B. der «Pfad des friedvollen Kriegers» bei den Indianern oder subtile Bedeutung des «Heiligen Krieges» im Islam.

169 Vgl. auch «Tonglen-Übung» (WILBER, 1994), erwähnt in Anm. 126, 2.T.

170 Homer, *Ilias* I, 103ff. (zit. nach W. MÜRI, S. 161); «voll Kummer» statt «voll Zorn», «lodernd» statt «leuchtend», Hervorhebung und Übersetzung letzte Zeile v.d.V.; vgl. Anm. 39.

171 KLIBANSKY/PANOFSKY/SAXL, S. 114. – Im «bösen Blick» (südit. malocchio) wird negative Energie magisch verwendet. – Zur «Veraguthschen Falte» vgl. E. BLEULER, op. cit. (daselbst Zeichnung mit aussen abfallenden Augenlidern).

172 Homer, *Ilias* IX, 13ff., Hervorhebung v.d.V.

173 *Reader's Digest.* Vgl. auch «Bewässerung von Gärten» als subtiles Energiephänomen, BERNER, 1989, z. B. S. 164.

174 Homer, *Ilias* XXIV, 93f. Hervorhebung v.d.V.

175 W. MÜRI, S. 154 (Fussn. 15) «Adern» und «Haut» ersetzt v.d.V. – Weiteres Beispiel von schwärzlichen Energiephänomenen in der Astralschicht vgl. Anm. 253, 2.T. (hippokratische *Diätetik*).

176 Zit. in KLIBANSKY/PANOSFSKY/SAXL, S. 55 (Fussn. 44), Hervorhebung v.d.V.

177 Ebd., gr. «melainai odounai» (vgl. daselbst «melanes anthropoi» für ruchlose Menschen). – Die Erfahrung, dass gewisse Schmerzphänomene mittels Antidepressiva angehbar sind, gehört auch in diesen Zusammenhang.

178 In den Formen «melancholia» (Krankheit); «melancholan» (Verb); «melancholikon» Konstitutionstyp; «melancholika» (Gemütserkrankung), W. MÜRI, S. 159. – «Faute de mieux», ebd., S. 148. – Vgl. auch KRUG.

179 W. MÜRI, S. 160f. (Fussn. 22), Hervorhebung v.d.V. Archigenes war Arzt in Rom im 1. nachchristl. Jahrhundert, vgl. Anm. 411, 2.T.

180 Zu Platon (lateinische Interpreten) vgl. Anm. 144 bzw. Anm. 251, 1.T., Kap. 3.2.1. – Gr. *a-cholos bedeutet dann: ohne Galle, beruhigend.*

181 HEMPEN, S. 70. Vgl. Anm. 144.

182 KLIBANSKY/PANOFSKY/SAXL, S. 115, «schwarze Hautfarbe» ersetzt durch «schwärzliche Ausstrahlung» (zur Aura bzw. zur Wiedergabe von «chros» als «Hautfarbe» vgl. 4.4.2.1, Anm. 343, 2.T. und BERNER, 1989, S. 88), Hervorhebung v.d.V. – ebd., S. 121. Hervorhebung v.d.V. (Kommentar zu Hippokrates, *Peri physeos* …).

183 Hippokrates, *Von der heiligen Krankheit, Auserlesene Schriften*, S. 82f. (zum Zwerchfellbereich).

184 W. MÜRI, S. 163.

185 Stoiker, Peripatetiker haben den Namen von der Säulenhalle, in denen wohl «meditatives Gehen» geübt wurde; vgl. Kreuzgang in den Klöstern (4.2., Anm. 40, 2.T.).

186 W. MÜRI, S. 147ff.

187 Vgl. Ayurveda; auch HEMPEN (S. 70) spricht für die chinesische Medizin nur von «Galle» (und «Iraszibilität»).

188 Bei SZONDI sind die sog. «Triebvektoren» (entspr. den «Säften») je durch polar konzipierte «Triebfaktoren» konstituiert, wobei «e» von epileptoid stammt, wiederum polar aufgefächert in **e+/e–**: **e+** wäre etwa die Tendenz zum Guten, zu kollektiver Gerechtigkeit, Toleranz, Güte, Frömmigkeit (= «Abel-Anspruch»); **e–** dagegen wäre etwa die Tendenz zur Aufstauung von Wut, Hass, Zorn, Rache, Neid, Ungerechtigkeit, Intoleranz (= «Kain-Anspruch»). «**m**» und «**d**» entsprechen dem «**m**anischen» Faktor (= Anklammerungsbedürfnis, polar auffächerbar) bzw. dem «**d**epressiven» Faktor (= Erwerbungsbedürfnis, polar auffächerbar). «**m**» und «**d**» bilden die beiden Faktoren des Kontaktvektors C. Vgl. 4.6.9 und Abb. 17.

189 KLIBANSKY/PANOFSKY/SAXL, S. 54 (Anm. 42), Hervorhebung v.d.V.

190 W. MÜRI spricht vom manischen und depressiven «Bogen», vgl. S. 145.

191 Vgl. DE ROMILLY, S. 15 und KLIBANSKY/PANOFSKY/SAXL, S. 55ff.

192 KLIBANSKY/PANOFSKY/SAXL, S. 54, Hervorhebung v.d.V. – Vgl. auch ebd., S. 59 (Hinweis auf eine enge Verbindung zwischen Melancholie und Epilepsie bei den Hippokratikern). – Vgl. auch Hippokrates, *Von der heiligen Krankheit, Auserlesene Schriften*, S. 81: Danach würden Wahnsinnige durch «Galle» toben, Wahnsinnige durch «Phlegma» dagegen wären ruhig.

193 W. Müri, S. 156. Hervorhebung und «Gesichtsaura ...» statt «Gemüt» v.d.V. Vgl. 4.4.2.1 («gnome» und Harnschau).

194 Ebd., S. 148, () v.d.V. – Es geht um das Werk «*Peri physeos anthropou*», vgl. Anm. 71.

195 Ebd., S. 149.

196 Klibansky/Panofsky/Saxl, S. 54 (Anm. 41); vgl. Achilles mit Priamos, Anm. 151. – Ähnliches nimmt Szondi an, wo das «epileptoide» Temperament je nachdem zu einer «Triebtat», einem epileptischen Anfall oder einem Anfallsäquivalent führen kann (als pathologische Formen).

197 Ebd., S. 59, Hervorhebung v.d.V.

198 = gr. «perittos», ebd.

199 Ebd., S. 56, zit. Platon und Gellius.

200 Vgl. ebd., S. 55.

201 Vgl. Berner, 1989, S. 124, zit. Ruck (in Wasson et al., op. cit.). – Hinweis auf die dionysisch-mänadische Ekstasetechnik von der Altphilologin lic. phil. K. Waldner. «Mänade»stammt auch wieder von gr. *mainomai* (rasen, schwärmen; 4.6.7). – Trance-Heilung erwähnt nach K. Waldner (op. cit.), S. 47.

202 In Platons *Protagoras* (316 d-e; zum Sophisten vgl. *Symposion* 203 d) wird die Sophistik als alte Kunst der Weisheits- und Energielehre mit der Dichtkunst, der Kunst der Mysterien und Orakel, der Kunst der Leibesübungen und mit der Musik verglichen, die alle «Deckmantel» oder Masken seien. Vgl. dazu Platon, *Phaidros* 245 a: «Wer aber ohne diesen (göttlichen) Wahnsinn der Musen in den Vorhallen der Dichtkunst sich einfindet, meinend, er könne durch «Handwerk» allein genug ein Dichter werden, ein solcher ist selbst *ungeweiht* und auch seine, des Verständigen, Dichtung wird von der des (göttlich) Wahnsinnigen verdunkelt.» (), «Handwerk» statt «Kunst» und Hervorhebung v.d.V. – Vgl. auch Anm. 247.

203 Vgl. Platon, *Phaidros* 244 a-b ff. (erwähnt sind auch die Priesterinnen von Dodona). – Vgl. auch *Symposion* 202 e (der Dämon als Dolmetsch zwischen Gottheiten und Menschen).

204 Vgl. Platon, *Symposion* 202 e–203 a.

205 Vgl. ebd., 196 e–197 b.

206 Vgl. Berner, 1989, S. 161ff. (die vom Eros Getroffenen). Das «hohe Tantra» hat wohl Entsprechungen in der «hohen Minne» und ist viel weiter zu fassen als unser Wort «*platonisch*»!

207 Vgl. Platon, *Symposion* 210 e–212 a (*telos*). – Vgl. auch *Phaidros* 245 b-c (Glückseligkeit).

208 Chopra, S. 206 bzw. S. 178ff. (Zitat).

209 = gr. «thiasoi» (Lebens- und Kultgemeinschaften), Fränkel (zit. in Berner, 1989).

210 Vgl. Platon, *Politeia* 573 a (über erotische Rituale), Hervorhebung v.d.V. – Wächter der Seele finden sich auch im Tibetanischen Totenbuch (Evans-Wentz). – Vgl. Distanzierung der Hippokratiker vor Zauberern und Scharlatanen aller Art (z. B. in *Von der heiligen Krankheit*).

211 Platon, *Politeia* 573 c. Uneingeweihte Dichter, vgl. Anm. 202 (Zitat). – Zur hippokratischen Unterscheidung vgl. Zitat Anm. 34.

212 Vgl. dagegen Klibansky/Panofsky/Saxl (S. 57), die die von Platon referierten Zustände der Melancholie zuordnen, während z. B. die sexuellen Ausschweifungen deutlich dem Eroskreis entstammen!

213 Hippokrates, *Auserlesene Schriften, Von der heiligen Krankheit*, S. 69; Griechisch: Hippocrate (1839-1861) VI, S. 362-364: «Der spirituelle Bereich (theion) reinigt und entsühnt die grössten Befleckungen (hamartemata) und Frevel und wird uns zum rei-

nigenden Medium ...» Vgl. auch Anm. 15 mit Konkordanzen zum christlichen *Abendmahl*s-Text sowie *Eid*, 4.7.3.5, zu «kathairo/hagnizo».

214 Zur energetischen Definition von Psychosen sowie Depressionen vgl. BERNER, 1989, S. 213ff. – Zur Einteilung der Psychosen vgl. auch SZONDIS Aufteilung im Ich-Vektor.

215 Platon, *Phaidros* 245 a (Eingeistung); vgl. auch ebd., 244 a-c.

216 Zu «enthousiasmos» und «ekstasis» vgl. BERNER, 1989, z. B. S. 225.

217 W. MÜRI, S. 163 (er vermöge dies durch «Divination»). – Vgl. auch Platon, *Phaidros* 244 b-e (spricht von «auf rechte Art Wahnsinnigen und Besessenen»). Solche hochenergetischen Zustände sind z. B. auch noch für das Frühchristentum belegt (vgl. *Apostelgeschichte*).

218 Platon, *Phaidros* 245 a.

219 Platon, *Symposion* 203 a (gr. *banausos* = Handwerker, im Gegensatz zum «dämonischen» Menschen oder «Künstler»).

220 Vgl. auch das delphische «Erkenne dich selbst» und Heraklits «Ich durchforschte mich selbst».

221 KLIBANSKY/PANOFSKY/SAXL, S. 91.

222 Vgl. Sokrates' Ritualbecher und Schierlingsbecher bzw. die Kelchsymbolik im christlichen Abendmahl und in der Beschreibung des Todes von Jesus. – Das Herzzentrum wurde als «Gefäss» in der alten Heiltradition der Sumerer symbolisiert (M. KARDOS-ENDERLIN).

223 Vgl. auch K. BÜRGI-MEYER (1988).

224 Vgl. BERNER, 1989, S. 266ff.

225 DÜRCKHEIMS Anliegen war letztlich, den Menschen zu befähigen, zu seinem göttlichen Kern vorzustossen (zit. in BERNER, 1989, S. 231): «Die Übung zu dieser Verfassung ist *wissenschaftlich zu begründen und systematisch aufzubauen.*» (Hervorhebung v.d.V.).

226 KLIBANSKY/PANOFSKY/SAXL, S. 26; vgl. auch ebd., S. 91 «melancholia dia physin e dia noson».

227 Vgl. gr. «myria» = unendliche Kombinationsmöglichkeiten der Energiequalitäten (4.3.2.5). Zu den «Bogen» vgl. W. MÜRI.

228 Zu Aristoteles vgl. KLIBANSKY/PANOFSKY/SAXL, S. 111. Vgl. Anm. 102, 1.T. und 4.6.9 (Vektoren von SZONDI).

229 WILBER; LILLY; LSD-Entdecker HOFMANN. GROF hatte ursprünglich therapeutisch mit Drogen experimentiert und eine psychische Stufen- oder Phasenabfolge entdeckt. – Auch die Seelen- oder Bewusstseinslehre im *Tibetanischen Totenbuch* (EVANS-WENTZ) scheint entsprechende Stufungen aufzuweisen, durch die der Bewusstseinsstrom läuft (und dem auf den jeweiligen Stufen Ungelösten begegnet).

230 KLIBANSKY/PANOFSKY/SAXL, S. 61f. (+ Reihe) bzw. S. 67 (– Reihe); zit. Aristotelische *Problemata. – Ich übernehme hier und in 4.6.8. die anschauliche, quantifizierende Darstellungsweise aus der szondianischen Systematik und Testologie.* Bei Aristoteles sind sie nur beschrieben. Ergänzungen und () v.d.V.

231 Auch Platon spricht ähnlich von ad hoc sich Ereignendem und macht einen Unterschied zum Konstitutionellen, *Politeia* 573 a-c («herbeigeholter Wahnsinn»).

232 KLIBANSKY/PANOFSKY/SAXL, S. 63 erwähnen, dass der Wein die durch «Wärme» regulierten Prozess «simuliere». Ferner bringe die zugeführte «Wärme» beim Wein die natürliche zum Erlöschen (ebd., S. 72). – (*Depressive Reihe*) ebd., S. 67, S. 70-74.

233 W. MÜRI, S. 163.

234 KLIBANSKY/PANOFSKY/SAXL, S. 82 (übersteigertes Tempo: gr. «tachytes» (Choleriker), übersteigerter Druck gr. «sphodrotes» (Melancholiker). Vgl. Hypertoniker sprechen z.T. auf Energiearbeit an.

235 Ebd., S. 64 (ich übersetze nicht mit dem negativ konnotierten «wollüstig»). Weiter wird erläutert, dass man sich nach dem Geschlechtsakt schlaff fühlen könne, wenn zu viel Energie abgeleitet wurde oder umgekehrt (vgl. den entsprechenden Ausspruch des christlichen Kirchenvaters!). Auch durch nicht körperliche, niedere tantrische Praktiken kann in diesem Bereich Energie verloren gehen. Zum Genitalbereich vgl. *Eid*, 4.7.3.6.

236 Ebd., S. 67ff.

237 Ebd., S. 71 = gr. «dynamis». – Vgl. dazu MÜRI, der einen Wandel im Verständnis der Krasen feststellt!

238 KLIBANSKY/PANOFSKY/SAXL, S. 71 = gr. «eis bathos» (in der Tiefe).

239 Ebd., S. 72 bzw. S. 76.

240 Vgl. BERNER, 1989, S. 124 (Anm. 131) zit. RUCK (in WASSON et al.).

241 Und deswegen sei es dann nötig, dass die Energieumläufe bald wärmer, bald kalt und dann wieder ins Gegenteil verlaufen, weil eben ein *Übermass* (vgl. Fülle/Leere) da sei, das ständig ausgeglichen werden müsse. – Vgl. BERNER (1989) zu «kalos k'aga-thos», sowie Anm. 362, 2.T. und 401, 2.T.

242 KLIBANSKY/PANOFSKY/SAXL, S. 90ff. (Anm. 94).

243 W. MÜRI, S. 159ff.; auch «cholaomai» (vgl. LIDDELL/SCOTT). – Zu gr. «melancholan»-«mainesthai» ebd., S. 157ff. – Der depressive Bogen des Melancholiekreises (Graphik 4.6.4) konnte in Anlehnung zum manischen noch bei Theophrast mit «langsamer Ma-nie» bezeichnet werden, vgl. Anm. 262.

244 «Scholien» sind Anmerkungen alter Grammatiker. – Ebd., S. 158: gr. «melancholan: cholan para tois Attikois to mainesthai» (Übersetzung v.d.V.).

245 KLIBANSKY/PANOFSKY/SAXL, S. 90. Ergänzung (Aristoteles) und Hervorhebung v.d.V. – Zu «mania» bei Sokrates und Platon vgl. 4.6.5.

246 Ebd., S. 57 (Fussn. 52).

247 Platon, *Phaidros* 268 a-e. Vgl. auch Anm. 202.

248 Immerhin zeichnet es Sokrates aus, dass er diese Wörter nicht direkt, sondern in Um-schreibungen gebrauchen würde, als «sokratisches» Vorgehen (ebd., 268 e) bzw. MÜRI, S. 158.

249 K. WALDNER, S. 51. – Zitat nach KLIBANSKY/PANOFSKY/SAXL, S. 57f. (Fussn. 52) adap-tiert v.d.V. nach dem griechischen Text.

250 Z.B. als von Artemis und «Apollon, dem ferntreffenden» gesteuert.

251 DE ROMILLY, S. 245.

252 Vgl. Schicksalsbegriff bei SZONDI.

253 Vgl. BERNER, 1989, zit. S. 210. «Katharsis» war jedoch ein *holistisches Phänomen*, vgl. 4.4.2.2 und besonders Anm. 393, 2.T.

254 Sokrates zitiert in diesem Sinne viele seiner Zeitgenossen «auf dem Weg», z.T. na-mentlich, wie Hippokrates. Vgl. auch BOHMs ähnliche Gedanken für die heutige Zeit, in BERNER, 1989, S. 47.

255 Anm. 333 (erwähnt KLIBANSKY/PANOFSKY/SAXL, S. 40f. – Vgl. auch Zitat Anm. 99.

256 Hippokrates, *Von der heiligen Krankheit, Auserlesene Schriften*, S. 70. Vgl. auch SZON-DIS Vererbungskonzept.

257 Ebd., S. 70, () v.d.V.

258 «kontinuierlich» gr. = «ek prosagoges», W. MÜRI, S. 142. Mit dem Weinexperiment konnte nur der manische Bogen «simuliert» werden (4.6.6).

259 Vgl. in KLIBANSKY/PANOFSKY/SAXL, S. 68: Wirkung der «warmen» Galle (gr. «eroti-koi», auch ebd., S. 64). Zur Typenbenennung vgl. Anm. 88.

260 W. MÜRI, S. 145 (Fussn. 6) erwähnt diese Übertragung auf die anderen Temperamente in bezug auf den Aristoteles-Schüler Theophrast (und dessen Exzerpte z. B. den aristotelischen *Problemata*). Zit. in Anm. 116.

261 Ebd., Fussn. 6 (= Mischungsvorgänge).

262 Ebd., Hervorhebung und () v.d.V.

263 Heraklit, fr. B 118.

264 W. MÜRI, S. 145 (Fussn. 6): gr. «pyros to hygrotaton», nur dieses ist von MÜRI auch griechisch angeführt; das andere gr. «hydor to xerotaton» ist zu ergänzen. Ferner sollten die Adjektive auch in der Übersetzung *im Superlativ* erscheinen, da es sich um höchste Seinszustände handelt; erwähnt in Anm. 225, 2.T. (4.4.1.1) und 265.

265 Vgl. Formel vom «subtilsten Wasser und zartesten Feuer» (in Hippocrate, *Du régime*, S. 25 und Anm. 224, 2.T.).

266 Arab.-gr. «*Al-chimie*» (vgl. KLUGE, S. 117): zu gr. «chyma»-«Guss»,«*cheo*»- «giessen» gehört gr.-lat. chymia, vom gleichem Stamm wie «*chymós*» («*Saft*») und «*chylós*» (*Dekokt*, 251, 2.T., auch erwähnt in 4.5.1 bzw. 4.4.1.1)! Zu «cheo» vgl. Anm. 473 (*Eid*) bzw. 130, 2.T. Für Belegstellen von *chym(e)ia* siehe *Thesaurus graecae linguae* IX, S. 1772; daselbst auch Belegstelle für «*hiere techne*» (= heilige Kunst); ebd. auch «*archymia*» der Lateiner, erklärt als verballhorntes «ars chymia». – In der *Bibel* ist das Verb auch belegt (vgl. Abendmahlstext, Mt 26,28, Lk 22,20), zit. in Anm. 473 (ek-*chynnomenon*). – Zum Weg der griechischen Medizin in die arabische und wieder nach Europa zurück vgl. Anm. 4, 3.T. – Ob anfänglich ägyptischer Einfluss eine Rolle gespielt haben mag, bleibt offen (3.1.5). – Auch in der Alchimie und deren Verständnis ist wieder eine Verschiebung vom Subtilen weg erfolgt, besonders deutlich dann in der Materialisierung «*Chemie*». Dazu mag vielleicht auch eine Tendenz gewisser Alchimisten zu Geheimniskrämerei Richtung «schwarzer Magie» beigetragen haben, was Angst auslöste und die Ratio der Aufklärung verstärkte (vgl. «makabre» Darstellung auf dem Buchdeckel von ALLEAU!).

267 Zur Deutung der Alchimie als holistischem Vorgehen vgl. WHITMONT (1993), S. 13: «Im eigentlichen beschäftigte sich die Alchimie jedoch mit der Beziehung von Mensch und Kosmos, dem Verhältnis des Menschen zu mineralischer Substanz, zu tierischen und pflanzlichen Organismen und zu den Gestirnen.» – Zum alchimistischen Ansatz der «*Quinta essentia*», zit. nach SHIRAHAMA, S. 31 (Elemente in «» v.d.V.). DORN spricht hier von der «substantia coelestis» (= himmlische Substanz).

268 KLIBANSKY/PANOFSKY/SAXL, S. 52; vgl. auch das *sanguinische* Temperament, das als einziges einen lat. Namen trägt.

269 BERNER, 1989: Platons *Symposion* als Eros-Ritual.

270 Vgl. 4.5.2 («Blut»-pneuma). Zu Eros und «pneuma» vgl. KLIBANSKY/PANOFSKY/SAXL, S. 64 (zit. Aristoteles): Der Geschlechtsakt sei mit der Erzeugung von pneuma verbunden. – Konstitutionelle «Erotiker» vgl. Anm. 259; ferner BERNER (1989), S. 163, Anm. 167. Vgl. auch Anm. 259, 3.T.

271 Mittlere Krase, gr. «meson»; vgl. dazu Anm. 99; vgl. auch BERNER, 1989, S. 153 (Anm. 218). – Zu Ausnahmen von ungleichgewichtigen Melancholiezuständen, die zu Eroseinbrüchen führen, vgl. 4.6.6.

272 Op. cit., S. 218.

273 *Medical Tribune* 38, 24, zit. P. ENGEL.

274 BÜRGI-MEYER (1988) weist darauf hin, dass auch in der schicksalspsychologischen Li-

teratur noch kaum konkrete praxisanleitende Hinweise für eine spirituelle Führung für Menschen, die nach transrealen Seinserfahrungen suchen, zu finden sind.

275 Erwähnt von PIGEAUD: «âme végétative, irascible, rationnelle», Anm. 251, 1.T.

276 Vgl. BERNER, 1989, S. 207.

277 CHOPRA, S. 171, zit. MASLOW.

278 Ebd. – Vgl. auch MOTOYAMAS «Chakra-Maschine» (op. cit., Titel).

279 Das «Pontifex-Ich» SZONDIS scheint dem «Selbst»-Begriff von JUNG nachgebildet zu sein. Mündliche Mitteilung des Psychotherapeuten Dr. phil. K. BÜRGI-MEYER.

280 CHOPRA (S. 171f.) erwähnt MASLOWS Schwierigkeiten, als Wissenschaftler mystische Phänomene ernst zu nehmen. Es gelang ihm nämlich nicht, solche «Gipfelerlebnisse» beim anderen Menschen zu induzieren. Schliesslich kam er so weit, diese Phänomene als Zufälle oder als Gnadenakte zu betrachten. Vgl. entsprechende Schwierigkeiten in der hippokratischen *Eid*-Interpretation (z.B. Anm. 289/290).

281 RISO, S. 27f. Erwähnt auch die hippokratische Typologie. Vgl. auch Anm. 207, 1.T. (Das Modell wird auch der Sufi-Tradition zugeordnet.)

282 RISO, S. 60ff.

283 JUNG et al. (1968), S. 60. Die polar zum vorwiegenden Typus stehende Seite wäre die am wenigsten entwickelte.

284 Susanna MÜRI macht einen «Brückenschlag» zwischen folgenden Entsprechungen: Schicksalspsychologische Erfassungsmodi nach SZONDI; Typenlehre nach C. G. JUNG; 8 Grundzeichen des I-Ging (vgl. BÜRGI-MEYER, 1990, der ebenfalls Entsprechungen zum I-Ging aufzeigt); indianische Energielehre im Medizinrad; 4 Welten der Kabbala; 4 Evangelistensymbole der Bibel; 4 Elemente der Alchemisten, 4 Sätze (kleine Arkana) des Tarot; 4 soziometrische Wahlzyklen nach A. HALE.

285 Ich spreche vom *hippokratischen Eid* (nicht *des Hippokrates*), weil gerade durch die Interpretation als Ritual eine Formung durch eine ältere und längere Tradition naheliegend scheint und daher z.B. das koische Fest «Annehmen/Errichten des Stabes» damals fest geformte Tradition gewesen sein dürfte (vgl. 327): Zum Vergleich stehen zwei berühmte indische Ärzte (POLLAK I, S. 187): «Keiner der beiden hat ein individuelles Werk geschaffen; sie waren Repräsentanten einer langen Tradition, Diener des Ayurveda, aber gleichzeitig Autoritäten, die die weitere Entwicklung der indischen Medizin bestimmt haben.» Ähnliches nimmt man auch für die *Heilige Rede* des Pythagoras an, wo z.B. «Pythagoras» anstatt «Pythagoreer» geschrieben und überliefert worden sei (vgl. VAN DER WAERDEN, S. 148ff., S. 170). – Z.B. LICHTENTHAELER, S. 202. Auch in der *Diätetik* wird gorgianischer Einfluss festgestellt (vgl. Hippocrate, *Du régime*, S. 7, Fussn. 2).

286 Nach LICHTENTHAELER, S. 18-21.

287 Ebd., S. 29.

288 Ebd., S. 108f. Vgl. Anm. 428, 2.T.

289 Ebd., z.B. S. 107: «für Mystik und Esoterik ist hier kein Platz» bzw. ebd., S. 281: «In Wirklichkeit aber handelt es sich (nicht um eine Einweihung, sondern) um eine 'wissenschaftliche Adoption'. Ein auswärtiger Schüler wird von einer Ärztesippe in aller Form aufgenommen nach Eidleistung, Unterzeichung eines Vertrages und Entrichtung eines Honorars.» () v.d.V.; vgl. jedoch ebd., S. 42: «diese Feierlichkeit und ihr religiöses Ritual ...». Zu heutigen Schwierigkeiten mystischen Erfahrungen gegenüber vgl. 4.6.9, Anm. 280.

290 POLLAK II, S. 132f. (Hervorhebung v.d.V.).

291 POLLAK II, S. 132. Vgl. dazu 4.7.3.8, Anm. 456.

292 EDELSTEIN, 1969, S. 54. – Die Pythagoreer hatten z.B. ein geheimes Erkennungszei-

chen, das «in ihrer symbolischen Sprache Hygieia (Gesundheit) genannt wird» (vgl. VAN DER WAERDEN, S. 179f., zit. Lukianos). Ebd. wird ihre Grussformel «hygiainein» (gesund sein) erwähnt. Vgl. Anrufung der Hygieia im 1. *Eid*-Vers, 4.7.3.1.

293 LICHTENTHAELER, S. 29, () v.d.V. – Vgl. ebd., S. 37.

294 VAN DER WAERDEN, op. cit., S. 148f. Die pythagoreischen *Goldenen Verse* wurden zwischen 100 und 300 n. Chr. von einem Neupythagoreer teils aus älteren Quellen zusammengestellt (= *Heilige Rede* des Pythagoras, These von DELATTE), teils neu gedichtet.

295 LICHTENTHAELER, S. 27 (Hervorhebung v.d.V.) – bzw. ebd., S. 37. Zur kultischen Organisation der griechischen Gesellschaftt, vgl. DE POLIGNAC, Anm. 427, 2.T.

296 BURKERT zit. nach LICHTENTHAELER, S. 45.

297 Hippokrates, *Von der heiligen Krankheit, Auserlesene Schriften*, S. 67: (auch) Scharlatane würden sich auf solches Mysterienwissen und «gnome-Phänomene» (4.4.2.1) berufen. Griechisch: Hippocrate (1839-1861) VI, S. 358-360. Hier werden dann *chthonische Mächte* erwähnt; ebenso werden in der *Diätetik* Erdgottheiten angerufen. – «teleté und phos ...» (Weihe und Erleuchtung) gehörten zur *Sondersprache der Mysten*, W. MÜRI, S. 32. Vgl. auch Anm. 352.

298 ELIADE, 1992, S. 89. Hervorhebung v.d.V.

299 Vgl. Ähnliches im Ayurveda.

300 Platon, *Symposion* 218 b (zit. in BERNER, 1989, S. 162). Weitere Hinweise auf Verschlüsselungen («Deckmantel», «Masken») in Anm. 209. Vgl. auch Hinweis auf Verschlüsselung in der christlichen Weisheitslehre (Mt 10, 26-27).

301 Hippocrate, *Du régime*, S. 13. Zitat Anm. 301, 2. T.

302 Zit. nach CARUS, S. 36.

303 Zur «schönen Form» vgl. LICHTENTHAELER, S. 32. Vgl. die Entsprechung auch im somatischen Bereich (MÜRI, S. 76): «Der Arzt muss das Anlegen von Verbänden mit beiden Händen und mit jeder allein üben, und er muss darauf ausgehen, gut, schön, schnell, schmerzlos, ausreichend und eurythmos zu verbinden.»

304 Vgl. Platons *Symposion* (BERNER, 1989, z.B. S. 161).

305 Hippocrate, *Du régime*, S. 12, Zitat Anm. 150, 2.T.

306 Hippocrate (1839 – 1861) IV, S. 642 (Übers. v.d.V.). Gr. «hieroi anthropoi» wurde zu lat. «homines sacri». Vgl. 4.6.9 «homo sacer» bei SZONDI. – VAN DER WAERDEN erwähnt, dass die Pythagoreer *Hieraten* genannt wurden.

307 LICHTENTHAELER, S. 27f.

308 Ebd., S. 84ff. Auch in Österreich besteht diese Tradition.

309 Ein «Yantra» wäre die Anordnung des platonischen *Symposions* in Schlangenform (Abb. 23). «Yantra» skrt., wörtlich «Stütze, Instrument»; ein mystisches Diagramm, das als Symbol des Göttlichen sowie seiner Kräfte und Aspekte benutzt wird und vor allem im Tantra Anwendung findet (*Lexikon der östl. Weisheitslehren*).

310 Als rhetorische Form, vgl. LICHTENTHAELER, S. 213f. und S. 153.

311 *Bergpredigt (Seligpreisungen) nach der griechischen Fassung bei Matthäus* (5, 3-12) als rituelles Dokument gedeutet. Sie steht sehr ähnlich auch bei Lukas (6,20-23). Eine Neuübersetzung der aramäischen Fassung liegt vor bei DOUGLAS-KLOTZ (op. cit.). Folgendes ist ein Interpretationsversuch v.d.V. nach dem transkulturellen Energiefeldschema (Abb. 23, die Energiezentren sind hervorgehoben, darunter die entsprechenden Verse). Der Durchgang der Energiezentren nach der Reihenfolge der Verse gäbe den spezifischen Ritualumlauf (vgl. BERNER, 1989 bezüglich *Symposion*).

| **1. Zentrum:** | «Glückselig diejenigen, die *leer werden* bezüglich des pneuma, denn |
| (1. Vers) | ihrer ist das «Reich der Himmel» (= die subtile Dimension, hebr. malchut). |

| **2. Zentrum:** | Glückselig diejenigen, die heiter-gelassen sind, denn sie werden teilhaftig werden an den Kräften der *Erde* (gr. *ge – gaia*, vgl. Elementarphasen). |
| (3. Vers) | |

| **3. Zentrum:** | Glückselig diejenigen, die *Trauer* annehmen und verarbeiten, denn sie werden die Kraft des *Trostes* erfahren (vgl. Melancholie!). |
| (2. Vers) | |

| **4. Zentrum:** | Glückselig diejenigen, die *rein sind im Herzen*, denn sie werden Gott schauen (vgl. *Eid*: heilig und rein...). |
| (6. Vers) | |

| **5. Zentrum:** | Glückselig diejenigen, die nach (umfassender subtiler) Gerechtigkeit *hungern und dürsten*, denn ihr Sehnen wird *gestillt* werden. (Vgl. *Eid*, wo in diesem Zentrum die «Diätetik» erwähnt wird). |
| (4. Vers) | |

| **6. Zentrum:** | Glückselig diejenigen, die *mitfühlen und mitleiden* können, denn (auch) sie werden Mitgefühl erfahren (Resonanzgesetz). |
| (5. Vers) | |

7. Zentrum:	– Glückselig diejenigen, die *Frieden* (und Harmonie) ausstrahlen, denn sie werden Söhne (und Töchter) der Gottheit genannt werden.
(7. Vers)	– Glückselig diejenigen, die verfolgt werden um der Gerechtigkeit willen, denn ihrer ist das Reich der Himmel.
	– Glückselig ihr, wenn man euch beschimpft, verfolgt und fälschlicherweise alles Schlechte von euch sagt um meinetwillen, freut euch und jubelt, denn euer Lohn (gr. misthos, wie im *Eid*) ist übergross im Reich der Himmel; denn so haben sie auch die Propheten vor euch verfolgt.»

Zum höchsten Bereich scheint eine dreifache Glückseligkeitspreisung zu gehören, die eine Brücke machen würde zu den *transkulturellen Dreierformeln*, die «Glückseligkeit» umschreiben (vgl. BERNER, 1989, S. 170). Ich übersetze mit dem stärkeren «*glückselig*» (nicht selig) in Anlehnung an die transkulturellen Formeln (z.B. gr. «makariston», vgl. BERNER, 1989, S. 153f., Anm. 221). – Hebr. «schalom» (Friede, Gesundheit) wie griech. «Hygieia» (Gesundheit, Harmonie) sind bis heute Grussformeln geblieben. – LICHTENTHAELER ahnt eine Verbindung zwischen der *Bergpredigt* und dem hippokratischen *Eid*, vgl. Klappentext. Der hippokratische *Eid* bezieht jedoch deutlich auch die somatische Ebene mit ein, während die *Bergpredigt* das Heilwerden auf den psychisch-geistigen Ebenen abbildet: Der Weg des Heilers nach der Versfolge (1., 2., 3....) könnte in Stufen vom *Leerwerden (Reinigen) – Schmerzverarbeiten – Umpolen – Vertrauenaufbauen – Mitfühlen – Versöhntsein, Liebesfähigkeit – Harmonienaufbauen und -ausstrahlen* gesehen werden. In der *Bergpredigt* wie im *Eid* können aus den einzelnen Versen therapeutische Praktiken herausgelesen werden (vgl. 183, 2.T.).

312 Vgl. ROHR/EBERT, S. 231ff. («Magna Charta», S. 234). – Vgl. auch LAPIDE (op. cit., S. 77), der darauf hinweist, dass die *Bergpredigt* mehrmals als «*Lehre*» bezeichnet wird («Predigt» dagegen komme nicht vor).

313 Subtile Beziehung zwischen Meister und Schüler bei Platon, erwähnt in BERNER, 1989, S. 111; vgl. auch GOETHE, Anm. 361.

314 Pollak I, S. 189-191: «Ein Lehrer durfte nur vier bis sechs Schüler gleichzeitig unterrichten. Die Ausbildung dauerte vom zwölften bis zum achtzehnten Lebensjahr. Die Aufnahme der Jünger erfolgte im Winterhalbjahr, bei zunehmendem Mond, an einem glückverheissenden Tag, wenn der Mond in günstiger Konjunktion stand, zu guter Stunde in Gegenwart von Brahmanen (Priesterärzte) und Ärzten. Der Schüler musste gebadet und gefastet haben, kahlgeschoren und in braunrotes Gewand gekleidet sein, Opfergaben und Geschenke für den Lehrer mitbringen. Während der feierlichen Aufnahmezeremonie opfert der Lehrer je dreimal Milch und Butter in das Feuer unter Sprüchen und Gebeten. Dabei hat der Schüler den Lehrer von hinten anzufassen, zu seinen Worten «svaha» (etwa Amen) zu sprechen, selbst zu opfern und das Feuer nach rechts hin zu umschreiten (vgl. «rechts herum» im platonischen *Symposion*). Darauf spricht der Lehrer zu ihm: «Ein Schüler muss keusch (rein?) und enthaltsam sein; er hat einen Bart zu tragen; er muss die Wahrheit reden, darf kein Fleisch essen, nicht neidisch sein; er soll die Lehre wohl behalten und mein Wort in Ehren halten…» () v.d.V. – Ferner wird daselbst noch das Bild des «idealen Arztes» skizziert, das Anklänge zum *Eid* hat. Die Feierlichkeit und Spiritualität des hippokratischen *Eides* kommt in diesem Beispiel nicht so deutlich heraus.

315 Lichtenthaeler, S. 42.

316 In Übertragung dessen, was Rohde (I, S. 298) für die eleusinischen Mysterien erwähnt. Diese Kultbilder sollen übrigens im Asklepieion gestanden haben. – Zitat B. Merz, S. 52.

317 Lichtenthaeler, S. 42, bringt dies mit dem Altar im koischen Asklepieion in Zusammenhang, der sich jedoch vor dem Tempel befand (?).

318 Ebd.; Libation = Trankspende = gr. «sponde», was im Plural zugleich Bündnis bedeutete. – Vgl. letzte Worte Sokrates', die auf das morgendliche Lichtopfer im Asklepieion hinwiesen. Zum Opfer im ind. Initiationsritual vgl. auch Anm. 314.

319 Lichtenthaeler, S. 42.

320 Vgl. im *Eid* besonders 1. und 9. Vers «epi-*telea*» (telos) und 8. Vers «arrheta» (Mysteriengeheimnis), vgl. dazu Berner, 1989, S. 156. – Vgl. auch Anm. 297 (teleté). – Zur «dramatischen Handlung» vgl. Rohde I, S. 289; zum Nachvollzug der Schöpfung *Diätetik,* Zitat Anm. 150, 2.T.

321 Vgl. polare Bedeutung des «Schlangensymbols» als positive Vitalkraft (*Symposion*) und als negative, gefürchtete Kraft (christliche Tradition).

322 Lichtenthaeler, S. 45.

323 Vgl. W. Müri, S. 37ff.

324 Vgl. ebd. (besonders S. 39) W. Müris Diskussion des «symbolon». Das von Apuleius Referierte und öfters Zitierte halte ich nicht für das «symbolon», sondern eher als eine Antönung des Ablaufs für Nichteingeweihte, ohne das Geheime preiszugeben. Vgl. dagegen das «Fisch»-Symbol bei den Urchristen (mit dem enthaltenen Bekenntnis in den einzelnen Buchstaben).

325 Vgl. auch die Pythagoreer, Anm. 294.

326 Vgl. Berner, 1989, S. 140, Abbildung einer entsprechenden Dynamik im platonischen *Symposion* (Abb. 23).

327 Vgl. Pollak II, S. 25: «Auf Kos, der Heimat des grossen Hippokrates, wurde alljährlich das Fest '*Aufheben des Stabes*' gefeiert, das mit einer Wallfahrt nach dem heiligen Zypressenhain des Apollon verbunden war (d. h. zum Asklepieion).» () und Hervorhebung v.d.V. Daselbst falsche Datierung und Interpretation des Schlangenstabes als «*Wanderstab*»! Der Zypressenhain ist wohl der «temenos», der heilige Hain um das Asklepieion, wie er in neuerer Zeit in Kos wieder angelegt wurde. Vgl. auch Anm. 1

und 2, 1.T. – Vgl. Krug, S. 163: «Die feierliche Prozession am jährlichen Asklepiosfest in Kos wurde denn auch von den Asklepiaden angeführt.» (Anm. 430, 2.T.).

328 Die Stelle findet sich im 11. *hippokratischen Brief* (Hippocrate, 1955, V, S. 300; gr. in Smith-Ausgabe, S. 58f., Übersetzung und () v.d.V.). «Aufheben» ist als gr. «*analepsis*» belegt (= «Wiederaufheben», auch «Annehmen einer Funktion»), wobei die holistische Spannweite des Wortfeldes sich bis zu «*Himmelfahrt*» erstrecken konnte, der ngr. Bedeutung des Wortes! Mit «Himmelfahrt» konnte der rituelle Gang durch die Energiefelder bis zu höchster Ekstase verstanden und kodiert worden sein. In der Einweihung der Isismysterien in Korinth (2. Jh.) wird ebenfalls von einer «rituellen Himmelfahrt» gesprochen («ich bin durch alle 'Elemente' gefahren, bin wieder zurückgekehrt», Merkelbach, S. 291f.). – Vgl. in den schamanistischen Initiationen ist ebenfalls eine sog. «Himmelfahrt» wichtig. – Das Auffinden der gr. Belegstelle verdanke ich lic. phil. K. Waldner.

329 W. Müri, S. 32 (zit. Plutarch). Vgl. auch das «symbolon». Hervorhebung im Text v.d.V.

330 Vgl. Interview mit Jürg von Ins: Was ist an Geheimbünden geheim? *NZZ Folio,* 12/1994 (S. 83).

331 Vgl. Hippocrate (1955) III, S. 205 bzw. gr. in Hippocrate (1839-1861) VIII (*Des maladies des jeunes filles*), S. 466, erwähnt auch in Anm. 139, 1.T., wo der Anfang der Heilkunde sich aus dem Zusammenwirken der ewigen Dinge (*aieigeneon*) versteht. Zu *arché* vgl. 3.1.2.1/3.1.2.2. – Ähnlicher Ansatz auch in Hippocrate (1839-1861) VII (*De la nature de la femme*), S. 312f. («ek *ton theion* archesthai» – «Beginn in der spirituellen Sphäre»). – Empedokles, fr. 31 A 33 (zit. in Capelle, *Vorsokratiker*, S. 239; Hervorhebung v.d.V.). Vgl. Anm. 99.

332 In Platons *Symposion* (197 b) steht Apollo in seiner Qualität als Heiler neben der Qualität als Bogenschütze und Seher. Zu «teleté und phos» (Weihe und Erleuchtung) vgl. Anm. 320.

333 van der Waerden, S. 151 (Verse 47/48; Hervorhebung, () und «ewiges Werden» statt «Natur» v.d.V.). Erwähnt bei Klibanski/Panofsky/Saxl, S. 40f. Vgl. vier Gottheiten auch bei Heraklit. – Zur pythagoreischen *Heiligen Rede* vgl. Anm. 294. Pythagoreische Verse finden sich noch bei Galen (Hofarzt des Marc Aurel, van der Waerden, S. 154).

334 Berner, 1989, S. 112.

335 Stone, S. 26.

336 Vertikale erscheint als «kata dynamin». Vgl. Äskulapstab war ursprünglich als «Lebensbaum» abgebildet.

337 Vgl. im *Vaterunser*: «wie im Himmel so auf Erden». – Sokrates erwähnt in Berner, 1989.

338 «pantas theous eudaimones einai»: alle göttlichen Kräfte bedeuten «Glückseligkeit».

339 «epitelea» – «telos», Anm. 320 und Berner, 1989.

340 Lichtenthaeler, S. 218 (bezüglich dem letzten Vers). Dies entspräche dem subtilsten Resonanzprinzip.

341 Platon, *Symposion* 188 d-e. Zum Modell der vier Wege, die zur Glückseligkeit (theia mania) führen, vgl. 4.6.5.

342 Vgl. Berner, 1989, S. 92.

343 Die «Schlangenkraft» ist vor allem aus ind. Weisheitstraditionen bekannt (Kundalini-Yoga), aber auch bei Platon (Berner, 1989, S. 227) sowie in der Tradition der Asklepiaden («Schlangenstab»).

344 Die Hippokratiker mussten die Kunst der «subtilen Wahrnehmung» speziell üben, Lichtenthaeler, S. 102.

345 LICHTENTHAELER, S. 45. Vgl. Anm. 322.

346 Sperrung = Hyperbaton (rhetor. Figur im 1. *Eid*-Vers). Zur inhaltlichen «Sperrung» vgl. 4.4.2.2 bzw. 4.6.6. – «Schwur schwören» auch bei Platon, *Symposion* 183 a–b. «horkos» (Eid) wird nochmals im 9. Vers erwähnt (4.7.3.9).

347 Im 2. Vers kommen die Begriffe als Verben in umgekehrter Reihenfolge vor (vgl. Ringstrukturen). – Auch die Pythagoreer schworen und hatten Regeln.

348 Vgl. LICHTENTHAELERS Übersetzung.

349 Hippocrate, *Du régime*, S. 1f. Der Begriff ist hier 8mal belegt (wiederum rhetorische Formeln). – Laut LICHTENTHAELER (S. 76) erscheine «syngraphe» in der entsprechenden Bedeutung im *Eid* zum ersten Mal.

350 Fr. 129 (zit. in KALOGERAKOS, S. 191, «syngraphas»). – Vgl. Hippocrate (1972), *Du régime des maladies aiguës*, S. 36. Zur dt. Übersetzung von «syngrapsantes» vgl. KRUG, S. 57. Knidos hat auch eine Medizintradition hervorgebracht (Anm. 10, 2.T.). KRUG weist übrigens darauf hin, dass die abstrakte Vorstellung einer «Ärzteschule» modern sei. – «Syngrammata» in VAN DER WAERDEN, S. 61.

351 Hippocrate, *Du régime*, S. 2. () v.d.V.; «in der rechten Weise» scheint eine rituelle Formel gewesen zu sein. Vgl. den ähnlichen Ausgangspunkt in Zitat Anm. 139, 1.T. – Zur subtilen Diagnostik vgl. 4.4.

352 = Ziel, Vollendung, hier als «epi*telea* poiesein», im 9. Vers als «epi*telea* poieonti» (gleiche Formel, aber andere Zeitform) und Anm. 320. Zu «telos» vgl. BERNER, 1989, S. 156ff. Das Verb wird auch in den hippokratischen *Vorschriften* (*parangeliai*) gebraucht (Hippocrate, 1839-1861, IX, S. 252). – Im Anschluss an die *Begrpredigt* bei Matthäus (vgl. 311) folgt vermutlich die Unterweisung der Initianden in das subtile Wissen und das Wesen der «Liebe». Diese endet folgendermassen: «Ihr werdet demnach in *Vollendung* sein wie euer himmlischer Vater in *Vollendung* ist» – Gr: Ἔσεσθε οὖν ὑμεῖς τέλειοι ὡς ὁ πατὴρ ὑμῶν ὁ οὐράνιος τέλειός ἐστιν (Mt 5, 48, Übers. und Hervorhebung v.d.V.). Mit diesem Begriff aus der Mysteriensprache lässt sich wiederum der Bund um Jesus an die Tradition der alten Mysterienbünde anschliessen (vgl. Wort «mysterion» erwähnt in Mt 4, 11): Noch im 4. Jh. wurde der christliche Ritualvorsteher Mystagoge genannt (vgl. 4.2.). Zu «*teleté*» vgl. Anm. 297.

353 LICHTENTHAELER (S. 45) bringt die Hypothese, dass beim Asklepiadeneid der Äskulapstab berührt worden sei (vgl. Anm. 322). – Vgl. auch die Bedeutung des Weltenbaums mit 7 Stufen in der *schamanistischen Initiation* mit ihrer arachaischen Ekstasetechnik (ELIADE).

354 ROHDE I, S. 297, «alterthümlich» korr. v.d.V.

355 Vgl. Entsprechendes im *Symposion*, vgl. BERNER, 1989, S. 150ff. (Zum «Wissen – Schauen» vgl. auch Fusion der beiden gr. Wortstämme «eidenai» und «horan»).

356 Vgl. BERNER, 1989, S. 108f.

357 Vgl. ebd., S. 138ff. und Platon, *Symposion* 186 c-e (bzw. b-e: Heilkunst beginnt mit dem *doppelten Eros*) (), Hervorhebung und einige Wortänderungen aufgrund der subtilen Energielehren v.d.V.

358 GOETHE hat dies gut nachempfunden, zit. in BERNER, 1989, S. 134f. Vgl. Zitat Anm. 361.

359 Im *Eid* steht «biou koinosasthai» (Leben teilen): vgl. dazu Platon, *Symposion* 210 b: «…das Schöne in einem Leibe ist verschwistert (adelphon) dem Schönen im anderen Leibe» (Übers. v.d.V.).

360 Ebd., 209 c, Übers. v.d.V. nach griech. Vorlage geändert. Im gemeinsamen Ritualmahl hat diese «koinonia» ihren Höhepunkt und wird betr. den Sarapis-Kult mit «*Kommunion*» übersetzt (MERKELBACH, S. 165). – Vgl. HUBER (op. cit.), S. 32.

361 BERNER, 1989, S. 134f., zit. VON SCHELIHA.

362 Ebd., S. 142f.

363 Vgl. Hippokrates, *Auserlesene Schriften*, S. 55 (zit. in Einleitung; bezüglich Hippokrates).

364 Vgl. auch den sterbenden Jesus, der seine Mutter einem Schüler (und umgekehrt) anvertraut. Vgl. auch Anm. 358. Dies ist subtiler als einfache «Altersvorsorge» (in einer Zeit ohne AHV) zu verstehen.

365 «chreon chreizonti metadosin poiesasthai» (Resonanzprinzip!).

366 Vgl. SOLMSEN, in FLASHAR, S. 225 (erwähnt «Seelenbewegungen und Umläufe»): Bei Platon erscheinen Umläufe als «diadidonai» (daselbst Fussn. 95).

367 Hellsichtige Prognose gehörte zur apollinischen Kunst, vgl. Anm. 332. Vgl. auch 4.4.2.

368 Hippocrate (1955) I, S. 73. – Das gleiche Wort für «Entgelt» (gr. misthós) finden wir in der griech. Übersetzung der *Bergpredigt* (311).

369 Vgl. bei Platon «diangellein» als «Energieumlauf» wiedergegeben von SOLMSEN, in FLASHAR, S. 225 (Fussn. 95). (Neugr. heisst parangelia «Bestellung»). – Auch im christlichen *Messritual* kann eine alte Ritualstruktur gesehen werden mit den vier Stufen: *Verkündigung (Evangelium) – Opferung – Wandlung – Kommunion.* ÜHLI (op. cit. S. 146) sieht hier die alte Ritualstruktur, z. B. der dionysischen Mysterien. Vgl. dazu auch die Stufen tantrischer Rituale (BERNER, 1989, S. 183). – Vgl. VAN DER WAERDEN, S. 157 («die frohe Botschaft, dass die Sterblichen von göttlichem Geschlecht sind, dass die Seele aus ihrem Leiden erlöst werden kann und dass sie zum reinen Äther aufsteigen wird»).

370 POLLAK II, S. 27, genannt «Paiane». – Zit. EVANS-WENTZ, S. 36 (fürs Tibetische).

371 POLLAK II, S. 52f.: die pythagoreischen «*Akousmata*» als «mündlich überlieferte Lebensregeln und Sprüche» (von «akouo», vgl. «Akusmatiker» = pythagoreischer Weiser). – VAN DER WAERDEN S. 158: ... «hous an *akroas*ontai logous». Hervorhebung v.d.V. «Lehren» statt «Worte», () und Hervorhebung v. d. V.: «logos» ist hier wohl nicht mit «Worten» zu übersetzen, sondern vielmehr im Sinne des pythagoreischen Regeln und Lehrsätze: vgl. *Heilige Rede* (hieros logos).

372 ROHDE I, S. 289. – Zur Bedeutung von Gesängen in den ind. Veden vgl. POLLAK I, S. 161f.

373 POLLAK II, S. 52f. () im Zitat nach VAN DER WAERDEN, S. 65. Bei Platon gab es in ähnlicher Weise offenbar die «Philosophen» und die «Theophilen», als zwei verschiedene Stufen in der Hierarchie (vgl. *Symposion*, BERNER, 1989). Das Zitat wird klarer im Wissen um die energetischen Zusammenhänge und den subtilen Entwicklungsweg. Vgl. auch die Tempel, wo der himmlische Bereich (Cella) vom profanen Bereich getrennt war (Vorhang im Zitat), was heute noch in der orthodoxen Kirche mit der Ikonostase symbolisiert und entsprechend liturgisch eingesetzt wird (früher auch Lettner in den katholischen Kirchen). – Dies galt auch für die hippokratischen Ärzte, vgl. z. B. die nicht authentische Schrift *Vom Arzt*.

374 Zitat – Klammer nach VAN DER WAERDEN, S. 65.

375 «nomos ietrikos» = ionische Form für «iatrikos», wie sie für den *Eid* typisch ist (auch «ietros» für «iatros» = Arzt, im 1. *Eid*-Vers, «akroesis» für «akroasis» usw.).

376 Hippocrate, *Du régime*, S. 8.

377 Platon, *Symposion* 178 c und 184 e, wonach nur im subtilen Erosweg und sonst nirgendwo das Gute und Schöne sei. Vgl. Anm. 376.

378 LICHTENTHAELER, S. 105.

379 ROHDE I, S. 287. Erwähnt werden die «Phratrien», geschlossene Kultvereine von nicht Blutsverwandten, wo sich jedoch die Phratriezugehörigkeit vom Vater auf den Sohn

vererbte. – Zum holistisch verstandenen «Bund» (nomos) findet sich eine sinnmässige Entsprechung im *Abendmahls*-Text (Anm. 473), wo «diatheke» holistisch «Testament» und «Bund» umfassen könnte.

380 Hippocrate (1839-1861) IV (*nomos*), S. 638 – 642.

381 Vgl. *Bergpredigt,* ebenfalls subtiler «Lohn» (= gr. misthos, 311).

382 BERNER, 1989, S. 200ff. zur oralen Zone und deren Modalitäten. Entsprechend wird in diesem Bereich auch die «diaita» erwähnt, im *Symposion* 196 a.

383 Erwähnt in BERNER, 1989, S. 200.

384 EDELSTEIN, zit. in LICHTENTHAELER, S. 116. Vgl. Zitat zu pythagoreischen Vorgehensweisen, Anm. 373 (zit. POLLAK).

385 Platon, *Symposion* 197 b (es geht um das 5. Zentrum, den oralen Bereich).

386 Hippocrate, *Du régime*, S. 99f. () und Hervorhebung v.d.V. Vgl. Anm. 375, 2.T. Zu «*heilig und rein*» vgl. 4.7.3.5.

387 Platon, *Symposion* 196 a, zit. BERNER, 1989, S. 147f. (), Hervorhebung und «verläuft» v.d.V. – Es steht hier wieder das «kata» (das ich mit «kata thymon» – «den Energiekanal hinauf und hinunter» in Verbindung bringe, vgl. Anm. 342).

388 BERNER, 1989, S. 147ff.

389 LICHTENTHAELER, S. 102 (zit. 1. Buch der hippokratischen *Epidemien*).

390 Verb für den negativen Bereich ist nur in der Gundform, während es im Positiven konjugiert ist. Vgl. 4.7.3.9 («Gift im Schwanz»). – Zum «göttlichen Unrecht» vgl. kultische Bedeutung jener Gesellschaft, DE POLIGNAC.

391 Vgl. Hippocrate, *Du régime*, S. 97.

392 Vgl. KRUG, S. 123f.

393 Die querlaufende Linie ist die *weibliche Energielinie.* Das «*Ei*» könnte Vollendung der Physis andeuten. Vgl. Weltei oder kosmisches Ei, das als transkulturelles Symbol den Keim des Lebens, das Schöpfungspotential des Universums, enthält.

394 Vgl. Zitat Anm. 170 bzw. 4.6.4.

395 Platon, *Symposion* 179 b–180 b, vgl. auch Anm. 156.

396 Panazee = Allheilmittel, Wundermittel, LICHTENTHAELER, S. 66. Zu «Universalmedizin (Panazee, Alexipharmakon, medicina catholica etc.) als lebensverlängernden, stärkenden und verjüngenden Zaubertrank» im Zusammenhang mit der Alchimie vgl. WHITMONT, 1993, S. 237 (zit. JUNG).

397 Homer, *Ilias* XI, 514f.

398 Zitat vgl. Anm. 260, 1.T.

399 POLLAK II, S. 126.

400 Vgl. HEMPEN S. 107. Vermutlich haben die Griechen mit der Kenntnis verschiedener Energieebenen auch Potenzierungsgesetze im Sinne der HAHNEMANNschen Homöopathie gekannt. Entsprechendes ist vielleicht auch in der *Bibel* angetönt (Lk 6,38), wenn mit dem subtilen Geben ein Mass verglichen wird, das «gut gepresst, geschüttelt, übervoll» sein soll. Vgl. Anm. 450 bzw. 129, 2.T. Zur Dosierung auf verschiedenen Ebenen vgl. auch WHITMONT, 1993, S. 255.

401 WHITMONT, 1993, S. 211ff. LICHTENTHAELER, S. 137.

402 Vgl. Hippokrates, *Von der heiligen Krankheit, Auserlesene Schriften*, S. 64-70. – Vgl. z.B. POLLAK I, S. 134, für das Nebeneinander von magisch-religiöser und rationaler Heilkunde in der babylonischen Medizingeschichte.

403 Sokrates (*Theaitetos* 149 c-d) weist auf Praktiken der Hebammen, die mit Zaubersprüchen und Mitteln Wehen auslösen oder hemmen konnten sowie auch Feten abtrieben … Hinweis von lic. phil. K. WALDNER. Zur Abtreibung im *Eid* vgl. LICHTENTHAELER, S. 143ff.

404 Hinweis auf chinesische Energiepraktiken zum Genitalzentrum, vgl. BERNER, 1989, S. 142f. (182) zit. CHIA, op. cit., S. 188. – K. WALDNER, S. 52, Hinweis auf die Parallele von ungemischtem Wein und unbeherrschter Sexualität und deren Kultivierung in den Symposien.

405 LICHTENTHAELER S. 153, S. 160, Verweis auf DEICHGRÄBER, sowie do., S. 153.

406 Das Kreuz ist in diesem Sinne uraltes Symbol für das *Lebenskreuz oder Lebensbaum, nicht Todessymbol* (vgl. «Manpower»-Abbildung von Leonardo da Vinci). Asklepios mit der vertikalen Schlange und Hygieia mit der horizontalen weisen auf diese männlich-weiblichen Kraftlinien hin. – Zur Bedeutung des Herzbereiches vgl. auch WHITMONT, 1993, S. 166. – Vgl. auch die Begrüssung der Tzeltal-Indios (Chiapas): «Was sagt dein Herz»? (Hinweis von lic. phil. Lorenza CATTANEO HALTER).

407 LICHTENTHAELER, S. 155ff (zit. KUDLIEN) und 159: «wir wollen den 'Eid' nicht 'hieratisieren' und sakralisieren».

408 Doppelformeln im Christentum: «würdig und recht, billig und heilsam». Vgl. auch Dreierformeln als transkulturelle Formeln für höchstes Erleben (Anm. 311 Ende und Anm. 468).

409 Hippokrates, *Von der heiligen Krankheit, Auserlesene Schriften*, S. 69 (ich setze hier «heilig und rein» statt «lauter» …); gr.: Οὐ μέντοι ἔγωγε ἀξιῶ ὑπὸ θεοῦ ἀνθρώπου σῶμα μιαίνεσθαι, τὸ ἐπικηρότατον ὑπὸ τοῦ ἁγνοτάτου· ἀλλὰ κἢν τυγχάνῃ ὑπὸ ἑτέρου μεμιασμένον ἤ τι πεπονθός, ἐθέλοι ἂν ὑπὸ τοῦ θεοῦ καθαίρεσθαι καὶ ἁγνίζεσθαι μᾶλλον ἢ μιαίνεσθαι. Τὰ γοῦν μέγιστα τῶν ἁμαρτημάτων καὶ ἀνοσιώτατα τὸ θεῖόν ἐστι τὸ καθαῖρον καὶ ἁγνίζον καὶ ῥύμμα γινόμενον ἡμῖν, αὐτοί τε ὅρους τοῖσι θεοῖσι τῶν ἱερῶν καὶ τῶν τεμενέων ἀποδεικνύμενοι, ὡς ἂν μηδεὶς ὑπερβαίνῃ ἢν μὴ ἁγνεύῃ, εἰσιόντες τε ἡμεῖς περιρραινόμεθα οὐχ ὡς μιαινόμενοι, ἀλλ' εἴ τι καὶ πρότερον ἔχομεν μύσος, τοῦτο ἀφαγνιούμενοι. Καὶ περὶ μὲν τῶν καθαρμῶν οὕτω μοι δοκέει ἔχειν. Hippocrate (1839-1861) VI, S. 362-364: Die Verbalableitungen der Formel (*katharos* + *hagnos*) erscheinen mehrmals: Es geht um reines Heilen (in Abhebung von Scharlatanen) sowie um reinigende und heiligende Vorbereitungen vor dem Eingehen in den Tempel. «Hosios» figuriert hier nur im Gegenteil, als «an*(h)osio*tata». Vgl. Zitat in Anm. 423; Anm. 413. – Vgl. LICHTENTHAELER, S. 153 (gibt *homerische Hymne* mit «heilig und rein» wieder).

410 «Schütze ins Weite», LICHTENTHAELER, S. 53, «der Ferntreffende» bei Homer. – Vgl. auch Pfeilsymbolik bei Teresa von Avila und im Tantra, BERNER, 1989, S. 188.

411 Apuleius erwähnt dies mehrfach hinsichtlich des Sarapis-Kultes (MERKELBACH, S. 163). – W. MÜRI, S. 32.

412 Vgl. *homerische Hymne* und eben zitierte «Tempelstelle» in *Von der heiligen Krankheit*. – Zum reinigenden Aspekt vgl. auch LICHTENTHAELER, S. 53.

413 Vgl. Hippokrates, *Von der heiligen Krankheit*, S. 69 und Anm. 409: an(h)osiotata (Superlativ) und Zitat Anm. 432, 2.T. – «Sacrati» (lat. Geheiligte) in BRADFORD (op. cit.), S. 106. Die erwähnten sieben Stufen der Initiation entsprächen wiederum den sieben Planetensphären (vgl. 3.1.5) und den sieben Chakraebenen, vgl. Abb. 23.

414 ROHDE I, S. 288.

415 Platon, *Phaidon* 69 c-d (Thyrsosträger = Mysten); hier wird ein Gedanke formuliert, den wir sehr ähnlich im christlichen Traditionsgut finden als «viele sind berufen, wenige aber auserwählt».

416 LICHTENTHAELER, S. 221, zit. hippokratisches *Prognostikon*.

417 BOHM 1986, S. 74, zit. in BERNER, 1989, S. 11.

418 Vgl. LICHTENTHAELER, S. 159 (Hervorhebung v.d.V.): «*hagneie* d'esti phronein *hosia*» bezeichnenderweise wieder übersetzt als: «lautere Seelen sinnen nur über Dinge

nach, die rechtens sind.» Dieser Satz gehört in den Gesamtkontext des Spruches am Asklepieion in Epidauros, zit. Anm. 423.

419 Hippocrate, *Du régime*, S. 104: «theou … katharou katharon, agathon …» gr. = mantraartige Wortfolge («reines Göttliches» statt von einem «reinen Gott» v.d.V.).

420 LICHTENTHAELER, S. 155 referiert andere Autoren.

421 Vgl. offensichtliche Sexualneurose und deren mögliches suggestives Übertragen auf «Adepten» in der kath. Kirchenhierarchie, wobei häufig dann ein homophiles Ventil gesucht werden muss (vgl. transgenerationelle Übertragungen). Vgl. dazu auch DREWERMANN.

422 Hesiodzitat: «Bringe nach Vermögen den Unsterblichen die Opfer heilig und rein», nach DEICHGRÄBER, 1983. – Zum «Tempel» vgl. Anm. 316 (Zit. MERZ).

423 DEICHGRÄBER, in FLASHAR (S. 118, Fussn. 54, Hervorhebung v.d.V.): Ἁγνὸν χρὴ νηοῖο θυωδέος ἐντὸς ἰόντα / ἔμμεναι· ἁγνείη δ᾽ ἐστὶ φρονεῖν ὅσια (Hervorhebung v.d.V.). Der 2. Teil des Verses ist identisch mit dem bekannten altgriechischen Spruch, Anm. 417. Zu «phronein» (-«phren», vgl. Anm. 34): POLLAK (II, S. 34) gibt dieses «phronein» mit «im Sinne …Gedanken hegt» wieder.

424 Vgl. Argumentation in 4.4.2.4 sowie daselbst Anm. 428, 2.T. – Zum gegensätzlichen Standpunkt vgl. auch LICHTENTHAELER, S. 159: «Wir wollen den ‘Eid’ nicht ‘hieratisieren’ und sakralisieren.»

425 Vgl. HUBER, op. cit., S. 38ff. Er spricht dabei von «jogaähnlicher Gebetsmystik» und erwähnt Parallelen zu den alten Mysterien. – Ähnliche Techniken sind ferner aus der tantrischen Ritualpraxis bekannt, vgl. MOOKERJEE/KHANNA, op. cit.

426 Homer, *Ilias* XI, 514f. () v.d.V. (ek-tamnein): Diese Stelle wird zwar öfters ohne diese Ergänzung der Situation in der Schlacht zitiert (bei LICHTENTHAELER sowie von Platon im *Symposion*).

427 In einem *Priester-Eid*, den griechisch-ägyptische Priester schwuren, steht folgende Stelle: «Ich werde nicht … schneiden und auch keinem anderen das auftragen, was mir verboten ist. … Ich werde kein Messer in die Hand nehmen, bis zum Tage meines Todes.» (MERKELBACH, S. 171). – Sektion wurde erst seit Alexander dem Grossen in Alexandria praktiziert, allerdings dann auch Vivisektion von Menschen! vgl. KRUG.

428 Eventuell kann im Vers 6 auch die alte Technik des «Brennens» im Sinne von «Brennen und Schneiden» herausgehört werden, vgl. Platon, *Gorgias* 479 a-b, erwähnt als zwei schmerzende Techniken.

429 BERNER, 1989, S. 202f.

430 gr. «ho de kairos oxys», vgl. LICHTENTHAELER, S. 102 (1. hipp. *Aphorismus*).

431 KRUG, S. 120f.

432 Platon, *Symposion* 187 a-b (Zitat Anm. 434).

433 Auch SZONDI spricht in diesem Sinne von «legieren» (der Triebqualitäten), vgl. 4.6.9.

434 Vgl. Anm. 432, (), «» sowie «gegenseitig» statt «gegenseitige» v.d.V. Hier ist wiederum Betonung der Vertikalen und des Energiegesetzes: «wie oben so unten» (4.3.2.7). – Zum *Pontifex*: «Pontifex maximus» war der Vorsitzende des römischen Oberpriesterkollegiums, dem die Überwachung des Kultes oblag. Dieser Titel wurde von den Päpsten übernommen, die sich offenbar ihrer subtilen Funktion nicht mehr bewusst sind! Aber auch in subtileren Traditionen ging der Begriff weiter und taucht in alchimistischen Werken wieder auf (ALLEAU, op. cit., Hinweis von Dr. sc. nat. H. J. KOCH; vgl. auch WHITMONT, 1993, S. 215) und schliesslich bei SZONDI als «Pontifex oppositorum» (hohe Ichform), vgl. 4.6.9. Bei Platon steht dafür «demiourgos» (vgl. BERNER, 1989).

435 Platon, *Symposion* 187ff. Es ist mir unklar, ob die Passage, die Sokrates andeutungs-

weise ausführt, für ihn unklar war (Hinweis auf diese Stelle von der Philosophin Barabara JUNG).

436 Ebd. und Anm. 42 daselbst. Es können hier rhetorische weitere Assoziationen als mögliche Wortspiele gesehen werden: «oxys»-«toxon»(Bogen)- und der Meister dieser Technik «Er-yxi(oxy)-machos» (der Kämpfer um die Entwicklung der «Schärfe») im Sinne sophistischer Assoziationen, wie «Pausanias-pausieren» ebd., vgl. Anm. 345.

437 BERNER, 1989, S. 42f. (Anm. 182, zit. CHIA, op. cit., S. 188). Die «Umkehr» in der Bibel (Mt 18,4) wird von Tantrikern auch in dieser Weise als Energietechnik interpretiert. Vgl. auch Anm. 65.

438 Kim DA SILVA, S. 29. Laut asiatischen Theorien würden wir Europäer nur einen kleinen Prozentanteil der möglichen Energien entwickeln (vgl. BERNER, 1989).

439 Platon, *Symposion* 187 e.

440 Ebd. 187 d-e; gr. «phylattein» (vgl. Prophylaxe als «wachen», «achtsam sein»).

441 LICHTENTHAELER, S. 197.

442 Hippocrate, *Du régime*, S. 104: «es to soma eselelythenai» (zum selben Verb gehörig wie 2. Verb Anm. 443).

443 Gr. «esio-eseleusomai».

444 Vgl. Konkordanz zum Spruch des Hauptmanns von Kaphernaum aus der *Bibel*: «ich bin nicht würdig, dass du unter mein Dach hineingehst …» (Mt 8,5-13), der im Messeritual ebenfalls übertragen verwendet wird. – Vgl. auch ägypt. Pharao = grosses Haus, Tempel.

445 Vgl. HUBER, op. cit., S. 42. – Vgl. DÜRCKHEIM, op. cit., 1983: *«Hara. Die Erdmitte des Menschen»*.

446 Vgl. 4.4.2.3.

447 LICHTENTHAELER, S. 187. Vgl. zu «oikos» BERNER, 1989, S. 13ff.

448 Entgegen LICHTENTHAELERS Meinung, ebd., S. 198. Grundsätzlich müssten erotische Praktiken der antiken Ritualbünde, wie des sokratischen oder sapphischen, im Rahmen der subtil-energetischen Modelle und dadurch *viel subtiler* gedeutet werden, und nicht als «Unsitte» (zit. LICHTENTHAELER, S. 198) vgl. BERNER, 1989.

449 Zum «Hara» im *Symposion* vgl. BERNER, 1989, S. 135ff. – Im 7. Vers besteht auch Konkordanz zu Ausdrücken im hippokratischen 2. Vers.

450 Wir finden in den *Eid*-Versen z. T. gleichförmige oder aber gegenläufige syntaktische Strukturen, die eventuell auf verschiedene Techniken im Sinne eines «homöopathischen» bzw. «allopathischen» Prinzips hinweisen. Vgl. Anm. 129, 2.T. (ebenfalls klass. Homöopathie erwähnt). – LICHTENTHAELER (S. 189) spricht von «Contraria contraribus» als altem hippokratischem Grundsatz und «Enantiotherapie». Zu «homöopathischem» Vorgehen vgl. 4.7.3.4.

451 BERNER, 1989, S. 136f.

452 Ebd.; vgl. Entsprechungen im *Symposion*: «Urania» – gr. ouranos (= Himmel und Gaumen).

453 Platon, *Symposion* 181 e.

454 Vgl. altägyptische Darstellungen, wo das Auge zum Ohr hin gezogen wird.

455 Begriffe wie gr. «epikrinein», «didaskein», «akroasis» (d. h. ion. «akroesis»).

456 Op. cit., S. 132. Vgl. Anm. 290.

457 Vgl. auch «krisis» (1., 3. Vers).

458 Angetönt bei LICHTENTHAELER, S. 102.

459 Vgl. auch gr. «eidos» (Bild, Erscheinung ….), «eidolon» (Abbild, Traumbild …).

460 Vgl. BERNER, 1989, S. 93 (zit. Homer, *Ilias* II, 409): gr.: ἤδεε γὰρ κατὰ θυμὸν ἀδελφεόν, ὡς ἐπονεῖτο.

461 Ein gängiger Ausdruck, auch an anderen Stellen entsprechend verwendet als «ana thymon – kata thymon», vgl. Berner, 1989, S. 92. Vgl. Anm. 342 und 462.

462 «kata dynamin kai krisin emen» (1. u. 3. Vers) vgl. Anm. 336. Vgl. folgendes «kata bion».

463 Vgl. z. B. sich entsprechende Träume Liebender oder auch solche zwischen Therapeut und Patient.

464 Vgl. Herodot, *Historien* VII, 10 g «Rede des Artabanos»: «diabole»/«diaballo». «Diabolos» kann letztlich als störende, Verderben bringende Energie verstanden werden (vgl. Whitmont, 1993, S. 238f.).

465 Vgl. z. B. Platon, *Gorgias* 508 c.

466 Vgl. Lichtenthaeler, S. 190 (gr. «miasma»).

467 Mit demselben Verb gr. «hegesasthai (2. Vers) – hegeumenos (8. Vers)».

468 Vgl. Lichtenthaeler, S. 211 (zit. Burkert, Deichgräber bzw. Edelstein): Gr. «arrheton» ist eigentlich das «Unaussprechliche». Vgl. auch die transkulturelle «Dreierformeln», die das unaussprechliche «Glückseligkeitserfahren» andeuten (Berner, 1989, S. 170). – Vgl. Anm. 484 (zum ägyptischen Mysteneid).

469 Vgl. van der Waerden, S. 158: gr. «echerrhemosyne» (Beleg bei Iamblichos). Vgl. Anm. 371.

470 Hippocrate, *Des lieux dans l'homme*, S. 38 (dasselbe gelte dann auch für die Ungleichgewichte im Leib, Übers., Hervorhebung und () v.d.V.). Verweis auf andere Belegstellen ebd., Fussn. 1.- Vgl. Anm. 297 (teleté und phos).

471 Vgl. Lichtenthaeler, S. 216/217, zit. Benveniste. – «horkon tonde» steht im 1. und 9. Vers. Vgl. für die heiligen Worte: «symbolon», Anm. 323.

472 Lichtenthaeler, S. 214 (als «Heiliger Schauder»). Das Erfahren von «Schauern» ist subtile Energiewahrnehmung (z. B. beim Musikhören), vgl. Berner, 1989.

473 Wörtliche Konstruktion: «mir, dem diesen Eid jetzt Vollendenden und die Energie nicht Verschüttenden ...» – Zu «cheo» vgl. Anm. 130, 2.T., 139, 2.T., 266 sowie 4.5.1. – Im *Abendmahl* (vgl. Mt 26, 28) «ek-chynnómenon»: τοῦτο γάρ ἐστιν τὸ αἷμά μου τῆς διαθήκης τὸ περὶ πολλῶν ἐκχυννόμενον εἰς ἄφεσιν ἁμαρτιῶν. (Vgl. dieselbe Form Lk 22, 20). Vgl. dasselbe Konzept von «aphesis» in Anm. 15 (*Von der heiligen Krankheit*), ferner dasjenige von «hamartia/hamartema» in Anm. 213.

474 Vgl. Lichtenthaeler, S. 216f.

475 Ich adaptiere «Vom Fingerzeig der Götter berührt werden» von J. Wolf (zit. in Lichtenthaeler, S. 218). – Hippocrate (1839 -1861) IX, S. 252 (*parangeliai = Vorschriften*, vgl. 4.7.3.2).

476 Vgl. Hippocrate (1955) I, S. 67. – «ortha doxazein», im *Symposion* 202 a (zit. in Berner, 1989, S. 151f.).

477 Vgl. ebenfalls im *«Vaterunser»*: «Dein Reich komme ...» Vgl. 4.3.2.7 (wie oben so unten).

478 Hippocrate (1955) I, S. 67. – Platon, *Symposion* 208 c-e: «kai kleos *es ton aei chronon* athanaton katathesthai».

479 1986, S. 86f. (zit. in Berner, 1989, S. 47).

480 Vgl. Hippokrates, *Diätetik*, z. B. S. 104. Dieses Polaritätendenken ist auch in Platons *Symposion* zu finden.

481 Vgl. auch lat. *sacer* (geweiht-verflucht), vgl. Anm. 115, 2.T.

482 = gr. «anhosion» – Gegenteil von «hosios», 4.7.3.5.

483 Erwähnt von Lichtenthaeler, S. 215.

484 Ebd., S. 227. Im *Eid als* «tanantia touton». Vgl. 4.3.2.5. – Im ägyptischen Mysteneid steht: «Wenn ich meinen Eid einhalte, möge es mir gut ergehen, und das Gegenteil,

wenn ich den Eid breche, wenn ich etwas von alledem ausplaudere.» (zit. MERKEL-BACH, S. 170).

485 Vgl. Anm. 327. Der Caduceus ist seit Sumer, vor 2150 v. Chr. belegt (KARDOS-ENDER-LIN, vgl. Anm. 183, 2.T.).
486 Vgl. BERNER, 1989.
487 LICHTENTHAELER, S. 45.
488 Vgl. Anm. 309.
489 SOBEL (op. cit., S. V), «Sel'gen» ersetzt v.d.V. Nach dem Hymnus des Ariphron von Si-kyon aus dem 4. Jh. v. Chr., im 3. Jh. n. Chr. geschriebener Text auf einem Inschrift-stein aus dem Asklepieion in Athen.

Literatur

Adler, A. (1980). *Praxis und Theorie der Individualpsychologie.* Vorträge zur Einführung in die Psychotherapie für Ärzte, Psychologen und Lehrer. Frankfurt a. M.: Fischer.

Albrecht, E. (1987). *Meister Eckhardts sieben Grade des schauenden Lebens.* Aachen: Weitz.

Alexander, F. (1971). *Psychosomatische Medizin, Grundlagen und Anwendungsgebiete.* Berlin: De Gruyter.

Alleau, R. (1953). *Aspects de l'alchimie traditionnelle.* Paris: Minuit.

Amelang, M., Bartussek, D. (1990). *Differentielle Psychologie und Persönlichkeitsforschung.* Stuttgart: Kohlhammer.

Antonovsky, A. (1993). *A Salutogenic Orientation.* The sense of Coherence and Psychosomatic Medicine. Vortrag Weltkongress Psychosomatische Medizin.

Anzieu, D. (1981). *Le groupe et l'inconscient.* Paris: Dunod.

Argelander, H. (1979). *Die kognitive Organisation psychischen Geschehens.* Stuttgart: Klett-Cotta.

Asshauer, E. (1993). *Heilkunst vom Dach der Welt.* Tibets sanfte Medizin. Freiburg: Herder.

Baader, G. (1972). Die Anfänge der medizinischen Ausbildung im Abendland bis 1100. *Settimane di studio del Centro italiano di studi sull'alto medioevo* 19, 669-742, Spoleto.

Badinter, E. (1987). *Ich bin Du.* Die neue Beziehung zwischen Mann und Frau oder die androgyne Revolution. München: Piper.

Balint, M. (1966). *Die Urformen der Liebe und die Technik der Psychoanalyse.* Stuttgart: Klett-Cotta.

Balint, M. (1976). *Der Arzt, sein Patient und die Krankheit.* Stuttgart: Klett.

Bandler, R., Grinder, J. (1985). *Neue Wege der Kurzzeit-Therapie.* Neurolinguistische Programme. Paderborn: Junfermann.

Bandler, R., Grinder, J. (1987). *Metasprache und Psychotherapie.* Die Struktur der Magie I, II. Paderborn: Junfermann.

Baravalle, H. von (1937). *Die Erscheinungen am Sternenhimmel.* Lehrbuch der Astronomie zum Selbststudium und für den Unterricht. Freie Waldorfschule: Dresden.

Bateson, G. (1972). *Steps to an Ecology of Mind.* New York: Ballantine Books.

Bateson, G., Jackson, D. D., Laing, R. D., Lidz, Z., Wynne, L. C. u.a. (1974). *Schizophrenie und Familie.* Frankfurt a. M.: Suhrkamp.

Bauriedl, T. (1984). *Beziehungsanalyse.* Frankfurt a. M.: Suhrkamp.

Beck, A. (1981). *Kognitive Verhaltenstherapie bei Angst und Phobien.* Eine Einleitung für Therapeuten. Tübingen: DGVT.

Beck, D. (1981). *Krankheit als Selbstheilung.* Frankfurt a. M.: Insel.

Becker, D. (1992). *Ohne Hass keine Versöhnung.* Freiburg: Kore.

Benedetto, V. Di (1986). *Il medico e la malattia.* La scienza di Ippocrate. Torino: Einaudi.

Benedikt, H. E. (1986). *Die Kabbala als jüdisch-christlicher Einweihungsweg.* 1. Farbe, Zahl, Ton und Wort als Tore zu Seele und Geist. Freiburg: Bauer.

Benveniste, E. (1969). *Le vocabulaire des institutions indo-européennes.* Paris: Minuit.

Berman, M. (1983). *Wiederverzauberung der Welt*. Am Ende des Newton'schen Zeitalters. München: Dianus-Trikont.

Berner-Hürbin, A. (1974). *Psycholinguistik der Romanismen im älteren Schweizerdeutschen*. Studia Linguistica Alemannica 4. Frauenfeld: Huber.

Berner-Hürbin, A. (1989). *Eros, die subtile Energie*. Studie zur anthropologischen Psychologie des zwischenmenschlichen Potentials. Basel: Schwabe.

Berner-Hürbin, A. (1982). Integrationsprobleme der Tiefenpsychologie. *Szondiana* 2/2, 441-457.

Berner-Hürbin, A. (1986). Familientherapie und analytische Tradition. *Szondiana* 6/2, 59-71.

Berner-Hürbin, A. (1990). Anthropologie des Gesichtsbereichs und Szondi-Test. *Szondiana* 10/2, 35-44.

Berner-Hürbin, A. (1991). Die Tiefenpsychologie im Lichte subtiler Energielehren. *Szondiana* 11/2, 5-24.

Berner, J. (1992). Was ist alternativ an der Alternativmedizin? *Schweiz. Ärztezeitung*, Bd. 73, Heft 39.

Bettelheim, B. (1980). *Kinder brauchen Märchen*. München: dtv.

Bickel, E. (1926). *Homerischer Seelenglaube*. Geschichtliche Grundzüge menschlicher Seelenvorstellungen. Schriften der Königsberger Gel. Ges., Geisteswiss. Kl. 17, 1926.

Biedermann, H. (1987). *Die grossen Mütter*. Die schöpferische Rolle der Frau in der Menschheitsgeschichte. Bern: Scherz.

Bieri, P. (Hg.) (1981). *Analytische Philosophie des Geistes*. Königstein/Ts.: Hain.

Bischof, N. (1991). *Das Rätsel Ödipus*. Die biologischen Wurzeln des Urkonflikts von Intimität und Autonomie. München: Piper.

Bittlinger, A. (1990). *Das Vaterunser*. Erlebt im Licht von Tiefenpsychologie und Chakrenmeditation. München: Kösel.

Blanck, G. u. R. (1978). *Angewandte Ich-Psychologie*. Stuttgart. Klett-Cotta.

Blanck, G. u. R. (1980). *Ich-Psychologie II*. Psychoanalytische Entwicklungspsychologie. Stuttgart: Klett-Cotta.

Bleuler, E. (1983). *Lehrbuch der Psychiatrie*. Neubearbeitet von Bleuler, M. et al. Berlin: Springer.

Blöschl, L. (1974). *Grundlagen und Methoden der Verhaltenstherapie*. Bern: Huber.

Bohm, D., Capra, F., Ferguson, M., Pribram, K. H., Wilber, K. (Hg.) (1986). *Das holographische Weltbild*. Wissenschaft und Forschung auf dem Weg zu einem ganzheitlichen Weltverständnis. Bern: Scherz.

Bohm, D. (1987). *Die implizite Ordnung*. Grundlagen eines dynamischen Holismus. München: Dianus-Trikont.

Bongartz, B. u. W. (1992). *Hypnose*. Wie sie wirkt und wem sie hilft. Reinbek: Rowohlt.

Bonnard, A. (1954). *Civilisation grecque*. Lausanne: La Guilde du Livre.

Borg, J. (1988). *Farben, Affekte und Szondi Triebe*. Universität Tampere.

Bornemann, E., Risch, E. (1978). *Griechische Grammatik*. Frankfurt: Diesterweg.

Boszormenyi-Nagy, I., Spark, G. M. (1981). *Unsichtbare Bindungen*. Die Dynamik familiärer Systeme. Stuttgart: Klett-Cotta.

Bowlby, J. (1976). *Trennung*. München: Kindler.

Boyesen, G. (1987). *Über den Körper die Seele heilen*. München: Kösel.

Bradford, E. (1986). *Die Reisen des Paulus*. Historische Biographie. Frankfurt a. M.: Ullstein.

Bräutigam, W., Christian, P. (1975). *Psychosomatische Medizin*. Stuttgart: Thieme.

Brennan, B. A. (1993). Lichtarbeit. *Das grosse Handbuch der Heilung mit körpereigenen Energiefeldern.* München: Goldmann.

Briem, O. E. (1951). *Les sociétés secrètes de mystères.* Les mystères des peuples primitifs. – Les mystères de l'orient et de l'antiquité. – Les mystères hellénistiques. Paris: Payot.

Buber, M. (1972). *Ich und Du.* Köln: Hegner.

Bührig, M. (1987). *Die unsichtbare Frau und der Gott der Väter.* Eine Einführung in die feministische Theologie. Stuttgart: Kreuz.

Bürgi-Meyer, K. (1987). Das familiäre Unbewusste nach Leopold Szondi im Lichte der transpersonalen Psychologie. *Szondiana* 7/2, 5–24.

Bürgi-Meyer, K. (1988). Die Lehre vom Pontifex-Ich: Leopold Szondis Beitrag zu einer Psychologie transrealer Erfahrungen. *Szondiana* 8/1.

Bürgi-Meyer, K. (1990). Schicksalsdiagnostik: Spiegel der Wandlungen. *Szondiana* 10/1.

Bürgi-Meyer, K. (1992). Genotropismus im Aufwind der Wissenschaft? *Szondiana* 12/2, 53-72.

Bürki-Fillenz, A. (1994). *Ich bin nicht mehr die Frau, die du geheiratet hast.* München: Kösel.

Burkert, W. (1962). *Weisheit und Wissenschaft.* Studien zu Pythagoras, Philolaos und Platon. Erlanger Beiträge zu Sprach- und Kunstwissenschaft, 10. Nürnberg: Hans Carl Verlag.

Burkert, W. (1977). *Griechische Religion der archaischen und klassischen Epoche.* Stuttgart: Kohlhammer.

Burkert, W. (1990). *Antike Mysterien. Funktionen und Gehalt.* München: C. H. Beck.

Burkhardt, H. (1973). *Die unverstandene Sinnlichkeit.* Entwurf einer Anthropologie der Sinnlichkeit. Wiesbaden: Limes.

Canacakis, J. (1989). *Ich sehe deine Tränen.* Trauern, Klagen, Leben können. Stuttgart: Kreuz.

Cannon, W. B. (1922). *Bodily changes in pain, hunger, fear, and rage.* New York: Appelton.

Capelle, W. (Hg.) (1968). *Die Vorsokratiker.* Stuttgart: Kröner.

Capra, F. (1986). *Wendezeit.* Bausteine für ein neues Weltbild. Bern: Scherz.

Capra, F. (1987). *Das Neue Denken.* Die Entstehung eines ganzheitlichen Weltbildes im Spannungsfeld zwischen Naturwissenschaft und Mystik. Bern: Scherz.

Carus, C. G. (1968). *Die Lebenskunst nach den Inschriften des Tempels zu Delphi.* Stuttgart: Freies Geistesleben.

Casriel, D. (1975). *Die Wiederentdeckung des Gefühls.* Schreitherapie und Gruppendynamik. München: Bertelsmann.

Cassirer, E. (1964). *Philosophie der symbolischen Formen.* Bd. 2. Das mythische Denken. Darmstadt: Wissenschaftliche Buchgesellschaft.

Chantraine, P. (1968-1980). *Dictionnaire étymologique de la langue grecque.* Paris: Klincksieck.

Charon, J. E. (1979). *Der Geist der Materie.* Wien: Zsolnay.

Chasseguet-Smirgel, J. (1964). *Recherches psychanalytiques nouvelles sur la sexualité féminine.* Paris: Payot.

Chia, M. (1985). *Tao Yoga.* Praktisches Lehrbuch zur Erweckung der heilenden Kraft Chi. Interlaken: Ansata.

Chomsky, N. (1974). *Thesen zur Theorie der generativen Grammatik.* Frankfurt a. M.: Fischer.

Chopra, D. (1989). *Die Heilende Kraft.* Ayurveda, das altindische Wissen vom Leben, und die modernen Naturwissenschaften. Bergisch Gladbach: Gustav Lübbe.

Ciompi, L. (1982). *Affektlogik.* Über die Struktur der Psyche und ihre Entwicklung. Ein Beitrag zur Schizophrenieforschung. Stuttgart: Klett-Cotta.

Clifford, T. (1986). *Tibetische Heilkunst.* Einführung in Theorie und Praxis der altbewährten Naturheilkunde der Tibeter – Diagnostische Methoden, Heilmittel, Psychosomatik und Seelenheilkunde. Bern: Barth.

Correll, W. (1976). *Lernpsychologie.* Grundfragen und pädagogische Konsequenzen der neueren Lernpsychologie. Donauwörth: Auer.

Coseriu, E. (1970). *Einführung in die strukturelle Betrachtung des Wortschatzes.* Tübingen: TBL.

Das, S. (1989). *Ohne Inweltentgiftung keine ganzheitliche Therapie.* Anthropo-ökologische Grundlagen der neuen Heilkunde. Regensburg: Johannes Sonntag Verlagsbuchhandlung.

Deichgräber, K. (1982). Die Patienten des Hippokrates. Historisch-prosopographische Beiträge zu den Epidemien des Corpus Hippocraticum. *Akademie der Wissenschaften und der Literatur zu Mainz* 9. Steiner, Wiesbaden.

Deichgräber, K. (1983). *Der Hippkratische Eid.* Stuttgart: Hippokrates-Verlag.

Deutsch, H. (1926). Okkulte Vorgänge während der Psychoanalyse. *Imago* XII, 418-433.

Dietz, K.-M. (1989). *Metamorphosen des Geistes.* Stuttgart: Freies Geistesleben.

Diller, H. (1973). *Hippokratische Medizin und attische Philosophie.* 1952. Kl. Schriften zur antiken Medizin. Berlin: de Gruyter.

Diller, H. (1934). Wanderarzt und Aitiologe. Zur Hippokratischen Schrift peri aeron hydaton topon. *Philologus, Supplementband XXVI,* Heft 3. Leipzig: Dietrichsche Verlagsbuchhandlung.

Dodds, E. R. (1970). *Die Griechen und das Irrationale.* Darmstadt: Wissenschaftliche Buchgesellschaft.

Dorcsi, M. (1982). *Medizin der Person.* Homöopathie, 1. Heidelberg: Haug.

Douglas-Klotz, N. (1992). *Das Vaterunser.* Meditationen und Körperübungen zum kosmischen Jesusgebet. München: Knaur.

Dowling, C. (1982). *Der Cinderella-Komplex.* Die heimliche Angst der Frauen vor der Unabhängigkeit. Frankfurt a. M.: Fischer.

Drewermann, E. (1989). *Kleriker.* Psychogramm eines Ideals. Olten: Walter.

Dürckheim, K. Graf (1981). *Übung des Leibes.* München: Lurz.

Dürckheim, K. Graf (1983). *Hara.* Erdmitte des Menschen. Bern: Barth.

Dürckheim, K. Graf (1988). *Durchbruch zum Wesen.* Bern: Huber.

Dwarakanath, C. (1952). *The fundamental principles of Ayurveda in three parts.* Nysore: The Bangalore Press Branch.

Dwarakanath, C. (Manuskript 1976). *Die Grundprinzipien der Ayurvedischen Heilkunde.*

Eccles, J. C. (1987). *Gehirn und Seele.* Erkenntnisse der Neurophysiologie. München: Piper.

Edelstein, E. J. u. L. (1945). *Asclepius.* A collection and interpretation of testimonies. Baltimore: Johns Hopkins Press.

Edelstein, L. (1969). *Der Hippokratische Eid.* Dtsch. v. K. Bartels, mit Vorwort von H. Diller. Zürich: Artemis Verlag.

Eisenbud, J. (1964). Telepathy and Problems of Psychoanalysis. *Psa. Quart.* 15, 32-87.

Eliade, M. (1975). *Schamanismus und archaische Ekstasetechnik.* Frankfurt: Suhrkamp.

Eliade, M. (1992). *Schamanen, Götter und Mysterien.* Die Welt der alten Griechen. Freiburg: Herder.

Engel, P. (1993). Effektive physikalische Therapie. Massagen nur noch um Mitternacht? *Medical Tribune* 38, 14.

Enomiya-Lassalle, H. M. (1960): *Zen – Weg zur Erleuchtung.* Wien. Herder.

Erickson, M. H., Rossi, E. L., Rossi, S. L. (1978). *Hypnose.* Induktion – Psychotherapeutische Anwendung – Beispiele. München: Pfeiffer.

Erikson, E. H. (1980). *Identität und Lebenszyklus.* Frankfurt a.M.: Suhrkamp.

Evans-Wentz, W. Y. (1987). *Das Tibetanische Totenbuch.* Ein Weisheitsbuch der Menschheit. Olten: Walter.

Fanchette, J. (1971). *Psychodrame et théâtre moderne.* Paris: Buchet/Chastel.

Farau, A., Cohn, R. C. (1984). *Gelebte Geschichte der Psychotherapie.* Zwei Perspektiven. Stuttgart: Klett-Cotta.

Fatzer, G., Eck, C. D. (Hg.) (1993). *Supervision und Beratung.* Ein Handbuch. Köln: Humanistische Psychologie.

Feldmann, H. (1988). *Mimesis und Wirklichkeit.* München: Fink.

Fenichel, O. (1979). *Aufsätze.* Olten: Walter.

Ferguson, M. (1982). *Die sanfte Verschwörung.* Basel: Sphinx.

Fischer-Schreiber, I., Erhard, F.-K., Friedrichs, K., Diener, M. S. (Hg.) (1986). *Lexikon der östlichen Weisheitslehren.* Buddhismus-Hinduismus-Taoismus-Zen. Bern: Scherz.

Flashar, H. (1966). *Melancholie und Melancholiker in den medizinischen Theorien der Antike.* Berlin: De Gruyter.

Flashar, H. (Hg.) (1971). *Antike Medizin.* Wege der Forschung Bd. CCXXI. Darmstadt: Wissenschaftliche Buchgesellschaft.

Förster, U. (1993). *Weisheit und Alter.* Konzeptionen von Lebensklugheit in Antike und Gegenwart. Europäische Hochschulschriften. Frankfurt a.M.: Peter Lang.

Fontaine, J. (1986). *Heilung beginnt im Unsichtbaren.* Entdeckungsreise zur Medizin des Energiekörpers. München: Kösel.

Fränkel, H. (1962). *Dichtung und Philosophie des frühen Griechentums.* München: Beck.

Fraiberg, S. (1972). *Die magischen Jahre in der Persönlichkeitsentwicklung des Vorschulkindes.* Reinbek: Rowohlt.

Francis, K. A. (1987). *Heilweg der Kabbala.* Freiburg i.Br.: Bauer.

Freud, A. (1975). *Das Ich und die Abwehrmechanismen.* München: Kindler.

Freud, S. (1994). *Studienausgabe.* Conditio humana. Frankfurt a.M.: Fischer.

Friedlaender, P. (1964-1975). *Platon I-III.* Berlin: De Gruyter.

Fritsche, H. (1983). *Die unbekannten Gesundheiten.* Göttingen: Burgdorf.

Fromm, E. (1974). *Die Kunst des Liebens.* Frankfurt: Ex Libris.

Fromm, E. (1978). *Haben oder Sein.* Die seelischen Grundlagen einer neuen Gesellschaft. Zürich: Ex Libris.

Fuchs, W. R. (1965). *Exakte Geheimnisse:* Knaurs Buch der modernen Physik. München: Droemer Knaur.

Furrer, W. (1969). *Objektivierung des Unbewussten.* Psychotherapeutische Kommunikation, sichtbar gemacht in Zeichnungen von Analytiker und Patient. Bern: Huber.

Gebser, J. (1986). *Ursprung und Gegenwart. 1. Teil:* Die Fundamente der aperspektivischen Welt. 2.Teil: Die Manifestationen der aperspektivischen Welt. München: dtv.

Giebel, M. (1990). *Das Geheimnis der Mysterien.* Antike Kulte in Griechenland, Rom und Ägypten. Zürich: Artemis.

Giegerich siehe Pflüger

Gilgen, P. (1993). Urlicht und Heilung. Forschungs- und Erkenntnisgrundlagen einer energetischen Medizin der Zukunft. *Natürliches Heilen* 5. Bern.

Glasersfeld, E. von (1987). *Wissen, Sprache und Wirklichkeit:* Arbeiten zum radikalen Konstruktivismus. Autorisierte deutsche Fassung von W. K. Köck. Braunschweig: Vieweg.

Göttner-Abendroth, H. (1988). *Die Göttin und ihr Heros.* Die matriarchalen Religionen in Mythos, Märchen und Dichtung. München: Frauenoffensive.

Gordon, T. (1972). *Familienkonferenz.* Hamburg: Hoffmann und Campe.

507

Gottwald, F.-T., Howald, W. (1995). *Selbsthilfe durch Meditation.* Gesundheit und Persönlichkeitsentfaltung durch Tiefenentspannung. Landsberg am Lech: Moderne Industrie.

Grawe, K., Caspar, F., Ambühl, H. (1990). *Differentielle Therapieforschung.* Vier Therapieformen im Vergleich. Göttingen: Hogrefe.

Grof, S. (1983). *Topographie des Unbewussten.* Stuttgart: Klett-Cotta.

Grof, S. (1984). *LSD-Psychotherapie.* Stuttgart: Klett-Cotta.

Grof, S. (1985). *Geburt, Tod und Transzendenz.* Neue Dimensionen in der Psychologie. München: Kösel.

Gründer, K. (1990). *Philosophie in der Geschichte ihres Begriffes.* Sonderdruck zum Historischen Wörterbuch der Philosophie. Basel: Schwabe.

Haefliger, J. B. (1994). Posttraumatische Belastungsstörung. *Ars Medici* 3, 161-163.

Hamel, M. P. (1976). *Durch Musik zum Selbst.* Bern: Scherz.

Harkness, L. L. (1993). Transgenerational transmission of war-related trauma. Wilson, J.P., Raphael, B. (Hg.), *International Handbook of Traumatic Stress Syndromes,* 635-643. New York: Plenum Press.

Hartmann, H. (1975). *Ich-Psychologie und Anpassungsproblem.* Stuttgart: Klett.

Hawking, S. W. (1991). *Eine kurze Geschichte der Zeit.* Die Suche nach der Urkraft des Universums. Reinbek: Rowohlt Tb.

Heidegger, M. (1977). *Sein und Zeit.* Tübingen: Niemeyer.

Helferich, C. (1985). *Geschichte der Philosophie.* Von den Anfängen bis zur Gegenwart und östliches Denken. Stuttgart: Metzler.

Hell, D. (1982). *Ehen depressiver und schizophrener Menschen.* Berlin: Springer.

Hempen, C.-H. (1988). *Die Medizin der Chinesen.* Erfahrungen mit fernöstlicher Heilkunst. München: C. Bertelsmann.

Heraklit. *Fragmente: griechisch und deutsch.* Snell, B. (Hg.) (1989). München: Artemis.

Herodot. *Historien* (1991). Bibliothek der Antike. München: dtv Artemis.

Herrmann, T., Hofstaetter, P. R., Huber, H. P., Weinert, F. E. (1977). *Handbuch psychologischer Grundbegriffe.* München: Kösel.

Hersch, J. (1974). *Die Unfähigkeit Freiheit zu ertragen.* Aufsätze und Reden. Zürich: Benziger.

Hinze, O. M. (1983). *Tantra Vidya.* Wissenschaft des Tantra. Freiburg i. Br.: Aurum Verlag.

Hippocrate. *Du régime (= Diätetik)* (1967). Joly, R. (Hg.). Paris: Les Belles Lettres.

Hippocrate. *De l'ancienne médecine* (1990). Jouanna, J. (Hg.). Paris: Les Belles Lettres.

Hippocrate. *Des vents et de l'art* (1988). Jouanna, J. (Hg.). Paris: Les Belles Lettres.

Hippocrate. *Du régime des maladies aiguës* (1972). Joly, R. (Hg.). Paris: Les Belles Lettres.

Hippocrate. *Des lieux dans l'homme ...* (1978). Joly, R. (Hg.). Paris: Les Belles Lettres.

Hippocrate. *Œuvres complètes d'Hippocrate* (1839-1861). Littré, E. (Hg.). 10 Bde. Paris: J. B. Baillière.

Hippocrate. *Œuvres complètes* (1955). Duhamel, G. (Introduction). Paris: Union Littéraire et Artistique.

Hippocrates. *Pseudepigraphic Writings* (1990). Smith, W.D. (Hg.). Leiden: Brill.

Hippokrates. *Auserlesene Schriften* (1984). Capelle, W. (Hg.). Zürich: Artemis.

Index Hippocraticus siehe Kühn / Fleischer.

Hofmann, A. (1993). *LSD – mein Sorgenkind.* München: dtv Klett-Cotta

Hofmann, A.: siehe SCHULTES

Hollenweger, W. (1979-1988). *Interkulturelle Theologie.* München: Kaiser.

Homer. *Ilias* (1954). Griechisch. München: Kösel.

Homer. *Ilias* (1990). Deutsch. Bibliothek der Antike. München: dtv.

Homer. *Odyssee* (1966). Griechisch. 13. Aufl. Wien: Hölder-Pichler-Temtsky.

Homer. *Odyssee* (1984). Deutsch. 3. Aufl. München: Goldmann.

Hoyndorf, S. (1995). Unstillbares Verlangen (sexuell hyperaktive Verhaltensmuster). *Sexualmedizin* 2, 44-48.

Hörmann, H. (1970). *Psychologie der Sprache*. Berlin: Springer.

Huber, Paul (1978). *Athos. Leben Glaube Kunst*. Zürich: Ex Libris.

Huter, C. (1986). *Die Drei-Typen-Lehre*. München: mvg.

Huth, A., Huth, W. (1988). *Meditation*. Begegnung mit der eigenen Mitte. Einführung und Anleitung. München: Gräfe und Unzer.

Huth, W. (1978). *Wahl und Schicksal*. Die Voraussetzungen, Grundprinzipien und Kritik der Schicksalsanalyse von Leopold Szondi. Bern: Huber.

Imber-Black, E. (1994). *Familien und grössere Systeme*. Im Gestrüpp der Institutionen. Heidelberg: Carl-Auer-Systeme.

Jacobi, J. (1965). *Der Weg zur Individuation*. Zürich: Rascher.

Jahn, T. (1987). *Zum Wortfeld «Seele-Geist» in der Sprache Homers*. Zetemata 83. München: Beck.

Janov, A. (1973). *Der Urschrei; ein neuer Weg der Psychotherapie*. Frankfurt a. M.: Fischer.

Janov, A. (1974). *Anatomie der Neurose; die wissenschaftliche Grundlegung der Urschrei-Therapie*. Frankfurt a. M.: Fischer.

Jaynes, J. (1976). *The Origin of Consciousness in the Breakdown of the Bicameral Mind*. Boston: Houghton Mifflin.

Jenny-Kappers, Th. (1986). *Muttergöttin und Gottesmutter in Ephesos*. Von Artemis zu Maria. Zürich: Daimon.

Jones, W. H. S. (1924). *The Doctor's Oath*. Cambridge: University Press.

Jones, W. H. S. (1979). *Philosophy and Medicine in Ancient Greece*. Including an edition of Hippocrates' Ancient Medicine (Nachdruck von 1946). Chicago: Ares Publishers Inc.

Jung, C. G. (1971-1981). *Gesammelte Werke*. Olten: Walter.

Jung, C. G., Wilhelm, R. (1987). *Das Geheimnis der Goldenen Blüte*. Ein chinesisches Lebensbuch. Olten: Walter.

Jung, C. G., Franz M.-L. von, Henderson, J. L., Jacobi, J., Jaffe, A. (1968). *Der Mensch und seine Symbole*. Zürich: Ex Libris.

Kakar, S. (1984). *Schamanen, Heilige und Ärzte*. Psychotherapie und traditionelle indische Heilkunst. München: Biederstein.

Kalogerakos, I. G. (1996). *Seele und Unsterblichkeit*. Untersuchungen zur Vorsokratik bis Empedokles. Stuttgart: Teubner.

Kardos-Enderlin, M. (1984). Sumer, la grande civilisation mère, née du mariage du ciel et de la terre. *Revue 3e Millénaire* 13.

Kardos-Enderlin, M. (1984). *La médecine sacrée à Sumer*. Revue 3e Millénaire 15.

Kardos-Enderlin, M. (1987). Le féminin créateur à Sumer. *Rebis* 13.

Kast, V. (1983). *Trauern*. Phasen und Chancen des psychischen Prozesses. Stuttgart: Kreuz.

Kelber, W. (1976). *Die Logoslehre von Heraklit bis Origenes*. Stuttgart: Urach-Haus.

Kerenyi, L. (1948). *Der göttliche Arzt. Studien über Asklepios und seine Kultstätte*. Zürich: Conzett & Huber.

Kernberg, O. F. (1978). *Borderline-Störungen und pathologischer Narzissmus*. Frankfurt a. M.: Suhrkamp.

Keudell, T. von (1987). *Die sanfte Heilkunst Ayurveda*. Das ganzheitliche altasiatische Naturheilsystem. Zürich: Diana.

Kielholz, P. (1966). *Diagnose und Therapie der Depressionen für den Praktiker.* München: Lehmann.

Kimura, B. (1982). Die Bedeutung der Atmosphäre für das Gespräch. In: Grassi, E., Schmale, H. (Hg.): *Das Gespräch als Ereignis* 35–44. München: Fink.

Kittel, G. (Hg.) (1933-1979). *Theologisches Wörterbuch zum Neuen Testament.* Kohlhammer, Stuttgart.

Klauber, J. (1980). *Schwierigkeiten in der analytischen Begegnung.* Frankfurt a.M: Suhrkamp.

Klein, M. (1971). *Die Psychoanalyse des Kindes.* München: Kindler.

Klibansky, R., Panofsky, E., Saxl, F. (1992). *Saturn und Melancholie.* Studien zur Geschichte der Naturphilosophie und Medizin, der Religion und der Kunst. Frankfurt a.M.: Suhrkamp.

Klosinski siehe Pflüger

Kluge, F. (1967). *Etymologisches Wörterbuch der deutschen Sprache.* Berlin: De Gruyter.

Koenig, K., Tischtau-Schröter, R. (1982). Der interaktionelle Anteil der Übertragung bei Partnerwahl und Partnerveränderung. *Z. psychosom. Med.* 28, 266-279.

Kohut, H. (1973). *Narzissmus.* Eine Theorie der pychoanalytischen Behandlung narzisstischer Persönlichkeitsstörungen. Frankfurt a.M.: Suhrkamp.

Kretschmer, E. (1967). *Körperbau und Charakter.* Untersuchungen zum Konstitutionsproblem und zur Lehre von den Temperamenten. Kretschmer, W. (Hg.). Berlin: Springer.

Kroger, W. S. (1977). *Clinical and Experimental Hypnosis.* Philadelphia: Lippincott.

Krüll, M. (1978). Freuds Absage an die Verführungstheorie im Lichte seiner eigenen Familiendynamik. *Familiendynamik* 3, 102-129.

Krug, A. (1985). *Heilkunst und Heilkult.* Medizin in der Antike. München: Beck.

Kübler-Ross, E. (1983). *Interviews mit Sterbenden.* Stuttgart: Kreuz.

Kühn, J.-H., Fleischer, U. (Hg.) (1986-1989). *Index Hippocraticus.* Cui elaborando interfuerunt sodales Thesauri Linguae Graecae Hamburgensis. Curas postremas adhibuerunt Alpers, K., Anastassiou, A., Irmer, D., Schmidt, V. 4 Bde. Göttingen: Vandenhoeck & Ruprecht.

Küng, H., Ess, J. van, Sietencron, H. von, Bechert, H. (1984). *Christentum und Weltreligionen.* Hinführung zum Dialog mit Islam, Hinduismus, Buddhismus. München: Piper.

Kurtz, R. (1985). *Körperzentrierte Psychotherapie – Die Hakomi Methode.* Essen: Synthesis.

Kutter, P. (1976). *Elemente der Gruppentherapie.* Göttingen: Vandenhoeck & Ruprecht.

Kybalion (1981). *Eine Studie über die hermetische Philosophie des alten Ägyptens und Griechenlands* (Geleitwort H. E. Helmrich). Heidelberg: Arkana.

Lacan, J. (1978). *Das Seminar von Jacques Lacan.* Die vier Grundbegriffe der Psychoanalyse. Olten: Walter.

Lapide, P. (1993). *Wie liebt man seine Feinde?* Mit einer Neuübersetzung der Bergpredigt (Mt 5-7) unter Berücksichtigung der rabbinischen Lehrmethoden und der jüdischen Muttersprache Jesu. Mainz: Grünewald.

Laplanche, J., Pontalis, J.-B. (1973). *Das Vokabular der Psychoanalyse.* 2 Bde. Frankfurt a.M.: Suhrkamp.

Langer, G. (1989). *Die Erotik der Kabbala.* München: Diederichs.

Laser, S. (1983). *Medizin und Körperpflege.* Archaeologia Homerica. Die Denkmäler des frühgriechischen Epos. Göttingen: Vandenhoeck & Ruprecht.

Lassalle siehe Enomiya-Lasalle

La Tourelle M., Courtenay, A. (1992). *Was ist Angewandte Kinesiologie?* Freiburg: VAK.

Leisi, E. (1971). *Der Wortinhalt.* Heidelberg: Quelle & Meyer.

Leisi, E. (1978). *Paar und Sprache.* Linguistische Aspekte der Zweierbeziehung. Heidelberg: Quelle & Meyer.

Lenneberg, E. H. (1972). *Biologische Grundlagen der Sprache.* Anhang von Chomsky, N.: Die formale Natur der Sprache. Frankfurt a. M.: Suhrkamp.

Lesky, A. (1950). *Die Zeugungs- und Vererbungslehre der Antike und ihr Nachwirken.* Mainz: Akad. der Wiss. u. Lit.

Lesky, A. (1976). *Vom Eros der Hellenen.* Göttingen: Vandenhoeck & Ruprecht.

Leuner, H. (1985). *Lehrbuch des katathymen Bilderlebens.* Bern: Huber.

Lévi-Strauss, C. (1971). *Mythologica* Bd. I: *Das Rohe und das Gekochte.* Suhrkamp, Frankfurt a. M.

Lévi-Strauss, C. (1980). *Mythos und Bedeutung.* Frankfurt a. M.: Suhrkamp.

Lévy-Bruhl, L. (1976). *La mentalité primitive.* Paris: Retz.

Lewin, K. (1969). *Grundzüge der topologischen Psychologie.* Bern: Huber.

Lexikon der östlichen Weisheitslehren siehe FISCHER-SCHREIBER et al.

Lichtenthaeler, Ch. (1984). *Der Eid des Hippokrates.* Ursprung und Bedeutung. Köln: Deutscher Ärzte-Verlag.

Liegle, L. (1971). *Familie und Kollektiv im Kibbutz.* Weinheim: Beltz.

Liddell and Scott (1992). *An intermediate Greek-English Lexicon. Founded upon the seventh edition of Liddell and Scott's Greek-English Lexicon.* Oxford: University Press.

Lilly, J. C. (1986). *Simulationen von Gott.* Spielräume des menschlichen Bewusstseins. Basel: Sphinx.

Löhner, C., Standhard, R. (1992). *Themenzentrierte Interaktion (TZI): Die Kunst, sich selbst und eine Gruppe zu leiten.* Mannheim: Econ.

Lorenz, G. (1990). *Antike Krankenbehandlung in historisch-vergleichender Sicht.* Heidelberg: Carl Winter.

Lotz, J. B. (1979). *Die Drei-Einheit der Liebe.* Eros-Philía-Agápe. Frankfurt a. M.: Knecht.

Lowen, A. (1978). *Depression.* Unsere Zeitkrankheit – Ursachen und Wege der Heilung. München: Kösel.

Lowen, A. (1981). *Körperausdruck und Persönlichkeit.* Grundlagen und Praxis der Bioenergetik. München: Kösel.

Lüscher, M. (1985). *Das Harmoniegesetz in uns.* Ein neuer Weg zu innerem Gleichgewicht und sinnerfülltem Leben. Düsseldorf: Econ.

Lykken, D. (1986). Marionetten der Gene? (Unterredung mit C. Ernst über die «Minnesota Twin Study»). *Schweiz. Ärztezeitung* 67/41, 1883ff.

Mahler, M. (1979). *Symbiose und Individuation.* Stuttgart: Klett-Cotta.

Malten, L. (1961). *Die Sprache des menschlichen Antlitzes im frühen Griechentum.* Berlin: De Gruyter.

Manika, C. (1978). Sind Frauen «fraulicher» und Männer «männlicher», wenn sie in der Paarsituation aufeinander bezogen sind? Untersuchungen mit dem Individuellen und Gemeinsamen Rorschach-Versuch. *Familiendynamik* 3, 91-100.

Mansfeld, J. (1980). Plato and the Method of Hippocrates. *Greek, Roman and Byzantine Studies* 21, 341-362.

Maslow, A. H. (1973). *Psychologie des Seins.* München: Kindler.

Massing, A., Reich, G., Sperling, E. (1992). *Die Mehrgenerationen-Familientherapie.* Göttingen: Vandenhoeck & Ruprecht.

Meichenbaum, D. W. (1979). *Kognitive Verhaltensmodifikation.* Die Bedeutung des «inneren Dialogs» für menschliches Erleben und Verhalten. Der Umgang mit inneren Bildern und Vorstellungen im therapeutischen Prozess. München: Urban & Schwarzenberg.

Meier, C. A. (1949). *Antike Inkubation und moderne Psychotherapie.* Zürich: Rascher.

Merkelbach, R. (1995). *Isis regina – Zeus Sarapis.* Die griechisch-ägyptische Religion nach den Quellen dargestellt. Stuttgart: Teubner.

Merleau-Ponty, M. (1966). *Phänomenologie der Wahrnehmung.* Berlin: De Gruyter.

Mertens, W. (1994). *Psychoanalyse auf dem Prüfstand?* Eine Erwiderung auf die Meta-Analyse von Klaus Grawe. München: Quintessenz.

Merz, B. (1989). *Orte der Kraft.* Wenig bekannte kosmo-terrestrische Energien. Chardonne: Institut de Recherches en Géobiologie.

Meyer, U., Bennent-Vahle, H. (Hg.) (1994). *Philosophinnen-Lexikon.* Aachen: Ein-Fach-Verlag.

Meyer-Salzmann, M. (1981). *Michel Schüppach: 1707-1781;* ein Höhepunkt handwerklicher Heilkunst. Bern: Haupt.

Middendorf, I. (1985). *Der erfahrbare Atem: eine Atemlehre.* Paderborn: Junfermann.

Miller, A. (1995). Die Flucht in die Falle (Gespräch mit H. Stamm). *Tages-Anzeiger, Magazin* 1995/14, 54-62

Mindell, A. (1985). *The Dreambody* – Krankheit und Individuation. Über die Beziehungen zwischen Traum- und Körperprozessen. Fellbach-Öffingen: Bonz.

Mindell, A. (1987). *Der Leib und die Träume.* Prozessorientierte Psychologie in der Praxis. Paderborn: Junfermann.

Minuchin, S. (1981). *Familie und Familientherapie.* Freiburg: Lambertus.

Minuchin, S., Rosman, B. L., Baker, L. (1983). *Psychosomatische Krankheiten in der Familie.* Stuttgart: Klett-Cotta.

Mitscherlich, A. (1966 u. 1969). *Krankheit als Konflikt.* Studien zur psychosomatischen Medizin I u. II. Frankfurt a. M.: Suhrkamp.

Moltmann-Wendel, E. (1994). *Mein Körper bin Ich.* Neue Wege zur Leiblichkeit. Gütersloh: Gütersloher Verlagshaus.

Mookerjee, A., Khanna, M. (1987). *Die Welt des Tantra.* Die umfassende Darstellung des wahren Tantra-Weges und seiner Praktiken. Bern: Barth, bei Scherz.

Moser, U. (1957). *Psychologie der Partnerwahl.* Bern: Huber.

Moser, U. (1983). *Beiträge zu einer psychoanalytischen Theorie der Affekte.* Berichte aus der Interdisziplinären Konfliktforschungsstelle. Universität Zürich.

Moser, U., Zeppelin, I., Schneider, W. (1968). *Computer-Simulation eines Modells neurotischer Abwehrmechanismen.* Ein Versuch zur Formalisierung der psychoanalytischen Theorie. Bulletin 2, Psychologisches Institut der Universität Zürich.

Motoyama, H., Brown, R. (1980). *Chakra-Physiologie.* Die subtilen Organe des Körpers und die Chakra-Maschine. Freiburg i. Br.: Aurum.

Müri, P. (1993). *Chaos-Management.* Die kreative Führungsphilosophie. München: Wilhelm Heyne.

Müri, W. (1976). *Griechische Studien.* Ausgewählte wort- und sachgeschichtliche Forschungen zur Antike. Schweiz. Beiträge zur Altertumswissenschaft 14. Basel: Friedrich Reinhardt.

Neumann, E. (1986). *Ursprungsgeschichte des Bewusstseins.* Frankfurt a. M.: Fischer.

Noll, P. (1984). *Diktate über Sterben & Tod.* Zürich: pendo.

Norwood, R. (1986). *Wenn Frauen zu sehr lieben.* Die heimliche Sucht, gebraucht zu werden. Reinbek: Rowohlt.

Ostrander, S. u. N., Schroeder, L. (1990). *Superlearning.* Die revolutionäre Lernmethode. Bern: Goldmann, Scherz.

Otto, R. (1971). *Das Heilige*. Über das Irrationale in der Idee des Göttlichen und sein Verhältnis zum Rationalen. München: Beck.

Pagel, W. (1938-1939). Prognosis and Diagnosis. A Comparison of Ancient and Modern Medicine. *Journal of the Warburg Institute* 2, 382-398.

Peat, F.D. (1992). *Synchronizität: Die verborgene Ordnung*. Bern: Barth, bei Scherz.

Perls, F. S., Hefferline R. F., Goodman, P. (1981). *Gestalt-Therapie*. Stuttgart: Klett-Cotta.

Petzold, H. G. (1994). *Integrative Therapie*. Modelle und Theorien einer schulübergreifenden Psychotherapie. Paderborn: Junfermann.

Pflüger, P. M. (Hg.) (1992). *Gewalt – warum?* Der Mensch: Zerstörer und Gestalter. Veröffentlichungen der Internationalen Gesellschaft für Tiefenpsychologie e. V. Stuttgart. Olten: Walter.

Philosophinnen-Lexikon siehe Meyer U.

Philosophisches Wörterbuch (1978). Begründet von H. Schmidt, neu barbeitet von G. Schischkoff. Stuttgart: Kröner.

Piaget, J., Inhelder, B. (1973). *Die Psychologie des Kindes*. Olten: Walter.

Pigeaud, J. (1989). *La maladie de l'âme*. Etude sur la relation de l'âme et du corps dans la tradition médico-philosophique antique. Paris: Les Belles Lettres.

Plassmann, R. (1986). Prozessphantasien: zur Technik der systemischen Einzeltherapie. *Familiendynamik* 11/2, 90-108.

Platon: *Das Gastmahl* (1960). Griechisch-deutsch.Übersetzt und erläutert von O. Apelt, neubearbeitet von A. CAPELLE. Hamburg: Meiner.

Platon: *Studienausgabe* (1970-1983). Werke in acht Bänden: Griechisch und deutsch. G. Eigler (Hg.). Darmstadt: Wissenschaftliche Buchgesellschaft.

Polignac, F. de (1984). *La naissance de la cité grecque*. Paris: La Découverte.

Pollak, K. (1993). *Wissen und Weisheit der alten Ärzte*. Bd. I: Die Heilkunst der frühen Hochkulturen. Bd. II: Die Heilkunde der Antike. Eltville am Rhein: Bechtermünz.

Porkert, M. (1989). *Die chinesische Medizin*. Düsseldorf: Econ.

Portmann, A. (1969). *Biologische Fragmente zu einer Lehre vom Menschen*. Basel: Schwabe.

Prigogine, I. (1981). *Dialog mit der Natur*. Neue Wege naturwissenschaftlichen Denkens. München: Piper.

Pythagoras siehe Waerden, B. L. van der

Rad, G. von (1957-1960). *Theologie des Alten Testaments*. München: Kaiser.

Rahner, H. (1989). *Griechische Mythen in christlicher Deutung*. Freiburg: Herder.

Rapaport, D. (1969). *Die Struktur der psychoanalytischen Theorie*. Stuttgart: Klett.

Rauchfleisch, U. (1992). Diagnostik, Ethik, Macht und Verantwortung. *Psychodiagnostik heute* (Hg. Imoberdorf).

Reich, W. (1970). *Charakteranalyse*. Köln: Kiepenheuer & Witsch.

Remschmidt, H., Meattejat, F. (1994). *Kinder psychotischer Eltern*. Mit einer Anleitung zur Beratung von Eltern mit einer psychotischen Erkrankung. Göttingen: Hogrefe.

Richter, H. E. (1969). *Eltern, Kind und Neurose*. Reinbek: Rowohlt.

Richter, H. E. (1972). *Die Gruppe*. Reinbek: Rowohlt.

Richter, H. E. (1979). *Der Gotteskomplex*. Reinbek: Rowohlt.

Rieker, H.-U. (1953). *Das Geheimnis der Meditation*. Zürich: Rascher.

Riemann, F. (1976). *Grundformen helfender Partnerschaft*. München: Pfeiffer.

Riso, R. (1989). *Die neun Typen der Persönlichkeit und das Enneagramm*. München: Knaur.

Ritter, J., Gründer, K. (1971). *Historisches Wörterbuch der Philosophie*. Bde 1ff. Basel: Schwabe (siehe auch Gründer).

513

Roeder, G. (1960). *Kulte und Orakel im alten Ägypten.* Zürich: Artemis.

Rogers, C. R. (1977). *Therapeut und Klient.* Grundlagen der Gesprächspsychotherapie. München: Kindler.

Rogers, C. R. (1978). *Die Kraft des Guten.* Ein Appell zur Selbstverwirklichung. München: Kindler.

Rogers, C. R. (1981). *Der neue Mensch.* Stuttgart: Klett-Cotta.

Rohde, E. (1921). *Psyche.* Seelencult und Unsterblichkeitsglaube der Griechen. 2 Bde. Tübingen: Mohr.

Rohr, R., Ebert A. (1989). *Das Enneagramm.* Die 9 Gesichter der Seele. München: Claudius.

Romilly, J. de (1992). *Pourquoi la Grèce?* Paris: France Loisirs.

Rossi, E. L. (1993). *20 Minuten Pause.* Wie Sie seelischen und körperlichen Zusammenbruch verhindern können … In Zusammenarbeit mit D. Nimmonts. Paderborn: Junfermann.

Rullmann, M. (1993). *Philosophinnen.* Von der Antike bis zur Aufklärung. Unter Mitarbeit von G. Gründken und M. Mrotzek. Zürich: Ebersbach im eFeF-Verlag.

Rushton, Ph. J. (1989). Genetic similarity, human altruism and group selection. *Behavioral and Brain Sciences* 12/3, 503-559.

Sachs, E. (1917). Die fünf platonischen Körper. *Philol. Untersuchungen* 24, Berlin.

Sameh, W. (1980). *Leben im alten Ägypten.* München: Callway.

Sandler, J., Rosenblatt, B. (1962). The concept of the representational world. *Psa. Study Child* 17, 128-145.

Sandler, J., Dare, C., Holder, A. (1973). *Die Grundbegriffe der psychoanalytischen Therapie.* Stuttgart: Klett.

Sappho: Griechisch und deutsch (1957). Herausgegeben und übertragen von E. Staiger. Zürich: Arche.

Satir, V. (1990). *Kommunikation, Selbstwert und Kongruenz.* Konzepte und Perspektiven familientherapeutischer Praxis. München: Junfermann.

Saussure, F. de (1972). *Cours de linguistique générale.* Publié par Bally, C. et Séchehaye, A.. Paris: Payot.

Schadewaldt, H., Binet, L., Maillant, C., Veith, I. (1967). *Kunst und Medizin.* Köln: Du Mont.

Scharfetter, C. (1991). *Allgemeine Psychopathologie.* Stuttgart: Thieme.

Scharfetter, C. (1994). *Der spirituelle Weg und seine Gefahren.* Stuttgart: Enke.

Scheliha, R. von (1968). *Freiheit und Freundschaft in Hellas.* Amsterdam: Castrum Peregrini.

Schellenbaum, P. (1987). *Abschied von der Selbstzerstörung.* Befreiung der Lebensenergie. Stuttgart: Kreuz.

Schenk, C. (1990). *Atem–Bio-Feedback.* Die neue Methode der geistigen Tiefenentspannung bei psychosomatischen Störungen. München: Heyne.

Scherer, K. R., Ekman, P. (Hg.) (1984). *Approaches to Emotion.* N.J.: Hillsdale.

Schlegel, L. (1972-1979). *Grundriss der Tiefenpsychologie unter besonderer Berücksichtigung der Neurosenlehre und Psychotherapie.* München: Francke.

Schmidbauer, W. (1977). *Die hilflosen Helfer.* Über die seelische Problematik der helfenden Berufe. Reinbek: Rowohlt.

Schneble, H. (1995). Von «benu» zu «eses». Ein eponymischer Streifzug durch 4000 Jahre Epilepsiegeschichte. *Der informierte Arzt/Gazette médicale* 2, 117-120.

Schneider, H., Barwinski R., Fäh, M. (1995). How does a psychoanalyst arrive at a judgement on what is going on between herself and her patient? A study based on theories of self-organizing processes. In: Boothe, B., Hirsig, R, Helminger, A., Meier, B., Volkart, R. (Eds.): Perception – Evaluation – Interpretation. *Swiss Monographs in Psychology* 3, 66-74. Bern: Huber.

Schoenbeck, H. von (1982). *Unterstützen statt Erziehen.* München: Kösel.

Schott, H. (Hg.) (1993). *Chronik der Medizin.* Dortmund: Harenberg.

Schuré, E. (1960). *Les grands initiés.* Esquisse de l'histoire secrète des religions. Paris: Librairie académique Perrin.

Schwenk, Th. (1991). *Das sensible Chaos.* Stuttgart: Freies Geistesleben.

Schultes, R.E., Hofmann, A. (1992). *Pflanzen der Götter.* Die magischen Kräfte der Rausch- und Giftgewächse. Markt Erlbach: Raymond Martin.

Selvini Palazzoli, M., Boscolo, L., Cecchin, G., Prata, G. (1981). *Paradoxon und Gegenparadoxon.* Stuttgart: Klett-Cotta.

Selye, H. (1981). The stress concept today. In: *Society, stress and anxiety.* Kutah, I. L., Schlesinger, L. B. et al. (Hg.). San Francisco: Jossey Bass.

Shazer, S. de (1990). *Wege der erfolgreichen Kurztherapie.* Stuttgart: Klett-Cotta.

Sheldrake, R. (1983). *Das schöpferische Universum.* Die Theorie der morphogenetischen Felder. München: Meyster.

Sheldrake, R. (1990). *Das Gedächtnis der Natur.* Das Geheimnis der Entstehung der Formen in der Natur. Bern: Scherz.

Shirahama, M. (1992). *Die Chi-Energie im Sinne von C. G. Jung.* Heilung durch eigene Lebenskraft. Küsnacht/ZH: Shira.

Siegenthaler, W. (1984). *Differentialdiagnose innerer Krankheiten.* Stuttgart: Thieme.

Silva, K. da (1991). *Gesundheit in unseren Händen.* Mudras – die Kommunikation mit unserer Lebenskraft durch Anregung der Finger-Reflexzonen. München: Knaur.

Sills, F. (1993). *The Polarity Process.* Energy as a healing Art. Element Books Limited. Longmead, Shaftesbury, Dorset 1989. Deutsch: Energie-Arbeit. Mit Polarity-Massage den körpereigenen Energiefluss stimulieren, Energiezentren anregen, Blockaden und Stauungen auflösen. München: Goldmann.

Simonton, O. C., Matthews-Simonton, S., Creighton, J. (1982). *Wieder gesund werden.* Eine Anleitung zur Aktivierung der Selbstheilungskräfte für Krebspatienten und Angehörige. Reinbek: Rowohlt.

Singer Kaplan, H. (1979). *Sexualtherapie.* Ein neuer Weg für die Praxis. Stuttgart: Enke.

Skali, F. (1993). *La voie soufie.* Paris: Albin Michel.

Snell, B. (1975). *Die Entdeckung des Geistes.* Studien zur Entstehung des europäischen Denkens bei den Griechen. Göttingen: Vandenhoeck & Ruprecht.

Sölle, D. (1968). *Phantasie und Gehorsam.* Überlegungen zu einer künftigen christlichen Ethik. Stuttgart: Kreuz.

Sobel, H. (1990). *Hygieia.* Die Göttin der Gesundheit. Darmstadt: Wissenschaftliche Buchgesellschaft.

Solé-Leris, A. (1994). *Die Meditation, die der Buddha selber lehrte.* Wie man Ruhe und Klarblick gewinnen kann. Freiburg i. Br.: Herder. ·

Spitz, R. (1974). *Vom Säugling zum Kleinkind.* Naturgeschichte der Mutter-Kind-Beziehungen im ersten Lebensjahr. Stuttgart: Klett.

Spitznagel, A., Schmidt-Atzert, L. (Hg.) (1986). *Sprechen und Schweigen.* Zur Psychologie der Selbstenthüllung. Bern: Huber.

Steiner, R. (1978). *Theosophie: Einführung in übersinnliche Welterkenntnis und Menschenbestimmung.* Dornach: Steiner.

Stierlin, H. (1975). *Von der Psychoanalyse zur Familientherapie.* Stuttgart: Klett.

Stierlin, H. et al. (1980). *Das erste Familiengespräch.* Theorie – Praxis – Beispiele. Stuttgart: Klett-Cotta.

Stone, R. (1989). *Polaritätstherapie.* Ganzheitliches Heilen durch harmonischen Energiefluss. München: Hugendubel.

Der kleine Stowasser (1958). Lateinisch-deutsches Schulwörterbuch. Zürich: Orell Füssli.

Stroebe, W., Hewstone, M., Codol, J.-P., Stephenson, G. M. (Hg.) (1992). *Sozialpsychologie.* Eine Einführung. Berlin: Springer.

Strotzka, H. (Hg.) (1978). *Psychotherapie: Grundlagen, Verfahren, Indikationen.* München: Urban & Schwarzenberg.

Stumpfe, O. (1978). *Die Heroen Griechenlands.* Einübung des Denkens von Theseus bis Odysseus. Münster: Aschendorff.

Sullivan, H. S. (1983). *Die interpersonale Theorie der Psychiatrie.* Frankfurt: Fischer.

Szondi, L. (1947). *Experimentelle Triebdiagnostik* (Testkasten mit Bildern). Bern: Huber.

Szondi, L. (1952). *Triebpathologie.* Bd. 1. Teil A: Dialektische Trieblehre und dialektische Methodik der Testanalyse. Teil B: Elemente der exakten Triebpsychologie und Triebpsychiatrie. Bern: Huber.

Szondi, L. (1956). *Triebpathologie.* Bd. 2. Ich-Analyse. Die Grundlage zur Vereinigung der Tiefenpsychologie. Bern: Huber.

Szondi, L. (1963). *Schicksalanalytische Therapie.* Ein Lehrbuch der passiven und aktiven analytischen Psychotherapie. Bern: Huber.

Szondi, L. (1972). *Lehrbuch der experimentellen Triebdiagnostik.* Bern: Huber.

Szondi, L. (1973). *Moses – Antwort auf Kain.* Bern: Huber.

Szondi, L. (1978). *Kain – Gestalten des Bösen.* Bern: Huber.

Szondi, L. (1980). *Die Triebentmischten.* Bern: Huber.

Szondi, L. (1984). *Integration der Triebe – Die Triebvermischten.* Bern: Huber.

Szondi, L. (1987). *Schicksalsanalyse.* Wahl in Liebe, Freundschaft, Beruf, Krankheit und Tod. 4. Aufl. Basel: Schwabe.

Szondi, L. (1992, 1955): Die Sprachen des Unbewussten: Symptom, Symbol und Wahl. *Szondiana* 12/2 (Nachdruck).

Tansley, D.V. (1989). *Radionik.* Energetische Diagnose und Behandlung. Essen: Synthesis.

Tart, C. T. (1978). *Transpersonale Psychologie.* Olten: Walter.

Taub-Bynum, E. B. (1984). *The family inconscious.* «An invisible bond». Illinois: Wheaton.

Tausch, A.-M. u. R. (1985). *Sanftes Sterben.* Was der Tod für das Leben bedeutet. Reinbek: Rowohlt.

Teegen, F. (1985). *Ganzheitliche Gesundheit.* Der sanfte Umgang mit uns selbst. Zürich: Ex Libris.

Teeguarden, I. M. (1978). *Die Kunst der mitfühlenden Berührung.* Jin Shin Do – Akupressur. München: Droemer Knaur.

Testamentum graece et latinum, Novum (1942). A. Merk (Hg.). Roma: Sumptibus Pontificii Instituti Biblici.

Tischendorf, F. W. (1993). *Der diagnostische Blick:* Atlas zur Differentialdiagnose innerer Krankheiten. Stuttgart: Schattauer.

Tomatis, A. (1987). *Der Klang des Lebens.* Reinbek: Rowohlt.

Tomkins, S. S. (1963). *Affect, imagery, consciousness.* With the editorial assistance of B. P. Karon. NewYork: Springer.

Trachsler, E. (1979). *Der Weg im mittelhochdeutschen Artusroman.* Bonn: Bouvier.

Tress, W. (Hg.) (1994). *Psychosomatische Grundversorgung.* Kompendium der interpersonellen Medizin. Stuttgart: Schattauer.

Tsagarakis, O. (1977). *Self-expression in early Greek lyric, elegiac and iambic poetry.* Wiesbaden: Steiner.

Tschuschke, V., Kächele, H., Hölzer M. (1994). Gibt es unterschiedlich effektive Formen von Psychotherapie? *Psychotherapeut 39,* 281–297.

Ühli, E. (1979). *Mythos und Kunst der Griechen im Geiste ihrer Mysterien.* Dornach: Philosophisch-anthroposophischer Verlag Goetheanum.

Üxküll, T. von (Hg.) (1981). *Lehrbuch der Psychosomatischen Medizin.* München: Urban & Schwarzenberg.

Upledger, J. E (1994). *Auf den inneren Arzt hören. Einführung in die Kraniosakral-Arbeit.* Basel: Sphinx.

Upledger, J. E., Vredevoogd, J. D. (1994). *Lehrbuch der Kraniosakral-Therapie.* Heidelberg: Haug.

Uslar, D. von (1964). *Traum als Welt.* Untersuchungen zur Ontologie und Phänomenologie des Traumes. Pfullingen: Neske.

Uslar, D. von (1969). *Die Wirklichkeit des Psychischen.* Leiblichkeit Zeitlichkeit. Pfullingen: Neske.

Uslar, D. von (1978). *Psychologie der Religion.* Zürich: Classen.

Varela, F., Maturana, H., Uribe, R. (1974). Autopoiesis: The Organization of Living Systems, its Characterization and a Model. *Biosystems* 5, 187-196.

Vester, F. (1984). *Neuland des Denkens.* Vom technokratischen zum kybernetischen Zeitalter. München: dtv.

Vivelo, F. R. (1995). *Handbuch der Kulturanthropologie.* Eine grundlegende Einführung. Stuttgart: Klett-Cotta.

Waerden, B. L. van der (1979). *Die Pythagoreer.* Religiöse Bruderschaft und Schule der Wissenschaft. Zürich: Artemis.

Waldner, K. (1995). Masken und Phalloi: Geschlechterrollen im attischen Dionysoskult (6./5. Jhd. v. Chr.). In: Bettinger, E., Funk, J. (Hg.): *Maskeraden: Geschlechterdifferenz in der literarischen Inszenierung.* Berlin: Erich Schmidt.

Wasson, R. G., Hofmann, A., Ruck, C. A. P. (1984). *Der Weg nach Eleusis.* Das Geheimnis der Mysterien. Frankfurt a. M.: Insel.

Watzlawick, P. (1982). *Die Möglichkeit des Andersseins.* Zur Technik der therapeutischen Kommunikation. Bern: Huber.

Watzlawick, P. (Hg.). (1985). *Die erfundene Wirklichkeit.* Wie wissen wir, was wir zu wissen glauben? Beiträge zum Konstruktivismus. München: Piper.

Watzlawick, P., Beavin, J. H., Jackson, D. D. (1980). *Menschliche Kommunikation.* Formen, Störungen, Paradoxien. Bern: Huber.

Watzlawick, P. (1988). *Anleitung zum Unglücklichsein.* München: Piper.

Wehrli, F. (1928). *Zur Geschichte der allegorischen Deutung Homers.* Basel: Diss.

Weizsäcker, C. F. von (1988). *Bewusstseinswandel.* München: Hanser.

Wenskus, O. (1982). *Ringkomposition, anaphorisch-rekapitulierende Verbindung und anknüpfende Wiederholung im hippokratischen Corpus.* Diss. Göttingen. Frankfurt a. M.: Fischer.

WerdenbergerJahrbuch1993. Ackermann,O.,Gabathuler,H.,Kessler,N.,Reich,H.J.,Stricker, H.,Suenderhauf,M.(Hg.)(1992)(BeiträgezurVolksmedizin).Historisch-Heimatkundliche VereinigungdesBezirkesWerdenberg(6.Jhrg.).Buchs:Buchs-DruckundVerlag.

Whitmont, E. C. (1989). *Die Rückkehr der Göttin.* Von der Kraft des Weiblichen in Individuum und Gesellschaft. Reinbek: Rowohlt (Tb. cit.).

Whitmont, E. C. (1993). *Die Alchemie des Heilens.* Göttingen: Burgdorf.

Wieck, W. (1987). *Männer lassen lieben.* Die Sucht nach der Frau. Stuttgart: Kreuz.

Wilber, K. (1991). *Spektrum des Bewusstseins.* Eine Synthese östlicher und westlicher Psychologie. Reinbek: Rowohlt.

517

Wilber, K. (1994). *Mut und Gnade.* Bern: Scherz.

Willi, J. (1975). *Die Zweierbeziehung.* Spannungsursachen / Störungsmuster / Klärungsprozesse / Lösungsmodelle. Reinbek: Rowohlt.

Willi, J. (1985). *Koevolution.* Die Kunst gemeinsamen Wachsens. Reinbek: Rowohlt.

Willi, J. (1993). *Was hält Paare zusammen?* Der Prozess des Zusammenlebens in psychoökologischer Sicht. Reinbek: Rowohlt.

Willi, J., HEIM, E. (Hg.) (1986). *Psychosoziale Medizin.* Gesundheit und Krankheit in bio-psycho-sozialer Sicht. (2 Bde). Berlin: Springer.

Wilson, J. P., Raphael, B. (Hg.) (1993). *International Handbook of Traumatic Stress Syndromes.* New York: Plenum Press.

Winnicott, D. W. (1953). Transitional Objects and Transitional Phenomena. *Int. J. Psycho-Anal.* 34, 89-97.

Winnicott, D. W. (1974). *Reifungsprozesse und fördernde Umwelt.* München: Kindler.

Wirtz, U. (1989). *Seelenmord.* Inzest und Therapie. Zürich: Kreuz

Wirtz, U., Zöbeli, J. (1995). *Hunger nach Sinn.* Menschen in Grenzsituationen – Grenzen der Psychotherapie. Zürich: Kreuz.

Wolff, H. (1978). *Jesu Menschenbehandlung als Modell moderner Psychotherapie.* Stuttgart: Radius.

Woodroffe, J. (1975). *Die Schlangenkraft; die Entfaltung schöpferischer Kräfte im Menschen.* Bern: Barth.

Wosien, B. (1988). *Der Weg des Tänzers.* Selbsterfahrung durch Bewegung. Linz: Veritas.

Wottawa, H. (1988). *Psychologische Methodenlehre.* München: Juventa.

Wunderli, J. (1975). *Schritte nach innen.* Östliche Meditation und westliche Mystik. Freiburg i. Br.: Herder.

Wyss, D. (1977). *Die tiefenpsychologischen Schulen von den Anfängen bis zur Gegenwart.* Entwicklung, Probleme, Krisen. Göttingen: Vandenhoeck & Ruprecht.

Yannaras, C. (1982). *Person und Eros.* Göttingen: Vandenhoeck & Ruprecht.

Zürcher Bibel (1954): Die Heilige Schrift des Alten und Neuen Testaments. Verlag der Zwingli-Bibel, Zürich.

Verzeichnis der Abbildungen

Abb. 1. Sog. «Hippokrates», Portraitstatue (2. Jh. v. Chr.), Museum Kos.

Abb. 2. Die sechs altindischen Philosophiesysteme. Nach: T. von Keudell (1987). *Die sanfte Heilkunst Ayurveda.* Zürich: Diana, S. 64.

Abb. 3. Statuetten von «Asklepios» und «Hygieia» (röm. Zeit), Archäolog. Museum Rhodos.

Abb. 4. «Christus der Krieger» (5.-6. Jh.), Ravenna, Vorzimmer der erzbischöflichen Kapelle.

Abb. 5. Polaritätszonen. Die allgemeine Bewegung der expansiven und kontraktiven Energieschwingungen führt zu Zonen mit relativen Polaritätsbeziehungen. Aus: F. Sills (1993). *Energie-Arbeit.* München: Goldmann, S. 69.

Abb. 6. Grabrelief eines Arztes (ca. 4. Jh. v. Chr.). Gleiches Motiv in Ch. Lichtenthaeler (1984). *Der Eid des Hippokrates.* Köln: Deutscher Ärzte-Verlag, S. 223.

Abb. 7. «Fushi-Zeichen», symbolische Darstellung von Yin und Yang. Aus: C.-H. Hempen (1988). *Die Medizin der Chinesen.* München: Bertelsmann, S. 45.

Abb. 8. Grundstrukturen des Bewusstseins. Korrelation von Strukturen, Drehpunkten, Psychopathologien und Behandlungen. Aus: K. Wilber (1994). *Mut und Gnade.* Bern: Scherz, S. 216.

Abb. 9. «Die heilige Anna hält die kleine Maria im Arm.» Byzantinisches Fresko aus der Kirche Panagia Kera in Kritsa, Kreta. Aus: Manolis Borboudakis. *Byzantinische Fresken in Kritsa.* Athen: Ausgabe Hannibal.

Abb. 10. Kompositfotos von 30 weiblichen und 45 männlichen Bediensteten des John Innes Institute, Norwich. Aus: R. Sheldrake (1983). *Das schöpferische Universum.* München: Meyster, S. 97.

Abb. 11. «Der Mensch als Mikrokosmos». Aus: Robertus Fludd (1617). *Utriusque Cosmi Historia.* Oppenheim, cit. Gerhard Zacharias (1962). *Ballett – Gestalt und Wesen.* Köln: M. DuMont Schauberg, S. 43.

Abb. 12. Illustration zur hippokratischen Diagnostik. Eventuell Grabmotiv. Herkunft unbekannt.

Abb. 13. «Omphalos», der Nabel der Welt. Museum Delphi.

Abb. 14. Asklepios heilt eine kranke Frau durch Manipulation an der Halsregion. Hinter ihm steht Hygieia, die den Schleier ihres Peplos hebt («Öffnung des Herzbereiches»). Aus: *Asklepios, Heilgott und Heilkult.* Ausstellung des Instituts für Geschichte der Medizin der Friedrich-Alexander-Universität Erlangen-Nürnberg 1990. Katalog S. 48.

Abb. 15. Amphiaraos heilt den Archinos (Ende 5. Jh. v. Chr.). Weihrelief, das den «Tempelschlaf» darstellen soll. Die rechteckige Tafel auf dem Sockel hinter dem liegenden Archinos symbolisiert den Heiltempel (Amphiareion). Aus: A. Krug (1985). *Heilkunst und Heilkult.* München: Beck, S. 155.

Abb. 16. Die Temperamente in der antiken Literatur. Aus: Klibansky/Panofsky/Saxl (1992). *Saturn und Melancholie.* Frankfurt a.M.: Suhrkamp, S. 118f.

Abb. 17. Das Triebsystem der Schicksalsanalyse. Aus: L. Szondi (1952). *Triebpathologie.* Bern: Huber, S. 83.

Abb. 18. Das Enneagramm, mit Integrations- und Desintegrationslinie. Aus: R. Riso (1989). *Die neun Typen der Persönlichkeit und das Enneagramm.* München: Knaur, S. 63.

Abb. 19. Das Typenmodell von C. G. Jung. Aus: Jung et al. (1968). *Der Mensch und seine Symbole.* Zürich: Ex Libris, S. 60.

Abb. 20. Vergleichendes phasisches Entwicklungsmodell nach S. Müri, vereinfacht und ergänzt v.d.V.

Abb. 21. *Der Eid des Hippokrates,* griechisch-deutsch. Aus: Ch. Lichtenthaeler (1984). *Der Eid des Hippokrates.* Köln: Deutscher Ärzte-Verlag, S. 18-21.

Abb. 22. Kultstatue der «Artemis von Ephesos» (1. Jh. n. Chr.), Museum Ephesos.

Abb. 23. Graphische Darstellung des platonischen *Symposion* als Eros-Ritual, nach dem Modell des Energiekörpers des Yoga (mit Energiezentren und Energiekanälen). Aus A. Berner (1989). *Eros, die subtile Energie.* Basel: Schwabe, S. 140.

Abb. 24. Statue der «Hygieia», die (querlaufende) Schlange mit dem Ei fütternd (2. Jh. n. Chr.). Museum Kos.

Abb. 25. Sumerischer Therapeut mit dem «Herzgefäss der überströmenden Liebe» (ca. 2000 v. Chr.). Mit freundlicher Genehmigung von M. Kardos-Enderlin, Paris.

Sachregister

Abführen 99
Abgrenzungsphase 292
Ableiten 100
Abstinenzregel 423
Abwehrpotential 317
Achilles 73, 346
Ägypten 31
Ärzteschule 80
Äschylus 19
Äskulapstab 97
Äther-Phase 154
ätherischer Leib 243
Affekte 71, 78, 149
agape 112
Aggressionsforschung 168
aktives Zuhören 221
Akupressur, -punktur 15
Alchimie 123
Alexithymie 33
Alkmaion 76
Allgemeinerkrankungen 101
allopathisches Heilprinzip 145
Altern 203, 318
Amphiaraos 215
Ana- und Katabolismus 132
Anästhesie 255
Anamnese 35
anankastisch 171
Anaxagoras 57
Anaximenes 74
Angstzustände 195
Animus-Anima 186
Anorexie 122
Antigone 346
Antiochis 94
Anziehung 235
Apparatemedizin 227
arabische Medizin 56
Archetyp/archetypon 51
Archigenes 257
arché 61
Arignote 93
Aristophanes 19

Aristoteles 19
Artemis von Ephesos 379
Arzneimittelschatz 116
Arztgeheimnis 425
Asien 57
Asklepiades 106
Asklepios, -pieion 85, 384
Aspasia von Milet 57
Assoziationsmethode 246
Astralhülle, -leib 243, 247
Astrologie 157
Astronomie 88
astrophysikalisch 72
Atemphysiologie 74f.
Atemrhythmus 265
Atemtechniken 70, 253
Atemtherapie 15, 74, 205
Athen 68
Athos 112
Atmung 23, 34
atoma somata 72
Atome 32
Atomtheorien 152
Atriden 346
Auflösungsvermögen 202
Aufmerksamkeitsenergie 323
Auge, Augenpartie 103, 230
Aura 228
Aurikulotherapie 140
Ausbalancieren der Energie 76
Autosuggestionen 318
Ayurveda 31
babylonisch 157
Bach 50
Bachblüten 407
Bäder 116
Baumtest 260
Beeinflussungen 200
Befriedigung ohne Aufschub 152
Benedikt von Nursia 112
Beobachten 103
Berufsgeheimnis 425
Besessenheit 200

Besetzung 165
Besetzungs- und Gegenbesetzungs-
konzept 165
Betastungsdiagnostik 256
Bewusstsein 44
Bewusstseinsebene, -spektrum 45, 52
bewusstseinsverändernde Substanz
70, 203
bewusstseinsveränderter Zustand 239
Beziehungssysteme 139
bezogene Individuation 183
bezogener Bewusstseinszustand 74
Bilder 149
bio-psycho-sozial 15
Bioenergetik 51
Biorhythmen 158
bipolare Störungen 328
Blockierung 142
Blut, -kreislauf 23, 89, 159
Brechen 99
Brennen 100
Bulimie 122
Burnout-Syndrom 195
Caduceus 97
Cannabis 249
Celsus 21, 81
Charakter 150, 207
Charismen 83
Chemie 151
chinesische Medizin 105, 138
Chirurgie 105, 112, 116
Choleriker 159, 274
chronisch 205
chronobiologisch 363
Chronopharmakologie 157
Cicero 82
Corpus hippocraticum 21
Dauerschädigung 195
Dekokt 123
demiourgos 85
Demokrit 19
Depressionen 78
diachron/synchron 32
Diätetik, Diätlehre 76, 114
Diagnostik 96
diagnostische Leitkriterien 175
Dialektik 68
Dialog 68
Differentialpsychologie 222, 234

Differenzierung, -sprinzip 66, 139
digital 129
Diotima 57
Disharmonien 103
Doppelschlangenstab 97
doppelter Eros 88
double-bind 51
Dreckapotheke 150
Dreisäftelehre 293
Drogen, -süchtige 74, 195
Dur-Moll-Dynamik 187
EEG-Wellen 50
Eindringtiefe 37, 206
eingefaltet 42
Einreibungen 116
Einzeltherapie 30
Ekstasetechnik, -zustände 332, 333
Ekstasezustände 333
Elektra 346
Elementarphasen 68, 137
Elementenlehre 49
eleusinische Mysterien 118, 392
Emanze 187
Emotionspsychologie 234
Empathie 219
energetische Betastungsdiagnostik 176
energetische Durchlässigkeit 249
energetische Schutzhülle 195
energetisches Ungleichgewicht 204
Energie 74, 202
Energiefeld 74
Energiegesetze 127
Energiehüllen 242, 249
Energiemuster 48
Energieniveau 142
Energiephasen 49
Energiequalitäten 137
Energieübertragungen 71, 168
Energieübertragungskonzept 198
Energieübungen 81
Energieumlaufbahnen 184, 242
Energiezentrum 84
Enneagramm 15
Ent-schuldigen 199
Entelechie 44
Entmischungsvorgänge 103
Entwicklungsmodelle, -prozess, -weg
60, 103, 183
ephesische Einweihung 76

Ephesos 62
Epidauros 110
Epilepsie 105
Erde 88, 137
Ernährung 76
Eros 68, 80
Ertüchtigung 76
Erwärmen 202
Eryximachos 86
Es 364
Esskultur 122
Ethik 79
Euripides 19
Euthanasie-Diskussion 227
exogen vs endogen 206
Experiment 103
Experimentalpsychologie 203
Explorieren 246
Falsifizierungsversuche 114
Familientherapie 145
Fasten 122, 194
Feldenkraismethode 264
Feldstrahlung 228
Feldtheorien 40, 48
Festkörperphysik 130
Feuer/Wasser (Yang/Yin) 63, 137
Fixierung 319
Fliessgleichgewichte 349
Fliessmodelle 48, 349
Formprinzip 58
Forschen 60
Fraktale 73
freier Wille 221
freischwebende Aufmerksamkeit 71
Fremdenergie 190
Friedensarbeit 168
Frieren 201
Frühchristentum 97
Frustrationsschwelle 145
Fülle 36, 189
Füllen und Leeren 85
funktionelle Beschwerden 35, 205
Funktionsbereiche 89
furor sanandi 170
Fussreflexzonen 43
Fussreflexzonenmassage 15
Galen 82
Galle 89
Gedankenjagen 248

Gedankenkontrolle 323
Gefühle 149
Gefühlskontrolle 323
Gegenbesetzung 125
Gegensätzlichkeiten 77
Gegenübertragung 199
Geheimbund 32
Geheimwissen 31
Gehen mit dem Widerstand 322
Geist 89
Geisteskrankheiten 335
gelbe Galle 155, 159, 324
Gemeinschaftsgefühl 183
Generalisierung 210
Generierungsweg 58
Genetic Similarity-Theorie 147
Genie 332
Genitalbereich 87, 417
Genotropismus 147
Geobiologin 155
Geradläufigkeit 260
Gesichtsausstrahlung 225
Gesichtsfeld 225
Gestalttherapie 205
Gestaltwahrnehmung 234
Gesundheitslehre 16
Giessen 100
gleichgeschlechtliche Bünde 93
Gleichnis 254
Gleichwertigkeit 184
Glückseligkeit 83, 333
Goldene Verse 143
Gorgias 21
griech. Vokabular 25-28
Gruppenerfahrungen 292
Gymnastik 89
Hände 224
Hakomi-Methode 161
Halluzinationen 218
Handlungspsychologie 117
Hara- oder Nabel-Zentrum 422
Harmonie 60, 78, 139
Harnschau 228
Heiland 97
Heilgymnastik 116
heilige Hochzeit (gr. hieros gamos) 97
Heilige Rede 77
Heilkost 116
Heilkult 28

Heilkunst 99
Heilpotential 80
Heilressourcen 105
Heiltrank (gr. kykeon) 118
Hekamede 91
Helfersyndrom 132
Hellfühligkeit 216
Hellhörigkeit 218
Hellsichtigkeit 71
Heraklit 58
Herodikos von Selymbria 21
heroisch 332
Herz 89
Herzbereich 415
Herzimpuls 265
Herzphobien 36
Herztätigkeit 132
Herzzentrum 410
hieros logos 77
Hildegard von Bingen 16
Himmelshülle 248
hinaustherapieren 192
Hippokrates 19, 57
hippokratischer Eid 72, 373
Hirn 89
hirnorganische Prozesse 210
hohes Tantra 164
hohes Ziel (telos) 164
Holismus 24
Holodynamik, -gramm 41
Holon 41
holotropes Atmen 74
Homer 92
homo sacer 32
Homöopathie 37, 115
homöopathisches Heilprinzip 146
Homöostase 144
Horen 77
Humanisierung 144, 162
humanistische Psychologie 183
Hygieia 88
Hygiene 76
Hyperventilieren 253
hypnoide Phase 71, 268
Hypnoseforschung 71
Hypnoseinduktion 73
Hypnotherapie 252
Ich 364
Ideen 208

Ilias 309
Indien 106
Induktion – Deduktion 72
induzierte Bewusstseins-
  veränderung 251
Infinitesimale 73
Initiatenwissen 86, 237
Initiation 32, 66
Inkubations-Schlaf 268
innere Schau 72
Instrumente 78
Intelligenz 179
Interdisziplinarität 139
Interferenzmuster 43
interpersonelle Theorien 10
ionische Heilkunde 92
Isis-Tradition 268
Isomorphismus 108
Jahreszeiten 76, 102
Jesus 109
Jin-Shin-Do 264
Johannes-Evangelium 112
Kabbala 64
kairós 44, 134
kalòs k'agathós 143
Karma 136
Kassandra 215
Kathartik 215, 412
kathartische Methoden 50, 133, 142
Kernphysik 72
Kin Selection-Theorie 147
Kinesiologie 15, 264
Klang 70
Klima 155
Klöster 112
Koan (Rätsel) 74
Kochen 117
Kochungsprozess 123, 280
kodiert 16
Körper, -bau 106, 207
Körperberührung 71, 198
Körperbewegungen 207
Körperform 150
Koevolutionsprozess 183
Kollusion 139
Kollusionsmodell 52
Koma 239
Kommunikationsforschung 51
Komödie 19

Komplement   97
Komplementärmedizin   9, 39
Konstitution   104
Konstruktivismus   51
Kontemplation   84
Konversionsmodell   33
Kopfaura   232
Korpuskeltheorien   40
Kos   13
Kosmogonien   11
Kräuterkunde   91
kraniosakrale Methode   71
Krankheit   77
Krankheitsparadigma   101
Krase, Krasenlehre   145, 148
krisis   69
kritisches Wahrnehmungsmuster   44
Kroton   93
Kult   12, 376, 377
kumulativer Effekt   47, 279
Kunst   82
Kunst der Musen   87
Kurz-/Langzeitgedächtnis   241
kybernetisch   45
Langzeitpartnerschaften   182
Lebensalter   76
Lebensbaum   97
Lebensführung   76
Lebenskreuz   98
Leber   89
Leere   36, 194
Legieren   151, 185
Lehrdialog   68
Leibesübungen   77
Leiblichkeit   106
lesbisch   57
Liebe   67
Liebespraktiken   423
links-/rechtshemisphärisch   57, 104
Lösen und Binden   142
Logos   61
Lokalerkrankung   102
Luft   137
Mänaden   109, 332
Männerbund   93
männliche Kraft   85
Maieutik   92
Makrokosmos   28
Manipulationen   200

Mantik   71
Mantra   128
manuelle Medizin   258
Mass   116
Materie-Energie   44
Medikamente   77
Meditation   34, 84
Medizin   222
mehrfachdeterminiert   128
Meister   85
Melancholie   157, 282
Melancholiker   159, 274
Menander   346
Menon   82
Menstruation   132
Mentalleib   243
Meridiansystem   106, 419
meson   49
Metaphern   128
Metaphysik   59
miasma   142
Mikrokosmos   28
Mimik   149
minimal-invasive Chirurgie   419
Mischen   77, 87, 117
Mischgefäss   98
Missbrauch   253
Mittelwert   49
Mnemotechniken   256
Modell der Psyche   84
Mondhülle   247
Mondphasen   157
mongolische Medizin   274
Morbusdenken   101
morphische Resonanz   32, 59
morphisches Feld   47
Morphogenese   132
Motivationspsychologie   117
Mozart   50
Musen   333
Musik   48, 78
musikalische Harmonien   77
Musiktherapie   79
Mya   93
Mystagoge   109
Mysten   76
Mysterien   57, 62, 66
Mystik   368
Mythos   254

Naturheilkunde 115
Naturphilosophen 72
Naturwissenschaften 32, 79, 103
Nerven 103
Neuraltherapie 258
Neurolinguistik 223
Neurolinguist. Programmieren 71, 263
Newtonsche Kosmologie 113
noseo 288
Oberfläche-Inneres 204
Odyssee 309
Ökumene 139
Operationen 256
Optik 73
Orakel 71, 264
oraler Bereich 88
Orgasmus 163
Paartherapie 161
Panikattacken 195
Paracelsus 16
Paradoxie 73, 74
parasympathisch/sympathisch 34, 132
Parmenides 66
Partnerwahl 147
Pathogenese 34
Pergamon 94
Persönlichkeitsforschung 222, 234
Perspektivenwechsel 73
Phalluskulte 109
Pharmakotherapie 115
Philistion 202
Philosophen-Ärzte 76, 106
Philosophenschulen 56, 80
philosophia perennis 21
Philosophie 56, 79
Phlegmatiker 159, 274
Physiognomie, -gnomik 150, 231
Physiologie 23
Physiotherapie 116
Physis 58
Phytotherapie 406
Pindar 220
Planetarphasen, -system 77, 156
Platon 19, 57
Pneumalehre/Pneumatik 74
Poesie 128
Polaritätenlehre 85
Polaritätsprinzip 49
Polarity-Therapie 140

Polybos 58, 94
Pontifex-Ich 363
positives Denken 413
posthypnotisch 256
posttraumatische Belastungsstörung 167
Prädestination 221
präpsychotische Zustände 195
Prävention 254
Präventivdiagnose 237
Pranic-Healing 249
Priesterärzte 76
Primärtherapie 144
Prodiagnose 237
Prognostik 172
Progression 210
Projektionsgefahr 250
Prophetie 141, 216
Prophylaxe 30
Prozessablauf 49
Prozessdynamik 138
Prozessforschung 52
Prozessmodelle 10
prozessorientierte Psychologie 52
Prozessphasen 155
Prozessqualitäten 49, 85
psychische Infektion 193
Psycho-Ökologie 126
psycho-physisches Persönlichkeits-
    modell 202
Psychoanalyse 33
Psychose 71, 335
psychosomatische Medizin 33
psychotherap. Prozessforschung 234
Psychotherapie 115
psychotische Prozesse 249
Puls 157
Pulsdiagnostik 190
Pulstasten 257
Pythagoras 57
Pythien 333
Quantenphysik 40
Quantensprung 74
querlaufende Schlange 98
Radikale 360
Reflexzonentherapie 140
Regression 144
Reinheit 78, 260
Reizentzug 70
Reizschutz 318

Relativitätstheorie 40
religiöse Tradition 95
Ressource 126, 292
Rhetorik 82
Rhythmus 70
Ritual 57, 77, 81, 84, 383
Säfte 155
Säftelehre 31, 65, 272
Salutogenese 16, 34
Sanguiniker 159, 274
Sappho 57
Scharlatane 124
Schau 66
Scheitelzentrum (7. Zentrum) 156, 388
Schichtenmodell 207, 364
Schlafgewohnheiten 77
Schlangenkraft 112
Schleim 89, 159
Schneiden 100
Schönes und Gutes 334
schräglaufende Fremdenergie 423
Schulen 80
Schwangerschaftsabbruch 227
schwarze Galle 155, 159, 324
Schwingungen 44, 156
Seherkunst 88
Sektion 103
Selbst 82
Seneca 82
Sensibilisierungsphase 297
sensory awareness 205
Sexualität 76
Shiatsu 15
Sibyllen 333
Simile 149
Sinneswahrnehmung 69
Softy 187
Sokrates 19
sokratisches Vorgehen 68
Solarplexusbereich 405
soma 106
Somatisierung 30, 101
Sonnenhülle 247
Sophokles 19, 346
soteira, sotér 97
Spagyrik 407
Sperrung 241
spirituelle Praxis 77, 112, 169, 336
Sprache 129

Sprechakttheorie 345
Statistik 254
Sterbeprozess 255
Stimmungen 66, 149
Störfelder 190
Stolz 317
subatomar 72
Sublimationstheorie 163
Sublimierung 162
subtile Ökologie 427
Suchttendenz 88
Sünden, -register 142
Suggestion 71, 221
Suggestopädie 256
Suizid 405
Sumerer 98
sumerische Heilkunde 175
Sympathie 219
Sympathikus – Parasympathikus 179
sympathische Phasen 132
Symposion 78
Symptome 101
Symptomshift 209
Symptomverschiebung 209
Synchronizität 43, 134
Synthese 68
systemisch 45
Systemtheorie 117
Systole und Diastole 131
Szondi-Test 234
Tätigkeit 150
Tagesrhythmen 157
Tageszeiten 76
techne 82
Tempel 156
Tempelorte 155
Tempelschlaf 265, 425
Temperament 155
Temperamentenlehre 37, 298
Temperieren 117
Thales von Milet 57
Theano 93
Theater 145
Theologie 114
Theophrast 60
Theorie 72
Theosophie 89
Therapieindikation 360
Therapiephasen 175

Therapieschulen 50
These-Antithese 68
Thetis 325
thiasos 57
tibetische Medizin 138
Tiefenwahrnehmung 29
Todesnähe 194
Tonarten 78
Träume 218
Tragödie 19
Trance 71, 215
Tranceinduktion 425
transkulturell 31
Trauer 324
Trauerarbeit 52
Trauerreaktion 152
Trauma 144
Traumdeutung 239
Triebmodell, -system 12, 236
Triebumläufe 362
Trotz 318
Tugend 143
Tugendkataloge 143
Tumoren 249
Typenmodell 53
Typologie 66
Üben 144
Über-Ich 364
Übergangsphänomen 265
Übermass 189
Übertragungsform 145
Umkehr 184
Umkehrprozess 420
Umlaufprozesse 288
umpolen 85
Unbestimmtheitsprinzip 48
Unbewusst 364
Ungleichgewicht 77
unio mystica 97
Unteritalien 76
Unternehmensberatung 30
Urgrund 60
vedische Weisheitslehre 333
vegetarische Kost 121
vegetatives Nervensystem 34
Verdrängen 126, 143
Vernetztsein 127
Verschwiegenheit 77
Versöhnung 139

Verwandlungspotenz 154
Viersäftelehre 293
Visualisierungsübungen 50
Vitalenergie 74
Vokalräume 79
Vorsokratiker 60
Wachgewohnheiten 77
Wärme-Kälte 201
Wahlverwandtschaften 147
Wahn 316
Wahnsinn 224, 332
Wahrnehmungspsychologie 70
Wahrnehmungssysteme 69
Wandlungsphase 297
Wasser 137
Wasser-Feuer 176
Weg aufwärts 76
Wegsymbolik 164
weibliche Heilkräfte 91
weibliche Spiritualität 110
Weinexperimente 104
weise Frauen 95
Weisheitslehre 56
Weisheitstradition 334
Weissagung 71, 215
Wellen 44
Wendezeit 104
Westgriechenland 76
Widerstand 144
Wirksamkeitsnachweis 9
Wochentage 156
Wohlbefinden 49, 144
Wurzelchakra 88, 417
Wut 319
Yin und Yang 49
Yoga 15, 48
Zärtlichkeitsformen 184
Zahlenverhältnisse 77, 79
Zeitmessung 156
Zen 116
Zufall 134
Zungenbeobachtung 190
Zweierbeziehung 67
Zwillinge 147